中国医学发展系列研究报告

重症医学【2021】

中华医学会 编 著
管向东 于凯江 陈德昌 康 焰 主 编

U0341458

中華醫學電子音像出版社
CHINESE MEDICAL MULTIMEDIA PRESS
北 京

图书在版编目（CIP）数据

重症医学. 2021/ 管向东等主编. —北京：中华医学电子音像出版社，2021.11
（中国医学发展系列研究报告）
ISBN 978-7-83005-276-8

Ⅰ. ①重…　Ⅱ. ①管…　Ⅲ. ①险症 - 诊疗　Ⅳ. ① R459.7

中国版本图书馆 CIP 数据核字（2021）第 134980 号

重症医学【2021】
ZHONGZHENG YIXUE 2021

主　　编：管向东　于凯江　陈德昌　康　焰
策划编辑：裴　燕
责任编辑：赵文羽
文字编辑：周寇扣　刘　溪　宫宇婷　崔晓鸥　孙葵葵　陈　努　李雪丽
责任印刷：李振坤
出版发行：中华医学电子音像出版社
通信地址：北京市西城区东河沿街 69 号中华医学会 610 室
邮　　编：100052
E - mail：cma-cmc@cma.org.cn
购书热线：010-51322677
经　　销：新华书店
印　　刷：廊坊市祥丰印刷有限公司
开　　本：889 mm × 1194 mm 1/16
印　　张：40
字　　数：1070 千字
版　　次：2021 年 11 月第 1 版　2021 年 11 月第 1 次印刷
定　　价：120.00 元

内容简介

本书为“中国医学发展系列研究报告”丛书之一，旨在记录中国重症医学领域的创新发展和学科建设，以期对该专业后续发展起到良好的指导和推动作用。从2020年伊始，新型冠状病毒肺炎在中国大地肆虐，时至今日，依然面对疫情的考验。《重症医学【2021】》始终秉持最前沿、最客观、最实用的理念，旨在为重症医学同道系统化了解重症医学前沿进展及最新成果提供简便、客观的途径，除继续传播重症新型冠状病毒肺炎、感染、循环、呼吸、凝血、神经、镇痛镇静、消化、营养、重症超声、康复、护理、儿科、产科、老年、免疫和科研，以及高原重症等领域最前沿的学术动向外，还新增重症人文和重症感染控制等内容，以期更全面、广泛地覆盖重症医学临床及基础研究的焦点与难点。本书具有学术引领性和规范性，是重症同道的案头经典著作，可作为重症医学专业医疗、护理从业者、实习医师及在校研究生的参考用书。

中国医学发展系列研究报告

重症医学【2021】

编委会

名誉主编 刘大为 邱海波

主　　编 管向东 于凯江 陈德昌 康 焰

副 主 编 严 静 马晓春 王春亭 杨 毅 赵鸣雁 王小亭 李建国

编　　委（按姓氏笔画排序）

于凯江 于湘友 马四清 马晓春 王小亭 王春亭 王洪亮
王常松 尹万红 司 向 朱 然 任 宏 刘 玲 刘 娇
刘大为 刘丽霞 刘海涛 许 媛 许强宏 严 静 李 旭
李文雄 李尊柱 杨 毅 吴健锋 邱海波 张丽娜 张继承
陈德昌 欧阳彬 周飞虎 赵鸣雁 胡 波 胡振杰 段 军
侯晓彤 秦秉玉 柴文昭 柴瑞峰 钱素云 钱淑媛 郭凤梅
崔 娜 康 凯 康 焰 隆 云 彭志勇 蔡国龙 管向东
廖雪莲 潘文君

秘　　书 廖雪莲 潘 盼 尹万红 廉 慧

序

习近平总书记指出：“没有全民健康，就没有全面小康。”医疗卫生事业关系着亿万人民的健康，关系着千家万户的幸福。随着经济社会快速发展和人民生活水平的提高，我国城乡居民的健康需求明显增加，加快医药卫生体制改革、推进健康中国建设已成为国家战略。中华医学会作为党和政府联系广大医学科技工作者的桥梁和纽带，秉承“爱国为民、崇尚学术、弘扬医德、竭诚服务”的百年魂和价值理念，在新的百年将增强使命感和责任感，当好“医改”主力军、健康中国建设的推动者，发挥专业技术优势，紧紧抓住国家实施创新驱动发展战略的重大契机，促进医学科技领域创新发展，为医药卫生事业发展提供有力的科技支撑。

服务于政府、服务于社会、服务于会员是中华医学会的责任所在。我们从加强自身能力建设入手，努力把学会打造成为国家医学科技的高端智库和重要决策咨询机构；实施“品牌学术会议”“精品期刊和图书”“优秀科技成果评选与推广”三大精品战略，成为医学科技创新和交流的重要平台，推动医学科技创新发展；发挥专科分会的作用，形成相互协同的研究网络，推动医学整合和转化，促进医疗行业协调发展；积极开展医学科普和健康促进活动，扩大科普宣传和医学教育覆盖面，服务于社会大众，惠及人民群众。为了更好地发挥三个服务功能，我们在总结经验的基础上，策划了记录中国医学创新发展和学科建设的系列丛书《中国医学发展系列研究报告》。丛书将充分发挥中华医学会 88 个专科分会专家们的聪明才智、创新精神，科学归纳、系统总结、定期或不定期出版各个学科的重要科研成果、学术研究进展、临床实践经验、学术交流动态、专科组织建设、医学人才培养、医学科学普及等，以期对医学各专业后续发展起到良好的指导和推动作用，促进整个医学科技和卫生事业发展。学会要求相关专科分会以高度的责任感、使命感和饱满的热情认真组织、积极配合、有计划地完成丛书的编写工作。

本着“把论文写在祖国大地上，把科技成果应用在实现现代化的伟大事业中”的崇高使命，《中国医学发展系列研究报告》丛书中的每一位作者，所列举的每一项研究，都是来自“祖国的大地”、来自他们的原创成果。该书及时、准确、全面地反映了中华医学会各专科分会的现状，系统回顾和梳理了各专科医务工作者在一定时间段内取得的工作业绩、学科发展的成绩与进步，内容丰富、资料翔实，是一套实用性强、信息密集的工具书。我相信，《中国医学发展系列研究报告》丛书的出版，让广大医务工作者既可以迅速把握我国医学各专业蓬勃发展的脉搏，又能在阅读学习过程中不断思考，产生新的观念与新的见解，启迪新的研究，收获新的成果。

《中国医学发展系列研究报告》丛书付梓之际，我谨代表中华医学会向全国医务工作者表示深深的敬意！也祝愿《中国医学发展系列研究报告》丛书成为一套医学同道交口称赞、口碑远播的经典丛书。

百年追梦，不忘初心，继续前行。中华医学会愿意与全国千百万医疗界同仁一道，为深化医疗卫生体制改革、推进健康中国建设共同努力！

中华医学会会长

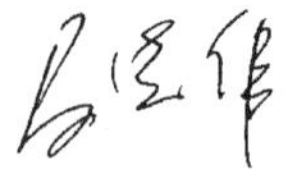

2017年8月

前　言

中国重症医学从20世纪80年代起步，至今已走过近40年。一代又一代的重症专业人员孜孜不倦、奋勇拼搏、无私传承，才有了重症医学专业今天的蓬勃发展。回首往日奋斗历程，重症专业人员始终秉承科学的态度，坚持学术百花齐放、百家争鸣，紧跟研究的最前沿，推陈出新。中华医学会重症医学分会为了动态反映每一年国内外重症及相关领域的最新临床与基础研究结果和趋势、最新的认知进展，以及每一年向全国同道传送全球重症专业动向，开始推出“重症医学年鉴”（简称年鉴），年鉴记录了中国和世界重症专业认识与实践的发展变化历程，迄今已经11年。自2018年起，年鉴被纳入“中国医学发展系列研究报告”丛书。

每一年的年鉴编纂，由中华医学会重症医学分会年鉴工作小组进行组织，在全国范围由重症医学同道共同完成。从立题到相关文章撰写，再由分会多位专家共同审稿、修改并最终出版。近年来，随着我国重症医学团队的不断发展壮大，越来越多的年轻医师加入了年鉴的编写工作。他们以如火的工作热情和严谨的工作态度，不断地展示出重症专业人员的力量与精神。编写过程中始终秉持最前沿、最客观、最实用的理念，不断对年鉴内容进行完善。

2021年，正值党的百年华诞，《重症医学【2021】》经过精心选题、反复讨论、撰写、审校等繁复过程，终于如期完成。本书共设26章，135个选题，除涵盖脓毒症、高原重症，以及重症新型冠状病毒肺炎、感染、血流动力学、心脏、呼吸、消化、神经、儿科、产科、肾脏等领域最前沿的学术动向外，还新增重症人文和重症感染控制等内容，全方位覆盖重症医学的方方面面。年鉴内容丰富新颖、紧跟学术前沿；关注重症领域国内外共识及热点研究、凸显学科内涵；内容翔实、精彩纷呈。

年鉴为广大重症同道呈现了2020—2021年重症与相关领域的最新研究解读、前沿文献剖析及最新成果讨论等精华内容。编写过程认真严谨，反复审阅校正，入选文章皆经过层层选拔、严格修改，但因时间紧迫、信息量巨大，书中仍可能存在不足之处，恳请广大读者批评指正。

中华医学会重症医学分会

主任委员 管向东

2021年7月

目　录

第一章　主委看重症

第一节　血流动力学 2021

经过几十年的发展，血流动力学治疗理论已逐渐完善。临床检测指标逐步进入重症状态的深层机制，目标导向策略使治疗方法的临床实施精准、可控。重症血流动力学治疗为临床治疗提供了具体指导和新的启示，已经从对血压的单纯依赖和乳酸的再认识阶段，进入目标导向、定量管理的血流动力学治疗时代。重症患者本身的复杂性及其对治疗要求的紧迫性，明显地放大了不同个体的病情差异，对治疗也提出了更为苛刻的要求，群体化治疗已无法满足目前的临床需求。传统的休克血流动力学分型直接指出休克的机制，用来确定治疗位点，关于脓毒症休克的血流动力学分型一直存在争议，传统方法也已无法满足临床需求。同时，休克复苏目标在理念和临床实践中均从大循环走向微循环，器官功能的恢复、器官间功能协调的改善已成为重症患者治疗的新位点，临床器官血流的可视化使其成为可能。本文对 2020 年这 3 个方面的进展进行相关阐述。

一、脓毒症血流动力学表型再认识

Hess 等在 1981 年提出脓毒症患者的血流动力学改变为：低血容量导致的流量不足→低血管张力导致的心脏高动力状态→心力衰竭和多器官功能不全。但这种描述已经受到临床事实的挑战，随着重症超声评估在临床广泛应用，人们发现脓毒症血流动力学分型并不遵循定义的表型按时间顺序出现规律。多个临床研究发现，超过 50% 的脓毒症患者在疾病的任何阶段都可能出现左心室收缩功能障碍、左心室舒张功能障碍、右心衰竭和低心输出量。Guillaume 等回顾性分析了 360 例脓毒症患者，发现根据临床表现、实验室结果和超声表现的不同，可将其血流动力学表现分为 4 种不同表型，临床预后也存在明显差异。Liu 等也指出，依据脓毒症患者的血流动力学表型特征来指导初始复苏治疗，可根据患者对治疗的反应预测其进展为脓毒症休克的风险。

虽然这种基于用机器的分型方法能否提供血流动力学表型的关键信息目前仍不能完全确定，但也提醒临床医师在进行治疗上应避免所谓的“一刀切”。不同的血流动力学表型可出现在脓毒症的任何阶段，并且相互关联。临床医师必须结合临床、生物学和重症超声参数定期评估表型的动态变化。基于机器学习的统计方法需要通过前瞻性研究进行验证。

二、静脉系统充盈度与腹腔脏器回流

对重症患者的血流动力学管理传统上侧重于通过补液和应用血管升压药 / 正性肌力药来维持足够

的心输出量和动脉血压，然而器官灌注，尤其是腹腔器官还受其他重要因素影响，其中，静脉充盈程度作为血流动力学参数之一经常被忽视，其对器官功能的生理影响比通常认为的要重要得多。随着静脉充盈度增加，器官灌注的动静脉梯度下降导致灌注不足。在合并内皮功能障碍的情况下，毛细血管静水压长期升高，间质水肿发展，器官微循环灌注进一步恶化。随着对张力与非张力容量的重要性，以及静脉循环作用的认识，医师对重症患者血流动力学治疗的理解进一步加强。作为静脉回流的终点，中心静脉压升高是评价体循环充血的重要指标，《重症血流动力学治疗——北京共识》中也提到中心静脉压作为器官后向压力指标的重要性。超声技术的引入使床旁静脉系统充盈度的评估成为可能，可进一步从血流的形态学上明确静脉充盈程度。Beaubien-Souligny 等建立了静脉充盈超声评分（the venous excess ultrasound，VExUS）系统，结合下腔静脉直径，以及门静脉、肝静脉和小叶间肾静脉的静脉多普勒波形半定量对静脉系统进行充盈评分。

胃肠道和肾脏是腹腔器官的典型代表，除了形态学上的评估，胃肠道微循环灌注也与静脉回流密切相关。静脉充盈度增加和急性胃肠功能衰竭有一定相关性。Beaubien-Souligny 等发现在心脏外科术后患者中，VExUS 增高的患者发生急性肾损伤的风险明显增加。VExUS 评分可以评估肝脏、肠道和肾脏静脉充血程度，以及腹腔脏器功能，能够帮助发现终末器官损伤的早期迹象并优化液体管理策略。临床医师应该掌握相应的测量及评价方法，以实现重症患者的“器官化”治疗。

三、毛细血管再充盈时间的定量测量和临床应用

微血流监测一直是临床面临的难题，以皮肤灌注监测为主要方法的微血流评估可让医师从宏观走向微观，看清重症患者的微循环本质。器官灌注与外周测量的毛细血管再充盈时间（capillary refilling time，CRT）之间的相关性已得到充分研究。有研究发现，CRT 指数正常化与感染性休克患者的良好预后相关。CRT 指数可提供患者皮肤灌注和微循环状态的重要信息。Hernandez 等的研究证实，在感染性休克人群中，复苏后 6h 低于 4s 的 CRT 指数与 24h 后动脉乳酸水平正常相关。2019 年 2 月，美国医学会杂志（*JAMA*）发表了 ANDROMEDA-SHOCK 随机临床试验，旨在评价作为感染性休克患者复苏目标，外周灌注指标是否比乳酸可更加有效地降低患者死亡率。结果提示，外周灌注指标并未降低 28 天死亡率，但早期复苏液体量明显减少，这也提示以微血流作为复苏指标可减少复苏早期的液体输注量，进而减少继发性损伤及微循环障碍。以外周微血流为目标进行液体复苏更有利于判断液体反应性，避免液体过负荷的风险，将“液体反应性”向“流量反应性”进一步推进。同时，对 ANDROMEDA-SHOCK 的研究数据进行重新分析发现，根据 CRT 状态和高乳酸水平进行队列分析，在 CRT 指数正常的患者中，乳酸水平正常与否并不能预测患者 28 天的死亡率；而乳酸 > 4mmol/L 的患者，合并正常 CRT 指数时死亡率显著下降。因此，可以根据 CRT 指数从微血流角度对感染性休克患者进行分型，有助于对死亡风险进行分层，从而避免实施“一刀切”的治疗方法。

目前 CRT 临床实施的主要困难在于其操作者的主观性和数据的可重复性，这也可能是影响 ANDROMEDA-SHOCK 随机试验结果的因素之一。Sheridan 等利用反射光技术进行相应测量，使 CRT 技术更加均一化、一致化，明显降低操作者的主观性影响。另外，还需要进一步研究明确以 CRT 全身微血流，甚至器官微循环灌注为导向的复苏策略是否利于实现精准且个体化的复苏治疗策略，避免继发性损伤。CRT 指数作为目前在临床中可早期进行的评估手段已越来越凸显其作用与地位，可帮

助临床进行早期微血流评估，最终实现微循环保护的复苏。

四、总结

血流动力学治疗是重症治疗的重要基石，新的观念和技术日新月异，重症治疗已经从“群体化”“个体化”走向“器官化”，而治疗的“器官化”不能只是口头上的，而应落实在行动中。医师在学习新知识、应用新技术的同时，应建立正确的临床治疗思维，使重症血流动力学治疗具有可操作性，最大程度地实施整体导向的器官化治疗。

（北京协和医院　刘大为）

参考文献

[1] Hess ML, Hastillo A, Greenfield LJ, et al. Spectrum of cardiovascular function during gram-negative sepsis. Prog Cardiovasc Dis, 1981, 23(4):279-298.

[2] Lanspa MJ, Cirulis MM, Wiley BM, et al. Right ventricular dysfunction in early and sepsis and septic shock. Chest, 2020, 159(3):1055-1063.

[3] Kim JS, Kim YJ, Kim M, et al. Association between right ventricle dysfunction and & poor outcome in patients with septic shock. Heart, 2020, 106(21):1665-1671.

[4] Vieillard-Baron A, Prigent A, Repessé X, et al. Right ventricular failure in septic & shock: characterization, incidence and impact on fluid responsiveness. Crit Care, 2020, 24(1):630.

[5] Geri G, Vignon P, Aubry A, et al. Cardiovascular clusters in septic shock combining clinical and echocardiographic parameters: a posthoc analysis. Intensive Care Med, 2019, 45(5):657-667.

[6] Liu R, Greenstein JL, Granite SJ, et al. Data-driven discovery of a novel sepsis preshock state predicts impending septic shock in the ICU. Nature, 2019, 9(1):6145.

[7] De Backer D, Cortes DO, Donadello K, et al. Patho - physiology of microcirculatory dysfunction and the pathogenesis of septic shock. Virulence, 2014, 5(1):73-79.

[8] Beaubien-Souligny W, Rola P, Haycock K, et al. Quantifying systemic congestion open access with point-of-care ultrasound: development of the venous excess ultrasound grading system. Ultrasound J, 2020, 12(1):16.

[9] Wong A, Yusuf GT, Malbrain MLNG. Future developments in the imaging of the gastrointestinal tract: the role of ultrasound. Curr Opin Crit Care, 2021, 27(2):147-156.

[10] Lara B, Enberg L, Ortega M, et al. Capillary refill time during fluid resuscitation in patients with sepsis-related hyperlactatemia at the emergency department is related to mortality. PLoS One, 2017, 12(11): e0188548.

[11] Hernandez G, Pedreros C, Veas E, et al. Evolution of peripheral vs metabolic perfusion parameters during septic shock resuscitation. A clinical-physiologic study. J Crit Care, 2019, 27(3): 283-288.

[12] Hernandez G, Ospina-Tascón GA, Damiani LP, et al. Effect of a resuscitation rtrategy targeting peripheral perfusion status vs serum lactate levels on 28-day mortality among patients with septic shock: the ANDROMEDA-SHOCK randomized clinical trial. JAMA, 2019,321(7): 654-664.

[13] Jacquet-Lagrèze M, Bouhamri N, Portran P, et al. Capillary refill time variation induced by passive leg raising predicts capillary refill time response to volume expansion. Crit Care, 2019, 23(1):281.

[14] Zampieri FG, Damiani LP, Bakker J, et al. Effects of a resuscitation strategy targeting peripheral perfusion status versus serum lactate levels among patients with septic shock. a bayesian reanalysis of the ANDROMEDA-SHOCK trial. Am J Respir Crit Care Med, 2020, 201(4): 423-429.

[15] Sheridan DC, Cloutier R, Kibler A, et al. Cutting-edge technology for rapid beside assessment of capillary refill time for early diagnosis and resuscitation of sepsis. Front Med (Lausanne), 2020, 7:612303.

第二节　急性呼吸窘迫综合征 2021

2020 年的新型冠状病毒肺炎（coronavirus disease 2019，COVID-19）让临床医师认识到急性呼吸窘迫综合征（acute respiratory distress syndrome，ARDS）发病的整体过程，并从肺保护、自主呼吸的控制及炎症反应的调控方面对 ARDS 的表型分类及治疗手段有了更深入的认识。除此之外，2020 年关于 ARDS 发病机制和肺保护性通气策略的循证医学证据推动 ARDS 的治疗更为精准。因此，对于 ARDS 的认识仍在不断进步。

一、呼吸支持

对于 ARDS 来说，呼吸支持最基本的原则是肺保护，不能对肺造成二次损伤。既往肺保护的观点认为，肺保护性通气策略包括小潮气量（6～8ml/kg）、控制平台压（＜28～30cmH_2O）、控制驱动压（＜15cmH_2O）。近年来研究发现，患者暴露于损伤通气的时长、高吸入氧浓度都会加重肺损伤。还有研究证实，单纯的机械通气肺保护并不足以改善 ARDS 的临床预后，俯卧位通气、体外膜氧合（extracorporeal membrane oxygenation，ECMO）技术等挽救性治疗联合肺保护性通气策略，往往能让 ARDS 患者获益。

1. 减少机械通气强度的暴露　肺保护性通气需要控制容积伤、压力伤及生物伤，然而，综合肺损伤因素及肺损伤的暴露强度对肺损伤的影响，更需临床着重关注。2020 年，发表于《柳叶刀》的 1 项纳入 7876 例机械通气患者的多中心前瞻性研究发现，早期暴露于高驱动压和高机械功患者的病死率增加，同样对于高驱动压和高机械功随时间的累积效应增加也会导致临床预后不良。因此，对于肺保护性通气，需着重关注高驱动压和高机械功带来的累积效应引起的肺损伤对预后的影响。

2. 维持适合的氧疗目标　高浓度的氧疗会引起活性氧的激活，进而导致肺损伤，然而，对于重症患者最佳的氧疗目标尚不明确。近期发表于 *NEJM* 的 1 项随机对照研究，将 1000 例机械通气患者随机分为限制性氧疗组（目标是维持氧饱和度在 90%～97%）和常规氧疗组（目标是维持氧饱和度不低于 90%），最主要观察终点是 28 天无机械通气时间。结果发现，与常规氧疗相比，限制性氧疗对 28 天无机械通气时间无影响，2 组患者 180 天病死率差异也无统计学意义（35.7% *vs.* 34.5%，$P>0.05$）。因此，对于机械通气患者，限制性氧疗不会导致预后不良。对于 ARDS 患者，限制性氧疗［动脉血氧分压（PaO_2）55～70mmHg，经皮动脉血氧饱和度（SpO_2）88%～92%］与常规氧疗（PaO_2 90～105mmHg，SpO_2＞97%）并不能改善 28 天病死率。与既往研究相比，上述研究提示氧饱和度＜90% 可能会影响患者预后。因此，重症患者氧疗指南建议，重症患者氧饱和度建议维持在 93%～96%，氧饱和度＞96% 会增加预后不良的风险；对于心肌梗死及卒中等缺血性疾病患者氧饱和度＜90%～92% 才建议给予氧疗。

3. 肺保护基础上联合挽救性治疗减轻肺损伤　肺保护性通气策略不是仅给予小潮气量、控制平台压及驱动压，而是给予所有对 ARDS 治疗有效的措施。近期 1 项 meta 分析提示，在纳入 25 项涉及中重度 ARDS 治疗的随机对照研究中，评价 9 项干预措施，其中 ARDS 的 28 天病死率为 34.6%；在 18 项涉及气压伤的研究中，气压伤的发病率为 7.2%，但并无干预措施能降低气压伤；与单独肺保护性通气策略相比，在肺保护性通气的基础上联合俯卧位通气、ECMO 治疗能改善 ARDS 临床预后。因此，对于中重度 ARDS 患者，肺保护性通气联合俯卧位通气或 ECMO 治疗可以改善患者临床预后。

二、汲取新型冠状病毒肺炎的救治经验

在 COVID-19 流行前，针对所有 ARDS 的治疗，肺复张比例为 20.9%、肌松治疗为 21.7%、俯卧位通气为 7.9%、ECMO 治疗为 3.2%。而对于 COVID-19 治疗，挽救性治疗措施实施的比例明显增高，其中肺复张的比例为 79%、肌松治疗为 72%、俯卧位通气为 76%、ECMO 治疗为 2.8%，提示 COVID-19 的流行已改变了临床医师对于 ARDS 治疗的理念。

1. 俯卧位通气治疗认识的进步　在 COVID-19 治疗中，俯卧位通气已广泛实施，并且与常规 ARDS 俯卧位通气指征相比，COVID-19 俯卧位通气的关口已前移至清醒俯卧位。杨毅教授在江苏省治疗 COVID-19 患者时，创新性地提出对清醒患者实施俯卧位通气的治疗措施，随后观察性及生理研究均证实，清醒状态下俯卧位通气能改善 COVID-19 患者的氧合、减轻呼吸窘迫症状及提高舒适度。目前，清醒俯卧位通气已成为 COVID-19 患者的规范治疗。

2. 自主呼吸危害的认识与控制　在 COVID-19 治疗中，临床医师已广泛认识到 ARDS 过强的自主呼吸会导致肺损伤加重。肺损伤的不均一性是 ARDS 呼吸窘迫产生的基础。呼吸窘迫产生的机制主要有：重力依赖区肺泡塌陷引起的牵张反射、肺内及全身炎症反应、肺容积减少、低氧血症及高碳酸血症等。然而，轻度 ARDS 患者自主呼吸能够改善氧合、通气血流比例失调和保护膈肌功能；但对于重度 ARDS 患者，过强的自主呼吸会导致肺损伤加重，并导致不良预后。

镇痛、镇静药物是控制自主呼吸的主要手段，然而镇痛药物和镇静药物对自主呼吸及人机不同步的影响不同。近期的 1 项研究，观察 79 例患者 14 166 469 次呼吸发现，人机不同步的发生率在只有镇痛、只有镇静和镇静联合镇痛治疗中差异无统计学意义，镇静的深度可影响双触发的发生；然而，当镇静联合镇痛治疗时，深度镇静往往会导致无效触发增加，并且会增加人机不同步的发生率；而在维持镇静深度不变的情况下，增加阿片类镇痛药物剂量能够逆转所有的人机不同步表现。因此，控制 ARDS 导致的呼吸窘迫，镇痛和镇静药物选择的目标不同。

三、基于炎症的治疗是急性呼吸窘迫综合征的病因治疗

炎症反应是导致 ARDS 的根本病因，基于炎症反应的炎症调控是治疗 ARDS 的重要措施，包括

糖皮质激素治疗和 β 干扰素等药物治疗。

1. 糖皮质激素能降低 ARDS 病死率　糖皮质激素是调控 ARDS 炎症反应的主要药物。Villar 等在 1 项由 17 个重症监护病房（intensive care unit，ICU）参与，纳入了 277 例需机械通气的中度至重度 ARDS 患者进行的多中心随机对照研究中，发现地塞米松组（入组第 1～5 天 20mg，1 次 / 天；第 6～10 天 10mg，1 次 / 天）平均 28 天无机械通气时间高于对照组（组间差异 4.8 天，$P<0.0001$），60 天全因死亡率较对照组降低（21% *vs.* 36%，$P=0.0047$），并且高血糖、继发性感染、气压伤等不良事件发生率两组间未见显著差异。上述研究提示：①这是首次研究地塞米松对 ARDS 患者疗效的随机对照试验。与其他皮质激素相比，地塞米松具有很强的抗炎作用和较弱的盐皮质激素作用。地塞米松药效作用持久，半衰期为 36～54h，因此，可以采用每天使用 1 次的方法治疗。在上述临床试验 10 天的治疗方案中，在第 1～12 天甚至更长的时间内，地塞米松的药理效应已达预期。②该临床试验采用预后型富集设计方法，将入选对象限制在死亡风险较高的患者，降低 ARDS 异质性。对于 COVID-19 患者，口服或静脉使用地塞米松 6mg/d，维持 10 天，能够降低吸氧及人工气道机械通气患者的病死率。虽然目前的研究已得到阳性结果，但对于 ARDS 的激素治疗尚存争议。

2. β 干扰素对肺微血管内皮功能的影响　β 干扰素可通过上调 CD73 改善血管通透性。肺组织培养体外实验提示，β 干扰素可增加表达 CD73 的肺血管量，降低 ARDS 患者白介素 -6（interleukin-6，IL-6）的表达、改善氧合，从而改善患者的临床预后。1 项纳入 301 例中重度 ARDS 患者的多中心随机对照试验，对治疗组静脉给予 β1a 干扰素 10μg，1 次 / 天，连续使用 6 天；对照组为常规治疗组；结果发现 β1a 干扰素未能改善 ARDS 患者的氧合、无机械通气时间及临床预后。目前，β 干扰素对于中重度 ARDS 的疗效尚未明确。

四、基于表型的治疗是急性呼吸窘迫综合征精准治疗的实现

由于 ARDS 存在异质性，目前单一的治疗方法并不能改善患者的临床预后。因此，对于 ARDS 进行分型有助于精准治疗。基于临床表现、实验室检查结果等炎症反应表现，以及机器学习的方法，可将 ARDS 分为高炎症型和低炎症型，并且不同的临床亚型对于机械通气设定和容量管理治疗的反应不同。高炎症型的临床发病率为 26%～35%，低炎症型为 65%～74%；高炎症型的病死率较低炎症型高（44%～51% *vs.* 19%～23%）。近期，本课题组对 COVID-19 ARDS 激素治疗的回顾性分析发现，虽然使用激素治疗的患者 28 天病死率较未使用激素组高（53.9% *vs.* 19.6%，$P<0.0001$），但通过边际结构模型发现激素的使用并未影响 COVID-19 ARDS 患者的 28 天病死率；如果将患者分为高炎症型和低炎症型，激素能够改善高炎症型患者的 28 天病死率，而对低炎症型患者的临床预后无优势。因此，对 ARDS 进行临床分型，能解决其不均一性的问题，有助于更进一步的精准治疗。

总之，2021 年，在汲取 COVID-19 的救治经验后，ARDS 的治疗积累了更多的循证医学证据，对于 ARDS 炎症调控的病因治疗和基于表型的精准治疗亟须进行临床转化，但针对 ARDS 的病因治疗和精准的表型分类仍需进一步研究。

（东南大学附属中大医院　潘　纯　邱海波）

参考文献

[1] Meyer NJ, Gattinoni L, Calfee CS. Acute respiratory distress syndrome. Lancet, 2021, S0140-6736(21)00439-6.

[2] Urner M, Juni P, Hansen B, et al. Time-varying intensity of mechanical ventilation and mortality in patients with acute respiratory failure: a registry-based, prospective cohort study. Lancet Respir Med, 2020, 8(9): 905-913.

[3] Mackle D, Bellomo R, Bailey M, et al. Conservative oxygen therapy during mechanical ventilation in the ICU. N Engl J Med, 2020, 382(11): 989-998.

[4] Barrot L, Asfar P, Mauny F, et al. Liberal or conservative oxygen therapy for acute respiratory distress syndrome. N Engl J Med, 2020, 382(11): 999-1008.

[5] Angus DC. Oxygen therapy for the critically ill. N Engl J Med, 2020, 382(11): 1054-1056.

[6] Siemieniuk RAC, Chu DK, Kim LH, et al. Oxygen therapy for acutely ill medical patients: a clinical practice guideline. BMJ, 2018, 363: k4169.

[7] Aoyama H, Uchida K, Aoyama K, et al. Assessment of therapeutic interventions and lung protective ventilation in patients with moderate to severe acute respiratory distress syndrome: a systematic review and network meta-analysis. JAMA Netw Open, 2019, 2(7): e198116.

[8] Bellani G, Laffey JG, Pham T, et al. Epidemiology, patterns of care, and mortality for patients with acute respiratory distress syndrome in intensive care units in 50 countries. JAMA, 2016, 315(8): 788-800.

[9] Ferrando C, Suarez Sipmann F, Mellado Artigas R, et al. Clinical features, ventilatory management, and outcome of ARDS caused by COVID-19 are similar to other causes of ARDS. Intensive Care Med, 2020, 46(12): 2200-2211.

[10] Sun Q, Qiu H, Huang M, et al. Lower mortality of COVID-19 by early recognition and intervention: experience from Jiangsu Province. Ann Intensive Care, 2020, 10(1): 33.

[11] Sartini C, Tresoldi M, Scarpellini P, et al. Respiratory parameters in patients with COVID-19 after using noninvasive ventilation in the prone position outside the intensive care unit. JAMA, 2020, 323(22): 2338-2340.

[12] Coppo A, Bellani G, Winterton D, et al. Feasibility and physiological effects of prone positioning in non-intubated patients with acute respiratory failure due to COVID-19 (PRON-COVID): a prospective cohort study. Lancet Respir Med, 2020, 8(8): 765-774.

[13] Yoshida T, Fujino Y, Amato MB, et al. Fifty years of research in ARDS. Spontaneous breathing during mechanical ventilation. Risks, mechanisms, and management. Am J Respir Crit Care Med, 2017, 195(8): 985-992.

[14] Bolaki M, Amargianitakis V, Georgopoulos D, et al. Effects of neuromuscular blockers on transpulmonary pressures in moderate to severe acute respiratory distress syndrome. Intensive Care Med, 2017, 43(4): 600-601.

[15] de Haro C, Magrans R, Lopez Aguilar J, et al. Effects of sedatives and opioids on trigger and cycling asynchronies throughout mechanical ventilation: an observational study in a large dataset from critically ill patients. Crit Care, 2019, 23(1): 245.

[16] Slutsky AS. History of mechanical ventilation. From vesalius to ventilator-induced lung injury. Am J Respir Crit Care Med, 2015, 191(10): 1106-1115.

[17] Villar J, Ferrando C, Martinez D, et al. Dexamethasone

treatment for the acute respiratory distress syndrome: a multicentre, randomised controlled trial. Lancet Respir Med, 2020, 8(3): 267-276.

[18] Siemieniuk R, Chun D, Kim L, et al. Oxygen therapy for acutely ill medical patients: a clinical practice guideline. BMJ, 2018, 363: k4169.

[19] Kiss J, Yegutkin GG, Koskinen K, et al. IFN-beta protects from vascular leakage via up-regulation of CD73. Eur J Immunol, 2007, 37(12): 3334-3338.

[20] Bellingan G, Maksimow M, Howell DC, et al. The effect of intravenous interferon-β-1a (FP-1201) on lung CD73 expression and on acute respiratory distress syndrome mortality: an open-label study. Lancet Respir Med, 2014, 2(2): 98-107.

[21] Ranieri VM, Pettila V, Karvonen MK, et al. Effect of intravenousinterferon β-1a on death and days free from mechanical ventilation among patients with moderate to severe acute respiratory distress syndrome: a randomized clinical trial. JAMA, 2020, 323(8): 725-733.

[22] Sinha P, Churpek MM, Calfee CS. Machine learning classifier models can identify acute respiratory distress syndrome phenotypes using readily available clinical data. Am J Respir Crit Care Med, 2020, 202(7): 996-1004.

[23] Reddy K, Sinha P O'Kane CM, et al. Subphenotypes in critical care: translation into clinical practice. Lancet Respir Med, 2020, 8(6): 631-643.

[24] Chen H, Xie J, Su N, et al. Corticosteroid therapy is associated with improved outcome in critically ill patients with COVID-19 with hyperinflammatory phenotype. Chest, 2021, 159(5): 1793-1802.

第三节　重症肾脏 2021

随着我国重症医学学科建设的规范化，亚专科建设初见成效，其中重症肾脏已经成为重症医学的重要分支，尤其是中华医学会重症医学分会重症肾脏学组的成立，标志着我国重症肾脏理论知识和临床操作技能水平迈上了一个新台阶，重症肾脏学组起到了规范重症肾脏亚专科建设标准、传播重症肾脏最新理念及研究进展的重要作用。目前，在重症医学学科研究的重点仍为肾与肾外器官的交互作用，急性肾损伤（acute kidney injury，AKI）的预警、发病机制及治疗的相关研究，以及血液净化技术的基础与临床研究。此外，人工智能技术在更深层次上与医学相结合，帮助医师在 AKI 的亚型划分、生物标志物的筛选、风险预警等方面取得突破性的进展。

一、急性肾损伤

关于 AKI 的认识可追溯到 1948 年关于急性肾衰竭的报道，经过 70 余年的发展与认识，目前，定义 AKI 的标准已逐渐完善。随着标准的统一，使得 AKI 的发生率和病死率等研究数据有了一定的参考意义。目前的报道显示，在住院患者中，AKI 的发生率可达 10%～15%，在重症医学科内的发生率最高可达 50% 以上；根据全国横断面调查研究中的统计数据，重症医学科内发生 AKI 的概率为 12%，并且可能伴有较高的死亡率和较差的临床预后，并且极大地增加了患者的经济负担。

1. AKI 的定义与标准　虽然，医师已经逐步认识到 AKI 是一种综合征，但目前的定义与标准中仍主要采用血清肌酐和尿量 2 个变量因素，这也是目前诊断存在一定局限性的主要原因，但不能否认，血清肌酐和尿量是临床上最容易获得的数据。多年来，大量的研究表明不同的生物标志物在预测 AKI 的发生、判断患者的预后、确定损伤的位置等方面起到一些作用，但仍需要大量的研究以证实不同生物标志物与 AKI 的关联性和特异性有多大，从而决定是否需要更改 AKI 的定义，并修改其诊断标准。

2. 肾脏生物标志物　肾脏生物标志物可用于鉴别诊断急性肾小管坏死（acute tubular necrosis，ATN）和其他类型的肝硬化 AKI，尤其是肝肾综合征型 AKI（HRS-AKI）。一些常见的生物标志物，包括中性粒细胞凝胶酶相关脂质运载蛋白（neutrophil gelatinase-associated lipocalin，NGAL）、N-乙酰 -β-D- 氨基葡萄糖苷酶（N-acetyl-β-D-glucosaminidase，NAG）、肾损伤分子 -1（kidney injury molecule-1，KIM-1）、白介素（interleukin，IL）-18，以及肝型脂肪酸结合蛋白（liver-type fatty acid-binding protein，L-FABP）、β2- 微球蛋白等，均有大量的文献证实其作用。其中，住院期间 AKI 的进展与持续高 NGAL 水平相关，NGAL 是 AKI 进展的独立预测因素。NGAL 也与预测 AKI 的进展和短期病死率相关，与 AKI 没有进展的患者相比，进入较高阶段 AKI 的患者尿 NGAL 水平显著升高。金属蛋白酶组织抑制物（tissue inhibitor of metalloproteinase，TIMP）2 和胰岛素样生长因子结合蛋白（insulin-like growth factor binding protein，IGFBP）7 已被证实可比血清肌酐更早地提供有关肾脏状态的信息。

3. AKI 的发病机制　AKI 的发病机制一直是研究的热点。不同原因导致的 AKI，其发生机制略有不同，例如，脓毒症相关 AKI（S-AKI）的发生，既往认为，血流动力学变化导致的肾缺血性损伤和缺血再灌注损伤是导致 S-AKI 的主要原因。但随着研究的深入，目前发现炎症反应失衡、自噬作用、细胞凋亡、线粒体功能障碍及基因多态性等在 S-AKI 的发生发展过程中扮演重要角色。在 S-AKI 的发病过程中，大部分患者的肾小管细胞并未遭到破坏，仅为局部损伤。因此，在脓毒症状态下存在肾小管上皮细胞的适应性机制，主要包括节能代谢机制的启动、线粒体自噬及细胞周期停滞等。适应性机制实质上是机体在缺氧状态下的自我保护机制。

新型冠状病毒肺炎（coronavirus disease 2019，COVID-19）引导的 AKI 比较常见，经过研究发现，严重急性呼吸系统综合征冠状病毒 2 型（severe acute respiratory syndrome coronavirus 2，SARS-CoV-2）入侵细胞主要取决于血管紧张素转换酶 2（angiotensin-converting enzyme 2，ACE2）的表达，以及跨膜丝氨酸蛋白酶 2（TMPRSS2）的作用。ACE2 的肾脏表达比肺组织高近 100 倍，在近端肾小管中也已检测到 TMPRSS2。SARS-CoV-2 与膜结合的 ACE2 结合，并通过胞吞作用侵入细胞膜，从而降低膜结合的 ACE2 的水平。TMPRSS2 能够裂解病毒。减少 ACE2 会导致血管紧张素Ⅱ积聚，肾素 - 血管紧张素 - 醛固酮系统（renin-angiotensin-aldosterone system，RAAS）过度活化，从而导致炎症、纤维化及血管收缩增加。细胞因子可能通过与肾脏驻留细胞相互作用并诱导内皮和肾小管功能障碍而参与 COVID-19 患者的 AKI 发生。例如，IL-1β、IL-1RA、IL-7、IL-8、IL-9、IL-10、成纤维细胞生长因子（fibroblast growth factor，FGF）、粒细胞巨噬细胞集落刺激因子（granulocyte-macrophage colony stimulating factor，GM-CSF）、γ 干扰素（interferon-γ，IFN-γ）、粒细胞集落刺激因子（granulocyte colony stimulating factor，G-CSF）、γ 干扰素诱导蛋白 -10（interferon γ-inducible protein-10，IP-10）、单核细胞趋化蛋白（monocyte chemotactic protein，MCP）、巨噬细胞炎症蛋白 1α（macrophage inflammatory protein 1α，MIP1α）、血小板衍生生长因子（platelet derived growth factor，PDGF）、肿瘤坏死因子 α（tumor necrosis factor-α，TNF-α）及血管内皮生长因子（vascular endothelial growth factor，VEGF）升高，其中重症患者的 IL-2、IL-7、IL-10、GM-CSF、IP10、MCP、MIP1α、TNF-α 均升高。与非 COVID-19 的 ARDS 患者相比，COVID-19 合并 ARDS 患者表现出更多的血栓并发症。在肾脏中，肾小球滤过的纤维蛋白沉积物的存在可导致凝血稳态失调，其可能参与肾脏微循环功能障碍和 AKI。

终末期肝病患者中 AKI 的发生是医院和重症监护病房（intensive care unit，ICU）中最具挑战性的临床情况之一。肝肾综合征 1 型（hepatorenal syndrome-1，HRS-1）是在晚期肝硬化和门静脉高压的背景下发生的一种特定类型 AKI，其死亡率特别高。HRS-1 的发病机制被认为是一种功能紊乱，最终影响肾血管的张力。但最新的研究表明，非血流动力学的微管毒性因子（如内毒素和胆汁酸）可能介导肝硬化患者的实质性肾损伤，这表明其并发机制，包括与 HRS-1 的传统因素和非传统因素相关的机制，可能有助于肝硬化患者 AKI 的发展。此外，肝硬化和肾功能不全患者肾形态异常的组织学证据促使人们对 HRS-1 的功能性质进行了重新检查。从临床角度看，HRS-1 的诊断可指导血管收缩疗法的使用，为肾脏替代治疗提供依据。

4. 人工智能与 AKI　人工智能（artificial intelligence，AI）已在预测 AKI 方面显示出较大的前景，但是，这些模型在临床使用时，其结果应该容易解释，且具有通用性。不能跨医院操作阻碍了模型数据的传输。AI 在 AKI 中的应用进展主要体现在 AKI 的预警、诊断、治疗及预后判断 4 个方面。2020 年之前关于 AKI 预测的文献多集中于一个特定的时间段来预测住院期间 AKI 的发生率，例如，入院后 24h、入院后 48h 时，或医疗干预前后。然而，此预测方法有以下 2 个基本问题：①患者住院时间可能长达数天，在此期间，其身体状况可能会发生显著变化，可能仅数小时内就会出现 AKI，故很难预测此类事件的发生时间；②如果预测模型有一个固定的预测时间，如入院后 24h，那么它必然会错过这 24h 以内发生的所有 AKI 事件，预测时间越晚，错过的事件就越多。因此，AKI 应在整个住院过程中不断进行预测。

ICU 中的诸多大型 RCT 研究最终都得到阴性结果，很大一部分原因在于患者的异质性。例如，利用机器学习，将 S-AKI 分成了 3 个亚型：亚型 1，有最低比例的肝病和最低的 APACHE-Ⅱ，中位胆红素水平、谷草转氨酶和谷丙转氨酶水平较低，乳酸、乳酸脱氢酶和白细胞计数也最低；亚型 2，慢性肾脏病亚型 2 比例最高（21%），亚型 1 和亚型 3 的患者比例相似（15%）；亚型 3，最高风险组，即脓毒症的严重程度更高，表现为更高的脓毒症标志物和急性期反应物水平，如乳酸、白细胞计数和乳酸脱氢酶，与更高的死亡风险相关。明确这些亚型对医师的临床决策有很大帮助。

二、连续性肾脏替代治疗

到目前为止，连续性肾脏替代治疗（continuous renal replacement therapy，CRRT）仍是治疗 AKI 的重要干预手段。如果前期的预防工作失败，当 AKI 发展到一定程度，仍需要 CRRT 治疗。虽然没有证据证明 CRRT 干预 AKI 的合理性，但当出现严重的离子紊乱、酸碱失衡、代谢失衡，以及炎症反应加重时，CRRT 能发挥不可替代的作用。最新的研究仍主要集中在启动 CRRT 的时机和患者的预后方面。

一些 RCT 研究表明，与标准肾脏替代治疗（renal replacement therapy，RRT）启动策略相比，急性 AKI 危重患者加速启动透析并不能降低死亡率，也不能提高患者免于透析的可能性或减轻幸存者对透析的依赖性。对于接受 CRRT 治疗或在外科 ICU 住院的患者，加速 RRT 有助于提高患者生存率和增加免于透析的可能性。严重的 AKI 患者接受非 CRRT 或疾病严重程度较高时，加速 RRT 启动可能与更高的透析依赖风险相关。

危重患者的血流动力学稳定通常包括积极的液体复苏和血管升压支持，这种方法往往导致流体积累。液体超载与损伤相关，可导致器官功能障碍并增加死亡率，对于 AKI 患者尤其危险。在接受 CRRT 的患者中，RRT 第 1 天液体过载与死亡率、透析依赖性和肾功能恢复程度降低相关。一项有关肾脏替代治疗正常水平与增强水平的分析显示，在 CRRT 期间实现负液体平衡与生存获益相关。目前，在 RRT 过程中去除流体和逆转流体过载的最佳时机和最佳方法尚不清楚。在成年危重患者中，在开始急性 CRRT 时累积液体平衡（fluid balance，FB）与疾病严重程度校正后的死亡率和需要血管升压支持无关。在 CRRT 期间，耐受液体清除并达到累积 FB 最低点的患者比未达到 FB 最低点的患者获得了更好的结果，净液体清除与较低的死亡率独立相关。

目前，对于重症肾脏的研究仍处于初级阶段，虽然在发现生物标志物及应用人工智能预测 AKI 等方面已取得了一定进展，但仍不足以改变 AKI 的定义与分类。另外，在治疗方面仍无较大进展。药物的研发和治疗依旧是未来研究的方向。

（哈尔滨医科大学附属肿瘤医院　于凯江）

参 考 文 献

［1］STARRT-AKI Investigators, Canadian Critical Care Trials Group, Australian and New Zealand Intensive Care Society Clinical Trials Group, et al. Timing of Initiation of Renal-Replacement Therapy in acute kidney injury. N Engl J Med, 2020, 383(3): 240-251.

［2］Ronco C, Reis T, Husain-Syed F, Management of acute kidney injury in patients with COVID-19. Lancet Respir Med, 2020, 8(7): 738-742.

［3］Velez JCQ, Therapondos G, Juncos LA. Reappraising the spectrum of AKI and hepatorenal syndrome in patients with cirrhosis. Nat Rev Nephrol, 2020, 16(3): 137-155.

［4］Carney EF. CDKL5 controls RTEC fate during AKI. Nat Rev Nephrol, 2020, 16(7): 372.

［5］Carney EF. The molecular genetics of AKI. Nat Rev Nephrol, 2021, 17(1): 14.

［6］Tang C, Cai J, Yin XM, et al. Mitochondrial quality control in kidney injury and repair. Nat Rev Nephrol, 2021, 17(5): 299-318.

［7］Legrand M, Bell S, Forni L, et al. Pathophysiology of COVID-19-associated acute kidney injury. Nat Rev Nephrol, 2021.

［8］Hsu CY, Chinchilli VM, Coca S, et al. Post-acute kidney injury proteinuria and subsequent kidney disease progression: the assessment, serial evaluation, and subsequent sequelae in acute kidney injury (ASSESS-AKI) study. JAMA Intern Med, 2020, 180(3): 402-410.

［9］Gabarre P, Dumas G, Dupont T, et al. Acute kidney injury in critically ill patients with COVID-19. Intensive Care Med, 2020, 46(7): 1339-1348.

［10］Hoste E, Bihorac A, Al-Khafaji A, et al. Identification and validation of biomarkers of persistent acute kidney injury: the RUBY study. Intensive Care Med, 2020,

46(5): 943-953.
[11] Fiorentino M, Xu Z, Smith A, et al. Serial measurement of cell-cycle arrest biomarkers [TIMP-2] · [IGFBP7] and risk for progression to death, dialysis or severe acute kidney injury in patients with septic shock. Am J Respir Crit Care Med, 2020, 202(9): 1262-1270.
[12] Maiwall R, Pasupulet, SSR, Bihari C, et al. Incidence, risk factors, and outcomes of transition of acute kidney injury to chronic kidney disease in cirrhosis: a prospective cohort study. Hepatology, 2020, 71(3): 1009-1022.
[13] Noble RA, Lucas BJ, Selby NM. Long-term outcomes in patients with acute kidney injury. Clin J Am Soc Nephrol, 2020, 15(3): 423-429.
[14] Parikh CR, Liu C, Mor MK, et al. Kidney biomarkers of injury and repair as predictors of contrast-associated AKI: a substudy of the PRESERVE trial. Am J Kidney Dis, 2020, 75(2): 187-194.
[15] Sharma S, Kelly YP, Palevsky PM, et al. Intensity of renal replacement therapy and duration of mechanical ventilation: secondary analysis of the acute renal failure trial network study. Chest, 2020, 158(4): 1473-1481.
[16] Shankaranarayanan D, Muthukumar T, Barbar T, et al. Anticoagulation strategies and filter life in COVID-19 patients receiving continuous renal replacement therapy: a single-center experience. Clin J Am Soc Nephrol, 2020, 16(1): 124-126.
[17] Chen JZ, Wang WB, Tang Y, et al. Inflammatory stress in SARS-COV-2 associated acute kidney injury. Int J Biol Sci, 2021, 17(6): 1497-1506.
[18] Naorungroj T, Neto AS, Zwakman-Hessels L, et al. Early net ultrafiltration rate and mortality in critically ill patients receiving continuous renal replacement therapy. Nephrol Dial Transplant, 2021, 36(6): 1112-1119.

第四节　休克 2021

休克是各种原因导致急性循环衰竭和细胞氧利用不足的临床综合征，是重症监护病房（intensive care unit，ICU）中常见的临床现象之一。因休克具有高发病率、高死亡率的特点，故早期识别、采取合适的监测手段及实施积极有效的治疗措施至关重要。随着对休克病理生理认识的不断深入，休克监测和治疗的理念及手段也在不断更新。从大循环监测到微循环监测，从液体复苏策略到液体治疗“4D”概念，从单纯药物治疗到机械辅助支持治疗，重症医学对休克的探索也必将继续推动休克认识的进步，使更多休克患者从中获益。

一、重视休克的基本监测

随着重症医学的不断发展，床旁休克监测技术不断涌现，各种监测技术使医师有时会不知如何选择。在资源缺少的低收入地区或普通病房，当无法获取多种先进的血流动力学监测手段时，当没有多种高、精、尖的技术时，医师对于休克的评估和判断准确性就不高吗？这并非否定监测技术对于认识休克的重要作用，但不容忽视的是，医师是否忽略了基本检查在休克评估中的重要性。从休克的诊断标准来看，具有组织低灌注的临床征象，其中需要重点关注 3 个窗口，即皮肤（湿冷、血管收缩、发绀）、肾［尿量<0.5 ml/（kg·h）］及神经系统（精神状态改变，主要包括定向力障碍、意识混乱等），

无一例外，都锚定于基本的床旁检查和监测。虽然从病理生理角度来看，低血压并非诊断休克的必要条件，但仍不能否认其重要性，特别是在缺乏先进实验室检测或血流动力学监测的 ICU，识别休克主要依赖于临床检查和基础实验室检测，包括评估颈静脉扩张，水合状态，皮肤的温度、颜色和肿胀程度，以及胸部听诊，上述检查方法都可用于鉴别休克。此外，一些基本检查，如皮肤花斑纹的情况、毛细血管充盈时间（capillary refill time，CRT）等，近几年也逐渐崭露头角，显示出与高级血流动力学监测技术同等的效果，具有优秀的休克诊断及指导治疗的价值。在 Sepsis-3（*The Third International Consensus Definitions for Sepsis and Septic Shock*）中，对于脓毒症的早期快速识别［如快速序贯器官衰竭评分（quick sequential organ failure assessment，qSOFA）］也同样建立在基础的临床检查上，包括精神状态、收缩压及呼吸频率。2013 年，英国国家卫生健康研究所（National Institute for Health and Care Excellence，NICE）发布的液体管理指南建议基于“ABCD”低血容量进行评估，包括脉搏＞90 次 / 分、收缩压＜100mmHg、肢端湿冷或 CRT＞2s、呼吸频率＞20 次 / 分及英国国家早期预警评分（national early warning score，NEWS）≥5 分。2019 年，欧洲重症医学会在休克的液体管理圆桌会议上同样强调了基础监测的意义和必要性。上述指标单独使用时，识别或评估休克未必敏感或特异。但有证据表明，当使用 2 个或多个生理变量的组合时，休克诊断的敏感性和特异性显著改善。因此，对于休克的监测，医师既要借助不断推陈出新的新技术，也不应该忽视基本监测的价值，两者互为补充、相互验证，可以从不同的维度、不同的节点相互交织成网，使医师对休克的评估更加完善，对休克的认识更加完整。

二、休克液体复苏的进展

（一）微循环导向的液体复苏

在目前的临床实践中，液体复苏终点的判断主要基于大循环相关参数和组织代谢指标。但多项研究发现，重症患者大循环参数的正常化并不能带来病死率的下降。因为重症患者在病情发展及复苏过程中，大循环与微循环的变化可能并不一致，大循环参数并不能反映组织灌注的情况，即存在“大循环 - 微循环失耦联”现象。液体复苏及血管活性药物等治疗虽然可以使大循环参数恢复正常，但微循环灌注可能并未得到有效改善，也就没有达到休克治疗的根本目的。这种大循环与微循环失耦联的发生是病情恶化的早期预警指标，与患者的不良预后密切相关。因此，大循环稳定只是复苏过程的第一步，微循环的改善才是重症患者治疗的关键。随着大循环紊乱逐渐被纠正后，液体复苏进入优化阶段，此时的重点应转移至微循环状态和器官灌注。

CRT 的基本定义是远端毛细血管床在受压后恢复其原有颜色所需要的时间，成为反映微观血流动力学的窗口。CRT 监测简便、经济且无创，尤其在紧急情况下或医疗条件有限的地区具有得天独厚的优势。因此，CRT 监测可以提示临床医师对微循环状态的评估，以调整液体复苏。2019 年，在 *JAMA* 上发表的一项多中心随机临床试验 ANDROMEDA-SHOCK 表明，以 CRT 作为微循环导向的液体复苏策略和以血乳酸（Lac）为导向的液体复苏策略相比，主要研究终点（28 天死亡率）2 组差异无统计学意义（34.9% *vs.* 43.4%，$P=0.06$）。但从临床角度来看，CRT 组的 28 天死亡率均值下降 8.5%，这一数值是非常可观的，仅凭刻板的统计学结果（即 $P>0.05$）就判定阴性结论值得推敲。同时，次要研究终点显示，CRT 组的 SOFA 评分降低，液体入量更少（在 8h 的研究期内，2 组患者补液量差距可达 1500ml），继而使液体过负荷的风险降低。在亚组分析中，基线器官衰竭较少的患者（SOFA 评分<10 分）经 CRT 导向的液体复苏后，28 天死亡率降低。因此，该研究团队再次对 ANDROMEDA-SHOCK 试验的数据进行贝叶斯统计分析，结果发现，CRT 组 28 天死亡率下降的绝对值可达 9%，与 Lac 组相比，差异具有统计学意义（$P=0.022$）；CRT 组患者的 72h SOFA 评分更低。与此同时，Jacquet-Lagrèze 等报道，在被动抬腿试验过程中，CRT 的变化值可以很好地预测患者液体治疗后 CRT 的改变，提示除了液体反应性所代表的大循环反应性外，以 CRT 反应性为代表的微循环反应性或许成了下一步液体治疗的关键。因此，从大循环反应性到微循环反应性，微循环导向的液体复苏正一步步从梦想走向现实。

（二）液体复苏的“4D”概念

液体治疗是一把“双刃剑”，目前主张对休克患者采取“阶梯性”的液体管理策略，分 4 个阶段（ROSE）：挽救阶段（resuscitation）、优化阶段（optimization）、稳定阶段（stabilization）及降阶梯阶段（evacuation）。每个阶段的液体治疗都有所不同，但都有其明确目的，每个阶段的完成都是为下一阶段创造条件，通过时间的连续性将每个阶段连接在一起形成液体治疗的连续性，而不断调整的液体治疗的干预措施构成了治疗的动态性。需要注意的是，尽管业内人为地将液体治疗分为 4 个阶段，但临床上每个阶段其实并没有严格、清晰的界限，而是相互融合、连续进行的，医师只有通过连续、密切的监测，才能早期、及时地定位出患者所处的阶段，从而采取相应的液体治疗策略，把控住疾病的病理生理过程。同时，患者的这一过程也是动态的，患者可能再次出现病情恶化，如感染反复，使个体从稳定阶段倒退到优化阶段，甚至再次出现威胁生命的情况，如出现脓毒症休克或失血性休克，使患者倒退到挽救阶段。

对应每个阶段，学者们对液体治疗提出了“4D”概念，即应将液体视为药物（drug），需要考虑其剂量（dosing）和使用持续时间（duration），并及时进行降阶梯（de-escalation）。因此，在选择液体的类型、剂量、给药时机及撤离时机时，ICU 医师应仔细考虑其特点、适应证及禁忌证。同时，一个合理的液体治疗策略要求医师不能认为休克是一种采用单一的“一刀切”方案治疗的疾病，因为休克是由不同阶段组成的，每个阶段都需要不同的治疗。

1. 药物（drug） 医师必须时刻牢记液体是药物，水肿就像药物过量。对于不同的患者，由于临床因素（基础条件、肾或肝衰竭、毛细血管渗漏、酸碱平衡、白蛋白水平、体液平衡等）等不同，液体的类型和剂量必须考虑在内。此外，给药的原因不同，使用的液体类型也不同。液体给药只有 4 种适应证，即复苏、维持、补充及营养。不同类型的液体可以相互组合。例如，创伤患者的液体治疗可使用血液和晶体液，术后低血容量患者早期可使用晶体液，脓毒症晚期患者则可使用白蛋白。类似地，维持液通常是肠内和肠外营养、其他含葡萄糖溶液、0.9% 氯化钠溶液和（或）平衡晶体溶解药物的组合。

2. 剂量（dosing） 与其他药物一样，液体也有使用剂量，超剂量使用也会产生不良反应。心脏对液体的反应随休克时间的变化而变化，在早期阶段，液体反应性是恒定的。此后的研究显示，只有 50% 的循环衰竭患者对液体治疗有反应。因此，医师必须定期评估液体的药效学。液体的不良反应也必须在药效学中考虑，根据血管通透性的不同，给药引起的水肿变化很大，当由毛细血管屏障导致全身通透性增加时，液体引起的不良反应将更加明显。因此，对于急性呼吸窘迫综合征

（acute respiratory distress syndrome，ARDS）患者，即使是 2L 晶体液，也可能导致呼吸功能的严重恶化。

3. 持续时间（duration） 液体给药时间越长，与缺血再灌注损伤相关的微循环低灌注和器官损伤越多。长时间持续的液体输注大多与患者的疾病控制不佳有关，在脓毒症休克患者中，Murphy 等比较了早期充分、早期保守、晚期保守及晚期自由的液体治疗策略，结果发现，行早期充分和晚期保守相结合策略的患者预后最佳。该研究认为，晚期保守液体治疗可能比早期充分液体治疗更重要。

4. 降阶梯（de-escalation） 液体治疗的最后一步是停止或撤回复苏液体，就像应用抗生素，液体治疗的持续时间应尽可能短，当休克缓解时，液体治疗的剂量应逐渐减少。由此，业内提出了晚期目标导向液体去除策略，包括积极、主动使用利尿药和肾替代治疗去除液体，以避免或逆转液体超负荷。有研究表明，在 ICU 的第 1 周内连续 2 天液体负平衡是休克患者存活的独立预测因子。

针对液体复苏的“4D”概念及 4 个阶段，医师不可避免地遇到 4 个问题，即“何时开始液体复苏？”“何时停止液体复苏？”“何时开始反向复苏或液体降阶梯？”“何时停止反向复苏？”这 4 个问题需要更多的临床研究去探索和证实。

三、休克的机械辅助支持

随着体外生命支持手段的不断进步，机械辅助支持越来越多地应用于重症患者，在休克中也发挥着愈加重要的作用。近 2 年，机械辅助支持不仅在心源性休克的救治中占有一席之地，在脓毒症休克中的应用也在向前探索和推进。尤其是随着体外膜氧合（extracorporeal membrane oxygenation，ECMO）技术的进步及理念不断成熟，ECMO 应用于临床救治取得了令人信服的效果。2020 年，《柳叶刀》发表了一项脓毒症致心源性休克患者应用静脉 - 动脉体外膜氧合（venous-arterial ECMO，V-A ECMO）的回顾性、多中心队列研究。其结果发现，尽管 ECMO 组患者有更严重的心功能障碍［心脏指数（cardiac index，CI）：1.5L/（min · m^2）*vs.* 2.2 L/（min · m^2）；左心室射血分数（left ventricular ejection fraction，LVEF）：17% *vs.* 27%］、血流动力学不稳定［正性肌力药物：279μg/（kg · min）*vs.* 145μg/（kg · min）；乳酸：8.9mmol/L *vs.* 6.5mmol/L］及器官功能不全（SOFA 评分：17 分 *vs.* 13 分）（P 均<0.001），但 V-A ECMO 治疗组患者的 90 天生存率显著高于对照组（60% *vs.* 25%，P<0.0001）；经过倾向评分加权后，ECMO 的应用仍与生存率改善相关（51% *vs.* 14%，P=0.002 9）；ECMO 组患者的乳酸和儿茶酚胺清除率也显著提高。因此，虽然对于单纯脓毒症休克患者，ECMO 的治疗作用仍有待进一步探索，但对于已经合并心功能障碍的患者，ECMO 的应用有了更有力的循证医学证据，早期应用或许能起到力挽狂澜的作用。

四、总结

随着重症医学理念的发展及监测技术的日新月异，临床对休克的评估和认识不断前进，有了更多对于休克监测的认识及液体复苏的新探索，并在此基础上对体外生命支持手段在休克患者中的应用有了更多信心，从而帮助医师更好地理解休克、评估休克、管理休克。目前，临床对于休克的认识仍有很多不确定性及空白，未来仍有广阔的探索空间，而认识的改变必然会带来休克治疗理念的进步，使更多的休克患者从中获益。

（中山大学附属第一医院　司　向　管向东）

参考文献

[1] Vincent JL, De Backer D. Circulatory shock. N Engl J Med, 2013, 369: 1726-1734.

[2] Singer M, Deutschman CS, Seymour CW, et al. The third international consensus definitions for sepsis and septic shock (Sepsis-3). JAMA, 2016, 315: 801-810.

[3] Padhi S, Bullock I, Li L, et al. Intravenous fluid therapy for adults in hospital: summary of NICE guidance. BMJ, 2013, 347: f7073.

[4] Cecconi M, Hernandez G, Dunser M, et al. Fluid administration for acute circulatory dysfunction using basic monitoring: narrative review and expert panel recommendations from an ESICM task force. Intensive Care Med, 2019, 45(1): 1.

[5] Vincent JL, Einav S, Pearse R, et al. Improving detection of patient deterioration in the general hospital ward environment. Eur J Anaesthesiol, 2018, 35(5): 5.

[6] He HW, Liu DW, Long Y. Shock resuscitation: macrocirculation-microcirculation couple. Zhonghua Yi Xue Za Zhi, 2018, 98(35): 2781-2784.

[7] Hallisey SD, Greenwood JC. Beyond mean arterial pressure and lactate: perfusion end points for managing the shocked patient. Emerg Med Clin North Am, 2019, 37: 395-408.

[8] Hernández G, Ospina-Tascón GA, Damiani LP, et al. Effect of a resuscitation strategy targeting peripheral perfusion status vs serum lactate levels on 28-day mortality among patients with septic shock: the ANDROMEDA-SHOCK randomized clinical trial. JAMA, 2019, 321(7): 2-19.

[9] Zampieri FG, Damiani LP, Bakker J, et al. Effects of a resuscitation strategy targeting peripheral perfusion status versus serum lactate levels among patients with septic shock. A bayesian reanalysis of the ANDROMEDA-SHOCK trial. Am J Respir Crit Care Med, 2020, 201(4): 423-429.

[10] Acquet-Lagrèze M, Bouhamri N, Portran P, et al. Capillary refill time variation induced by passive leg raising predicts capillary refill time response to volume expansion. Crit Care, 2019, 23: 281.

[11] Malbrain MLNG, Van Regenmortel N, Saugel B, et al. Principles of fluid management and stewardship in septic shock: it is time to consider the four D's and the four phases of fluid therapy. Ann Intensive Care, 2018, 8(1): 66.

[12] Murphy CV, Schramm GE, Doherty JA, et al. The importance of fluid management in acute lung injury secondary to septic shock. Chest, 2009, 136(1): 102-109.

[13] Malbrain ML, Marik PE, Witters I, et al. Fluid overload, de-resuscitation, and outcomes in critically ill or injured patients: a systematic review with suggestions for clinical practice. Anaesthesiol Intensive Ther, 2014, 46(5): 361-380.

[14] Bréchot N, Hajage D, Kimmoun A, et al. Venoarterial extracorporeal membrane oxygenation to rescue sepsis-induced cardiogenic shock: a retrospective, multicentre, international cohort study. Lancet, 2020, 396(10250): 545-552.

第五节　重症消化 2021

一、消化系统、肠道微生态与人体健康

消化系统由消化道和消化腺两大部分组成。相较于人体其他系统，组成消化系统的器官较多，功能也更复杂。首先，肝是人体最大的消化腺，是体内一个巨大的“化工厂”，不仅是能量代谢、生物转化、物质合成、解毒等的主要场所，还在机体免疫、内分泌调节中起着重要作用。其次，人体消化道不仅承担着营养物质的摄取、转运、消化、吸收、排泄的职责，而且是人类微生物区系的承载中心。肠道可通过微生物群与消化系统各器官之间及其他系统之间产生广泛的“交互作用”，如肠 - 肝轴，肠 - 肺轴，肠 - 脑轴，肠 - 心轴，肠 - 免疫轴。近年来，研究者对消化系统功能认识不再局限于“消化和吸收”的传统层次，更多研究开始聚焦于消化系统的共生微生物与人体其他器官、系统的信息交互，并逐步勾勒出消化系统（尤其是胃肠道）- 肠道微生态 - 人体健康与疾病这个更高维度的生命图谱。

二、重症患者肠道微生态研究进展

肠道微生态系统是由肠道微生物群及其所在生存环境（各节段消化道）共同组成的有机生态系统。肠道微生物群是肠道微生态系统的核心部分，包括细菌、古菌、病毒、噬菌体、原生生物、真菌等复杂群落，其功能除了促进食物消化和能量利用、合成维生素和必需氨基酸外，还在保持肠道黏膜屏障的完整性及控制肠源性感染等方面发挥着重要作用。

Zhai 等研究发现由特定的致病念珠菌属（近平滑念珠菌和白色念珠菌）所致肠源性血流感染，在致病真菌易位前，肠道细菌（尤其是厌氧菌）负荷和多样性会显著降低，由此提出肠道菌群失调是真菌血流感染的危险因素之一。McDonald 等的研究进一步证实机体清除血流感染的致病微生物受到肠道微生物的信号调控。具体而言，肠道共生菌群产生 D- 乳酸并通过门静脉到达肝脏，D- 乳酸编辑肝巨噬细胞促使其捕获和杀死血液中的病原体，而肠道微生态失衡引起的肝巨噬细胞功能受损会导致感染全身系统性播散。不仅如此，肠道微生态还可促进机体免疫系统的发育和稳态维持。Schluter 等利用高分辨率的临床元数据、贝叶斯模型及肠道菌群移植技术，研究了肠道细菌种属与免疫调节治疗效果的关系，量化了肠道微生物群和对人类免疫系统细胞动力学的重要影响，提出“微生物群驱动的免疫调节”这一全新的概念。Yang 等进一步揭示了肠道微生物通过其代谢产物调节免疫细胞及功能的模式，即微生物来源的短链脂肪酸（short chain fatty acids，SCFAs）通过 G 蛋白偶联受体 41（G protein-coupled receptor 41，GPR41）和抑制组蛋白脱乙酰酶（histone deacetylase，HDAC）促进 $CD4^+$ T 细胞和先天淋巴细胞（innate lymphoid cells，ILCs）产生白介素（interleukin，IL）-22，从而维持肠道免疫平衡并避免过度炎症反应。

正是由于肠道微生态在重症感染中扮演着如此重要的角色，粪菌移植技术（faecal microbiota transplantation，FMT）才逐渐成为近年来的前沿研究热点之一。尽管 FMT 已进入临床试验阶段，而且在复发性艰难梭菌感染的治疗中取得了一定疗效，但应注意 FMT 不属于传统药物治疗学的范畴，而是微生物治疗学和药理学的融合，并需要结合微生物生态学和宿主个体差异的一种新兴治疗方

法。因此，其配方、药代动力学及药效学需要被重新定义并确认。同时，FMT 可能导致严重不良反应，DeFilipp 等在《新英格兰医学杂志》报道了 2 例 FMT 治疗后出现产超广谱 β- 内酰胺酶（extended spectrum β lactamase，ESBL）大肠埃希菌血流感染的病例，并致其中 1 例患者死亡。由此可见，确定 FMT 在不同患者群体中的安全性和风险 / 收益比也是亟待解决的课题。

三、重症消化系统疾病诊疗进展

1. 重症急性胰腺炎　过去 10 年里，急性胰腺炎（acute pancreatitis，AP）的治疗理念已向多学科、个体化及微创转变。尽管临床治疗和重症监护水平有所改善，但重症急性胰腺炎（severe acute pancreatitis，SAP）的死亡率仍居高不下。有研究者建议通过硬膜外麻醉来改善胰腺灌注。一项多中心回顾性研究发现，与未使用硬膜外镇痛的患者相比，使用硬膜外镇痛的 SAP 患者 30 天死亡率较低（2% *vs.* 17%），但该试验结果仍需进一步前瞻性研究来证实。胰腺或胰周坏死的继发感染被认为由肠道内微生物易位引起，但预防性使用抗生素并不能降低继发感染的风险。此外，预防性使用抗生素与多重耐药菌和真菌双重感染相关。因此，目前仍建议将抗生素应用于治疗确诊或疑似继发感染的患者。有研究显示，十二指肠菌群失调可能是 SAP 的潜在感染风险。Liu 等的一项随机对照临床试验评估了埃索美拉唑（esomeprazole，Eso）在第一周期间对 SAP 患者十二指肠微生物群的影响。结果发现，Eso 可促进十二指肠细菌过度生长，增加韦荣球菌（*Veillonella*）丰度，并显著增加念珠菌性食管炎的发生率。研究者由此认为限制非必要的抑酸药物可能有助于降低 SAP 患者胰腺感染的潜在风险。胆源性胰腺炎仍是 AP 的主要类型之一。近期，荷兰胰腺炎研究小组（Dutch Pancreatitis Study Group，DPSG）开展了一项随机对照试验，以明确紧急内镜逆行胰胆管造影（endoscopic retrograde cholangiopancreatography，ERCP）联合胆道括约肌切开术是否能改善不伴胆管炎的胆源性胰腺炎患者的预后。结果发现，与保守治疗相比，在预测为严重胆源性胰腺炎但不伴胆管炎的患者中，进行括约肌切开术的紧急 ERCP 并未降低主要并发症或死亡率的复合终点。研究者建议对严重急性胆源性胰腺炎的患者采取保守治疗策略，而 ERCP 仅适用于胆管炎或持续性胆汁淤积患者。关于 AP 的最佳治疗方法目前仍存在较多问题，如液体治疗的最佳液体类型和输液速度仍不明确，侵入性干预感染性坏死性胰腺炎的最佳时机（早期治疗还是推迟治疗）仍不清楚，诸如此类的问题还需今后更多深入性研究。

2. 急性肝衰竭　急性肝衰竭（acute liver failure，ALF）发病率低但死亡率高，常继发于无慢性肝病（chronic liver disease，CLD）的急性肝细胞坏死，其典型特征是凝血功能障碍和肝性脑病，数天至数周内可进展至多器官功能障碍。尽管实验室检测 ALF 患者存在严重的凝血功能障碍，然而，美国 ALF 研究组的一项大规模回顾性研究证实，ALF 的出血并发症水平并不高（约 11%），其中 84% 的患者为上消化道出血，且较少需要输注红细胞，另 16% 的患者为颅内出血。出血并发症与较低的血小板计数有关，但与较高的国际标准化比率无关。凝血功能障碍通常仅在有活动性出血或重大侵入性手术之前才需要纠正，也没有证据表明预防性输血对患者有益。高氨血症与 ALF 患者的颅内高压、肝性脑病及死亡率密切相关，目前国内以药物治疗为主。美国 ALF 研究组还发现，连续非间歇形式肾脏替代治疗可显著降低患者的循环血氨水平，进而提高这类患者的生存率。虽然多种体外肝脏支持（extracorporeal liver support，ECLS）模式已应用于 ALF 治疗，如单程白蛋白透析、分子吸附再循环系统、分级血浆分离和吸附系统等都是利用白蛋白和（或）血浆作为转运蛋白去除蛋白质结合的毒素，但这些研究大多为非随机对照试验（randomized controlled trial，RCT）研究，且未见确切疗效。目前，急诊肝移植（emergency liver transplantation，ELT）仍是 ALF 的根治方法。ELT 总体效果较好，至少短期内如此。在肝损伤进展迅速的患者中（以应用对乙酰氨基酚为代表），即使发病时肝损伤非常严重，这些患者仍会保留一定的肝再生能力。多器官功能支持治疗可能会促使有效肝再生，患者仅靠药物治疗和医疗护理措施就能生存。甚至有些单中心研究报道表明，在某些情况下接受 ELT 的对乙酰氨基酚引起的肝衰竭患者，其长期结局可能还不如那些仅接受医疗护理的患者。然而，许多其他非对乙酰氨基酚相关肝衰竭患者肝再生能力可能很小，在这样的情况下，ELT 仍是挽救患者生命的重要手段。相信随着医疗支持护理的改进和对移植候选资格的更准确把握，ALF 患者的生存率将进一步提高。

3. 急性消化道出血　急性消化道出血风险为 2%～10%。2013—2014 年，2.5% 的重症监护病房（intensive care unit，ICU）成年患者发生急性上消化道出血。为预防这种出血，70% 的患者接受了应激性溃疡预防治疗。质子泵抑制药（proton pump inhibitors，PPIs）或组胺 -2 受体阻滞药（histamine-2 receptor blockers，H_2RBs）是 ICU 预防应激性溃疡的常用药物。为了明确这两种药物对应激性溃疡患者死亡率的差异，PEPTIC 研究人员开展了一项大规模（共纳入 26 828 例受试者）集群交叉随机临床试验（PEPTIC 试验），并于 2020 年发表了研究结果。结果发现，在需要机械通气的 ICU 患者中，使用 PPIs 和 H_2RBs 预防应激性溃疡的策略导致医院死亡率分别为 18.3% 和 17.5%，提示 2 种药物增加重症患者死亡风险相当。受 PEPTIC 试验的启发，Guyatt 等更新了之前的系统评价和网络荟萃分析（network meta-analysis，NMA），更新后的 NMA 证实，与无预防措施相比，PPIs 和 H_2RBs 有可能对死亡率产生相似的影响。虽然不能排除 PPIs 可能略微增加死亡率的可能性（低质量证据），但 PPIs 和 H_2RBs 可能会显著降低临床发生重要胃肠道出血的风险。同时，对出血风险较高的患者，PPIs 比 H_2RBs 的益处更大。小型试验的荟萃分析表明，氨甲环酸可能会减少胃肠道出血所致死亡，但缺乏大样本数据支持。HALT-IT 是一项国际、多中心、随机、安慰剂对照试验，受试者分布于 15 个国家的 164 家医院，该研究旨在评估氨甲环酸对胃肠道出血患者死亡率的影响。然而，研究者并未发现氨甲环酸能减少消化道出血所致死亡。因此，目前不建议氨甲环酸用于治疗胃肠道出血。

4. 严重腹腔感染　复杂性腹腔内感染（complicated intra-abdominal infection，cIAI）是一种与胃肠道穿孔等各种疾病相关的局部或弥漫性腹膜感染。10%～15% 的 cIAI 患者发生脓毒症休克，死亡率高达 50%。耐碳青霉烯类肠杆菌科细菌（carbapenem-resistant Enterobacteriacea，CRE）感染与患者的不良预后相关。然而国内 cIAI 中 CRE 的危险因素和分子流行病学数据有限。Liu 等开展了一项多中心回顾性研究，主要根据碳青霉烯类耐药机制研究了 cIAI 与 CRE 的危险因素和相关死亡率。结果发现，大肠埃希菌（34.5%）和肺炎克雷伯菌（21.2%）仍是 cIAI 的主要病原体。在分离的菌株中，分别有 16.0% 和 23.4% 的肠杆菌科和肺炎克雷伯菌对碳青霉烯类耐药。大多数产碳青霉烯酶（CP）-CRE 分离株携带 *blaKPC*（80.9%），其次是 *blaNMD*（19.1%）。CRE 与非 CRE 患者 28 天死亡率分别为 31.1% 和 9.0%。CP-CRE 感染者的院内死亡率比非 CP-CRE 感染者高 4.7 倍。含碳青霉烯类的联合用药对 CP-CRE 和非 CP-CRE 患者的院内死亡率无显著影响。感染性休克、住院前 30 天内的抗生素暴露和存在慢性肾脏病等合并症是 CRE-cIAI 患者 28 天死亡率的主要危险因素。目前美罗培南等碳青霉烯酶类抗生素仍是 cIAI 的首选，但由于碳青霉烯类耐药菌株越来越普遍，其他强有力的抗生素（如替加环素）

也逐渐用于 cIAI 的治疗。Wang 等开展的一项非劣效前瞻性随机对照临床研究结果显示，对于 cIAI 的疗效和安全性，替加环素并不劣效于美罗培南，但该样本偏小，可能对结果带来一定的偏倚。腹腔内高压（intra-abdominal hypertension，IAH）是严重腹腔感染的常见并发症。腹壁张力（abdominal wall tension，AWT）与腹壁的结构和力学性能有关，对腹部顺应性起主要作用。AWT 受腹腔内容物的影响，当腹腔内容物增多或腹部感染累及腹膜时 AWT 增加，但 AWT 是否能预测腹腔感染，尚缺乏数据支持。一项前瞻性单中心研究纳入 147 例重症患者，研究者于患者入住 ICU 后第一天在其腹壁 9 个点分别测量 AWT 和膀胱内压（intravesical pressure，IVP），分析 AWT 与 IVP 的相关性，以及 AWT 在腹部感染并发症诊断及不良预后预测中的价值。结果表明，AWT 和 IVP 呈显著正相关。研究者认为 AWT 测量有助于 IAH 和腹部感染并发症的诊断，可作为临床诊断腹部感染的新方法。

5. 重症患者急性胃肠功能障碍　急性胃肠功能障碍（或急性胃肠损伤）常见于危重患者，是继发于休克、创伤、烧伤等全身性病变的一种胃肠道急性病理生理改变，以胃肠道运动和（或）吸收障碍、黏膜完整性破坏、微生物群改变、腹内压力增加及肠系膜灌注受损为特点。尽管不断有研究显示，急性胃肠功能障碍会增加危重症患者并发症（肠缺血、Ogilvie 综合征、胃肠道穿孔、消化道出血、腹腔间室综合征），并与不良预后显著相关，新型血清标志物如肝素结合蛋白（heparin-binding protein）、血管生成素 -2（angiopoietin-2）、肠脂肪酸结合蛋白（intestinal fatty acid-binding protein）、瓜氨酸（citrulline）等不断被发现，但急性胃肠功能障碍的病理生理学机制仍未明晰，临床也缺乏标准化的监测技术和治疗方法。因此，2020 年由欧洲重症监护医学会（ESICM）支持，新陈代谢、内分泌和营养学会发起，基于文献回顾、专家讨论和投票，对急性胃肠功能障碍现有知识进行总结回顾，提出六大不确定性较强的关键议题，为未来研究提供了方向。这六大议题包括：①喂养不耐受。目前胃肠不耐受没有统一标准，这就增加了解释来自不同研究结果的难度和不确定性，因此，需要协商出一致的定义来确定喂养不耐受，并改进临床管理策略。②胃肠道功能日常监测的核心集束。目前的研究对胃肠道功能的症状使用了不同的定义，统一报告标准可更好地明确胃肠道功能症状的发生率和临床相关性。③胃肠功能评估的核心结果集。报告结果的统一将有利于实施 meta 分析。④与放射科医师和胃肠科医师合作，制订腹部超声评估胃肠功能的方案。腹部超声可能作为胃肠功能障碍临床评估的补充，但应以流程化的形式进行。⑤与放射科医师和胃肠科医师合作，统一非闭塞性肠系膜缺血（non-occlusive mesenteric ischemia，NOMI）的定义。需要对 NOMI 的定义达成共识，以研究这种严重综合征的流行病学、风险因素、预防及治疗。值得注意的是，这种严重综合征有时可能是医源性的。⑥在重症患者中，研究用于测量胃排空、营养吸收和屏障功能障碍的参考方法。

6. 重症新型冠状病毒肺炎患者胃肠损伤　截至 2021 年 6 月 13 日 21 时，全球累计确诊新型冠状病毒肺炎（coronavirus disease 2019，COVID-19）175 729 802 例，其中死亡 3 796 726 例。越来越多的流行病学数据表明，严重急性呼吸综合征冠状病毒 2 型（severe acute respiratory syndrome coronavirus 2，SARS-CoV-2）感染与胃肠损伤之间存在关联。3%～11% 的 COVID-19 患者可出现恶心、呕吐、腹泻和（或）腹痛等胃肠道症状，部分严重患者甚至出现消化道出血。SARS-CoV-2 导致胃肠损伤的具体机制仍未完全阐明。SARS-CoV-2 进入细胞需要以 SARS-CoV-2 刺突蛋白与血管紧张素转换酶 2（angiotensin-converting enzyme 2，ACE2）的膜结合形式结合。ACE2 是一种细胞表面受体，控制靶细胞上几种肽的裂解。然后，宿主跨膜丝氨酸蛋白酶 2（transmembrane serine protease 2，TMPRSS2）启动刺突蛋白以促进病毒进入细胞。基于单细胞 RNA 测序的相关研究证实了 ACE2 和 TMPRSS2 在胃肠道上皮中的表达。Xiao 等在内镜检查期间对粪便样本中 SARS-CoV-2 呈阳性的患者进行了胃肠道活检，并证明胃肠道（包括胃、十二指肠和直肠）内衬的上皮细胞质的 ACE2 和病毒核衣壳蛋白检测呈阳性。这些结果表明，SARS-CoV-2 侵入胃和肠道黏膜细胞的同时产生感染性病毒粒子，人类小肠类器官的试验感染研究也证明了 SARS-CoV-2 的活跃复制。原发性胃肠道损伤是由 SARS-CoV-2 造成直接细胞毒性损伤、肾素 - 血管紧张素 - 醛固酮系统失调或肠上皮色氨酸吸收不良引起，继发性胃肠道损伤是由血管内皮损伤、血栓炎症或免疫系统与全身循环失调引起。此外，肠道生态失调也可能导致原发性或继发性胃肠道损伤。这些因素之间会相互影响并加剧胃肠道损伤。胃肠道损伤可能会导致更高的病毒载量和（或）病毒排出时间延长，从而使病毒传播到其他器官。

四、重症消化领域面临的挑战及未来展望

随着科研人员和医务工作者对重症患者消化系统及肠道微生态病理改变认识的不断深入，重症消化作为重症医学一个新兴领域正受到越来越多研究人员的关注。尤其是近年来肠道微生物组学技术的进步，使得研究人员对人类机体健康和疾病发生过程中肠道菌群的时空演变规律及其所扮演的关键角色有了更深刻的了解。然而，必须看到重症消化领域在快速发展的同时也面临诸多挑战：①与呼吸系统和循环系统不同，消化系统与宿主各器官、系统之间存在广泛的交互作用，重症患者消化系统改变的病理生理学机制更为复杂。②消化系统的症状学及功能监测仍缺乏统一的定义和共识性标准。以床旁超声为例，危重症患者心脏功能及肺部病变的征象监测和评估流程已被广泛接受，但如何使用超声评估胃肠功能却缺少成熟方案。如何将胃肠道管腔、肠壁及周围结构的“静态影像”与蠕动、血流灌注等“动态信息”相结合，形成标准化流程，是重症胃肠超声未来的重要任务之一。③重症患者的肠道菌群在不同个体间存在巨大差异，尤其是接受抗生素治疗和要素饮食的患者，如何从千变万化的个体肠道菌群中寻找与疾病变化相关的普遍性规律，既是重症消化领域面临的挑战，也是肠道微生态领域的研究热点。④胃肠道是人体内微生物的最大容器。生理状态下，肠道微生物 - 胃肠道 - 宿主免疫系统形成复杂的稳态平衡，急性胃肠功能障碍打破了肠道微生物与宿主免疫系统之间的稳态平衡，从而造成宿主免疫功能紊乱和失衡，这是重症患者疾病进展的重要机制。如何重建重症患者的肠道菌群和免疫系统间稳态平衡是重症消化和免疫交叉领域的艰巨任务。

过去二十年，“呼吸重症”“血流动力学”经历了关键发展步骤并得以形成体系。未来二十年，相信“重症消化”这个新兴的、充满希望和挑战的研究领域将会迎来发展的黄金时期。

（上海交通大学医学院附属瑞金医院　陈德昌）

参 考 文 献

［1］ Tidjani Alou M, Naud S, Khelaifia S, et al. State of the art in the culture of the human microbiota: new interests and strategies. Clin Microbiol Rev, 20, 34(1): e00129-19.

［2］ Zheng D, Liwinski T, Elinav E. Interaction between microbiota and immunity in health and disease. Cell

Res, 2020, 30(6): 492-506.

[3] Zhang S, Chen DC. Facing a new challenge: the adverse effects of antibiotics on gut microbiota and host immunity. Chin Med J (Engl), 2019, 132(10): 1135-1138.

[4] Zhai B, Ola M, Rolling T, et al. High-resolution mycobiota analysis reveals dynamic intestinal translocation preceding invasive candidiasis. Nat Med, 2020, 26(1): 59-64.

[5] McDonald B, Zucoloto AZ, Yu IL, et al. Programing of an Intravascular immune firewall by the gut microbiota protects against pathogen dissemination during infection. Cell Host Microbe, 2020, 28(5): 660-668.

[6] Schluter J, Peled JU, Taylor BP, et al. The gut microbiota is associated with immune cell dynamics in humans. Nature, 2020, 588(7837): 303-307.

[7] Khoruts A, Staley C, Sadowsky MJ. Faecal microbiota transplantation for clostridioides difficile: mechanisms and pharmacology. Nat Rev Gastroenterol Hepatol, 2021, 18(1): 67-80.

[8] DeFilipp Z, Bloom PP, Torres Soto M, et al. Drug-resistant E. coli Bacteremia transmitted by fecal microbiota transplant. N Engl J Med, 2019, 381(21): 2043-2050.

[9] Boxhoorn L, Voermans RP, Bouwense SA, et al. Acute pancreatitis. Lancet, 2020, 396(10252): 726-734.

[10] Jabaudon M, Belhadj Tahar N, Rimmelé T, et al. Thoracic epidural analgesia and mortality in acute pancreatitis: a multicenter propensity analysis. Crit Care Med, 2018, 46(3): e198-e205.

[11] Baron TH, Dimaio CJ, Wang AY, et al. American Gastroenterological Association Clinical Practice update: management of pancreatic necrosis. Gastroenterology, 2020, 158(1): 67-75.

[12] Ma X, Huang L, Huang Z, et al. The impacts of acid suppression on duodenal microbiota during the early phase of severe acute pancreatitis. Sci Rep, 2020, 10(1): 20063.

[13] Schepers NJ, Hallensleben NDL, Besslink MG, et al. Urgent endoscopic retrograde cholangiopancreatography with sphincterotomy versus conservative treatment in predicted severe acute gallstone pancreatitis (APEC): a multicentre randomised controlled tria. Lancet, 2020, 396(10245): 167-176.

[14] Arshad MA, Murphy N, Bangash MN. Acute liver failure. Clin Med (Lond), 2020, 20(5): 505-508.

[15] Stravitz RT, Ellerbe C, Durkalski V, et al. Bleeding complications in acute liver failure. Hepatology, 2018, 67(5): 1931-1942.

[16] Cardoso FS, Gottfried M, Tujios S, et al. Continuous renal replacement therapy is associated with reduced serum ammonia levels and mortality in acute liver failure. Hepatology, 2018, 67(2): 711-720.

[17] Jayalakshmi VT, Bernal W. Update on the management of acute liver failure. Curr Opin Crit Care, 2020, 26(2): 163-170.

[18] Oakland K, Chadwick G, East JE, et al. Diagnosis and management of acute lower gastrointestinal bleeding: guidelines from the British Society of Gastroenterology. Gut, 2019, 68(5): 776-789.

[19] Young PJ, Bagshaw SM, Forbes AB, et al. Effect of stress ulcer prophylaxis with proton pump inhibitors vs histamine-2 receptor blockers on in-hospital mortality among ICU patients receiving invasive mechanical ventilation: the PEPTIC randomized clinical trial. JAMA, 2020, 323(7): 616-626.

[20] Wang Y, Ge L, Ye Z, et al. Efficacy and safety of gastrointestinal bleeding prophylaxis in critically ill patients: an updated systematic review and network meta-analysis of randomized trials. Intensive Care Med, 2020, 46(11): 1987-2000.

[21] HALT-IT Trial Collaborators. Effects of a high-

dose 24-h infusion of tranexamic acid on death and thromboembolic events in patients with acute gastrointestinal bleeding (HALT-IT): an international randomised, double-blind, placebo-controlled trial. Lancet, 2020, 395(10241): 1927-1936.

[22] Liu J, Zhang LD, Pan JY, et al. Risk factors and molecular epidemiology of complicated intra-abdominal infections with carbapenem-resistant enterobacteriaceae: a multicenter study in China. J Infect Dis, 2020, 221(Suppl 2): S156-S163.

[23] Wang HJ, Xing XZ, Qu SN, et al. A randomized controlled trial comparing the efficacy of tigecycline versus meropenem in the treatment of postoperative complicated intra-abdominal infections. Ann Palliat Med, 2021, 10(2): 1262-1275.

[24] Tang H, Liu D, Guo Y, et al. A new device for measuring abdominal wall tension and its value in screening abdominal infection. Med Devices (Auckl), 2021, 14: 119-131.

[25] Asrani VM, Brown A, Huang W, et al. Gastrointestinal dysfunction in critical illness: a review of scoring tools. JPEN J Parenter Enteral Nutr, 2020, 44(2): 182-196.

[26] Sun JK, Shen X, Sun XP, et al. Heparin-binding protein as a biomarker of gastrointestinal dysfunction in critically ill patients: a retrospective cross-sectional study in China. BMJ Open, 2020, 10(7): e036396.

[27] Blaser A, Padar M, Tang J, et al. Citrulline and intestinal fatty acid-binding protein as biomarkers for gastrointestinal dysfunction in the critically ill. Anaesthesiol Intensive Ther, 2019, 51(3): 230-239.

[28] Huang Q, Wu Z, Chi C, et al. Angiopoietin-2 Is an early predictor for acute gastrointestinal injury and intestinal barrier dysfunction in patients with acute pancreatitis. Dig Dis Sci, 2021, 66(1): 114-120.

[29] Reintam BA, Preiser JC, Fruhwald S, et al. Gastrointestinal dysfunction in the critically ill: a systematic scoping review and research agenda proposed by the section of metabolism, endocrinology and nutrition of the European Society of Intensive Care Medicine. Crit Care, 2020, 24(1): 224.

[30] Buscarini E, Manfredi G, Brambilla G, et al. GI symptoms as early signs of COVID-19 in hospitalised Italian patients. Gut, 2020, 69(8): 1547-1548.

[31] Mitsuyama K, Tsuruta K, Takedatsu H, et al. Clinical features and pathogenic mechanisms of gastrointestinal injury in COVID-19. J Clin Med, 2020, 9(11): 3630.

[32] Gadiparthi C, Perisetti A, Sayana H, et al. Gastrointestinal bleeding in patients with severe SARS-CoV-2. Am J Gastroenterol, 2020, 115(8): 1283-1285.

[33] Dhar D, Mohanty A. Gut microbiota and Covid-19-possible link and implications. Virus Res, 2020, 285: 198018.

[34] Zuo T, Zhang F, Lui GCY, et al. Alterations in gut microbiota of patients with COVID-19 during time of hospitalization. Gastroenterology, 2020, 159(3): 944-955.

第二章　重症新型冠状病毒肺炎

第一节　重症新型冠状病毒肺炎的人工气道机械通气何时启动

人工气道机械通气是重症新型冠状病毒肺炎（coronavirus disease 2019，COVID-19）患者重要的呼吸支持手段，但人工气道机械通气治疗是一把“双刃剑”，在提供呼吸支持的过程中可能导致机械通气相关性肺损伤和呼吸机相关性肺炎，且可能对血流动力学造成一定影响。目前，不同研究中COVID-19患者的人工气道机械通气率及接受人工气道机械通气治疗患者的死亡率均存在明显差异，规范人工气道机械通气治疗至关重要，而人工气道机械通气的启动时机是其中的重要环节。

一、新型冠状病毒肺炎人工气道机械通气治疗的现状

COVID-19患者的临床表现多样，轻症患者仅表现为流感样症状，但也有14%的患者出现呼吸困难、呼吸频率＞30次/分、血氧饱和度＜93%、氧合指数［动脉血氧分压（PaO_2）/吸入气氧浓度（FiO_2）］＜300mmHg的严重情况，甚至有5%的患者处于严重呼吸衰竭、感染性休克及多器官功能障碍等危重状态。人工气道机械通气是救治重症COVID-19患者重要的呼吸支持手段，但人工气道机械通气期间需要辅以大剂量的镇痛药物和镇静药物，且可能会导致肺气压伤、肺容积伤、肺萎陷伤及呼吸机相关性肺炎，并可能造成患者胸膜腔内压升高，进而导致血流动力学不稳定。

重症监护病房（intensive care unit，ICU）患者的人工气道机械通气率为29.1%～89.9%，入院患者的人工气道机械通气率为2.3%～33.1%，接受人工气道机械通气治疗的COVID-19患者的死亡率为30.8%～97.0%。这些流行病学数据的异质性与临床决策的差异及医疗资源的可获得性密切相关，不同的临床医师面对相同的情景可能会采取截然不同的呼吸支持治疗方案，可能会导致不一样的临床结局。在COVID-19疫情早期，临床存在过度使用无创呼吸支持治疗而导致插管延迟的情况，进而影响患者的预后，故适时终止无创通气转为有创通气是亟待关注的问题。

二、新型冠状病毒肺炎人工气道机械通气治疗启动时机的争论

由于缺乏充分且有力的证据，实施人工气道机械通气的最佳时机尚无定论，一部分学者主张早期启动，另一部分学者则反对早期启动。

主张早期启动人工气道机械通气治疗者主要考虑以下3个方面：①担心无创呼吸支持治疗产生的气溶胶会促进院内病毒传播。②采取无创呼吸支持方式的呼吸衰竭患者可能会出现呼吸驱动增强，导致跨肺压和跨肺毛细血管压增加，进而使原有病变部位的肺组织损伤加重，毛细血管渗漏增加。早

期充分的镇痛、镇静加人工气道机械通气治疗可降低患者发生自发性肺损伤（patient self-inflicted lung injury，P-SILI）的风险，镇痛、镇静下的人工气道机械通气应被视为保护性治疗，而不仅仅是支持性治疗。③使用无创呼吸支持方式治疗急性低氧性呼吸衰竭失败和气管插管延迟的风险较高。对重症COVID-19患者进行的研究显示，PaO_2/FiO_2 约为150mmHg的患者接受无创呼吸支持治疗的失败率为20%～25%。对非COVID-19重度急性呼吸窘迫综合征（acute respiratory distress syndrome，ARDS）患者进行的研究也已证实，延迟气管插管会显著增加死亡率。综上所述，人工气道机械通气治疗可能会减少院内病毒传播、降低P-SILI风险，而延迟气管插管及无创机械通气治疗可增加患者的死亡率。因此，大多数相关国际指南最初建议对发生呼吸衰竭的COVID-19患者谨慎，甚至禁止使用无创呼吸支持治疗，应早期气管插管行人工气道机械通气治疗。

反对早期启动人工气道机械通气者认为，上述人工气道机械通气的优势尚未被充分证实；相反，机械通气的不良事件可能是人工气道机械通气患者死亡率高的原因。首先，气管插管本身可能会产生病毒气溶胶；其次，与经过数十年动物实验及临床试验验证的机械通气相关性肺损伤相比，P-SILI的概念是近4～5年才被提出的，目前还没有坚实的科学数据充分支持早期启动人工气道机械通气可以预防P-SILI；最后，COVID-19人工气道机械通气患者的死亡率高，呼吸机诱导的肺损伤可能是促成因素。通过无创呼吸支持方式来延迟气管插管及人工气道机械通气，可能会减少不必要的插管和人工气道机械通气，使患者免受人工气道机械通气不良事件的影响，同时还可能解决呼吸机短缺的问题，以满足重症COVID-19患者日益增长的治疗需求。但世界各地的研究人员随后也开始意识到人工气道机械通气可能不会提高COVID-19患者的死亡率，与延迟插管或不插管相比，早期插管策略与较差的临床结局（如死亡率、ICU非通气天数及无呼吸机天数）无关；相反，延迟插管与更长的ICU住院时间和更长的机械通气时间相关。

三、新型冠状病毒肺炎人工气道机械通气治疗启动时机的建议

一项早期大型流行病学研究表明，PaO_2/FiO_2＜150mmHg时，无创呼吸支持治疗与死亡率增加相关。因此，对于COVID-19合并中重度ARDS（PaO_2/FiO_2＜150mmHg）的患者而言，应考虑气管插管，实施人工气道机械通气。

值得注意的是，无创机械通气及经鼻高流量氧疗（high-flow nasal cannula oxygen therapy，HFNC）是COVID-19患者启动人工气道机械通气之前常用的无创呼吸支持方式。由于无创机械通气和HFNC可以为患者提供更高的 FiO_2 和一定的呼气末正压（post end-expiratory pressure，PEEP），部分COVID-19合并轻中度ARDS的患者接受无创机械通气和（或）HFNC后可以明显缓解低氧血症并降低呼吸驱动，从而避免气管插管和机械通气治疗。但对于接受高 FiO_2（＞70%）无创机械通气和（或）HFNC支持后无法立即缓解严重低氧血症、短时间内无法缓解呼吸窘迫症状或呼吸驱动仍然较强的患者，将面临缺氧并导致继发多器官功能障碍和过低的胸膜腔内负压造成继发性肺损伤及肺动脉压力升高的风险，再加上患者严重的呼吸窘迫可能会造成交感神经系统过度兴奋，导致心脏代偿性做功和心输出量增加，使肺部的血流量增加而氧弥散不足，加重低氧血症和呼吸窘迫。过高的肺灌注可能会加重肺毛细血管渗漏，从而使COVID-19导致的Ⅰ型呼吸衰竭快速进展为ARDS。此时若仍过度依赖无创呼吸支持治疗而导致人工气道机械通气延迟，将严重影响患者的临床预后。因此，COVID-19合并

轻中度 ARDS 的患者可采取无创呼吸支持治疗，但对于无创呼吸支持治疗下仍存在严重低氧血症及呼吸窘迫的患者，应早期采取人工气道机械通气方式进行呼吸支持。

此外，鉴于重症 COVID-19 患者低氧血症的临床表现不典型，不应单纯把 PaO_2/FiO_2 不达标作为行气管插管和人工气道机械通气的指征，而应结合患者的临床表现和器官功能情况实时评估。

若患者存在以下情况，应及时转无创呼吸支持治疗为人工气道机械通气。

1．严重的低氧血症、呼吸窘迫加重或吸气努力过强　实施 HFNC 期间，医师应密切观察患者的生命体征和氧合情况，计算 ROX 指数［经皮动脉血氧饱和度（percutaneous arterial oxygen saturation，SpO_2）/FiO_2 与呼吸频率（respiratory rate，RR）的比值］以评估 HFNC 的疗效。既往研究及 COVID-19 的治疗经验发现，HFNC 失败转为无创机械通气治疗者往往会出现无创机械通气治疗失败，导致气管插管延迟。因此，对于 HFNC 成功率低的患者，建议直接转为气管插管人工气道机械通气。将 Roca 等的方案稍加修改，评估 HFNC 是否转为人工气道机械通气治疗的条件如下：① HFNC 治疗 2h 后，ROX 指数≥3.85 或 SpO_2≥93%，且 RR＜25 次 / 分，预示 HFNC 的治疗成功率高，可继续 HFNC。② ROX 指数＜2.85 或 SpO_2＜93%，且 RR＞30 次 / 分，预示 HFNC 的成功率低，可转为人工气道机械通气。③ 2.85≤ROX 指数＜3.85 或虽然 SpO_2＞93%，但 RR＞25 次 / 分，可继续 HFNC，并密切监测病情和生命体征至 6h，再次计算 ROX 指数，如果 ROX 指数仍＜3.85 或 SpO_2＜93%，且伴 RR＞30 次 / 分，应立即行气管插管和人工气道机械通气；ROX 指数＞3.85 或虽然 SpO_2＞93%，但 RR＞25 次 / 分，可继续 HFNC 观察至 12h，再次计算 ROX 指数，如果 ROX 指数＞4.88 或 SpO_2≥93%，且 RR＜25 次 / 分，则继续 HFNC，并密切观察生命体征。④如果 ROX 指数＜4.88 或虽然 SpO_2＞93%，但 RR＞25 次 / 分，应行气管插管和人工气道机械通气。

患者在无创机械通气治疗期间若出现以下情况，提示应转为人工气道机械通气：①病情的严重程度，简化急性生理评分（simplified acute physiology score，SAPS）＞34 分和 PaO_2/FiO_2＜175mmHg；②无创机械通气治疗 1h 后低氧血症无改善；③强烈的自主呼吸引起大潮气量（潮气量＞9ml/kg）。

2．组织缺氧　医师在实施 HFNC 或无创机械通气时，患者存在组织缺氧加重的表现，如乳酸水平进行性升高或中心静脉血氧饱和度（$ScvO_2$）进行性下降等，立即开始人工气道机械通气。

3．血流动力学不稳定或意识障碍　医师实施 HFNC 或无创机械通气时，如果患者合并休克或意识障碍，应立即启动人工气道机械通气。

四、总结

人工气道机械通气是重症 COVID-19 患者重要的呼吸支持手段，盲目进行人工气道机械通气可能会导致不必要的插管及机械通气相关性肺损伤，而延误插管及人工气道机械通气可能会导致病情进一步恶化，引起不良预后。当 PaO_2/FiO_2＜150mmHg，或无创呼吸支持治疗（HFNC 或无创机械通气）时伴有严重低氧血症、呼吸窘迫加重或吸气努力过强表现，组织缺氧或乳酸进行性升高，血流动力学不稳定或意识障碍时，应及时进行气管插管人工气道机械通气。

（武汉大学中南医院　朱芳芳　蔡书翰）

参考文献

[1] Wu Z, McGoogan JM. Characteristics of and important lessons from the coronavirus disease 2019 (COVID-19) outbreak in China: summary of a report of 72 314 cases from the Chinese Center for Disease Control and Prevention. JAMA, 2020, 323(13): 1239-1242.

[2] Yoshida T, Amato MBP, Kavanagh BP, et al. Impact of spontaneous breathing during mechanical ventilation in acute respiratory distress syndrome. Curr Opin Crit Care, 2019, 25(2): 192-198.

[3] Schmidt M, Banzett RB, Raux M, et al. Unrecognized suffering in the ICU: addressing dyspnea in mechanically ventilated patients. Intensive Care Med, 2014, 40(1): 1-10.

[4] François B, Cariou A, Clere-Jehl R, et al. Prevention of early ventilator-Associated pneumonia after cardiac arrest. N Engl J Med, 2019, 381(19): 1831-1842.

[5] Wang Y, Lu XF, Li YS, et al. Clinical course and outcomes of 344 intensive care patients with COVID-19. Am J Respir Crit Care Med, 2020, 201(11): 1430-1434.

[6] Richardson S, Hirsch JS, Narasimhan M, et al. Presenting characteristics, comorbidities, and outcomes among 5700 patients hospitalized with COVID-19 in the New York city area. JAMA, 2020, 323(20): 2052-2059.

[7] Guan WJ, Ni ZY, Hu Y, et al. Clinical characteristics of coronavirus disease 2019 in China. N Engl J Med, 2020, 382(18): 1708-1720.

[8] Goyal P, Choi JJ, Pinheiro LC, et al. Clinical characteristics of covid-19 in New York city. N Engl J Med, 2020, 382(24): 2372-2374.

[9] Yang X, Yu Y, Xu J, et al. Clinical course and outcomes of critically ill patients with SARS-CoV-2 pneumonia in Wuhan, China: a single-centered, retrospective, observational study. Lancet Respir Med, 2020, 8(5): 475-481.

[10] Wunsch H. Mechanical ventilation in COVID-19: interpreting the current epidemiology. Am J Respir Crit Care Med, 2020, 202(1): 1-4.

[11] 潘纯，张伟，夏家安，等. 新型冠状病毒肺炎的无创呼吸功能支持：适可而止. 中华内科杂志，2020，59：666-670.

[12] Rubulotta F, Soliman-Aboumarie H, Filbey K, et al. Technologies to optimize the care of severe COVID-19 patients for health care providers challenged by limited resources. Anesth Analg, 2020, 131(2): 351-364.

[13] Phua J, Weng L, Ling L, et al. Intensive care management of coronavirus disease 2019 (COVID-19): challenges and recommendations. Lancet Respir Med, 2020, 8(5): 506-517.

[14] McGain F, Humphries RS, Lee JH, et al. Aerosol generation related to respiratory interventions and the effectiveness of a personal ventilation hood. Crit Care Resusc, 2020, 22(3):212-220

[15] Gattinoni L, Coppola S, Cressoni M, et al. COVID-19 does not lead to a “Typical” acute respiratory distress syndrome. Am J Respir Crit Care Med, 2020, 201(10): 1299-1300.

[16] Brochard L, Slutsky A, Pesenti A. Mechanical ventilation to minimize progression of lung injury in acute respiratory failure. Am J Respir Crit Care Med, 2017, 195(4): 438-442.

[17] Gattinoni L, Giosa L, Bonifazi M, et al. Targeting transpulmonary pressure to prevent ventilator-induced lung injury. Expert Rev Respir Med, 2019, 13(8): 737-746.

[18] Franco C, Facciolongo N, Tonelli R, et al. Feasibility and clinical impact of out-of-ICU noninvasive

respiratory support in patients with COVID-19-related pneumonia. Eur Respir J, 2020, 56(5): 2002130.

[19] Kangelaris KN, Ware LB, Wang CY, et al. Timing of intubation and clinical outcomes in adults with acute respiratory distress syndrome. Crit Care Med, 2016, 44(1): 120-129.

[20] Esteban A, Frutos-Vivar F, Ferguson ND, et al. Noninvasive positive-pressure ventilation for respiratory failure after extubation. N Engl J Med, 2004, 350(24): 2452-2460.

[21] Tran K, Cimon K, Severn M, et al. Aerosol generating procedures and risk of transmission of acute respiratory infections to healthcare workers: a systematic review. PLoS One, 2012, 7(4): e35797.

[22] Tobin MJ, Laghi F, Jubran A. Caution about early intubation and mechanical ventilation in COVID-19. Ann Intensive Care, 2020, 10(1): 78.

[23] Tobin MJ, Laghi F, Jubran A. P-SILI is not justification for intubation of COVID-19 patients. Ann Intensive Care, 2020, 10(1): 105.

[24] Wilcox SR. Management of respiratory failure due to covid-19. BMJ, 2020, 369:m1786.

[25] Siempos II, Xourgia E, Ntaidou TK, et al. Effect of early vs delayed or no intubation on clinical outcomes of patients with COVID-19: an observational study. Front Med, 2020, 7: 614152.

[26] Pandya A, Kaur NA, Sacher D, et al. Ventilatory mechanics in early vs late intubation in a cohort of coronavirus disease 2019 patients with ARDS: a single center's experience. Chest, 2021, 159(2): 653-656.

[27] Bellani G, Laffey JG, Pham T, et al. Noninvasive ventilation of patients with acute respiratory distress syndrome. Insights from the LUNG SAFE study. Am J Respir Crit Care Med, 2017, 195(1): 67-77.

[28] 蔡书翰，杨晓，张婧，等. 重症新型冠状病毒肺炎的病理生理和基于心肺功能保护的呼吸支持策略. 中华重症医学电子杂志（网络版）, 2020, 6：393-397.

[29] Roca O, Caralt B, Messika J, et al. An index combining respiratory rate and oxygenation to predict outcome of nasal high-flow therapy. Am J Respir Crit Care Med, 2019, 199(11): 1368-1376.

[30] Coudroy R, Jamet A, Petua P, et al. High-flow nasal cannula oxygen therapy versus noninvasive ventilation in immunocompromised patients with acute respiratory failure: an observational cohort study. Ann Intensive Care, 2016, 6(1): 45.

[31] 郑瑞强，胡明，李绪言，等. 重症新型冠状病毒肺炎呼吸治疗流程专家建议. 中华重症医学电子杂志（网络版），2020，6：15-18.

[32] Frat JP, Ragot S, Coudroy R, et al. Predictors of intubation in patients with acute hypoxemic respiratory failure treated with a noninvasive oxygenation strategy. Crit Care Med, 2018, 46(2): 208-215.

[33] Antonelli M, Conti G, Esquinas A, et al. A multiple-center survey on the use in clinical practice of noninvasive ventilation as a first-line intervention for acute respiratory distress syndrome. Crit Care Med, 2007, 35(1): 18-25.

[34] 国家卫生健康委. 新型冠状病毒肺炎重症患者呼吸支持治疗和体外膜肺氧合临床应用指导方案（试行）（国卫办医函〔2020〕2585 号）. 2020-07-22)[2021-07-01]. http://www.nhc.gov.cn/yzygj/s7653p/202007/1616bc3af09340c2b9be8550abd471c0.shtml.

[35] Grasselli G, Cattaneo E, Scaravilli V. Ventilation of coronavirus disease 2019 patients. Curr Opin Crit Care, 2021, 27(1): 6-12.

第二节　重症新型冠状病毒肺炎的国内外相关指南与共识：同与不同

自 2019 年底新型冠状病毒肺炎（COVID-19）暴发以来，我国采取了早发现、早隔离、早治疗等措施，并积极进行疫苗接种工作，目前国内形势基本得到控制。针对重症 COVID-19，国内外相关指南均从各个方面给予了推荐意见。由于国内疫情早期发展迅速，需要及时发布相关指南以指导治疗，故大部分推荐意见均来源于专家共识，后期疫情控制迅速，临床试验数据有限，对相关指南的更新暂时停留在 2020 年 8 月 18 日。目前，疫情仍在全球范围内蔓延，感染人数不断翻新，临床试验数量及纳入临床试验的病例数也随之大幅增加。基于临床试验的结果，世界卫生组织（World Health Organization，WHO）发布的关于 COVID-19 患者的诊疗指南（以下简称 WHO 指南）不断更新，最近一次更新于 2021 年 7 月 6 日。目前，最新的临床试验结果仍在继续收集中。本节对比了国内外重症 COVID-19 治疗的指南与共识，对目前的诊断及治疗方案进行综述。

一、相同点

（一）诊断

根据我国《新型冠状病毒肺炎诊疗方案（试行第八版）》的诊断标准，成人重症 COVID-19 患者需要满足以下条件之一：①出现气促，RR≥30 次 / 分；②静息状态下，吸空气时 SpO_2≤93%；③氧合指数（PaO_2/FiO_2）≤300mmHg，高海拔（海拔超过 1000m）地区应根据 PaO_2/FiO_2 ×［760/ 大气压（mmHg）］公式对 PaO_2/FiO_2 进行校正；④临床症状进行性加重，肺部影像学资料显示 24～48h 内肺部病灶明显进展＞50%。重症 COVID-19 患儿需要满足以下条件之一：①持续高热超过 3 天。②出现气促（＜2 月龄，RR≥60 次 / 分；2～12 月龄，RR≥50 次 / 分；1～5 岁，RR≥40 次 / 分；＞5 岁，RR≥30 次 / 分），除外发热和哭闹的影响。③静息状态下，吸空气时 SpO_2≤93%。④辅助呼吸（出现鼻翼扇动、三凹征）。⑤出现嗜睡、惊厥。⑥拒食或喂养困难，有脱水征。WHO 指南指出，静息状态下吸气时指氧饱和度在 90% 以下考虑为重症，其余标准与《新症冠状病毒肺炎诊疗方案（试行第八版）》类似。《新型冠状病毒肺炎诊疗方案（试行第八版）》规定，危重症 COVID-19 患者需要满足以下条件之一：①出现呼吸衰竭，且需要机械通气；②出现休克；③合并其他器官衰竭，需要入 ICU 治疗。WHO 指南则认为，只要患者出现 ARDS、脓毒症、感染性休克或其他需要器官功能支持的情况，均为危重症 COVID-19 患者。

（二）抗病毒治疗

目前，COVID-19 尚无明确有效的抗病毒治疗。根据 WHO SOLIDARITY 试验的结果，洛匹那韦 / 利托那韦可能引发腹泻、恶心及呕吐等不良反应，导致低血容量、低血压甚至急性肾损伤风险增加，对病毒的清除效果尚不明确。中国的一项研究的结果提示，洛匹那韦 / 利托那韦不能降低 28 天病死率，也不能缩短治疗时间，故不推荐单独使用洛匹那韦 / 利托那韦。

根据现有临床试验的结果，使用羟氯喹不能降低死亡率，也不能减少机械通气时间，在联合使用阿奇霉素时甚至可能增加死亡风险，故不推荐使用羟氯喹或联合使用阿奇霉素治疗重症 COVID-19

患者。

（三）器官功能支持治疗

1. 呼吸支持治疗 对于重症 COVID-19 患者，呼吸支持治疗最为关键，能维持足够的氧供，减少缺氧造成的损伤，为感染的控制争取时机。对于所有的重症 COVID-19 患者，均应给予氧疗。若经低流量氧疗 1～2h 后，患者的呼吸窘迫或低氧血症仍未好转，或患者的氧合指数＜200mmHg，需要更改为高流量氧疗或无创机械通气；若患者可以耐受，建议行清醒俯卧位治疗。对于中重度 ARDS 患者，早期恰当的人工气道机械通气治疗能够改善预后，包括小潮气量、低平台压及限制性的液体管理策略，必要时可给予骨骼肌松弛药、糖皮质激素、俯卧位、肺复张等治疗。若经过以上治疗，患者的低氧血症仍持续加重，出现氧合指数＜50mmHg 超过 3h，或氧合指数＜80mmHg 超过 6h，可考虑使用体外膜氧合（extracorporeal membrane oxygenation，ECMO）。在整体呼吸支持治疗的过程中，医师需要对患者的气道进行温化、湿化，加强气道廓清治疗，促进痰液的排出。

2. 循环支持治疗 重症及危重症 COVID-19 患者由于炎症反应所致的心肌抑制、感染所致的血管张力下降等因素，容易合并循环衰竭。对于感染性休克的治疗，目前临床仍更多地参考 *The Third International Consensus Definitions for Sepsis and Septic Shock*（简称 Sepsis-3）所提出的治疗方案及治疗目标。推荐的循环支持治疗包括液体复苏、血管活性药物的使用及血清乳酸水平的监测等。液体复苏用液仍然首选晶体液，不推荐常规使用白蛋白进行液体复苏。血管活性药物仍首选去甲肾上腺素，在合并心功能不全时可加用多巴酚丁胺。

3. 营养支持治疗 对于所有重症及危重症 COVID-19 患者，均应使用营养风险筛查量表 2002（NRS2002）进行营养筛查。对于使用高流量氧疗或无创机械通气的患者，鼓励经口进食，若无法达到预期热量，可提供口服营养制剂。危重症 COVID-19 患者一旦没有了肠内营养的禁忌证，应尽早给予肠内营养，且俯卧位时也不建议停止肠内营养，肠外营养的给予则需要针对具体情况进行选择。建议对重症 COVID-19 患者留置鼻胃管，进行经胃营养。对于不适合行经胃营养的患者，可采用幽门后喂养途径。

（四）预防并发症

1. 预防呼吸机相关性肺炎 对于需要行人工气道机械通气的患者，优先选择经口插管；尽量使用带有囊上冲洗的气管导管；采用密闭式吸痰管；减少呼吸机管路的断开，发生污染时及时更换；床头抬高 30°～45°。

2. 预防血栓栓塞症 重症或危重症 COVID-19 患者合并血栓栓塞症的风险较高。对 D- 二聚体明显升高且无抗凝禁忌证者，建议预防性使用抗凝药物。患者发生血栓栓塞事件时，医师应按照相应指南进行抗凝治疗。

3. 预防导管相关性血流感染 建议应在实施最大无菌屏障的前提下完成动静脉置管，注意医务人员的手卫生，每天进行导管评估，尽早拔除。

4. 预防应激性溃疡 建议早期启动肠内营养。

5. 预防 ICU 相关并发症 尽可能对 ICU 患者实施综合管理，注意镇静和镇痛、人文关怀及早期活动训练，预防 ICU 获得性肌无力、谵妄及 ICU 后综合征等近期和远期并发症。WHO 指南推荐对所有的重症 COVID-19 患者早期实施心理疏导。

二、不同点

（一）抗病毒治疗

伊维菌素作为抗寄生虫药物，在药物短缺的地区可考虑使用。尽管使用伊维菌素可以减少治疗花费，但在重症 COVID-19 的治疗中未见其降低病死率、减少机械通气时间的报道，且可能增加严重不良事件的发生，WHO 指南仅推荐在临床试验中使用伊维菌素。

现有的临床研究未发现瑞德西韦可以有效清除病毒或降低死亡率，但因样本量小，尚不能得出瑞德西韦无效的结论。WHO 指南认为，应用瑞德西韦治疗 COVID-19 应谨慎，尤其是对于合并肝、肾功能损伤的患者。

中国相关指南仍推荐继续使用以下药物：α- 干扰素、利巴韦林联合 α- 干扰素或洛匹那韦 / 利托那韦、磷酸氯喹及阿比多尔，医师需要在临床应用中进一步评价疗效。“拯救脓毒症运动（surviving sepsis campaign，SSC）”指南对于重组人干扰素、氯喹或羟氯喹的使用因证据不足未给予推荐意见。

（二）抗菌治疗

中国相关指南建议避免盲目或不恰当地使用抗菌药物，尤其是联合使用广谱抗菌药物。如果患者有合并或继发性感染的表现，医师应针对病原菌选择合适的药物，若有条件，可进行第二代测序或其他分子检测技术协助对病原菌的诊断。SSC 指南建议，行机械通气的患者可以考虑经验性使用抗生素并进行评估，及时降阶梯或根据病原学结果来调整抗生素的使用。

（三）免疫治疗

中国相关指南提到的免疫治疗主要包括输注康复者恢复期的血浆、人免疫球蛋白及托珠单抗等。美国感染病学会（Infectious Diseases Society of America，IDSA）指南认为，由于缺乏证据，托珠单抗仅可用于临床试验。SCC 指南不建议常规使用康复者恢复期的血浆和人免疫球蛋白，关于托珠单抗，则因证据不足无法给予推荐意见。最新的 WHO 指南根据现有的证据强烈推荐重症 COVID-19 患者使用白介素（interleukin，IL）-6 受体拮抗药——托珠单抗或萨瑞鲁单抗，并推荐与糖皮质激素联用。

（四）糖皮质激素治疗

目前，关于糖皮质激素在重症 COVID-19 患者中的使用，中国相关指南建议应谨慎，可酌情短期使用，警惕大剂量糖皮质激素的免疫抑制作用导致二重感染或病毒清除延迟。IDSA 指南认为，糖皮质激素的使用应仅限于临床试验。但 SSC 指南对于糖皮质激素的使用则相对乐观，基于现有证据，指南制定者认为重症 COVID-19 患者使用糖皮质激素会更有利。近期，关于 COVID-19 治疗的专家共识提出，可以首选地塞米松，每天使用 6mg，疗程建议 5～10 天。WHO 指南基于 meta 分析的结果，建议重症 COVID-19 患者使用糖皮质激素。

（五）器官功能支持治疗

1. 呼吸支持治疗　目前国内外相关指南对重症 COVID-19 患者的诊断标准不完全一致，治疗目标也不尽相同。对于所有的重症 COVID-19 患者，均应立即给予氧疗；关于血氧饱和度，中国相关指南要求维持在 93% 以上，WHO 指南则推荐在 90% 以上，孕妇维持在 92% 及以上。

英国皇家学会、英国麻醉医师学会、英国重症医师学会、英国困难气道学会联合发表的《新型冠状病毒肺炎气道管理专家共识》详细描述了在整个呼吸支持治疗过程中的注意事项，包括医务人员的自我防护、高流量氧疗与无创机械通气的注意事项、气管插管前的准备与评估、气管插管患者的日常管理及气管导管拔除的评估与操作注意事项等，可以作为参考。2021 年，一项新的专家共识也认为，COVID-19 患者气管切开的适应证与非 COVID-19 患者一致，且优先考虑采用经皮气管切开方法。

2．器官功能支持治疗　重症或危重症 COVID-19 患者可能合并多个器官功能障碍。中国相关指南对于器官功能支持提出了明确的推荐意见：连续性肾脏替代治疗的指征包括严重酸中毒、高钾血症、利尿药治疗无效的肺水肿或水负荷过多；对于有过度炎症反应的患者，应尽早考虑使用血浆置换、吸附、灌流及血液 / 血浆滤过等体外血液净化技术；肝衰竭患者应使用人工肝治疗；若患者合并急性心肌损伤，可使用营养心肌的药物，如辅酶 Q、维生素 C、磷酸肌酸钠及极化液等；警惕药物治疗相关性心脏损害，如阿比多尔与阿奇霉素和喹诺酮类等抗菌药物联用可能会增加心力衰竭的发生率，但 WHO 指南针对这部分内容并未给出明确的推荐意见。

3．营养支持治疗　在制剂的选择方面，中国相关指南认为，重症 COVID-19 患者可以使用富含 ω-3 脂肪酸的肠内营养制剂，肠外营养中可以添加富含二十碳五烯酸（EPA）、二十二碳六烯酸（DHA）成分的脂肪乳；国外相关指南未见该类推荐意见。为维持肠道菌群，减少肠内营养不耐受，中国相关指南推荐使用肠道微生态治疗；国外指南对此暂未提出推荐意见。

（六）中医治疗

中医治疗是中国的特色治疗方案。建议对所有的重症和危重症 COVID-19 患者进行中医的辨证论治、精准治疗，服用中医汤剂，并根据病情变化随时调整用药。医师也可选择适用于重症和危重症 COVID-19 患者的中成药。

三、总结

目前，国内外相关指南的推荐意见在主要的呼吸支持、循环支持、抗凝治疗及营养支持等方面相对统一；对于临床证据不足的抗病毒治疗、血液净化治疗等，国外相关指南的推荐意见相对保守。随着国外疫情的持续进展，许多针对 COVID-19 的临床试验仍在进行中，将为今后相关指南的更新提供更多依据。

（武汉大学中南医院　冯　英　彭志勇）

参考文献

［1］国家卫生健康委办公厅，国家中医药管理局办公室．新型冠状病毒肺炎诊疗方案（试行第八版）.［2021-07-10］. http://www.gov.cn/zhengce/zhengceku/2021-04/15/content_5599795.htm.

［2］WHO. COVID-19 clinical management: living guidance. [2021-07-10]. https://www. who. int/publications/i/item/WHO-2019-nCoV-clinical-2021-1.

［3］Pan H, Peto R, Karim Q, et al. Repurposed antiviral drugs for COVID-19-Interim WHO SOLIDARITY trial results. N Engl J Med, 2021, 384 (6): 497-511.

［4］Cao B, Wang Y, Wen D, et al. A trial of lopinavir-ritonavir in adults hospitalized with severe COVID-19. N Engl J

Med, 2020, 382 (19): 1787-1799.

[5] Mercuro NJ, Yen CF, Shim DJ, et al. Risk of QT interval prolongation associated with use of hydroxychloroquine with or without concomitant azithromycin among hospitalized patients testing positive for coronavirus disease 2019 (COVID-19). JAMA Cardiol, 2020, 5 (9): 1036-1041.

[6] Dan MR, Robert A, Harrington MD, et al. Considerations for drug interactions on QT interval in exploratory COVID-19 treatment. J Am Coll Cardiol, 2020, 75 (20): 2623-2624.

[7] Chorin E, Dai M, Shulman E, et al. The QT interval in patients with COVID-19 treated with hydroxychloroquine and azithromycin. Nat Med, 2020, 26 (6): 808-809.

[8] Borba MGS, Val FFA, Sampaio VS, et al. Effect of high vs low doses of chloroquine diphosphate as adjunctive therapy for patients hospitalized with severe acute respiratory syndrome coronavirus 2 (SARS-CoV-2) infection: a randomized clinical trial. JAMA Netw Open, 2020, 3 (4): e208857.

[9] WHO. Therapeutics and COVID-19: living guidance. [2021-07-10]. https://www. who. int/publications/i/item/WHO-2019-nCoV-therapeutics-2021. 2.

[10] ACTT-1 Study Group Members. Remdesivir for the treatment of COVID-19-final report. N Engl J Med, 2020, 383 (19): 1813-1826.

[11] Wang Y, Zhang D, Du G, et al. Remdesivir in adults with severe COVID-19: a randomised, double-blind, placebo-controlled, multicentre trial. Lancet, 2020, 395 (10236): 1569-1578.

[12] Waleed A, Morten HM, Yaseen MA, et al. Surviving sepsis campaign: guidelines on the management of critically ill adults with coronavirus disease 2019 (COVID-19). Crit Care Med, 2020, 48 (6): e440-e469.

[13] 赵敏，秦恩强，张大伟，等. 新型冠状病毒肺炎临床防治方案专家共识. 解放军医学杂志，2020，45（11）：1109-1116.

[14] Adarsh B, Rebecca LM, Amy HS, et al. Infectious Diseases Society of America Guidelines on the treatment and management of patients with COVID-19. Clin Infect Dis, 2020, 10 (11): 2588-2594.

[15] The WHO Rapid Evidence Appraisal for COVID-19 Therapies [REACT] Working Group. Association of administration of interleukin-6 antagonists with mortality and other outcomes among hospitalized patients with COVID-19: a prospective meta-analysis. JAMA, 2021, 11: 330.

[16] Prashant N, Elie A, Ashish KK, et al. Expert consensus statements for the management of COVID-19-related acute respiratory failure using a Delphi method. Crit Care, 2021, 25 (1): 106.

[17] Siemieniuk RAC, Bartoszko JJ, Ge L, et al. Drug treatments for COVID-19: living systematic review and network meta-analysis. BMJ, 2020, 370: 2980.

[18] Cook TM, El-Boghdadly K, McGuire B, et al. Consensus guidelines for managing the airway in patients with COVID-19: guidelines from the Difficult Airway Society, the Association of Anaesthetists the Intensive Care Society, the Faculty of Intensive Care Medicine and the Royal College of Anaesthetists. Anaesthesia, 2020, 75 (6): 785-799.

[19] Rocco B, Stephan CB, Joao B, et al. ESPEN expert statements and practical guidance for nutritional management of individuals with SARS-CoV-2 infection. Clin Nutr, 2020, 39 (6): 1631-1638.

第三节　新型冠状病毒肺炎非激素类药物治疗

新型冠状病毒肺炎（COVID-19）是一种由严重急性呼吸综合征冠状病毒 2 型（severe acute respiratory syndrome coronavirus 2，SARS-CoV-2）引起的传染性疾病，可致严重急性呼吸系统综合征、典型炎症反应、血管损伤、微血管病变及广泛血栓形成。研究表明，COVID-19 发病过程可分为 4 个阶段：第一阶段以上呼吸道感染为特征；第二阶段为呼吸困难和肺炎发作；第三阶段是由细胞因子风暴和随后的过度炎症状态主导的临床情况恶化阶段；第四阶段是康复或死亡。目前，还没有专门针对 SARS-CoV-2 感染的治疗方法。依据 COVID-19 病理特点和不同临床分期，针对 COVID-19 普通型和重型患者，使用的药物类别可分为抗病毒药物、炎症抑制剂 / 抗风湿药物、低分子量肝素、血浆及免疫球蛋白。

当前，WHO 推荐重症和危重症 COVID-19 患者使用激素治疗，不推荐非重症 COVID-19 患者使用激素。激素可口服，也可静脉给药，但危重症患者怀疑肠道功能障碍时，应考虑静脉给药。用药方案一般为地塞米松每天 6mg，持续 10 天，每天 1 次的治疗依从性较好。无论患者是否有糖尿病，激素治疗时均需对重症和危重症患者进行血糖监测，同时还要考虑激素治疗可能会加重其他感染的情况。那么，除激素外，是否还有其他治疗 COVID-19 的药物？下文综述了当前最新的可能有效对抗 SARS-CoV-2 感染的非激素类药物。

一、抗病毒药物

1. 洛匹那韦 / 利托那韦　国家 COVID-19 应急管理计划中推荐使用的主要药物包含洛匹那韦 / 利托那韦，主要用于症状较轻的 COVID-19 患者或疾病早期阶段，可在家中或医院进行药物管理。既往治疗 SARS-CoV-1 感染和中东呼吸综合征的经验表明，该药可改善一些患者的临床参数。一项口服洛匹那韦 / 利托那韦治疗严重 COVID-19 患者的随机、对照、开放标签研究，纳入 199 例 SARS-CoV-2 感染的住院成人患者。除感染外，入组患者在吸入空气下的血氧饱和度≤94%，或氧合指数＜300mmHg。患者被随机分为治疗组和对照组，对照组（n=100）仅采用标准治疗，治疗组除接受标准治疗外，加用洛匹那韦 / 利托那韦，主要终点事件是临床改善时间。尽管研究人员在紧急情况下进行了一项随机临床试验，但并未达到预期结果。与标准治疗相比，洛匹那韦 / 利托那韦治疗没有出现显著的临床改善，也没有改善 28 天死亡率及不同时间点检测到的鼻咽拭子病毒 RNA 持续阳性。

2. 瑞德西韦　瑞德西韦是核苷酸类似物前药，曾用于非洲埃博拉病毒感染患者，目前用于普通型和重症 COVID-19 患者的治疗。Grein 等描述了瑞德西韦应用于重症 COVID-19 患者的小队列研究结果，共纳入 61 例接受瑞德西韦治疗的患者，在 53 例可进行数据分析的患者中，30 例（57%）接受了机械通气，4 例（8%）接受了体外膜氧合治疗，结果发现 53 例患者中，36 例（68%）得到临床改善。尽管研究结果意义有限，但表明瑞德西韦在治疗重症 COVID-19 患者方面存在优势。

Goldman 等发表了瑞德西韦用于住院患者的Ⅲ期试验（随机、开放标签）首批结果。研究者对重症 COVID-19 患者使用瑞德西韦的结果进行观察。在剔除治疗前 24h 内接受过其他潜在活性抗

COVID-19 药物治疗的患者后，余 397 例患者被随机分为 2 组（200 例接受 5 天瑞德西韦治疗，197 例接受 10 天瑞德西韦治疗）。2 组第 1 天用药剂量均为 200mg，随后每天 100mg，每天 1 次。试验的主要终点事件是第 14 天的临床状态。结果发现，5 天治疗组有 64% 的患者出现临床改善，10 天治疗组有 54% 的患者出现临床改善。从而得出结论，对于需要机械通气的重症 COVID-19 患者而言，静脉应用瑞德西韦 5 天和 10 天的有效率并无显著差异。尽管还需要对高危人群进行进一步研究以确定最短治疗时间，但研究者仍认为，接受机械通气的患者可从 10 天瑞德西韦治疗中获益。

一项新的随机对照试验（NCT04280705）将患者分为瑞德西韦组（n=538）和安慰剂组（n=521），对瑞德西韦组患者使用相同给药频次和剂量的瑞德西韦。60 个重点中心和 13 个二级中心参与了此项试验。患者平均年龄 58.9 岁，男性占 64.3%。结果显示，接受瑞德西韦治疗的患者平均住院时间为 11 天，安慰剂组为 15 天，瑞德西韦组患者的死亡率为 7.1%，安慰剂组为 11.9%。此项研究提示，在患者肺部病变进展至需要机械通气前，就应尽早开始瑞德西韦治疗。

3. 化合物 11a 和 11b　Dai 等开发了 2 种能够阻断允许 SARS-CoV-2 复制的蛋白酶化合物，即化合物 11a 和 11b。为了验证这 2 种化合物对蛋白酶的抑制活性，研究小组在体外细胞培养中评估了这些化合物干扰 SARS-CoV-2 蛋白酶活性的能力。两种化合物在细胞培养中均表现出良好的抗 SARS-CoV-2 活性。此外，这 2 种化合物都没有引起明显的细胞毒性。

采用免疫荧光法和定量聚合酶链式反应（polymerase chain reaction，PCR）实时监测化合物 11a 和 11b 的抗病毒活性。研究结果均显示，化合物 11a 和 11b 对 SARS-CoV-2 有可接受的抗病毒效果。为进一步发现化合物 11a 和 11b 的药理潜力，研究者已在动物实验中开展了药代动力学特性的相关研究，发现化合物 11a 腹腔注射和静脉注射的半衰期（$t_{1/2}$）分别为 4.27h 和 4.41h，最大剂量（2394ng/ml）生物利用度为 87.8%，化合物 11a 在小鼠体内的代谢稳定性也较好。化合物 11b 经腹腔注射（20mg/kg）、皮下注射（5mg/kg）及静脉注射（5mg/kg）均表现出良好的药代动力学特性（腹腔内和皮下生物利用度均＞80%，腹腔内给药 $t_{1/2}$＞5.21h）。后续的静脉药代动力学试验进一步研究了化合物 11a，发现在动物身上进行的体内毒性研究并未显示出明显的毒性。这表明化合物 11a 可能会成为一种很好的临床试验候选药物。

二、免疫调节药物

大量实验和临床证据表明，造成病毒损害的一个重要原因与失控的炎症反应相关，在一些患者中，促炎细胞因子如白介素（interleukin，IL）-6、γ 干扰素（interferon-γ，IFN-γ）和肿瘤坏死因子（tumor necrosis factor，TNF）-α 过度释放。因此，除了基于在严重急性呼吸综合征（severe acute respiratory syndrome，SARS）患者中证实的治疗经验外，在 COVID-19 紧急治疗中还使用了抗炎药物（特别是单克隆抗体）以抑制免疫反应，这些药物已在风湿病学领域中使用多年。本节主要讨论在重症 COVID-19 治疗中，免疫调节药物可能发挥的作用。

1. 托珠单抗　托珠单抗是 COVID-19 治疗中最常用的药物（针对 IL-6 受体的抗体）。2020 年 4 月 3 日，意大利药品监管局（AIFA）批准了该药物的Ⅲ期多中心、随机、双盲研究，以调查其安全性和有效性。随后，AIFA 对意大利的一项“TOCIVID-19”非比较研究进行了总结，结果表明，托珠单抗可显著降低 1 个月的病死率，但对早期（14 天）病死率的影响较小。Guaraldi 等进行的回顾性队列研究结果显示，接受常规治疗的重症 COVID-19 患者有 20% 死亡，而接受托珠单抗治疗的患者病死率为 7%。由此来看，静脉或皮下注射托珠单抗可降低重症 COVID-19 患者有创机械通气或死亡的风险。

然而，在 24 个意大利医学中心开展的“RCT-TCZ-COVID-19 早期托珠单抗应用”研究初步结果表明，与随机接受标准治疗的患者相比，随机接受托珠单抗治疗的患者最初 2 周的加重率相似(28.3% *vs.* 27.0%)，在重症监护病房住院总人数（ 10.0% *vs.* 7.9% ）和 30 天死亡率（ 3.3% *vs.*3.2% ）方面没有显著差异。因此，研究人员得出结论，早期使用托珠单抗不会为 COVID-19 患者提供任何临床益处，需要进一步研究来评估托珠单抗在特定患者亚组中的疗效。

2. 阿那白滞素　现有证据表明，部分 COVID-19 患者存在过度炎症反应，使用免疫抑制药物治疗可能会降低重症患者死亡率。IL-1α 和 IL-1β 抑制剂阿那白滞素在治疗由各种炎症引起的巨噬细胞激活综合征方面有一定疗效，由此，King 等支持对高炎症反应的 COVID-19 患者使用阿那白滞素。尽管已发现血清铁蛋白和 IL-6 水平与过度炎症反应高度相关，但在缺乏有效诊断标准的情况下，常常较晚做出高炎症反应的诊断。而且，如果要选择使用阿那白滞素，首先要选择出合适的患者，对于淋巴细胞急剧减少的高炎症反应患者，可以考虑静脉或皮下使用阿那白滞素。

3. 巴瑞替尼　巴瑞替尼是酪氨酸蛋白激酶（参与细胞因子介导信号转导的酶）的抑制剂。Cantini 等在意大利 7 家医院对中度 COVID-19 患者进行了一项观察性、回顾性、纵向多中心研究，以评估与标准治疗方案相比，巴瑞替尼＋抗病毒药物（洛匹那韦 / 利托那韦）2 周的有效性和安全性。本研究中，113 例患者采用巴瑞替尼治疗，78 例患者采用常规治疗。结果显示，与对照组相比，接受巴瑞替尼治疗的患者 2 周病死率显著降低。此外，巴瑞替尼治疗是在 COVID-19 早期阶段（从出现症状起的中位时间为 7 天）开始的，这可能是重症监护病房入院和死亡人数较少的原因。意大利一项有关巴瑞替尼在 COVID-19 患者中的临床试验将巴瑞替尼作为一种补充治疗药物，试验结果有待公布。目前，巴瑞替尼在 COVID-19 患者中的疗效仍不确定。

4. 氯喹和羟氯喹　氯喹和羟氯喹是具有抗病毒活性的药物，同时也具有免疫调节活性，在体内能同步增强抗病毒作用。Mehra 等进行的一项国际多中心观察性研究显示，针对 COVID-19 患者，使用氯喹或羟氯喹单独或联合大环内酯类药物可增加室性心律失常发生风险和住院死亡风险。因此，2020 年 6 月 17 日，WHO 宣布停止羟氯喹项目。

5. 抗凝药　在 COVID-19 晚期，机体凝血功能发生改变，D- 二聚体等纤维蛋白降解碎片水平增加，凝血因子消耗，血小板减少。在这一阶段，适当的抗凝治疗可能给治疗带来益处。2020 年，Tang 等对中国湖北省武汉市医院 415 例重症 COVID-19 患者的回顾性分析显示，对凝血激活的患者，使用肝素至少 7 天的患者可能具有生存优势。低分子量肝素可用于疾病初期，特别是当患者活动减少时，可有效预防静脉血栓栓塞症。在疾病中后期，当住院患者出现肺动脉栓塞时，也可使用低分子量肝素。因此，在危重症 COVID-19 患者的管理中，通过药物预防静脉血栓栓塞症至关重要。

6. 治疗性抗体　用于 COVID-19 治疗的恢复期患者血浆疗法是一种已用于其他疾病的实验性和急诊治疗方法。从康复患者血液中提取的抗体作为一种替代治疗目前正在研究中。据估计，满足治疗 1 例 SARS-CoV-2 感染患者的抗体，至少需要从 3 例 SARS-CoV-2 感染后康复的患者血浆中获取。目前关于使用血浆和超免疫球蛋白治疗 SARS-CoV-2 感染患者的安全性和有效性的证据很少。一项较早使用血浆治疗 SARS-CoV- 2 感染患者的研究是针对 5 例 COVID-19 患者展开的，随后的多项研究大多针对少数患者。到目前为止，这些研究的主要结果报告都显示，在血浆和超免疫球蛋白的额外干预结束后，所有患者的临床和生存状况都有所改善。这些发现需要通过一些随机对照的临床试验来证实，为此，Bennett-Guerrero 等正在进行一项随机对照研究（NCT04344535），以评估用感染后康复患者所捐献的含有 SARS-CoV-2 抗体的血浆输血是否安全，是否可有效治疗 COVID-19 住院患者，此项研究结果尚未公布，疗效尚不确定。

三、总结与展望

抗病毒药物有助于抑制 COVID-19 的临床进展和并发症。未来的研究需要确定抑制 SARS-COV-2 生命周期以防止其复制的特异性靶点，及早使用可避免 COVID-19 患者出现特有的并发症。在接受血浆和超免疫球蛋白治疗的患者中出现了临床和生存状况的改善。炎症抑制剂（特别是抗 IL-6、抗 IL-1、酪氨酸蛋白激酶抑制剂）是治疗晚期 COVID-19 患者有价值的候选药物。正在进行的临床试验应围绕药物的安全性和有效性开展，并确定这些药物在 COVID-19 的哪个阶段可以发挥最大作用。

（武汉大学中南医院 项 辉 彭志勇）

参考文献

[1] Cao B, Wang YM, Wen DN, et al. A trial of lopinavir-ritonavir in adults hospitalized with severe Covid-19. N Engl J Med, 2020, 382(19): 1787-1799.

[2] Gul MH, Htun ZM, Shaukat N, et al. Potential specific therapies in COVID-19. Ther Adv Respir Dis, 2020, 14: 1753466620926853.

[3] Dai W, Zhang B, Jiang XM, et al. Structure-based design of antiviral drug candidates targeting the SARS-CoV-2 main protease. Science, 2020, 368(6497): 1331-1335.

[4] Hung IF, Lung KC, Tso EY, et al. Triple combination of interferon beta-1b, lopinavir-ritonavir, and ribavirin in the treatment of patients admitted to hospital with COVID-19: an open-label, randomised, phase 2 trial. Lancet, 2020, 395(10238): 1695-1704.

[5] Beigel JH, Tomashek KM, Dodd LE, et al. Remdesivir for the treatment of Covid-19 - final peport. N Engl J Med, 2020, 383(19): 1813-1826.

[6] Grein J, Ohmagari N, Shin D, et al. Compassionate use of remdesivir for patients with severe Covid-19. N Engl J Med, 2020, 382(24): 2327-2336.

[7] Spinner CD, Gottlieb RL, Criner GJ, et al. Effect of remdesivir vs standard care on clinical status at 11 days in patients with moderate COVID-19: a randomized clinical trial. JAMA, 2020, 324(11): 1048-1057.

[8] Goldman JD, Lye DCB, Hui DS, et al. Remdesivir for 5 or 10 days in patients with severe Covid-19. N Engl J Med, 2020, 383(19): 1827-1837.

[9] Zhou XL, Zhong FL, Lin C, et al. Structure of SARS-CoV-2 main protease in the apo state. Sci China Life Sci, 2021, 64(4): 656-659.

[10] Chen Y, Wang G, Ouyang L. Promising inhibitors targeting M(pro): an ideal strategy for anti-SARS-CoV-2 drug discovery. Signal Transduct Target Ther, 2020, 5(1): 173.

[11] Stone JH, Frigault MJ, Serling Boyd NJ, et al. Efficacy of tocilizumab in patients hospitalized with Covid-19. N Engl J Med, 2020, 383(24): 2333-2344.

[12] Salvarani C, Dolci G, Massari M, et al. Effect of

tocilizumab vs standard care on clinical worsening in patients hospitalized with COVID-19 pneumonia: a randomized clinical trial. JAMA Intern Med, 2021, 181(1): 24-31.
[13] Guaraldi G, Meschiari M, Cozzi-Lepri A, et al. Tocilizumab in patients with severe COVID-19: a retrospective cohort study. Lancet Rheumatol, 2020, 2(8): e474-e484.
[14] Mehta P, McAuley DF, Brown M, et al. COVID-19: consider cytokine storm syndromes and immunosuppression. Lancet, 2020, 395(10229): 1033-1034.
[15] King A, Vail A, O'Leary C, et al. Anakinra in COVID-19: important considerations for clinical trials. Lancet Rheumatol, 2020, 2(7): e379-e381.
[16] Kyriazopoulou E, Panagopoulos P, Metallidis S, et al. An open label trial of anakinra to prevent respiratory failure in COVID-19. Elife, 2021, 10: e66125.
[17] Richardson P, Griffin I, Tucker C, et al. Baricitinib as potential treatment for 2019-nCoV acute respiratory disease. Lancet, 2020, 395: e30-e31.
[18] Bronte V, Ugel S, Tinazzi E, et al. Baricitinib restrains the immune dysregulation in patients with severe COVID-19. J Clin Invest, 2020, 130(10223): 6409-6416.
[19] Cantini F, Niccoli L, Nannini C, et al. Beneficial impact of baricitinib in COVID-19 moderate pneumonia; multicentre study. J Infect, 2020, 81(4): 647-679.
[20] Skipper CP, Pastick KA, Engen NW, et al. Hydroxychloroquine in nonhospitalized adults with early COVID-19 : a randomized trial. Ann Intern Med, 2020, 173(8): 623-631.
[21] Mehra MR, Desai SS, Ruschitzka F, et al. RETRACTED: hydroxychloroquine or chloroquine with or without a macrolide for treatment of COVID-19: a multinational registry analysis. Lancet, 2020, S0140-6736 (20) 31180-6.
[22] Meizlish ML, Goshua G, Liu Y, et al. Intermediate-dose anticoagulation, aspirin, and in-hospital mortality in COVID-19: a propensity score-matched analysis. Am J Hematol, 2021, 96(4): 471-479.
[23] Tang N, Bai H, Chen X, et al. Anticoagulant treatment is associated with decreased mortality in severe coronavirus disease, 2019 patients with coagulopathy. J Thromb Haemost, 2020, 18(5): 1094-1099.
[24] Sivaloganathan H, Ladikou EE, Chevassut T. COVID-19 mortality in patients on anticoagulants and antiplatelet agents. Br J Haematol, 2020, 190(4): e192-e195.
[25] Klasse PJ, Moore JP. Antibodies to SARS-CoV-2 and their potential for therapeutic passive immunization. Elife, 2020, 9: e57877.
[26] Barnes CO, Jette CA, Abernathy ME, et al. SARS-CoV-2 neutralizing antibody structures inform therapeutic strategies. Nature, 2020, 588(7839): 682-687.
[27] Shen CG, Wang ZQ, Zhao F, et al. Treatment of 5 critically ill patients with COVID-19 with convalescent plasma. JAMA, 2020, 323(16): 1582-1589.
[28] Valk SJ, Piechotta V, Chai KL, et al. Convalescent plasma or hyperimmune immunoglobulin for people with COVID-19: a rapid review. Cochrane Database Syst Rev, 2020, 5(5): CD013600.

第四节　重症新型冠状病毒肺炎的俯卧位治疗

俯卧位是指面部朝下的体位，俯卧位通气（prone ventilation）是指利用翻身床或翻身器或者徒手反转患者体位，使患者在俯卧体位下接受机械通气治疗。自 20 世纪 70 年代 Bryan 首次发现麻醉患者采取俯卧位可改善其氧合状况以来，俯卧位开始应用于呼吸衰竭机械通气患者的治疗中。直到最近10多年，对俯卧位时重力与肺血流分布的重新认识使俯卧位逐渐受到临床医师的重视，尤其在中重度急性呼吸窘迫综合征（acute respiratory distress syndrome，ARDS）机械通气患者的研究中较常见。对中重度ARDS患者，俯卧位通气可通过体位改变增加肺组织背侧通气，均一化肺内-胸腔压力梯度，改善肺组织应力和应变分布，促进分泌物清除，从而改善患者通气并减少机械通气相关性肺损伤的发生。该策略已被公认为是一种改善ARDS患者氧合及降低ARDS死亡率的简单而安全的方法。

新型冠状病毒肺炎（COVID-19）是一种由SARS-CoV-2引起的传染性疾病，病毒传染性强，主要攻击肺组织，同时对免疫系统、肾、血液、心血管系统等均有不同程度的影响，肺损伤可致肺泡渗出、肺组织萎陷等病理变化，从而出现ARDS的症状和体征。随着病情进展，患者的氧合指数进行性下降，需要不同程度的氧疗，部分患者因呼吸功能严重受损而需要机械通气治疗。俯卧位作为一种简单而安全的可改善ARDS患者氧合及降低死亡率的治疗方法，再次受到临床医师的重视，并广泛应用于COVID-19患者的救治中。

一、俯卧位在COVID-19机械通气患者中的应用

COVID-19疫情发生前，俯卧位通气主要用于需要机械通气的中重度ARDS患者。前期对非COVID-19相关的ARDS患者的研究已证实，俯卧位通气可改善中重度ARDS患者的氧合情况及生存率。在COVID-19疫情防控早期，中国研究人员就已发现，在增加呼气末正压时，重症患者的平台压和驱动压增加更明显，会致肺损伤加重，因此，增加呼气末正压并不是改善COVID-19所致ARDS肺不均一性的有效方法。邱海波团队在既往治疗ARDS的经验基础上，发现俯卧位通气是改善COVID-19患者ARDS的重要措施。另外，俯卧位通气也被写入各种COVID-19诊疗方案和指南中，在重症患者的诊治中，俯卧位通气已成为一种挽救生命的临床治疗方法。据统计，超过70%的COVID-19所致中重度ARDS患者在插管第1天即接受了俯卧位通气治疗。

国外有学者认为，虽然COVID-19所致呼吸衰竭大多情况下符合ARDS柏林定义中的表现，但也有其特殊性。研究发现，50%COVID-19所致ARDS患者的呼吸顺应性接近正常，而一般ARDS患者并非如此。根据表型不同可将COVID-19所致ARDS分为2个亚型：L型，特征是肺弹性、肺通气/血流比、肺重量及肺复张能力均较低；H型，特征是肺弹性、肺通气/血流比、肺重量及肺复张能力均较高。L型患者的肺部条件相对较好，需要复张的肺组织不多，可能无法从俯卧位通气中获益。但是，一项来自意大利的多中心回顾性队列研究表明，78%接受俯卧位通气的患者在治疗期间氧合指数有所提升（氧合指数增加值>20mmHg），这部分患者被定义为“氧反应者”，“无氧反应者”的呼吸衰竭严重程度和死亡率则更高（65% *vs.* 38%，$P=0.047$）。这说明COVID-19所致轻中度ARDS患者可从俯卧位通气中获益，而对部分对俯卧位通气反应较差的重症患者而言，预后不佳。

二、俯卧位在COVID-19非机械通气患者中的应用

COVID-19疫情发生前，俯卧位治疗较少用于非插管的呼吸衰竭患者，对这类患者俯卧位治疗的数据不多，仅来自几个小型观察性研究或病例报告。

COVID-19疫情暴发后，大量重症患者需要各种不同程度的呼吸支持，人工气道机械通气数量不断攀升，使ICU超负荷运转。如何在普通病房使用无创通气，如何延缓或遏制COVID-19患者呼吸衰竭的进展，如何避免对COVID-19患者行气管插管和机械通气，都是临床医师需要考虑的问题。疫情防控早期，中国就有研究者提出俯卧位在清醒的无创机械通气患者中应用的可行性。研究者发现，俯卧位可能有助于改善尚未接受人工气道机械通气患者的氧合情况并防止病情加重而转入ICU。后续越来越多的研究开始评估俯卧位在ICU外住院的非插管重症COVID-19患者中应用的可行性、疗效及患者耐受性。

现有临床研究显示，俯卧位对需要氧疗支持的COVID-19患者的氧合改善作用是确定的。一项纳入35项研究、1712例患者的荟萃分析显示，俯卧位治疗可改善COVID-19患者的氧合指数和血氧饱和度。在患者耐受性的研究中，一项意大利研究纳入了56例患者，其中83.9%可耐受超过3h的俯卧位通气治疗，俯卧位通气能明显改善氧合，50%的患者在恢复体位后仍有氧合改善的现象。在最近发表的一篇meta分析中，仅有7%的患者发生了不耐受，表现为身体不适感、咳嗽加重、不配合治疗等。与人工气道机械通气患者相比，俯卧位联合无创呼吸支持患者无气管导管移位风险，压疮发生率较低，这可能与患者处于清醒状态而无须镇静及俯卧姿势持续时间较短有关。

一项西班牙的多中心前瞻性观察性队列研究评估了俯卧位治疗对延迟插管的影响。研究者纳入了1076例COVID-19患者，对其中199例接受高流量氧疗的患者进行了分析。在这199例患者中，27.6%的患者在高流量氧疗的基础上接受了俯卧位治疗，有40%的患者最终接受了插管；在仅接受高流量氧疗的患者中有41%接受了插管治疗，两组差异不显著。该研究还发现高流量氧疗＋俯卧位的疗法可能会延迟插管时间，但不会降低插管率和病死率。考虑到俯卧位应用时间对治疗效果的影响，有研究者将接受俯卧位的非插管患者分为短时俯卧位组（俯卧时间＜5h/d）和长时俯卧位组（俯卧时间＞5h/d），亚组分析结果显示，短时俯卧位组和长时俯卧位组的插管率分别为34%和21%，病死率分别为6%和0。尽管两组之间差异无统计学意义，但考虑到不同亚组接受的干预方式不同及医师临床经验的不同，俯卧位仍有可能是一种让更多重症COVID-19患者避免气管插管及降低死亡率的治疗方法。

一项前瞻性多中心开放标签的随机对照临床试验对75例患者的数据分析显示，清醒俯卧位组（n=36）的插管率（12/36）与对照组（n=39）插管率（13/39）相比，差异无统计学意义（*HR* 1.01，P=0.99）。该研究还发现，清醒俯卧位组的无呼吸机天数比对照组多，而在非插管患者中，清醒俯卧位组的无创机械通气/经鼻高流量氧疗天数比对照组多。这些差异均无统计学意义，可能原因是样本量偏小。但在医疗资源短缺的环境下，减少有创通气时间和无创呼吸支持时间很重要，因此，这样的差别仍然会引起临床医师的兴趣。

目前，清醒俯卧位治疗可用于延迟某些需要低级别呼吸支持患者的呼吸功能恶化，这将减少对人工气道机械通气的需求，并进一步减轻全世界尤其是资源有限国家重症监护方面的压力。

综上所述，在COVID-19的救治中，无论是清醒非插管患者还是插管机械通气患者，俯卧位在改善氧合方面具有肯定的作用。对接受机械通气存在ARDS的COVID-19患者，俯卧位通气的临床效果很明确，但在非机械通气的COVID-19患者中，清醒俯卧位治疗的作用仍存在争议。最新的“拯救脓毒症运动”相关指南指出，没有足够证据可以支持对非插管的重症COVID-19患者使用清醒俯卧位治疗 COVID-19。而其他几部指南，包括 WHO 关于 COVID-19 的临床生活指南等，都明确建议对需要补充氧气或呼吸支持的 COVID-19 患者采取清醒俯卧位治疗。期待今后有更多高质量的临床试验能围绕这一干预措施的确定性来开展。

（武汉大学中南医院　罗　云　蔡书翰）

参考文献

[1] Pemperton LB, Cussel GH, Hazouri LA. Blood gases in anesthetized patients in the prone position. Am Surg, 1974, 40(40): 197-199.

[2] Wang DW, Hu B, Hu C, et al. Clinical characteristics of 138 hospitalized patients with 2019 novel coronavirus-infected pneumonia in Wuhan, China. JAMA, 2020, 323(11): 1061-1069.

[3] Albert RK, Keniston A, Baboi L, et al. Prone position-induced improvement in gas exchange does not predict improved survival in the acute respiratory distress syndrome. Am J Respir Crit Care Med, 2014, 189(4): 494-496.

[4] Guérin C, Reignier J, Richard JC, et al. Prone positioning in severe acute respiratory distress syndrome. N Engl J Med, 2013, 368(23): 2159-2168.

[5] Pan C, Chen L, Lu C, et al. Lung recruitability in COVID-19-associated acute respiratory distress syndrome: a single-center observational study. Am J Respir Crit Care Med, 2020, 201(10): 1294-1297.

[6] World Health Organization. Clinical management of COVID-19 Interim guide. pdf. 2020.

[7] World Health Organization. Clinical management of severe acute respiratory infection (SARI) when COVID-19 disease is suspected. Interim guidance. Pediatr Med Rodz, 2020, 16: 9-26.

[8] Zhao HM, Xie YX, Wang C. Recommendations for respiratory rehabilitation in adults with coronavirus disease 2019. Chin Med J (Engl), 2020, 133(13): 1595-1602.

[9] COVID-ICU Group on behalf of the REVA Network and the COVID-ICU Investigators. Clinical characteristics and day-90 outcomes of 4244 critically ill adults with COVID-19: a prospective cohort study. Intensive Care Med, 2021, 47(1): 60-73.

[10] Gattinoni L, Chiumello D, Caironi P, et al. COVID-19 pneumonia: different respiratory treatments for different phenotypes? Intensive Care Med, 2020, 46(6): 1099-1102.

[11] Langer T, Brioni M, Guzzardella A, et al. Prone position in intubated, mechanically ventilated patients with COVID-19: a multi-centric study of more than 1000 patients. Crit Care, 2021, 25(1): 128.

[12] Touchon F, Trigui Y, Prud'homme E, et al. Awake prone positioning for hypoxaemic respiratory failure: past, COVID-19 and perspectives. Eur Respir Rev, 2021, 30(160): 210022.

[13] Ding L, Wang L, Ma WH, et al. Efficacy and safety of early prone positioning combined with HFNC or NIV in moderate to severe ARDS: a multi-center prospective cohort study. Crit Care, 2020, 24(1): 28.

[14] Fazzini B, Fowler AJ, Zolfaghari P. Effectiveness of prone position in spontaneously breathing patients with COVID-19: a prospective cohort study. J Intensive Care Soc, 2021: 175114372199654.

[15] Tan W, Xu DY, Xu MJ, et al. The efficacy and tolerance of prone positioning in non-intubation

patients with acute hypoxemic respiratory failure and ARDS: a meta-analysis. Ther Adv Respir Dis, 2021, 15: 17534666211009408.

[16] Ferrando C, Mellado Artigas R, Gea A, et al. Awake prone positioning does not reduce the risk of intubation in COVID-19 treated with high-flow nasal oxygen therapy: a multicenter, adjusted cohort study. Crit Care, 2020, 24(1): 597.

[17] Rosén J, von Oelreich E, Fors D, et al. Awake prone positioning in patients with hypoxemic respiratory failure due to COVID-19: the PROFLO multicenter randomized clinical trial. Crit Care, 2021, 25(1): 209.

[18] Alhazzani W, Evans L, Alshamsi F, et al. Surviving sepsis campaign guidelines on the management of adults with coronavirus disease 2019 (COVID-19) in the ICU: first update. Crit Care Med, 2021, 49(3): e219-e234.

[19] COVID-19 Clinical management: living guidance. https://www. who. int/publications-detail-redirect/WHO-2019-nCoV-clinical-2021-1. Accessed July 9 2021.

[20] Nasa P, Azoulay E, Khanna AK, et al. Expert consensus statements for the management of COVID-19-related acute respiratory failure using a delphi method. Crit Care, 2021, 25(1): 106.

第五节　糖皮质激素在重症新型冠状病毒肺炎救治中的价值

新型冠状病毒肺炎（COVID-19）已成为全球性重大公共卫生事件，对各国人民的生命安全造成极大威胁。COVID-19 往往会诱发机体过度炎症反应，在重症 COVID-19 患者中炎症反应水平明显升高。糖皮质激素是临床上应用最为广泛而有效的抗炎和免疫抑制剂。目前已证实糖皮质激素治疗重症 COVID-19 可使患者获益，但对药物使用时机、种类及剂量并不明确。

一、重症 COVID-19 的病理特征

严重急性呼吸综合征冠状病毒 2 型（SARS-CoV-2）侵入肺泡上皮细胞，引起血管内皮细胞损害，肺毛细血管损伤，毛细血管通透性增加，造成水、电解质运输障碍而产生间质水肿，可伴大量淋巴细胞、单核细胞和浆细胞浸润，同时肺泡Ⅱ型上皮细胞作为病毒主要攻击细胞受到损伤后，肺泡表面活性物质分泌减少，进一步加重肺水肿和肺不张，致使氧合进行性恶化。广泛肺泡和间质损伤，以及大量细胞因子、氧自由基、补体、蛋白水解酶等的释放，会刺激本已激活的免疫细胞释放更多炎性细胞因子，造成“炎症风暴”，使机体状态持续恶化。除促进肺泡损伤、透明膜形成、纤维蛋白渗出，造成急性非心源性肺水肿和顽固性低氧血症外，还会引发全身脏器功能障碍，出现肺外多器官受累甚至发生多器官功能障碍综合征。临床上，患者常表现为重症或危重症。因此，调整过度的炎症反应，抑制炎症相关性肺损伤的发生和进展是改善 COVID-19 患者呼吸功能的重要措施。

二、糖皮质激素治疗重症 COVID-19 的临床依据

基于严重急性呼吸综合征（severe acute respiratory syndrome，SARS）和中东呼吸综合征（Middle East respiratory syndrome，MERS）的治疗经验，多项研究显示，糖皮质激素不仅可能增加患者病死率、不良事件发生率，还会导致 SARS-CoV 和 MERS-CoV 等病毒的清除机制受损。因此，是否将糖皮质

激素应用于 COVID-19 患者的治疗同样存在争议。

疫情之初，Russell 等认为在非临床试验的情况下，不应使用糖皮质激素治疗 SARS-CoV-2 所致肺损伤或休克。我国《重症新型冠状病毒肺炎管理专家推荐意见》也提出不推荐常规使用糖皮质激素用于 COVID-19 的治疗。然而，在 COVID-19 疫情日趋严峻及 COVID-19 病例尤其是重症病例不断增加的情况下，越来越多的证据表明糖皮质激素有利于降低重症 COVID-19 患者病死率。近期英国一项大型开放随机试验纳入了 6425 例患者，2104 例接受地塞米松治疗，结果表明使用地塞米松治疗可降低患者 28 天病死率。随后一项荟萃分析纳入了 7 项随机临床试验数据，评估了糖皮质激素在 1703 例重症 COVID-19 患者中的疗效，结果同样显示了糖皮质激素的有效性。基于这些数据，美国感染病学会（Infectious Diseases Society of America，IDSA）在最新指南中强烈建议对重症 COVID-19 患者使用糖皮质激素。虽然目前已证实糖皮质激素用于重症 COVID-19 可使患者获益，但对药物使用时机、种类及剂量并不明确。

三、糖皮质激素治疗重症 COVID-19 的适应证及时机

糖皮质激素干预 COVID-19 的研究大多在重症或危重症患者（特别是需要高流量吸氧的患者）中进行，而对轻症 COVID-19 患者的研究却没有显示明显的获益。RECOVERY 研究显示，在接受人工气道机械通气或氧疗患者中糖皮质激素的使用可降低 28 天病死率，而未接受呼吸支持的患者则没有获益。一项前瞻性观察研究数据显示，在没有接受有创机械通气的 COVID-19 患者中，使用糖皮质激素没有降低住院病死率。我国《新型冠状病毒肺炎诊疗方案（试行第八版）》中指出，对氧合指标进行性恶化、肺影像学表现病灶进展迅速、机体炎症反应处于过度激活状态的患者，可酌情短期内使用糖皮质激素。

理论上，糖皮质激素应该在病毒复制得到抑制而机体炎症反应又很剧烈的时机应用，但该时机在临床实践中难以捕捉，即“炎症风暴”状态难以把握，且尚无确切的指标供监测。施毅认为，SARS-CoV-2 感染符合重型临床表现且达到下列条件时可以考虑为“炎症风暴”状态：高热持续不退，氧合指标进行性恶化，影像学显示病灶进展迅速，淋巴细胞绝对值不断下降，IL-6 明显升高。结合 COVID-19 发病机制，上述临床表现可能提示病毒不断复制并侵入肺泡上皮细胞和血管内皮细胞，造成大量炎症细胞浸润，“次级炎症风暴”出现或即将出现。依据《新型冠状病毒肺炎糖皮质激素使用的建议》，对已确诊的成人患者，同时满足如下几点可考虑使用糖皮质激素：症状（包括发热、咳嗽或其他相关感染症状）发生于 10 天以内；影像学证实为肺炎且进展快速；静息未吸氧状态下，患者血氧饱和度≤93% 或呼吸急促（呼吸频率≥30 次 / 分）或氧合指数≤300mmHg。根据上述发病机制及病理表现，当患者出现“炎症风暴”倾向时，立即给予适当糖皮质激素可能会使患者获益更多。然而，严重淋巴细胞减低（外周血淋巴细胞计数 $<0.3\times10^9/L$）的情况下，可能提示患者出现“免疫耗竭”，此时糖皮质激素应慎用，以免严重抑制患者免疫功能而出现一系列不良反应和危害。

四、治疗重症 COVID-19 的糖皮质激素分类

糖皮质激素按作用时间可分为短效、中效、长效三大类。短效药物有氢化可的松、可的松等；中效药物有泼尼松、泼尼松龙、甲泼尼龙等；长效药物有地塞米松、倍他米松等。目前已报道的相

关研究中，使用较多的糖皮质激素主要是甲泼尼龙和地塞米松，主要缘于这 2 种药物在肺中有较高的生物利用度。与地塞米松相比，甲泼尼龙有肠外给药的优势，如活性更高、起效更快、持续时间更短。RECOVERY 研究评估了地塞米松的有效性，基于此研究证据，IDSA 建议对需要使用糖皮质激素治疗的 COVID-19 患者，优先选择地塞米松，如无效，可选用泼尼松、甲泼尼龙或氢化可的松作为替换药物。

另外也有研究证明，甲泼尼龙可使 COVID-19 患者获益。然而，近期发表的一项应用甲泼尼龙治疗 COVID-19 的随机、双盲、安慰剂对照试验结果并未显示甲泼尼龙可降低患者 28 天病死率，对年龄＞60 岁的亚组分析显示，甲泼尼龙组的死亡率低于安慰剂组。有关氢化可的松用于 COVID-19 患者治疗的研究较少，一项由 REMAP-CAP 委员会发布的关于评估氢化可的松在 ICU 接受呼吸或循环支持的重症 COVID-19 患者中疗效的研究显示，在固定剂量氢化可的松组或休克依赖性氢化可的松组中，氢化可的松没有明显增加无呼吸或循环支持的天数。另一项研究也表明，在 COVID-19 合并急性呼吸衰竭的危重症患者中，氢化可的松没有显著减少 21 天病死率或无呼吸支持天数。然而，这些研究都由于 RECOVERY 研究结果的发布而被提前终止，因而目前还没有足够的研究数据以显示氢化可的松的临床应用价值。鉴于诸多此类试验研究样本量不足以评估药物疗效，支持使用甲泼尼龙和氢化可的松治疗 COVID-19 的证据并不像 RECOVERY 有关地塞米松的试验证据那样可靠。同样，不同临床研究使用糖皮质激素的时机、剂量、疗程各不相同，而且这些研究也都同期使用了其他不同药物进行治疗。因此，在选择糖皮质激素类型的同时，临床医师把握好糖皮质激素的使用时机、剂量及疗程至关重要。

五、糖皮质激素治疗重症 COVID-19 的剂量和疗程

对重症 COVID-19 患者，糖皮质激素的给药时机、治疗剂量及持续时间目前仍无统一标准。RECOVERY 研究结论显示，给予口服或静脉注射地塞米松 6mg/d，疗程 10 天可显著降低需要呼吸支持或氧疗的 COVID-19 患者 28 天病死率。在一项有关 COVID-19 并发 ARDS 的研究中，给患者使用地塞米松 20mg/d，持续 5 天，然后 10mg/d，持续 5 天或直至患者转出 ICU。结果表明地塞米松可提高患者 28 天生存率和无呼吸机天数。另一项研究使用了同样的用药剂量和方案，结果表明在非 COVID-19 中重度 ARDS 患者中使用地塞米松可减少机械通气时间和总死亡率。然而，是否可以使用更高剂量的糖皮质激素为危重患者带来更大的获益，仍需进一步研究给出答案。一项纳入 68 例需要机械通气的重症 COVID-19 患者的随机对照研究表明，采用甲泼尼龙冲击疗法（静脉滴注甲泼尼龙 250mg/d，连用 3 天）可改善患者的临床症状并降低病死率。近期一项纳入 5 篇随机对照试验的荟萃分析研究结果显示，短期（3～5 天）大剂量甲泼尼龙冲击治疗可降低 COVID-19 患者的病死率。一项回顾性研究也显示，在接受机械通气的 COVID-19 患者中使用甲泼尼龙治疗［1mg/（kg・d），疗程≥3 天］与地塞米松治疗（6mg/d，疗程≥7 天）相比，甲泼尼龙组的病死率比地塞米松组降低了 42%。虽然使用不同剂量的研究都显示出甲泼尼龙可能使患者获益，然而基于循证医学证据，IDSA 在最新版指南中推荐给重症 COVID-19 患者口服或静脉使用地塞米松 6mg/d，疗程 10 天或直至出院。如果地塞米松无效，可用同等剂量的其他糖皮质激素（地塞米松 6mg 相当于甲泼尼龙 32mg、泼尼松 40mg、氢化可的松 160mg）替代。我国《新型冠状病毒肺炎诊疗方案（试行第八版）》中指出，对氧

合指标进行性恶化、影像学表现进展迅速、机体炎症反应处于过度激活状态的患者，可酌情短期内使用糖皮质激素，一般应用 3～5 天，但不超过 10 天，建议剂量相当于甲泼尼龙 0.5～1.0mg/（kg·d）。

尽管世界卫生组织和 IDSA 的相关指南建议使用低剂量糖皮质激素，但仍有证据表明使用高剂量糖皮质激素具有有效性及短期可接受的安全性，同时也没有过多不良反应发生。因此，在临床工作中对糖皮质激素的使用剂量不能一概而论，应根据患者的病情个体化用药，对危重症患者可酌情使用较高剂量的糖皮质激素，但应注意，较大剂量糖皮质激素产生免疫抑制作用，可能会延缓机体对病毒的清除。

综上所述，糖皮质激素是治疗 COVID-19 的一把“双刃剑”，使用前必须仔细权衡利弊，不建议将其作为 COVID-19 的常规治疗药物。基于目前的研究证据，建议轻症患者不使用糖皮质激素，重症患者可短疗程使用，病情危重者可适当增加剂量或延长疗程。同时，要积极评估患者影像学表现及氧合情况，注意监测不良反应并及时对症治疗。期待未来进一步的研究能为糖皮质激素的具体应用提供更多有力证据。

（贵州医科大学附属医院　沈　锋　李书文）

参考文献

[1] Xu Z, Shi L, Wang Y, et al. Pathological findings of COVID-19 associated with acute respiratory distress syndrome. Lancet Respir Med, 2020, 8(4): 420-422.

[2] Arabi YM, Mandourah Y, Al-Hameed F, et al. Corticosteroid therapy for critically ill patients with middle east respiratory syndrome. Am J Respir Crit Care Med, 2018, 197(6): 757-767.

[3] Stockman LJ, Bellamy R, Garner P. SARS: systematic review of treatment effects. PLoS Med, 2006, 3(9): e343.

[4] Russell CD, Millar JE, Baillie JK. Clinical evidence does not support corticosteroid treatment for 2019-nCoV lung injury. Lancet, 2020, 395(10223): 473-475.

[5] 中华医学会重症医学分会，中国医师协会重症医学医师分会，中国病理生理学会危重病医学专业委员会. 重症新型冠状病毒肺炎管理专家推荐意见. 中华重症医学电子杂志（网络版），2020，6（1）：1-11.

[6] Prescott HC, Rice TW. Corticosteroids in COVID-19 ARDS: evidence and hope during the pandemic. JAMA, 2020, 324(13): 1292-1295.

[7] Sterne JAC, Murthy S, Diaz JV, et al. Association between administration of systemic corticosteroids and mortality among critically ill patients with COVID-19: a meta-analysis. JAMA, 2020, 324(13): 1330-1341.

[8] Horby P, Lim WS, Emberson JR, et al. Dexamethasone in hospitalized patients with Covid-19. N Engl J Med, 2021, 384(8): 693-704.

[9] Zhang Y, Shang J, Gu YY, et al. Efficacy of corticosteroid in patients with COVID-19: a multi-center retrospective study and meta-analysis. Med Virol, 2021, 93(7): 4292-4302.

[10] Piniella Ruiz E, Bellver Álvarez MT, Mestre Gómez B, et al. Impact of systemic corticosteroids on mortality in older adults with critical COVID-19 pneumonia. J Gerontol A Biol Sci Med Sci, 2021, glab074.

[11] Huang R, Zhu C, Wang J, et al. Corticosteroid therapy is associated with the delay of SARS-CoV-2 clearance

in COVID-19 patients. Eur J Pharmacol, 2020, 889: 173556.

[12] Ding C, Feng XW, Chen YF, et al. Effect of corticosteroid therapy on the duration of SARS-CoV-2 clearance in patients with mild COVID-19: a retrospective cohort study. Infect Dis Ther, 2020, 9(4): 943-952.

[13] Fusina F, Albani F, Granato E, et al. Effect of corticosteroids on mortality in hospitalized COVID-19 patients not receiving invasive mechanical ventilation. Clin Pharmacol Ther, 2021, 109(6): 1660-1667.

[14] 中华人民共和国国家卫生健康委员会. 新型冠状病毒肺炎诊疗方案（试行第八版）. 中华临床感染病杂志，2020，13（5）：321-328.

[15] 施毅. 新型冠状病毒肺炎治疗中糖皮质激素到底用还是不用？中华重症医学电子杂志（网络版），2020，6（1）：53-55.

[16] 赵建平，胡铁，杜荣辉，等. 新型冠状病毒肺炎糖皮质激素使用的建议. 中华结核和呼吸杂志，2020，43（3）：183-184.

[17] Adarsh Bhimraj A, Morgan RL, Hirsch Shumaker A, et al. Infectious diseases society of america guidelines on the treatment and management of patients with COVID-19. Clin Infect Dis, 2020, doi: 10. 1093/cid/ciaa478.

[18] Edalatifard M, Akhtari M, Salehi M, et al. Intravenous methylprednisolone pulse as a treatment for hospitalised severe COVID-19 patients: results from a randomised controlled clinical trial. Eur Respir J, 2020, 56(6): 2002808.

[19] Hasan SS, Kow CS, Mustafa ZU, et al. Does methylprednisolone reduce the mortality risk in hospitalized COVID-19 patients? A meta-analysis of randomized control trials. Expert Rev Respir Med, 2021, 2: 1-7.

[20] Jeronimo CMP, Farias MEL, Val FFA, et al. Methylprednisolone as adjunctive therapy for patients hospitalized with coronavirus disease 2019 (COVID-19; Metcovid): a randomized, double-blind, phase IIb, placebo-controlled trial. Clin Infect Dis, 2021, 72(9): e373-e81.

[21] Angus DC, Derde L, Al-Beidh F, et al. Effect of hydrocortisone on mortality and organ support in patients with severe COVID-19: the REMAP-CAP COVID-19 corticosteroid domain randomized clinical trial. JAMA, 2020, 324(13): 1317-1329.

[22] Dequin PF, Heming N, Meziani F, et al. Effect of hydrocortisone on 21-day mortality or respiratory support among critically ill patients with COVID-19: a randomized clinical trial. JAMA, 2020, 324(13): 1298-1306.

[23] Tomazini BM, Maia IS, Cavalcanti AB, et al. Effect of dexamethasone on days alive and ventilator-free in patients with moderate or severe acute respiratory distress syndrome and COVID-19: the CoDEX randomized clinical trial. JAMA, 2020, 324(13): 1307-1316.

[24] Villar J, Ferrando C, Martínez D, et al. Dexamethasone treatment for the acute respiratory distress syndrome: a multicentre, randomised controlled trial. Lancet Respir Med, 2020, 8(3): 267-276.

[25] Ko JJ, Clay Wu, Mehta N, et al. A comparison of methylprednisolone and dexamethasone in intensive care patients with COVID-19. J Intensive Care Med, 2021, 36(6): 673-680.

第六节　体外膜氧合治疗重症新型冠状病毒肺炎的意义

新型冠状病毒肺炎（COVID-19）疫情已然成为威胁全球最大的公共卫生问题。重症 COVID-19 患者的主要临床表现包括急性呼吸窘迫综合征（ARDS）、急性肾损伤（AKF）、凝血功能异常、感染性休克等。其中，ARDS 是导致 COVID-19 患者死亡的主要原因。

体外膜氧合（extracorporeal membrane oxygenation，ECMO）是一种体外生命支持技术，可在一定时间内部分或完全替代心肺功能，是对严重心肺功能不全患者的挽救疗法。其中静脉 - 静脉体外膜氧合（veno-venous extracorporeal membrane oxygenation，V-V ECMO）主要用于治疗严重 ARDS 患者。早期的数据汇总分析显示，ECMO 对 COVID-19 的疗效不佳，病死率高达 70.9%。经过不断的实践和对治疗策略优化，2020 年底，体外生命支持组织对全球 213 家医院的 1035 例使用 ECMO 支持的 COVID-19 患者调查显示，ECMO 启动后，院内 90 天病死率为 37.4%，提示 ECMO 治疗重症 COVID-19 可能有更多的临床意义等待我们发掘。

一、ECMO 治疗重症 COVID-19 的病理生理

COVID-19 由 SARS-CoV-2 引起，SARS-CoV-2 是一种与引起严重急性呼吸综合征（SARS）和中东呼吸综合征（MERS）的病毒类似的新型冠状病毒，也是通过血管紧张素转换酶Ⅱ（angiotensin-converting enzyme，ACE Ⅱ）作为细胞受体侵犯肺泡上皮细胞和其他人体细胞。SARS-CoV-2 对心、肺及血管系统的损害有以下 5 个特点：①病毒在肺内复制，直接破坏肺泡细胞，并诱导肺内炎症细胞浸润和细胞因子过度表达，导致肺组织充血水肿，影响肺泡的氧气弥散过程，造成缺氧，早期的尸检已证实这一点；②因感染、缺氧等继发的炎症反应可导致肺毛细血管内皮细胞损伤，引起毛细血管通透性增加，加重肺损伤；③如不及时纠正由缺氧、紧张、焦虑、交感神经兴奋等造成的过强的呼吸驱动，代偿性快速深大呼吸则会导致跨肺压和跨肺毛细血管压力显著增加，引起患者自发性肺损伤（patient self-inflicted lung injury，P-SILI），在重力作用下，形成典型 ARDS 改变；④尸检显示，死者肺部还广泛存在肺毛细血管微血栓，提示血栓的形成在 COVID-19 的病理生理过程中发挥着重要的作用；⑤持续的缺氧、肺毛细血管微血栓形成等引起的肺循环阻力增加是急性肺源性心脏病（acute cor pulmonale，ACP）的主要原因，可能引起循环衰竭甚至是猝死。

肺损伤导致的全身性缺氧是 COVID-19 患者病情加重的根本原因。而及时、有效地纠正缺氧则成为治疗重症 COVID-19 的关键。V-V ECMO 可有效增加全身氧供，清除二氧化碳，从而纠正缺氧并使二氧化碳分压（partial pressure of carbon dioxide，$PaCO_2$）恢复正常。在体外循环建立成功后，可有效改善过度的呼吸驱动、降低呼吸机支持条件，从而减少 P-SILI 和机械通气相关性肺损伤（ventilator-associated lung injury，VALI）及右心功能不全的发生发展，从而使心、肺乃至全身多器官均得到保护。循环建立后的全身抗凝治疗也可以有效抑制肺毛细血管微血栓形成，从而改善肺动脉压力，减轻 ACP 的发生发展。此外，若经过精细的血流动力学治疗后仍存在严重的 ACP 或左心功能障碍导致休克，可考虑转换为静脉 - 动脉 - 静脉体外膜氧合（veno-arterial-veno extracorporeal membrane oxygenation，

V-A-V ECMO）或静脉-动脉体外膜氧合（veno-arterial extracorporeal membrane oxygenation，V-A ECMO）以增加体循环重要脏器灌注。

二、目前 ECMO 治疗重症 COVID-19 的临床证据

武汉大学中南医院最早使用 ECMO 治疗重症 COVID-19 患者并获得了成功。然而，早期 ECMO 的整体效果并不理想，不同研究报道的病死率为 57.1%～70.9%。但随着对 COVID-19 了解的深入、治疗的规范化，在医疗资源相对充足的地区，使用 ECMO 的益处逐渐呈现。2020 年 3 月 1 日至 6 月 1 日，一项纳入美国 68 家医院 5122 例重症 COVID-19 成人患者的分析显示，共有 190 例患者接受 ECMO 治疗，预计接受 ECMO 治疗患者的 60 天病死率为 35.3%（95%*CI* 27.2%～43.5%），而非 ECMO 患者的 60 天病死率为 47.9%（95% *CI* 44.9%～50.8%），风险差为 12.5%（95%*CI* 4%～21%）。值得注意的是，与非 ECMO 患者相比，接受 ECMO 治疗的患者更年轻且多为男性，患慢性心、肺疾病的可能性小，但发生休克多，氧合评分更低，提示 ECMO 对于年轻的、基础疾病较少的重症 COVID-19 患者的治疗作用显著。2020 年 1 月 16 日至 5 月 1 日，国际体外生命支持组织（ELSO）发布了 36 个国家 213 家医院中接受 ECMO 治疗的确诊 COVID-19 成人患者的流行病学、住院经过及临床预后。结果显示，ECMO 治疗后 90 天累计住院病死率约为 37.4%（95% *CI* 34.4%～40.4%），采用 ECMO 进行循环支持与住院病死率增加相关（*RR* 1.89，95% *CI* 1.20～2.97）。对于接受 V-V ECMO 的患者，在治疗后 90 天累计住院病死率约为 38.0%（95% *CI* 34.6%～41.5%），总体病死率＜40%。总体研究提示，在资源充足的地区，对重症 COVID-19 患者使用 V-V ECMO 可以改善患者的预后。

三、ECMO 治疗 COVID-19 的经验、启示及问题

ELSO 的全球小组在相关指南中对 COVID-19 患者 ECMO 治疗的建议如下，当患者 PaO_2/FiO_2＜150mmHg 时，采取俯卧位、肌肉松弛药和 PEEP 滴定、肺血管扩张药或肺复张等治疗后，仍出现以下任意一种情况时应考虑启动 ECMO：① PaO_2/FiO_2＜60mmHg 超过 6h；② PaO_2/FiO_2＜50mmHg 超过 3h；③ pH＜7.2 且 $PaCO_2$＞80mmHg 超过 6h，排除禁忌证后可考虑启动 ECMO。即使 PaO_2/FiO_2＞150mmHg，若 pH＜7.2 且 $PaCO_2$＞80mmHg 超过 6h，也需要积极考虑启动 ECMO 支持。对于 COVID-19 患者，ELSO 额外建议：①在 ARDS 的常规非手术治疗策略特别是俯卧位通气管理未发挥最大作用前，不推荐启动 ECMO；②若无法实现移动 ECMO，患者 PaO_2/FiO_2＜100mmHg 时，应尽早考虑转运到 ECMO 中心。

我国《新型冠状病毒肺炎诊疗方案（试行第八版）》对于 ECMO 适应证建议如下：在 FiO_2≥80%、潮气量（tidal volume，VT）＜6ml/kg 理想体重、PEEP≥5cmH_2O 的通气条件下，使用肺保护性通气和俯卧位通气效果仍不佳的重症患者，符合顽固性低氧（PaO_2/FiO_2＜50mmHg 超过 3h 或 PaO_2/FiO_2＜80mmHg 超过 6h）、高碳酸血症（动脉血 pH≤7.25，$PaCO_2$＞60mmHg 超过 6h，呼吸频率＞35 次/分）、机械通气不理想（呼吸频率＞35 次/分时，动脉血 pH＜7.2，平台压＞30cmH_2O）及心源性休克或心搏骤停中任一情况时，在无禁忌证的情况下，应尽早启动 ECMO 治疗。当患者氧合指数进行性下降，并且预计病程还将恶化时，可考虑及早应用 ECMO。需要注意的是，部分重症 COVID-19 患者呼吸力学上可能表现为高顺应性，对人工气道机械通气治疗反应佳，因而无 ECMO 使

用的必要，但需积极排查急性肺栓塞，以免延误治疗。

临床上 ECMO 的应用指征越来越宽泛，没有绝对的禁忌证。但作为一种高级别且资源有限的治疗方式，需要充分评估患者应用 ECMO 的风险和获益。ELSO 建议，若患者死亡风险＞50%，可以考虑给予 ECMO 支持，预计死亡风险＞80% 则具备建立指征。目前，有研究将年龄＞70 岁作为应用 ECMO 的禁忌证，可能与老年患者预后更差有关。应充分考虑救治中心的资源匹配和救治能力。如资源充足，COVID-19 患者 ECMO 的启动可参考常规指征；但若出现资源饱和甚至资源紧张的情况，则需要仔细评估每个患者的风险和获益，尤其对于 ECMO 管理经验不足的地区，应谨慎评估 ECMO 的上机指征以优化预后、节省资源。此外，若 COVID-19 患者肺功能无法恢复但存在肺移植机会，ECMO 仍可考虑作为桥接支持的手段。

有研究提示，机械通气患者 ECMO 治疗前的肺顺应性＜20ml/cmH$_2$O 是接受 V-V ECMO 患者死亡的预测因素。此外，二氧化碳蓄积严重的患者预后更差。既往研究也表明，高 PaCO$_2$ 与不良预后相关，这可能是 PaO$_2$/FiO$_2$＞150mmHg 且 PaCO$_2$＞80mmHg 的 COVID-19 患者启动 ECMO 的理由。其中肺顺应性降低和 PaCO$_2$ 蓄积都与 ARDS 严重程度和无效腔通气比例的增加相关，提示肺损伤到了更严重的程度。在肺顺应性重度下降和二氧化碳蓄积之前早期启动 ECMO 可能是一个有利于预后的选择。此外，ECMO 治疗前酸中毒和肌酐升高也与不良结局相关。

应注意 ECMO 治疗期间存在的并发症，主要分为与患者相关的并发症和与机械相关的并发症。与患者相关的并发症是指在 ECMO 支持期间，由侵入性治疗或 ECMO 的非生理干预，以及既往疾病引起的一系列病理生理反应，包括出血、肾功能不全、感染、溶血、高胆红素血症，以及循环、呼吸和神经系统的并发症。尽管出血比较常见，但 COVID-19 患者常合并凝血功能亢进，表现为 D- 二聚体升高、微血栓形成、肺栓塞、ACP 等。有证据表明，D- 二聚体升高与病死率相关，D- 二聚体升高提示患肺血栓栓塞症风险高。将激活全血凝固时间（activated clotting time of whole blood，ACT）维持至更高的目标水平（220～250s）或可改善患者高凝状态、降低氧合器内血栓形成风险，从而改善患者预后。与机械相关并发症源于机械装置的故障，包括血栓形成、插管问题、氧合器功能障碍及空气栓塞。未来在管材、机器性能等方面的优化有望进一步优化应用 ECMO 患者的总体预后。

四、总结

总体而言，ECMO 逐步在重症 COVID-19 患者中发挥了作用，尤其是 V-V ECMO 可将 COVID-19 患者的病死率控制在 40% 以下。ECMO 启动时机和适应证对预后至关重要。除此之外，ECMO 还面临着费用高昂、管理复杂的问题。在适应证、启动时机、置管模式、并发症管控方面仍存在诸多不确定性，仍需更深入的研究证实。

（武汉大学中南医院　杨　晓　胡　波）

参考文献

[1] Ruan Q, Yang K, Wang W, et al. Clinical predictors of mortality due to COVID-19 based on an analysis of data of 150 patients from Wuhan, China. Intensive Care Med, 2020, 46(5): 846-848.

[2] Henry BM, Lippi G. Poor survival with extracorporeal membrane oxygenation in acute respiratory distress syndrome (ARDS) due to coronavirus disease 2019 (COVID-19): pooled analysis of early reports. J Crit Care, 2020, 58: 27-28.

[3] Barbaro RP, MacLaren G, et al. Extracorporeal membrane oxygenation support in COVID-19: an international cohort study of the Extracorporeal Life Support Organization registry. Lancet, 2020, 396(10257): 1071-1078.

[4] Xu Z, Shi L, Wang Y, et al. Pathological findings of COVID-19 associated with acute respiratory distress syndrome. Lancet Res Med, 2020, 8(4): 420-422.

[5] Chen T, Yang CZ, Li MM, et al. Alveolar hypoxia-induced pulmonary inflammation: from local initiation to secondary promotion by activated systemic inflammation. J Vasc Res, 2016, 53(5-6): 317-329.

[6] Corada M, Mariotti M, Thurston G, et al. Vascular endothelial-cadherin is an important determinant of microvascular integrity in vivo. Proc Natl Acad Sci USA, 1999, 96(17): 9815-9820.

[7] Brochard L, Slutsky A, Pesenti A. Mechanical ventilation to minimize progression of lung injury in acute respiratory failure. Am J Respir Crit Care Med, 2017, 195(4): 438-442.

[8] Vieillard Baron A, Matthay M, et al. Experts'opinion on management of hemodynamics in ARDS patients: focus on the effects of mechanical ventilation. Intensive Care Med, 2016, 42(5): 739-749.

[9] Yang X, Cai S, Luo Y, et al. Extracorporeal membrane oxygenation for coronavirus disease 2019-induced acute respiratory distress syndrome: a multicenter descriptive study. Crit Care Med, 2020, 48(9): 1289-1295.

[10] Shaefi S, Brenner SK, Gupta S, et al. Extracorporeal membrane oxygenation in patients with severe respiratory failure from COVID-19. Intensive Care Med, 2021, 47(2): 208-221.

[11] Shekar K, Badulak J, Peek G, et al. Extracorporeal life support organization coronavirus disease 2019 interim guidelines: a consensus document from an international group of interdisciplinary extracorporeal membrane oxygenation providers. ASAIO J, 2020, 66(7): 707-721.

[12] Grant AA, Hart VJ, Lineen EB, et al. A weaning protocol for venovenous extracorporeal membrane oxygenation with a review of the literature. Artif Organs, 2018, 42(6): 605-610.

[13] Karagiannidis C, Mostert C, Hentschker C, et al. Case characteristics, resource use, and outcomes of 10 021 patients with COVID-19 admitted to 920 German hospitals: an observational study. Lancet Respir Med, 2020, 8(9): 853-862.

[14] Wu MY, Huang CC, Wu TI, et al. Venovenous extracorporeal membrane oxygenation for acute respiratory distress syndrome in adults: prognostic factors for outcomes. Medicine (Baltimore), 2016, 95(8): e2870.

[15] Wu MY, Chang YS, Huang CC, et al. The impacts of baseline ventilator parameters on hospital mortality in acute respiratory distress syndrome treated with venovenous extracorporeal membrane oxygenation: a retrospective cohort study. BMC Pulm Med, 2017, 17(1): 181.

[16] Buchner J, Mazzeffi M, Kon Z, et al. Single-center experience with venovenous ECMO for influenza-related ARDS. J Cardiothorac Vasc Anesth, 2018, 32(3): 1154-1159.

[17] Scudiero F, Silverio A, Di Maio M, et al. Pulmonary embolism in COVID-19 patients: prevalence, predictors and clinical outcome. Thromb Res, 2021, 198: 34-39.

[18] Sheng LS, Wang X, Tang N, et al. Clinical characteristics of moderate and severe cases with COVID-19 in Wuhan, China: a retrospective study. Clin Exp Med, 2021, 21(1): 35-39.

[19] Goudot G, Chocron R, Augy JL, et al. Predictive factor for COVID-19 worsening: insights for high-sensitivity troponin and D-Dimer and correlation with right ventricular afterload. Front Med (Lausanne), 2020, 7: 586307.

[20] Ahmadi ZH, Jahangirifard A, Farzanegan B, et al. Extracorporeal membrane oxygenation and COVID-19: the causes of failure. J Card Surg, 2020, 35(10): 2838-2843.

第三章　脓　毒　症

第一节　氢化可的松、维生素 C、维生素 B_1 联合方案在脓毒症治疗中的争议

尽管全球科学家已投入大量精力致力于脓毒症治疗药物的研发，但目前尚无成熟的临床转化成果。2017 年，Marik 等的回顾性研究显示，联合应用氢化可的松、维生素 C、维生素 B_1（即 HAT 方案）能改善脓毒症及感染性休克患者的器官功能障碍，将患者的院内病死率从 40.4% 降至 8.5%。由于这一方案经济且安全，引起广泛关注。近 3 年开展的 9 项随机对照研究以期验证这一结论，但研究结果间存在较大差异。目前，HAT 方案在理论依据、获益人群、启用时机、应用剂量及应用疗程方面仍存在较大争议。

一、理论依据的争议

发生脓毒症时，机体对维生素的需求增加，但摄入不足，感染性休克患者缺乏维生素 C 和维生素 B_1 的比例高达 50%，维生素 C 的缺乏可能与重症患者器官功能障碍相关。维生素 B_1 缺乏会导致患者血清乳酸水平升高。然而，目前尚未证实脓毒症患者维生素缺乏与预后不良存在显著相关性，补充维生素 B_1 能否降低患者的血清乳酸水平亦尚无定论。

二、获益人群的争议

脓毒症患者表现出的异质性是导致相关随机对照研究（randomized controlled trial，RCT）结果差异的可能原因。感染源控制在脓毒症的治疗中占主导地位。有研究显示，感染灶控制良好的患者更有可能从 HAT 方案中获益。无法控制的感染灶通常来源于腹腔，是导致脓毒症患者死亡的独立危险因素。一项 RCT 显示，腹腔感染来源的患者占比 50.9%，显著高于其他研究中腹腔感染来源的患者（6% ～ 12%）。其结果显示，HAT 方案未能改善患者的器官功能障碍及病死率，也未减少血管活性药物的使用时间。

有研究表明，感染性休克患者更有可能从氢化可的松中获益，而现有的 RCT 提示，脓毒症而非感染性休克患者更有可能从 HAT 方案中获益。感染性休克较脓毒症患者存在更严重的组织灌注不足，病情严重程度的差异及延迟接受干预可能导致前述研究结果的不同。HAT 方案中维生素 C 的主要机制为抗氧化，而活性氧导致的细胞损伤在脓毒症早期即可启动，进展至感染性休克阶段细胞损伤及器官功能障碍机制更为复杂，线粒体甚至已发生不可逆的损伤，此时应用抗氧化剂作用有限。

三、启用时间的争议

常平等研究的亚组分析显示，进入重症监护病房（ICU）48h 内诊断为脓毒症或感染性休克并接受 HAT 治疗的患者，其病死率低于对照组，而在延迟诊断（＞48h）的患者中未观察到相同结果。目前，部分 RCT 缺乏 HAT 方案启用时间的记录，记录了启用时间的研究均未在设计中规避时间偏倚的风险。HAT 方案的启用时间受到患者纳入标准、集束化治疗方案等因素影响。准确评估 HAT 方案的最佳启用时机需要记录患者入院、明确诊断、启用液体复苏、启用 HAT 方案等各个节点的时间，并做好时间偏倚风险的评估。笔者认为，脓毒症或感染性休克诊断明确后，尽早启用 HAT 方案可能使患者从中获益。

四、药物剂量的争议

HAT 方案的药物剂量差异主要体现在维生素 C 的剂量差异上。多数研究的维生素 C 应用剂量为 6.0g/d。Fowler 使用了更高剂量（50mg/kg，每 6 小时 1 次）的维生素 C，观察到治疗组患者第 28 天全因死亡率低于对照组。此前有研究显示，每天静脉注射维生素 C 10g 与患者草酸盐排泄增加和代谢性碱中毒相关，且未观察到治疗效果，亦无体外研究显示维生素 C 的保护作用具有剂量依赖性。因此，对应用大剂量维生素 C 治疗重症患者仍应持谨慎态度。目前，HAT 方案中维生素 B_1 及氢化可的松的应用剂量并未见相关不良反应的报道，但仍应注意氢化可的松对患者免疫功能的影响，必要时可启用免疫功能监测。

五、应用疗程的争议

由于缺乏疗效评估指标且血药浓度监测不便，目前 HAT 方案的应用疗程存在较大差异，为 4～10 天。有荟萃分析提示，与维生素 C 治疗 1～2 天及超过 5 天相比，给药 3～4 天可显著提高脓毒症患者的生存率。已有研究证实，HAT 方案治疗 4 天的患者，其维生素 C 缺乏已被纠正。

以血药浓度为目标的个体化治疗方案具有一定意义。对于存在维生素 B_1 缺乏的脓毒症患者，补充维生素 B_1 可降低血清乳酸水平，这提示维生素 C 及维生素 B_1 的基线水平或与 HAT 方案的疗效相关。Hwang 等根据入组时患者是否存在维生素 C 缺乏进行亚组分析，结果提示，2 组患者均无法从 HAT 方案中获益。但该研究纳入 50% 的腹腔感染患者，可能存在原发感染灶控制不佳的情况，因此，需要谨慎看待这一结论。

笔者认为，有必要在纳入患者时启动 HAT 治疗后动态监测患者血浆中的维生素 C 和维生素 B_1 浓度，以便于评估疗效并指导药物的应用疗程。

六、总结

目前，HAT 方案的应用理论依据仍不充分，尚无证据显示维生素缺乏与患者的不良结局有相关性。关于 HAT 方案获益人群的争议，笔者认为，感染源控制良好、未进展至感染性休克的患者更有可能从中该方案中获益；关于 HAT 方案在启用时间、应用剂量、应用疗程等方面的争议，笔者认为，早期启用、安全剂量（＜10g/d）的维生素 C、疗程不短于 3 天更有可能使患者获益，但还需要进一步研究验证。

（中山大学附属第一医院　宋文亮　吴健锋）

参考文献

[1] Marik PE, Khangoora V, Rivera R, et al. Hydrocortisone, vitamin C, and thiamine for the treatment of severe sepsis and septic shock: a retrospective before-after study. Chest, 2017, 151(6): 1229-1238.

[2] Wani SJ, Mufti SA, Jan RA. Combination of vitamin C, thiamine and hydrocortisone added to standard treatment in the management of sepsis: results from an open label randomised controlled clinical trial and a review of the literature. Infectious Diseases (London, England), 2020, 52(4): 271-278.

[3] Hwang SY, Ryoo SM, Park JE. Combination therapy of vitamin C and thiamine for septic shock: a multi-centre, double-blinded randomized, controlled study. Intensive Care Medicine, 2020, 46(11): 2015-2025.

[4] Chang P, Liao Y, Guan J. Combined treatment with hydrocortisone, vitamin C, and thiamine for Sepsis and septic shock: a randomized controlled trial. Chest, 2020, 158(1): 174-182.

[5] Moskowitz A, Huang DT, Hou PC. Effect of ascorbic acid, corticosteroids, and thiamine on organ injury in septic shock: the ACTS randomized clinical trial. JAMA, 2020, 324(7): 642-650.

[6] Fowler AA, Truwit JD, Hite RD, et al. Effect of vitamin C infusion on organ failure and biomarkers of inflammation and vascular injury in patients with Sepsis and severe acute respiratory failure: the CITRIS-ALI randomized clinical trial. JAMA, 2019, 322(13): 1261-1270.

[7] Fujii T, Luethi N, Young PJ. Effect of vitamin C, hydrocortisone, and thiamine vs hydrocortisone alone on time alive and free of vasopressor support among patients with septic shock: the VITAMINS randomized clinical trial. JAMA, 2020, 323(5): 423-431.

[8] Iglesias J, Vassallo AV, Patel VV, et al. Outcomes of metabolic resuscitation using ascorbic acid, thiamine, and glucocorticoids in the early treatment of Sepsis: the ORANGES trial. Chest, 2020, 158(1): 164-173.

[9] U Z, Prasannan P, Moni M, et al. Vitamin C therapy for routine care in septic shock (ViCTOR) trial: effect of intravenous vitamin C, thiamine, and hydrocortisone administration on inpatient mortality among patients with septic shock. Indian J Crit Care Med, 2020, 24(8): 653-661.

[10] Hussein AA, Sabry NA, Abdalla MS, et al. A prospective, randomised clinical study comparing triple therapy regimen to hydrocortisone monotherapy in reducing mortality in septic shock patients. Int J Clin Pract, 2021: e14376.

[11] Dizdar OS, Baspinar O, Kocer D, et al. Nutritional risk, micronutrient status and clinical outcomes: a prospective observational study in an infectious disease clinic. Nutrients, 2016, 8(3): 124.

[12] Borrelli E, Roux-Lombard P, Grau GE, et al. Plasma concentrations of cytokines, their soluble receptors, and antioxidant vitamins can predict the development of multiple organ failure in patients at risk. Crit Care Med, 1996, 24(3): 392-397.

[13] Fujii T, Fowler R, Vincent JL. Vitamin C and thiamine for sepsis: time to go back to fundamental principles. . Intensive Care Medicine, 2020, 46(11): 2061-2063.

[14] Sartelli M, Catena F, Ansaloni L, et al. Complicated intra-abdominal infections in Europe: a comprehensive review of the CIAO study. World Journal of Emergency Surgery, 2012, 7(1): 36.

[15] Annane D, Renault A, Brun-Buisson C, et al. Hydrocortisone plus fludrocortisone for adults with septic shock. N Engl J Med, 2018, 378(9): 809-818.

[16] Prauchner CA. Oxidative stress in sepsis:

Pathophysiological implications justifying antioxidant co-therapy. Burns, 2017, 43(3): 471-485.

[17] Vail EA, Gershengorn HB, Wunsch H, et al. Attention to immortal time bias in critical care research. Am J Respir Crit Care Med, 2021, 203(10): 1222-1229.

[18] de Grooth HJ, Manubulu-Choo WP, Zandvliet AS, et al. Vitamin C pharmacokinetics in critically ill patients: a randomized trial of four IV regimens. Chest, 2018, 153(6): 1368-1377.

[19] 刘军．脓毒症免疫调节治疗的共识与争议．中华医学杂志，2019，99（45）：3597-3600.

[20] Scholz SS, Borgstedt R, Ebeling N, et al. Mortality in septic patients treated with vitamin C: a systematic meta-analysis. Crit Care, 2021, 25(1): 17.

[21] Donnino MW, Andersen LW, Chase M, et al. Randomized, double-blind, placebo-controlled trial of thiamine as a metabolic resuscitator in septic shock: a pilot study. Crit Care Med, 2016, 44(2): 360-367.

第二节　感染性休克激素治疗的患者选择

脓毒症是机体因感染产生失调的免疫反应导致器官功能障碍的综合征，是重症患者最常见的并发症和致死原因。全球每年约有 3000 万例脓毒症患者，其中我国每年约有 300 万例，且死亡率高达 30%～50%，占医院死亡病例的 1/3～1/2。感染性休克是脓毒症导致的严重循环和代谢障碍，表现为经充分液体治疗仍无法纠正的顽固性低血压，死亡率更高。目前，脓毒症的治疗包括病因治疗、支持治疗及免疫调节治疗等，虽然免疫调节治疗中的激素治疗在感染性休克中的应用已有 60 多年的历史，但激素治疗在感染性休克的治疗中仍存在争议。在过去的 40 年间，有 24 项临床随机对照研究和 meta 分析探讨了激素治疗在感染性休克治疗中的价值，但这些研究的结果并没有得出一致结论。

一、感染性休克患者使用激素治疗能否受益

1976 年，Schumer 等的经典研究的第一部分纳入了 172 例感染性休克患者，将其随机分为激素治疗组（86 例）和生理盐水对照组（86 例），治疗组患者中 43 例接受地塞米松 3mg/kg 治疗、43 例接受甲泼尼龙 30mg/kg 治疗，86 例对照组患者接受生理盐水治疗。其结果显示，感染性休克患者接受激素治疗后死亡率从 38.4% 下降到 10.4%，其中甲泼尼龙亚组的死亡率为 11.6%，地塞米松亚组的死亡率为 9.3%。第二部分，该研究回顾了 328 例诊断为感染性休克的患者，发现激素治疗显著降低了死亡率，对照组的死亡率为 42.5%，治疗组的死亡率为 14%。

2002 年，Annane 等的研究纳入了 300 例感染性休克患者，随机分为激素治疗组和安慰剂组，激素治疗组连续 7 天使用氢化可的松（100mg/6h）联合氟氢可的松（50μg/d）治疗后 28 天死亡率从 63% 下降为 53%。进一步给予患者 250μg 促肾上腺皮质激素（adrenocorticotropic hormone，ACTH）（静脉推注）治疗，并根据血清皮质醇前后是否有变化（变化值＞9μg/dl 定义为有反应）将患者分为对 ACTH 刺激试验有反应和无反应 2 组进行亚组分析，结果发现，无反应亚组患者的 28 天死亡率从 63% 下降至 53%，有反应亚组患者的死亡率无差异。

2008 年，另一项大型临床研究（CORTICUS 研究）纳入了 499 例感染性休克患者，随机分为激素治疗组和安慰剂组，激素治疗组使用前 5 天 50mg/6h、6～8 天 50mg/12h、9～13 天 50mg/24h 的氢

化可的松治疗策略。其结果显示，2组患者的28天死亡率没有差异；且在对ACTH刺激试验有反应和没有反应的2组患者的亚组分析中，激素治疗并没有改善死亡率。

2016年，HYPRESS研究纳入353例严重脓毒症患者，随机分为激素治疗组和安慰剂组，激素治疗组行持续5天200mg/d氢化可的松激素治疗方案。其结果显示，激素治疗不能降低患者进展为感染性休克的概率，也不能改善28天死亡率。

2016年，VANISH研究纳入了409例感染性休克患者，随机分为血管升压素加氢化可的松组、血管升压素加安慰剂组、去甲肾上腺素加氢化可的松组及去甲肾上腺素加安慰剂组。第1组使用血管升压素的患者及第3组使用去甲肾上腺素的患者在血管升压药物使用剂量达到最大值时，予以氢化可的松50mg静脉推注，每6小时1次，持续5天，然后改为每12小时1次，持续3天，最后减量为每天1次，持续3天停药。第1、2组及第3、4组比较的结果显示，患者的28天死亡率没有改善，且血清肌酐、尿量、肾衰竭的发生率、连续性肾脏替代治疗（continuous renal replacement therapy，CRRT）的使用及严重不良事件的发生率没有差异，但激素治疗能够减少血管升压素和去甲肾上腺素的使用剂量。

2016年，拯救脓毒症运动（surviving sepsis campaign，SSC）指南建议，如果感染性休克患者在充分的液体复苏治疗和血管活性药物治疗后仍存在血流动力学不稳定，建议加用200mg/d氢化可的松。

2018年，一项meta分析纳入了22项激素治疗感染性休克的随机对照研究，包含7297例感染性休克患者。其结果显示，在感染性休克成人患者中使用低剂量的类固醇激素并不能影响死亡率，但能缩短患者的休克时间、机械通气时间和ICU时间。

2018年，ADRENAL研究纳入了3800例感染性休克患者，随机分为激素治疗组和安慰剂组，激素治疗组予以患者每天200mg氢化可的松静脉缓慢滴注，持续24h，治疗7天。其结果显示，2组患者的28天死亡率、90天死亡率没有差异，但激素治疗能够缩短患者的休克时间和机械通气时间。

2018年，APROCCHSS研究纳入了1241例感染性休克患者，随机分为激素治疗组和安慰剂组，激素治疗组患者每天接受50mg地塞米松（每6小时1次，静脉注射）联合50μg氟氢可的松（静脉注射）治疗，持续使用7天。其结果显示，虽然激素治疗组患者的28天死亡率没有改善，但90天死亡率从49.1%降至43.0%，且ICU死亡率和住院死亡率有所降低，血管升压药物的使用时间缩短，器官衰竭的时间缩短；2组的不良反应没有差异。

在过去2年中，至少有5项关于脓毒症治疗的指南发布了激素治疗的建议，除了一项指南外，其余指南均推荐当感染性休克患者对液体复苏和血管升压药物治疗的反应性较差时，可加用激素治疗。

二、激素治疗感染性休克的研究结果为何不同

在激素治疗脓毒症的所有研究中，有5项研究应该特别关注，分别是Annane研究、CORTICUS研究、VANISH研究、ADRENAL研究及APROCCHSS研究。这5项研究的样本量占所有同类研究的60%以上，且均为大规模、多中心、随机对照研究，纳入对象都是感染性休克患者，主要病因为社区获得性肺炎，其中革兰阴性菌感染的比例比革兰阳性菌感染稍高。这

些研究在休克定义、治疗开始时间及治疗人群的选择上均有所不同（表 3-2-1）。Annane 研究、ADRENAL 研究、APROCCHSS 研究的结果显示，感染性休克患者使用激素治疗后 28 天死亡率降低，其余 2 项研究则得出了相反的结果。

表 3-2-1 5 项随机对照研究标准的比较

项目	Annane 研究（2002）	CORTICUS 研究（2008）	VANISH 研究（2016）	ADRENAL 研究（2018）	APROCCHSS 研究（2018）
28 天死亡率改变（%）	−6	+2.8	+3.3	−1	−6
样本量（例）	300（19 个医疗中心）	499（52 个医疗中心）	409（18 个医疗中心）	3800（69 个医疗中心）	1241（34 个医疗中心）
发生休克到入组的时间（h）	<3	<72	<4	<24	<24
休克的定义	SBP 在 90mmHg 以下≥1h（充分补液后），多巴胺或肾上腺素或去甲肾上腺>5μg/(kg·h)；血清乳酸水平>2mmol/L	既往高血压患者血压下降>50mmHg 或无高血压患者 SBP 在 90mmHg 以下（充分补液后），需要血管升压药物维持；SBP≥90mmHg，血管升压药给药≥1h	根据临床检查、中心静脉压、氧饱和度或指导液体复苏的其他参数进行了充分的补液，但仍使用血管升压药物	血管升压药物或正性肌力药物以维持 SBP>90mmHg，或 MBP>60mmHg，或由于临床医师为了维持灌注设定的 MBP 目标，血管升压药物或正性肌力药物的使用时间达 4h	去甲肾上腺素或肾上腺素的使用剂量≥0.25μg/(kg·min) 或≥1mg/h，其他血管升压药物维持 SBP≥90mmHg 或 MBP≥65mmHg，血管升压药的使用时间≥6h
治疗人群	对 250μg ACTH 静脉推注无反应的患者（总皮质醇变化<9μg/dl）	对 250μg ACTH 静脉推注无反应的患者（总皮质醇变化<9μg/dl）	接受 0.06U/min 血管升压素或 12μg/min 去甲肾上腺素的患者	所有感染性休克患者	所有感染性休克患者

注：SBP. systolic blood pressure，收缩压；MBP. mean blood pressure，平均血压；ACTH. adrenocorticotropic hormone，促肾上腺皮质激素

值得注意的是，这 5 项研究入组患者的特征存在差异，Annane 研究、ADRENAL 研究、APROCCHSS 研究的患者较另 2 项研究的患者血管升压药物的使用剂量更多、机械通气比例更高、预计的死亡率更高、器官衰竭数量更多、器官损伤严重程度更重、血清乳酸水平更高、基线平均血压更低（表 3-2-2）。

表 3-2-2 5 项研究入组患者特征的比较

项目	Annane 研究（2002）	CORTICUS 研究（2008）	VANISH 研究（2016）	ADRENAL 研究（2018）	APROCCHSS 研究（2018）
年龄（岁）	60（17）	63（15）	63（17）	62（15）	66（15）
SAPS Ⅱ	57（19）	49（17）	-	-	56（19）
APACHE Ⅱ评分	-	-	25（9）	28（13）	-
SOFA 评分	-	-	-	-	-
平均动脉压（mmHg）	55（10）	69（17）	62（8）	72（8）	60（11）

（待续）

（续表）

项目	Annane 研究（2002）	CORTICUS 研究（2008）	VANISH 研究（2016）	ADRENAL 研究（2018）	APROCCHSS 研究（2018）
血清乳酸水平(mmol/L)	4.3（4.3）	4.1（4.1）	3.6（3.3）	3.8（3.1）	4.4（4.9）
血培养阳性率（%）	21	9	-	33	37
ACTH 试验无反应率（%）	75	67	-	-	55
去甲肾上腺素［μg/（kg · min）］	1.0（1.1）	0.4（0.5）	0.3（0.5）	0.4（0.1）	1.1（1.6）
机械通气患者比例（%）	100	86	58	100	92
CRRT 比例（%）	-	-	3	13	28

注："-" 代表研究中没有涉及该项数据。SAPS.simplified acute physiology score，简化急性生理评分；APACHE.scute physiology and chronic health evaluation，急性生理与慢性健康状况；SOFA.sequential organ failure assessment，序贯器官衰竭评估；CRRT.continuous renal replacement therapy，连续性肾脏替代治疗；ACTH.adrenocorticotropic hormone，促肾上腺皮质激素

此外，这 5 项研究使用不同种类的激素，包括琥珀酸氢化可的松、半琥珀酸氢化可的松及磷酸盐氢化可的松，但目前没有证据表明不同制剂之间的药代动力学和药效学差异与脓毒症的治疗结局有关。虽然各项研究使用的激素总剂量相近，但激素治疗策略有所不同，除 ADRENAL 研究给予持续的微泵注射激素外，其余研究均以单次静脉推注的方式给药。CORTICUS 研究和 VANISH 研究使用了逐步减量停药的方式。一项纳入 33 项研究（包含 4268 例患者）的 meta 分析的结果显示，使用连续输注的给药方式和单次静脉推注的给药方式对行激素治疗的感染性休克患者的死亡率没有影响。

三、感染性休克患者激素联用其他药物的治疗进展

维生素 C 可通过减轻炎症反应时氧化应激的影响来增强类固醇激素的功能，维生素 C 也具有抗感染作用，在改善内皮完整性的同时增加血管升压素的合成，故激素和维生素 C 可能存在协同作用。由于脓毒症患者经常缺乏维生素 C，故近年来一些研究评估了高剂量维生素 C 在脓毒症和感染性休克治疗中的作用，结果显示，类固醇激素、维生素 C 或硫胺素作为单一疗法在感染性休克的治疗中能够改善患者的预后，但效果有限。一项回顾性研究显示，这 3 种药物联用可以预防器官功能障碍，并将住院死亡率从对照组的 40.4% 降低到联合治疗组的 8.5%。有研究在需要入住 ICU 的重症肺炎患者中也观察到了类似发现（住院死亡率从 39% 降至 17%）。

2019 年的一项随机对照研究纳入了 137 例脓毒症患者，评估抗坏血酸、硫胺素及氢化可的松联合治疗的效果，观察患者的休克时间、SOFA 评分变化、28 天死亡率、ICU 死亡率、住院死亡率、降钙素原清除率、住院时间、ICU 时间及非机械通气时间等指标。纳入患者随机分为联合治疗组（68 例）和对照组（69 例）。其结果显示，联合治疗组患者的休克时间更短［(27±22) h *vs.* (53±38) h，$P<0.001$)］，但 ICU 死亡率、住院死亡率、ICU 时间、住院时间、非机械通气时间及降钙素原清除时间没有差异。

2020 年的一项在澳大利亚、新西兰和巴西的 10 个 ICU 进行的多中心临床研究纳入了 216 例感染性休克患者，实验组使用维生素 C（每 6 小时 1.5g）、氢化可的松（每 6 小时 50mg）和硫胺素（每 12

小时 200mg）联合治疗，对照组静脉注射氢化可的松（每 6 小时 50mg），观察患者的生存时间及血管升压药物的使用剂量和时间。其结果显示，联合治疗没有增加患者的生存时间，以及减少血管升压药物的使用时间和患者的休克时间。

2020 年的另一项随机、多中心、双盲临床研究纳入了美国 14 个医疗中心的 205 例感染性休克患者，随机分组，一组接受抗坏血酸（1500mg）、氢化可的松（50mg）和硫胺素（100mg）联合治疗，每 6 小时 1 次，持续 4 天；另一组匹配等量的安慰剂。其结果显示，在感染性休克患者中，联合治疗并没有降低患者的 SOFA 评分，但没有增加不良事件（高血糖、医院获得性感染）的发生率。

近来，还有学者提出个体化治疗策略。2020 年底发表在 *JAMA Network Open* 上的研究提出了基于机器学习的个体化治疗策略，该研究纳入了 2548 例患者的数据。其结果显示，根据最佳的个体化模型，患者的死亡风险降低的中位数为 2.90%（95%*CI* 2.79%～3.01%），提示感染性休克患者接受个体化的激素治疗策略能够很好地改善预后。

综上所述，虽然各项临床研究对于激素治疗感染性休克患者的疗效结果不一，但比较一致的结论是激素治疗能够减少感染性休克患者血管升压药物的使用时间和剂量，且能够缩短机械通气时间、器官衰竭的恢复时间及住院时间。同时，这些研究发现，感染性休克患者使用小剂量、短疗程的激素治疗较安全，胃肠道出血、继发性感染、代谢并发症及肌无力的发生风险没有增加。因此，若感染性休克患者在行充分的液体复苏和血管升压药物治疗的基础上仍存在血流动力学不平稳，联合使用激素可能会获益。

（上海交通大学医学院附属瑞金医院 潘晓俊 刘 娇）

参 考 文 献

[1] Schumer W. Steroids in the treatment of clinical septic shock. Annals of Surgery, 1976, 184(3): 333-341.

[2] Sprung CL, Annane D, Keh D, et al. Hydrocortisone therapy for patients with septic shock. The New England Journal of Medicine, 2008, 358(2): 111-124.

[3] Keh D, Trips E, Marx G, et al. Effect of hydrocortisone on development of shock among patients with severe sepsis: the HYPRESS randomized clinical trial. JAMA, 2016, 316(17): 1775-1785.

[4] Rygard SL, Butler E, Granholm A, et al. Low-dose corticosteroids for adult patients with septic shock: a systematic review with meta-analysis and trial sequential analysis. Intensive Care Medicine, 2018, 44(7): 1003-1016.

[5] Venkatesh B, Finfer S, Cohen J, et al. Adjunctive glucocorticoid therapy in patients with septic shock. The New England Journal of Medicine, 2018, 378(9): 797-808.

[6] Annane D, Renault A, Brun-Buisson C, et al. Hydrocortisone plus fludrocortisone for adults with septic shock. The New England Journal of Medicine, 2018, 378(9): 809-818.

[7] Annane D, Pastores SM, Rochwerg B, et al. Guidelines for the diagnosis and management of critical illness-related corticosteroid insufficiency (CIRCI) in critically ill patients (Part I): Society of Critical Care Medicine

(SCCM) and European Society of Intensive Care Medicine (ESICM) 2017. Intensive Care Medicine, 2017, 43(12): 1751-1763.

[8] Lamontagne F, Rochwerg B, Lytvyn L, et al. Corticosteroid therapy for sepsis: a clinical practice guideline. BMJ, 2018, 362: k3284.

[9] Nishida O, Ogura H, Egi M, et al. The Japanese clinical practice guidelines for management of sepsis and septic shock 2016 (J-SSCG 2016). Acute Medicine & Surgery, 2018, 5(1): 3-89.

[10] Rhodes A, Evans LE, Alhazzani W, et al. Surviving sepsis campaign: international guidelines for management of sepsis and septic shock: 2016. Intensive Care Medicine, 2017, 43(3): 304-377.

[11] Tavaré A, O'Flynn N. Recognition, diagnosis, and early management of sepsis: NICE guideline. The British Journal of General Practice, 2017, 67(657): 185-186.

[12] Annane D, Bellissant E, Bollaert PE, et al. Corticosteroids for treating sepsis. The Cochrane Database of Systematic Reviews, 2015, 2015(12): Cd002243.

[13] Zabet MH, Mohammadi M, Ramezani M, et al. Effect of high-dose Ascorbic acid on vasopressor's requirement in septic shock. Journal of Research in Pharmacy Practice, 2016, 5(2): 94-100.

[14] Fowler AA, Syed AA, Knowlson S, et al. Phase I safety trial of intravenous ascorbic acid in patients with severe sepsis. Journal of Translational Medicine, 2014, 12: 32.

[15] Iglesias J, Vassallo AV, Patel VV, et al. Outcomes of metabolic resuscitation using ascorbic acid, thiamine, and glucocorticoids in the early treatment of sepsis: the ORANGES trial. Chest, 2020, 158(1): 164-173.

[16] Fujii T, Luethi N, Young PJ, et al. Effect of vitamin C, hydrocortisone, and thiamine vs hydrocortisone alone on time alive and free of vasopressor support among patients with septic shock: the VITAMINS randomized clinical trial. JAMA, 2020, 323(5): 423-431.

[17] Moskowitz A, Huang DT, Hou PC, et al. Effect of ascorbic acid, corticosteroids, and thiamine on organ injury in septic shock: the ACTS randomized clinical trial. JAMA, 2020, 324(7): 642-650.

[18] Tilouche N, Jaoued O, Ali HBS, et al. Comparison between continuous and intermittent administration of hydrocortisone during septic shock: a randomized controlled clinical trial. Shock (Augusta, Ga), 2019, 52(5): 481-486.

第三节　不可忽视去甲肾上腺素诱导的免疫抑制

感染性休克是脓毒症的严重类型，具有高达 40% 的住院死亡率。去甲肾上腺素是治疗感染性休克的一线血管升压药物，且近年来越来越多的研究关注其诱导的免疫抑制作用，该作用可能与脓毒症患者的不良预后密切相关，临床医师不可忽视。

一、去甲肾上腺素与脓毒症免疫抑制相关

在脓毒症患者中，去甲肾上腺素的使用往往反映了疾病的严重程度。一般情况下，病情严重的患者需要更多的血管活性药物支持。理论上，去甲肾上腺素会加剧严重脓毒症诱导的免疫抑制，但鉴于去甲肾上腺素与疾病的严重程度存在依赖关系，故临床研究很难将两者分开探讨。目前支持去甲肾上腺素与脓毒症免疫抑制相关的证据多为间接性证据，包括：①去甲肾上腺素可通过 β- 肾上腺

素受体发挥重要的抗感染作用，如减少脂多糖刺激的白细胞炎症介质肿瘤坏死因子 -α（tumor necrosis factor-α，TNF-α）和白介素（interleukin，IL）-6 的产生而增加抗炎因子 IL-10 的释放；②小鼠实验显示，去甲肾上腺素可抑制自然杀伤细胞的细胞毒性，而去甲肾上腺素能神经末梢的破坏则可增加小鼠的细菌抵抗力；③来自荷兰的前瞻性队列研究显示，感染性休克与继发性感染呈正相关，且感染性休克的定义是以去甲肾上腺素的剂量高于某一界值为基础的；④减少儿茶酚胺药物使用的“允许性低血压”策略可改善老年重症患者的 90 天死亡率，相反，以高负荷剂量的血管升压药物维持较高水平的平均动脉压（>70mmHg）会增加感染性休克患者的死亡率。最近，有研究报道了支持去甲肾上腺素与脓毒症免疫抑制相关的直接证据，包括：①在小鼠脓毒症模型中，去甲肾上腺素减弱了活性氧和炎症介质的产生，增强了抗炎因子 IL-10 的释放；②在犬脓毒症模型中，去甲肾上腺素显著降低了脂多糖刺激的 TNF-α 的产生，增强了 IL-10 的释放；③在受脂多糖攻击的健康志愿者中，去甲肾上腺素提高了血浆 IL-10 浓度，减弱了干扰素 -γ（interferon-γ，IFN-γ）诱导的炎症因子释放；④在感染性休克患者中，给予的去甲肾上腺素剂量与 TNF-α/IL-10 的比值呈负相关。

二、去甲肾上腺素的免疫抑制机制

去甲肾上腺素是肾上腺素去掉 N- 甲基后形成的物质，与肾上腺素一样属于儿茶酚胺，两者均通过 α- 肾上腺素受体和 β- 肾上腺素受体发挥作用，这些受体属于 G 蛋白偶联型受体，几乎遍布人体的所有组织，包括淋巴器官（骨髓、胸腺、脾及淋巴结）和大多数免疫细胞。去甲肾上腺素具有突出的 α- 肾上腺素受体亲和力，但在高浓度情况下也会表现为较高的 β- 肾上腺素受体亲和力。去甲肾上腺素通过这 2 种受体的免疫调节途径为：①刺激 α- 肾上腺素受体，下游蛋白激酶 C 便被激活，然后蛋白激酶 C 诱导 IκB 复合物磷酸化，进而导致核因子 -κB（nuclear factor-κB，NF-κB）移位至细胞核，最终引起炎症因子转录的增加；②刺激 β- 肾上腺素受体，细胞内的环磷酸腺苷（cyclic adenosine monophosphate，cAMP）水平随之上升，进而激活下游的蛋白激酶 A，蛋白激酶 A 可阻止 NF-κB 进入细胞核，导致炎症因子转录减少，而抗炎因子 IL-10 的转录增加。

三、去甲肾上腺素的辅助替代药物

最近有证据表明，减少感染性休克治疗中的去甲肾上腺素剂量是安全的。就免疫学特性而言，各种非肾上腺素能血管升压药物作为感染性休克治疗中的儿茶酚胺辅助疗法可能比去甲肾上腺素具有根本优势。血管升压素或其类似物被认为是最有希望的去甲肾上腺素辅助替代药物，尽管目前的研究结果还没有显示出具有积极意义的临床阳性结果，但其弱化的免疫抑制作用在降低继发性感染方面的优势仍值得研究。血管紧张素Ⅱ是另一种血管升压药物，目前尚无其免疫抑制作用的报道，但将其用于感染性休克的辅助治疗可显著降低患者对去甲肾上腺素的需求。此外，β- 肾上腺素受体阻滞剂可改善感染性休克患者的预后。Stolk 等的研究更进一步地证实了 β- 肾上腺素受体阻滞剂在治疗脓毒症中的积极作用与其维持较高水平的炎症因子浓度相关。值得注意的是，上述研究均将新的血管升压药物作为去甲肾上腺素的辅助治疗手段来研究，其免疫学方面的益处极可能被去甲肾上腺素掩盖。此外，免疫抑制是严重脓毒症导致死亡的中间环节，探讨其与死亡的关系时不应以疾病的严重程度作为校正因素，否则会掩盖其与死亡的因果关系。关于后者，可以类比糖尿病中的血管损伤与心肌梗死间的关系来加以理解。在糖尿病患者中，血糖控制不良［表现为糖化血红蛋白（glycosylated hemoglobin，HbA1c）水平升高］会导致血管损伤，增加心肌梗死的发生率。HbA1c 反映了疾病的严重程度，血管损伤是中间因素，心肌梗死是结局。如果用 HbA1c 校正归因于血管损伤的心肌梗死发生率，结果会变得保守，甚至会误导人们质疑血管损伤是心肌梗死的病因这一被普遍接受的观点，但不可否认的是，针对血管损伤的干预措施（如经皮冠状动脉介入治疗）对糖尿病患者确实有益。类似的，减弱免疫抑制同样有益于脓毒症患者的预后。

总之，脓毒症引起的免疫抑制是感染性休克患者的常见现象，可能是继发性感染和晚期死亡的重要原因。除了脓毒症本身，目前的治疗方法可能会极大地加剧免疫抑制的发展。多种证据表明，去甲肾上腺素具有免疫抑制作用，且可增加继发性感染的风险。作为引起免疫抑制过程中为数不多的可改良的中间环节，去甲肾上腺素的辅助替代疗法正受到医师的关注。目前，在去甲肾上腺素的辅助替代疗法研究中，血管升压素、血管紧张素Ⅱ及 β- 肾上腺素受体阻滞剂是最有希望的 3 类药物。然而，鉴于现有研究中存在各种混杂因素的干扰，未来还需要更多高质量的临床研究和基础研究来证实完全克服去甲肾上腺素的免疫抑制作用的可行性。

（四川大学华西医院　李建波　廖雪莲）

参 考 文 献

［1］ Chambers KA, Park AY, Banuelos RC, et al. Outcomes of severe sepsis and septic shock patients after stratification by initial lactate value. World J Emerg Med, 2018, 9(2): 113-117.

［2］ Shankar-Hari M, Phillips GS, Levy ML, et al. Developing a new definition and assessing new clinical criteria for septic shock: for the third international consensus definitions for sepsis and septic shock (sepsis-3). JAMA, 2016, 315(8): 775-787.

［3］ Stolk RF, Kox M, Pickkers P. Noradrenaline drives immunosuppression in sepsis: clinical consequences. Intensive Care Med, 2020, 46(6): 1246-1248.

［4］ Andreis DT, Singer M. Catecholamines for inflammatory shock: a Jekyll-and-Hyde conundrum. Intensive Care Med, 2016, 42(9): 1387-1397.

［5］ Uhel F, van der Poll T. Norepinephrine in septic shock: a mixed blessing. Am J Respir Crit Care Med, 2020, 202(6): 788-789.

［6］ Stolk RF, van der Poll T, Angus DC, et al. Potentially inadvertent immunomodulation: norepinephrine use in sepsis. Am J Respir Crit Care Med, 2016, 194(5): 550-558.

［7］ Lamontagne F, Richards-Belle A, Thomas K, et al. Effect of reduced exposure to vasopressors on 90-day mortality in older critically ill patients with vasodilatory hypotension: a randomized clinical trial. JAMA, 2020, 323(10): 938-949.

［8］ Dunser MW, Ruokonen E, Pettila V, et al. Association of arterial blood pressure and vasopressor load with septic shock mortality: a post hoc analysis of a multicenter trial . Crit Care, 2009, 13(6): R181.

［9］ Stolk RF, van der Pasch E, Naumann F, et al. Norepinephrine dysregulates the immune response and compromises host defense during sepsis. Am J Respir

Crit Care Med, 2020, 202(6): 830-842.
[10] Merrill KM, Hull MB, Stoker A, et al. In vitro effects of epinephrine, norepinephrine, and dobutamine on lipopolysaccharide-stimulated production of tumor necrosis factor-alpha, interleukin-6, and interleukin-10 in blood from healthy dogs. Am J Vet Res, 2021, 82(5): 374-380.
[11] Sharma D, Farrar JD. Adrenergic regulation of immune cell function and inflammation. Semin Immunopathol, 2020, 42(6): 709-717.
[12] Lamontagne F, Day AG, Meade MO, et al. Pooled analysis of higher versus lower blood pressure targets for vasopressor therapy septic and vasodilatory shock. Intensive Care Med, 2018, 44(1): 12-21.
[13] Russell JA. Vasopressor therapy in critically ill patients with shock. Intensive Care Med, 2019, 45(11): 1503-1517.
[14] Laterre PF, Berry SM, Blemings A, et al. Effect of selepressin vs placebo on ventilator-and vasopressor-free days in patients with septic shock: the SEPSIS-ACT randomized clinical trial. JAMA, 2019, 322(15): 1476-1485.
[15] Khanna A, English SW, Wang XS, et al. Angiotensin Ⅱ for the treatment of vasodilatory shock. N Engl J Med, 2017, 377(5): 419-430.
[16] Morelli A, Ertmer C, Westphal M, et al. Effect of heart rate control with esmolol on hemodynamic and clinical outcomes in patients with septic shock: a randomized clinical trial. JAMA, 2013, 310(16): 1683-1691.
[17] Lall R, Mistry D, Skilton E, et al. Study into the reversal of septic shock with landiolol (beta blockade): STRESS-L study protocol for a randomised trial. BMJ Open, 2021, 11(2): e043194.

第四节　感染与非感染诱导的细胞因子风暴：同与不同

细胞因子风暴是一种危及生命的全身性炎症综合征，表现为循环细胞因子水平升高和免疫细胞过度激活，进而引起机体器官功能损伤。细胞因子风暴不仅可以由感染导致，也可以由嵌合抗原受体 T 细胞（chimeric antigen receptor T cell，CAR-T）治疗、移植物抗宿主反应、淋巴组织细胞增生症（hemophagocytic lymphohistiocytosis，HLH）及自身免疫性疾病等非感染因素导致。目前，细胞因子风暴并没有一个被广泛接受的诊断标准，如何区分“正常”“恰到好处”的炎症反应和“过度的”“过量的”细胞因子也存在分歧。Fajgenbaum 和 June 于 2020 年在《新英格兰医学杂志》上发表一篇综述，将细胞因子风暴定义为由多种因素触发机体循环中细胞因子水平迅速升高和免疫细胞过度活化并危及生命的全身炎症综合征，强调机体正常和失控的炎症反应间界限的重要性。他们提出了细胞因子风暴的 3 条诊断标准，即细胞因子大量增多、急性系统性炎症反应症状及由炎症导致的器官功能障碍。在这个定义下，他们认为严重感染导致的细胞因子风暴对机体有利有弊，但非感染因素导致的细胞因子风暴几乎都是有害的。认识感染和非感染性因素诱导的细胞因子风暴及其共同与不同之处，对疾病的评估和治疗方案的选择具有重要意义。本节将从驱动因素、临床表现、病理效应细胞、细胞因子及治疗方案等方面对感染及非感染因素诱导的细胞因子风暴的异同进行综述（表 3-4-1）。

表 3-4-1 细胞因子风暴的临床原因分类、病理驱动因素和治疗方法

细胞因子风暴的触发类型	诱因	病理性免疫细胞和驱动细胞因子	常用的治疗方法
医源性细胞因子风暴			
CAR-T 治疗	输注 CAR-T	巨噬细胞、CAR-T；IL-6、IL-1β	抗 IL-6 抗体、糖皮质激素
博纳吐单抗	输注 CD19 和 CD3 特异性 T 细胞受体相关抗体	活化的 T 细胞、巨噬细胞；IL-6	抗 IL-6 抗体、糖皮质激素
病原体导致的细胞因子风暴			
细菌性脓毒症	细菌感染	多种驱动因素	抗生素
EBV 相关的淋巴组织细胞增生症	遗传易感患者 EBV 感染	$CD8^+$T 细胞；干扰素 -γ、TNF	B 细胞清除治疗、糖皮质激素
HHV-8 相关的多中心型巨大淋巴结增生症	HIV 感染者或遗传易感患者 HHV-8 感染	病毒性 IL-6、人 IL-6	B 细胞清除治疗
新型冠状病毒肺炎（COVID-19）	易感人群发生 SARS-CoV-2 感染	驱动性因子不明确	糖皮质激素
单基因和自身免疫性细胞因子风暴			
原发性噬血细胞性淋巴组织细胞增生症	调节颗粒介导的细胞毒性基因的种系突变	$CD8^+$T 细胞；干扰素 -γ	T 细胞抑制或清除治疗、干扰素抑制剂、糖皮质激素
继发性噬血细胞性淋巴组织细胞增生症或巨噬细胞活化综合征	病毒性疾病（EBV 或 CMV），自身免疫性疾病（类风湿关节炎或成人 Still 病），或遗传易感性患者的肿瘤疾病（淋巴瘤）	$CD8^+$T 细胞、骨髓细胞；干扰素 -γ、IL-1β	治疗基础疾病，辅以 T 细胞抑制或清除治疗、IL-1β 抑制剂、JAK1 和 JAK2 抑制剂、糖皮质激素
自身炎症调节障碍	调节固有免疫系统和炎症小体激活的基因突变	固有免疫细胞；TNF、IL-1β	TNF 抗体、IL-1 抗体
自发性多中心型巨大淋巴结增生症	原因不明	$CD8^+$T 细胞；IL-6、mTOR	抗 IL-6 抗体、雷帕霉素、环孢霉素、化疗、糖皮质激素

注：CAR-T．嵌合抗原受体 T 细胞；IL．白介素；EBV．EB 病毒；HHV-8．人类疱疹病毒 -8；HIV．人类免疫缺陷病毒；TNF．肿瘤坏死因子；JAK．JAK 激酶；mTOR．哺乳动物雷帕霉素靶蛋白；SARS-CoV-2．严重急性呼吸综合征冠状病毒 2 型；CMV．巨细胞病毒

一、细胞因子风暴的不同驱动因素

感染是最常见的细胞因子风暴发生驱动因素。某些细菌包括链球菌和金黄色葡萄球菌能产生超抗原交叉连接主要组织相容性复合体和 T 细胞受体，导致 T 细胞的多克隆活化，进而产生大量细胞因子。超抗原是最强大的 T 细胞有丝分裂原，每毫升少于 0.1μg 的超抗原浓度足以使 T 细胞不受控制地被刺激，导致机体出现发热、休克，甚至死亡。播散性病毒感染也能引起严重的细胞因子风暴。有研究发现，对病毒存在高炎症反应的患者常存在体内病毒监测、免疫效应及调节机制方面的缺陷。人类疱疹病毒 -8（HHV-8）感染可导致多部位卡斯尔曼病（Castleman disease）（在卡波西肉瘤患者中），也可导致细胞因子风暴，主要由 HHV-8 感染的浆细胞过度产生人白介素（IL）-6 和病毒性 IL-6 引起。

非感染因素也可以诱导细胞因子风暴的发生。常见的非感染因素有单基因和自身免疫性疾病（如原发性噬血细胞性淋巴组织细胞增生症、继发性噬血细胞性淋巴组织细胞增生症、巨噬细胞活化综合征及自身炎症调节障碍等）。还有一些医源性因素，如 CAR-T 治疗及输注 $CD19^+$和 $CD3^+$特异性 T 细

胞受体相关抗体的治疗，都可诱导细胞因子风暴的发生。

二、感染与非感染因素诱导的细胞因子风暴有相似的临床表现

不同原因导致的细胞因子风暴的临床表现是相似的。几乎所有的患者都表现为发热，细胞因子剧烈升高的患者可表现为高热。另外，患者常出现疲劳、厌食、头痛、皮疹、腹泻、关节痛、肌痛及神经精神症状等表现。患者的临床表现迅速发展，包括出血和（或）凝血障碍、呼吸困难、低血压，甚至进展为休克。许多患者会出现呼吸系统症状，包括咳嗽和呼吸急促，可发展为急性呼吸窘迫综合征（ARDS），并伴有低氧血症，可能需要行机械通气。严重的细胞因子风暴可造成急性肾损伤、急性肝损伤，甚至心肌病。不同原因导致的细胞因子风暴的实验室检查结果往往不具有特异性。非特异性的炎症标志物改变，如C反应蛋白（CRP）普遍升高、白细胞增多、白细胞减少、贫血、血小板减少及铁蛋白和D-二聚体水平升高，均缺少临床特异性。希望凭借患者的临床基本特征区别感染或非感染因素导致的细胞因子风暴是不现实的。因为细胞因子的半衰期很短，循环中的细胞因子水平在全球范围内不容易获得准确的测量结果，且循环中的细胞因子水平无法准确反映局部组织的水平。因此，目前尚无细胞因子的具体阈值范围作为细胞因子风暴的诊断标准。在基础病因更复杂的ICU患者中，由单一的细胞因子区分感染或非感染因素导致的细胞因子风暴较为困难，具体某一细胞因子为“正常”或“过度”升高的阈值也难以确定。这些内容的规范仍有待未来更多的研究提供可参考的数据。对循环中细胞因子的变化进行持续监测可能有助于鉴别某些不同诱因的细胞因子风暴。有研究发现，与脓毒症诱导的细胞因子风暴患者相比，由CAR-T治疗导致的细胞因子风暴患者的血清细胞因子水平（最显著的是干扰素-γ）通常更高，而脓毒症诱导的细胞因子风暴患者循环中的IL-1β、降钙素原及内皮损伤标志物水平通常更高。因此，联合检测排除感染和测定血清细胞因子有助于确定细胞因子风暴的原因。值得注意的是，非感染因素也可能导致感染，且在治疗过程中感染会发展，继续监测感染的发生非常有必要。

三、感染与非感染因素诱导的细胞因子风暴可能由不同的病理免疫细胞介导

机体依赖固有免疫系统和适应性免疫系统来对抗入侵的病原体等外来刺激。在细胞因子风暴的发病机制中，最常涉及的固有细胞包括中性粒细胞、巨噬细胞和自然杀伤（NK）细胞。中性粒细胞可产生中性粒细胞胞外陷阱，在细胞因子风暴期间放大细胞因子的产生。巨噬细胞通常来源于循环中不分裂的单核细胞，它们具有多种功能，包括吞噬衰老细胞、组织修复和免疫调节及抗原递呈等。在多种形式的细胞因子风暴中，巨噬细胞被过度激活并分泌过量的细胞因子，最终导致严重的组织损伤，引发器官衰竭。细胞因子风暴患者骨髓活检标本中常可见噬血细胞。干扰素-γ可诱导巨噬细胞吞噬血细胞，并造成细胞因子风暴患者常见的血细胞减少。过量的IL-6可能通过减少穿孔素和颗粒酶的产生介导NK细胞功能的损伤，使得NK细胞在细胞因子风暴中常减少，这在细胞因子风暴中可能导致长时间的抗原刺激和持续的炎症。

适应性免疫系统由B细胞和T细胞组成。T细胞分化成许多亚群，这些亚群具有不同的效应细胞功能，可能参与细胞因子风暴。1型辅助性T细胞（Th1）和细胞毒性T淋巴细胞（CTL）主要负责宿主对病毒感染的防御。Th1调节巨噬细胞的募集，而Th2募集嗜酸性粒细胞和嗜碱性粒细胞，

Th9 募集肥大细胞，Th17 募集中性粒细胞。细胞因子风暴期间，Th1 型炎性反应过度常发生。医源性诱因（如 CAR-T 治疗和抗 CD28 抗体治疗）导致的细胞因子风暴是由过度活化的 T 细胞引发的。B 细胞通常与细胞因子风暴的发病机制无关，但 B 细胞缺失治疗某些细胞因子风暴疾病的有效性（如 HHV-8 相关的多中心卡斯尔曼病），表明这些细胞能够引发或传播细胞因子风暴，特别是在病毒感染时。B 细胞在其他因素导致的细胞因子风暴中的作用有待进一步研究。

四、感染与非感染因素诱导的细胞因子风暴的驱动细胞因子不同

干扰素 -γ、IL-1、肿瘤坏死因子（TNF）、IL-6 几乎在所有类型的细胞因子风暴中均作为关键细胞因子，被认为在细胞因子风暴中具有重要的致病作用。其中，IL-6 在各种细胞因子中均与死亡率密切相关，也是各种细胞因子中研究得最早且最透彻的治疗靶点。司妥昔单抗（siltuximab）是针对 IL-6 的中和抗体，托珠单抗则是中和 IL-6 受体（IL-6R）的单克隆抗体，均已在许多细胞因子风暴中被证实有效，包括 HLH 和 CAR-T 诱导的细胞因子风暴。在脓毒症导致的细胞因子风暴中，对于 IL-6 抗体和清除 IL-6 的细胞因子吸附柱是否能改善患者的预后，目前有多项随机对照试验在进行中，结果值得期待。

2020 年，一项研究比较了 CAR-T 治疗后导致的非感染性细胞因子风暴及 CAR-T 治疗后并发脓毒症时血清中不同的细胞因子表达谱。该研究发现，CAR-T 治疗后合并脓毒症时，细胞因子释放以 IL-1β 释放更显著，干扰素 -γ 升高不明显，而非感染性细胞因子风暴表现为干扰素 -γ 更高或干扰素 -γ 与 IL-1β 均较低。以干扰素 -γ 和 IL-1β 联合诊断 CAR-T 治疗合并的脓毒症和非感染性细胞因子风暴的准确性达 97%。与脓毒症患者相比，非感染性细胞因子风暴患者具有更高水平的与巨噬细胞激活相关的标志物，如粒细胞刺激因子（GM-CSF）和巨噬细胞驱动蛋白 1（MCP1）等。相反，与非感染性细胞因子风暴患者相比，脓毒症患者的 IL-4、IL-13R、可溶性 IL-4 受体、血管生成因子及碱性成纤维细胞因子水平显著升高。

不同的发病原因预测和评估细胞因子风暴严重程度的分级系统不同。血清生物标志物包括糖蛋白 130（GP130）、干扰素 -γ 及 IL-1 受体拮抗剂（IL1RA），可用于预测 CAR-T 治疗诱导的细胞因子风暴的严重程度。由于脓毒症患者可能存在免疫抑制或免疫过度的状态，判断细胞因子风暴的严重程度则较为复杂，医师需要根据患者的临床表现和多项实验室检查指标来综合判断。

五、感染与非感染因素诱导的细胞因子风暴的治疗不同

细胞因子风暴的一般治疗策略包括维持重要器官的功能、控制潜在疾病、消除异常免疫系统激活的触发因素及靶向免疫调节或非特异性免疫抑制以限制激活免疫系统的附带损害等。对于感染诱导的细胞因子风暴，治疗的关键在于感染病灶的控制及抗感染治疗。由于大多数病毒感染缺乏有效的治疗药物，故病毒感染诱导的细胞因子风暴比细菌感染的治疗更复杂。由于细胞因子风暴在严重感染中的作用较复杂，故目前细胞因子风暴的治疗研究进展大多集中在 CAR-T 治疗、HLH 等非感染因素中。针对 IL-6 等的抗体治疗和糖皮质激素等在非感染因素导致的细胞因子风暴中均起到较好的效果。最近一种结合干扰素 -γ 的单克隆抗体也被批准用于原发性 HLH 患者的细胞因子风暴治疗。此前有研究显示，该抗体治疗合并严重感染的 HLH 患者时，对感染的控制并未产生影响。抗 TNF 治疗在某些自身

免疫性疾病驱动的细胞因子风暴条件下有效，但其在脓毒症患者中的疗效和安全性仍有待更多的证据支持。

值得注意的是，中和某种特定的细胞因子（如抗 IL-6、抗 TNF、抗干扰素 -γ 或抗 IL-1β 抗体）并不总是在所有的细胞因子风暴中都有效，影响其效果的关键因素是循环及组织中该细胞因子的水平高低。此外，中和细胞因子的各种治疗方法具有各自的不良反应和风险。联合治疗比单药治疗有更多的潜在风险。病理性炎症本身就是一种免疫缺陷，会使患者面临感染的风险，而免疫抑制剂很可能会进一步增加这种风险。

细胞因子风暴没有一个统一的定义。虽然不同驱动因素诱发的细胞因子风暴的临床表现相似，但其免疫发生机制、病理生理改变及治疗均存在诸多差异。如何区分保护性炎症反应和病理性细胞因子风暴、如何区分感染或非感染因素诱导对患者的评估及治疗均具有重要意义，且具有相当的挑战性。有研究证实，特发性多中心卡斯尔曼病、HLH 或 CAR-T 治疗相关的细胞因子风暴的靶向治疗方法已取得较好的临床疗效，但在感染诱发的细胞因子风暴中，仍缺乏足够的证据证实靶向治疗的有效性。

（中山大学附属第一医院 赖汉津 刘紫锰）

参 考 文 献

［1］Shimabukuro-Vornhagen A, Gödel P, Subklewe M, et al. Cytokine release syndrome. J Immunother Cancer, 2018, 6: 56.

［2］Ferrara JL. Cytokine inhibitors and graft-versus-host disease. Ann N Y Acad Sci, 1995, 770: 227-236.

［3］Fajgenbaum DC, June CH. Cytokine storm. N Engl J Med, 2020, 383: 2255-2273.

［4］Polizzotto MN, Uldrick TS, Wang V, et al. Human and viral interleukin-6 and other cytokines in Kaposi sarcoma herpesvirus-associated multicentric Castleman disease. Blood, 2013, 122: 4189-4198.

［5］Teachey DT, Lacey SF, Shaw PA, et al. Identification of predictive biomarkers for cytokine release syndrome after chimeric antigen receptor T-cell therapy for acute lymphoblastic leukemia. Cancer Discov, 2016, 6: 664-679.

［6］Diorio C, Shaw PA, Pequignot E, et al. Diagnostic biomarkers to differentiate sepsis from cytokine release syndrome in critically ill children. Blood Adv, 2020, 4: 5174-5183.

［7］Diorio C, Shaw PA, Pequignot E, et al. Diagnostic biomarkers to differentiate sepsis from cytokine release syndrome in critically ill children. Blood Adv, 2020, 4: 5174-5183

［8］Crayne CB, Albeituni S, Nichols KE, et al. The immunology of macrophage activation syndrome. Front Immunol, 2019, 10: 119.

［9］Xie G, Dong H, Liang Y, et al. CAR-NK cells: a promising cellular immunotherapy for cancer. E Bio Medicine, 2020, 59: 102975.

［10］Copaescu A, Smibert O, Gibson A, et al. The role of IL-6 and other mediators in the cytokine storm associated with SARS-CoV-2 infection. J Allergy Clin Immunol, 2020, 146: 518-534.

［11］Kang S, Tanaka T, Narazaki M, et al. Targeting interleukin-6 signaling in clinic. Immunity, 2019, 50: 1007-1023.

［12］Seymour CW, Kennedy JN, Wang S, et al. Derivation,

validation, and potential treatment implications of novel clinical phenotypes for sepsis. JAMA, 2019, 321: 2003-2017.

[13] Reyes M, Filbin MR, Bhattacharyya RP, et al. An immune-cell signature of bacterial sepsis. Nat Med, 2020, 26: 333-340.

[14] Locatelli F, Jordan MB, Allen C, et al. Emapalumab in children with primary hemophagocytic lymphohistiocytosis. N Engl J Med, 2020, 382: 1811-1822.

[15] Lounder DT, Bin Q, De Min C, et al. Treatment of refractory hemophagocytic lymphohistiocytosis with emapalumab despite severe concurrent infections. Blood Adv, 2019, 3: 47-50.

[16] Aikawa N, Takahashi T, Fujimi S, et al. A phase II study of polyclonal anti-TNF-α (AZD9773) in Japanese patients with severe sepsis and/or septic shock. J Infect Chemother, 2013, 19: 931-940.

第五节　集束化治疗是否对医院内发生的脓毒症有效

一、医院获得性脓毒症的流行病学

根据 *The Third International Consensus Definitions for Sepsis and Septic Shock*（简称 Sepsis-3）的定义，脓毒症是指因感染引起的宿主反应失调导致危及生命的器官功能障碍。目前，全球脓毒症的发病人数约为 4800 万 / 年，因脓毒症而死亡的人数达 1100 万 / 年，占全球总死亡人数的 19.7%，脓毒症已成为医疗卫生系统的重大负担，尤其在欠发达地区。脓毒症是住院患者死亡的主要原因。目前，全球范围内正采取各种举措寻求改善脓毒症的早期诊断和治疗方法。迄今为止，大部分努力都集中在因脓毒症到医院挂急诊的患者。然而，流行病学研究表明，医院获得性脓毒症可能仅占所有脓毒症患者的 10%～20%，且与社区获得性脓毒症患者相比，其预后更差。

目前，业内将更多的注意力集中在提高对医院获得性脓毒症的识别和治疗上，但具体认识仍存在重大缺陷，特别是目前尚不明确与医院获得性脓毒症相关的不良结果在多大程度上是由患者的潜在合并症和疾病的严重程度或可改变的因素（如护理质量）所致。先前的研究对医院获得性脓毒症真实流行病学的证据十分有限，因为大多数研究都使用入院时的数据来识别脓毒症，但通过入院时的数据对脓毒症进行监测是不可靠的，因为不同的临床医师和不同的医院在诊断模式及对于脓毒症和器官功能障碍编码的完整性及特异性方面存在很大差异。此外，入院时的数据不允许对患者在脓毒症发作时基础疾病的严重程度进行详细的风险调整。

美国疾病控制与预防中心（Centers for Disease Control and Prevention，CDC）最近发布了成人脓毒症事件的相关定义，该定义使用客观临床数据来识别脓毒症患者，从而提高各医院监测和诊断的一致性。重要的是，成人脓毒症事件使用临床标准确定了脓毒症的发病日，可以更准确地区分医院获得性脓毒症和社区获得性脓毒症。Rhee 等进行了一项大规模多中心回顾性队列研究（136 家医院参与），使用统一的美国 CDC 成人脓毒症事件标准和详细的电子健康记录（electronic health record，EHR）数据来阐明医院获得性脓毒症的流行病学及其与死亡率的关系。该研究共纳入 95 154 例脓毒症患者，其中 12.1% 为医院获得性脓毒症（大约 8 例脓毒症患者中有 1 例为医院获得性），87.9% 为社区获得性脓毒症。与社区获得性脓毒症患者相比，医院获得性脓毒症患者更年轻（年龄中位数：66 岁 *vs.*

68 岁)，但存在更多的基础疾病(中位 Elixhauser 评分：14 分 *vs.* 11 分)、更高的序贯器官衰竭评估(sequential organ failure assessment，SOFA)评分(中位数：4 分 *vs.* 3 分)、更高的重症监护病房(intensive care unit，ICU)入住率(61% *vs.* 44%)、更长的住院时间(中位数：19 天 *vs.* 8 天)及更高的住院死亡率(33% *vs.* 17%)(P 均<0.001)。通过 Cox 多因素回归分析发现，医院获得性脓毒症患者的死亡风险是社区获得性脓毒症患者的 2.1 倍(95% *CI* 2.0～2.2)，而非脓毒症入院的患者发生医院内脓毒症的死亡风险为 3.0 倍(95% *CI* 2.9～3.2)。因此，医院获得性脓毒症是疾病监测、预防及质量持续改进应该关注的重点。

医院获得性脓毒症患者死亡风险高的原因包括：①患者类型可能存在差异。例如，因癌症接受诱导中性粒细胞减少或其他免疫抑制状态的化疗药物的患者合并脓毒症在医院内更常见，而该人群患脓毒症后预后非常差。②感染部位分布不同。在医院获得性脓毒症患者中，腹腔内感染更多见。有研究提示，手术患者住院时发生脓毒症的概率较高。医院获得性脓毒症患者病情较重反映为更高的 SOFA 评分及脓毒症发作时更频繁地需要使用血管升压药物和机械通气，而社区获得性脓毒症患者更常出现血清乳酸水平升高和急性肾损伤。③医院获得性脓毒症患者发生抗生素耐药菌株感染的概率较高，这可能会导致医师不适当地经验性使用抗生素，导致死亡风险增加。④与急诊科医师相比，普通非 ICU 科室住院医师对脓毒症的识别存在延迟，而急诊科医师大量关注脓毒症的识别和集束化治疗的实施。例如，先前有研究发现，住院医师不太关注脓毒症发生时患者的血清乳酸水平变化；而最近的一项分析发现，与社区获得性脓毒症相比，医院获得性脓毒症对 1h 集束化治疗(SEP-1)的依从性较低，提示医师可能有机会通过开发系统来提高对医院获得性脓毒症的识别和管理，从而降低医院获得性脓毒症的发生率和死亡率。

二、2018 年严重脓毒症的 1h 集束化治疗

2018 年 4 月，拯救脓毒症运动(surviving sepsis campaign，SSC)在原有的脓毒症 3h 及 6h 集束化治疗的基础上进一步提出 SEP-1(表 3-5-1)。

表 3-5-1 SEP-1

集束化治疗组分	推荐等级及证据质量
测量血清乳酸水平，如果初始血清乳酸水平>2mmol/L，则复测	弱推荐，证据质量低
抗生素使用前获取血培养	最佳实践声明
静脉使用广谱抗生素	强推荐，证据质量中
对于低血压或血清乳酸水平>4mmol/L 者，快速滴注 30ml/kg 晶体液	强推荐，证据质量低
液体复苏过程中或结束后仍存在低血压者使用升压药物以维持平均动脉压(mean arterial pressure，MAP)>65mmHg	强推荐，证据质量中

以往集束化治疗的要点为推荐立即给予抗生素，大量液体(4L)复苏后无效才使用血管升压药物，如果患者反应不佳再加用糖皮质激素，而这个逐渐升级的过程可能需要 12h 或更长。SEP-1 除了保留尽快使用广谱抗生素的推荐外，更强调保守的液体复苏策略，即液体只在复苏早期使用，而不是贯穿整个过程。一旦初期液体复苏无效，医师则应尽快给予血管升压药物，而不是既往的等待大量液体复

苏结束后。新的证据不支持“积极的液体复苏对于稳定脓毒症诱导的组织低灌注或感染性休克至关重要”这一概念，理由主要是液体复苏对提高动脉压及心脏指数的作用小，反而导致有效动脉弹性下降，从而增强动脉血管舒张和脓毒性休克的高动力学特征，甚至可能导致严重的器官水肿和“延迟”的血流动力学损害。因此，SEP-1的优化主要体现在抗生素、液体复苏及去甲肾上腺素均立即开始使用；如果需要，可在几分钟内添加额外的血管升压药物；立即开始用氢化可的松、维生素C及维生素B综合措施进行代谢复苏；随着患者病情稳定，血管升压药物和代谢治疗逐渐撤离。有证据表明，该快速升级策略使患者更快地稳定，总体上减少了ICU停留时间，且可能减少器官衰竭的发生率和患者的死亡率（图3-5-1）。

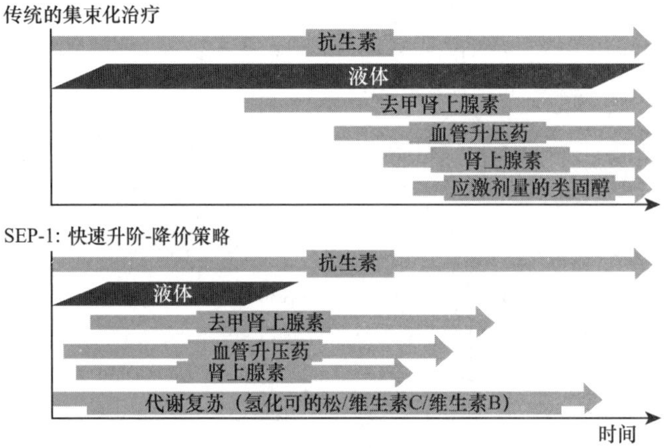

图3-5-1 传统的集束化治疗与SEP-1比较

三、SEP-1对医院获得性脓毒症的效果及争议

多种早期脓毒症的护理干预措施或集束化治疗方案（包括2018年提出的SEP-1）都主要在社区获得性脓毒症患者中进行研究，包括在美国纽约进行的里程碑性的观察性研究，其主要针对急诊科患者。不同研究的结果显示，SEP-1对降低死亡率的效果存在争议。到目前为止，SEP-1用于管理医院获得性脓毒症患者的有效性仍未得到证实。尽管如此，SEP-1仍被推荐用于所有的脓毒症患者，不管是医院获得性脓毒症患者还是社区获得性脓毒症患者。

Baghdadi等进行了一项大型多中心回顾性队列研究，纳入4家医院共6404例脓毒症患者（根据Sepsis-3的诊断标准），且首次纳入了医院获得性脓毒症患者，旨在评估SEP-1对于医院获得性脓毒症患者或社区获得性脓毒症患者（根据脓毒症发生的0时间，以发生于住院过程中或急诊科区分）的死亡率及器官功能障碍的影响及其差异。其结果显示，医院获得性脓毒症患者占35.9%，社区获得性脓毒症患者占64.1%。在社区获得性脓毒症患者中，3h内的血清乳酸水平检测与死亡率降低相关，而抗生素前的血培养和广谱静脉抗生素治疗与更少的血管升压药物治疗天数相关。在医院获得性脓毒症患者中，广谱静脉抗生素治疗是唯一与死亡率改善及减少血管升压药物治疗天数显著相关的集束化成分。因此，尽管SEP-1的多种成分与在急诊科就诊的社区获得性脓毒症患者的死亡率降低或血管升压药物治疗天数减少有关，但只有广谱静脉抗生素治疗与医院获得性脓毒症患者的死亡率降低有关，实施完整的 SEP-1 方案并不能改善医院获得性脓毒症患者的死亡率。当前的 SEP-1 质量指标可能需要根据脓毒症发生的不同地点进行个体化及精准化改进。

最佳的脓毒症管理需要细致入微且个性化的方法，部分取决于患者的具体临床表型、相关的合并症及诊治的临床环境。SEP-1 中的一个组分为要求监测血清乳酸水平，其不仅对脓毒症的预后有预测价值，还可以指导将患者从急诊科转入 ICU，而观察性研究提示及时转入 ICU 可以改善脓毒症患者的预后。相对于已经住院的患者来说，血清乳酸水平虽对预后仍有预测价值，但可能远不如在急诊科的作用那么显著。此外，住院患者得到的治疗可能已经比较充分。例如，已经进行静脉输液治疗（包括药物、营养及“无意识”的液体治疗等），导致液体容量充足，许多患者甚至超负荷。对已经液体容量充足的脓毒症住院患者行积极的液体复苏通常会导致液体超负荷，与患者的预后不良（包括死亡）有关。因此，SEP-1 要求的早期液体复苏可能作用无法显示，甚至有害。也有研究证实，医院获得性脓毒症患者对 SEP-1 液体复苏组分的依从性较低（17.7%），且不能改善预后。另外，医院获得性脓毒症患者的特征与社区获得性脓毒症患者存在差异，如合并无法逆转的基础疾病更普遍。在这种情况下，SEP-1 不能提供额外的益处，反而可能导致过度治疗。

脓毒症是一个复杂的疾病过程，需要医师高度且详细地关注每例患者的独特合并症和时间过程，以及对治疗反应的多方面、实时、动态评估。目前，SEP-1 是一种“全有或全无”的措施，其假设每个组分的权重相等。但有研究表明，SEP-1 可能存在误导性。SEP-1 忽略了医院获得性脓毒症和社区获得性脓毒症之间的显著差异，提供了一个过于简化且可能有害的标尺用于指导治疗和评估护理质量。无论是社区获得性脓毒症还是医院获得性脓毒症，早期给予广谱静脉抗生素治疗均可改善患者的预后。因此，如果要重建 SEP-1 以更准确地指导治疗，应考虑将早期使用广谱抗生素的权重加大。SEP-1 的其他组分（如血清乳酸水平检测、血培养、静脉输液治疗及血管升压药物治疗）不应与广谱静脉抗生素治疗的推荐地位相等。

（中国人民解放军南部战区总医院 苏 磊 李 悦）

参 考 文 献

[1] Kristina E, Sarah C, Kareha M, et al. Global, regional, and national sepsis incidence and mortality, 1990—2017: analysis for the Global Burden of Disease Study. Lancet, 2020, 18(395): 200-211.

[2] Rhee C, Dantes R, Epstein L, et al. Incidence and trends of sepsis in US hospitals using clinical vs claims data, 2009—2014. JAMA, 2017, 318(13): 1241-1249.

[3] Rhee C, Jones TM, Hamad Y, et al. Prevalence, underlying causes, and preventability of sepsis associated mortality in US acute care hospitals. JAMA Netw Open, 2019, 2(2): e187571.

[4] Venkatesh AK, Slesinger T, Whittle J, et al. Preliminary performance on the new CMS sepsis-1 national quality measure: early insights from the emergency quality network (E-QUAL). Ann Emerg Med, 2018, 71(1): 10-15 .

[5] Paoli CJ, Reynolds MA, Sinha M, et al. Epidemiology and costs of sepsis in the United States-An analysis

based on timing of diagnosis and severity level. Crit Care Med, 2018, 46(12): 1889-1897.

[6] Schorr C, Odden A, Evans L, et al. Implementation of a multicenter performance improvement program for early detection and treatment of severe sepsis in general medical-surgical wards. J Hosp Med, 2016, 11(Suppl 1): S32-S39.

[7] Rhee C, Jentzsch MS, Kadri SS, et al. Variation in identifying sepsis and organ dysfunction using administrative versus electronic clinical data and impact on hospital outcome comparisons. Crit Care Med, 2018, 47(4): 493-500.

[8] Rhee C, Dantes RB, Epstein L, et al. Using objective clinical data to track progress on preventing and treating sepsis: CDC's new'Adult Sepsis Event' surveillance strategy. BMJ Qual Saf, 2019, 28(4): 305-309.

[9] Rhee C, Wang R, Zhang Z, et al. Epidemiology of hospital-onset versus community-onset sepsis in U.S. hospitals and association with mortality: a retrospective analysis using electronic clinical data. Crit Care Med, 2019, 47(9): 1169-1176.

[10] Kadri SS, Adjemian J, Lai YL, et al. Difficult-to-treat resistance in gram-negative bacteremia at 173 US hospitals: retrospective cohort analysis of prevalence, predictors, and outcome of resistance to all first-line agents. Clin Infect Dis, 2018, 67(12): 1803-1814.

[11] Han X, Edelson DP, Snyder A, et al. Implications of centers for medicare & medicaid services severe sepsis and septic shock early management bundle and initial lactate measurement on the management of sepsis. Chest, 2018, 154(2): 302-308.

[12] Rhee C, Filbin MR, Massaro AF, et al. Compliance with the national SEP-1 quality measure and association with sepsis outcomes: a multicenter retrospective cohort study. Crit Care Med, 2018, 46(10): 1585-1591.

[13] Kalantari A, Rezaie S. Challenging the one-hour sepsis bundle. Western Journal of Emergency Medicine, 2019, 20(2): 185-190.

[14] Marik P, Farkas J. The changing paradigm of sepsis: early diagnosis, early antibiotics, early pressors, and early adjuvant treatment. Critical Care Medicine, 2018, 46(10): 1690-1692.

[15] Seymour CW, Gesten F, Prescott HC, et al. Time to treatment and mortality during mandated emergency care for sepsis. N Engl J Med, 2017, 376(23): 2235-2244.

[16] Pepper DJ, Jaswal D, Sun J, et al. Evidence underpinning the centers for medicare & medicaid services' severe sepsis and septic shock management bundle (SEP-1): a systematic review. Ann Intern Med, 2018, 168(8): 558-568.

[17] Pepper DJ, Sun J, Cui X, et al. Antibiotic-and fluid-focused bundles potentially improve sepsis management, but high-quality evidence is lacking for the specificity required in the centers for medicare and medicaid service's sepsis bundle (SEP-1). Crit Care Med, 2019, 47(10): 1290-1300.

[18] Centers for Medicare & Medicaid Services. Hospital inpatient specifications manuals. [2019-12-01]. https://www.qualitynet.org/inpatient/specifications-manuals.

[19] Baghdadi J, Brook R, Daniel Z. Association of a care bundle for early sepsis management with mortality among patients with hospital-onset or community-onset sepsis. JAMA Intern Med, 2020, 180(5): 707-716.

[20] Liu Z, Meng Z, Li Y, et al. Prognostic accuracy of the serum lactate level, the SOFA score and the qSOFA score for mortality among adults with sepsis. Scand J Trauma Resusc Emerg Med, 2019, 27(1): 51.

[21] Frenzen FS, Kutschan U, Meiswinkel N, et al. Admission lactate predicts poor prognosis independently of the CRB/CURB-65 scores in community-acquired pneumonia. Clin Microbiol Infect, 2018, 24(3): 306.

[22] Fernando SM, Rochwerg B, Reardon PM, et al. Emergency department disposition decisions and associated mortality and costs in ICU patients with suspected infection. Crit Care, 2018, 22(1): 172.

[23] Marik PE, Linde-Zwirble WT, Bittner EA, et al. Fluid administration in severe sepsis and septic shock, patterns and outcomes: an analysis of a large national database. Intensive Care Med, 2017, 43(5): 625-632.

第六节 脓毒症的全球负担比想象中更严重

脓毒症是机体因感染产生失调的免疫反应导致器官功能障碍的综合征，由于其发病率高且死亡率高，给全球造成了巨大的经济负担，是全球公共卫生关注的热点问题。由于脓毒症诊断标准的变迁及统计方法和研究地域的差异，发病率和死亡率数据存在较大差异。最近发表在《柳叶刀》上的一项研究提示，全球每年因脓毒症死亡的人数是之前预计的 2 倍，而在英、美等发达国家中，脓毒症数据的激增与脓毒症编码的修订及医保体系对脓毒症报销比例的增加有关。另有研究显示，在最初诊断为脓毒症的患者中，高达 40% 在后续诊治时被排除。因此，脓毒症的全球负担比想象中更严重这一话题值得医师深思。

一、2015—2016 年的中国数据

一项大型前瞻性、全国性横断面调查研究显示，中国重症监护病房（intensive care unit，ICU）内发生脓毒症的概率为 20.6%，90 天死亡率为 35.5%。虽然我国的结果优于高等收入国家——英国（脓毒症休克的 ICU 死亡率为 46.7%）和德国（ICU 死亡率和医院死亡率分别为 44.3% 和 50.9%），以及中上等收入国家——阿根廷（医院死亡率为 51%）和土耳其（30 天死亡率为 75.9%），但参与该研究的医院的 ICU 病床数只占医院总病床数的 1.1%，导致许多脓毒症患者由于床位不足而无法入住 ICU，故其结果可能低估了我国脓毒症的负担。同样，从澳大利亚和新西兰重症监护协会数据库中的数据推断，约 1/8 的脓毒症患者可能被遗漏。

根据以上数据推测，我国 ICU 每年收治的 23 万例脓毒症患者的医疗费用约为 46 亿美元，这是一个巨大的医疗负担和社会负担。此外，鉴于我国脓毒症患者的高死亡率，医师需要将脓毒症当作一个质量改进目标。

二、2005—2018 年的美国数据

2005—2018 年，美国有 36 067 309 人死亡，其中 6.7%（2 427 907 人）被诊断为脓毒症，年平均脓毒症相关死亡率为 50.2/10 万。这一趋势与 Melamed 和 Sorvillo 报道的 1999—2005 年脓毒症相关死亡率的小幅度下降（每年 0.18%）相一致。虽然总体死亡率无性别差异，但基于种族、地理位置及年龄组的死亡率趋势存在显著差异。脓毒症相关的死亡率在美国黑种人和在美国居住的西班牙人、亚洲人中呈显著下降趋势，而在美国白种人和美国原住民中呈上升趋势。不同地理位置间的脓毒症相关死亡率存在显著差异，美国明尼苏达州的死亡率最低，为 28.8/10 万，哥伦比亚特区最高，为 79.3/10 万；总体上，美国南部各州的死亡率较高，美国西部和西北部各州的死亡率较低，可能是由于并发症的

差异及脓毒症诊断和编码实践的差异所致。年龄方面的差异表现为45～65岁女性和55～65岁男性的死亡率明显增加，这些年龄组脓毒症相关死亡率的增加可能与肥胖和恶性肿瘤等并发症的增加有关。2017年的数据显示，脓毒症是美国第十二大致死原因。脓毒症对美国医疗体系的巨大影响使得分析脓毒症的趋势变得更加重要。

三、2018年的加拿大数据

2018年，一项研究对加拿大安大略省脓毒症患者随访1年。其结果显示，脓毒症患者的平均医疗费用高于对照组（严重脓毒症组66 781加拿大元 *vs.* 对照组35 372加拿大元；非严重脓毒症组42 481加拿大元 *vs.* 对照组32 087加拿大元），校正后的脓毒症患者与对照组的医疗成本增加为严重脓毒症患者29 238加拿大元、非严重脓毒症患者9475加拿大元；脓毒症患者的再住院率高于对照组（严重脓毒症组62.2% *vs.* 对照组48.4%；非严重脓毒症组60.1% *vs.* 对照组47.1%）；与对照组相比，脓毒症患者的平均住院时间更长（严重脓毒症组20.84天 *vs.* 对照组8.04天；非严重脓毒症组11.11天 *vs.* 对照组7.38天）。加拿大安大略省医疗系统一年的脓毒症医疗费用增加值估计为10亿加拿大元，约占加拿大安大略省2018年医疗预算（613亿加拿大元）的1.6%。

对脓毒症存活者进行随访发现，脓毒症与患者的长期死亡风险、再住院及医疗费用增加高度相关，凸显了对脓毒症存活者进行有效的出院后照护的必要性。未来的研究应探讨在何种程度上通过可改变的因素来降低较高的死亡率和资源负担。

四、1990—2017年的全球数据

在全球范围内首次对1990—2017年195个国家和地区、282种男女潜在死亡原因及23个年龄组的脓毒症发病率和死亡率进行数据统计和分析，结果显示，1990年约有6020万例脓毒症患者，2017年约有4890万例脓毒症患者，发生率降低了18.8%；1990年的全球脓毒症相关死亡总人数为1570万，2017年的全球脓毒症相关死亡总人数为1100万，死亡率降低了29.7%。在2017年的所有脓毒症患者中，3310万例由感染因素导致，1580万例由外伤或非传染性疾病导致。

上述数据是1990年以前全球数据的2倍多，可能是由于此次统计纳入了更多来自中低等收入国家的数据，这些国家的脓毒症发生率和死亡率更高。在以前的流行病学数据中，中低等收入国家的数据通常不被统计在内。此外，上述数据与之前全球估计的数据间的差异在儿童中尤为显著。2017年，全球超过50%的败血症发生在儿童中，其中许多是新生儿。

五、脓毒症的来源分析及应对策略

一项荟萃分析在Medline数据库、Embase数据库及Global Index Medicus数据库中对2000年1月至2018年3月的数据进行搜索，纳入在医院内或ICU（包括新生儿病房）中进行的研究，在51项符合纳入标准的研究中有22项来自中低等收入国家，28项在ICU中进行，13项在新生儿ICU（neonatal intensive care unit，NICU）中进行，10项在医院内进行。所有在医院接受治疗的脓毒症患者中，医院获得性脓毒症的比例为23.6%，伴有器官功能障碍的ICU患者的死亡率为52.3%。Reinhart等的研究显示，脓毒症可作为社区获得性感染的并发症发生，占所有脓毒症病例的70%。脓毒症也可以由医

疗保健相关感染（healthcare associated infection，HAI）发展而来，这些感染大多可以通过适当的感染预防和控制（infection prevention and control，IPC）措施来预防。一项在巴西 ICU 进行的多中心前瞻性研究显示，60% 的脓毒症病例来自医院感染，表明医院感染在中低等收入国家的流行病学负担中相对扮演更重要的角色。

医院获得性脓毒症是一项重大公共卫生事件，在 ICU 中负担尤其高。临床迫切需要改进全球和地方感染预防和管理战略的实施，以减少住院患者的高负担。最近的数据显示，实施多方面的 IPC 措施可预防高达 55% 的 HAI，最终将使医院获得性脓毒症病例显著减少。

六、总结

上述发现对公共卫生政策制定者、临床医师及研究人员有 4 个关键启示：①脓毒症的全球负担比以前认为的更大，需要紧急关注。②根据医疗服务获取和质量（HAQ）指数，脓毒症的发生率和死亡率有很大差异，最缺乏预防、识别或治疗脓毒症设备的地区的负担最高。③应评估和实施更有力的感染预防措施以控制脓毒症的高发生率，尤其是新生儿这一对脓毒症影响最大的人群的管控。医院获得性脓毒症的发生率居高不下。④临床医师和公共卫生政策制定者必须实施经证明具有成本效益的措施，以改善脓毒症相关死亡率的地域差异性和脓毒症患者的临床结局。

（内蒙古医科大学附属医院　张利鹏　周丽华）

参考文献

[1] Xie J, Wang H, Kang Y, et al. The epidemiology of sepsis in Chinese ICUs: a national cross-sectional survey. Crit Care Med, 2020, 48(3): e209-e218.

[2] Shankar-Hari M, Harrison DA, Rowan KM. Differences in impact of definitional elements on mortality precludes international comparisons of sepsis epidemiology-A cohort study illustrating the need for standardized reporting. Crit Care Med, 2016, 44(12): 2223-2230.

[3] SepNet Critical Care Trials G. Incidence of severe sepsis and septic shock in German intensive care units: the prospective, multicentre INSEP study. Intensive Care Med, 2016, 42(12): 1980-1989.

[4] Estenssoro E, Kanoore Edul VS, Loudet CI, et al. Predictive validity of sepsis-3 definitions and sepsis outcomes in critically ill patients: a cohort study in 49 ICUs in argentina. Crit Care Med, 2018, 46(8): 1276-1283.

[5] Baykara N, Akalin H, Arslantas M K, et al. Epidemiology of sepsis in intensive care units in Turkey: a multicenter, point-prevalence study. Crit Care, 2018, 22(1): 93.

[6] Kaukonen KM, Bailey M, Pilcher D, et al. Systemic inflammatory response syndrome criteria in defining severe sepsis. N Engl J Med, 2015, 372(17): 1629-1638.

[7] Melamed A, Sorvillo FJ. The burden of sepsis-associated mortality in the United States from 1999 to 2005: an analysis of multiple-cause-of-death data. Critical Care, 2009, 13(1): R28.

[8] Steele CB, Thomas CC, Henley SJ, et al. Vital signs: trends in incidence of cancers associated with

overweight and obesity-United States, 2005—2014. Morb Mortal Wkly Rep, 2017, 66(39): 1052-1058.

[9] Heron M. Deaths: leading causes for 2017. Natl Vital Stat Rep, 2019, 68(6): 1-77.

[10] Kelly F, Lauralyn M, Christopher JD, et al. Sepsis-associated mortality, resource use, and healthcare costs: a propensity-matched cohort study. Crit Care Med, 2021, 49(2): 215-227.

[11] Rudd KE, Johnson SC, Agesa KM, et al. Global, regional, and national sepsis incidence and mortality, 1990—2017: analysis for the Global Burden of Disease Study. Lancet, 2020, 395(10219): 200-211.

[12] Markwart R, Saito H, Harder T, et al. Epidemiology and burden of sepsis acquired in hospitals and intensive care units: a systematic review and meta-analysis. Intensive Care Med, 2020, 46(8): 1536-1551.

[13] Reinhart K, Daniels R, Kissoon N, et al. Recognizing sepsis as a gobal health priority-A WHO resolution. N Engl J Med, 2017, 377(5): 414-417.

[14] Saito H, Kilpatrick C, Pittet D. The 2018 World Health Organization SAVE LIVES: clean your hands campaign targets sepsis in health care. Intensive Care Med, 2018, 44(4): 499-501.

[15] Machado FR, Cavalcanti AB, Bozza FA, et al. The epidemiology of sepsis in Brazilian intensive care units (the Sepsis PREvalence Assessment Database, SPREAD): an observational study. The Lancet Infectious Diseases, 2017, 17(11): 1180-1189.

[16] Schreiber PW, Sax H, Wolfensberger A,et al. The preventable proportion of healthcare-associated infections 2005—2016: systematic review and meta-analysis. Infect Control Hosp Epidemiol, 2018, 39(11): 1277-1295.

第七节　静脉－动脉体外膜氧合治疗脓毒症致心源性休克

一、脓毒症致心源性休克

脓毒性休克是指患者在脓毒症的基础上出现持续性低血压，经充分容量复苏后仍需要血管活性药物来维持平均动脉压（MAP）≥65mmHg 及血清乳酸水平＞2mmol/L。脓毒性休克是一种分布性休克，是由于免疫系统对感染的反应失调导致全身细胞因子释放，最终出现毛细血管扩张、麻痹及液体渗漏。这些炎症细胞因子还可通过不同的机制作用于心肌，可引起急性心肌短暂性“休克”，称为脓毒症致心源性休克。此外，也有一些患者表现为脓毒性心肌病（septic cardiomyopathy，SCM）和（或）应激性心肌病，主要的区别在于 SCM 患者存在大量心肌抑制因子的释放，而应激性心肌病是由儿茶酚胺水平升高引起，患者缺乏心肌抑制因子。难治性脓毒性休克的定义主要包括脓毒症致分布性休克和心源性休克。如何区分脓毒症致心源性休克与其他不含心源性成分的难治性脓毒症休克类型十分重要，因为这决定了体外膜氧合（extracorporeal membrane oxygenation，ECMO）的适应证及 ECMO 模式的选择。

目前，脓毒症致心源性休克尚无统一的诊断标准。2019 年，一项关于 ECMO 在脓毒性休克中应用的研究发现，合并左心衰竭（left ventricular failure，LVF）患者的左心室射血分数（left ventricular ejection fraction，LVEF）为 25%，而未合并 LVF 患者的 LVEF 为 52.5%。2020 年，*Lancet* 上发表了一项关于静脉 - 动脉体外膜肺氧合（venous-arterial ECMO，VA-ECMO）在脓毒症致心源性休克中应用的回顾性研究，其提出脓毒症致心源性休克的诊断标准为 LVEF≤35% 或心脏指数（cardiac index，CI）≤3L/（min·m^2）、血清乳酸水平>4mmol/L、正性肌力药物评分>75μg/（kg·min）[多巴胺剂量+（肾上腺素剂量+去甲肾上腺素剂量）×100]，但在文中没有解释其诊断依据。

二、VA-ECMO 在脓毒症致心源性休克中的应用情况

VA-ECMO 是一种临时的机械循环支持，最常用于难治性心源性休克和心搏停止的患者。临床上，脓毒性休克历来被认为是 ECMO 的相对禁忌证，大量侵入性操作及人工管道的存在会增加不可控制的感染风险。近年来，ECMO 的快速发展扩大其应用范围，包括脓毒症。由于脓毒症患儿的存活率较高，故美国重症医学会（American College of Critical Care Medicine，ACCM）建议将 VA-ECMO 作为新生儿和儿童难治性脓毒性休克的最后一种治疗选择。医师应该明确的是，VA-ECMO 只能提供一种临时的心肺支持，不能治疗潜在的脓毒症。因此，选择合适的 VA-ECMO 候选者将是改善预后的重要因素。

尽管 Falk 等的研究发现合并 LVF 患者的 LVEF 明显低于未合并 LVF 的患者（25.0% *vs.* 52.5%），但该类患者的存活率明显高于未合并 LVF 的患者（90.0% *vs.* 64.7%）；另外，合并 LVF 的患者在选择 ECMO 的支持模式时，更多地选择了 VA-ECMO（90.0% *vs.* 52.9%）。2020 年，一项国际多中心回顾性队列研究将来自 5 个 ECMO 中心的 82 例因成人脓毒性休克行 ECMO 的患者作为 ECMO 治疗组，130 例来自 3 个脓毒性休克数据库中未行 ECMO 治疗的患者作为对照组；主要研究终点为 90 天存活率；为矫正混杂因素，采用倾向性评分加权分析。其结果显示，接受 VA-ECMO 治疗的患者在基线水平上心肌功能障碍更明显［CI：1.5L/（min·m^2）*vs.* 2.2L/（min·m^2）；LVEF：17% *vs.* 27%］，血流动力学障碍更严重［正性肌力药物评分：279μg/（kg·min）*vs.* 145μg/（kg·min）；血清乳酸水平：8.9mmol/L *vs.* 6.5mmol/L］，器官功能障碍也更明显［序贯器官衰竭评估（SOFA）评分：17 分 *vs.* 13 分］；VA-ECMO 治疗组患者的 90 天存活率显著增加（60% *vs.* 25%）；倾向性评分加权后，VA-ECMO 治疗组患者的存活率仍显著增加（51% *vs.* 14%）；VA-ECMO 治疗组还表现出更高的乳酸清除率；在 49 例行 ECMO 治疗的幸存者中，32 例在 1 年随访时根据健康状况调查简表（the MOS item short from health survey，SF-36）进行评估，获得健康相关生活质量满意。

Falk 等的研究发现，脓毒症休克最常见的感染部位是肺（54%）。感染部位在肺的患者可能会出现以下 2 种情况：①患者因脓毒症致心源性休克行 VA-ECMO 治疗，后期因肺部感染加重和难治性呼吸衰竭，同时出现 Harlequin 综合征（南北综合征）。②患者因严重的呼吸衰竭行静脉 - 静脉体外膜肺氧合（venous-venous ECMO，VV-ECMO），后期出现脓毒症致心源性休克，导致循环衰竭。出现这 2 种情况的患者都需要更换治疗模式。Vogel 等进行了一项小样本单中心研究，纳入 12 例患者，其中 10 例患者为肺部感染，上机前 LVEF 为 16.25%，PaO_2/FiO_2 为 67.5mmHg，均采用静脉 - 动脉 - 静脉 ECMO（VAV-ECMO）模式，上机后血管活性药物的使用剂量下降和血清乳酸水平降低。ECMO 的维持时间为 4 天，出院后的存活率为 75%。随访期间（中位 6 个月），无存活患者死亡。

三、ECMO 在脓毒症致心源性休克中应用存在的问题

1. 脓毒症致心源性休克患者应何时启动 ECMO　对于脓毒性休克成人患者，还没有确定的启动体外生命支持的标准。关于儿童患者，MacLaren 和 Butt 在 *The ELSO red book* 中关于脓毒性休克的章节中建议符合以下条件的患儿启动体外生命支持：①接受 1μg/（kg · min）或同等剂量的肾上腺素；②已按照 ACCM 发布的共识声明的建议进行复苏；③尽管患儿接受了治疗，但病情继续恶化，且伴有低血压恶化、血清乳酸水平上升或快速进展的多器官功能障碍。

脓毒症成人患者在出现以下 4 种情况之一或其组合时需要启动 ECMO 支持：①左心室衰竭、严重血管麻痹引起的持续低血压、右心室衰竭和（或）急性呼吸窘迫综合征（acute respiratory distress syndrome，ARDS）。②对于无心功能不全（主要表现为分布性休克）的患者，ECMO 的启动是有争议的。③对合并左心功能不全和（或）右心功能不全的患者，ECMO 的效果佳。④按照脓毒症、脓毒性休克的诊治流程，对于主要为心源性因素的患者，可加用多巴酚丁胺等药物强心；对于分布性因素的患者，可加用血管升压素或肾上腺素。如果进行上述处理后患者仍出现持续性的 MAP<65mmHg 及持续增高的血清乳酸水平下降趋势，且同时出现多脏器衰竭，诊断为难治性脓毒性休克，可考虑启动 ECMO。

2. 脓毒症致心源性休克患者应该如何选择 ECMO 模式　对于难治性脓毒性休克患者，超声心动图在启动 ECMO 前评估左、右心室功能是必不可少的。如果血流动力学异常是由右心室功能不全导致的，应行 VV-ECMO；如果是由明显的左心室功能不全导致的，应行 VA-ECMO。目前，对于超声心动图显示左、右心室功能良好的病例，如果单纯为分布性休克，ECMO 的适应证还存在争议。如果患者前期主要继发于呼吸损伤（如脓毒症的病因为肺部感染），已行 VV-ECMO，且出现循环不稳定，如合并心源性休克，医师应该考虑切换到 VA 模式。在这种情况下，患者可能会表现为差异低氧血症，即 Harlequin 综合征，为改善上半身缺氧，医师可给予 VAV-ECMO 这一混杂模式，即在颈内静脉内增加一根回流管。还有一种极端情况，即脓毒性休克合并心源性休克的患者在初始上机时行 VA-ECMO，但因容量严重不足或动脉条件差,ECMO 的血流量无法维持，可考虑调整为 VAV-ECMO 模式，即在颈内静脉内再增加一根引流管，以确保引流充足。

（浙江大学医学院附属杭州市第一人民医院　朱　英　刁孟元　魏燕力）

参考文献

［1］Singer M, Deutschman CS, Seymour CW, et al. The third international consensus definitions for sepsis and septic shock (Sepsis-3). JAMA, 2016, 315(8): 801-810.

［2］Sato R, Kuriyama A, Takada T, et al. Prevalence and risk factors of sepsis-induced cardiomyopathy: a retrospective cohort study. Medicine (Baltimore), 2016, 95(39): e5031.

［3］Ravikumar N, Sayed M A, Poonsuph C J, et al. Septic cardiomyopathy: from basics to management choices. Curr Probl Cardiol, 2021, 46(4): 100767.

［4］Medina DCH, Del BM, Keyser-Marcus L, et al. Stress cardiomyopathy diagnosis and treatment: JACC state-of-the-art review. J Am Coll Cardiol, 2018, 72(16): 1955-1971.

[5] Pelliccia F, Kaski JC, Crea F, et al. Pathophysiology of takotsubo syndrome. Circulation, 2017, 135(24): 2426-2441.

[6] Sonnino C, Van Tassell BW, Toldo S, et al. Lack of soluble circulating cardiodepressant factors in takotsubo cardiomyopathy. Auton Neurosci, 2017, 208: 170-172.

[7] Falk L, Hultman J, Broman LM. Extracorporeal membrane oxygenation for septic shock. Crit Care Med, 2019, 47(8): 1097-1105.

[8] Brechot N, Hajage D, Kimmoun A, et al. Venoarterial extracorporeal membrane oxygenation to rescue sepsis-induced cardiogenic shock: a retrospective, multicentre, international cohort study. Lancet, 2020, 396(10250): 545-552.

[9] Keebler ME, Haddad EV, Choi CW, et al. Venoarterial extracorporeal membrane oxygenation in cardiogenic shock. JACC Heart Fail, 2018, 6(6): 503-516.

[10] Davis AL, Carcillo JA, Aneja RK, et al. American College of Critical Care Medicine clinical practice parameters for hemodynamic support of pediatric and neonatal septic shock. Crit Care Med, 2017, 45(6): 1061-1093.

[11] Vogel D J, Murray J, Czapran A Z, et al. Veno-arterio-venous ECMO for septic cardiomyopathy: a single-centre experience. Perfusion, 2018, 33(1_suppl): 57-64.

[12] MacLaren G, Warwick B. ECMO for septic shock// Brogan TV, Lequier L, Lorusso R, et al. Extracorporeal life support: the ELSO red book. 5th ed. Ann Arbor: Extracorporeal Life Support Organization, 2017.

[13] Riera J, Argudo E, Ruiz-Rodriguez JC, et al. Extracorporeal membrane oxygenation for adults with refractory septic shock. ASAIO J, 2019, 65(8): 760-768.

第四章　重症感染

第一节　关注病原学培养阴性的脓毒症

脓毒症是指因感染引起宿主反应失调而导致危及生命的器官功能障碍综合征。2017 年，世界卫生组织和世界卫生大会通过决议，再次强调了脓毒症的诊断、治疗和预防在全球范围内的重要性。目前，全球每年仍有数百万人罹患脓毒症，脓毒症的死亡率仍高于 25%，是全球的重大医疗问题之一。在脓毒症和脓毒性休克的管理中，初始有效的经验性抗感染治疗及液体复苏等集束化治疗策略被广泛应用。现有证据表明，在有效的抗生素治疗时间窗内接受治疗可以降低脓毒症患者的死亡率，但不规范地使用广谱抗生素不仅会增加细菌的耐药率，还会破坏宿主的微生态稳态，导致进一步的损害。此外，尽管有指南强调在初始抗感染治疗开始的同时应完善相关病原学标本的留取及培养，以明确后续抗感染方案的调整方向，但脓毒症患者病原学培养的阳性率仍不尽如人意。本节回顾了目前关于病原学培养阴性脓毒症的流行病学及抗生素应用策略等方面的文献证据，并加以综述，以期为广大临床医师的日常诊疗提供参考。

一、培养阴性脓毒症的研究现状

在诸多关于脓毒症流行病学的调查研究中不难发现，培养阴性脓毒症普遍存在。随着拯救脓毒症运动（SSC）指南的实施，临床在使用抗生素之前进行血培养的比例有所提高，这本应会改善脓毒症患者的培养阳性率，但相关研究的结果表明，培养阴性脓毒症患者的占比并未显著下降。SOAP 研究的结果提示，40% 的脓毒症患者为培养阴性，且该研究中 468 例培养阴性与 454 例培养阳性的重症监护病房（ICU）脓毒症患者的病死率相似。之后的感染流行病学全球调查（EPIC）Ⅱ研究也表明，在全球 ICU 的感染患者中，30% 的病原学培养为阴性。近年来，培养阴性脓毒症得到了越来越多的关注，相关研究的结果陆续发表。一项单中心、前瞻性、观察性队列研究于 2004—2009 年纳入 1001 例严重脓毒症患者，其中包含 415 例（41.5%）培养阴性脓毒症患者和 586 例（58.5%）培养阳性脓毒症患者。其结果显示，相较于培养阳性脓毒症患者，培养阴性脓毒症患者的合并症发生率更低，且 ICU 病死率、住院病死率、住院时间及器官功能障碍发生率均低于培养阳性脓毒症患者，差异具有统计学意义。而另一项回顾性研究分析了美国 2000—2010 年全国住院患者数据库中 680 万例严重脓毒症患者的数据。其结果显示，47.1% 的患者为培养阴性脓毒症，且这部分患者有更高的合并症发生率、急性器官（肺、心、肝、肾）功能障碍发生率及住院病死率，提示培养阴性是脓毒症患者死亡的独立预测因素。还有研究发现，培养阳性脓毒症患者与培养阴性脓毒症患者在住院病死率及疾病严重程度等方面的差异无统计学意义。基于目前的文献数据，各项研究纳入的脓毒症患者群体存在包括年龄、疾病严重程度等方面的异质性，故尚无法明确培养阴性脓毒症是否与患者的整体病死率增加相关，各项研究结果的差异可能取决于纳入患者群体的特点。

二、脓毒症病原微生物的识别

感染性疾病的传统或经典诊断方法依靠的是对病原体的识别和特征分析。以血流感染为例，在正确的操作流程下，血培养是其诊断的“金标准”。在临床诊疗中，血培养的结果有重要的指导价值，但限制血培养指导价值的主要因素是时间，因其培养周期通常需要 12～72h。此外，对于脓毒症患者，血培养的敏感性并不理想，其阳性率仅有 30%～40%。究其原因，可能存在接受抗菌药物治疗造成假阴性结果、培养出现阳性结果所需时间长、血液中细菌载量少、存在不可培养的病原体及血液采样不充分等因素。FABLED 研究发现，在抗生素使用后 30～240min 留取并送检的血标本，培养敏感性下降了近 50%，提示对于脓毒性休克患者，经验性抗菌药物的启动会显著降低在治疗开始后留取血培养的敏感性。更严峻的是，现有数据提示，临床实践中有高达 28%～89% 的脓毒症患者未能通过血培养明确病原体。

SSC 指南明确指出，目前没有任何临床措施能够反映宿主反应失调。因此，SSC 指南在制定过程中对能够更好地识别脓毒症患者的临床标准进行了评估，建议使用序贯器官衰竭评估（SOFA）和快速 SOFA（qSOFA）系统来识别有死亡风险的脓毒症患者。尽管 qSOFA 和全身炎症反应综合征（systemic inflammatory response syndrome，SIRS）的诊断标准都可以用于识别脓毒症患者，但 SIRS 缺乏特异性，qSOFA 也已被证明是存在不足的脓毒症筛查工具。一项回顾性研究的结果显示，SIRS 对严重脓毒症和脓毒性休克相关病死率的敏感性可达 86%～87%，但特异性仅为 34%；qSOFA 的特异性可达 98%，但敏感性仅为 28%～33%。目前，关于培养阴性脓毒症的研究多是回顾性研究，初始诊断多以上述临床标准和（或）临床医师的主观判断定义患者是否为疑似感染，故其中部分患者可能并未发生感染，但由于 SIRS 或 SOFA，这些患者被纳入了研究的分析数据中。因此，如果假设培养阴性脓毒症患者确实存在感染，那么培养阴性脓毒症可能代表了与培养阳性脓毒症完全不同的临床患者群体。

三、培养阴性脓毒症的新型快速诊断技术

在脓毒症的经典诊断方法中，病原微生物的识别通常需要一个阳性的培养结果，然后对病原体进行规范的鉴定并进行抗菌药物的敏感性测试。临床逐渐引入的如以荧光原位杂交（fluorescent in situ hybridization，FISH）、质谱法及自动聚合酶链反应（polymerase chain reaction，PCR）等技术为基础的诊断方法可以在全血中直接检测病原体，目前的核酸扩增、宏基因组高通量测序等技术已经能够克服病原学培养时间长的难题，从而打破了培养的时间限制，能够比传统方法更快地得到病原学结果，甚至可以进行抗菌药物的敏感性测试。近年来，快速微生物检测技术已取得长足发展，基于分子水平诊断的新技术有望彻底改变临床微生物检测技术，协助临床医师在脓毒症患者的诊疗过程中做出及时、正确的决策。此外，有研究的结果显示，当与抗生素管理计划相结合时，上述技术可以改善患者的临床结局并减少医疗开支。但另一项调查研究的结果表明，尽管病原学快速检测技

术缩短了初始的适当抗菌治疗时间，但并未改善患者的住院时间及病死率。需要注意的是，尽管上述新型检测技术在理论上是识别脓毒症病原微生物非常有价值的诊断工具，但其在临床实践中的应用价值（如特异性和敏感性、对患者临床转归和医疗费用的影响等）仍需要更多的临床研究来进一步验证。

四、培养阴性脓毒症的抗生素管理策略

目前，耐药菌的迅速演变和传播已成为全球的危机性问题之一。尽管细菌耐药的发生是多因素的综合效应，但核心问题是明确的——抗菌药物的应用造成了耐药菌的筛选压力。细菌可能通过多种机制对抗生素产生耐药性，其耐药性的出现与不恰当地使用抗生素直接相关。在 ICU 中，抗生素的管理不仅包括快速识别病原体和制定最佳治疗策略并根据药物的药代动力学 - 药效学特性及时调整，还包括提高临床医师合理应用抗生素的能力、避免使用不必要的广谱抗生素、缩短用药时间及减少接受不当抗生素治疗的患者数量等。因此，相关指南建议，对于脓毒症患者，初始选择广谱抗生素覆盖可能的病原体。同时，耐药菌问题的严峻性也受到了越来越多的关注。抗菌药物降阶梯治疗（antimicrobial de-escalation，ADE）是抗菌药物管理的重要策略之一，旨在通过减少对广谱抗菌药物的接触时间来降低细菌耐药的发生。尽管目前尚没有关于 ADE 及其对细菌耐药发生率影响的高质量研究，但基于现有的证据及细菌耐药的现状，ADE 也已逐步在临床工作中得到推荐使用，尤其是对于培养阴性的感染患者。一项单中心回顾性队列研究纳入了 2012—2017 年收治的医院获得性肺炎患者，培养阴性的患者停用抗耐甲氧西林金黄色葡萄球菌（methicillin-resistant staphylococcus aureus，MRSA）药物。其结果显示，培养阳性与培养阴性患者的病死率和住院时间的差异没有统计学意义。STOP-IT 研究的结果表明，对于复杂的腹腔感染患者，在感染原控制得当的前提下，接受短疗程的抗生素治疗是安全的。类似的证据均提示，ADE 能够在临床实践中应用，且无明显的不良后果。但也有数据表明，对于培养阴性脓毒症患者，由于缺乏阳性数据，ADE 的实施仍存在较大难度。

五、总结

在现有的微生物学评估技术的实施中，仍有较大比例的脓毒症患者病原学培养阴性，病原学培养阴性的脓毒症患者可能代表了完全不同感染表型的患者群体，此类患者甚至存在非感染因素致病的可能，临床医师需要予以关注。尽管目前相关指南建议脓毒症患者初始使用广谱抗生素治疗，但考虑细菌耐药的严峻现状，医师在初始经验性抗感染治疗启动后应考虑适时实施 ADE。由于相关研究间存在较大的异质性，故尚无法确定培养阴性脓毒症患者的 ADE 应该如何恰当地实施。因此，应继续强调在使用抗生素前规范地完善病原学培养，以指导后续抗感染治疗方案的调整。此外，新型快速诊断和（或）检测技术的发展也有助于优化抗菌药物的选择及其使用疗程，助力抗生素管控措施的落地，值得更多的研究进一步探索验证。

（上海交通大学医学院附属瑞金医院　李文哲　陈德昌）

参考文献

[1] Singer M, Deutschman CS, Seymour CW, et al. The third international consensus definitions for sepsis and septic shock (Sepsis-3). JAMA, 2016, 315(8): 801-810.

[2] Reinhart K, Daniels R, Kissoon N, et al. Recognizing sepsis as a global health priority - A WHO resolution. N Engl J Med, 2017, 377(5): 414-417.

[3] Weng L, Zeng XY, Yin P, et al. Sepsis-related mortality in China: a descriptive analysis. Intensive Care Med, 2018, 44(7): 1071-1080.

[4] Rhee C, Dantes R, Epstein L, et al. Incidence and trends of sepsis in US hospitals using clinical vs claims data, 2009—2014. JAMA, 2017, 318(13): 1241-1249.

[5] Rhodes A, Evans LE, Alhazzani W, et al. Surviving sepsis campaign: international guidelines for management of sepsis and septic shock: 2016. Crit Care Med, 2017, 45(3): 486-552.

[6] Seymour CW, Gesten F, Prescott HC, et al. Time to treatment and mortality during mandated emergency care for sepsis. N Engl J Med, 2017, 376(23): 2235-2244.

[7] Goodman KE, Simner PJ, Tamma PD, et al. Infection control implications of heterogeneous resistance mechanisms in carbapenem-resistant Enterobacteriaceae (CRE). Expert Rev Anti Infect Ther, 2016, 14(1): 95-108.

[8] Blaser MJ. Antibiotic use and its consequences for the normal microbiome. Science (New York, NY), 2016, 352(6285): 544-545.

[9] Vincent JL, Sakr Y, Sprung CL, et al. Sepsis in European intensive care units: results of the SOAP study. Crit Care Med, 2006, 34(2): 344-353.

[10] Vincent JL, Rello J, Marshall J, et al. International study of the prevalence and outcomes of infection in intensive care units. JAMA, 2009, 302(21): 2323-2329.

[11] Phua J, Ngerng W, See K, et al. Characteristics and outcomes of culture-negative versus culture-positive severe sepsis. Crit Care, 2013, 17(5): R202.

[12] Gupta S, Sakhuja A, Kumar G, et al. Culture-negative severe sepsis: nationwide trends and outcomes. Chest, 2016, 150(6): 1251-1259.

[13] Kethireddy S, Bilgili B, Sees A, et al. Culture-negative septic shock compared with culture-positive septic shock: a retrospective cohort study. Crit Care Med, 2018, 46(4): 506-512.

[14] Rhodes A, Evans LE, Alhazzani W, et al. Surviving sepsis campaign: international guidelines for management of sepsis and septic shock: 2016. Intensive Care Med, 2017, 43(3): 304-377.

[15] Kothari A, Morgan M, Haake DA. Emerging technologies for rapid identification of bloodstream pathogens. Clinical Infectious Diseases, 2014, 59(2): 272-278.

[16] Dellinger RP, Levy MM, Carlet JM, et al. Surviving sepsis campaign: international guidelines for management of severe sepsis and septic shock: 2008. Intensive Care Med, 2008, 34(1): 17-60.

[17] Rello J, van Engelen TSR, Alp E, et al. Towards precision medicine in sepsis: a position paper from the European Society of Clinical Microbiology and Infectious Diseases. Clinical Microbiology and Infection, 2018, 24(12): 1264-1272.

[18] Cheng MP, Stenstrom R, Paquette K, et al. Blood culture results before and after antimicrobial administration in patients with severe manifestations of sepsis: a diagnostic study. Ann Intern Med, 2019, 171(8): 547-554.

[19] Sigakis MJG, Jewell E, Maile MD, et al. Culture-negative and culture-positive sepsis: a comparison

of characteristics and outcomes. Anesthesia and Analgesia, 2019, 129(5): 1300-1309.

[20] Luo J, Jiang W, Weng L, et al. Usefulness of qSOFA and SIRS scores for detection of incipient sepsis in general ward patients: a prospective cohort study. J Crit Care, 2019, 51: 13-18.

[21] Usman OA, Usman AA, Ward MA. Comparison of SIRS, qSOFA, and NEWS for the early identification of sepsis in the emergency department. Am J Emerg Med, 2019, 37(8): 1490-1497.

[22] Thorndike J, Kollef MH. Culture-negative sepsis. Curr Opin Crit Care, 2020, 26(5): 473-477.

[23] Galiana A, Coy J, Gimeno A, et al. Evaluation of the sepsis flow chip assay for the diagnosis of blood infections. PLoS One, 2017, 12(5): e0177627.

[24] Rodríguez-Lucas C, Rodicio MR, Costales I, et al. Evaluation of sepsis flow chip for identification of gram-negative bacilli and detection of antimicrobial resistance genes directly from positive blood cultures. Diagnostic Microbiology and Infectious Disease, 2018, 91(3): 205-209.

[25] Slatko BE, Gardner AF, Ausubel FM. Overview of next-generation sequencing technologies. Current Protocols in Molecular Biology, 2018, 122(1): e59.

[26] Beal SG, Thomas C, Dhiman N, et al. Antibiotic utilization improvement with the nanosphere verigene gram-Positive blood culture assay. Proceedings (Baylor University Medical Center), 2015, 28(2): 139-143.

[27] Laxminarayan R, Duse A, Wattal C, et al. Antibiotic resistance-the need for global solutions. The Lancet Infectious Diseases, 2013, 13(12): 1057-1098.

[28] Alekshun MN, Levy SB. Molecular mechanisms of antibacterial multidrug resistance. Cell, 2007, 128(6): 1037-1050.

[29] De Waele JJ, Akova M, Antonelli M, et al. Antimicrobial resistance and antibiotic stewardship programs in the ICU: insistence and persistence in the fight against resistance. A position statement from ESICM/ESCMID/WAAAR round table on multi-drug resistance. Intensive Care Med, 2018, 44(2): 189-196.

[30] Teshome BF, Vouri SM, Hampton N, et al. Duration of exposure to antipseudomonal β-lactam antibiotics in the critically ill and development of new resistance. Pharmacotherapy, 2019, 39(3): 261-270.

[31] Tabah A, Bassetti M, Kollef MH, et al. Antimicrobial de-escalation in critically ill patients: a position statement from a task force of the European Society of Intensive Care Medicine (ESICM) and European Society of Clinical Microbiology and Infectious Diseases (ESCMID) Critically Ill Patients Study Group (ESGCIP). Intensive Care Med, 2020, 46(2): 245-265.

[32] Cowley MC, Ritchie DJ, Hampton N, et al. Outcomes associated with de-escalating therapy for methicillin-resistant staphylococcus aureus in culture-negative nosocomial pneumonia. Chest, 2019, 155(1): 53-59.

[33] Sawyer RG, Claridge JA, Nathens AB, et al. Trial of short-course antimicrobial therapy for intraabdominal infection. N Engl J Med, 2015, 372(21): 1996-2005.

[34] Niederman MS. De-escalation therapy in ventilator-associated pneumonia. Curr Opin Crit Care, 2006, 12(5): 452-457.

第二节　重症监护病房内严重艰难梭菌感染的诊疗进展

艰难梭菌是人类肠道的正常菌群成员之一。在大量使用抗生素导致肠道菌群失调时，耐药的艰难梭菌会大量繁殖，导致艰难梭菌感染（Clostridioides difficile infections，CDI），引发抗生素相关腹泻和暴发性结肠炎。重症监护病房（intensive care unit，ICU）患者常伴发严重的多重耐药菌感染，需要使用广谱抗生素，容易导致ICU相关的CDI。最近一项针对80 835例ICU患者的荟萃分析发现，CDI在所有ICU患者中发病率为2%，在具有腹泻症状的ICU患者中发病率为11%。ICU患者一旦发生CDI，其病死率较未发生CDI的ICU患者明显升高。近年来，随着医学的不断进步和研究的不断进展，人们对ICU相关CDI的诊疗有了更为明确的认识和更新。

一、ICU相关艰难梭菌感染的危险因素

ICU相关CDI的危险因素包括宿主因素和外源性因素。宿主因素包括年龄>65岁、自身疾病状态、低蛋白血症、免疫功能低下、糖尿病、炎性肠病、慢性肾病及实体肿瘤病史等。外源性因素包括抗生素、质子泵抑制药（proton pump inhibitor，PPI）、H_2受体阻滞药、非甾体类抗炎药使用史，以及近期行腹部手术、侵入性操作及机械通气等。

二、ICU相关艰难梭菌感染的诊断进展

1. 诊断标准一　高危因素患者出现临床感染的症状（腹泻、肠梗阻、巨结肠），粪便中艰难梭菌检测呈阳性或毒素测试呈阳性，排除其他原因引起的腹泻即可诊断为CDI。艰难梭菌的检测包括：①产毒艰难梭菌株培养，粪便样本中培养分离出艰难梭菌，在体外再进行产毒素检测，有益于评估整体病情和对抗菌谱的把控；②谷氨酸脱氢酶（GDH）检测，GDH在艰难梭菌代谢过程中产生，粪便检测中显示出较高的阴性预测值，如果检测结果为阳性，需要其他艰难梭菌检测的证据；③核酸扩增试验（NAAT），该检测基于实时聚合酶链反应（polymerase chain reaction，PCR），具有快速、敏感的特点，但鉴于普通人群也携带艰难梭菌，故需结合临床症状进行诊断。产毒素［A毒素和（或）B毒素］的检测方法包括：①粪便样本的酶联免疫（EIAs），可检测毒素A和毒素B，检查速度快，但相较于细胞毒素检测（CTA）而言，敏感性较低且不稳定；②细胞毒素检测（CTA），该方法检测粪便样本中游离的毒素，具有较高的敏感性，但所需时间较长，且对不产毒素的艰难梭菌无效。

2. 诊断标准二　直肠乙状结肠/结肠镜检查或组织病理学检查显示为假膜性结肠炎。虽然假膜性结肠炎的病理改变也可由其他细菌引起，但艰难梭菌更常见，此方法特异性较强，但敏感性欠佳。

基于以上，美国感染病学会和美国医疗卫生流行病学协会联合推荐，当ICU患者出现新发的不成形粪便在24h内≥3次，应考虑进行细菌和毒素联合检测，如GDH联合毒素检测或NAAT联合毒素检测。

三、ICU相关艰难梭菌感染的治疗进展

1. 艰难梭菌感染的严重程度分级　疾病的严重程度决定疾病的治疗策略。2018年美国感染病学会和美国医疗卫生流行病学协会将艰难梭菌感染进行了分级，分为轻-中度、重度及暴发型，分级标准如表4-2-1所示，根据CDI的严重程度治疗方案亦不同。

表 4-2-1　艰难梭菌感染严重程度分级和治疗方案

临床严重程度	分级标准	治疗方案
轻 - 中度	全血白细胞计数≤15×10⁹/L 和血肌酐<132.6μmol/L	万古霉素 125mg，4 次 / 天，口服 10 天；或非达霉素 200mg，2 次 / 天，口服 10 天 如果上述药物不可选时，可使用甲硝唑 500mg，2 次 / 天，口服 10 天
重度	全血白细胞计数≥15×10⁹/L 和血肌酐>132.6μmol/L	万古霉素 125mg，4 次 / 天，口服 10 天；或非达霉素 200mg，2 次 / 天，口服 10 天
暴发型	出现低血压、休克、肠梗阻或巨结肠	万古霉素 500mg，4 次 / 天（口服），在有肠梗阻时，联合直肠滴注（万古霉素 500mg+0.9% 氯化钠溶液 100ml，每 6 小时 1 次）；联合甲硝唑 500mg，每 8 小时 1 次，静脉滴注
第 1 次复发		如果初发使用甲硝唑治疗，本次可使用万古霉素 125mg，4 次 / 天，口服 10 天 如果初发使用万古霉素治疗，本次可使用更长疗程治疗，万古霉素 125mg，4 次 / 天口服 10～14 天；或 2 次 / 天口服 7 天；或 1 次 / 天口服 7 天；或每周 3 次口服 2～8 周或非达霉素 200mg，2 次 / 天口服 10 天
≥2 次以上复发		同第 1 次复发万古霉素的长疗程治疗；或万古霉素 125mg，4 次 / 天口服 10 天，再使用利福昔明 400mg，3 次 / 天口服 20 天或非达霉素 200mg，4 次 / 天口服 10 天或粪便菌群移植

2. 药物治疗进展　ICU 中 CDI 有 2 种类型。一种类型是 ICU 内发生的 CDI，患者可能从轻度进展到暴发型；另一种类型是 ICU 外发生的 CDI，但需要在 ICU 治疗，患者一般为重度或暴发型，所以 ICU 中不同严重程度的 CDI 都可能出现。根据 2018 年美国感染病学会和美国医疗卫生流行病学协会指南和近期的研究推荐，不同类型采用不同药物治疗策略，轻度至重度类型 CDI 主要使用口服万古霉素或非达霉素治疗。许多研究比较了这 2 种抗生素治疗 ICU 中 CDI 患者的疗效，不管是回顾性研究还是前瞻性随机对照研究（randomized controlled trial，RCT），以及纳入 24 个研究共 5361 例 CDI 患者的系统评价，均发现两者在 CDI 临床缓解和复发率上无明显统计学差异，故其推荐级别相同。对于轻 - 中度 CDI 患者在没有万古霉素和非达霉素可选择时，可使用甲硝唑治疗；但对于暴发型 CDI，推荐使用口服万古霉素治疗同时联合甲硝唑静脉输注，如果患者存在肠梗阻，推荐联合万古霉素的直肠灌注治疗。对于复发性 CDI，主要推荐长疗程的万古霉素治疗和粪便菌群移植（fecal microbiota transplantation，FMT）。近年来，许多病案报道和小型研究提示替加环素对 ICU 内 CDI 有较好的效果，但仍需大样本前瞻性研究来证实这一结论，故目前仅为 CDI 治疗的替代方案，并不作为首选治疗方案。

3. 粪便菌群移植　CDI 感染是由肠道菌群失调引起的。2013 年，有研究者使用 FMT 治疗复发性 CDI 感染，发现其效果明显优于常规抗生素治疗，且具有较低的临床复发率。该效果也被其他多项研究所证实，故 FMT 被推荐用于复发性 CDI 感染。但对于首次发生的重度或暴发型 CDI，在抗生素治疗欠佳时，是否可使用 FMT 治疗仍无定论。一项回顾性队列分析显示，ICU 中重度或暴发型 CDI 患者（n=48）使用 FMT 较常规抗生素治疗可降低 77% 的病死率（*OR* 0.23，95%*CI* 0.06～0.97）。另一项对 9 例重度 CDI 的研究也发现同样的结论，9 例重度 CDI 患者对常规治疗无效，且生命体征不稳定，不能进行结肠手术治疗。使用 FMT 治疗后，腹泻、腹痛、腹胀明显改善，明显降低血管活性药物的使用，避免了结肠手术治疗，也未见明显不良反应。因此，FMT 不但可作为复发性 CDI 的治疗选择，也可作为重度或暴发型 CDI 的治疗选择，尤其在抗生素治疗效果欠佳时，有可能避免手术治疗。

四、ICU 相关艰难梭菌感染的预防

1. 抗生素的综合管理　CDI 的预防包括减少上述危险因素的暴露。抗生素是最主要的危险因素，重度患者约 80% 都曾在 ICU 期间使用过不同类型的抗生素。抗生素导致肠道微生态的破坏引发 CDI，合理使用抗生素是预防 CDI 发生的关键。克林霉素、头孢菌素类、阿莫西林克拉维酸钾、碳青霉烯类及环丙沙星被证实较其他类型抗生素更容易引起 CDI，故在有选择的前提下，应尽量选择风险更低的药物。另外，为了避免抗生素的广泛使用，需要快速、准确地获得病原学，实现患者的快速确诊。无法短时间内获得病原学的患者，不得不使用广谱抗生素时应考虑及时降阶梯治疗。一项旨在评估 ICU 患者经验性抗感染治疗后进行降阶梯治疗的频率和安全性的研究（DIANA 研究）的结果发现，虽然降阶梯治疗在 ICU 中并不普遍，但对患者而言是安全的。欧洲重症医学会联合欧洲临床微生物和感染性疾病学会对重症患者的降阶梯治疗发表了专家共识，对重症患者的降阶梯治疗定义、影响、临床应用做了阐述，以期对临床抗生素合理使用提供参考，减少对肠道微生态的影响，预防 ICU 中 CDI 的发生。

2. 减少 CDI 的传播　虽然隔离措施对 CDI 患者而言可能获益有限，但在医疗查房、配药、侵入性操作过程中加强医护人员的手卫生被证实能减少 CDI 的传播。

3. 益生菌的使用　益生菌不但可以提供某些肠道正常菌需要的代谢物质，也可促进肠道上皮细胞的免疫功能，修复被破坏的肠道微生态，抵抗外来细菌的定植。在 ICU 进行的一些小样本研究发现，益生菌可减少抗生素相关腹泻的发生和 CDI 的发生，目前大样本的 PROSPECT 研究正在进行中，期待其结果被证实。

综上所述，ICU 相关 CDI 诊断不能仅依靠一种实验室检查，而是应基于临床症状、细菌及其毒素的综合判断。治疗上基于严重程度分层治疗，甲硝唑已不作为轻 - 中度患者的首选，可作为备选方案；万古霉素、非达霉素作为轻 - 重度患者的一线治疗方案。对于暴发型 CDI，推荐使用万古霉素口服、直肠灌注并联合甲硝唑的静脉滴注进行治疗。在上述治疗无效时，可考虑进行粪便菌群移植，最大程度避免手术治疗。虽然 ICU 相关的 CDI 在诊疗上已经取得了很大进步，但基于该疾病诊断的复杂性和较高病死率，对 ICU 医师而言仍充满挑战，需要进一步努力提高诊疗效能。预防重于治疗，应从源头上做到抗生素的合理使用，加强医务人员手卫生和环境清洁，最大程度预防 CDI 的发生。

（四川大学华西医院　杨　婧　康　焰）

参 考 文 献

[1] Karanika S, Jiang W, Wang CY, et al. Prevalence and clinical outcomes of clostridium difficile infection in the intensive care unit: a systematic review and meta-analysis. Open Forum Infect Dis, 2016, 3(1): ofv186.

[2] Antonelli M, Martin-Loeches I, Dimopoulos G, et al. Clostridioides difficile (formerly Clostridium difficile) infection in the critically ill: an expert statement. Intensive Care Med, 2020, 46(2): 215-224.

[3] McDonald LC, Gerding DN, Johnson S, et al. Clinical practice guidelines for clostridium difficile infection in adults and children: 2017 update by the Infectious Diseases Society of America (IDSA) and Society for Healthcare Epidemiology of America (SHEA). Clin Infect Dis, 2018, 66(7): e1-e48.
[4] Igarashi Y, Tashiro S, Enoki Y, et al. Oral vancomycin versus metronidazole for the treatment of clostridioides difficile infection: meta-analysis of randomized controlled trials. J Infect Chemother, 2018, 24(11): 907-914.
[5] Gentry CA, Nguyen PK, Thind S, et al. Fidaxomicin versus oral vancomycin for severe clostridium difficile infection: a retrospective cohort study. Clin Microbiol Infect, 2019, 25(8): 987-993.
[6] Penziner S, Dubrovskaya Y, Press R, et al. Fidaxomicin therapy in critically ill patients with clostridium difficile infection. Antimicrob Agents Chemother, 2015, 59(3): 1776-1781.
[7] Beinortas T, Burr NE, Wilcox MH, et al. Comparative efficacy of treatments for clostridium difficile infection: a systematic review and network meta-analysis. Lancet Infect Dis, 2018, 18(9): 1035-1044.
[8] Yaghoubi S, Olegovna Zekiy A, Krutova M, et al. Tigecycline antibacterial activity, clinical effectiveness, and mechanisms and epidemiology of resistance: narrative review. Eur J Clin Microbiol Infect Dis, 2021: 1-20.
[9] Tixier EN, Verheyen E, Ungaro RC, et al. Faecal microbiota transplant decreases mortality in severe and fulminant Clostridioides difficile infection in critically ill patients. Aliment Pharmacol Ther, 2019, 50(10): 1094-1099.
[10] Alukal J, Dutta SK, Surapaneni BK, et al. Safety and efficacy of fecal microbiota transplant in 9 critically ill patients with severe and complicated clostridium difficile infection with impending colectomy. J Dig Dis, 2019, 20(6): 301-307.
[11] Vega AD, Heil EL, Blackman AL, et al. Evaluation of addition of intravenous metronidazole to oral vancomycin therapy in critically ill patients with non-fulminant severe clostridioides difficile infection. Pharmacotherapy, 2020, 40(5): 398-407.
[12] De Waele JJ, Schouten J, Beovic B, et al. Antimicrobial de-escalation as part of antimicrobial stewardship in intensive care: no simple answers to simple questions-a viewpoint of experts. Intensive Care Med, 2020, 46(2): 236-244.
[13] De Bus L, Depuydt P, Steen J, et al. Antimicrobial de-escalation in the critically ill patient and assessment of clinical cure: the DIANA study. Intensive Care Med, 2020, 46(7): 1404-1417.
[14] Tabah A, Bassetti M, Kollef MH, et al. Antimicrobial de-escalation in critically ill patients: a position statement from a task force of the European Society of Intensive Care Medicine (ESICM) and European Society of Clinical Microbiology and Infectious Diseases (ESCMID) Critically Ill Patients Study Group (ESGCIP). Intensive Care Med, 2020, 46(2): 245-265.

第三节 重症监护病房内侵袭性真菌病疗程：能否“一刀切”

一、前言

侵袭性真菌病（invasive fungal disease，IFD）日益成为一个世界范围内的难题，其发病率因地理因素、社会经济条件、潜在感染人群数量不同而各异。在重症监护病房（intensive care unit，ICU）收治的患者中，近50%存在感染性疾病，其余患者由于存在器官功能不全、使用体外生命支持设备及合并原发性或继发性宿主免疫功能障碍，也有可能发生机会性感染。欧洲癌症与营养前瞻性研究（European Prospective Investigation into Cancer and Nutrition，EPIC）Ⅲ纳入了来自88个国家1150个ICU内的15 202例患者，其中有16.4%的患者伴有真菌感染。抗真菌治疗的最佳持续时间仍是一个待解决的问题，取决于许多关键因素，包括宿主免疫状态、病原体特性及其微生物清除率、初始抗真菌治疗是否适当，以及感染源是否得到充分控制。一般而言，ICU内侵袭性念珠菌病患者可接受2周的抗真菌治疗，而侵袭性曲霉病患者一般需要6周或更长时间的抗真菌疗程。

近10年来，IFD的早期充分治疗越来越受到重视，多数ICU患者暴露于抗真菌药物的总治疗时间却很少被关注，即便是在一些接受临床药师指导且有抗真菌治疗经验的ICU内，仍有高达45%患者的抗真菌治疗时间超出国际指南推荐的疗程时间（甚至超过推荐的疗程时间2～3周）。了解抗真菌治疗的最佳持续时间至关重要，原因有以下3个方面：①抗真菌药物在使用一段时间后无法产生额外的临床效益；②药物的不良反应通常与抗真菌药物的总暴露时间有关；③避免抗真菌药物耐药性的出现和医疗费用不合理增加。因此，在初始抗真菌治疗得当，且感染源充分控制的情况下，应考虑将临床判断、生物标志物及微生物清除相结合新的分层治疗方法，作为目前世界范围内使用的“一刀切（one size fits all）”治疗持续时间的替代方案。

患者一旦确诊IFD，最佳的治疗时间取决于以下关键因素，即宿主特征、病原体及其清除、初始治疗是否恰当，以及感染源是否得到充分控制。首先，患者的潜在疾病和易感性可能是确定IFD治疗持续时间的重要决定因素。与非免疫抑制宿主相比，中性粒细胞减少的血液病患者可能需要更长时间的抗真菌治疗疗程，以保证较低的复发率和并发症。其次，病原体的种类、毒力、对于抗真菌药物的敏感性、形成生物膜的能力，以及抗真菌药物对其清除效率均会影响抗真菌治疗的持续时间。此外，抗真菌治疗的持续时间也会受到治疗因素的影响，包括初始抗真菌药物的类型、剂量、给药途径及杀灭真菌的作用机制。同时，充分的感染源控制可迅速减少感染部位的载菌量，降低感染远端传播风险。感染源控制是病原体根除的主要决定因素，比早期充分的抗真菌治疗更重要。感染源控制措施越积极有效，相对抗真菌治疗的时间就越短。

二、侵袭性念珠菌病的适当治疗时间

目前，尚无有关侵袭性念珠菌病的最佳抗真菌疗程的随机对照研究（randomized controlled trial，RCT）发表，故其最佳疗程尚无定论。欧洲临床微生物与感染病学会（ESCMID）和美国感染病学会（IDSA）指南均建议在没有远端转移和并发症的情况下，将念珠菌从血液中清除后仍需持续治疗至少2周，以减少潜在的并发症和复发率。对于有转移性并发症的念珠菌血症或其他类型的侵袭性念珠菌病（如腹腔念珠菌病、念珠菌感染性心内膜炎或肝脾念珠菌病等），推荐长疗程的抗真菌治疗，可从2周至终身，具体取决于感染类型、宿主对抗感染治疗的临床应答及感染源控制的充分性。

近年来，多项研究表明，对于患有严重细菌感染（包括腹腔内感染、呼吸机相关性肺炎或血流感染）的ICU患者，可以安全地实施个体化原则的抗菌治疗。考虑到细菌性感染性疾病的抗菌药物疗程越来越短的总体趋势，目前也可考虑对IFD患者启动个体化治疗。因此，应结合临床疗效、生物标志物的发展趋势及微生物是否根除的新分层方法，作为目前世界范围内使用的“一刀切”的替代治疗方案。

在20世纪初，Fichtenbaum等已经尝试给予侵袭性念珠菌病患者个体化治疗。这项前瞻性研究纳入败血症和非复杂性念珠菌血症患者，其中血培养结果呈阳性不超过1天的患者接受短疗程治疗（疗程为5～7天，两性霉素B总量为200mg），而血培养阳性超过1天的患者接受长疗程治疗（疗程为14～20天，两性霉素B总量为500mg）。其结果表明，2组患者临床治愈率的差异不显著（93% *vs.* 83%），且无复发。虽然这一结果未得到进一步验证，但其初步表明，念珠菌血症患者可根据血培养阳性的持续时间接受个性化的治疗。

最近，（1,3）-β-D-葡聚糖检测［（1,3）-β-D-glucan，BDG］或T_2磁共振念珠菌检测（T_2 Candida magnetic resonance，T_2MR）被认为可用于指导医师临床抗真菌治疗方案，这2种检测方法能识别出可受益于短疗程治疗的患者亚群。一项回顾性队列研究纳入病程中至少进行过2次BDG的念珠菌血症患者，其中高达17.6%的患者病程中BDG持续阴性。与至少有1次BDG阳性的患者相比，BDG持续阴性患者的微生物清除率更高（92.3% *vs.* 69.7%，P=0.005），疾病引起的并发症更少（7.7% *vs.* 33.6%，P=0.008），30天全因死亡率更低（3.8% *vs.* 23.8%，P=0.004），住院时间更短［34（5～18）天 *vs.* 51（35～91）天，P=0.008］。根据研究结果，该笔者推测，BDG持续阴性可以作为念珠菌血症患者预后良好的潜在标志，反映了较低的菌量负荷和短暂的疾病持续状态，可以更好地识别能从较短的抗真菌治疗疗程中受益的患者。

另一项多中心前瞻性研究随访T_2MR，并将其与血培养或BDG进行比较，以预测复杂性念珠菌血症（这些患者需要更长的治疗时间）。研究共纳入27例患者，其中血培养、T_2MR及BDG对于复杂性念珠菌血症预测价值分别为：敏感性（44.4%、100%、100%）、特异性（76.1%、76.1%、8.9%）、阳性预测值（44.4%、64.2%、40.9%）及阴性预测值（76.1%、100%、100%）。多元Logistic回归提示，T_2MR阳性患者发生复杂念珠菌血症的风险较T_2MR阴性患者高37倍。因此，T_2MR可能是复杂性念珠菌感染的良好标志物之一，并支持其在影响念珠菌病患者抗真菌疗程方面的潜在作用。

三、侵袭性曲霉菌病的适当治疗时间

2016年IDSA指南建议，侵袭性肺曲霉菌病（invasive pulmonary aspergillosis，IPA）的疗程应至少持续6～12周，IPA的疗程取决于感染部位、宿主免疫抑制持续时间/程度及病原体清除率。虽然这一建议广泛应用于临床实施，但其仍建立在较低质量的证据基础上。在一项伏立康唑与两性霉素B脱氧胆酸盐脂质体疗效比较的RCT中，造血干细胞移植患者接受伏立康唑治疗的中位时间为77天（11周），且最终显示出更好的临床应答率和存活率。在另一项比较艾莎康唑与伏立康唑的非劣效RCT中，治疗IPA最长的允许疗程为84天，结果表明，这2种抗真菌药物的治疗中位时间分别为45天和47天，即均在6～7周。与IDSA指南类似，ESCMID指南也建议抗曲霉治疗持续时间应取决于宿主免疫状态和对治疗的临床应答。

精准医学是重症感染诊治发展的必然方向。基于IPA疾病改善/进展的实验室和影像学标志，使IPA疗程个体化迫在眉睫。目前，基于CT的连续性评估已被临床广泛使用，且病灶的改善被认为是疾病好转的标志。但考虑到特定宿主经治疗后，胸部CT病灶的改善速度和影像学随访频次是个体化的，且血液病 IPA 患者的典型肺部病变（如晕征、新月征或空洞征）在患有 IPA 的非中性粒细胞减少的重症患者中很少见，因此，其具有特异性不高的局限性。此外，在这类患者中，由其他伴随的感染性或非感染性疾病而引起的非特异性损害并不少见，这可能会混淆医师对疾病进展和治疗反应的评估。

血清半乳甘露聚糖（galactomannan，GM）的连续性监测曾被认为是评估 IPA 治疗反应性的一种可能方法，但仍缺乏证明其有效性的证据。在非中性粒细胞减少的 IPA 重症患者中，血清 GM 阴性比例较高。事实上，GM 对重症患者诊断 IPA 的敏感性常被报道＜50%，但对流感患者 IPA，其敏感性高达 78%。在非中性粒细胞减少的人群中，支气管肺泡灌洗液内 GM 对于诊断 IPA 的价值高于血清 GM，但其对监测治疗反应的作用尚不明确。此外，BDG 在患有 IPA 的危重症患者中缺乏特异性。评估影像学和生物标志物在影响 IPA 治疗持续时间中作用的另一个重要限制是缺乏对于 ICU 内非中性粒细胞减少的重症患者 IPA 的标准化定义。

总体而言，与侵袭性念珠菌病患者相似，重症患者的侵袭性曲霉菌病也需要制定个性化的疗程，从而最大限度地提高疗效和降低相关治疗不良反应。ICU 医务人员仍需更好地了解治疗过程中影像学和相关生物标志物代谢动力学的相关意义，以及它们与 ICU 内宿主治疗反应性的关系。此外，不仅需要进一步研究连续性监测 GM 和 BDG 对于预后的指导价值，还应进一步研究基于分子诊断方法对于 IPA 预后的评估作用。以上均应基于对非中性粒细胞减少的危重症患者侵袭性曲霉病定义的标准化，这是指导其个体化疗程的基石。

四、总结

综上所述，根据目前的指南和各相关研究的数据，2 周的疗程对大多数侵袭性念珠菌病（如无转移性病灶的念珠菌血症或接受充分感染源控制的腹腔内念珠菌病）可能有效。对于复杂性念珠菌血症或其继发的感染性心内膜炎，以及侵袭性曲霉病患者，抗真菌疗程应＞6 周。在决定停止治疗前，患者的临床应答和微生物清除率是重要的参数。在精准医疗年代，个体化疗程方案将进一步实施，并将逐步取代一成不变的“足疗程”策略。在未来几年中，ICU 医务人员将更多地关注缩短有效疗程策略的必要性，并将治疗策略与微生物学和临床标准相结合，从而能够确定在不同类型的 IFD 患者中使用抗真菌药物的最短持续时间。

（上海交通大学医学院附属仁济医院　余跃天
上海交通大学医学院附属瑞金医院　刘　娇）

参 考 文 献

［1］ Zhou LH, Jiang YK, Li RY, et al. Risk-based estimate of human fungal disease burden, China. Emerg Infect Dis, 2020, 26(9): 2137-2147.

［2］ Vincent JL, Sakr Y, Singer M, et al. Prevalence and outcomes of infection among patients in intensive care units in 2017. JAMA, 2020, 323(15): 1478-1487.

［3］ Pappas PG, Kauffman CA, Andes DR, et al. Clinical practice guideline for the management of Candidiasis:

2016 update by the infectious diseases society of America. Clin Infect Dis, 2016, 62(4): e1-e50.

[4] Patterson TF, Thompson GR 3rd, Denning DW, et al. Practice guidelines for the diagnosis and management of aspergillosis: 2016 update by the infectious diseases society of America. Clin Infect Dis, 2016, 63(4): e1-e60.

[5] Valerio M, Vena A, Rodriguez Gonzalez CG, et al. Repeated antifungal use audits are essential for selecting the targets for intervention in antifungal stewardship. Eur J Clin Microbiol Infect Dis, 2018, 37(10): 1993-2000.

[6] Agnelli C, Valerio M, Bouza E, et al. Persistent candidemia in adults: underlying causes and clinical significance in the antifungal stewardship era. Eur J Clin Microbiol Infect Dis, 2019, 38(3): 607-614.

[7] Martin Loeches I, Antonelli M, Cuenca Estrella M, et al. ESICM/ESCMID task force on practical management of invasive candidiasis in critically ill patients. Intensive Care Med, 2019, 45(6): 789-805.

[8] Klompas M, Li L, Menchaca JT, et al. Ultra-short-course antibiotics for patients with suspected ventilator-associated pneumonia but minimal and stable ventilator settings. Clin Infect Dis, 2017, 64(7): 870-876.

[9] Fichtenbaum CJ, German M, Dunagan WC, et al. A pilot study of the management of uncomplicated candidemia with a standardized protocol of amphotericin B. Clin Infect Dis, 1999, 29(6): 1551-1556.

[10] Agnelli C, Bouza E, Del Martinez-Jimenez MDC, et al. Clinical relevance and prognostic value of persistently negative(1,3)-beta-d-glucan in adults with candidemia: a 5-year experience in a tertiary hospital. Clin Infect Dis, 2020, 70(9): 1925-1932.

[11] Munoz P, Vena A, Machado M, et al. T2MR contributes to the very early diagnosis of complicated candidaemia. a prospective study. J Antimicrob Chemother, 2018, 73(suppl_4): iv13-iv9.

[12] Herbrecht R, Denning DW, Patterson TF, et al. Voriconazole versus amphotericin B for primary therapy of invasive aspergillosis. N Engl J Med, 2002, 347(6): 408-415.

[13] Maertens JA, Raad, II, Marr KA, et al. Isavuconazole versus voriconazole for primary treatment of invasive mould disease caused by aspergillus and other filamentous fungi(SECURE): a phase 3, randomised-controlled, non-inferiority trial. Lancet, 2016, 387(10020): 760-769.

[14] Ullmann AJ, Aguado JM, Arikan-Akdagli S, et al. Diagnosis and management of aspergillus diseases: executive summary of the 2017 ESCMID-ECMM-ERS guideline. Clin Microbiol Infect, 2018, 24(Suppl 1): e1-e38.

[15] Bassetti M, Giacobbe DR, Grecchi C, et al. Performance of existing definitions and tests for the diagnosis of invasive aspergillosis in critically ill, adult patients: a systematic review with qualitative evidence synthesis. J Infect, 2020, 81(1): 131-146.

第四节 脓毒症的代谢组学和肠道菌群特点

脓毒症（sepsis）是指由感染引起的危及生命的器官功能障碍。器官功能障碍以感染引起的序贯器官衰竭评分（sequential organ failure assessment，SOFA）急性改变≥ 2 分来确定。脓毒症是一种高度异质性且复杂的综合征，是宿主免疫对感染的应答失调。过去认为，侵入性感染导致的过度炎症风暴是脓毒症的主要病理生理机制，但最近的研究表明，脓毒症既有持续的、过度的炎症反应，也有免疫抑制，它们共同导致机体无法恢复正常的稳态。目前，脓毒症暂无突破性的治疗手段，仍以支持治疗和抗感染治疗为主。

多年来，针对脓毒症的研究主要集中在宿主的遗传因素和环境因素的相互作用。多种技术和监测方法的进步使医师能够进一步深入研究感染发生的细胞和亚细胞生理病理变化。其中，多组学（multi-omics）研究和肠道微生态研究成为近年热点。

一、脓毒症与代谢组学

“组学”的研究内容包括基因组学、转录组学、蛋白质组学及代谢组学，是指在 DNA、RNA、蛋白质及代谢物水平上对一整类生化物质的定性和定量测量。宿主的基因组、转录组及蛋白质组变化均可反映在终产物的代谢组中，故与基因组、转录组不同，代谢物可作为直接生物标志。代谢组是指某一生物或细胞在特定生理时期内所有的低分子量代谢产物；代谢组学则是对某一生物或细胞在特定生理时期内所有低分子量代谢产物同时进行定性和定量分析的一门新学科，可以反映疾病过程中任何特定时间点宿主体内代谢产物的全貌。代谢组学的研究对象是相对分子质量 1000Da 以内的小分子物质。高通量检测、数据处理、信息建模及系统整合等方法是代谢组学研究的基本方法。代谢组学分为靶向代谢组学和非靶向代谢组学。靶向代谢组学的研究侧重于测量目标途径中特定数量的代谢物，可用于验证研究人员基于假设的生物信息问题。非靶向代谢组学或“广泛代谢组学”使用无偏见的筛选方法，在单个实验中高通量地鉴定数千种代谢物，从而进一步完成探索性分析，再分组比较代谢特征，以发现新的变化特征。代谢组学应用领域包括鉴定生物标志物、鉴定药物活性或药物诱导的毒性和代谢。

脓毒症的早期干预对于预防感染性休克和降低死亡率非常重要，因此，早期预测和识别具有重要意义。但在临床上，脓毒症的诊断仍存在一定挑战性。体液的病原学培养是常用手段，具有一定的参考价值，其阳性率为 30%～40%。采用代谢组学方法，可以检测血清、血浆及尿液样本中的代谢组。在一项 2014 年发表的研究中，作者收集了 15 例健康对照者、15 例系统性炎症反应综合征（systemic inflammatory response syndrome，SIRS）患者及 15 例脓毒症患者的静脉血清样本进行液质色谱 - 质谱法（liquid chromatography-mass spectroscopy，LC-MS）测量代谢物。结果显示，其健康对照者、SIRS 患者及脓毒症患者的代谢谱明显不同；与 SIRS 患者相比，脓毒症患者的乳糖醇脱水物（lactitol dehydrate）和 S- 苯基 -d- 半胱氨酸（S-phenyl-d-cysteine）水平显著降低，而 S-（3- 甲基丁酰基）- 二氢硫辛酰胺 -E［S-（3-methylbutanoyl）-dihydrolipoamide-E］和 N- 壬酰基甘氨酸（N-nonanoyl glycine）水平显著升高。这项研究的结果还表明，2- 苯乙酰胺、二甲基赖氨酸、甘油 - 磷酰乙醇胺及 D- 半胱氨酸的量与脓毒症的严重程度有关。此外，4 种代谢物 {S-（3- 甲基丁酰基）- 二氢硫辛酰胺 -E、磷脂酰甘油［22：2（13Z，16Z）/0：0］，甘油磷酸胆碱及 S- 琥珀酰谷胱甘肽 } 在患者死亡前 48h 内升高，提示这种改变可能可以用于预测死亡率。

在另一项脓毒症代谢组学研究中，Stringer 等使用磁共振波谱来研究脓毒症和急性肺损伤（acute lung injury，ALI）患者的血浆代谢组学特征。该研究观察了 6 例健康对照者（健康对照组）和 13 例脓毒症引起的 ALI 患者（脓毒症合并 ALI 组），并确定了 4 种两组中显著不同的代谢物（总谷胱甘肽、腺苷、磷脂酰丝氨酸及鞘磷脂）。与健康对照组相比，脓毒症合并 ALI 组的氧化应激相关的总谷胱甘肽、与三磷酸腺苷稳态丧失相关的腺苷、与细胞凋亡相关的磷脂酰丝氨酸均显著升高；而与内皮屏障功能破坏相关的鞘磷脂显著减少。因此，脓毒症合并ALI患者具有特有的代谢组学特征，并有潜力成为有效的预测和预后指标。

Schmerler等用靶向代谢组学来鉴定可疑脓毒症和SIRS的差异脂质，对74例SIRS患者和69例脓毒症患者的6种类别（酰基肉碱、氨基酸、生物胺、甘油磷脂、鞘脂及碳水化合物）共186种代谢物进行分析。其结果表明，与SIRS患者相比，脓毒症患者的酰基肉碱（C10：1）和磷脂酰胆碱（PCaaC32：0）的浓度更高。使用C10：1和PCaaC32：0这2个标志物，研究人员能够正确分类训练集中80%的脓毒症患者和测试集中70%的脓毒症患者。

脓毒症也与脂质代谢有关。例如，在体外循环心脏手术前，降低胆固醇水平是评估脓毒症高风险的潜在生物标志物。此外，脂质过氧化会增加超氧化物（O_2^-）和过氧亚硝酸盐（$ONOO^-$）的浓度，这些浓度增加通常与不良的临床结果有关，包括医院内死亡、术后心肌梗死及术后心房颤动。与β-羟基丁酸酯有关的循环酮和脂质可通过减少炎症来保护患者免于心力衰竭，相关的脂质组学研究也在进行中。

二、脓毒症和肠道菌群

近年兴起的测序技术和更加精准、高通量的质谱鉴定技术也促进人们对影响脓毒症致病结果的环境因素有了更深入的了解。脓毒症和肠道菌群的研究探讨了微生物种群及其代谢产物的变化与脓毒症的关系。例如，当肠道微生态的平衡和多样性受到干扰时，宿主的免疫力发生改变，从而增加脓毒症的易感性，影响脓毒症的预后。上消化道发生变化是由于失去酸性环境，成为致病菌的发生部位，如大肠埃希菌、铜绿假单胞菌及肠球菌。下消化道主要表现为肠道黏液层变薄和破坏、通透性改变、菌群多样性降低。肠道一些菌种的含量与脓毒症全身损伤的严重程度有关。肠道内总菌量也与预后相关，当大便通畅、细菌负荷降低时，器官的炎症反应和损伤就会减轻。

重症患者的呼吸道菌群也可发生巨大变化，其口咽部微生物可迁移至肺部，而肺炎克雷伯菌、铜绿假单胞菌及变形杆菌等口咽部致病菌会导致肺部感染的风险增加。正常肺部通常因富含脂质表面活性剂而不利于细菌生长。但随着口咽部微生物迁移至下呼吸道，成为病原体破坏全身免疫系统的细菌培养基。此外，在严重疾病（如脓毒症或急性呼吸窘迫综合征）造成肺损伤期间，表面活性剂失活，黏液纤毛清除受损，局部水肿导致氧气在肺泡局部分布不均，均有助于促进细菌生长。肺部感染的患者，肠道微生物向肺部迁移增多，消除减少，潜在致病菌的生长增加。儿茶酚胺和炎症细胞因子的分子应激信号也会刺激病原体生长。肺泡儿茶酚胺浓度增加与人支气管肺泡灌洗液样本中菌群平衡的破坏相关，产生优势物种，如铜绿假单胞菌、肺炎链球菌、金黄色葡萄球菌及肺炎克雷伯菌。患者的肠道菌群特征随疾病严重程度增加而发生显著改变。

笔者团队对ICU重症感染的患者进行肠道菌群研究，结果发现，在收集的64例重症感染或感染性休克的ICU患者的131份粪便样本中，16S rRNA基因测序表现出2种失调的微生物群模式（ICU肠道菌群类型）。ICU肠道菌群类型Ⅰ（ICU E1）主要包括拟杆菌和肠杆菌科的未分类属，而ICU肠道菌群类型Ⅱ（ICU E2）主要包括肠球菌。同时发现，急性生理学和慢性健康状况评价Ⅱ（acute physiology and chronic health evaluation，APACHE Ⅱ）评分＞18分的重症患者中，ICU E1更容易发生感染性休克（P=0.041）。此外，ICU E1 与高血清乳酸水平相关（P=0.007）提示，不同的生态失调模式与不同的临床结果相关。可以将 ICU 肠道菌群类型作为独立的临床预后指标。因此，肠道菌群的检测或许可为精准医疗提供指导信息。

三、肠道菌群和代谢对脓毒症的影响

研究表明，肠道菌群和代谢产物的紊乱可能引起全身性炎症反应，并最终导致脓毒症。

在新生儿晚发型脓毒症中，肠道的挥发性有机化合物可在发病前 3 天出现特性的构成，从而预测脓毒症的发生。肠道菌群的代谢组学可提供脓毒症的发病机制信息，帮助医师早期预防、诊断及治疗。在新生儿中，晚发型脓毒症早产儿组与无感染对照组的临床发病前粪便挥发性有机化合物谱有显著差异，说明至少有一部分晚发型脓毒症病例可能与肠道有关。这给医师提供了一个预测和预防晚发型脓毒症的机会。

一项随机对照安慰剂研究表明，在干预生活方式后，普氏菌 / 拟杆菌降低，嗜黏蛋白阿克曼菌和普拉梭菌丰度增加，可减少肠道菌群失调情况的发生，影响代谢综合征的发生率。同时，肠道菌群的改变可能影响人体代谢性疾病的发生率。

由此，人们发现肠道菌群会影响人体代谢，并且与代谢共同作用影响了脓毒症的临床表现等特点。“多组学”脓毒症研究已成为当前热点，相信不久的将来会有相关研究结果发表。

四、干预措施对肠道菌群的调节

医师可以尝试在各个阶段使用菌群调节手段来进行脓毒症的预防、治疗及康复。

在一项对 30 项试验进行的系统评价和荟萃分析中，结果提示，益生菌与感染减少有关。该研究还显示，益生菌干预与呼吸机相关性肺炎的发生率降低有关，但尚未发现对死亡率和住院时间有影响。最近，成功鉴定和开发了新一代益生菌，能够选择性治疗特定病原体，如艰难梭菌和万古霉素耐药肠球菌（vancomycin-resistant enterococcus，VRE）。

合生元由益生菌和益生元共同构成。目前认为，合生元是一种很有前景的恢复肠道微生态失调的干预药物。一项在印度农村进行的随机、双盲安慰剂对照试验，对 4500 多例年龄＞35 周的婴儿进行了观察性研究，这些婴儿在没有临床感染表现时，即分别给予乳酸杆菌和低聚果糖（治疗组）与安慰剂（对照组）的口服共生制剂。其结果发现，合生元可以使主要结局指标（脓毒症和死亡）的发生率显著降低。该研究还表明，治疗组下呼吸道感染，以及培养结果为阳性或阴性脓毒症的发生率显著降低。

粪便菌群移植（FMT）是一种试图恢复菌群平衡的方法，通常用于复发性艰难梭菌感染的治疗。一项研究报道了 FMT 成功治疗 1 例 44 岁女性脓毒症患者。该患者临床表现为严重水样腹泻伴多种致病菌所致的感染性休克。FMT 前对患者粪便微生物群的分析显示，肠道菌群明显失调。而在 FMT 之后，患者的肠道菌群发生了显著变化，共生厚壁菌的增加和机会性变形杆菌的减少，使菌群平衡得到恢复。另一篇文章报道了关于自体 FMT 在接受同种异体造血细胞移植的患者中起到预防感染的功效。

同时，运动、饮食等生活方式的干预也被证明可以调节肠道菌群，从而降低脓毒症和内毒素血症等疾病的发生。

四、总结

代谢组学和肠道菌群研究共同为宿主免疫和环境因素寻求个性化医疗提供了新的可能性。随着新技术的发展，医师可以更好地识别和研究代谢组学中的新型生物标志物，研究调节微生物组的干预措施，这些领域有望成为诊断和治疗脓毒症的有效方法。

（北京协和医院　隆　云）

参考文献

[1] Vincent JL, Brealey D, Libert N, et al. Rapid diagnosis of infection in the critically ill, a multicenter study of molecular detection in bloodstream infections, pneumonia, and sterile site infections. Crit Care Med, 2015, 43(11): 2283-2291.

[2] Stringer KA, Serkova NJ, Karnovsky A, et al. Metabolic consequences of sepsis-induced acute lung injury revealed by plasma ^{1}H-nuclear magnetic resonance quantitative metabolomics and computational analysis. Am J Physiol Lung Cell Mol Physiol, 2011, 300(1): L4-L11.

[3] Schmerler D, Neugebauer S, Ludewig K, et al. Targeted metabolomics for discrimination of systemic inflammatory disorders in critically ill patients. J Lipid Res, 2012, 53(7): 1369-1375.

[4] Schoeler M, Caesar R. Dietary lipids, gut microbiota and lipid metabolism. Rev Endocr Metab Disord, 2019, 20(4): 461-472.

[5] Lagrost L, Girard C, Grosjean S, et al. Low preoperative cholesterol level is a risk factor of sepsis and poor clinical outcome in patients undergoing cardiac surgery with cardiopulmonary bypass. Crit Care Med, 2014, 42(5): 1065-1073.

[6] Wu JH, Marchioli R, Silletta MG, et al. Oxidative stress biomarkers and incidence of postoperative atrial fibrillation in the Omega-3 Fatty acids for prevention of Postoperative Atrial Fibrillation (OPERA) trial. J Am Heart Assoc, 2015, 4(5): e001886.

[7] Haak BW, Prescott HC, Wiersinga WJ. Therapeutic potential of the gut microbiota in the prevention and treatment of sepsis. Front Immunol, 2018, 9: 2042.

[8] Dickson RP. The microbiome and critical illness. Lancet Respir Med, 2016, 4(1): 59-72.

[9] Berkhout DJC, Niemarkt HJ, Buijck M, et al. Detection of sepsis in preterm infants by fecal volatile organic compounds analysis: a proof of principle study. J Pediatr Gastroenterol Nutr, 2017, 65(3): e47-e52.

[10] Guevara CM, Flores-López AG, Aguilar-López M, et al. Improvement of lipoprotein profile and metabolic endotoxemia by a lifestyle intervention that modifies the gut microbiota in subjects with metabolic syndrome. J Am Heart Assoc, 2019, 8(17): e012401.

[11] Liu W, Cheng M, Li J, et al. Classification of the gut microbiota of patients in intensive care units during development of sepsis and septic shock. Genomics Proteomics Bioinformatics, 2021, 17: S1672-0229(21)00013-9.

[12] Manzanares W, Lemieux M, Langlois PL, et al. Probiotic and synbiotic therapy in critical illness: a systematic review and meta-analysis. Crit Care, 2016, 19: 262.

[13] Panigrahi P, Parida S, Nanda NC, et al. A randomized

synbiotic trial to prevent sepsis among infants in rural India. Nature, 2017, 548(7668): 407-412.
[14] Berreta A, Baumgardner RM, Kopper JJ. Evaluation of commercial veterinary probiotics containing enterococci for transferrable vancomycin resistance genes. BMC Res Notes, 2020, 13(1): 275.
[15] Goldenberg JZ, Yap C, Lytvyn L, et al. Probiotics for the prevention of clostridium difficile-associated diarrhea in adults and children. Cochrane Database Syst Rev, 2017, 12(12): CD006095.
[16] Li Q, Wang C, Tang C, et al. Successful treatment of severe sepsis and diarrhea after vagotomy utilizing fecal microbiota transplantation: a case report. Crit Care, 2015, 19(1): 37.
[17] DeFilipp Z, Peled JU, Li S, et al. Third-party fecal microbiota transplantation following allo-HCT reconstitutes microbiome diversity. Blood Adv, 2018, 2(7): 745-753.
[18] Stadlbauer V, Horvath A, Komarova I, et al. Dysbiosis in early sepsis can be modulated by a multispecies probiotic: a randomised controlled pilot trial. Benef Microbes, 2019, 10(3): 265-278.
[19] Motiani KK, Collado MC, Eskelinen JJ, et al. Exercise training modulates gut microbiota profile and improves endotoxemia. Med Sci Sports Exerc, 2020, 52(1): 94-104.

第五节　新型冠状病毒肺炎继发感染的特点

新型冠状病毒肺炎（coronavirus disease 2019，COVID-19）的暴发给卫生系统带来巨大的医疗挑战，许多临床决策在有限的临床经验和科学证据下做出，如抗菌药物的应用和选择。COVID-19 患者，尤其是重症患者的常见并发症为细菌或真菌感染。细菌和真菌感染可使病情加剧发展成重症，导致患者死亡率升高。既往流行性感冒（简称流感）疫情数据显示，约 0.5% 的健康年轻人和至少 2.5% 的老年人合并细菌感染，而 2009 年流感大流行期间，继发细菌或真菌感染的比例高达 25%。目前也有诸多关于 COVID-19 继发感染的报道，本节结合现有文献，从 COVID-19 继发感染的发生率、常见病原菌、感染发生时间、感染部位、高危因素及治疗现状探讨 COVID-19 继发感染的特点。

一、COVID-19 继发感染的发生率和常见病原菌

早期针对武汉市金银潭医院的回顾性研究发现，99 例 COVID-19 患者合并细菌感染的比例为 1%。2020 年 2 月中旬，在武汉市数家医院 COVID-19 感染的成人中，有 5%～27% 继发感染，ICU 内患者的继发感染率为 13.5%～44.0%。感染细菌包括泛耐药鲍曼不动杆菌、产碳青霉烯酶及超广谱 β- 内酰胺酶（extended-spectrum β lactamase，ESBL）的肺炎克雷伯菌、产 ESBL 的铜绿假单胞菌、阴沟肠杆菌及黏质沙雷菌。其中，有数据可查的 2 家医院患者的中位入院时间和继发感染发生时间分别为首次出现 COVID-19 症状后 10～12 天和 17 天，表明重叠感染往往是晚期事件。西班牙一项纳入 989 例 COVID-19 患者的研究发现，7.2% 的患者合并感染，从入院到发生感染的中位时间为 10.6 天。继发感染患者的死亡率为 18.6%，明显高于不合并感染的患者（9.4%）。

一项包含 24 项研究的 meta 分析发现，3506 例确诊为 COVID-19 患者中的 281 例确诊为细菌感染，

总的感染发生率为 6.9%，重症比例高达 8.1%，其中入院即并发细菌感染的发生率为 3.5%，后续继发细菌感染率为 14.3%。最常见的病原微生物为支原体、流感嗜血杆菌及铜绿假单胞菌。另外一项纳入 30 项研究共计 3834 例 COVID-19 患者的 meta 分析发现继发细菌感染发生率为 7%，ICU 患者继发细菌感染发生率更高（14%）。最常见的感染细菌为肺炎支原体、铜绿假单胞菌及流感嗜血杆菌。合并细菌感染可能是老年 COVID-19 患者死亡的独立危险因素。在 2009 年甲型 H1N1 流感流行期间，30% 的重症患者和 12% 非 ICU 患者出现了继发性细菌感染。据报道，最常见的病原菌是肺炎链球菌、金黄色葡萄球菌及化脓性链球菌，并且继发性细菌感染通常发生在流感出现症状后的 6 天内，这与在 COVID-19 中以肺炎支原体、铜绿假单胞菌及流感嗜血杆菌为主要病原菌的发现不同，但与报道中东呼吸（系统）综合征冠状病毒（Middle East respiratory syndrome coronavirus，MERS-CoV）和严重急性呼吸综合征冠状病毒（severe acute respiratory syndrome coronavirus，SARS-CoV）患者的继发感染相似。目前，人们对细菌共感染的发病机制的认识还不完全。流感病毒损伤下呼吸道上皮细胞，黏膜纤毛功能障碍使鼻咽部吸入的致病菌与上皮细胞表面结合，从而导致细菌感染。致病菌通过抑制上皮细胞的修复和再生引起进一步损伤，但这一机制是否适用于 SARS-CoV-2 目前尚未确定。COVID-19 患者除了继发细菌感染外，还可继发真菌和病毒感染。一项包含 49 项研究的系统综述发现，COVID-19 住院患者合并真菌感染发生率为 6.3%，烟曲霉是最常见的微生物。在一项对 836 例 COVID-19 住院患者的分析中发现，与普通病房患者相比，ICU 患者有较高的酵母菌菌血症发生率（23/30）。目前，所有筛查文献中仅有 3 项研究报道了 COVID-19 合并真菌感染，因此，COVID-19 合并真菌感染的流行率有待进一步研究。欧洲越来越多的报道发现 COVID-19 相关肺曲霉病，既往研究发现由流感引起的急性呼吸窘迫综合征（acute respiratory distress syndrome，ARDS）患者即使在没有易感免疫损害的情况下，也有侵袭性曲霉菌病发生率增加的风险。早期诊断侵袭性曲霉菌病对治疗成功至关重要，但常规显微镜和呼吸道培养的敏感性和特异性仅为 50% 左右。从支气管肺泡灌洗液中检测半乳甘露聚糖（曲霉细胞壁的多糖抗原），已被证实是一种在免疫功能低下和免疫功能正常患者中鉴别侵袭性曲霉菌病有效且快速的工具。然而，由于支气管镜检查可产生气溶胶，对工作人员和患者构成重大风险，因此，应建立完善的操作及标本处理流程。血清半乳甘露聚糖检测对 COVID-19 患者曲霉病的诊断敏感性要明显降低。鉴于目前诊断的困难性和 COVID-19 相关曲霉菌病感染风险的不确定性，临床医师应对危重患者的真菌感染保持高度警惕。

COVID-19 合并其他病毒感染的报道也不少见。广东省的数据发现，COVID-19 合并病毒感染发生率为 3.2%，最常见的呼吸道病毒为呼吸道合胞病毒（respiratory syncytial virus，RSV）、鼻病毒及人嗜肺病毒（human metapneumovirus，hMPV）。一项来自北美洲的数据发现，鼻病毒 / 肠道病毒（6.9%）、呼吸道合胞病毒（5.2%）等与 SARS-CoV-2 存在显著合并感染。结合现有数据，估计有 3% COVID-19 患者同时感染另一种呼吸道病毒，其中最常见的病原体为呼吸道合胞病毒和甲型流感病毒。流感流行在中国具有双重季节性，北方的发病率遵循北半球国家典型的冬季模式，而该病毒在南方全年流行。一项对北京市连续 8 个季节的儿童进行的监测结果显示，RSV 的流行通常从 10 月中旬持续到次年 5 月中旬。随着 COVID-19 大流行的出现，诸多研究发现 COVID-19 可同时合并其他病毒感染，但对于并发病毒感染的患者是否比仅检测到 SARS-CoV-2 的患者预后更差，目前尚无法得出结论。

二、COVID-19 继发感染的常见部位和高危因素

上海市 COVID-19 的数据分析发现，高达 57.89% 的危重症患者合并继发感染，最常见的感染部位为呼吸道、血流和泌尿系统。对患者的呼吸支持力度越大，感染发生风险越高，气管切开患者感染风险高达 92.31%，继发感染导致患者出院率降低、死亡率升高。通过分析“纽约新冠大流行”住院患者的数据发现，60% 的患者呼吸道标本呈阳性，这些患者大部分为气管插管的患者，血培养阳性率为 54%（82/152），从入院至获取血培养结果的中位时间为 7 天，其中 54% 的患者发生菌血症与中心静脉导管有关，其中 23% 的患者被证实为中央导管相关血流感染（central line associated blood stream infections，CLABSI），其他包括呼吸道、泌尿系及胃肠道等继发性血流感染。接受体外膜氧合（extracorporeal membrane oxygenation，ECMO）支持的患者继发感染发生率高达 58%，最常见的为血流感染（41%），其次为呼吸道感染（29%）。意大利北部针对 ICU COVID-19 患者的研究发现，患者入住 ICU 15 天后估计至少发生 1 次血流感染发作的累计风险为 25%，风险随着住院时间的延长而增加，30 天后风险超过 50%，多因素分析中，抗炎治疗和血流感染（blood stream infection，BSI）的发生独立相关。欧洲一项纳入 50 例住院 COVID-19 患者的研究发现，40% 的患者至少发生 1 次菌血症，而 14% 的患者可能发生真菌血症。从入住 ICU 到发生菌血症的中位时间为 11 天，细菌菌血症发生在入住 ICU 后第 10 天，而真菌血症平均发生在入住 ICU 后第 27 天。菌血症患者入院时乳酸脱氢酶（lactate dehydrogenase，LDH）明显升高，脓毒症相关性序贯器官衰竭（SOFA）评分明显增加，ICU 住院时间和机械通气时间明显延长。

一项纳入 836 例 COVID-19 导致的重度 ARDS 患者的回顾队列研究发现，3.2% 的患者在入院 5 天内可以明确分离出细菌，住院期间该比例可增加到 6.1%。其中血培养结果呈阳性患者有 60 例，但其中 39 例被证实为污染菌。COVID-19 合并菌血症的患者相对死亡风险增加（*RR* 1.51，$P=0.3543$），而痰培养结果为阳性的患者未发现对患者预后的影响。高比例的血培养皮肤菌群污染被鉴定出来，主要是凝固酶阴性的葡萄球菌，这可能是由于医护人员不熟悉在佩戴额外个人防护装备情况下从患者身上采集血样，因此，最初的血培养结果出现革兰阳性球菌应考虑到较高的污染率。需要对血培养技术、导管置入及维护程序进行观察，以评估在 COVID-19 流行期间医院感染防控策略的执行程度。在三级防护下也应严格无菌操作，连续标准留取血培养标本，并结合患者临床病情变化来决定抗感染策略。

COVID-19 可能通过 2 种非互斥机制导致继发感染。首先，住院患者，特别是 ICU 内接受机械通气或其他原因导致病情危重的患者，其感染风险增加；来自多个国家和地区的数据报道，21%～88% 的 ICU 患者使用了机械通气。其次，严重的 COVID-19 与免疫失调相关，这可能为细菌或真菌的增殖创造环境。重度 COVID-19 患者的促炎［白介素（interleukin，IL）-2、IL-6、肿瘤坏死因子（tumor necrosis factor，TNF）-α］和抗炎细胞因子（IL-4、IL-10）均会升高，CD4 和 CD8 细胞较少，CD4 细胞的干扰素（interferon，IFN）-γ 表达减少，这可能促进肺部感染的发生。细胞因子释放综合征、免疫衰竭及肺部损伤可能成为继发感染的前驱因素。一项数据显示，46% 的患者都会接受激素或生物制剂，这可能会导致患者免疫功能低下，引起感染风险升高。此外，COVID-19 暴发期间的感染控制方案大多以预防 SARS-CoV-2 的传播和交叉感染为目的，缺乏对细菌或真菌继发感染的

预防，也增加了细菌、真菌等感染的发生。Ripa 等通过对 731 例患者进行多因素分析发现，早期需要入住 ICU（48h 内）、呼吸衰竭（基线氧合指数低）及严重淋巴细胞减少（基线淋巴细胞总数<0.7×10^9/L）是 COVID-19 患者继发感染的独立危险因素。

三、COVID-19 患者继发感染的治疗现状

目前尚无侧重继发感染的相关研究，因此，报道的继发感染发生率存在较大差异从没有合并感染到死亡患者的 100% 合并感染，这可能与纳入人群及发生地区的医疗卫生条件相关，需要谨慎解读文献结果。但在其他病毒性（流感）肺炎流行和大流行中，继发性细菌和真菌感染增加，尤其是肺炎链球菌、流感嗜血杆菌、金黄色葡萄球菌及曲霉属，这些往往与患者的预后差有关。因此，应高度重视 COVID-19 继发感染情况。美国国家卫生与保健卓越研究所（National institute for Health and Care Excellence，NICE）的 COVID-19 指南建议，如果感染源不清楚且症状重，或对于有合并症的患者，在可能是细菌性感染的患者可考虑使用抗菌药物，该指南推荐应用多西环素和阿莫西林。一项包含 24 项研究 3338 例 COVID-19 住院患者的 meta 分析发现，高达 71.9% 的患者接受了抗生素治疗，在 ICU 中这一比例更高，80%～100% 的重症患者接受了抗细菌药物治疗，7.5%～15.0% 接受了抗真菌药物治疗。在武汉市的数家医院，氟喹诺酮类、头孢菌素类、碳青霉烯类、阿奇霉素、万古霉素及利奈唑胺是最常见的经验性药物。在法国，COVID-19 合并曲霉菌感染患者在临终前也接受了美罗培南、替加环素、氟立康唑等多种联合治疗。经验性抗菌药物的使用可能很普遍，因为 25%～70% 的重症 COVID-19 患者表现出菌血症的迹象，并且很难根据症状体征、影像学检查及实验室检查排除继发细菌或真菌感染。微生物检查对诊断有很大的价值，尤其是下呼吸道痰液培养。支气管镜肺泡灌洗这种侵入性干预在识别 COVID-19 患者呼吸道感染病原体方面有较高的效率，但该过程可能产生大量气溶胶，国内指南没有为处理细菌和真菌培养物的医护人员推荐标准化个人防护设备，临床应谨慎评估、严格防护，以降低传播风险。由于严重 COVID-19 的临床表现可能无法与细菌或真菌败血症区分，可能会导致过度使用抗菌药物。有研究发现，在 COVID-19 患者中，抗生素使用（71%）与继发感染发生率（3.6%）显著不匹配。此外，79% 合并感染的 COVID-19 患者在病原学培养阳性前 30 天接受抗生素治疗，98% 的患者在 COVID-19 住院期间接受抗生素治疗，因此，非常有必要了解 COVID-19 继发感染的特点，包括发生率、易感人群、可能病原体及感染特点等，有的放矢，才能改善患者预后。

由于 COVID-19 合并细菌感染的总体比例较低，目前没有足够的证据支持大多数住院患者广泛使用抗生素。虽然重症患者合并感染的比例升高，但抗生素经验性治疗提供的益处微乎其微，因此，临床医师应谨慎使用抗生素。医师应严格遵从指南，对于疑似或证实有细菌感染的 COVID-19 患者，应根据当地流行病学和患者因素选择抗生素，并根据临床症状和体征、实验室及影像学检查进行重新评估，如果没有继发细菌感染证据，应及时停止使用抗生素。

四、COVID-19 继发感染数据的局限性

目前，鲜有文献聚焦 COVID-19 继发感染。对于继发感染数据的缺乏有几个合理的解释。首先，对于医院和医护人员来说，优先事项是提供急性医疗护理，使重症患者存活，保护工作人员和非

COVID-19 患者。因此，早期的文献主要集中在描述 COVID-19 的基本流行病学、临床表现及预后。由于文献均为回顾性研究，而没有系统的收集痰液、血液或其他微生物培养样本的方案。此外，受到雾化吸入、支气管镜检查气溶胶暴露风险等程序的限制，经验性抗菌药物的使用可能削弱了培养结果呈阳性可能。目前，关于 COVID-19 合并感染的研究样本量都比较小，大部分为某一地区的描述性研究，不能准确描述该类疾病合并感染的全貌。由于气溶胶暴露的风险，呼吸道标本的留取和培养都是在有限的基础上获得，因此，COVID-19 合并细菌感染性肺炎的真实数据目前仍未可知。但无论如何，加强医院感染防控和管理对于何种原因导致的继发感染均为最佳办法。

五、总结

COVID-19 继发细菌和真菌感染的发生率<5%，但重症患者由于长期机械通气、气道皮肤黏膜开放及应用激素生物制剂等导致免疫功能防御能力下降，这一比例有所增高，但总体比例低于以前的流感大流行。COVID-19 患者存在广泛的抗生素使用，这加剧了细菌耐药性的产生。目前，能证明金黄色葡萄球菌、肺炎链球菌或化脓性链球菌在 COVID-19 继发细菌感染中起主要作用的证据很少，主要病原菌为肺炎支原体、铜绿假单胞菌及流感嗜血杆菌，这与整体的医院感染细菌菌群环境一致，COVID-19 继发感染严重影响预后，应高度重视予以甄别，但尚无足够证据支持在 COVID-19 住院患者中可广泛经验性使用抗生素，特别是没有严重疾病的患者。

当前，世界范围确诊 COVID-19 患者已超过 1.6 亿，目前关于 COVID-19 继发感染报道的患者最大病例数仅有数千例，远不能涵盖所有的 COVID-19 患者。并且不同地区医疗体系存在较大差异，某一地区合并感染患者的总体估计可能无法在全球范围内具有代表性。细菌和真菌感染的临床数据对于指导 COVID-19 的循证治疗具有重要价值。因此，在不危及临床和实验室工作人员安全的情况下，应加强对 COVID-19 患者继发感染的临床和微生物检查，明确真实的继发感染发生率，明确病原菌及其药敏试验结果，为精确治疗提供事实依据。同时，应加强医院感染防控和管理，准确预防和控制感染并发症，避免抗生素滥用导致的耐药菌感染增加，有效降低 COVID-19 患者的死亡率。

（北京协和医院 程 卫 隆 云）

参 考 文 献

[1] Chertow DS, Memoli MJ. Bacterial coinfection in influenza: a grand rounds review. JAMA, 2013, 309(3): 275-282.

[2] Zhou P, Liu Z, Chen Y, et al. Bacterial and fungal infections in COVID-19 patients: a matter of concern. Infect Control Hosp Epidemiol, 2020, 41(9): 1124-1125.

[3] Chen N, Zhou M, Dong X, et al. Epidemiological and clinical characteristics of 99 cases of 2019 novel coronavirus pneumonia in Wuhan, China: a descriptive study. The Lancet, 2020, 395(10223): 507-513.

[4] Clancy CJ, Nguyen MH. Coronavirus disease 2019, superinfections, and antimicrobial development: what can we expect? Clin Infect Dis, 2020, 71(10): 2736-2743.

[5] Garcia Vidal C, Sanjuan G, Moreno Garcia E, et al. Incidence of co-infections and superinfections in

hospitalized patients with COVID-19: a retrospective cohort study. Clin Microbiol Infect, 2021, 27(1): 83-88.

[6] Langford BJ, So M, Raybardhan S, et al. Bacterial co-infection and secondary infection in patients with COVID-19: a living rapid review and meta-analysis. Clin Microbiol Infect, 2020, 26(12): 1622-1629.

[7] Lansbury L, Lim B, Baskaran V, et al. Co-infections in people with COVID-19: a systematic review and meta-analysis. J Infect, 2020, 81(2): 266-275.

[8] Assiri A, Al Tawfiq JA, Al Rabeeah AA, et al. Epidemiological, demographic and clinical characteristics of 47 cases of Middle East respiratory syndrome coronavirus disease from Saudi Arabia: a descriptive study. Lancet Infect Dis, 2014, 13(9): 752-761.

[9] Chong WH, Saha BK, Ananthakrishnan R, et al. State-of-the-art review of secondary pulmonary infections in patients with COVID-19 pneumonia. Infection, 2021: 1-15.

[10] Hughes S, Troise O, Donaldson H, et al. Bacterial and fungal coinfection among hospitalized patients with COVID-19: a retrospective cohort study in a UK secondary-care setting. Clin Microbiol Infect, 2020, 26(10): 1395-1399.

[11] Lin D, Liu L, Zhang M, et al. Co-infections of SARS-CoV-2 with multiple common respiratory pathogens in infected patients. Sci China Life Sci, 2020, 63(4): 606-609.

[12] Kim D, Quinn J, Pinsky B, et al. Rates of co-infection between SARS-CoV-2 and other respiratory pathogens. JAMA, 2020, 323(20): 2085-2086.

[13] Zhang H, Zhang Y, Wu J, et al. Risks and features of secondary infections in severe and critical ill COVID-19 patients. Emerg Microbes Infect, 2020, 9(1): 1958-1964.

[14] Nori P, Cowman K, Chen V, et al. Bacterial and fungal coinfections in COVID-19 patients hospitalized during the New York City pandemic surge. Infect Control Hosp Epidemiol, 2021, 42(1): 84-88.

[15] Marcus JE, Sams VG, Barsoumian AE. Elevated secondary infection rates in patients with coronavirus disease 2019 (COVID-19) requiring extracorporeal membrane oxygenation. Infect Control Hosp Epidemiol, 2021: 1-3.

[16] Giacobbe DR, Battaglini D, Ball L, et al. Bloodstream infections in critically ill patients with COVID-19. Eur J Clin Invest, 2020, 50(10): e13319.

[17] Ripa M, Galli L, Poli A, et al. Secondary infections in patients hospitalized with COVID-19: incidence and predictive factors. Clin Microbiol Infect, 2021, 27(3): 451-457.

[18] Lescure FX, Bouadma L, Nguyen D, et al. Clinical and virological data of the first cases of COVID-19 in Europe: a case series. Lancet Infect Dis, 2020, 20(6): 697-706.

[19] Rawson TM, Moore LSP, Zhu N, et al. Bacterial and fungal coinfection in individuals with coronavirus: a rapid reviewto support COVID-19 antimicrobial prescribing. Clin Infect Dis, 2020, 71(9): 2459-2468.

[20] Langford BJ, So M, Raybardhan S, et al. Bacterial co-infection and secondary infection in patients with COVID-19: a living rapid review and meta-analysis. Clin Microbiol Infect, 2020, 26(12): 1622-1629.

第六节　宏基因组二代测序技术对重症感染的诊断价值

病原学诊断是感染性疾病临床诊疗过程中的重要环节，其中，分子诊断是病原学诊断的一个重要方向。目前已知的致病病原体高达上万种，但常规临床病原学诊断方法往往只能对其中一小部分常见病原体进行检测，且最终的检测结果很大程度上取决于实验室技术水平和临床医师的判断。因此，在临床实际工作中，有相当比例的感染性疾病无法明确鉴定病原体，因而不能给予患者针对性用药和治疗，误诊、误治的情况时有发生。特别是罕见病原体感染，其致病病原体难以迅速获得培养结果，如苛养菌感染、胞内菌感染、病毒感染等。对于病情危重、急需迅速诊断和及时治疗的重症感染患者，尽快明确病原学诊断是实现精准治疗和改善患者预后的重要因素。

近年来，随着以第二代测序（next generation sequencing，NGS）技术（又称高通量测序技术）为代表的基因组学技术的发展、成熟和普及，宏基因组二代测序（metagenomic next generation sequencing，mNGS）技术越来越广泛地应用于临床感染性疾病的诊治，特别是在疑难、危重症及免疫缺陷等特殊患者群体中，mNGS 技术在溯源、检测、分型及耐药评估等各个方面越来越展示出其高效、快捷、敏感的优势，为临床医师做出临床诊断、制定个体化用药方案提供了重要依据。

一、宏基因组二代测序技术方法学简介和生物学检测特点

与基于电泳分离的第一代测序技术相比，第二代测序技术最显著的特征是高通量，一次能对几十万到几百万条 DNA 片段进行序列测定，并且具有检测速度快、准确率高、成本低、覆盖面广等特点。其基本原理是先将目标 DNA 或 RNA 片段碎片化，通过对小片段核酸的扩增、精准测序，并与已知的参考基因组做比对、定位及整合分析，最终通过计算机算法获得目标核酸的完整序列。

mNGS 是一种对临床样本中所有核酸进行测序，从中寻找可能病原体的方法，它直接对样本进行检测，在检测前无须培养也无须选定检测范围，能够最大限度地避免病原体漏检。临床诊疗过程中，使用 mNGS 技术检测病原微生物通常需要采集患者感染部位的样本、提取核酸、对提取的核酸构建标准测序文库、高通量测序、生物信息分析确定病原菌及解读报告共 6 个步骤。由于 mNGS 技术不依赖于特定基因引物的序列扩增，在尽可能保证样本中所有核酸都被无差别提取出的前提下，将待测样本的所有 DNA 或 RNA 混合测序，并将测序数据结果与已知病原体数据库进行比对，能有效获得病原体分类信息、序列数及覆盖度等定量分析数据，从而快速获得病原体种类和耐药信息。病原微生物 mNGS 技术可覆盖细菌、真菌、病毒、寄生虫等数千种主要感染病原体，极大地拓展了感染性疾病的诊断范围。

二、宏基因组二代测序技术在不同类型感染中的诊断价值

2014 年，mNGS 技术被首次报道应用于诊断感染性疾病（诊断 1 例中枢神经系统钩体病患者），此后相继有个案报道，均取得了令人欣喜的临床诊治结果。在呼吸道感染领域，mNGS 技术已用于痰、咽拭子、肺泡灌洗液等多种呼吸道标本的检测，并展示出重要的诊断价值。此外，血液标本也是 mNGS 技术的重要应用领域。大量已发表的病例报道和临床研究表明，mNGS 已广泛用于脑脊液、呼吸道、尿液、血液、胸腹腔积液及组织等多种来源标本的检测，在诊断复杂和重症感染如血流感染、肺部感染、骨关节感染、中枢神经系统感染等方面显示出重要的优势。

1. 血流感染　目前，临床血流感染的病原学诊断仍依赖于血培养结果，其培养时间长、阳性率

低等严重影响了血流感染患者的早期诊断和治疗。2019年，Blauwkamp等的研究显示，在350例脓毒症患者中，mNGS检测结果与传统血培养检测结果的一致性达到了93.7%。而在166份传统检测结果［培养、血清免疫学、聚合酶链式反应（polymerase chain reaction，PCR）］为阴性的样本中，mNGS在62份样本中发现病原微生物，凸显了mNGS在检出率和准确性上具有巨大优势。不仅如此，研究结果还发现，在2周内接受过抗菌药物治疗的患者中，mNGS方法较传统血培养方法的阳性率更高（47.9% *vs.* 19.6%）。由此可见，与传统血培养相比，mNGS可显著提高血流感染诊断效能、缩短病原体诊断时间，有助于促进抗菌药物的早期合理应用。

2. 中枢神经系统感染　长期以来，病原微生物种类鉴定一直是中枢神经系统感染诊断的难题。mNGS技术凭借其鉴定谱广、敏感性高、受抗菌药物影响小等特点，在中枢神经系统感染病原体诊断，特别是中枢神经系统结核、病毒、特殊病原体（如布鲁氏菌）、寄生虫等罕见病原体感染的诊断方面展现出独特优势。2015年，德国报道了3例病程进展迅速的基底节脑炎患者，通过mNGS在脑内检出了松鼠博尔纳病毒，成为历史上首次发现该病毒可传染人类的证据。2015年，日本Sakiyama等报道了4例脑脊髓膜炎患者，常规检查未能明确致病菌，而通过mNGS检测发现该4例患者感染了从未报道过的嗜盐菌，针对性给予复方磺胺甲噁唑治疗后，患者完全好转。除此之外，mNGS检测还有助于非感染性疾病如自身免疫性脑炎的鉴别诊断，极大推动了中枢神经系统疾病精准诊疗的临床进程。

3. 呼吸道感染　mNGS技术可用于包括痰、咽拭子、胸腔积液、支气管肺泡灌洗液、脓液及肺活检标本等不同呼吸道标本的检测，为呼吸道感染患者提供快速、精准的病原体鉴定，并指导抗菌药物合理应用。研究证实，mNGS不仅对苛养菌（如结核/非结核分枝杆菌、诺卡菌、放线菌、厌氧菌等）、病毒等的检测敏感性优于或不劣于传统检测方法，而且有助于明确病原体毒力情况，这对重症肺部感染患者的风险评估、疾病严重程度及临床转归的预测具有重要意义，尤其在选择抗菌药物、判断治疗效果方面具有重要指导价值。

三、宏基因组二代测序技术对不同感染致病菌的诊断价值

mNGS技术可检测的病原体和标本来源非常广泛，特别是对于罕见病原体感染、未知病原体感染、不明原因发热、常规临床检测结果反复呈阴性的临床诊断困难的患者，在其鉴定和诊断方面展示出重要优势。

1. 细菌感染　细菌是临床感染性疾病最常见的病原体之一，“培养阳性”是目前为止公认的诊断“金标准”。由于大多数细菌培养的培养时间长、阳性率低、标本污染导致假阳性等问题，无法满足日常，尤其是重症感染患者的诊疗需求。2016年，Abril等首次对诊断困难的1例脓毒症休克患者通过血浆mNGS检测快速诊断病原体的事件进行了报道，该患者的mNGS检测结果提示犬链球菌感染，后续血培养和16S rRNA序列测定也证实了这一诊断。结核病或非结核分枝杆菌感染的诊断是mNGS技术在细菌感染临床应用领域的又一重要突破。分枝杆菌感染因取样、涂片及培养困难，阳性率极低，诊断非常困难，临床上经常采用经验性方案进行治疗。Nomura等的一项回顾性研究结果显示，使用mNGS技术诊断侵袭性分枝杆菌感染较传统抗酸染色方法确诊时间提早超过1个月。此外，在HIV/AIDS感染患者和感染性主动脉瘤患者中，也有应用mNGS技术诊断分枝杆菌感染的病例报道。

这些研究结果表明，与传统抗酸染色方法相比，mNGS 技术能够更快、更准确地检测分枝杆菌感染，已成为细菌感染新型诊断工具中的一大亮点。

2. 病毒感染 病毒性疾病的病原学诊断传统上以免疫学检测为主。近年来，针对病毒 DNA 或 RNA 的检测方法，包括 PCR 和基因芯片等都得到了广泛应用，但这些方法必须建立在成熟诊断方法体系的基础上，对未知或技术方法尚未成熟的病毒病原体无法进行检测。由于 mNGS 技术在检测前无须提前确定病原体范围，有效去除了上述方法的偏倚性，不仅极大扩展了检测谱，而且可发现新的病原体。Wilson 等在对 1 例诊断困难的脑膜炎患者进行脑脊液和脑活检组织 mNGS 检测过程中，发现了卡奇谷病毒感染，并通过 PCR 和免疫组化证实脑活检组织中存在该病毒。Langelier 等对比了 22 例急性呼吸系统疾病住院患者支气管肺泡灌洗液的传统培养、多重 PCR 及 mNGS 技术检测方法，结果发现，与传统方法相比，mNGS 技术不仅在所有阳性样本中均检测出相应微生物，还在常规检测结果为阴性的样本中发现了多种病毒病原体。由此可见，与目前传统诊断技术相比，mNGS 在病毒性病原体检测方面具有更全面的检测能力，尤其对某些未知的病毒性病原体，甚至在新发传染性疾病的快速诊断等方面也有广阔的应用前景。

3. 真菌感染 随着抗肿瘤药物、免疫抑制药物使用的增加，免疫功能受损患者日益增多，真菌感染比例逐年上升。真菌感染的临床检测主要依靠常规镜检和培养，但由于真菌培养周期长、鉴定困难等原因，常会延误诊断或漏诊。mNGS 凭借其高效、快速和敏感性强的特点，有望成为传统真菌检测方法的有益补充。Li 等对 15 例肺部感染患者的肺活检组织进行了 mNGS 检测，并将测序结果与传统培养法的结果进行对比后发现，mNGS 对真菌的检测特异性很高。He 等报道了 3 例侵袭性肺曲霉菌病患者使用 mNGS 对支气管肺泡灌洗液进行检测，3 例均检测到烟曲霉，而其中 2 例为曲霉半乳甘露聚糖阳性，3 例痰培养均为阴性，针对性给予患者伏立康唑治疗后临床症状明显改善。与传统真菌诊断方法相比，mNGS 检测快速、敏感，使其在真菌感染的诊断，特别是在常规检测方法难以发现的真菌感染诊断中展现出独有的优势。

4. 寄生虫等其他感染 在我国高海拔和畜牧业地区，寄生虫仍是严重威胁人类健康的重要病原体。寄生虫病确诊主要依赖患者体液、分泌物、排泄物的镜检或临床免疫学检查，但检测方法对样本类型、收集部位、收集时间都有严格要求，检验者和临床医师的经验也对检测结果判读产生较大影响。mNGS 检测凭借其敏感性强、检测范围广的优势，有望弥补临床上对寄生虫感染诊断的不足。Wilson 等对 7 例难诊断性亚急性或慢性脑膜炎患者的脑脊液进行 mNGS 检测，发现 7 例患者中有 1 例感染猪带绦虫。Fan 等对 105 例肺棘球蚴病患者的血浆标本进行了回顾性分析，显示 mNGS 检测结果对肺棘球蚴病的诊断具有很高的敏感性和特异性，且定量分析结果和临床表现具有相关性。

同样，支原体、钩端螺旋体等病原体同样在临床中很难用常规方法进行培养和鉴定，mNGS 检测在这些致病病原体诊断中发挥了独特的作用。Xiao 等报道了 1 例怀疑手术部位感染的患者，虽然患者的血清学指标提示炎性反应严重，但引流液和血培养等常规检测结果均为阴性，最终引流液的 mNGS 检测结果提示支原体感染，给予阿奇霉素治疗后，患者临床症状得到显著改善。Wilson 等对 1 例表现为进展性脑积水和癫痫持续状态的患者进行 mNGS 检测，该患者脑活检组织、血清学检测结果均为阴性，但 mNGS 检测结果提示钩端螺旋体感染，后经当地疾控中心通过 PCR 检测证实了该病。上述结果表明，对于临床怀疑寄生虫和其他罕见病原体感染的患者，当常规实验室诊断效果不满意时，mNGS 检测可作为一种有效的补充诊断方法。

四、宏基因组二代测序技术对耐药的诊断价值

mNGS 技术具有非特异性的特点，理论上可检测包括抗生素耐药基因在内的全部核酸序列。Grumaz 等的研究发现，根据 mNGS 中与万古霉素耐药基因一致的读码而认定的万古霉素耐药屎肠球菌菌株，后续得到了相关微生物检测的证实，从而提出了 mNGS 技术检测耐药基因的可行性。但在目前的实际临床应用过程中发现，由于血液中病原体核酸含量偏低、血浆游离 DNA 的半衰期较短，mNGS 病原体测序的覆盖率较低，不能保证覆盖耐药基因，因而还不能做到有效预测致病病原体药敏特征，临床医师仍需经验性选择抗菌药物进行治疗。病原体的抗生素耐药基因与耐药特性间的相关性非常复杂。2019 年的研究发现，在 41 份临床标本检出的 183 个抗生素耐药基因中，只有 24 个（13.1%）与抗生素敏感性试验的检测结果相匹配，检出近 1/3 的耐药基因实际来源于呼吸道正常或定植菌群。这一结果提示，医师在解读 mNGS 检出耐药基因结果的实际临床意义时应更为谨慎。

五、宏基因组二代测序技术对重症感染的诊断价值

如前所述，在肺部感染、血流感染、中枢神经系统感染等常见重症感染中，mNGS 技术已展示出其良好的诊断价值。对重症患者而言，当患者出现器官功能损伤进而诊断为脓毒症时，尽早应用有效抗菌药物是治疗成功的关键，而快速、准确的病原学诊断将极大地帮助临床医师及时优化抗生素治疗方案。Long 等对 78 例脓毒症患者和 10 例健康志愿者的血浆样本进行 mNGS 检测后发现，与传统培养方法相比，mNGS 检测使细菌和真菌感染诊断的敏感性从 12.8%（10/78）上升到 30.8%（24/78）。Parize 等的前瞻性研究比较了 mNGS 和常规微生物检测方法在免疫缺陷重症感染患者中的应用，对血液标本、部分鼻咽拭子，以及体液样本进行分析的结果发现，在纳入的 101 例样本中，72 例样本的 2 种检测方法结果一致，但 mNGS 检测到临床相关病毒和细菌的比例明显高于常规方法。尽管如此，目前尚缺乏对 mNGS 与传统检测方法进行比较的大规模临床研究，相信随着临床研究的深入开展，mNGS 技术在脓毒症患者病原诊断中的临床应用价值将得到进一步提升。

六、宏基因组二代测序技术检测结果解读及注意事项

尽管 mNGS 病原体检测在感染患者的临床诊断中显示出独特的优势，特别是对于重症感染患者，快速、准确、无偏倚的检测方法有助于为患者赢得最宝贵的治疗时间。但目前 mNGS 的病原体检测单次费用较高，严重限制了其在临床应用中的推广速度。除此之外，在对 mNGS 检测结果进行临床解读时还应关注以下 3 个问题：①样本污染。由于 mNGS 多数在第三方实验室开展，在样本采集、配送物流、实验室处理等过程中均可能发生环境微生物污染的风险，应严格遵守实验室质量控制规范，避免环境和样品的交叉污染。②假阴性结果。由于大部分病原体核酸极易降解，如果标本在运输储存过程中不严格遵照相关标准，可能导致原本存在的病原体核酸无法检测到，从而产生假阴性结果。因此，血液、脑脊液等标本在采集后应尽快送检，必要时低温冻存，尽可能避免核酸降解，以提高检测阳性率；③假阳性结果。利用 mNGS 技术进行检测时，会得到包括病毒、细菌、真菌在内的所有病

原体信息，但并非每一种病原体都是致病因素，特别是对于多种病原体共感染或在既往感染基础上继发感染的患者，mNGS 结果的解读应更加谨慎。这就要求临床医师在得到 mNGS 检测结果后结合其他临床信息进行综合分析，筛选出主要病原体，从而进行针对性治疗。

七、总结

mNGS 检测在感染性疾病的病原体诊断中已展示出强大的优势，特别是在重症感染、罕见感染类型、传统方法无效或无法及时诊断等情况下，可以帮助临床医师快速、准确地鉴定病原体，进而为个体化用药提供依据。尽管 mNGS 技术的出现令人振奋，但其临床应用的时间尚短，仍需进一步推广验证，并制定 mNGS 检测的临床标准化应用指南，扩展潜在应用的领域、优化检测效能，更好地服务于患者和临床。

（北京协和医院　李冬凯　崔　娜）

参考文献

［1］李颖，麻锦敏．宏基因组学测序技术在中重症感染中的临床应用专家共识（第一版）．感染、炎症、修复，2020，21（2）：75-81.

［2］朱逸敏，张文宏．二代测序在脓毒血症患者病原学诊断中的应用．微生物与感染，2018，13（2）：97-101.

［3］Han D, Li R, Shi J, et al. Liquid biopsy for infectious diseases: a focus on microbial cell-free DNA sequencing. Theranostics, 2020, 10(12): 5501-5513.

［4］毕铭辕，汪春付，连建奇，等．宏基因组测序在感染性疾病中的应用与反思．中华临床感染病杂志，2019，12（5）：379-384.

［5］Naccache SN, Peggs KS, Mattes FM, et al. Diagnosis of neuroinvasive astrovirus infection in an immunocompromised adult with encephalitis by unbiased next-generation sequencing. Clin Infect Dis, 2015, 60(6): 919-923.

［6］Chiu CY, Miller SA. Clinical metagenomics. Nat Rev Genet, 2019, 20(6): 341-355.

［7］Li N, Cai Q, Miao Q, et al. High-throughput metagenomics for identification of pathogens in the clinical settings. Small Methods, 2021, 5(1): 2000792.

［8］Han D, Li Z, Li R, et al. mNGS in clinical microbiology laboratories: on the road to maturity. Crit Rev Microbiol, 2019, 45(5-6): 668-685.

［9］Blauwkamp TA, Thair S, Rosen MJ, et al. Analytical and clinical validation of a microbial cell-free DNA sequencing test for infectious disease. Nat Microbiol, 2019, 4(4): 663-674.

［10］Sakiyama Y, Kanda N, Higuchi Y, et al. New type of encephalomyelitis responsive to trimethoprim/sulfamethoxazole treatment in Japan. Neurol Neuroimmunol Neuroinflamm, 2015, 2(5): e143.

［11］Wilson MR, Suan D, Duggins A, et al. A novel cause of chronic viral meningoencephalitis: cache valley virus. Ann Neurol, 2017, 82(1): 105-114.

［12］Abril M K, Barnett A S, Kara W, et al. Diagnosis of capnocytophaga canimorsus sepsis by whole-genome next-generation sequencing. Open Forum Infectious Diseases, 2016, 3(3): 144.

［13］Nomura J, Rieg G, Bluestone G, et al. Rapid detection of invasive mycobacterium chimaera disease via a novel plasma-based next-generation sequencing test. BMC Infect Dis, 2019, 19(1): 371.

[14] Langelier C, Zinter MS, Kalantar K, et al. Metagenomic sequencing detects respiratory pathogens in hematopoietic cellular transplant patients. Am J Respir Crit Care Med, 2017, 197(4): 524-528.

[15] Li H, Gao H, Meng H, et al. Detection of pulmonary infectious pathogens from lung biopsy tissues by metagenomic next-generation sequencing. Front Cell Infect Microbiol, 2018, 8: 205.

[16] He BC, Liu LL, Chen BL, et al. The application of next-generation sequencing in diagnosing invasive pulmonary aspergillosis: three case reports. Am J Transl Res, 2019, 11(4): 2532-2539.

[17] Wilson MR, O'Donovan BD, Gelfand JM, et al. Chronic meningitis investigated via metagenomic next-generation sequencing. JAMA Neurol, 2018, 75(8): 947-955.

[18] Fan H, Gai W, Zhang L, et al. Parasite circulating free DNA in the blood of alveolar echinococcosis patients as a diagnostic and treatment-status indicator. Clin Infect Dis, 2020, 4: 1679.

[19] Xiao N, Gai W, Hu WG, et al. Next-generation-sequencing technology used for the detection of Mycoplasma hominisin renal cyst fluid: a case report. Infect Drug Resist, 2019, 12: 1073-1079.

[20] Wilson MR, Naccache SN, Samayoa E, et al. Actionable diagnosis of neuroleptospirosis by next-generation sequencing. N Engl J Med, 2014, 370(25): 2408-2417.

[21] Grumaz S, Stevens P, Grumaz C, et al. Nextgeneration sequencing diagnostics of bacteremia in septic patients. Genome Med, 2016, 8(1): 73.

[22] Long Y, Zhang Y, Gong Y, et al. Diagnosis of sepsis with cell-free DNA by next-generation sequencing technology in ICU patients. Arch Med Res, 2016, 47(5): 365-371.

[23] Parize P, Muth E, Richaud C, et al. 2017. Untargeted next-generation sequencing-based first-line diagnosis of infection in immunocompromised adults: a multicentre, blinded, prospective study. Clin Microbiol Infec, 23(8): 574. e1-574. e6.

[24] Geng S, Mei Q, Zhu C, et al. Metagenomic next-generation sequencing technology for detection of pathogens in blood of critically ill patients. International Journal of Infectious Diseases, 2021, 103: 81-87.

[25] Peng J M, Du B, Qin H Y, et al. Metagenomic next-generation sequencing for the diagnosis of suspected pneumonia in immunocompromised patients. Journal of Infection, 2021, 82(4): 22-27.

第七节　严重金黄色葡萄球菌感染：再谈噬菌体疗效

金黄色葡萄球菌引起的菌血症全因死亡率高，目前，尽管部分抗菌药物可供选择，但人工瓣膜感染患者的归因性死亡率仍较高。噬菌体是细菌的天然病毒捕食者，已用于治疗金黄色葡萄球菌引起的菌血症等疾病。但目前关于噬菌体的给药方式、安全性及有效性等仍不明确。

一、金黄色葡萄球菌感染的现状和治疗方法

（一）金黄色葡萄球菌感染的现状

金黄色葡萄球菌属于革兰阳性菌，是一种共生细菌，约 30% 的人类存在金黄色葡萄球菌定植。

它也是多种感染的重要医学病原体，从相对轻微的皮肤浅表感染到深层组织感染和菌血症。金黄色葡萄球菌，特别是耐药菌株，与严重脓毒症和脓毒症休克引起的医院感染的高发病率和死亡率相关。血液中金黄色葡萄球菌的存在（菌血症）可导致脓毒症的发生，其多种毒力机制可直接作用于宿主的内皮细胞、凝血系统及免疫系统，从而影响脓毒症的发展。近年来，在发达国家，金黄色葡萄球菌感染的发病率呈上升趋势；而在发展中国家，严重的金黄色葡萄球菌感染也是一个易被忽视的重要问题。

（二）金黄色葡萄球菌感染的治疗方法

1. 抗生素治疗　据统计，目前超过 80% 的金黄色葡萄球菌分离株对青霉素具有耐药性。对于甲氧西林敏感菌株引起的感染，可以选择 β- 内酰胺类抗生素治疗。对于耐甲氧西林金黄色葡萄球菌（methicillin resistant staphylococcus aureus，MRSA）引起的全身或严重感染，需敏感的抗菌药物如万古霉素、利奈唑胺治疗，并且尽可能地清除或引流潜在的感染源。糖肽类抗生素一直是治疗 MRSA 感染的主要抗生素。迄今，万古霉素仍是经验性治疗 MRSA 引起的全身性感染的基石，但常因其具有肾毒性而在临床治疗中受到限制。尽管应用替考拉宁在全因死亡率方面不低于万古霉素，其应用于严重感染患者的相关研究较少，但安全性得到了提高。值得注意的是，糖肽类抗生素的杀菌活性比 β- 内酰胺类抗生素低，且渗透到组织中的能力偏弱。有研究表明，在 MRSA 菌血症的标准疗法中添加 β- 内酰胺类抗生素可缩短菌血症的治疗时间，但无明确证据其能改善预后。

此外，一些新药正处于不同的开发阶段，其中某些已经获得了美国食品和药物管理局（Food and Drug Administration，FDA）和欧洲药品管理局（European Medicines Agency，EMA）的批准，包括半合成糖脂肽（达巴万星、奥利万星及特拉万星）、第五代头孢菌素（头孢洛林）、新一代四环素类（奥马达环素）、氟喹诺酮类（德拉沙星、扎博沙星、尼莫沙星）、噁唑烷酮（特地唑胺）等。

2. 噬菌体疗法　除抗生素外，噬菌体疗法是一种对 MRSA 感染很有前景的治疗手段。抗生素和噬菌体的联合治疗可有效地治疗复杂感染。噬菌体是一类可以感染细菌、真菌、放线菌或螺旋体等微生物的病毒总称。噬菌体被应用于临床抗微生物感染治疗已有 100 多年的历史，但由于抗菌药物的发现和广泛使用，噬菌体逐渐淡出了人们的视线。目前，面临着抗菌药物日益严重的耐药问题和临床应对策略匮乏的困境，噬菌体疗法重新回到了人们的视线。在抗感染治疗中，噬菌体疗法的优势是特异性强，仅针对目标宿主菌，对周围其他菌株无明显影响。当目标宿主菌被杀死后，噬菌体会衰减并被清除。另外，由于抗菌机制不同于现有的抗菌药物，噬菌体疗法对于“超级细菌”同样有效，噬菌体可破坏“超级细菌”的生物被膜，降低“超级细菌”的耐药性。因此，噬菌体与抗生素联合应用有很好的协同作用。

二、噬菌体与金黄色葡萄球菌的相互作用机制

（一）噬菌体和细菌相互作用的机制

噬菌体是一种由包裹在蛋白质衣壳内的 DNA 或 RNA 组成的简单但极其多样的非生物实体。作为天然存在的细菌寄生虫，噬菌体不能独立繁殖，并最终依赖细菌宿主生存。噬菌体通常会结合细菌细胞表面上的特定受体，将其遗传物质注入宿主细胞，然后将这种物质整合到细菌基因组中，并从母细胞垂直繁殖到子细胞，或者劫持细菌复制机制以产生下一代噬菌体后代并裂解细胞，从而杀死细菌

宿主。

在裂解性噬菌体感染细菌的过程中共有 2 种裂解酶：①第 1 种噬菌体裂解酶称为病毒相关肽聚糖水解酶（virion-associated peptidoglycan hydrolase），吸附在宿主细菌细胞壁，使肽聚糖层产生孔洞，注入噬菌体核酸。②在复制周期结束时产生第 2 种噬菌体裂解酶，即噬菌体内溶素（phage endolysin），这些内溶素从内部广泛降解肽聚糖层，导致细菌细胞裂解并释放出子代噬菌体。目前，在体外实验和动物模型文献报道中应用的裂解酶多为噬菌体内溶素。噬菌体内溶素还可破坏其细菌的生物被膜，并诱导其快速裂解并死亡。

（二）噬菌体和金黄色葡萄球菌的相互作用机制

金黄色葡萄球菌可产生许多重要的毒素和毒力因子，包括促进宿主组织入侵和破坏的酶。这些毒素因子可促使金黄色葡萄球菌结合内皮细胞并在吞噬细胞中保持存活能力，保护其免受抗菌药和宿主免疫系统的影响。金黄色葡萄球菌还可通过在身体组织和医疗器械上形成生物膜，从而逃避宿主的防御。在进化过程中，噬菌体已适应穿透并能破坏生物膜、感染隐藏在这些复杂结构中的细菌细胞。此外，已有研究表明，噬菌体可持续感染细胞。

三、噬菌体治疗严重金黄色葡萄球菌感染的相关研究

在金黄色葡萄球菌感染的案例中，多项研究已证明噬菌体在不同的动物模型和人体临床试验中的特异性疗效。例如，人工关节感染的动物模型已经被用于评估噬菌体 MR-5 联合利奈唑胺减少细菌黏附的效果，可使运动和腿部功能早期恢复。Prazak 等证明噬菌体疗法在提高 MRSA 感染大鼠的存活率和降低肺内细菌载量方面与替考拉宁一样有效，但联合使用抗生素和噬菌体疗法并没有进一步改善结果。一项在小鼠模型中使用噬菌体治疗糖尿病伤口感染的研究的结果表明，噬菌体疗法可提高感染消退率，加速伤口愈合。Chhibber 等的一项小鼠模型的研究结果证明，在处理糖尿病足溃疡 MRSA 感染方面，噬菌体与利奈唑胺的联合治疗比单独使用任何一种治疗更有效。一项使用高纯化葡萄球菌噬菌体治疗糖尿病女性患者足溃疡骨髓炎的研究发现，给予噬菌体治疗后该患者可避免截肢。另一项类似研究，将感染铜绿假单胞菌和金黄色葡萄球菌的 6 种噬菌体的选定混合物局部注射给患有复发性金黄色葡萄球菌人工关节感染的女性患者，观察到该治疗安全且无持续感染的临床迹象。一项随机对照试验（randomized controlled trial，RCT）比较了噬菌体或安慰剂膀胱内滴注与标准护理抗生素治疗的效果，结果显示，在治疗经尿道前列腺电切术患者的尿路感染方面，膀胱内噬菌体疗法并不逊色于标准护理抗生素治疗。另一项单臂非对比试验是在 13 例严重金黄色葡萄球菌感染患者中，静脉注射 3 种噬菌体制剂作为辅助治疗，未观察到不良反应，表明规范生产和给药的噬菌体治疗安全，且在严重脓毒症患者中输注的耐受性良好 。

四、噬菌体抑制金黄色葡萄球菌感染炎症因子释放的机制

体外研究表明，噬菌体具有抗炎作用。使用 5 个针对铜绿假单胞菌和金黄色葡萄球菌的高纯度噬菌体后，发现这 5 个噬菌体在健康人外周血单个核细胞中诱导了相似的免疫应答，其中抗炎标志物如细胞因子信号抑制剂 3、白介素（interleukin，IL）-1 受体拮抗剂及 IL-6 在不同的噬菌体处理后也同样上调。最近发现一种金黄色葡萄球菌噬菌体 VB_SAUM_JS25 能够抑制脂多糖诱导的炎症，进一步

加强了噬菌体的抗炎特性。此外，还有研究观察到噬菌体能够抑制核因子 κB（nuclear factor-κB，NF-κB）p65 的磷酸化，但目前尚不清楚这种效应是否源于噬菌体和 NF-κB 的直接相互作用。然而，这些研究表明，噬菌体具有诱导抗炎特性的潜力，而这些特性与其抗菌活性无关。应强调的是，噬菌体潜在的抗炎作用或免疫抑制作用与常规的抗炎或免疫抑制药物所产生的生理效应不同。噬菌体如何抑制炎症反应的确切机制目前尚不清楚，抗炎作用可能是其中一个因素。

五、前景与展望

越来越多的金黄色葡萄球菌菌株的高致病性和抗菌药物耐药性严重影响着全世界的卫生保健系统。目前，人们已经提出了一项积极的研究计划，通过开发新型抗菌分子来解决这些问题。噬菌体疗法提供了一种独特的策略，以最新技术进行更新，开发针对金黄色葡萄球菌感染的特异性靶标疗法。除了在东欧国家中收集到的支持噬菌体疗法有效性的经验外，在动物模型和临床试验中也获得了相当多的研究成果。为了提供最终证据以支持噬菌体疗法获得卫生部门的批准，仍需进一步的研究。目前，正在进行数项临床试验有望证明噬菌体安全性和有效性。另外，随着生物科学的进步，噬菌体疗法也在不断地发展。噬菌体的生物工程可通过一系列机制显著提高其治疗潜力，包括扩大宿主范围、传递外源基因或修改噬菌体衣壳等。随着创新方法不断被测试，噬菌体疗法将会有越来越多的探索和发现。

（浙江大学医学院附属第二医院　黄　曼）

参 考 文 献

［1］Kwiecinski JM, Horswill AR. Staphylococcus aureus bloodstream infections: pathogenesis and regulatory mechanisms. Curr Opin Microbiol, 2020, 53: 51-60.

［2］Tong SY, Davis JS, Eichenberger E, et al. Staphylococcus aureus infections: epidemiology, pathophysiology, clinical manifestations, and management. Clin Microbiol Rev, 2015, 28(3): 603-661.

［3］Kern WV, Rieg S. Burden of bacterial bloodstream infection-a brief update on epidemiology and significance of multidrug-resistant pathogens. Clin Microbiol Infect, 2020, 26(2): 151-157.

［4］Nickerson EK, West TE, Day NP, et al. Staphylococcus aureus disease and drug resistance in resource-limited countries in south and east Asia. Lancet Infect Dis, 2009, 9(2): 130-135.

［5］Asgeirsson H, Thalme A, Weiland O. Staphylococcus aureus bacteraemia and endocarditis-epidemiology and outcome: a review. Infect Dis (Lond), 2018, 50(3): 175-192.

［6］Tong SYC, Lye DC, Yahav D, et al. Effect of Vancomycin or Daptomycin with vs without an Antistaphylococcal β-Lactam on Mortality, Bacteremia, relapse, or treatment failure in patients with MRSA Bacteremia: a randomized clinical trial. JAMA, 2020, 323(6): 527-537.

［7］Álvarez A, Fernández L, Gutiérrez D, et al. Methicillin-Resistant Staphylococcus aureus in hospitals: latest trends and treatments based on bacteriophages. J Clin Microbiol, 2019, 57(12): e01006-e01019.

［8］Kutter E, De Vos D, Gvasalia G, et al. Phage therapy in clinical practice: treatment of human infections. Curr Pharm Biotechnol, 2010, 11(1): 69-86.

［9］Karaman R, Jubeh B, Breijyeh Z. Resistance of Gram-

Positive Bacteria to current antibacterial agents and overcoming approaches. Molecules, 2020, 25(12): 2888.

[10] Lin, DM, Koskella B, Lin HC. Phage therapy: An alternative to antibiotics in the age of multi-drug resistance. World J Gastrointest Pharmacol Ther, 2017, 8(3): 162-173.

[11] González S, Fernández L, Gutiérrez D, et al. Analysis of different parameters affecting diffusion, propagation and survival of Staphylophages in Bacterial Biofilms. Front Microbiol, 2018, 9: 2348.

[12] Tkhilaishvili T, Di Luca M, Abbandonato G, et al. Real-time assessment of bacteriophage T3-derived antimicrobial activity against planktonic and biofilm-embedded Escherichia coli by isothermal microcalorimetry. Res Microbiol, 2018, 169(9): 515-521.

[13] Gutiérrez D, Ruas-Madiedo P, Martínez B, et al. Effective removal of staphylococcal biofilms by the endolysin LysH5. PLoS One, 2014, 9(9): e107307.

[14] Kaur S, Harjai K, Chhibber S. In Vivo Assessment of phage and Linezolid based implant coatings for treatment of Methicillin Resistant S. aureus (MRSA) mediated Orthopaedic Device Related Infections. PLoS One, 2016, 11(6): e0157626.

[15] Prazak J, Iten M, Cameron DR, et al. Bacteriophages improve outcomes in experimental Staphylococcus aureus ventilator-associated Pneumonia. Am J Respir Crit Care Med, 2019, 200(9): 1126-1133.

[16] Chhibber S, Kaur J, Kaur S. Liposome entrapment of Bacteriophages improves wound healing in a diabetic mouse MRSA infection. Front Microbiol, 2018, 9: 561.

[17] Chhibber S, Kaur T, Sandeep K. Co-therapy using lytic bacteriophage and linezolid: effective treatment in eliminating methicillin resistant Staphylococcus aureus (MRSA) from diabetic foot infections. PLoS One, 2013, 8(2): e56022.

[18] Fish R, Kutter E, Bryan D, et al. Resolving digital Staphylococcal Osteomyelitis using Bacteriophage-A case report. Antibiotics (Basel), 2018, 7(4): 87.

[19] Ferry T, Leboucher G, Fevre C,et al. Salvage Debridement, Antibiotics and Implant Retention ("DAIR") with local injection of a selected cocktail of Bacteriophages: Is It an option for an elderly patient with relapsing Staphylococcus aureus Prosthetic-Joint Infection? Open Forum Infect Dis, 2018, 5(11): ofy269.

[20] Leitner L, Ujmajuridze A, Chanishvili N, et al. Intravesical bacteriophages for treating urinary tract infections in patients undergoing transurethral resection of the prostate: a randomised, placebo-controlled, double-blind clinical trial. Lancet Infect Dis, 2021, 21(3): 427-436.

[21] Petrovic Fabijan A, Lin RCY, Ho J, et al. Safety of bacteriophage therapy in severe Staphylococcus aureus infection. Nat Microbiol, 2020, 5(3): 465-472.

[22] Van Belleghem JD, Clement F, Merabishvili M, et al. Pro-and anti-inflammatory responses of peripheral blood mononuclear cells induced by Staphylococcus aureus and Pseudomonas aeruginosa phages. Sci Rep, 2017, 7(1): 8004.

[23] Zhang L, Hou X, Sun L, et al. Staphylococcus aureus Bacteriophage suppresses LPS-Induced inflammation in MAC-T bovine mammary epithelial cells. Front Microbiol, 2018, 9: 1614.

[24] Van Belleghem JD, Dąbrowska K, Vaneechoutte M, et al. Interactions between bacteriophage, bacteria, and the mammalian immune system. Viruses, 2018, 11(1).

[25] Gordillo Altamirano FL, Barr JJ. Phage therapy in the postantibiotic era. Clin Microbiol Rev, 2019, 32(2): e00066-e00018.

[26] Jansen KU, Knirsch C, Anderson AS. The role of vaccines in preventing bacterial antimicrobial resistance. Nat Med, 2018, 24(1): 10-19.

第八节 医院获得性肺炎诊断技术的再认识

医院获得性肺炎（hospital-acquired pneumonia，HAP）是最常见的医院获得性感染，死亡率高；而机械通气患者呼吸机相关性肺炎（ventilator-associated pneumonia，VAP）是重症监护病房（intensive care unit，ICU）中最常发生的医院内感染。

一、医院获得性肺炎的诊断技术

HAP 常由多重耐药菌引起，在临床诊断和治疗上，均对医务人员提出了挑战。是否能够迅速、准确地诊断 HAP 和 VAP，以便及时启动有效的抗感染治疗，是影响患者预后的关键。然而，目前尚无诊断 HAP 和 VAP 的“金标准”。HAP 的诊断技术基于临床表现、胸部 X 线片、胸部 CT 等辅助检查及微生物培养结果。常用的临床肺部感染评分（clinical pulmonary infection score，CPIS）等评分手段可协助诊断。但因该评分可能导致抗生素滥用，故不做推荐。因此，了解影像学方法和分子诊断技术在临床实践中的应用前景，对重新认识 HAP 有重要意义。

肺部超声对 ICU 危重患者 VAP 的早期识别有积极意义，低剂量 CT 克服了传统 CT 检查高辐射的缺点，在肺炎的诊断上逐渐替代传统 CT 检查。微生物检测不仅能协助诊断，还能指导医师及时启动抗感染治疗，使经验性抗感染治疗调整为针对性抗感染治疗，以获得更好的临床结局并避免抗菌药物的过度使用。然而，传统的微生物培养方法常无法及时满足临床需要，耗时且滞后。近年来，已开发出不依赖培养的分子诊断技术，既可以识别病原体，也可以鉴定耐药性。另外，生物标志物和电子鼻等新型技术也有望成为 HAP 诊断的有效手段，但这些技术均需更多的研究以评估和证实它们在临床实践中的作用。

二、影像学诊断方法

1. 胸部 X 线片　胸部 X 线片是一种在临床上被广泛应用的成像技术，具有易于获得、微创及低辐射暴露的优点，是临床诊断肺炎的首选影像学方法。胸部 X 线片可以反映肺泡的通气情况。当肺泡中充满漏出液、渗出液、血液、细胞或其他物质（如脂肪、蛋白质、水或化学物质）时，X 线片可表现为肺泡浸润影伴支气管充气征、肺不张、剪影征或裂隙膨出征等典型影像学征象。但多项研究指出，X 线片的敏感性和特异性均较低，特别对于疑诊 VAP 的卧床危重患者来说，这些局限性可能会导致诊断的准确性不足。在最近一项关于 VAP 诊断的系统回顾和 meta 分析中，相对于肺活检组织病理学的参考标准，X 线片中浸润影的诊断敏感性为 88.9%（95%*CI* 73.9%～95.8%），特异性为 26.1%（95%*CI* 15.1%～41.4%）。当浸润影伴有至少 1 种临床表现（白细胞增多、发热、脓性分泌物）时，其敏感性为 64.8%～84.6%，特异性为 33.3%～36%；只有当浸润影同时伴有 3 种临床表现时，其敏感性才提升至 91%。

2. 低剂量 CT　肺部 CT 扫描在发现微小的、非特异性的影像学表现和评估可能的肺部并发症方面比 X 线片更敏感。但由于 CT 存在辐射暴露、检查成本及所需人力物力较高等缺点，使得 CT

检查在临床上的使用率低于X线片。为了克服辐射暴露，近年来，越来越多的低辐射CT或低剂量CT，甚至超低辐射CT应运而生。它们的平均辐射暴露几乎与常规X线片相当，而诊断敏感性可与普通CT或X线片一致，因而被推荐为肺炎诊断的首选影像学检查。一项单中心研究结果显示，低剂量CT检查使45%患者的肺炎诊断更加明确（30%的患者排除了肺炎的诊断，15%的患者漏诊了肺炎）。

同样，低剂量CT也因存在一定的局限性，而不能广泛用于HAP的诊断，原因包括：①低剂量CT的成本高于肺部X线片；②各个机构和场所尚不能随时获得和使用低剂量CT检查；③低剂量CT通常需要将患者转运至放射科，增加了病情不稳定患者的风险。虽然，便携式CT可以克服转运风险的问题，但它的使用仍受医院条件的限制。另外，大多数关于胸部CT在肺炎诊断中的作用的研究均在社区获得性肺炎（community-acquired pneumonia，CAP）患者中进行，需进行更多低剂量CT在HAP诊断中的作用的研究。

3．肺部超声　近年来，床旁超声被广泛用于ICU患者肺部疾病的诊断和动态评估。一些研究认为，肺部超声是一种有前景光明的HAP诊断工具，对于VAP患者来说，肺部超声的敏感性可能比胸部X线检查高。Staub等对肺部超声诊断VAP的准确性和实用性进行了系统回顾和meta分析，发现小的胸膜下实变和动态空气支气管征是最有用的超声征象。动态肺部超声监测有助于早期诊断HAP/VAP，并指导早期治疗。在疑诊阶段，肺部的单纯实变表现不足以准确诊断VAP，特别是既往患有肺部疾病的患者，而反复行肺部超声检查有助于早期识别临床可疑VAP的征象。如VAP初期，超声可见前胸区出现急性胸膜下实变，以及肺叶或肺叶下实变伴有动态支气管充气征，诊断特异性和敏感性分别为95%和96%。尽管不能仅凭这些征象明确诊断VAP，但对于临床医师来说，肺部超声可作为VAP发生的早期预警工具，并进行随后的跟踪监测。

与胸部X线片、低剂量CT相比，肺部超声在诊断肺实变和胸腔积液时，具有可在床旁快速进行、简便易行、无辐射、成本低的优势。它在CAP诊断中的价值也得到广泛认可，但肺部超声在VAP诊断的准确性上，仍有待评价。例如，在肺损伤的ICU患者中，肺实变不仅限于VAP。肺部超声在肺炎与其他疾病，如肺水肿、肿瘤实变、肺栓塞的鉴别上同样存在局限性。另外，肺部超声的结果也会受操作者主观判断的影响。患者如存在皮下气肿和肥胖或胸壁无法充分暴露的情况，则有可能无法完成检查。尽管肺部超声能更快速地显示肺浸润和VAP征象，但它不能证实肺内是否有细菌的存在，无法代替微生物学检测。新提出的胸部超声降钙素肺部感染评分法（chest echography and procalcitonin pulmonary infection score，CEPPIS）将肺部超声与生物标志物结合起来用于诊断VAP，它用肺部超声和降钙素原（procalcitonin，PCT）分别取代CPIS中的胸部X线片和白细胞计数，与CPIS相比，CEPPIS对VAP诊断的敏感性为80.5%，特异性为39.8%。因此，仍需进一步的研究评估肺部超声在VAP早期诊断的价值。

三、传统微生物培养

下呼吸道标本培养仍是明确诊断肺炎和调整抗感染方案的重要手段。对于非插管患者，收集深度咳嗽的痰液，先进行革兰染色，以评估标本质量，并决定是否进行痰培养。如果革兰染色中每低倍镜下鳞状上皮细胞＜10个，多形核白细胞＞25个，则认为标本合格（即不受口腔微生物菌群污染）。

对于插管患者，无论是有创（远端）还是无创（近端）采集的呼吸道标本都可进行培养。远端标本采用支气管镜技术收集，如支气管镜引导下支气管肺泡灌洗（bronchoscopy-guided bronchoalveolar lavage，BAL）和保护性毛刷（protected specimen brush，PSB）。而远端标本的采集，不仅要求采集者需具备一定的技术水平，还可能给患者带来额外的操作风险。与非侵入性半定量或定量培养方法相比，侵入性采集标本没有显示出会影响患者的预后。通过培养的方法寻找致病菌，需要等待致病体在培养基上生长，且在培养过程中，医师无法判断病原体是惰性还是缓慢生长，甚至是不可培养的病原体。目前，临床上至少需要 24～36h 才能培养和识别出可能的病原体，48～72h 才能进行药敏试验。因此，能够克服传统培养方法缺陷的现代分子诊断技术越来越被临床广泛接受。

四、非培养的分子诊断技术

非培养的分子诊断技术是通过检测和扩增病原体的基因组，能够在标本收集后的数小时内识别 HAP 患者的致病微生物和抗菌药物耐药性。这些核酸检测方法包括聚合酶链式反应（polymerase chain reaction，PCR）或逆转录 PCR 和基于基因芯的分析。目前，许多以非培养为基础的呼吸道病原体检测方法和平台已上市或正在开发中，它们在 HAP 诊断中的临床应用证据仍然有限。

传统培养技术通常一项检测只能对应一种病原体，而宏基因组学二代测序（metagenomic next generation sequencing，mNGS）技术检测能覆盖更广范围的病原体。mNGS 技术在临床疑难杂症或免疫抑制患者存在感染性疾病时可能更具优势。从另一个角度说，如果 mNGS 技术覆盖度绝对广泛，也可被用作排除感染的手段。有研究证实，mNGS 技术在局灶脓液、感染部位组织、感染性的体液标本中的敏感性均优于传统实验室检测。肺组织 mNGS 技术对细菌感染的敏感性可达 100%，特异性为 76.5%，对真菌感染的敏感性为 57.1%，特异性为 61.5%，对细菌和真菌的阳性预测值分别为 42.9% 和 44.4%，阴性预测值分别为 100% 和 72.7%。关于 mNGS 技术应用于细菌、真菌检验效能的研究尚不多。目前的数据提示，与培养相比，mNGS 技术能显著提高敏感性。但对于应用 mNGS 技术进行结核分枝杆菌等病原体的检测，还需更多探索。

GeneXpert 甲氧西林耐药和甲氧西林敏感金黄色葡萄球菌检测技术是一种半自动实时的 PCR 系统。这种新的分子检测方法可直接检测来自金黄色葡萄球菌标本的菌株，目前仅用于研究。在一项前瞻性的研究中，机械通气患者的 GeneXpert 检测与半定量培养方法得出的结果一致性为 97.5%。而 GeneXpert 结果可在 70min 内获得，且不需要对标本进行预检验，并能够消除来自细胞外细菌 DNA 的假阳性。

BioFireFilmArray 平台和 Unyvero 系统近年已发展起来，有多个多通路分析系统能同时检测多种病毒、细菌、呼吸道病原体，以及耐药基因。如 Unyvero LRT 系统、Unyvero P55 Pneumonia Cartridged 及 BioFireFilmArray 平台。与传统微生物检测相比，Unyvero LRT 系统鉴定病原菌和耐药基因的一致性分别为 50%～60% 和 7%～75%。Unyvero P55 Pneumonia Cartridge 对病原鉴定的敏感性和特异性分别为 56.9% 和 58.5%，而对 ICU 患者 BAL 标本耐药性检测的敏感性和特异性分别为 18.8% 和 94.9%。BioFireFilmArray 是一种新的基因测序技术，在一个全自动集成平台中，将原始临床标本（如血培养、BAL、ETA、痰）进行核酸纯化、逆转录、多重测序 PCR 及扩增子熔融曲线分析，获得结果的时间只需要 1h。

与常规培养方法相比，新型分子诊断技术具有一定优势，例如，可快速获得结果、敏感性和特异性高，以及能够检测出常规培养方法无法检测到的微生物（如病毒），或者在培养结果为阳性的情况下，检测出耐药机制，以便尽早降阶梯治疗或更换窄谱抗菌药物治疗。但目前该技术在临床的应用仍受到限制，一方面，缺乏可区分定植菌和致病菌的微生物定量；另一方面，大多数分子诊断技术的实施需要具备专业的技术、技能，以及高额的检测成本，这是其不能在各个机构广泛应用的根本原因。分子诊断方法无疑是临床诊断中重要的手段，但仍需要高质量的研究验证其是否可完全取代传统培养技术，成为新的诊断 HAP 的“金标准”。

五、生物标志物和电子鼻

C 反应蛋白（C-reactive protein，CRP）和 PCT 是临床上最常用的鉴别感染与否的生物标志物。近年来也被作为 HAP 的辅助诊断工具。CRP 的特异性低，而敏感性高；PCT 在病程中的动态变化有助于指导抗感染药物的疗程。然而，两者都缺乏准确性，故 CRP 和 PCT 均不能代替微生物学检查，目前的 HAP 诊断指南不推荐使用。至于其他生物标志物，如富含组氨酸的糖蛋白、中性粒细胞明胶酶相关的脂蛋白、抗瓜氨酸 - 烯醇化酶肽 1、白介素 -6，还需要进一步的研究证实其对 HAP 的诊断具有价值。

另一种无创且易于实施的代谢组学技术是分析外源性和内源性的气体，有望及时、快速诊断 HAP。许多迁移到肺部的细菌在代谢过程中会产生挥发性有机化合物（volatile organic compounds，VOC），这些化合物反映了患者局部和全身的生物过程，电子鼻则通过气相色谱 / 质谱仪分析插管患者呼出的 VOC，可能区分出不同的病原体。电子鼻有潜力成为一种成本低廉、易于操作、快速、高产且无创诊断 VAP 的方法，但因尚存在一些潜在的混杂因素，如其他潜在疾病或合并的感染，可能引起电子鼻分析准确性下降，故仍需进一步的研究来明确和标准化其在临床的应用。

对于重症医学科来说，HAP 无论从诊治难度还是医疗费用方面，都是一个难题，及时准确的诊断至关重要。CT 和肺部超声在发现 HAP 细微和非特异性的影像学表现上有良好的结果，有助于早期诊断，但其敏感性和特异性尚需进一步研究。在微生物学诊断方面，新型的不依赖培养的分子诊断技术，不仅能明确病原体和耐药性，还比传统的培养方法更加快速，对临床的早期决策有重要意义。生物标志物和电子鼻作为诊断的辅助手段，其准确性和临床可实施性还需进一步的研究证实。

（山西白求恩医院　武卫东　马　宁）

参考文献

[1] Papazian L, Klompas M, Luyt CE. Ventilator-associated pneumonia in adults: a narrative review. Intensive Care Med, 2020, 46(5): 888-906.

[2] Torres A, Niederman MS, Chastre J, et al. Summary of the international clinical guidelines for the management of hospital-acquired and ventilator-acquired pneumonia. ERJ Open Res, 2018, 4(2): 00028-2018.

[3] Elena X, Pérez Torres D, FragkouPC. Nosocomial pneumonia in the era of multidrug-resistance: updates in diagnosis and management. Microorganisms, 2021, 9(3): 534.

[4] 中华医学会呼吸病学分会感染学组．中国成人医院获得性肺炎与呼吸机相关性肺炎诊断和治疗指南（2018 年版）．中华结核和呼吸杂志，2018，41（4）：255-280.

[5] CampogianiL, Tejada S, Ferreira-Coimbra J, et al. Evidence supporting recommendations from international guidelines on treatment, diagnosis, and prevention of HAP and VAP in adults. Eur J Clin Microbiol Infect Dis, 2020, 39(3): 483-491.

[6] Luyt CE, Hé kimian G, Koulenti D, et al. Microbial cause of ICU-acquired pneumonia: hospital-acquired pneumonia versus ventilator-associated pneumonia. Curr Opin Crit Care, 2018, 24(5): 333-338.

[7] Despoina K, Zhang YC, Paraskevi CF. Nosocomial pneumonia diagnosis revisited. Curr Opin Crit Care, 2020 , 26(5): 442-449.

[8] Leone M, Bouadma L, Bouhemad B, et al. Brief summary of French guidelines for the prevention, diagnosis and treatment of hospital-acquired pneumonia in ICU. Ann Intensive Care, 2018, 8(1): 104.

[9] Goodman LR. Felson's principles of chest roentgenology. 5th ed. Philadelphia, PA, USA: Elsevier, 2021.

[10] Ferreira Coimbra J, Ardanuy C, Diaz E, etal. Ventilator-associated pneumonia diagnosis: a prioritization exercise based on multicriteria decision analysis. Eur J Clin Microbiol Infect Dis, 2020, 39(2): 281-286.

[11] Fernando SM, Tran A, Cheng W, et al. Diagnosis of ventilator-associated pneumonia in critically ill adult patients-a systematic review and metaanalysis. Intensive Care Med, 2020, 46(6): 1170-1179.

[12] Winkler MH, Touw HR, van de Ven PM, et al. Diagnostic accuracy of chest radiograph, and when concomitantly studied lung ultrasound, in critically ill patients with respiratory symptoms: a systematic review and meta-analysis. Crit Care Med, 2018, 46(7): e707-e714.

[13] Kroft LJM, van der Velden L, Girón IH, et al. Added value of ultra-low-dose computed tomography, dose equivalent to chest x-ray radiography, for diagnosing chest pathology. J Thorac Imaging, 2019, 34(3): 179-186.

[14] HoeseinFM. Low-dose computed tomography instead of radiography in suspected pneumonia. Breathe, 2019, 15(1): 81-83.

[15] Prendki V, Schefflfler M, Huttner B , et al. Low-dose computed tomography for the diagnosis of pneumonia in elderly patients: aprospective, interventional cohort study. Eur Respir J, 2018, 51(5): 1702375.

[16] Staub LJ, Biscaro RRM, Maurici R. Accuracy and applications of lung ultrasound to diagnose ventilator-associated pneumonia: a systematic review. J Intensive Care Med, 2018, 33(8): 447-455.

[17] Bouhemad B, Dransart-Rayé O, Mojoli F, et al. Lung ultrasound for diagnosis and monitoring of ventilator-associated pneumonia. Ann Transl Med, 2018, 6(21): 418.

[18] Staub LJ, Biscaro RRM, Maurici R. Emergence of alveolar consolidations in serial lung ultrasound and diagnosis of ventilator-associated pneumonia. J Intensive Care Med, 2021, 36(3): 304-312.

[19] Mongodi S, Bouhemad B, Mojoli F. Specific ultrasound signs may improve bedside early diagnosis of ventilator-associated pneumonia. Respir Care, 2019, 64(9): 1175-1176.

[20] Zhou J, Song J, Gong S, et al. Lung ultrasound combined with procalcitonin for a diagnosis of ventilator-associated pneumonia. Respir Care, 2019,

64(5): 519-527.

[21] Budayanti NS, Suryawan K, Iswari IS, et al. The quality of sputum specimens as a predictor of isolated bacteria from patients with lower respiratory tract infections at a tertiary referral hospital, Denpasar, Bali Indonesia. Front Med, 2019, 6: 64.

[22] Qi C, Hountras P, Pickens CO, et al. Detection of respiratory pathogens in clinical samples using metagenomic shotgun sequencing. J Med Microbiol, 2019, 68(7): 996-1002.

[23] Liapikou A, Cillóniz C, Torres A. Emergingstrategies for the noninvasive diagnosis of nosocomial pneumonia. Expert Rev Anti Infect Ther, 2019, 17(7): 523-533.

[24] Li H, Gao H, Meng H, et al. Detection of pulmonary infectious pathogens from lung biopsy tissues by metagenomic next-generation sequencing. Front Cell Infect Microbiol, 2018, 8: 205.

[25] Zhou X, WuH, RuanQ, et al. Clinical evaluation of diagnosis efficacy of active mycobacterium tuberculosis complex infection via metagenomic next-generation sequencing of direct clinical samples. Front Cell Infect Microbiol, 2019, 9: 351.

[26] Coppens J, Van HeirstraetenL, Ruzin A, et al. Comparison of GeneXpert MRSA/SA ETA assay with semi-quantitative and quantitative cultures and nuc gene-based qPCR for detection of staphylococcus aureus in endotracheal aspirate samples. Antimicrob Resist Infect Control, 2019, 8: 4.

[27] Curetis. Pneumonia panel-Curetis USA-FDA-cleared Unyvero LRT. [2020-06-29]. https: //www. curetisusa. com/pneumonia-panel/.

[28] Gadsby NJ, McHugh MP, Forbes C, et al. Comparison of unyvero P55 pneumonia cartridge, in-house PCR and culture for the identifification of respiratory pathogens and antibiotic resistance in bronchoalveolar lavage fluids in the critical care setting. Eur J Clin Microbiol Infect Dis, 2019, 38(6): 1171-1178.

[29] Products and solutions by terms bioMérieux Clinical Diagnostics. [2020-06-29]. https: //www. biomerieux-diagnostics. com/products_list/148.

[30] Papazian L, Klompas M, Luyt CE. Ventilator-associated pneumonia in adults: a narrative review. Intensive Care Med, 2020, 46(5): 888-906.

[31] Alessandri F, Pugliese F, Angeletti S, et al. Procalcitonin in the assessment of ventilator associated pneumonia: a systematic review. Adv Exp Med Biol, 2021, 1323: 103-114.

[32] Liu C, Wang F, Cui L, et al. Diagnostic value of serum neutrophil gelatinase-associated lipocalin, interleukin-6 and anticitrullinated alpha-enolase peptide 1 for lower respiratory tract infections. Clin Biochem, 2020, 75: 30-34.

[33] Ding HG, Zhou HF, Diao MY, et al. A novel biomarker of serum histidine-rich glycoprotein (HRG) for diagnosing and predicting prognosis of ventilatorassociated pneumonia (VAP): a pilot study. Eur Rev Med Pharmacol Sci, 2018, 22(22): 7920-7927.

[34] Wadah Ibrahim, Michael Wilde, Rebecca Cordell, et al. Assessment of breath volatile organic compounds in acute cardiorespiratory breathlessness: a protocol describing a prospective real-world observational study. BMJ Open, 2019, 9(3): e025486.

[35] Chen CY, Lin WC, Yang HY. Diagnosis of ventilator-associated pneumonia using electronic nose sensor array signals: solutions to improve the application of machine learning in respiratory research. Respir Res, 2020, 21(1): 45.

[36] Liao YH, Wang ZC, Zhang FG, et al. Machine learning methods applied to predict ventilator-associated pneumonia with pseudomonas aeruginosa infection via sensor array of electronic nose in intensive care unit. Sensors (Basel), 2019, 19(8): 1866.

第五章　重症血流动力学与重症心脏

第一节　液体复苏：流量反应性是关键

一、概述

临床上，血流动力学的治疗需要从大循环走向微循环导向的液体复苏。容量反应性针对休克治疗中液体复苏前判断容量带来不同氧流量目标的变化，包括每搏输出量和其他指标，如中心静脉血氧饱和度（$ScvO_2$）或静动脉二氧化碳分压差（$Pv\text{-}aCO_2$）等，即大循环指标；而流量反应性的概念对应微循环的指标包括血清乳酸水平、毛细血管再充盈时间（capillary refill time，CRT）及花斑指数等。只有当血流进入微循环满足组织灌注的需要并充分带走代谢产物后，才可以说完成了组织灌注，即达到血流动力学一致性。因此，对于液体复苏，流量反应性是关键。

二、液体复苏——休克治疗的基石

感染性休克手术的定义为感染相关的循环功能障碍，需要血管升压药物维持平均动脉压（MAP）≥65mmHg，在无低容量的情况下血清乳酸水平＞2mmol / L。整体管理的关键是早期识别、有效和及时的感染灶管控及血流动力学复苏。对于脓毒症或感染性休克患者，即刻的容量状态评估和容量反应性评估包括但不限于动态指标和液体负荷试验等，依赖于评估心输出量（流量指标）是否可以满足氧输送、氧摄取，进一步判断灌注指标是否满足。液体复苏通常利用平衡晶体液或部分胶体液进行容量快速输注以达到提高左心前负荷，从而提高心脏收缩力而增加心输出量的目的。

三、传统容量反应性指导液体复苏的有限性

液体复苏是医师在面临严重的、危及生命的低血压和低灌注时，快速进行液体给药，而不需要实时监测反应。这构成了描述液体给药阶段的缩写 ROSE 的“R＝抢救”，通常涉及 20～30ml/kg 目前指南推荐的晶体。液体快速复苏则相反，类似于液体推注，迅速且大到足以提高液体反应患者的平均全身充盈压，增加静脉回流和心输出量，最终满足组织灌注的需求。主要风险是液体过负荷，其会增加并发症和死亡率，包括器官功能障碍恶化、机械通气时间延长及腹腔内高压等。感染性休克患者在失去血流动力学一致性后，即使仍存在容量反应性，继续补充液体也可能会恶化组织氧合。因此，医师必须进行最优化管理，以避免过度干预可能导致过度复苏，从而矛盾地增加死亡率或发病率。另外，医师需要对干预措施进行微调，以便在达到生理上健全的目标时停止复苏。因此，组织灌注恢复的可能性是合理的。

目前，没有一个单一的参数可以预测血流动力学的连续性，无限制的液体复苏可能会进展成休克难以逆转的状态。这是感染性休克液体复苏中的一个基本矛盾，突出了液体反应性和血流动力学一致性概念间的区别。

四、评估微循环灌注充足性 - 流量反应性（强化这一部分）

考虑高乳酸血症、乳酸动力学与死亡率间的关系，以及一些近期研究的结果，拯救脓毒症运动（SSC）提出通过反复测量血清乳酸水平（每 2～4 小时 1 次，直到正常）指导血流动力学复苏。然而，持续性高乳酸血症也可能与其他原因有关，并不一定是组织低灌注；乳酸动力学相对较慢（即使在幸存者中）时，测量血清乳酸水平也在 ICU 内形成常规流程。因此，医师应探讨最佳的优先复苏目标是容量反应性还是流量反应性。从血流动力学治疗的根本出发，流量满足组织灌注需要才是目标，而容量反应性是在实现目标过程中的一个可行性评估，同时也是避免液体治疗不良反应的一个尝试，流量是否存在反应才是重症血流动力学治疗的终极目标。液体复苏的启动因素和目标在概念上也有根本区别。FENICE 研究表明，临床医师使用多种诱因开始液体给药，最常被提及的是低血压、少尿及撤机升压药物，这些适应证有很大争议，可能导致液体超负荷。感染性休克复苏的正确目标是灌注相关的变量，其校正与组织或微循环流量的改善相关，理想情况下表现出对心输出量或灌注压增加的实时响应。此外，它们应该是简单的、普遍可用的。

ANDROMEDA-SHOCK 研究的结果支持使用 CRT 作为液体复苏的终点指标。例如，感染性休克患者舒张压较低（＜40mmHg）且伴有心动过速、血管张力明显下降，根据病理生理基础，晶体液病不能恢复血管张力，但可能是早期使用血管升压药物的良好指征。复苏后持续外周灌注异常与器官衰竭和死亡有关。CRT 是评估周围灌注方便、易用和经济的方法。CRT 对液体复苏效果的反应迅速，是一种调整治疗方案的有效指标。灌注评估在这个早期阶段难度不大，外周灌注可反映基线状态下的高肾上腺素能和低血流量，若组织灌注显著受损，则会出现 CRT 延长和花斑指数增加。复苏成功后，肾上腺素能减弱，心输出量增加，皮肤微循环血流改善，从而使 CRT 缩短。快速液体复苏后的 CRT 正常化可能是血流再灌注满意的重要信号。感染性休克患者晚期大循环与微循环不偶联，快速液体复苏并未使每搏输出量增加而导致心功能改善不足，原因可能是前期肾上腺素过度分泌导致局灶性 / 微循环灌注不足，或更严重的内皮或凝血激活 / 功能障碍使微循环灌注紊乱，从而使 CRT 延长。

五、大循环和微循环连接的桥梁——血流动力学一致性

对于脓毒性休克患者，早期复苏是防止多器官功能不全和死亡的关键。休克的特征为血清乳酸水平升高和组织低灌注的体征（如外周灌注异常）。脓毒症相关的急性循环功能障碍的致病机制是多方面的，会随时间改变，初期以血管张力丧失为特征，这是一个基本的病理生理机制，会导致低血压的动脉血管扩张，但也有一个重要的静脉张力下降。因此，压力容积、平均全身充盈压及静脉回流驱动压下降会导致前负荷（相对低血容量）和心输出量下降，进而全身血流量和作为器官及组织灌注压力的 MAP 下降。

一般而言，较强的肾上腺素能和神经体液代偿反应被触发，在内脏静脉库产生血管收缩，以改善静脉回流，但也在动脉侧改变张力。心输出量通过肾上腺素和去甲肾上腺素的正性肌力作用增加。

感染性休克复苏的一个基本原则是早期目标导向治疗的目的是防止或逆转组织缺氧。所谓的“缺氧”仅仅是一种细胞 / 线粒体现象，临床仍缺乏常规的检验评估或技术以快速获取参数。所有常用的灌注相关变量如 $ScvO_2$、Pv-aCO_2、血清乳酸水平或外周灌注指数等只能被认为是描述这一过程的替代指标。血清乳酸水平是一个复杂的代谢参数。

传统上认为，持续高血清乳酸水平是组织缺氧的重要指标，但目前的认识已转移到一些异质性来源的可能，如应力相关的肾上腺素能驱动在骨骼肌的生成及肝乳酸清除的下降。血流动力学一致性或血流反应性的评估是流量反应性概念的一个进步。毛细血管渗漏的患者在整个过程中保持液体反应性，因为液体会迅速流失到间质中，而严重的内皮 / 微循环功能障碍会使再灌注发生异常。

早期识别已发生血流动力学一致性缺失的重症患者可能对于液体复苏至关重要。在这种情况下，继续提高心输出量往往效果不佳，甚至是有害的，即液体复苏导致的毒性风险。早期识别单纯液体复苏难以解决的灌注不足这类表型十分重要，而未来研究的目的集中在针对一种重症患者队列进行机体反应抢救性调控或免疫调节治疗上。动态监测可揭示大循环是否仍与局部灌注 / 微循环灌注达成偶联。预防血流动力学治疗不理想的有效方法是充分评估流量反应性。CRT 对单纯快速液体复苏的反应（一种假设）可作为一种新的“血流动力学一致性或流量反应性试验”中选择所需要的重要组成部分。直接代表全身血流的参数缺乏自我调节功能和微循环的评估，故血流动力学一致性引入 CRT 概念，其是大循环和微循环的桥梁，前者的正常化表现为局部和微循环的皮肤灌注改善，提示全身血流量增加和（或）基线肾上腺素能反应性下降，从而达到血流动力学一致性。相反，快速液体复苏后 CRT 无反应是大循环和微循环偶联丢失的重要信号。

六、流量反应性是看乳酸还是毛细血管再充盈时间

2019 年 2 月，Glenn Hernández 等在 *JAMA* 上公布了 ANDROMEDA-SHOCK 研究的结果，目的在于评估在脓毒性休克早期采用周围灌注作为复苏目标是否比采用血清乳酸水平作为复苏目标能更加有效地降低死亡率。该研究为多中心随机试验，共 5 个国家的 28 个 ICU 参与，共纳入了 424 例脓毒性休克患者，采取逐步复苏方案，在 8h 的干预期间随机把 CRT 正常（n=212）作为复苏目标或把血清乳酸水平每 2 小时降低 20% 作为复苏目标。CRT 每 30 分钟监测 1 次，血清乳酸水平每 2 小时检测 1 次。CRT 的监测方法：使用玻璃显微镜载玻片，用力压迫右手示指远端指骨的腹侧，逐渐增加压力直到皮肤变白，并维持 10s。结束按压到皮肤恢复正常颜色的时间定义为 CRT，超过 3s 为异常。该研究的主要研究终点为 28 天全因死亡率。416 例患者完成了试验。28 天时，外周灌注组和乳酸组分别有 74 例（34.9%）和 92 例（43.4%）患者死亡。72h 外周灌注为复苏目标者的器官功能障碍率更低。其他 6 个二级研究终点没有显著性差异。该研究认为，对于脓毒性休克患者，以 CRT 正常作为复苏目标的策略与以血清乳酸水平作为复苏目标的策略相比，未降低 28 天全因死亡率。从临床角度和层次角度来看，最适合这个早期阶段的参数可能就是 CRT，这是一项简单的、普遍可用的、免费的、不需要侵入的简单床旁操作。Kattan 的研究发现，基线正常的 CRT 脓毒症休克患者接受了更多的治疗，且乳酸盐组出现了更多的器官功能障碍，这可能与更坏的结果有关。

灌注相关多模态监测是关键过程，使用中心静脉导管和动脉线进行基本的血流动力学监测可以计算 $ScvO_2$，而 $PaCO_2$ 综合分析这 2 个参数可以确定流动状态，并优化氧输送（DO_2）/ 氧消耗（VO_2）

的关系。作为血流动力学一致性的体现，对存在容量反应性的患者进行快速液体复苏，之后及时评估CRT的反应性，即判断是否存在流量反应性。若早期治疗不能解决循环功能障碍，以增加全身血流量为基本目标的高级液体复苏开始。ROSE的第1步是评估液体反应性，上述研究发现，只有70%的患者在入住ICU时有容量反应性，故医师可以避免在剩余的30%患者中输注过多不必要的液体。液体反应不佳的患者可以采用替代方案的步骤来管理，如血管升压素调节和（或）注射剂，这取决于目标实现率相似的环境，尽管接受的液体要少得多。标准的做法是对仍有液体反应的低灌注患者进行液体复苏，最终改善组织灌注，具体取决于血流动力学相关状况。因此，医师可以根据目标评估反应确定持续液体治疗的需要。

七、总结

外周灌注正常化可能是比血清乳酸水平更好的复苏终点。基于基线患者在统计学、以前的液体管理、脓毒症来源或严重程度指数上没有差异，故对于追求血清乳酸水平为目标的群体的随机化研究可能决定了更高的死亡风险。对于脓毒症相关的急性循环功能障碍，其复杂性使得仅考虑一个参数作为监测组织灌注或指导感染性休克复苏的唯一方法是不可能的。所有单个参数会存在限制和解释的困难，这使得多模态的灌注监测势在必行。“流量反应性”这一新概念告诉医师如何利用CRT来实时评估血流动力学一致性，以便在休克患者的床旁选择最佳的血流动力学治疗策略。

（北京协和医院　陈　焕）

参考文献

[1] Kattan E, Castro R, Vera M, et al. Optimal target in septic shock resuscitation. Ann Transl Med, 2020, 8: 789.

[2] Singer M, Deutschman CS, Seymour CW, et al. The third international consensus definitions for sepsis and septic shock (Sepsis-3). JAMA, 2016, 315: 801-810.

[3] Hernandez G, Bruhn A, Castro R, et al. The holistic view on perfusion monitoring in septic shock. Curr Opin Crit Care, 2012, 18: 280-286.

[4] Hernández G, Ospina-Tascon G, Petri Damiani L, et al. Effect of a resuscitation strategy targeting peripheral perfusion status vs serum lactate levels on 28-day mortality among patients with septic shock. The ANDROMEDA-SHOCK randomized clinical trial. JAMA, 2019, 321: 654-664.

[5] Monnet X, Teboul JL. My patient has received fluid. How to assess its efficacy and side effects? Ann Intensive Care, 2018, 8: 54.

[6] Hernández G, Teboul JL, Bakker J. Norepinephrine in septic shock. Intensive Care Med, 2019, 45: 687-689.

[7] Morelli A, Passariello M. Hemodynamic coherence in sepsis. Best Pract Res Clin Anaesthesiol, 2016, 30: 453-463.

[8] Lara B, Enberg L, Ortega M, et al. Capillary refill time during fluid resuscitation in patients with sepsis-related hyperlactatemia at the emergency department is related to mortality. PLoS One, 2017, 12: e0188548.

[9] Cecconi M, Hofer C, Teboul JL, et al. Fluid challenges in intensive care: the FENICE study: a global inception cohort study. Intensive Care Med, 2015, 41: 1529-

1537.
[10] Zampieri FG, Damiani LP, Bakker J, et al. Effect of a resuscitation strategy targeting peripheral perfusion status vs serum lactate levels on 28-day mortality among patients with septic shock: a bayesian reanalysis of the ANDROMEDA-SHOCK trial. Am J Respir Crit Care Med, 2020, 201: 4.
[11] Hernández G, Cavalcanti AB, Ospina-Tascón G, et al. Early goal-directed therapy using a physiological holistic view: the ANDROMEDA-SHOCK-A randomized controlled trial. Ann Intensive Care, 2018, 8: 52.
[12] Kattan E, Ospina-Tascón GA, Teboul JL, et al. Systematic assessment of fluid responsiveness during early septic shock resuscitation: secondary analysis of the ANDROMEDA-SHOCK trial. Crit Care, 2020, 24: 23.
[13] Jacquet-Lagrèze M, Bouhamri N, Portran P, et al. Capillary refill time variation induced by passive leg raising predicts capillaryrefill time response to volume expansion. Crit Care, 2019, 23(1): 281.
[14] Kattan E, Hernández G, Ospina-Tascón G, et al. A lactate-targeted resuscitation strategy may be associated with higher mortality in patients with septic shock and normal capillary refill time: a post hoc analysis of the ANDROMEDA-SHOCK study. Ann Intensive Care, 2020, 10: 114.

第二节　基础血流动力学监测在液体管理中的作用

液体治疗是休克治疗的关键环节。一方面，液体复苏不足无法纠正组织低灌注，易引起器官功能损伤；另一方面，过度液体复苏可能导致组织水肿，加重器官损害甚至影响患者预后。由此看来，液体治疗是一把“双刃剑”。液体治疗的生理学基础是通过静脉输液增加每搏输出量（stroke volume，SV）或心输出量（cardiac output，CO），使氧输送能够满足组织对氧的需求。休克早期推荐积极的液体复苏，并通过无创或有创血流动力学参数反复评估患者液体反应性以指导液体治疗。高级血流动力学监测在很多情况下会受到限制，这就给临床医师施行液体复苏时带来很大的挑战。在行进一步实验室检查及高级血流动力学监测之前，休克的识别及复苏主要依赖于临床评估和基础实验室检查。

一、启动液体复苏相关的基础血流动力学指标

心率、血压是很容易获得的临床指标。心动过速是休克早期重要的临床表现之一，但并不是休克的特异临床表现，可能受疼痛、焦虑、发热、炎症、贫血等影响，因此，心动过速并不能单独作为启动液体复苏的靶点。低血压不是诊断休克的必要条件，却是医师较容易观察到的临床指标之一。当患者同时出现心动过速和低血压时，提示患者可能存在休克。休克指数（shock index，SI）是一个简单而实用的指标，即脉率与收缩压的比值。这个指标最初用于创伤患者，但研究发现同样适用于脓毒症患者。SI 与 CO 呈线性负相关，SI 为 0.5～0.7 表示无休克；SI≥1，其值与低血容量的程度相关，但在心源性休克和梗阻性休克中 SI 也会升高。因此，SI≥1 提示临床医师应在关注心脏功能的情况下尽快开始液体复苏。另外，基于观察患者意识、收缩压及呼吸频率的快速序贯器官衰竭评分（qSOFA）也有助于早期识别脓毒症患者。

二、评估与液体反应性相关的基础血流动力学指标

在液体复苏前，首先要确定患者是否可以从液体复苏中获益（两个心室均位于 Frank-Starling 曲线的上升支，增加前负荷可使 CO 增加）。重症监护病房（intensive care unit，ICU）内约 50% 血流动力学不稳定的患者可以通过液体复苏增加 CO，即有液体反应性，而对无液体反应性的患者进行补液治疗可能造成损伤。这就要求在液体复苏前评估液体反应性。

1. 中心静脉压（central venous pressure，CVP） CVP 是临床常用的压力指标，但其用于预测液体反应性以指导液体复苏治疗的作用有限，有关指南也不建议为监测 CVP 指导液体复苏而进行中心静脉置管。但应注意，CVP 对液体反应性有反向预测作用，即当进行液体负荷试验时，如 CVP 增加＞5cmH_2O，则提示患者无液体反应性，继续补液可能带来损伤。综上所述，CVP 不能作为预测或用于指导液体复苏的指标，但可作为液体复苏的安全限制指标。

2. 脉压变异度　对接受机械通气的患者可利用心肺交互作用衍生出的动态指标，如脉压变异度（pulse pressure variation，PPV）、收缩压变异度等，用以评估液体反应性。尤其是 PPV，自 2000 年被证明可反映容量反应性以来，后续多项研究均证实了这一观点。但 PPV 受潮气量、心律失常、自主呼吸等多种因素影响，可能出现假阴性或假阳性结果。例如，患者接受小潮气量（＜8ml/kg）通气时，PPV 的变化往往不显著，即使 PPV 阴性也不能说明患者无液体反应性（假阴性），此时可进行“潮式负荷试验”进一步验证，将潮气量增加至 8ml/kg 时，若 PPV 绝对值增加≥3.5%，则提示患者有液体反应性。

3. 被动抬腿试验（passive leg raising，PLR） PLR 也是一种评估液体反应性的有效方法。PLR 通过重力作用，使大约 300ml 血液自下肢流向中心循环以达到自体输液的作用，同时避免了液体过负荷的风险。PLR 优点是不受自主呼吸、低潮气量、心律失常等的影响，缺点是其作用时间有限，SV 在 PLR 后 1min 达到峰值后，便逐渐返回基线。一项荟萃分析显示在 PLR 时实时监测 CO 变化所得出的液体反应性结果相当可靠，敏感性和特异性分别为 81% 和 90%，而以脉压变化作为 PLR 评估指标时，敏感性为 51%、特异性为 84%。因 PLR 的生理基础是下肢血液回流，故在腹腔高压、下肢血管闭塞的患者中并不适用。

4. 重症超声　近年来已广泛应用于临床。通过测量下腔静脉直径、形态及下腔静脉随呼吸的变异度可预测液体反应性。低血容量患者的下腔静脉直径小于正常血容量患者，而宽大固定的下腔静脉通常提示患者处于容量过负荷状态。通过测量左室流出道血流速度时间积分（VTI）估算容量负荷试验或 PLR 时 SV 的变化情况用以反映液体反应性。另外，重症心脏超声还能提供心脏结构及心脏功能的定性与定量评估指标，也可作为液体复苏的安全限制指标。

三、以基础血流动力学指标为指导的液体治疗目标

1. 组织灌注和氧代谢指标　通过液体复苏或使用血管活性药物使平均动脉压（mean arterial pressure，MAP）、CVP 甚至 CO 改善或恢复正常仅是复苏第一步，而改善微循环、逆转大循环与微循环之间的“解偶联”才是休克治疗的关键。目前临床上用于代表组织灌注和氧代谢的经典指标包括血乳酸浓度、中心静脉血氧饱和度（$ScvO_2$）、动静脉二氧化碳分压差（$Pv\text{-}aCO_2$）等。

（1）血乳酸浓度：长久以来被作为组织灌注不足的生化指标应用于临床。高乳酸血症尤其是在ICU治疗期间持续高乳酸血症与患者病死率相关。既往研究表明，重症患者入住ICU时或于ICU住院期间血乳酸浓度＞2mmol/L，病死率达40%，若血乳酸浓度＞10mmol/L，病死率将高达80%甚至以上，对患者进行休克复苏时监测乳酸水平则与病死率降低相关。2016年“拯救脓毒症运动”（surviving sepsis campaign，SSC）指南提出以血清乳酸水平正常化作为休克复苏目标，建议每2～4h监测血乳酸浓度绝对值及变化趋势，直至乳酸浓度降至正常水平。乳酸增高的原因有很多，如微循环障碍、组织低灌注、应激相关的肾上腺素能诱导的有氧糖酵解、肝功能异常致乳酸清除受损、线粒体功能障碍致丙酮酸代谢异常等。临床上区分高乳酸血症的原因非常重要，对存在灌注不足的高乳酸血症患者给予优化容量可逆转低灌注并改善患者预后，但对非灌注原因所致的高乳酸血症患者行液体复苏可能带来更严重的后果。

（2）中心静脉血氧饱和度和动静脉二氧化碳分压差：$ScvO_2$ 和 $Pv\text{-}aCO_2$ 有助于对灌注相关高乳酸血症的判断，这两个指标可通过中心静脉采血检测快速获得。$ScvO_2$ 是混合静脉血氧饱和度（SvO_2）的替代参数，反映氧供应与氧消耗之间的平衡。$ScvO_2$ 降低被认为是脓毒性休克早期的复苏目标，但由于休克患者多存在氧摄取障碍，使其 $ScvO_2$ 维持在正常范围并不能良好地反映氧消耗变化，因此，该指标在临床不常用。值得注意的是，休克患者 $ScvO_2$ 持续偏高可能与细胞氧利用障碍有关。$Pv\text{-}aCO_2$ 反映组织产生的 CO_2 与通过肺部清除的 CO_2 之间的平衡，而且被认为是CO能否满足整体代谢需求的标志（$Pv\text{-}aCO_2$＞6mmHg提示CO不能满足机体代谢需求）。当 $ScvO_2$ 达到70%而 $Pv\text{-}aCO_2$ 仍＞6mmHg时，可有助于识别复苏不充分的患者。一项最新研究表明，$Pv\text{-}aCO_2$ 对脓毒性休克患者预后的预测价值并不依赖于 $ScvO_2$。

2. 皮肤灌注-微血流相关指标　休克状态下，机体的代偿反应使全身血流重新分布以保证心、脑等重要脏器的血流，而皮肤、胃肠道、肾等相对“不重要”的脏器灌注减少。基于此病理生理机制产生的外周灌注指标是一种快速、可重复的基础血流动力学参数，可作为休克早期启动复苏的指标。临床常用的外周灌注指标包括毛细血管再充盈时间（capillary refill time，CRT）、皮肤花斑及皮肤表面温度梯度。

（1）毛细血管再充盈时间：CRT指远端毛细血管床受压后恢复其原有颜色的时间，与年龄、性别、环境温度等相关。2015年《重症血流动力学治疗——北京共识》提出健康人群CRT上限值为4.5s。研究表明CRT与重症患者预后相关，经过初始液体复苏后仍存在高乳酸血症的患者中CRT异常者较CRT正常者临床预后更差。一项多中心随机临床试验ANDROMEDA-SHOCK表明，以CRT作为休克复苏治疗的靶点与以血乳酸浓度为导向的复苏治疗相比，28天全因死亡率差异无统计学意义（34.9% *vs.* 43.4%，P=0.06）。CRT组死亡率绝对值明显更低，虽然P=0.06意味着两者差异无统计学意义，但0.06与0.05之间的差距已非常小，并且研究的次要目标中CRT组复苏8h的输液量较少（P=0.01），72h SOFA评分更低（P=0.045）。研究组采用贝叶斯统计分析方法对ANDROMEDA-SHOCK试验数据进行二次分析，发现以CRT作为休克复苏治疗靶点的治疗组病死率与SOFA评分均更低。

（2）皮肤花斑：指主要在膝盖周围观察到的不规则的斑片状皮肤变色区域。Ait-Outfella等提出了基于膝盖周围皮肤花斑范围变化的半定量评分，0分代表没有花斑，5分代表花斑严重且范围超过腹股沟。皮肤花斑评分≥4分或入住ICU后6h评分持续处于高值与患者不良预后相关。

（3）皮肤表面温度梯度：与毛细血管血流相关性较好，不同部位温度梯度可作为评估重症患者外周灌注的参数。Simon Bourcier 等完成的一项单中心前瞻性观察研究发现，在脓毒症患者中，心 - 足趾温度梯度增高而足趾 - 房间温度梯度显著降低，死亡患者在初始复苏后足趾 - 房间温度梯度较生存的患者低，且温度梯度与血乳酸浓度、膝关节 CRT、皮肤花斑评分相关，进而认为足趾 - 房间温度梯度可反映床边组织灌注，是严重感染患者的重要预后指标。但是，目前仍未有针对皮肤花斑或温度梯度为目标进行液体复苏的大型临床研究。

四、其他基础血流动力学指标在液体治疗中的作用

意识改变、皮肤花斑和尿量减少是临床观察组织灌注的“三个窗口”。尿量减少常常是休克患者早期的易观察指标之一。休克时，为保证中枢重要器官灌注，神经内分泌的代偿机制被激活使肾血流、肾小球滤过率及肾小管功能发生改变进而出现少尿。然而，少尿并不是休克特异的临床表现，它可能出现在无灌注不足的轻度脱水状态或某些激素分泌不足的情况下。现实生活中，少尿往往会促使临床医师给患者补液，但休克患者出现少尿可能与低容量有关，也可能是肾内微循环异常所致。由此来看，补液不一定能使尿量恢复，且尿量又受血流动力学之外的其他因素影响，因此，不应以增加尿量作为液体治疗的靶点，这种做法可能致液体过负荷而造成再损伤。

五、总结

基础血流动力学参数的变化对休克的液体管理至关重要，尤其是在非 ICU 环境下或缺乏资源的情况下。心率、血压及其衍生参数 SI 的变化可促使临床医师关注患者状态并及时开始液体复苏。液体复苏前可通过 PPV、PLR 及重症超声评估患者液体反应性。CVP 不是液体反应性的预测指标而是液体复苏的安全指标。血乳酸浓度及血乳酸清除速率是休克复苏的目标，代表外周灌注的 CRT 也可用于指导液体复苏，但不应以尿量增加作为休克患者液体复苏的目标。

（福建省立医院　尚秀玲　李　敏　于荣国）

参考文献

[1] Rhodes A, Evans LE, Alhazzani W, et al. Surviving sepsis campaign: international guidelines for management of sepsis and septic shock: 2016. Intensive Care Med, 2017, 43(3): 304-377.

[2] Perner A, Cecconi M, Cronhjort M, et al. Expert statement for the management of hypovolemia in sepsis. Intensive Care Med, 2018, 44(6): 791-798.

[3] Cecconi M, Hernandez G, Dunser M, et al. Fluid administration for acute circulatory dysfunction using basic monitoring: narrative review and expert panel recommendations from an ESICM task force. Intensive Care Med, 2019, 45(1): 21-32.

[4] ProCESS Investigators, Yealy DM, Kellum JA, et al. A randomized trial of protocol-based care for early septic shock. N Engl J Med, 2014, 370(18): 1683-1693.

[5] Rady MY, Nightingale P, Little RA, et al. Shock index: a re-evaluation in acute circulatory failure. Resuscitation, 1992, 23(3): 227-234.

[6] Eskesen TG, Wetterslev M, Perner A. Systematic review including re-analyses of 1148 individual data sets of central venous pressure as a predictor of fluid responsiveness. Intensive Care Med, 2016, 42(3): 324-332.

[7] Cecconi M, De Backer D, Antonelli M, et al. Consensus on circulatory shock and hemodynamic monitoring. Task force of the European Society of Intensive Care Medicine. Intensive Care Med, 2014, 40(12): 1795-1815.

[8] Monge García MI, Santos Oviedo A. Why should we continue measuring central venous pressure? Med Intensiva, 2017 , 41(8): 483-486.

[9] Michard F, Boussat S, Chemla D, et al. Relation between respiratory changes in arterial pulse pressure and fluid responsiveness in septic patients with acute circulatory failure. Am J Respir Crit Care Med, 2000, 162(1): 134-138.

[10] Benes J, Zatloukal J, Kletecka J. Respiratory induced dynamic variations of stroke volume and its surrogates as predictors of fluid responsiveness: applicability in the early stages of specific critical states. J Clin Monit Comput, 2013, 28(3): 225-231.

[11] Mahjoub Y, Lejeune V, Muller L. Evaluation of pulse pressure variation validity criteria in critically ill patients: a prospective observational multicentre point-prevalence study. Br J Anaesth, 2014, 112(4): 681-685.

[12] Monnet X, Marik PE, Teboul JL. Prediction of fluid responsiveness: an update. Ann Intensive Care, 2016, 6(1): 111.

[13] Monnet X, Marik P, Teboul JL. Passive leg raising for predicting fluid responsiveness: a systematic review and meta-analysis. Intensive Care Med, 2016, 42(12): 1935-1947.

[14] Zengin S, Al B, Genc S, et al. Role of inferior vena cava and right ventricular diameter in assessment of volume status: a comparative study: ultrasound and hypovolemia. Am J Emerg Med, 2013, 31(5): 763-767.

[15] 王小亭，大为，于凯江，等. 中国重症超声专家共识. 临床荟萃，2017，32（5）：369-383.

[16] Haas SA, Lange T, Saugel B, et al. Severe hyperlactatemia, lactate clearance and mortality in unselected critically ill patients. Intensive Care Med, 2016, 42(2): 202-210.

[17] Hernandez G, Bellomo R, Bakker J. The ten pitfalls of lactate clearance in sepsis. Intensive Care Med, 2019, 45(1): 82-85.

[18] Messina A, Collino F, Cecconi M. Fluid administration for acute circulatory dysfunction using basic monitoring. Ann Transl Med, 2020, 8(12): 788.

[19] Rivers E, Nguyen B, Havstad S, et al. Early goal-directed therapy in the treatment of severe sepsis and septic shock. N Engl J Med, 2001, 345(19): 1368-1377.

[20] Ronflé R, Lefebvre L, Duclos G, et al. Venous-to-arterial carbon dioxide partial pressure difference: predictor of septic patient prognosis depending on central venous oxygen saturation. Shock, 2020, 53(6): 710-716.

[21] 刘大为，王小亭，张宏民，等. 重症血流动力学治疗：北京共识. 中华内科杂志，2015，54：248-271.

[22] Lara B, Enberg L, Ortega M, et al. Capillary refill time during fluid resuscitation in patients with sepsis-related hyperlactatemia at the emergency department is related to mortality. PLoS One, 2017, 12(11): e0188548.

[23] Hernández G, Ospina Tascón GA, Damiani LP, et al. Effect of a resuscitation strategy targeting peripheral perfusion status vs serum lactate levels on 28-day mortality among patients with septic shock: the ANDROMEDA-SHOCK randomized clinical trial. JAMA, 2019, 321(7): 654-664.

[24] Zampieri FG, Damiani LP, Bakker J, et al. Effects of

a resuscitation strategy targeting peripheral perfusion status versus serum lactate levels among patients with septic shock. A bayesian reanalysis of the ANDROMEDA-SHOCK trial. Am J Respir Crit Care Med, 2020, 201(4): 423-429.

[25] Ait Oufella H, Lemoinne S, Boelle PY, et al. Mottling score predicts survival in septic shock. Intensive Care Med, 2011, 37(5): 801-807.

[26] Bourcier S, Pichereau C, Boelle PY, et al. Toe-to-room temperature gradient correlates with tissue perfusion and predicts outcome in selected critically ill patients with severe infections. Ann Intensive Care, 2016, 6(1): 63.

[27] Egal M, Erler NS, de Geus HR, et al. Targeting oliguria reversal in goal-directed hemodynamic management does not reduce renal dysfunction in perioperative and critically ill patients: a systematic review and meta-analysis. Anesth Analg, 2016, 122(1): 173-185.

第三节　心输出量监测：经肺热稀释法、经胸超声心动图、经食管超声心动图的比较

一、概述

心输出量是全身供氧器官的主要组成部分，也是评估心血管衰竭的敏感参数。由于血管和心功能的复杂变化可能会随时间的推移而迅速发生改变，故医师在治疗患者血流动力学不稳定的第一时间需要确定心输出量的状态以明确休克类型，并选择适当的治疗干预措施；同时，在治疗过程中，医师需要反复监测心输出量以评估患者对治疗的反应，动态调整进一步的干预措施。心输出量监测是血流动力学治疗的基础之一，对初步评估患者和指导后续治疗起基本作用，为治疗提供相应的依据和目标导向。连续或反复测量心输出量可提供以下有价值的信息：①休克患者血流动力学状态的稳定性；②在出现意外急性下降时心血管系统内出现任何显著异常；③根据治疗的反应调整干预的强度。目前，临床上监测心输出量的方法种类繁多，如何选择合适的监测方法一直没有答案。本节从各种心输出量监测方法的基本原理入手，通过分析其优势和劣势，评估不同方法在循环不稳定患者中的应用指征。

目前，ICU 中用于监测心输出量的系统有很多，但临床推荐使用热稀释校正原理进行测量的系统或“可视化”的重症超声评估来监测心输出量。其他一些无创的监测系统很少在 ICU 中使用，因为它们没有经过外部校准，在患者出现明显的血流动力学变化时不可靠，或由于它们不能提供比连续心输出量评估更可靠的其他血流动力学参数，导致临床价值有限。

二、经肺热稀释法、经胸超声心动图、经食管超声心动图

经肺热稀释法（transpulmonary thermodilution，TPT）是近年来临床广泛使用的微创血流动力学监测技术，其在测量心输出量的同时可监测全心舒张末期容积、胸腔内血容量、血管外肺水及全心射血分数等，还可通过脉搏轮廓分析技术获取持续心输出量、每搏输出量变异度、全身血管阻力及肺血管通透性指数等，可以更好地反映心脏前负荷和肺水肿情况。TPT 也可以在动态试验（如被动抬腿）或治疗调整（液体复苏、渐增的正性肌力药物剂量）期间准确、持续地实时跟踪心输出量的短期变化。重症超声［经胸超声心动图（transthoracic echocardiography，TTE）和经食管超声心动图（trans-esophageal echocardiography，TEE）］在重症患者的临床动态监测中可以获得许多其他监测方法不能得到的结构数据，是床旁“可视化”心输出量监测的典范，也是目前能够在床旁提供实时有关心脏结构和功能信息的唯一影像学方法。因重症超声在测量心脏结构和功能评估方面存在优势，且能够对循环休克的各个干预位点进行评估，故有助于快速明确循环衰竭的机制和原因。

近期，有研究在 137 例感染休克患者中先后采用 TPT 和 TEE 进行随机评估，发现 66% 患者的床边血流动力学解释不一致。在 100/129 例患者中，2 种方法提供的血流动力学数据一致（77.5%）。在 37 例患者中，有 16 例（43%）发现 TPT 和 TEE 可能存在差异，其中 50% 与 TEE 对急性肺心病的识别有关，而 TPT 不能准确识别右心室衰竭。一项单中心研究采用 TEE 评估感染性休克患者的血流动力学，结果发现，42% 的研究人群表现为急性右心功能不全。在伴有右心室衰竭的通气患者中，通过 TPT 测量的脉压变化或每搏输出量（stroke volume，SV）变化可能会错误地评估容量反应性，当临床明确存在或可疑存在右心功能不全时，TPT 不是心输出量监测的首选。TTE 可以快速定性患者是否存在右心功能不全，可用于评估 TPT 的不准确性来源。动态左心室流出道梗阻通常会在脓毒性休克的早期过程中被 TTE 或 TEE 发现，但其仍不在 TPT 的诊断范围内。在这些患者中，肺动脉导管显示心输出量减少、左心室充盈压力升高，这可能被错误地解释为心力衰竭。

TPT 和重症超声（TTE）的比较见表 5-3-1。

表 5-3-1　TPT 和重症超声（TTE）的比较

技术类型	优势	劣势
TPT	使用中心静脉和（股）动脉导管进行侵入性监测： • 连续测量 • 可监测 SV 的快速变化 • 提供 SV 和脉压（呼吸变化） • 提供血管外肺水指数和肺血管通透性指数 • 和操作者相关性较小，使用简单	需要定期外部校准： • 如果热指示器损耗，则测量不准确 • 需要非常规血流动力学参数的解释 • 无法区分左心室衰竭、右心室衰竭 • 未能识别低心输出量的具体机制（如左心室梗阻、严重的瓣膜病、心脏压塞等）
重症超声	严格无创（TTE）： • 高度便携和快速实现 • 识别热稀释的误差来源 • 从低心输出量的起点区分右心室衰竭和左心室衰竭 • 描述产生左心室卒中容量的成分 • 提供额外的血流动力学信息：左心室舒张特性和充盈压力、左心室梗阻、严重左侧瓣膜病、心脏压塞 • 可识别感染性心内膜炎和化脓性心包炎	间断的评估： • 取决于足够的图像质量 • 如果主动脉瓣病变和左心室静脉阻塞，则测量不准确 • 如果层流，如由于间隔肥大引起的湍流，则测量不准确 • 具有较高的操作者依赖

注：TPT. 经肺热稀释法；SV. 每搏输出量；TTE. 经胸超声心动图

（一）经食管超声心动图和经胸超声心动图的比较

TEE 与 TTE 具有不同的图像获取方式及自身特点，图像互为远近场，评估的侧重点不同，获得的数据可以互相补充。TTE 检查时，心房（尤其是心耳）、瓣膜及大血管结构位于远场，通常成像质量较差，无法明确。而 TEE 检查时，上述结构正好在近场，从而显像清晰，且 TEE 检查时的远场结构正好是 TTE 检查时的近场。尤其在机械瓣膜置换术后，机械瓣膜远处的图像均被机械瓣膜的声影遮挡，故医师需要整合 TTE 和 TEE 的图像来评估瓣膜心房面及心室面的情况。另外，TEE 主要用于心脏及大血管为主的血流动力学的精细评估，而 TTE 对肺的病理生理评估又是血流动力学监测的重要组成部分，两者结合相得益彰。因此，TEE 和 TTE 可相互补充，不可相互替代。有相当比例的重症患者由于呼吸机辅助、超声检查部位有伤口等原因，TTE 无法获得图像，TEE 是必须的选择。对于由瓣膜问题导致的循环不稳定，TTE 无法明确诊断，TEE 由于能更清晰地显示瓣膜的形态和功能，故能满足诊断要求。对于特殊的血流动力学问题，如心内分流导致的不明原因休克、不明原因低氧等，甚至在心肺复苏的过程中，TEE 经常是找到病因的方法。近年来，一次性微型超声心动探头的经食管超声血流动力学监测（qualitative hemodynamic TEE assessment，hTEE）具备了比传统 TEE 探头更小、更便于插入、保留时间更长的优点，可持续动态检测患者的心输出量和治疗反应。有研究表明，hTEE 能够更快地改善重症患者的血流动力学不稳定，缩短 ICU 时间。

（二）心输出量监测方法的最优选择

重症心血管衰竭通常是由复杂机制引起的，各种原因都可能导致心输出量减少，用于重症血流动力学不稳定患者血流动力学评估的技术无论是连续性的还是不连续性的，除了其绝对值外，还应提供低心输出量或心输出量不足的主要病理生理机制，以给予最佳的治疗指导。不同监测技术间的优劣点并不相同，临床应用价值是互补的，临床医师如何合理地整合不同的心输出量监测技术以准确获得有效的血流动力学参数是选择策略的核心。

1. TTE 是心输出量监测的基础　对于血流动力学不稳定的患者，均应进行 TTE 监测，且应贯穿治疗的始终。医师在应用重症超声进行血流动力学监测时，应分阶梯选择不同的评估方案。所有患者均应行定性＋半定量评估。通过对基础状态、下腔静脉、右心功能、左心功能及心输出量的初步判断，可以早期、快速地评估重症患者的血流动力学状态，为急性循环衰竭的诊治提供明确方向。有研究对 ICU 患者进行连续的 TTE 评估，发现休克患者的血流动力学特征可能随时间的推移而改变，主要取决于疾病的发展和患者对治疗的反应。高达 60% 的中、重度急性呼吸窘迫综合征患者在保护性通气的 ICU 期间可能发生右心室衰竭或急性肺心病，血流动力学不稳定的患者应重复进行 TTE，至少每天进行一次血流动力学的评估。原则上，当 TTE 用于滴定精细化血流动力学治疗时，医师应采用血流相关的超声血流动力学评估（FREE protocol）流程，即在 3 个特定检查区域（剑突下、胸骨旁、心尖区）内分别进行 4 个切面的检查，对与血流密切相关的心脏结构及血流动力学指标进行精细的检查和评估。

2. 应用 TPT 持续监测心输出量是实现精准滴定式治疗的关键　当定性评估和间断定量监测不能完全满足临床需求，需要更加连续、精准地评估血流动力学时，重症超声就要联合持续心输出量监测工具对治疗进行滴定式调整。例如，初步 TTE 检查无明确存在的右心功能受累、肺动脉高压、左心功能不匹配及右心功能不匹配等情况下，选择 TPT 进行持续心输出量监测。而当初步 TTE 检查提示存在上述病理生理改变时，医师需要动态监测肺动脉压，且同时监测和评估左心前后负荷、右心前后负荷及心功能变化非常重要。右心漂浮导管可以连续、精确地监测肺动脉压变化，还可鉴别肺高压的原因（肺动脉性、左心相关、肺部疾病相关、慢性血栓栓塞等）。近几年，临床通过超声无创地测量肺动脉压或左心室充盈压变得越来越广泛，但相对于右心漂浮导管直接测量获得的指标，超声的准确性不如右心漂浮导管。同时，超声测量的是某一时刻的压力，在监测的连续性上也存在差异。正是基于上述测量特点和优势，右心漂浮导管仍是此类患者首选的临床监测工具。

3. TEE 是诊断特殊血流动力学问题的必要方法　心脏相关的复杂血流动力学问题，如心脏术后或 ECMO 患者的心输出量监测，一直是临床的难题。TEE 的作用日益受到医师的重视。TEE 不仅是 TTE 的重要补充，有时也是唯一的方法。心脏外科手术后，患者的血流动力学表现较为复杂，可以累及心脏的各个环节，尤其是局灶性心脏压塞和瓣膜问题可能是血流动力学波动的根本病因。因此，对于心脏外科手术后的患者，联合 TEE 检查经常是明确血流动力学干预位点的关键。而对于 VA-ECMO 患者，由于血流在人体内流动的改变，用 TPT 无法准确地反映患者心脏的心输出量。此时，TTE 联合 TEE（尤其是微型经食道多普勒）能实时连续监测 CO 的动态变化，同时评估患者的心脏室壁张力、瓣膜开放等，是此类患者心输出量监测的合理选择。

三、总结

TTE 是心输出量监测的基础，可以定性和定量地提供心输出量改变的潜在机制，并确定干预位点。TPT 可以持续监测心输出量，是实现心输出量精准滴定式治疗的关键，而 S-G 漂浮导管在右心受累等特殊疾病中有不可替代的作用。TEE 是明确心脏相关复杂血流动力学问题的关键方法。在临床工作中，医师应将相应的心输出量监测方法进行有机结合，避免简单累加或互相替代，这样能更好地指导治疗。

（北京协和医院　赵　华）

参 考 文 献

［1］De Backer D, Bakker J, Cecconi M, et al. Alternatives to the Swan-Ganz catheter. Intensive Care Med, 2018, 44(6): 730-741.

［2］Vignon P, Begot E, Mari A, et al. Hemodynamic assessment of patients with septic shock using transpulmonary thermodilution and critical care echocardiography: a comparative study. Chest, 2018, 153: 55-64.

［3］Vieillard-Baron A, Prigent A, Repesse X, et al. Right ventricular failure in septic shock: characterization, incidence and impact on fluid responsiveness. Crit Care, 2020, 24: 630.

［4］Vignon P, Begot E, Mari A, et al. Hemodynamic assessment of patients with septic shock using transpulmonary thermodilution and critical care echocardiography: a comparative study. Chest, 2018, 153: 55-64.

［5］Florence B, François B, Armand MD. Hemodynamic monitoring using trans esophageal echocardiography in patients with shock. Ann Transl Med, 2020, 8(12): 791.

［6］尹万红，王小亭，刘大为．中国重症经食管超声临床应用专家共识（2019）．中华内科杂志，2019，58（12）：869-882.

［7］Fair J, Mallin M, Mallemat H, et al. Transesophageal echocardiography: guidelines for point-of-care applications in cardiac arrest resuscitation. Ann Emerg Med, 2018, 71(2): 201-207.

［8］Merz TM, Cioccari L, Frey PM, et al. Continual hemodynamic monitoring with a single-use transesophageal echocardiography probe in critically ill patients with shock: a randomized controlled clinical trial. Intensive Care Medicine, 2019, 45(8): 1093-1102.

［9］Zhang Y, Wang Y, Shi J, et al. Cardiac output measurements via echocardiography versus thermodilution: a systematic review and meta-analysis. PLoS One, 2019, 14: 1-17.

[10] Géri G, Vignon P, Aubry A, et al. Cardiovascular clusters in septic shock combining clinical and echocardiographic 81 parameters: a post hoc analysis. Intensive Care Med, 2019, 45: 657-667.

[11] 尹万红，王小亭，刘大为，等. 重症超声临床应用技术规范. 中华内科杂志，2018，57（6）：397-417.

[12] Antonio M, Massimiliano G, Maurizio C. What should I use next if clinical evaluation and echocardiographic haemodynamic assessment is not enough? Curr Opin Crit Care, 2019, 25(3): 259-265.

[13] Horiuchi Y, Tanimoto S, Aoki J, et al. Mismatch between right- and left-sided filling pressures in heart failure patients with preserved ejection fraction. Int J Cardiol, 2018, 257: 143-149.

[14] Vignon P. Assessment of pulmonary arterial pressure using critical care echocardiography: dealing with the Yin and the Yang? Crit Care Med, 2019, 47: 126-128.

[15] Mercado P, Maizel J, Beyls C, et al. Reassessment of the accuracy of cardiac Doppler pulmonary artery pressure measurements in ventilated ICU patients: a simultaneous Doppler-catheterization study. Crit Care Med, 2019, 47: 41-48.

[16] Pour-Ghaz I, Manolukas T, Foray N, et al. Accuracy of non-invasive and minimally invasive hemodynamic monitoring: where do we stand. Ann Transl Med, 2019, 7(17): 421.

[17] Saxena A, Garan AR, Kapur NK, et al. Value of hemodynamic monitoring in patients with cardiogenic shock undergoing mechanical circulatory support. Circulation, 2020, 141(14): 1184-1197.

[18] Raymond M, Grønlykke L, Couture EJ, et al. Perioperative right ventricular pressure monitoring in cardiac surgery. J Cardiothorac Vasc Anesth, 2019, 33(4): 1090-1104.

第四节　毛细血管再充盈时间——床旁微血流监测的前哨

休克是重症监护病房（intensive care unit，ICU）中最常见的重症疾病之一，也是危及重症患者生命的致死性病因。休克时，很多临床常用指标可用来对患者进行血流动力学评估，如中心静脉压、平均动脉压等，这些指标目前被认为是指导患者复苏的良好指标。但事实上，这些指标多与大循环有关，而大循环血流动力学指标往往不能充分反映微循环和组织灌注情况。微血管的改变在休克发病机制中起关键作用，脓毒症休克也越来越被认为是微循环休克。即使复苏后大循环血流动力学参数回复至正常，持续微循环异常也可能造成组织灌注不足及氧合障碍，从而出现微循环休克。此时，仅依靠监测心率、血压、心输出量甚至全身氧输送都未必能完全反映微循环情况，还可能对复苏策略、治疗方式及预后判断产生误导。因此，对微血流进行监测与评估，有助于实现以微循环为目标的精准复苏。

一、毛细血管再充盈时间的评估

监测重症患者微血流的第一种方法是评估其外周微血流灌注，其中皮肤灌注监测为主要方法。目前，外周灌注指标已成为研究热点，有研究者认为反映外周灌注的指标有可能是一种很有前途的复苏替代指标。皮肤出现花斑及毛细血管再充盈时间（capillary refill time，CRT）延长被认为是外周灌注不良。按压人体比较表浅部位的皮肤或黏膜，其受到挤压后，会使血流暂时阻断，按压局部呈现苍白色；去除压迫后，毛细血管可迅速充盈，从撤除压迫到毛细血管重新充盈所需的时间称为 CRT。CRT 指数可提供有关皮肤灌注和微循环状态的重要信息，但不反映心输出量情况，CRT 指数＜3s 为正常，＞3s 为外周灌注不足。有研究发现，CRT 指数正常化与感染性休克患者的预后有较高的相关性。CRT 指数使用方便，在床旁即可快速评估患者外周灌注情况，而且该指数具有良好的分辨力，在同一感染性休克患者身上有较高的可重复性。总体来说，当作为定性变量时，CRT 指数是一个可靠且早期能在床旁实现的微血流评估方法，可确定大循环正常患者是否存在微循环障碍。

二、评估毛细血管再充盈时间利于复苏效果的判断

复苏后的外周灌注异常与患者死亡率相关。有研究显示，CRT 指数对复苏效果反应灵敏，故可作为调整治疗方案的有效指标。Hernandez 等的研究显示，在感染性休克人群中，复苏后 6h CRT 指数＜4s 与复苏后 24h 动脉乳酸水平正常化相关。由于 CRT 指数可实时反映外周灌注情况，越来越多的研究者认为，以外周灌注为目标进行休克复苏更利于判断复苏效果，而且可及时停止复苏，以免出现液体超负荷的风险。近来的一项研究已验证这一假设，但相较于乳酸指标，CRT 指数并未显示出是一项更灵敏的复苏判断指标 。

尽管 CRT 指数已被纳入不同的指南（如高级儿科生命支持相关指南等），但在不同临床环境中，其准确性仍存在争议。2019 年 2 月，*JAMA* 发表了 ANDROMEDA-SHOCK 随机临床试验，旨在评价以外周灌注指标作为感染性休克患者的复苏指标是否可比采用乳酸作为复苏指标更有效地降低患者死亡率。该研究将 CRT 定义为：用显微镜载玻片用力压迫右手食指远端指骨的腹侧，逐渐增加压力至皮肤变白并维持 10s，从结束按压到皮肤恢复正常颜色的时间为 CRT 指数。研究共纳入 424 例感染性休克患者，将其随机分为 CRT 指数组（n=212）和乳酸组（n=212）。研究者将 8h 干预期间 CRT 指数正常作为 CRT 指数组的复苏目标，CRT 指数每 30min 监测 1 次，＞3s 为异常；乳酸组的乳酸清除标准为乳酸水平每 2h 降低 20%，血乳酸每 2h 化验 1 次；研究的终点事件为 28 天全因死亡率。结果显示，CRT 组和乳酸组分别有 74 例（34.9%）和 92 例（43.4%）死亡（*HR* 0.75，95%*CI* 0.55～1.02，P=0.06），72h 时，CRT 指数组脓毒症相关性器官功能衰竭评价（sepsis-related organ failure assessment，SOFA）值更低［（5.6±4.3）*vs.*（6.6 ±4.7），P=0.045］，其余二级预后指标（90 天死亡率、机械通气时间、连续性肾脏替代治疗时间、血管活性药物使用时间及 ICU 住院时长）的差异均无统计学意义。研究者认为对于感染性休克患者而言，以 CRT 指数正常作为复苏目标，与以乳酸水平作为复苏目标相比，并未降低 28 天全因死亡率。但从研究数据中可明显发现，两组患者在复苏后的前 8h，液体输注量（CRT 指数组 2359ml，乳酸组 2767ml）差异显著且有统计学意义（P=0.01）。换句话说，以微血流作为复苏指标可减少复苏早期的液体输注量，进而减少继发性损伤及微循环障碍，CRT 在评估容量状态和控制容量方面与传统生物学标志物同样有效。

上述研究结果发表以后，许多研究人员尝试分析 ANDROMEDA-SHOCK 的数据并进行二次统计学分析，也开展了相关研究以明确 CRT 指数的进一步应用。有研究人员利用贝叶斯算法分析该研究数据，发现与乳酸组相比，CRT 指数组以 CRT 指数为复苏目标可能会降低患者的死亡率和器官功能

障碍的发生。Ricardo 等以此为依据开展试验研究，在患者被诊断为感染性休克后 24h 内开始液体复苏，将患者随机分为两组，分别以 CRT 指数和乳酸水平作为复苏终点，评估两组患者液体复苏效果及液体平衡状况，此外，研究还比较了两种复苏目标策略对患者器官功能障碍、微循环血流及组织缺氧情况的影响。研究设定 CRT 指数≤3s 为正常目标值。乳酸组的目标为动脉乳酸≤2mmol/L 或每 2h 降低＞20%，在干预期间每 30min 评估 1 次，每 2h 测 1 次乳酸。研究主要指标是 6h 复苏期间的液体量，次要指标包括 24h 液体平衡、24h SOFA 评分，以及微循环血流和组织缺氧情况。结果提示在 6h 干预期间，以 CRT 指数为目标的复苏策略并未显示出更低的液体量及更少的器官功能障碍，其效果并不优于乳酸靶向复苏。然而，以 CRT 指数为复苏目标的感染性休克患者微循环改善情况更明显。此外，从患者组织氧代谢的结果来看，两组患者之间并未出现统计学差异，这表明与乳酸靶向复苏这一“金标准”相比，以 CRT 指数为目标的复苏在组织氧代谢水平上同样是安全的。

三、评估毛细血管再充盈时间利于预后结局的判断

CRT 指数对重症患者的预后评估也存在一定价值。Lima 等的一项研究，对 50 例血流动力学稳定的 ICU 患者（新近诊断为感染性休克）进行 SOFA 评分，以检验外周灌注与器官衰竭进展之间的关系，同时，通过检测患者的 CRT 指数和皮肤温度来共同评估外周灌注状态，以提高研究可靠性。结果显示，灌注不足组患者发生器官功能恶化的可能性是非灌注不足组的 7.4 倍，发生高乳酸血症的可能性是非灌注不足组的 4.6 倍（$P<0.05$）。由此得出结论，对血流动力学稳定的患者，微血流利于复苏后器官功能障碍的评估。

另外，也有研究对 ANDROMEDA-SHOCK 的实验数据重新进行分析，在基线状态下识别 CRT 指数正常（≤3s）或异常（＞3s）的患者。研究利用两组之间的临床特征、严重程度评分、血流动力学参数、治疗强度及 28 天死亡率进行单变量比较，同时依据 CRT 状态和高乳酸水平进行队列分析。结果发现，在 CRT 指数正常的患者中，乳酸值的正常与否并不能预测患者 28 天死亡率，此外，乳酸＞4mmol/L 的患者，合并正常 CRT 指数时死亡率显著下降。因此，可依据 CRT 指数从微血流角度对感染性休克患者进行分型，进而对死亡风险进行分层，如此可避免实施“一刀切”的治疗方法，而是以微血流为目标，减轻过度复苏的负担，实现微循环保护。

四、总结

目前的复苏策略仍以大循环指标为复苏目标，但随着研究者对休克病理生理机制的不断探索，宏观复苏已不能满足临床精准复苏的目的，对微血流的评估却可让研究从宏观走向微观，进而探索休克的微循环本质。以全身微血流甚至器官微循环灌注为导向的复苏策略将有助于实施精准、个体化的复苏治疗策略，避免继发性损伤。CRT 指数作为目前可在临床早期开展的评估手段已越来越凸显其重要性，可帮助临床医师进行早期微血流评估，最终实现微循环保护的复苏。

（中国人民解放军总医院　潘　盼）

参考文献

[1] Rhodes A, Evans LE, Alhazzani W, et al. Surviving sepsis campaign: international guidelines for management of sepsis and septic shock: 2016. Intensive Care Med, 2017, 43(3): 304-377.

[2] Cecconi M, De Backer D, Antonelli M, et al. Consensus on circulatory shock and hemodynamic monitoring. Task force of the european society of intensive care medicine. Intensive Care Med, 2014, 40(12): 1795-1815.

[3] De Backer D, Creteur J, Preiser JC, et al. Microvascular blood flow is altered in patients with sepsis. Am J Respir Crit Care Med, 2002, 166(1): 98-104.

[4] Dubin A, Henriquez E, Hernandez G. Monitoring peripheral perfusion and microcirculation. Curr Opin Crit Care, 2018, 24(3): 173-180.

[5] Hariri G, Joffre J, Leblanc G, et al. Narrative review: clinical assessment of peripheral tissue perfusion in septic shock. Ann Intensive Care, 2019, 9(1): 37.

[6] Lara B, Enberg L, Ortega M, et al. Capillary refill time during fluid resuscitation in patients with sepsis-related hyperlactatemia at the emergency department is related to mortality. PLoS One, 2017, 12(11): e0188548.

[7] Bailey JM, Levy JH, Kopel MA, et al. Relationship between clinical evaluation of peripheral perfusion and global hemodynamics in adults after cardiac surgery. Crit Care Med, 1990, 18(12): 1353-1356.

[8] Hernandez G, Pedreros C, Veas E, et al. Evolution of peripheral vs metabolic perfusion parameters during septic shock resuscitation. A clinical-physiologic study. J Crit Care, 2019, 27(3): 283-288.

[9] Hernandez G, Luengo C, Bruhn A, et al. When to stop septic shock resuscitation: clues from a dynamic perfusion monitoring. Ann Intensive Care, 2018, 4: 30.

[10] Lima A, van Genderen ME, Bommel JV, et al. Nitroglycerin reverts clinical manifestations of poor peripheral perfusion in patients with circulatory shock. Crit Care, 2017, 18(3): R126.

[11] Genderen MEV, Engels N, Valk RJPVD, et al. Early peripheral perfusion-guided fluid therapy in patients with septic shock. Am J Respir Crit Care Med, 2015, 191(4): 477-480.

[12] Hernandez G, Ospina-Tascón GA, Damiani LP, et al. Effect of a resuscitation strategy targeting peripheral perfusion status vs serum lactate levels on 28-day mortality among patients with septic shock: the ANDROMEDA-SHOCK randomized clinical trial. JAMA, 2019, 321(7): 654-664.

[13] Zampieri FG, Damiani LP, Bakker J, et al. Effects of a resuscitation strategy targeting peripheral perfusion status versus serum lactate levels among patients with septic shock. A bayesian reanalysis of the ANDROMEDA-SHOCK trial. Am J Respir Crit Care Med, 2020, 201(4): 423-429.

[14] Castro R, Kattan E, Ferri G, et al. Effects of capillary refill time-vs. lactate-targeted fluid resuscitation on regional, microcirculatory and hypoxia-related perfusion parameters in septic shock: a randomized controlled trial. Ann Intensive Care, 2020, 10(1): 150.

[15] Lima A, Jansen TC, Bommel JV, et al. The prognostic value of the subjective assessment of peripheral perfusion in critically ill patients. Crit Care Med, 2019, 37(3): 934-938.

[16] Hernandez G, Kattan E, Ospina-Tascón G, et al. Capillary refill time status could identify different clinical phenotypes among septic shock patients fulfilling Sepsis-3 criteria: a post hoc analysis of ANDROMEDA-SHOCK trial. Intensive Care Med, 2020, 46(4): 816-818.

第五节　新型冠状病毒肺炎患者血流动力学紊乱的特点

新型冠状病毒肺炎（coronavirus disease 2019，COVID-19）是一种危及人类健康的疾病，亟须得到有效解决。COVID-19 可并发血流动力学紊乱，患者一旦发生休克，死亡率极高。危重型 COVID-19 患者发生休克的比例高达 67%（危重型患者在总体患者中占 5%～10%），且与高死亡率相关。一项全球性调查显示，56% 的重型 COVID-19 患者需要持续使用药物升压；超声检查表现为高动力状态的患者占 43%，低血容量的患者占 22%，左心室功能不全的患者占 21%，右心室扩张的患者占 20%。COVID-19 患者的血流动力学紊乱有多种原因，包括低血容量（发热、为限制液体预防肺水肿）、血管舒张（脓毒症、机械通气时深度镇静）及右心功能障碍和（或）左心功能障碍[伴高呼气末正压（PEEP）、机械通气、肺栓塞、细胞因子降低心脏收缩力、心肌炎]等因素。重型 COVID-19 患者的血流动力学类型也极其复杂，不仅是与全身炎症反应有关的高动力循环状态，心源性休克及肺动脉高压等表现亦不少见。因此，COVID-19 导致的血流动力学紊乱不同于以往的病毒性肺炎，正确理解 COVID-19 患者血流动力学紊乱的机制和特点尤为重要。

一、新型冠状病毒肺炎对血流动力学的影响机制

COVID-19 可通过多种潜在途径影响机体的血流动力学，其中既有直接损伤，也有继发于病毒感染所诱导的其他病理过程，如对心肌和血管的直接损伤、内皮功能紊乱、肾素 - 血管紧张素 - 醛固酮系统（renin-angiolensin-aldosterone system，RAAS）失调、心肺交互作用及免疫应答等。Jasiński 等将 COVID-19 对血流动力学的影响机制归纳为以下 4 种。

1. 病毒感染的直接作用　引起 COVID-19 的严重急性呼吸综合征冠状病毒 2 型（severe acute respiratory syndrome coronavirus 2，SARS-CoV-2）属于冠状病毒科，其与引起严重急性呼吸综合征（SARS）和中东呼吸综合征（MERS）的病毒结构高度相似。已证明，SARS-CoV-2 主要通过与血管紧张素转换酶 2（ACE2）受体结合进入人体细胞。ACE2 广泛分布于口腔黏膜、气道和Ⅱ型肺泡的上皮细胞，介导 COVID-19 相关性肺损伤。同时，ACE2 还在循环系统的心肌细胞、微循环周细胞及动静脉血管壁中有不同程度的分布，这种分布使 COVID-19 可直接损伤心肌，且引起血管病变所致的血管舒张、血栓性微血管病变及内皮功能障碍。病毒与 ACE2 相互作用并使其下调，进而通过 RAAS 增加心力衰竭的风险。另外，RAAS 功能失调还可降低血管紧张素的抗感染作用，直接参与 COVID-19 引起的循环衰竭的病理生理过程中。

2. 宿主对病毒感染的免疫反应　COVID-19 后，宿主产生免疫应答，促炎因子白介素（IL）-6、肿瘤坏死因子（TNF）-α、IL-1β 及粒细胞集落刺激因子等显著升高，进而导致全身炎症反应综合征和器官功能损伤，这符合 Sepsis3.0 中脓毒症的定义（机体因感染产生失调的免疫反应导致器官功能障碍的综合征），故可被称为病毒性脓毒症。病毒性脓毒症对机体血流动力学影响的病理机制包括低血容量、血管麻痹及心脏抑制等，故 COVID-19 所致的休克可表现为“高排低阻”的分布性休克，外周血管阻力降低和有效循环血容量相对不足是其主要的血流动力学表现。脓毒症患者中有 25%～50%

可发生脓毒性心肌病，表现为不同程度的左心室收缩、舒张功能障碍及右心损伤，其机制与通过 Toll 样受体激活炎症反应的先天免疫反应有关。

3．内皮功能障碍　Libby 等认为，在 COVID-19 的严重阶段和后期复杂阶段，内皮功能障碍是造成多器官衰竭的原因。SARS-CoV-2 感染后，炎症激活和免疫应答产生的促炎细胞因子可能会导致冠状动脉内皮层激活，在患者病情严重时可导致冠状动脉斑块破裂，同时改变微血管，导致心肌缺血。

4．基于呼吸衰竭的心肺交互作用　心血管系统和呼吸系统间的作用是动态交互的，故 SARS-CoV-2 感染导致的急性呼吸窘迫综合征（ARDS）无疑会对循环系统产生极大影响。COVID-19 患者肺部血流动力学的改变归因于低氧血症、持续缺氧、ARDS 及其相应的治疗措施。低氧血症导致呼吸驱动增加，进而肺血管张力改变、右心室后负荷增加及体循环局部血管舒张，交感神经兴奋引起体循环血管收缩和心动过速。在自主呼吸的过程中，呼吸驱动增加可能会增强心肺的交互作用。患者努力吸气时胸膜腔内压显著降低，可引起左心室射血压力和透壁压力升高，增加后负荷和耗氧量。ARDS 可导致肺血管功能障碍，表现为肺动脉压和血管阻力增加，并导致右心室功能严重受损。另外，微血管 COVID-19 肺血管阻塞性血栓炎症综合征（microCLOTS）及机械通气过程中的正压通气等也是影响血流动力学的因素。

二、新型冠状病毒肺炎对心血管的影响

COVID-19 患者发生急性心肌损伤的概率高达 20%～30%，与死亡率增加相关，其病因包括缺血、心肌炎、应激性心肌病，或较少见的急性斑块破裂，可表现为单心衰竭或双心衰竭。一项纳入 44 672 例 COVID-19 患者的研究发现，心血管患者的死亡率比总体死亡率高 10.5%，冠心病和心肌损伤的共存与高死亡率密切相关。COVID-19 对心血管的影响包括直接损伤和间接损伤。直接损伤由 ACE2 的下调、血管内皮细胞功能障碍、微血管功能障碍、周围细胞损伤及低氧血症来介导。间接损伤由释放细胞因子（IL-6、TNF-α、IL-1β）、凝血障碍及胰岛素抵抗来介导。

COVID-19 对心血管的损伤表现为心肌炎、心律失常及心力衰竭。

1．心肌炎　心肌炎是 COVID-19 直接损伤心血管的表现。据报道，12%～18% 的 COVID-19 患者出现急性心脏损伤的并发症，ICU 患者的心肌炎发生率比非 ICU 患者高 13 倍。有研究发现，在 150 例 COVID-19 死亡患者中，肌钙蛋白、肌红蛋白、C 反应蛋白、血清铁蛋白及 IL-6 等水平较高，提示病毒性心肌炎损伤。另有研究显示，一些 COVID-19 患者死于暴发性心肌炎或病毒激活的细胞因子风暴，表明 COVID-19 患者的炎症负担较高，心肌炎相关的心肌事件增加。针对心肌炎和心肌损伤，有研究表明，抑制 RAAS 会使 ACE2 上调，并减轻病毒诱导 ACE2 下调引起的毒性作用，从而减轻 COVID-19 患者的 ARDS 和心肌炎。

2．心律失常　一项对 187 例确诊的 COVID-19 患者的调查显示，患者在肌钙蛋白水平升高的同时易出现恶性心律失常。COVID-19 引发心律失常源于心肌损伤和随后的心功能障碍。有研究显示，16.7% 的 COVID-19 住院患者出现心律失常，其中 44% 的患者被转移到 ICU 接受治疗。是否需要对心律失常患者进行监测及出院后的患者是否需要配备植入式心脏复律除颤器或可穿戴式心脏复律调节器成了临床备受关注的问题。此外，COVID-19 患者的临床用药也可以引起一定程度的心律失常。

3．心力衰竭　COVID-19 患者有较高的心力衰竭发生率，发生心力衰竭的患者更可能进展为重型。在合并心力衰竭的 COVID-19 患者中，小肺静脉扩张的比例较高，在有效的抗心力衰竭治疗后，肺部病变显著改善，说明在积极治疗心力衰竭后，COVID-19 患者的病情可以得到有效缓解。

COVID-19 对心血管的直接损伤或间接损伤会引起一定程度的血流动力学紊乱，这为 COVID-19 的诊治带来巨大挑战。心脏超声监测和血管升压素的使用对 COVID-19 患者至关重要。一项关于 COVID-19 ICU 患者的血流动力学监测和管理实践的大型问卷调查强调了超声心动图的重要性，多数受访医师表示超声心动图不仅可用于评估心脏功能，还可用于预测液体的反应性和量化肺水肿，故推荐给予重型 COVID-19 患者超声心动图监测。

三、新型冠状病毒肺炎对肺循环的影响

1．COVID-19 对肺内血流的影响

（1）ARDS：重型 COVID-19 患者通常表现为一种不典型的 ARDS——相对完好的呼吸力学与严重低氧血症之间存在显著分离，收缩的肺血管在应对低氧血症时调节能力缺失。ARDS 的病理机制在于肺血管内皮 - 间质 - 肺泡上皮结构的破坏。尸体检验研究提示，COVID-19 患者的早期病变为肺泡上皮受损和肺间质渗出，可累及肺泡，最终导致低氧血症，临床表现为弥漫性肺间质渗出，CT 呈磨玻璃样改变，与常见的 ARDS 不同的是，重力依赖性肺水分布现象并不显著。此外，低氧会导致肺血管收缩、通气血流比例失调及肺血流氧合时间减少。随着病情进一步进展，患者血管内皮细胞损伤、间质 - 肺泡渗出，出现与传统的 ARDS 一致的病理生理变化（重力依赖性肺水分布，肺部呈“海绵样”特征，重力依赖区实变，出现以肺动静脉短路为代表的功能性分流，参与氧合的血流减少，气体积聚在非重力依赖区，形成经典的无效腔样通气）。因此，COVID-19 所致的 ARDS 需要区分 2 种病理生理亚型，即以肺间质损害为主要特征的 ARDS 和以肺泡上皮受累呈经典渗漏性肺水肿为特征的 ARDS，两者的肺血流分布特征不同。

（2）急性肺心病：ARDS 患者易出现急性肺心病，SARS-CoV-2 感染后肺泡小血管结构被破坏及血栓形成，肺动脉压力升高，右心后负荷增加，同时低氧、高碳酸血症等促进肺动脉收缩，肺实变造成的肺泡间血管受压变形、肺泡膨胀导致的肺泡表面血管受压等均会增加肺动脉阻力，过高的 PEEP 等治疗措施也会增加肺血管阻力。肺动脉压力增高导致右心室扩大、室壁张力增高、收缩功能下降，并进一步增加左心室压力，形成恶性循环。另外，SARS-CoV-2 可攻击心肌细胞，引起左心收缩抑制或舒张障碍，进而增加左心房压力；而左心房是肺血流的终点，对于肺血流的调控具有重要作用。另外，SARS-CoV-2 感染导致的多器官功能障碍也会进一步损害肺循环，如急性肾衰竭时的水钠潴留加重了肺血流负荷和肺水肿。

2．COVID-19 与肺动脉高压　COVID-19 患者由于肺实质和间质损害及肺血流动力学改变，即使在疾病早期也会出现肺动脉高压和继发性右心室受累，其病理机制为肺循环缺氧、血管收缩、机械通气中高 PEEP 的使用、肺内皮损伤及局部炎性血栓形成或血栓栓塞等。对 COVID-19 患者进行 CT 扫描发现，所有患者都存在肺实质异常，且与其他病原菌肺炎相比，血管增厚是 COVID-19 的主要影像学表现（59% *vs.* 22%，$P<0.001$），表明 SARS-CoV-2 对肺血管系统有潜在损伤，其机制与宿主细胞的 ACE2 受体大部分存在于肺血管细胞的表面有关。另外，重型 COVID-19 患者的静脉血栓栓塞事件

发生率高，加剧了通气血流比例失调。据报道，在约71%的COVID-19死亡患者中发现了弥散性血管内凝血，表现为包括肺血管在内的不同器官产生了微血栓，且在重型患者的肺解剖中也观察到肺微血栓。有研究发现，78.6%的COVID-19患者存在毛细血管微血栓。Patel通过对COVID-19患者的生理、血液学和影像学进行分析，发现在重型COVID-19患者中，不仅存在高凝表型，而且由于肺血管病变和血栓形成导致肺灌注显著受损，生理性无效腔增多。

肺动脉高压通常被认为发病较少且难以治愈，其特征是异常的肺血管重塑，相关的组织学改变包括内皮损伤和功能障碍、血管收缩、血管细胞增生导致血管闭塞和管壁增厚，最终形成网状病变。在COVID-19患者中，肺动脉高压的患病率较高。Pagnesi等的研究显示，SARS-CoV-2感染后肺动脉高压和右心功能障碍的患病率分别为12.0%和14.5%，与没有肺动脉高压的患者相比，肺动脉高压患者的年龄较大，肺部感染的影像学表现更明显及氧合状态更差，合并肺动脉高压与较高的ICU住院率和死亡率显著相关。在COVID-19患者中，肺动脉高压的实际患病率可能约为13%，77.8%伴有肺栓塞，虽然与预后的关系尚不完全明确，但在肺部影像学、实验室参数、氧合状况及需要无创呼吸机支持等方面表现出不利的一面。COVID-19导致肺动脉高压的另一种表现为慢性血栓栓塞性肺动脉高压，是一种血栓阻塞肺动脉引起的毛细血管前肺动脉高压，表现为小血管病变，而血管生成缺陷、纤维蛋白溶解作用受损及内皮功能障碍共同作用可引起或加重血管重构改变。肺动脉高压和慢性血栓栓塞性肺动脉高压所致的肺动脉压升高会导致右心室后负荷进一步增加，从而造成患者右心室功能障碍和生存期降低。心力衰竭是此类患者最常见的死亡原因。

四、新型冠状病毒肺炎患者行机械通气时的血流动力学特征

给予COVID-19患者机械通气，尤其是正压通气、高PEEP、俯卧位通气等，对血流动力学的影响较大。对于COVID-19机械通气患者，正压通气可减少全身静脉回流，导致右心的回心血量减少。另外，正压通气、高PEEP及肺复张会增加肺血管的阻力，且增加右心室后负荷，进一步影响患者的血流动力学。

Segio等对需要机械通气的COVID-19患者进行右心导管检查以分析其血流动力学特征，结果发现，COVID-19患者的心脏指数高于对照组［3.8（2.7～4.5）L/（min·m^2）*vs.* 2.4（2.1～2.8）L/（min·m^2），P<0.001］，低于参考数据中的其他ARDS组（P=0.024）；肺内分流和肺顺应性与COVID-19呈负相关（r −0.57，P=0.011），与其他ARDS组均无差异；COVID-19患者的肺血管阻力正常，与对照组相似，但低于其他ARDS组；76%的COVID-19机械通气患者存在肺动脉高压（P<0.001），且毛细血管后肺动脉高压常见；COVID-19患者肺动脉楔压高于其他ARDS组患者，与肺顺应性呈负相关（r −0.46，P=0.038）。因此，需要机械通气的COVID-19患者的血流动力学特征是心、肺功能均有改变。肺血管阻力低、缺氧性血管收缩减弱与高心输出量和毛细血管后肺动脉高压相关，最终可能会导致肺硬化，在肺与心脏间形成恶性循环。

五、新型冠状病毒肺炎的血流动力学监测

Michard等的研究就是否需要对COVID-19患者的血流动力学进行监测和管理做国际调查，结果

显示，多数医师认为需要进行血流动力学监测，且使用了超声监测心功能和预测液体反应性。虽然有研究认为只有少数 COVID-19 患者同时存在心源性休克和分布性休克，但临床医师均认为，由于多数患者需要血管升压药物且 COVID-19 有损伤心血管和肾的风险，同时行保守的液体管理是 ARDS 治疗的关键原则，故有必要监测 COVID-19 患者的血管内容量状态。中心静脉导管和有创动脉监测常被应用于 COVID-19 患者，以测量中心静脉压、血压、$ScvO_2$ 及动静脉二氧化碳分压差（$Pv\text{-}aCO_2$）。有研究者建议将肺动脉导管（pulmonary artery catheter，PAC）或脉搏指示连续心输出量（pulse indicator continuous cardiac output，PICCO）作为一种有效的工具，因 PAC 不仅能够评估系统血管阻力、肺血管阻力及心输出量，还可以测量右心房压或心室压、肺动脉压及混合静脉血氧饱和度。超声作为可以给出完整心血管评估的无创技术，被推荐用于 COVID-19，其可以准确评估患者是否存在心脏收缩功能障碍和隐匿性舒张功能障碍，也可评估低血容量和液体反应性，对精准的 COVID-19 的血流动力学治疗尤其重要。由于 COVID-19 患者可能存在多种类型混合的休克，尤其是多器官损伤的人群，建议医师利用血流动力学监测设备来加强对 COVID-19 患者限制性液体治疗的管理。

六、总结

重型 COVID-19 患者常存在血流动力学紊乱和休克，且致病机制复杂，导致 COVID-19 患者的血流动力学特点既不同于单纯病毒性脓毒症所致的高动力型分布性休克，也不同于典型 ARDS 所致的肺循环异常，可能存在包括分布性休克、低血容量性休克、心源性休克甚至梗阻性休克多种血流动力学类型并存的难治性休克。因此，在 COVID-19 的临床诊疗过程中，医师应特别关注循环衰竭的机制和特点，可能有助于理解其发病机制及正确处理危重型患者。

（重庆医科大学附属第一医院　周发春　陈晓迎　李凯丽）

参考文献

［1］Fox S, Vashisht R, Siuba M, et al. Evaluation and management of shock in patients with COVID-19. Cleveland Clinic Journal of Medicine, 2020, 17: 52.

［2］Michard F, Malbrain ML, Martin GS, et al. Haemodynamic monitoring and management in COVID-19 intensive care patients: an international survey. Anaesthesia Critical Care & Pain Medicine, 2020, 39(5): 563-569.

［3］Jasiński T, Stefaniak J. COVID-19 and haemodynamic failure: a point of view on mechanisms and treatment. Anaesthesiology Intensive Therapy, 2020, 52(5): 409-417.

［4］Hoffmann M, Kleine-Weber H, Schroeder S, et al. SARS-CoV-2 cell entry depends on ACE2 and TMPRSS2 and is blocked by a clinically proven protease inhibitor. Cell, 2020, 181: 271-280.

［5］Doyen D, Moceri P, Ducreux D, et al. Myocarditis in a patient with COVID-19: a cause of raised troponin and ECG changes. The Lancet, 2020, 395: 1516.

［6］Prestes T, Rocha NP, Miranda AS, et al. The Anti-inflammatory potential of ACE2/angiotensin-(1-7)/mas receptor axis: evidence from basic and clinical research.

Current Drug Targets, 2016, 18(11): 1301.

[7] Libby P, Lüscher T. COVID-19 is, in the end, an endothelial disease. European Heart Journal, 2020, 41(32): 3038-3044.

[8] Mahmood SS, Pinsky MR . Heart-lung interactions during mechanical ventilation: the basics. Annals of Translational Medicine, 2018, 6(18): 349-349.

[9] Huang C, Wang Y, Li X, et al. Clinical features of patients infected with 2019 novel coronavirus in Wuhan, China. Lancet, 2020, 395(10223): 497-506.

[10] Chen N, Zhou M, Dong X, et al. Epidemiological and clinical characteristics of 99 cases of 2019 novel coronavirus pneumonia in Wuhan, China: a descriptive study. Lancet, 2020, 395(10223): 507-513.

[11] Kim IC, Jin YK, Kim HA, et al. COVID-19-related myocarditis in a 21-year-old female patient. European Heart Journal, 2020, 41(19): 1859.

[12] Ruan Q, Yang K, Wang W, et al. Clinical predictors of mortality due to COVID-19 based on an analysis of data of 150 patients from Wuhan, China. Intensive Care Medicine, 2020, 46(5): 846-848.

[13] Wang D, Hu B, Hu C, et al. Clinical characteristics of 138 hospitalized patients with 2019 novel coronavirus-infected pneumonia in Wuhan, China. JAMA, 2020, 323(11): 1061-1069.

[14] Zhu ZW, Tang JJ, Chai XP, et al. Comparison of heart failure and 2019 novel coronavirus pneumonia in chest CT features and clinical characteristics. Chinese Journal of Cardiology, 2020, 48: E007.

[15] Bian XW, COVID-19 Pathology Team. Autopsy of COVID-19 patients in China. National Science Review, 2020, 7(9): 6-10.

[16] 尹万红，康焰．新型冠状病毒肺炎急性呼吸窘迫综合征的血流动力学治疗．协和医学杂志，2020，11（5）：518-521.

[17] Gattinoni L, Chiumello D, Caironi P, et al. COVID-19 pneumonia: different respiratory treatments for different phenotypes?Intensive Care Med, 2020, 46: 1099-1102.

[18] Provencher S, Potus F, Bonnet S. COVID-19 and the pulmonary vasculature. Pulm Circ, 2020, 10(3): 2045894020933088.

[19] Patel BV, Arachchillage DJ, Ridge CA, et al. Pulmonary angiopathy in severe COVID-19: physiologic, imaging and hematologic observations. American Journal of Respiratory and Critical Care Medicine, 2020, 202(5): 690-699.

[20] Pagnesi M, Baldetti L, Beneduce A, et al. Pulmonary hypertension and right ventricular involvement in hospitalised patients with COVID-19. Heart, 2020, 106(17): 1324-1331.

[21] Nuche J, Cal T, Guarch C, et al. Effect of coronavirus disease 2019 in pulmonary circulation. The particular scenario of precapillary pulmonary hypertension. Diagnostics, 2020, 10(8): 548.

[22] Caravita S, Baratto C, Di Marco F, et al. Haemodynamic characteristics of COVID-19 patients with acute respiratory distress syndrome requiring mechanical ventilation. An invasive assessment using right heart catheterization. Eur J Heart Fail, 2020, 22(12): 2228-2237.

[23] Rozental O, Thalappillil R, White RS, et al. Hemodynamic monitoring options in COVID-19. Journal of Cardiothoracic and Vascular Anesthesia, 2020, 34(12): 3488-3490.

[24] Kbab C, LMD E. Haemodynamic monitoring of COVID-19 patients: classical methods and new paradigms-Science direct. Anaesthesia Critical Care & Pain Medicine, 2020, 39(5): 551-552.

[25] 张丽娜，尹万红，何伟，等．基于重症超声的重症新型冠状病毒肺炎救治建议．中华内科杂志，2020，59（9）：677-688.

第六节　张力容量评估的床旁实施方法

血管内容量可分为非张力容量（unstressed volume，Vu）和张力容量（stressed volume，Vs），前者充盈血管但对血管壁不产生压力，后者在此基础上产生跨血管壁压差，两者在一定条件下可相互转换。Vs 约占总血容量的 25%，其重要性在于对静脉回流（venous return，VR）及心输出量（cardiac output，CO）的直接影响。例如，在容量复苏中输入的液体，只有成为 Vs 才可能回心，才可能使 VR 增加进而使 CO 增加，而在调整血管活性药物的使用过程中，血管张力发生变化，不仅会导致 VR 压差及阻力发生变化，还会促使 Vs 与 Vu 互相转换，Vs 的绝对值发生变化，进而影响 VR 及 CO。因此，Vs 的床旁评估对指导临床容量管理及血管活性药物的应用有重要意义。血流静止时的血管壁压力可用于评估 Vs，称为平均循环充盈压（mean circulatory filling pressure，Pmcf），基于此，床旁 Vs 监测得以实现，临床相关研究可逐步展开，下文主要介绍 Vs 的床旁监测方法及实施要点。

一、屏气法

吸气末屏气法的基础是 VR 与中心静脉压（central venous pressure，CVP）之间呈线性相关，VR＝（Pmcf－CVP）/RVR，其中 RVR 为静脉回流阻力。

1．操作方法　机械通气状态下，在逐步递增的平台压水平上进行吸气末屏气，以此改变 CVP，同时监测对应的 CO 变化。然后以压力作为横坐标，流量作为纵坐标，描记出 CVP 与 CO 的关系曲线。鉴于屏气 7～10s 的稳态下 VR＝CO，实际上得到的是静脉回流曲线，该曲线与横坐标的交点即流量为零的点，此时的压力为 Pmcf，曲线斜率为 RVR。使用该方法时需要注意：① CVP 及 CO 的监测可在屏气 12s 内的最后 3s 进行，以满足充分的循环稳态；②多数研究递增平台压为 4 个水平（5cmH$_2$O、15cmH$_2$O、25cmH$_2$O 和 35cmH$_2$O）进行吸气末屏气操作，部分研究采用双水平（5cmH$_2$O 和 30cmH$_2$O）进行 15s 呼气和吸气屏气操作；③连续监测过程中，屏气操作之间至少暂停 1min 以恢复循环至初始状态，或者监测到 CO 回复至基础水平。

2．相关研究　研究证实屏气法可反映机体血流动力学变化，测定的 Pmcf 随容量增加而升高，而 RVR 不受容量影响。Helmerhorst 等的研究发现，高浓度氧（FiO$_2$ 为 90%）作用（15min）下，左心室后负荷增加，心肌收缩力不变，而 CO 并没有降低，其原因是 Pmcf 及 RVR 显著增加而导致 VR 无明显变化。Maas 等对心脏术后患者的研究发现，应用去甲肾上腺素后 10 例患者 CO 降低，6 例患者 CO 增加，屏气法监测显示所有患者的 Pmcf 及 RVR 均增加，而 CO 的变化取决于两者之间的平衡。但是，不同研究所测的 Pmcf 基础值差异较大，范围为 19～33mmHg，且标准差范围亦较大。Konstantin 等在猪模型中证实屏气法所测 Pmcf 随容量变化而变化，可反映容量变化，但无法区分正常血容量和低血容量的阈值，这将限制该指标在临床上的应用。

3．局限性　屏气法的局限性包括：①患者需要接受机械通气治疗，同时充分镇痛镇静；②患者需要进行 CVP 及连续 CO 监测，CVP 监测导管的位置不当会影响 Pmcf 测量的准确性，同时监测需要保证屏气操作及血流动力学监测的同步进行；③不适用于心律失常；④因为需要连续多次吸气末暂停操作，因此，该方法不适用于血流动力学急速波动的患者。

二、阻断法

鉴于 Pmcf 定义为血流静止时的血管壁压力，所以尽管各部位的 Vu 和 Vs 不同，但 Pmcf 应该近乎相等。阻断法即是通过阻断前臂血流，测得前臂压力作为 Pmcf。

1．操作方法　预先在前臂桡动脉及外周静脉留置导管以监测动静脉压力变化。将充气袖带或充气止血带缠绕上臂，快速升压至超过收缩压 50mmHg，以充分阻断前臂血流。充分平衡后，在前臂局限范围内动脉与静脉血流均处于静止状态，动、静脉压力相等，此时监测到的压力即为 Pmcf，约需 30s。使用该方法时需要注意充气时间，因为充气时间可能会影响动、静脉血流的平衡时间，以袖带阻断时建议在 0.3s 内完成充气，以止血带阻断时建议在 1.4s 内完成充气。

2．临床研究　阻断法所测得的 Pmcf 基础值为 16～24mmHg，其优势在于可在自主呼吸状态及心律失常时进行监测，而且只需监测单一指标即可。Geerts 等以该指标作为容量反应性的指标进行评估，研究定义有反应性为 500ml 胶体液输注后 CO 增加＞10%。结果显示，Pmcf＜22mmHg 的敏感性为 71%，特异性为 88%。

3．局限性　阻断法的局限性包括：①从理论上讲，该方法的缺陷在于阻断后缺氧诱发的自主调节反应可能会导致动脉扩张，阻断过程中静脉先被阻断，而后是动脉，所以可能会出现血容量的少量增多。有研究显示阻断后所需平衡时间短于诱发自主调节的缺氧时间，而少量增加的血容量相对于前臂原有的血容量而言可忽略不计。②该方法的准确性可能受到血管张力变化的影响，例如，出现不同类型休克及应用血管活性药物时，各部位血管的张力反应性不同，以前臂测得的压力作为 Pmcf 仍需进一步研究以证实其临床价值。

三、模型法

模型法是基于体循环的 Guytonian 模型，应用数学模型推导出模拟 Pmcf。

1．操作方法　Pmcf 模拟值＝a×CVP＋b×MAP＋c×CO

该式中，MAP 为平均动脉压；a 和 b 均为常数，a＋b＝1，设定静脉与动脉的顺应性比值为 24∶1，则 a＝0.96，b＝0.04；c 代表动静脉阻力，可由公式计算得到；该公式中包括年龄、身高和体重，即 $c=0.038\times(94.17+0.193\times\text{年龄})/[4.5\times0.9^{(\text{年龄}-15)}\times0.007\,184\times\text{身高}^{0.725}\times\text{体重}^{0.425}]$。

2．临床研究　该方法所测得的 Pmcf 模拟值为 14～18mmHg。有研究将其与吸气屏气法比较，所测值略降低，校正后，两者之间有明确的相关性。研究证实，其可随输液容量增加而升高，但对容量反应性的预测欠佳。Yastrebov 等研究证实公式中应用心脏超声所测 CO 与应用热稀释法所测 CO 得到的结果相关性较好。

3．局限性　模型法的局限性包括：①需要同时对 CVP 及 CO 进行监测。CVP 会受到呼吸的影响，应读取呼气末 CVP 值，CO 同样需要准确测量。②公式计算相对复杂，需要相关软件协助模型计算，如 Navigator ™（Applied Physiology，Pty Ltd，Australia）软件。③该模型为数学模型，但其适用人群及临床条件会受限。

四、总结

容量管理是救治重症患者的重要环节，并贯穿救治的全过程。Vs 评估是容量管理的基础，但床旁监测的困难性限制了其临床指导价值的实现。Pmcf 作为 Vs 评估的有效指标，可为危重患者容量评估及管理开辟新的路径，但目前仍存在很多探索性问题，包括容量状态本身及血管弹性变化对监测指标准确度的影响等，相关临床研究的开展将有助于对重症患者循环病理生理机制的深入认识及治疗策略的进一步优化。

（大连医科大学附属第一医院　李素玮　万献尧）

参 考 文 献

[1] van Loon LM, van der Hoeven H, Veltink PH, et al. The inspiration hold maneuver is a reliable method to assess mean systemic filling pressure but its clinical value remains unclear. Ann Transl Med, 2020, 8(21): 1390.

[2] Yastrebov K, Brunel L, Williams ZA, et al. Comparison of dynamic changes in stressed intravascular volume, mean systemic filling pressure and cardiovascular compliance: Pilot investigation and study protocol. PLoS One, 2020, 15(8): e0238045.

[3] Brengelmann GL. Venous return and the physical connection between distribution of segmental pressures and volumes. Am J Physiol Heart Circ Physiol, 2019, 317(5): H939-H953.

[4] Yastrebov K, Aneman A, Slama M, et al. The stop-flow arm equilibrium pressure in preoperative patients: Stressed volume and correlations with echocardiography. Acta Anaesthesiol Scand, 2019, 63(5): 594-600.

[5] Moller PW, Sondergaard S, Jakob SM, et al. Effect of volume status on the estimation of mean systemic filling pressure. J Appl Physiol, 2019, 126(6): 1503-1513.

[6] Wijnberge M, Sindhunata DP, Pinsky MR, et al. Estimating mean circulatory filling pressure in clinical practice: a systematic review comparing three bedside methods in the critically ill. Ann Intensive Care, 2018, 8(1): 73.

[7] Berger D, Takala J. Determinants of systemic venous return and the impact of positive pressure ventilation. Ann Transl Med, 2018, 6(18): 350.

[8] Gelman S, Bigatello L. The physiologic basis for goal-directed hemodynamic and fluid therapy: the pivotal role of the venous circulation. Can J Anaesth, 2018, 65(3): 294-308.

[9] Fudim M, Patel MR, Boortz-Marx R, et al. Splanchnic Nerve Block Mediated Changes in Stressed Blood Volume in Heart Failure. JACC Heart Fail, 2021, 9(4): 293-300.

[10] Dalmau R. Venous return: a fresh start. Am J Physiol Heart Circ Physiol, 2019, 317(5): H1102-H1104.

[11] Yastrebov K, Aneman A, Slama M, et al. The stop-flow arm equilibrium pressure in preoperative patients: Stressed volume and correlations with echocardiography. Acta Anaesthesiol Scand, 2019, 63(5): 594-600.

[12] Noel-Morgan J, Muir WW. Anesthesia-Associated Relative Hypovolemia: Mechanisms, Monitoring, and Treatment Considerations. Front Vet Sci, 2018, 5: 53.

[13] Brengelmann GL.Venous return, mean systemic pressure and getting the right answer for the wrong reason. Ann Transl Med, 2019, 7(8): 185.

第七节　感染性休克患者右心衰竭的特点及对液体反应性的影响

脓毒症是由于宿主对感染的反应失调而导致危及生命的器官功能障碍。既往对于脓毒症的发病率缺乏系统性统计，最近 Rudd 等的研究表明，2017 年，全球约有 4890 万脓毒症患者，其中约 1100 万死于脓毒症，远超过之前的预估值，严重增加了全球健康负担。而脓毒症患者存在明显的心血管系统损伤，当脓毒症伴低血压和灌注不足进展为感染性休克时，心血管系统损伤更为严重，死亡率更高。随着重症监护下超声心动图的应用，人们对脓毒症患者的心功能有了进一步了解，并提出脓毒性心肌病的定义。Martin 等在综述中提出了脓毒症引起的心肌病的主要特征，包括左心室充盈压正常或降低条件下的左心室舒张功能障碍、左心室收缩功能障碍、右心室功能障碍及混合性的心功能障碍。脓毒症导致的右心功能障碍发生率的差异较大，最高可达到 63%，并不低于脓毒症导致的左心舒张功能障碍的发生率，并且感染性休克合并右心功能不全可导致患者短期死亡率明显增加。随着人们对于脓毒症患者右心功能的认识逐渐重视，目前，欧洲和美国的部分共识提出了右心衰竭的定义，即与体循环淤血相关的显著性右心室扩张，但该定义主要以病理生理为基础，专家们并没有提出明确判断右心衰竭的具体指标，但提出充分使用超声心动图和血流动力学指标判断右心衰竭。拯救脓毒症运动指南中认为液体复苏在脓毒症患者的治疗中仍必不可少。在评估液体复苏的必要性后，须立即评估液体复苏对患者的效果。评估容量反应性有利于安全有效地实现液体治疗目标、优化调整心输出量及循环容量。由于容量不足或过量均会造成组织灌注不良、肺水肿、多器官功能衰竭等不良后果，感染性休克患者可因脓毒性心肌病的损害导致右心功能不全甚至右心衰竭。本文重点阐述感染性休克右心衰竭的特点和对液体反应性的影响。

一、感染性休克右心衰竭的诊断标准

右心衰竭是一种病理生理状态，即在未过度使用 Frank-Starling 机制时，右心室已不能满足流量需求。虽然一些共识提出了右心衰竭的定义，但对于选用哪项指标作为诊断标准和各项指标的具体 cutoff 值尚不清楚。既往研究表明，正常情况下，中心静脉压（central venous pressure，CVP）与右心室充盈和体循环淤血存在相关性，右心室与左心室舒张期末容积比值（RV/LV EDA）可以评估右心室大小。Vieillard-Baron 等的最新研究中，定义了右心衰竭的诊断标准，即 RV/LV EDA≥0.6 和 CVP≥8mmHg。

1. 右心室与左心室舒张期末容积比值　既往有研究将右心室舒张期末与左心室舒张期末直径比值预测感染性休克患者右心衰竭，但研究结果发现，其比值升高并未影响患者的预后。另一研究使用多模型参数，将三尖瓣环收缩期位移（tricuspid annular plane systolic excursion，TAPSE）＜16mm 和右心室面积变化分数＜35% 评估新出现的右心室功能不全，该研究结果表明，单独的右心室功能不全是感染性休克患者 1 年生存率降低的独立预测因素。也有研究采用与上述相同的定义标准评估右心功能不全，结果显示，63% 感染性休克患者可能发生右心功能不全，且比左心功能不全患者的死亡率更高。结合指南意见，选用 TAPSE 和右心室面积变化分数作为评估右心衰竭指标更为合理。但根据右心衰竭的定义，当右心衰竭时右心室表现为扩张状态，但 TAPSE 和右心室面积变化分数均为提示右心室收缩功能的指标，研究发现感染性休克患者中，RV/LV EDA≥0.6 表明右心室扩张，RV/LV EDA≥0.8 强烈提示右心衰竭。因此，感染性休克右心衰竭时评估右心室，选择 RV/LV EDA 更为合理，但具体阈值有待进一步研究。

2. 中心静脉压　CVP 是体循环淤血的敏感指标，并且 CVP 的变化也与右心室顺应性相关。有研究发现，当 CVP≥8mmHg 时可导致患者不良预后。拯救脓毒症运动指南中也明确提出，即使休克持续存在，但当 CVP＞8mmHg 时，不推荐持续的大量液体输注。Mullens 等研究发现在晚期失代偿性心力衰竭患者中，入院时 CVP 较高或治疗后未达到 CVP＜8mmHg 患者体循环淤血可能加重和肾功能更加恶化。最近一项大型回顾性队列研究发现，在有 CVP 监测情况下，初始 CVP 水平＜8mmHg 的重症患者，入院后 48h 内静脉液体补充量和血清乳酸降低优于无 CVP 监测组，提示采用 CVP≥8mmHg 作为 cutoff 值的可能性。

二、感染性休克右心衰竭的特点

既往研究已表明，感染性休克可导致右心收缩舒张功能和前后负荷的改变，从而出现右心功能不全。Vieillard-Baron 等的研究纳入 CVP 和 RV/LV EDA 作为评估右心衰竭的诊断标准，将感染性休克患者分为 3 组，第 1 组为 RV/LV EDA＜0.6、CVP＜8mmHg；第 2 组为 RV/LV EDA≥0.6、CVP＜8mmHg；第 3 组为 RV/LV EDA≥0.6、CVP≥8mmHg。分析发现，感染性休克患者右心功能衰竭的发生率高达 42%，在第 1 组和第 2 组中 CVP 与右心室大小无相关性，但在第 3 组中 CVP 与右心室大小有相关性，提示以此为 cutoff 值选取的患者右心室的压力改变，可能由无张力期升级为张力期或高张力期；而在 3 组之间反映右心室收缩功能的 TAPSE 差异无统计学意义，在第 3 组中仅 36.5% 患者 TAPSE＜16mm，且 TAPSE 与右心室大小无相关性，说明感染性休克患者中 TAPSE 并不是监测右心衰竭的敏感指标。右心室面积变化分数及 TAPSE 可反映右心室的收缩功能，但在反映右心室与肺循环的偶联中发挥的作用较小，这也许可解释在该研究中，TAPSE 并不能有效评估感染性休克患者的右心衰竭。而作为评估体循环淤血的 CVP，当选取 CVP≥8mmHg，CVP 与右心室有相关性，提示其作为 cutoff 值的可行性。但随着该研究的发表，随之也出现了反驳之声，Abou-Arab 等对于其在选择 CVP 作为体循环淤血指标时提出了异议，因为这 3 组人群的 CVP 值非常相近，同时，第 3 组人群心房颤动的发生率明显升高，而心房颤动是导致 CVP 升高的独立危险因素，在该研究中很可能是干扰因素，同时体循环平均充盈压在 7～10cmH_2O 时 CVP 会更高。因此，在体循环淤血指标选取上，是否选取 CVP 和对 CVP 的取值具有争议性。

研究发现，当发生感染性休克时，大循环的灌注远远不够，休克后对器官功能的评估也十分重要，内脏器官的重量虽然只占人体重的 10%，却接受心输出量中约 40% 的血液，是重要的容量储存器。当发生感染性休克时，内脏器官也会发生血流动力学变化，而床旁多普勒超声可用于生化或宏观血流动力学变化发生之前检测和器官功能障碍相关的早期血流动力学异常。同时肾脏的血流动力学会发生明显改变，且发生时期早，通过肾脏超声发现，肾静脉充血与全身静脉充血之间存在密切相关性；进一步研究发现，当心功能不全时，肾静脉血流与右心房压、三尖瓣环形面积存在相关性，故肾静脉血流监测有代表体循环淤血的可能性，但需进一步评估。此外，研究表明，门脉脉动性指数

（PVPI）>50%与更大程度的体循环淤血独立相关。一项针对重症患者的前瞻性队列研究发现肝静脉、门静脉的血流波形明显影响患者预后，并且可能是评估体循环淤血的指标之一。因此，在评估感染性休克导致的体循环淤血时，当CVP不能使用或存在异议，可选用肝门静脉血流或肾静脉血流用于评估体循环淤血的可能性，但需进一步研究证实。

三、感染性休克右心衰竭对容量反应性的影响

感染性休克患者通常需要充分的液体复苏，但不恰当的液体复苏会加重心脏负荷，造成右心室扩张、肺动脉压急性升高、全身水肿及多器官功能障碍。感染性休克合并充血性心力衰竭、终末期肾病及肝硬化时，更易形成液体超负荷，导致体循环淤血，但感染性休克患者需要液体复苏，所以在这类患者中是否进行液体复苏和如何进行液体复苏是一个难题。而液体复苏后液体平衡增加会导致负面后果。Marik等通过多中心研究脓毒症患者对液体复苏指南的遵守情况，发现脓毒症患者最初24h内的平均液体补充量明显低于指南推荐量。之前的研究发现，早期目标导向的液体复苏治疗可降低脓毒症患者死亡率，但随后的3项多中心试验（ProMISE、ARISE、ProCESS）均没有证实这一益处。最新有文献提出，最初使用20ml/kg作为静脉输注晶体溶液的标准，再考虑随后的风险和益处给予适当的液体。Khan等将感染性休克合并充血性心力衰竭、终末期肾病及肝硬化患者作为研究人群，在这个单中心的脓毒症和脓毒症休克容量超载风险患者的回顾性队列研究中发现，接受指南推荐的30ml/kg液体复苏的标准组与最初接受低液体量复苏受限组相比，在其主要结局，即液体复苏后的72h内气管插管，次要结局包括需要插管时间、需氧量变化、ICU住院天数、呼吸机天数及医院死亡率的差异均无统计学意义。指南强调初始液体复苏，而非总液体平衡。已有研究表明，总体或后期时间点的正液体平衡对呼吸状态不利。然而，上述队列研究显示，在诊断为脓毒症后初始6h内实施>30ml/kg为标准的晶体溶液的液体复苏可能对患者没有危害。进一步分析发现，尽管这类患者存在液体过载的风险，但他们对血管麻痹有相似的反应，有效的血管内循环容量显著减少。脓毒症时周围动脉和静脉的张力降低，应力量转化为非应力量，心脏前、后负荷明显降低，从而导致有效循环血容量不足，因此，30ml/kg晶体溶液的液体复苏不会导致患者肺水肿和呼吸衰竭。总体而言，早期进行充分液体复苏目前仍有较大争议，尤其是对于容易造成液体负荷过重的高危人群，评估这类人群的液体复苏进行容量反应性很有必要。

被动抬腿试验（passive leg raising，PLR）、应用脉压差呼吸变化率（pulse pressure variation，PPV）等均是评估容量反应性的常用方法，在Vieillard-Baron等的研究中发现，3组患者PPV均明显变化，右心衰竭组PLR明显减少，提示感染性休克合并右心衰竭仍存在较差的容量反应性。该研究发现，PPV作为容量反应性指标，在感染性休克时，不仅与容量反应性相关，也可能与右心衰竭相关。该研究还发现，右心衰竭组较其余2组的BMI明显升高，并且也与高潮气量的机械通气相关，提示感染性休克患者右心衰竭发生的可能与正压通气和肺动脉高压相关。Wang等通过对脓毒症导致的心功能不全的分析，提出机械通气或肺损伤似乎对右心功能不全的发展起着重要作用。研究还表明，重症患者右心后负荷增加时，采用PPV评估容量反应性时参考值会增加，此时，使用PPV作为容量反应的评估并不准确。该研究推荐在评估感染性休克导致右心衰竭患者容量性反应时，除使用PPV外，监测右心室大小和CVP的联合评估更为精准。此外，PLR也并不是评估容量反

应性的“金标准”，当腹内压明显升高时，PLR 可呈假阳性。容量反应性在特殊情况下也缺乏特色的研究指标，需进一步研究和评估。

Vieillard-Baron 等的研究提出了一种对右心衰竭的新的认识，将超声心动图和 CVP 结合评估右心室大小和容量反应性。但也面临许多的问题，如右心衰竭具体评估指标和 cutoff 值的选择仍有争议，对该类患者的容量反应性评估，需要更为全面和精确的方法。未来需要对右心衰竭的监测方法进一步改进，充分认识感染性休克患者的右心衰竭特征，从而更好地指导脓毒症患者的液体复苏。

（贵州医科大学附属医院　付江泉　周永芳）

参考文献

[1] Singer M, Deutschman CS, Seymour CW, et al. The third international consensus definitions for sepsis and septic shock (sepsis-3). JAMA, 2016, 315(8): 801-810.

[2] Rudd KE, Johnson SC, Agesa KM, et al. Global, regional, and national sepsis incidence and mortality, 1990-2017: analysis for the global burden of disease study. Lancet, 2020, 395(10219): 200-211.

[3] PRISM Investigators, Rowan KM, Angus DC, et al. Early, goal-directed therapy for septic shock- a patient-level meta-analysis. N Engl J Med, 2017, 376(23): 2223-2234.

[4] Martin L, Derwall M, Al Zoubi S, et al. The septic heart: current understanding of molecular mechanisms and clinical implications. Chest, 2019, 155(2): 427-437.

[5] Kim JS, Kim YJ, Kim M, et al. Association between right ventricle dysfunction and poor outcome in patients with septic shock. Heart, 2020, 106(21): 1665-1671.

[6] Harjola VP, Mebazaa A, Čelutkienė J, et al. Contemporary management of acute right ventricular failure: a statement from the heart failure association and the working group on pulmonary circulation and right ventricular function of the European Society of Cardiology. Eur J Heart Fail, 2016, 18(3): 226-241.

[7] Lahm T, Douglas IS, Archer SL, et al. American thoracic society assembly on pulmonary circulation. Assessment of right ventricular function in the research setting: knowledge gaps and pathways forward. An official american thoracic society research statement. Am J Respir Crit Care Med, 2018, 198(4): e15-e43.

[8] Vieillard Baron A, Naeije R, Haddad F, et al. Diagnostic workup, etiologies and management of acute right ventricle failure: a state-of-the-art paper. Intensive Care Med, 2018, 44(6): 774-790.

[9] Weiss SL, Peters MJ, Alhazzani W, et al. Surviving sepsis campaign international guidelines for the management of septic shock and sepsis-associated organ dysfunction in children. Intensive Care Med, 2020, 46(Suppl 1): 10-67.

[10] 王小亭，刘大为. 2015 年《重症血流动力学治疗：北京共识》解读. 中华重症医学电子杂志（网络版），2016，2（2）：115-118.

[11] Vieillard Baron A, Prigent A, Repessé X, et al. Right ventricular failure in septic shock: characterization, incidence and impact on fluid responsiveness. Crit Care, 2020, 24(1): 630.

[12] Cirulis MM, Huston JH, Sardar P, et al. Right-to-left ventricular end diastolic diameter ratio in severe sepsis and septic shock. J Crit Care, 2018, 48: 307-310.

[13] Vallabhajosyula S, Kumar M, Pandompatam G, et al. Prognostic impact of isolated right ventricular

dysfunction in sepsis and septic shock: an 8-year historical cohort study. Ann Intensive Care, 2017, 7(1): 94.

[14] Lanspa MJ, Cirulis MM, Wiley BM, et al. Right ventricular dysfunction in early sepsis and septic shock. Chest, 2021, 159(3): 1055-1063.

[15] Geri G, Vignon P, Aubry A, et al. Cardiovascular clusters in septic shock combining clinical and echocardiographic parameters: a post hoc analysis. Intensive Care Med, 2019, 45(5): 657-667.

[16] Magder S. Right atrial pressure in the critically ill: how to measure, what is the value, what are the limitations? Chest, 2017, 151(4): 908-916.

[17] Boyd JH, Forbes J, Nakada TA, et al. Fluid resuscitation in septic shock: a positive fluid balance and elevated central venous pressure are associated with increased mortality. Crit Care Med, 2011, 39(2): 259-265.

[18] Mullens W, Abrahams Z, Francis GS, et al. Importance of venous congestion for worsening of renal function in advanced decompensated heart failure. J Am Coll Cardiol, 2009, 17, 53(7): 589-596

[19] Chen H, Zhu Z, Zhao C, et al. Central venous pressure measurement is associated with improved outcomes in septic patients: an analysis of the MIMIC-Ⅲ database. Crit Care, 2020, 24(1): 433.

[20] Sanz J, Sánchez Quintana D, Bossone E, et al. Anatomy, function, and dysfunction of the right ventricle: JACC state-of-the-art review. J Am Coll Cardiol, 2019, 73(12): 1463-1482.

[21] Abou Arab O, Moussa MD, Beyls C, et al. Comments on “right ventricular failure in septic shock: characterization, incidence and impact on fluid responsiveness” : which parameter to assess right ventricular failure and venous congestion? Crit Care, 2021, 25(1): 136.

[22] Wasmund SL, Li JM, Page RL, et al. Effect of atrial fibrillation and an irregular ventricular response on sympathetic nerve activity in human subjects. Circulation, 2003, 107(15): 2011-2015.

[23] Corradi F, Via G, Tavazzi G. What’s new in ultrasound-based assessment of organ perfusion in the critically ill: expanding the bedside clinical monitoring window for hypoperfusion in shock. Intensive Care Med, 2020, 46(4): 775-779.

[24] Di Nicolò P. The dark side of the kidney in cardio-renal syndrome: renal venous hypertension and congestive kidney failure. Heart Fail Rev, 2018, 23(2): 291-302.

[25] Iida N, Seo Y, Sai S, et al. Clinical implications of intrarenal hemodynamic evaluation by doppler ultrasonography in heart failure. JACC Heart Fail, 2016, 4(8): 674-682.

[26] Spiegel R, Teeter W, Sullivan S, et al. The use of venous doppler to predict adverse kidney events in a general ICU cohort. Crit Care, 2020, 24(1): 615.

[27] Acheampong A, Vincent JL. A positive fluid balance is an independent prognostic factor in patients with sepsis. Crit Care, 2015, 19(1): 251.

[28] Marik PE, Linde Zwirble WT, Bittner EA, et al. Fluid administration in severe sepsis and septic shock, patterns and outcomes: an analysis of a large national database. Intensive Care Med, 2017, 43(5): 625-632.

[29] Mouncey PR, Osborn TM, Power GS, et al. ProMISe trial investigators. Trial of early, goal-directed resuscitation for septic shock. N Engl J Med, 2015, 372(14): 1301-1311.

[30] Peake SL, Delaney A, Bailey M, et al. Goal-directed resuscitation for patients with early septic shock. N Engl J Med, 2014 371(16): 1496-1506.

[31] Yealy DM, Kellum JA, Huang DT, et al. A randomized trial of protocol-based care for early septic shock. N Engl J Med, 2014, 370(18): 1683-1693.

[32] Brown RM, Semler MW. Fluid management in sepsis.

J Intensive Care Med, 2019, 34(5): 364-373.
[33] Khan RA, Khan NA, Bauer SR, et al. Association between volume of fluid resuscitation and intubation in high-risk patients with sepsis, heart failure, end-stage renal disease, and cirrhosis. Chest, 2020, 157(2): 286-292.
[34] Funk DJ, Jacobsohn E, Kumar A. Role of the venous return in critical illness and shock: part II-shock and mechanical ventilation. Crit Care Med, 2013, 41(2): 573-579.
[35] Wang J, Wang XT, Liu DW, et al. Induction and deduction in sepsis-induced cardiomyopathy: five typical categories. Chin Med J (Engl), 2020, 133(18): 2205-2211.
[36] 王小亭，刘大为，张宏民，等. 重症右心功能管理专家共识. 中华内科杂志，2017，56（12）: 962-973.
[37] Mahjoub Y, Pila C, Friggeri A, et al. Assessing fluid responsiveness in critically ill patients: false-positive pulse pressure variation is detected by doppler echocardiographic evaluation of the right ventricle. Crit Care Med, 2009, 37(9): 2570-2575.

第八节　血管张力的床旁直接评估

休克是指氧供缺少、氧耗增加、氧利用不足或这些原因同时存在而导致的一种细胞和组织缺氧状态，现常分为低血容量性休克、心源性休克、梗阻性休克及分布性休克 4 种类型。休克在重症监护病房（intensive care unit，ICU）较为常见，ICU 中约 1/3 患者合并休克。不同类型的休克存在不同的血流动力学特点，其中血管张力受损普遍存在于不同类型的休克中，并且与预后相关。感染性、过敏性及神经源性休克等分布性休克往往伴随血管张力下降，而心源性休克通常伴随全身血管阻力指数（systemic vascular resistance index，SVRI）升高。此外，同一类型休克的不同时期血管张力也有不同的特点。感染性休克早期往往合并血管扩张，表现为 SVRI 降低，随着疾病发展，SVRI 将逐渐升高。值得注意的是，不同病因导致的同一类型休克也可表现出不同的血管张力特点。与急性失代偿性慢性心力衰竭相比，急性心肌梗死继发的心源性休克 SVRI 较低，可能与心肌坏死释放肿瘤坏死因子、白介素等炎症因子而引发全身炎症反应相关。血管张力的准确评估将指导临床精准治疗。在感染性休克早期“高排低阻”或心源性休克出现心脏指数严重减少而与 SVRI 轻度升高不匹配时，应使用血管收缩药物以升高血管张力，从而增加器官灌注；而当感染性休克血流动力学特点转变为“低排高阻”，或在 SVRI 严重偏高的合并肺水肿的心源性休克患者中，应给予血管舒张药以降低心脏后负荷。由此可见，早期评估休克患者的血管张力受损特点并使用相应的血管舒张药或血管收缩药以改善血管张力，对改善休克预后起着重要的作用。

一、通过测定心输出量计算全身血管阻力指数评估血管张力

传统意义上，血管张力通常使用全身血管阻力（systemic vascular resistance，SVR）和 SVRI 来评估，但 SVR 或 SVRI 均不能直接测量，常使用下面的公式计算：

$$SVR = 80 \times (MAP - RAP) / CO$$

$$SVRI = 80 \times (MAP - RAP) / CI$$

以上公式中，MAP指平均动脉压，RAP指右心房压力［常用中心静脉压（central venous pressure，CVP）替代］，CO指心输出量，CI指心脏指数。可见，如果知道了MAP、RAP、CO，即可计算出SVR和SVRI。目前肺动脉导管（pulmonary artery catheter，PAC）、脉搏指示持续心排出量（pulse-indicated continuous cardiac output，PiCCO）等血流动力学监测系统均可直接读出SVR和SVRI的数值，但均是依据MAP、RAP和CO计算得出。现临床用于测量CO的方法众多，由于其获得方法不同，可能会造成SVRI计算值有很大不同，通过肺动脉导管“热稀释法”测定的SVRI通常被当作“金标准”加以比较。近年来，Gaubert等的研究发现超声心动图与经肺热稀释法测得的SVRI具有显著相关性，因此，研究者认为超声心动图是一种能准确、无创测定SVRI的经肺热稀释的替代方法。Chew等发现采用经食管超声行血流动力学监测获得的SVR与PAC相比差异较大，所以认为经食管超声测得的SVR不可靠。基于动脉波形测算CO的Vigileo检测系统测得的CO与PAC测得的数值不一致，自然会导致所计算出的SVRI不一致。事实上，考虑到不同患者之间和同一患者不同治疗阶段（如扩容前后或使用血管活性药物前后）动脉特性会有所不同，因此，利用动脉波形测算的CO均需要另一种测算CO的方法进行定标。通过SVRI测定指导临床也存在一定的局限性，一方面，由于不同测算方法获得的SVRI数值存在差异，因而临床上不能一味根据所谓的正常值调整治疗方案，而应动态观察血流动力学参数的变化，另一方面，由于SVR并非均匀分布在动脉血管树上，也不能从本质上提供动脉血管运动活性的定量，因此，SVRI测定被认为是动脉张力的不完整评估。

二、床旁超声测定阻力指数评估血管张力

随着超声技术在危重症医学中的发展，利用超声检测外周循环血流越来越受到重视。与中央循环相比，外周循环更接近组织灌注和微循环。外周血管阻力可能会因生理差异或病理条件而改变。由于存在小动脉肌张力的变化，所以大部分外周阻力由小动脉提供。阻力指数（resistance index，RI）是多普勒超声动脉波形的常用参数。以前的研究表明RI与血管阻力有关，由于多普勒得到的波形受超声波束与血流方向夹角的影响，并且鼻烟窝处桡动脉血流方向与超声波束形成的夹角最小，因此，选择此处动脉作为测定RI的靶动脉可以减少误差。多普勒鼻烟窝桡动脉阻力指数（SBRI）已被证明是评估血管阻力和血管顺应性的一个可行而准确的参数。Lee等研究发现，在脓毒症患者中，SBRI和SVRI之间有很强的相关性。近期，北京协和医院王小亭团队进一步研究发现感染性休克患者SBRI与组织灌注参数相关，SBRI在预测复苏后6h乳酸清除率方面明显优于外周灌注指数。

SBRI的测量需要在鼻烟窝处桡动脉上放置一个7.5MHz的探头，并对靶动脉进行B型成像。在所显示的动脉中选择入射角最小的部位并进行脉冲多普勒超声检查，测定和记录脉冲多普勒波形的收缩期最大流速（V_{max}）和舒张期最小流速（V_{min}），并使用以下公式计算RI：$RI = (V_{max} - V_{min}) / V_{max}$。Lee等研究发现，与PiCCO系统测量的正常SVRI范围（1700～2400dyn*s*cm^{-5}*m^2）相比，1700dyn*s*cm^{-5}*m^{2}的SVRI值近似等于SBRI 0.97，而2400dyn*s*cm^{-5}*m^{2}近似等于SBRI 1.1。研究表明，当入射角<60°时，测量波形的误差可降低至20%以下，这代表入射角越小，检测波形的误差就越小，测得的RI值就更准确。鼻烟窝处的桡动脉是为超声提供最小入射角的外周血管（图5-8-1），但由于测量困难，Lee等评估了鼻烟窝桡动脉2个不同深度的RI情况，发现浅部位（距表皮1.0cm处）

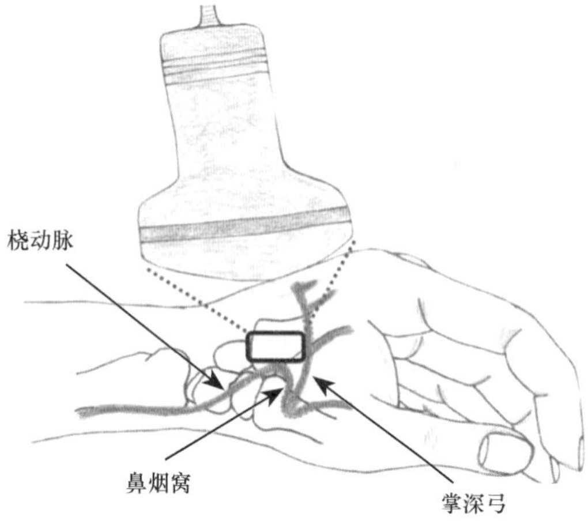

图 5-8-1 SBRI 测量示意图

桡动脉较易辨认，但入射角较大，较深部位（距表皮1.5cm）桡动脉较难辨认，但入射角较小。当入射角均<30° 时，鼻烟窝处桡动脉不同深度的测量结果与SVRI 有很好的相关性。由于鼻烟窝桡动脉是最靠近指尖的动脉之一，许多因素（如温度、意识水平、血管升压药和内源性儿茶酚胺等）都可能会影响 SBRI 值，多人、多次测量 RI 并取平均值有助于提高其可靠性。

超声评估外周动脉血流信号通常表现为三相血流，包括收缩期前向血流（第一时相）、舒张早期反向血流（第二时相）及舒张期前向血流（第三时相）。当发生“暖休克”时，表皮温暖表明血管呈扩张状态，此时伴随 SVRI 降低，鼻烟窝动脉超声检查往往很少检测到第二时相血流，表明合并血管麻痹，此时应立即使用血管活性药物来提高 SVR 以改善外周血流灌注。当发生“冷休克”时，会出现较高的 SVR 和较低的 CI。如果 SVR 增加太多，超声波形将显示舒张期血流减少和舒张末期血流逆转，这可能导致短暂的外周灌注缺血性损害。在这种情况下，应该使用血管舒张药和正性肌力药物（如多巴酚丁胺和米力农）来扩张动脉，以增加舒张期的血流量。

最新的“拯救脓毒症运动”工作组阐述了 3 个与液体复苏和血管活性药物问题相关的研究进展，并确定了 26 个问题作为未来研究的重点，如血管活性药物是否应该根据患者的临床特征进行个性化选择、哪些患者应该接受液体复苏而非使用血管加压药治疗，或者两种治疗方法兼而有之等。毫无疑问，早期血管张力的准确评估对指导液体复苏和血管活性药物的使用起重要作用，基于床旁血管张力的直接评估以指导血管活性药物使用将是一个未来研究的方向。由于床旁超声是无创的，设备容易获得而且操作简单，因此，借助超声技术评估休克患者血管张力是重症医师的理想选择。对存在循环衰竭患者，可常规使用床旁超声评估 CO 后计算 SVRI，同时评估鼻烟窝桡动脉血流获得 SBRI，以指导临床治疗方向。但所有超声评估均应建立在准确的应用之上，重症医师应规范掌握超声技术，同时反复监测以提高测量可靠性。另外，任何评估方法均有其局限性，应紧密结合临床并综合各项检查结果进行分析，这样才能更全面、更准确地评估病情。

（中国科学院大学重庆医院　杨　缙　张　萌　章树佳）

参考文献

[1] JVincent JL, De Backer D. Circulatory shock. N Engl J Med, 2013, 369(18): 1726-1734.

[2] Sakr Y, Reinhart K, Vincent JL, et al. Does dopamine administration in shock influence outcome? Results of the Sepsis Occurrence in Acutely Ill Patients (SOAP) Study. Crit Care Med, 2006, 34(3): 589-597.

[3] Parker MM, Shelhamer JH, Natanson C, et al. Serial cardiovascular variables in survivors and nonsurvivors of human septic shock: heart rate as an early predictor of prognosis. Crit Care Med, 1987, 15(10): 923-929.

[4] Metrangolo L, Fiorillo M, Friedman G, et al. Early hemodynamic course of septic shock. Crit Care Med, 1995, 23(12): 1971-1975.

[5] Parker MM, Shelhamer JH, Bacharach SL,et al. Profound but reversible myocardial depression in patients with septic shock. Ann Intern Med, 1984, 100(4): 483-490.

[6] Standl T, Annecke T, Cascorbi I, et al. The Nomenclature, Definition and Distinction of Types of Shock. Dtsch Arztebl Int, 2018, 115(45): 757-768.

[7] Cotter G, Moshkovitz Y, Kaluski E, et al. The role of cardiac power and systemic vascular resistance in the pathophysiology and diagnosis of patients with acute congestive heart failure. Eur J Heart Fail, 2003, 5(4): 443-451.

[8] Gaubert M, Laine M, Resseguier N, et al. Hemodynamic Profiles of Cardiogenic Shock Depending on Their Etiology. Journal of Clinical Medicine, 2020, 9(11): 3384.

[9] Young JD. The heart and circulation in severe sepsis. British Journal of Anaesthesia, 2004, 93(1): 114-120.

[10] Carcillo JA, Cunnion RE. Septic shock. Crit Care Clin, 1997, 13(3): 553-574.

[11] Rhodes A, Evans LE, Alhazzani W, et al. Surviving Sepsis Campaign: International Guidelines for Management of Sepsis and Septic Shock: 2016. Crit Care Med, 2017, 45(3): 486-552.

[12] El-Menyar AA. Cytokines and myocardial dysfunction: State of the art. J. Card. Fail, 2008, 14(1): 61-74.

[13] Hochman JS. Cardiogenic shock complicating acute myocardial infarction: Expanding the paradigm. Circulation, 2003, 107(24): 2998-3002.

[14] Northridge D. Furosamide or nitrates for acute heart failure? Lancet, 1996, 347(9002): 667-668.

[15] Cotter G, Kaluski E, Moshkovitz Y, et al. Pulmonary edema: new insights on pathogenesis and treatment. Curr Opin Card, 2001, 16(3): 159-163.

[16] Gaubert M, Resseguier N, Thuny F, et al. Doppler echocardiography for assessment of systemic vascular resistances in cardiogenic shock patients. Eur Heart J Acute Cardiovasc Care, 2020, 9(2): 102-107.

[17] Chew HC, Devanand A, Phua GC, et al. Oesophageal Doppler ultrasound in the assessment of haemodynamic status of patients admitted to the medical intensive care unit with septic shock.Ann Acad Med Singap, 2009, 38(8): 699-703.

[18] Lee M, Weinberg L, Pearce B, et al. Agreement in hemodynamic monitoring during orthotopic liver transplantation: a comparison of FloTrac/Vigileo at two monitoring sites with pulmonary artery catheter thermodilution. Journal of Clinical Monitoring and Computing, 2017, 31(2): 343-351.

[19] Lipinska Gediga M. Sepsis and septic shock-is a microcirculation a main player? Anaesthesiol Intensive Ther, 2016, 48(4): 261-265.

[20] Kochi K, Orihashi K, Sueda T. The snuffbox technique: a reliable color Doppler method to assess hand circulation. J Thorac Cardiovasc Surg, 2003, 125(4): 821-825.

[21] Hernandez G, Bellomo R, Bakker J. The ten pitfalls of lactate clearance in sepsis.Intensive Care Med, 2019, 45(1): 82-85.

[22] Chavhan GB, Parra DA, Mann A, et al.Normal Doppler spectral waveforms of major pediatric vessels: specific patterns. Radiographics, 2008, 28(3): 691-706.

[23] Taylor KJ, Holland S.Doppler US. Part I. Basic principles, instrumentation, and pitfalls. Radiology,1990, 174(2): 297-307.

[24] Bude RO, Rubin JM.Relationship between the resistive index and vascular compliance and resistance. Radiology, 1999, 211(2): 411-417.

[25] Ban K, Kochi K, Imai K, et al. Novel Doppler

technique to assess systemic vascular resistance: the snuffbox technique. Circ J, 2005, 69(6): 688-694.

[26] Lee EP, Hsia SH, Huang CC, et al. Strong correlation between doppler snuffbox resistive index and systemic vascular resistance in septic patients. J Crit Care, 2019, 49: 45-49.

[27] Wang C, Wang X, Zhang H, et al. Association Between Doppler Snuffbox Resistive Index and Tissue Perfusion in Septic Patients. Shock, 2020, 54(6): 723-730.

[28] Rhodes A, Evans LE, Alhazzani W, et al. Surviving Sepsis Campaign: International Guidelines for Management of Sepsis and Septic Shock: 2016. Intensive Care Med, 2017, 43(3): 304-377.

[29] He Hw, Liu DW, Long Y, et al. The peripheral perfusion index and transcutaneous oxygen challenge test are predictive of mortality in septic patients after resuscitation. Crit Care, 2013, 17(3): R116.

[30] Davidson J, Tong S, Hancock H, et al.Prospective validation of the vasoactive-inotropic score and correlation to short-term outcomes in neonates and infants after cardiothoracic surgery. Intensive Care Med, 2012, 38(7): 1184-1190.

[31] Gotmaker R, Peake SL, Forbes A, et al. Mortality is Greater in Septic Patients With Hyperlactatemia Than With Refractory Hypotension. Shock, 2017, 48(3): 294-300.

[32] Gilbert RP. Mechanisms of the hemodynamic effects of endotoxin. Physiological Reviews, 1960, 40: 245-279.

[33] Clark LR, Nation DA, Wierenga CE, et al. Elevated cerebrovascular resistance index is associated with cognitive dysfunction in the very-old. Alzheimers Res Ther, 2015, 7(1): 3.

[34] Kochi K, Orihashi K, Sueda T. The snuffbox technique: a reliable color Doppler method to assess hand circulation. J Thorac Cardiovasc Surg, 2003, 125(4): 821-825.

[35] Gilbert RP. Mechanisms of the hemodynamic effects of endotoxin. Physiological Reviews, 1960, 40: 245-279.

[36] Morin L, Ray S, Wilson C, et al. Refractory septic shock in children: a European Society of Paediatric and Neonatal Intensive Care definition. Intensive Care Med, 2016, 42(12): 1948-1957.

[37] Davidson J, Tong S, Hancock H, et al. Prospective validation of the vasoactive-inotropic score and correlation to short-term outcomes in neonates and infants after cardiothoracic surgery. Intensive Care Med, 2012, 38(7): 1184-1190.

[38] Lat I, Coopersmith CM, De Backer D, et al. The surviving sepsis campaign: fluid resuscitation and vasopressor therapy research priorities in adult patients. Intensive Care Med Exp, 2021, 49(4): 623-635.

第九节　老年感染性休克患者的目标血压优化治疗

感染性休克在重症监护病房（intensive care unit，ICU）中较常见，根据现有感染性休克指南，休克复苏的目标血压为平均动脉压（mean arterial pressure，MAP）≥65mmHg，但未对特定人群或既往是否合并有高血压等做具体建议。拯救脓毒症运动指南提示，对于既往有高血压或动脉硬化患者，让血压达到较高的目标血压可能更为合理，尤其对于老年感染性休克患者，他们可能合并如高血压、糖尿病、肾功能不全等慢性疾病。然而，较高的目标血压可能导致对血管活性药物需求的增加，进而增加脏器缺血风险。因此，优化老年患者目标血压的设定对维护脏器灌注、减少血管活性药物带来的脏器损伤，以及提高整体治疗效果都具有意义重大。

一、感染性休克的病理生理特点及血管活性药物作用机制

（一）感染性休克的病理生理特点

在细胞代谢水平，休克被认为是输送到细胞的氧气不足以维持细胞活动和支持器官功能。由毛细血管构成的微循环在为细胞提供氧气方面发挥着至关重要的作用。脓毒症或感染性休克患者同时存在大循环改变和微循环功能障碍，两者共同参与器官衰竭的病理生理过程。部分感染性休克患者在大循环恢复正常的同时，微循环灌注也得到改善，进而组织氧供得到恢复，这是感染性休克治疗最终成功的关键。而多数情况仍是大循环复苏成功而微循环未能成功复苏，导致组织氧供不足最终无法改善休克症状。脓毒症患者常由于大循环和微循环之间缺乏血流动力学一致性，进而导致治疗失败、死亡率升高。

（二）血管活性药物作用机制

在 ICU 内，血管活性药物常作为维持感染性休克在积极液体复苏下大循环血压水平的重要治疗药物。常用的血管活性药物包括去甲肾上腺素、特利加压素、去氧肾上腺素、肾上腺素及多巴胺等，它们的作用机制通常是通过不同强度地选择性作用于肾上腺素能 α、β 等受体，引起小动脉、小静脉血管强烈收缩，如皮肤、黏膜血管收缩最为明显；其次是肾血管，使外周阻力增高，从而升高血压；或加强心肌收缩力并加快心率，进而增加心输出量以达到升高血压的目的。然而，血管活性药物大剂量使用也存在心律失常、内脏区域的血流量明显下降，以及皮肤、黏膜、内脏血流量下降等风险。

针对感染性休克的病理生理机制，血管活性药物的首要作用是收缩血管和（或）增加心输出量维持患者平均动脉压，从而增加组织灌注。但同时，血管活性药物存在减少组织灌注、增加氧耗并进一步导致脏器功能损伤的风险，尤其是老年感染性休克患者，其往往合并高血压、糖尿病等慢性病，较低的目标血压可能无法满足脏器的灌注需求；同时，老年患者的脏器功能储备较年轻患者差，脏器损伤风险可能更高。为达到较高的平均动脉压而增加血管活性药物的使用量，可能引起外周血管收缩，导致组织灌注减少，造成组织细胞损伤，但对临床预后的总体影响尚不确定。因此，在老年感染性休克患者中，如何平衡使用血管活性药物的利弊，或者说如何优化老年感染性休克患者目标血压（平均动脉压），一直是临床的研究重点与难点。

二、老年感染性休克患者目标血压的优化研究

拯救脓毒症运动指南提示，目标血压为平均动脉≥65mmHg，同时，对于提示存在动脉硬化或既往有高血压的感染性休克患者，较高的目标血压可能更为合适。

然而，Asfar 等于 2014 发表在《新英格兰医学杂志》上的研究提示，高目标血压（平均动脉压 80～85mmHg）和低目标血压（平均动脉压 65～70mmHg）这两组患者在 28 天、90 天死亡率方面并无差异；在不良事件方面，维持高目标血压导致心律失常发生率更高，如快速心室率心房颤动的发生率在两组中分别为 6.7% 和 2.8%（P=0.02）。亚组分析发现，在合并高血压患者中，高血压目标治疗组患者其肌酐翻倍增高的发生率更高（52.0% *vs.* 38.9%，P=0.02），且更多患者需要肾脏替代治疗

（42.2% *vs*. 31.7%，P=0.046）。该研究结果提示，对于感染性休克患者而言，高目标血压似乎并不优于低目标血压。

同样，Lamontagne 等发表在 *Intensive Care Med* 上的一项多中心随机对照研究发现，低目标血压治疗组和高血压目标治疗组感染性休克患者的心律失常风险并无差异（20.1% *vs*. 36.0%，P=0.07），住院死亡率也无差异（30.0% *vs*. 33.0%，P=0.84）；而在 65 岁及以上的患者中，低目标血压导致的住院死亡率更低（13.1% *vs*. 60.2%，P=0.03）。2017 年，Lamontagne 等对既往关于评价血管升压药靶向目标血压来治疗感染性或血管扩张性休克的研究进行了荟萃分析，通过搜索 Medline、Embase 和 Cochrane 对照试验注册中心在 2017 年 11 月前的相关随机对照研究，最终纳入 2 项研究（SEPSISPAM 和 OVATION），共计 894 例患者。结果提示，相较于低血压目标治疗，高血压目标治疗患者 28 天死亡率的比值比（odds ratio，*OR*）为 1.15（95%*CI* 0.87～1.52），并无明显差异。亚组分析发现，在研究随机化分组前，血管活性药物使用持续的时间对治疗效果有影响（交互作用 P=0.017），血管活性药物使用时间＞6h，高目标血压（平均动脉压）治疗组的死亡风险增加（*OR* 3.00，95%*CI* 1.33～6.74）；分组前血管活性药物使用时间＜6h，两组间死亡率无差异，且与既往有无慢性高血压、充血性心力衰竭及年龄等因素无关。同样，随机分组前血管活性药物使用时间＞6h 的患者，高目标血压组较低目标血压组 28 天内持续性脏器功能损伤风险更高（*OR* 2.61，95%*CI* 1.23～5.53），药物使用时间＜6h，则两组间风险无明显差异（*OR* 0.92，95%*CI* 0.69～1.24）。该研究提示，较高的目标血压可能会增加接受血管升压药物治疗＞6h 的感染性休克患者的死亡率。就不良事件而言，对既往有慢性高血压患者亚组分析可见，低目标血压并不会增加任何可观察的不良事件的发生率。对休克时间长或血管活性药物使用时间长的患者，如治疗的目标血压设定得高，则预后可能更差。

在以上研究的基础上，Lamontagne 等提出以下假设，减少血管活性药物的使用，仅维持允许性低目标血压（平均动脉压 60～65mmHg）的复苏要求，探讨能否同样在 65 岁及以上感染性休克患者中获益。同时，他们在英国设计了时间为 2017 年 7 月至 2019 年 3 月的多中心随机对照研究，最终纳入 2463 例患者，分为允许性低平均动脉压治疗组（平均动脉压 60～65mmHg）和常规平均动脉压治疗组（由主管医师决定血压目标或根据患者指标而定）。研究发现，允许性低平均动脉压治疗组血管活性药物的使用时间和使用量均较少，但两组间 28 天和 90 天死亡率没有明显差异，主要不良事件的发生率也没有显著差别。亚组分析发现，在合并高血压的患者组中，允许性低平均动脉压组的死亡率似乎较对照组低（38.2% *vs*. 44.3%，*OR* 0.67，95%*CI* 0.49～0.85）。虽然两组间整体的主要预后指标无差异，但分层分析提示对于感染性休克患者，在治疗目标血压的设定上可能并非原先所认为的越高越好，尤其是在原本患有高血压的老年患者中，允许性低平均动脉压可能对预后有一定的保护作用。

该研究也存在一定的缺陷：①由于是以血压为目标的治疗方案，此类临床研究在设计上无法实施双盲，因此，结果可能存在研究者评估偏倚。②研究所用的药物本身主要针对改善感染性休克大循环，并非直接真正针对血管微循环，而感染性休克病理生理的核心改变是微循环障碍。因此，针对不同目标血压治疗中感染性休克患者的微循环变化，以及改善微循环药物是否对其有影响等临床问题仍需要进一步研究。③研究中所采用的观察主要结局指标，如 28 天死亡率，虽是临床常用且公认的结局指标，但这些指标易受患者本身及临床治疗等多因素影响。因此，研究结果可能受到较多混杂因素影响，其结果也有待商榷，还需要更大样本的多中心研究加以证实。未来的研究也许能直接从观察微循环改善情况为结局目标出发，以寻求目标血压设定水平，可能更有针对性和实际临床意义。

综上所述，低目标血压和常规目标血压对感染性休克患者28天和90天死亡率并无影响，但较低的目标血压可减少血管活性药物的使用时间和使用量。另外，对老年感染性休克患者最合适的目标血压（平均动脉压）仍未有定论，需进一步研究。

（浙江大学医学院附属第二医院 黄添姹 张根生
浙江大学医学院附属浙江医院 许强宏 严 静）

参考文献

[1] Rhodes A, Evans LE, Alhazzani W, et al. Surviving Sepsis Campaign: International Guidelines for Management of Sepsis and Septic Shock: 2016. Crit Care Med, 2017, 45(3): 486-552.

[2] Lamontagne F, Cook D , Meade MO, et al. Vasopressor Use for Severe Hypotension-A Multicentre Prospective Observational Study. PLoS One, 2017, 12(1): e0167840.

[3] St-Arnaud C, Ethier JF, Hamielec C, et al. Prescribed targets for titration of vasopressors in septic shock: a retrospective cohort study. CMAJ Open, 2013, 1(4): E127-133.

[4] Lamontagne F, Marshall JC, Adhikari NKJ. Permissive hypotension during shock resuscitation: equipoise in all patients?. Intensive Care Med, 2018, 44(1): 87-90.

[5] Lipinska-Gediga M. Sepsis and septic shock-is a microcirculation a main player?. Anaesthesiol Intensive Ther, 2016, 48(4): 261-265.

[6] Spanos A, Jhanji S, Vivian-Smith A, et al. Early microvascular changes in sepsis and severe sepsis. Shock, 2010, 33(4): 387-391.

[7] Maheshwari K, Nathanson BH, Munson SH, et al. The relationship between ICU hypotension and in-hospital mortality and morbidity in septic patients. Intensive Care Med, 2018, 44(6): 857-867.

[8] Russell J A, Rush B, Boyd J. Pathophysiology of Septic Shock. Crit Care Clin, 2018, 34(1): 43-61.

[9] Khanna A, English SW, Wang XS, et al. Angiotensin II for the Treatment of Vasodilatory Shock. N Engl J Med, 2017, 377(5): 419-430.

[10] Lemasle L, Blet A, Geven C, et al. Bioactive Adrenomedullin, Organ Support Therapies, and Survival in the Critically Ill: Results from the French and European Outcome Registry in ICU Study. Crit Care Med, 2020, 48(1): 49-55.

[11] Asfar P, Meziani F, Hamel JF, et al. High versus low blood-pressure target in patients with septic shock. N Engl J Med, 2014, 370(17): 1583-1593.

[12] Dellinger RP, Levy MM, Rhodes A, et al. Surviving sepsis campaign: international guidelines for management of severe sepsis and septic shock: 2012. Crit Care Med, 2013, 41(2): 580-637.

[13] Andreis DT, Singer M. Catecholamines for inflammatory shock: a Jekyll-and-Hyde conundrum. Intensive Care Med, 2016, 42(9): 1387-1397.

[14] Lamontagne F, Meade MO, Hebert PC, et al. Higher versus lower blood pressure targets for vasopressor therapy in shock: a multicentre pilot randomized

controlled trial. Intensive Care Med, 2016, 42(4): 542-550.
[15] Lamontagne F, Day AG, Meade MO, et al. Pooled analysis of higher versus lower blood pressure targets for vasopressor therapy septic and vasodilatory shock. Intensive Care Med, 2018, 44(1): 12-21.
[16] Lamontagne F, Richards-Belle A, Thomas K, et al. Effect of Reduced Exposure to Vasopressors on 90-Day Mortality in Older Critically Ill Patients With Vasodilatory Hypotension: A Randomized Clinical Trial. JAMA, 2020, 323(10): 938-949.

第十节　Impella 心室辅助支持系统对心源性休克患者的疗效

Impella 心室辅助支持系统（Impella ventricular support systems，以下简称 Impella）是短期使用的机械循环辅助装置中的一种，其核心在于导管头端的心脏轴流泵装置。Impella 通过股动脉或锁骨下动脉置入左心室内，可以部分或完全绕过左心室向主动脉泵血，每分钟可以提供 1.0～5.5L 的输出量，代替或辅助左心室，降低左心室舒张末期容积和压力，降低左心室的前负荷和肺毛细血管楔压，从而降低右心室后负荷，降低心肌耗氧量。同时 Impella 还能增加平均动脉压和心输出量，提高心脏指数（cardiac index，CI），增加冠状动脉灌注，使受损心肌得到休息和恢复。根据患者心脏受损程度，后期 Impella 可以撤除，或者为心脏移植提供桥梁。临床证据表明，58% 的接受了 Impella 的心源性休克患者术后幸存，67% 的出院患者在术后 30 天内心肌得到恢复，未再发生心力衰竭事件。Impella 在 2018 年被美国食品药品管理局（Food and Drug Administration，FDA）批准销售，用于顽固性心源性休克患者的短期循环机械支持，可用于心脏病或开胸手术后突发心源性休克（48h 内）、怀孕期间或产后心力衰竭、暴发性心肌炎或用于高危经皮冠状动脉介入治疗（percutaneous coronary intervention，PCI）患者的支持保护。FDA 最新紧急授权批准 Impella 2.5、Impella CP 及 Impella 5.0 用于部分新型冠状病毒肺炎（coronavirus disease 2019，COVID-19）的重症患者的短期左心支持，主要包括使用体外膜氧合（extracorporeal membrane oxygenation，ECMO）、静脉 - 动脉体外膜氧合（veno-arterial extracorporeal membrane oxygenation，VA-ECMO）后出现肺水肿，以及使用静脉 - 静脉体外膜氧合（veno-venous extracorporeal membrane oxygenation，VV-ECMO）过程中并发心肌炎相关的晚期心脏失代偿的患者。与心源性休克传统的机械辅助治疗如主动脉球囊反搏（intra-aortic balloon pump，IABP）和 ECMO 相比，Impella 的疗效仍在研究中。

一、Impella 分类介绍

Impella 是一种采用阿基米德螺旋原理的血管内微血泵装置，整个装置包括血流入口区、血流出口区及轴流泵，跨瓣膜放置，通过轴流泵将血液从心脏泵入动脉中（图 5-10-1）。目前一共有 6 种产品上市，分别为 Impella 2.5、Impella CP、Impella 5.5、Impella 5.0、Impella LD 及 Impella RP（表 5-10-1）。其中 Impella RP 是唯一一款经皮置入的右心辅助装置，可以将血液从下腔静脉泵入肺动脉中，留置时间为 14 天内，可提供高达 4.0L/min 的流量，可与左心 Impella 系统联用提供双侧心室支持，目前有少量证据支持其在右心衰竭中的作用。

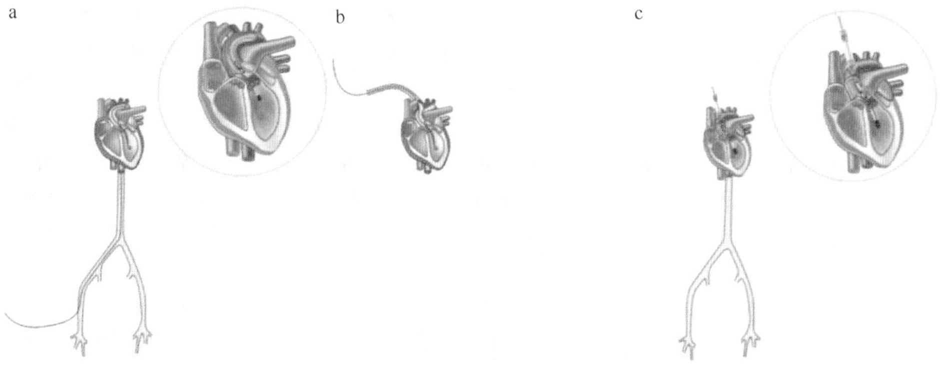

图 5-10-1　Impella 装置

注：a. 股动脉置入；b. 腋动脉置入；c. 直接置入升主动脉，只适用于 Impella LD

表 5-10-1　Impella 各种型号规格参数

型号	Impella 2.5	Impella CP	Impella 5.5	Impella 5.0	Impella LD	Impella RP*
置入途径	经皮	经皮	手术	手术	手术	经皮
最大流量（L/min）	2.5	4.3	6.0	5.0	5.0	4.0
导管大小	9F	9F	9F	9F	9F	11F
泵大小	12Fr	14Fr	19Fr	21Fr	21Fr	22Fr

注：* 为右心辅助装置，经静脉系统置入

二、Impella 在心源性休克中的作用

1. 急性心肌梗死后心源性休克的临床研究证据支持　急性心肌梗死后心源性休克（acute myocardial infarction cardiogenic shock，AMICS）是心肌梗死患者住院死亡的主要因素，既往的证据表明，相比于传统药物治疗，IABP 在改善 AMICS 患者 30 天内死亡率和远期预后方面并无显著优势。从 Impella 面世以来，不少前瞻性试验和真实世界观察分析对其在 AMICS 中的效果进行了研究。

ISAR-SHOCK 试验是双中心随机临床试验，一共纳入 26 例患者，对比了 Impella 2.5 和 IABP 对 AMICS 患者的效果。结果显示，Impella 2.5 对提高患者的 CI 优于 IABP，但结果没有显著性差异，24h 后 Impella 组需要强心药比例小于 IABP，30 天死亡率和并发症方面没有差异。最近的一项纳入 48 例 AMICS 患者的随机对照试验结果显示，Impella CP 和 IABP 相比，患者 30 天内和 6 个月内的死亡率无明显差异，但使用 Impella CP 组出血、溶血及血管相关并发症的发生率较高，同时 Impella CP 组出现了 1 例严重肢体缺血病例。Schrage 等的病例对照研究提示，相比于 IABP 组，Impella 组的出血和血管相关并发症的发生率显著升高（18.3% *vs.* 6.8%），但 30 天死亡率的差异无统计学意义。

Singh 等的回顾性研究发现，在 AMICS 中使用 Impella 与较低的住院死亡率相关。在真实世界观察性研究方面，2013 年发表的 EUROSHOCK Registry 数据纳入了 120 例使用 Impella 2.5 的心源性休克患者数据，30 天内死亡率为 64.2%，最主要早期并发症为心脑血管事件，发生率为 15%，出血和溶血事件发生率分别为 28.6% 和 7.5%。USpella Registry 是一项美国正在进行中的多中心观察研究，发现在 PCI 前使用 Impella 的患者总体存活率较高，对 Impella 在 AMICS 中的最佳使用时机提供了数据支持。

总体来说，目前尚未有明确的证据支持 Impella 在 AMICS 治疗中能够改善死亡率，仍需高质量的随机临床试验研究。

2. 心脏手术后心源性休克（PCCS）的临床研究证据支持　RECOVER Ⅰ是一项关于 Impella 5.0、Impella LD 用于 PCCS 循环支持的多中心前瞻性研究，其纳入了 16 例术后 PCCS 患者，结果发现置入 Impella 后血流动力学即刻改善，可以早期撤除正性肌力药物和血管活性药物，93% 的患者在出院时心功能恢复，在 30 天、3 个月和 1 年的存活率分别为 94%、81% 及 75%，提示 Impella 5.0、Impella LD 用于 PCCS 安全有效。

Impella Registry 是 Abiomed 公司在 2009 年发起的一项正在进行中的多中性回顾性观察研究，主要纳入了美国和加拿大使用 Impella 的患者，现有数据发现，Impella 的早期使用对 PCCS 有改善，同时 Impella 5.0、Impella LD 效果优于 Impella 2.5。相比于 AB5000 心室辅助装置，使用 Impella 5.0、Impella LD 的总体住院存活率较高、多器官功能衰竭的发生率更低，而不良反应包括出血、感染的发生率没有显著性差异。虽然 2 种设备提供的支持力度相似，但 Impella Registry 中的患者结局优于 AB5000 Registry 中患者。

相比于传统体外循环设备和 ECMO，Impella 创伤较小，且现有的证据确实支持了 Impella 5.0、Impella LD 在 PCCS 中的使用，但所涉及的临床试验样本量较小，偏移较大，最终结果仍待进一步的临床试验研究。

3. 心肌病、心肌炎等其他原因导致的心源性休克　Takotsubo 综合征（TS）也叫应激性心肌病，目前有不少病例报告报道了 Impella 成功救治 TS 相关性心源性休克，也有一些综述对此进行了总结。同时，Impella 也可用于围产期心肌病导致的心源性休克，可早期改善围产期心肌病合并左心衰竭女性的心功能。在暴发性心肌炎相关的心源性休克中，Impella 5.0 也有较好的疗效。此外，Impella 在扩张性心肌病、梗阻性心肌病及瓣膜疾病相关的心源性休克中也有较好的效果，为后续心脏移植治疗提供了桥梁作用。Impella Registry 提供了 Impella 治疗心肌病、心肌炎或围产期心肌病合并心源性休克的临床数据，但 Impella 在这些疾病导致的心源性休克中的整体安全性和有效性还有待大规模的研究。

三、展望

Impella 的出现为心源性休克的治疗带来了新的希望，而这一新装置的作用仍待进一步临床研究。Impella 面世后，很多临床专家开始尝试在 VA-ECMO 的同时联用 Impella 以减轻左心负荷，目前这一联合装置被称为“ECPella”。已有一些多中心的临床试验和病例报道了联合左心辅助装置的 VA-ECMO 对暴发性心肌炎等相关的心源性休克治疗更有好处，但“ECPella”是否能够确实提高心源性休克患者的生存率尚待 DanGer Shock 研究来进一步验证。

Impella 可通过辅助衰竭的左心室和（或）右心室改善心血管血流动力学，但尚未有明确的证据显示 Impella 能够降低死亡率，需要更多高质量的研究来进一步评估与论证，同时也要着眼于 Impella 的最佳使用时间点进一步分析。考虑到 Impella 的费用高和相关不良反应，在现阶段的临床工作中更应严格把握其适应证与禁忌证。

（浙江大学医学院附属第二医院　宣南霞　张根生
浙江大学医学院附属浙江医院　许强宏）

参考文献

[1] Protected PCI with Impella | Heart Recovery is Possible. https: //www. impella. com/why-impella. 2021 [cited 2021 Jun 10].

[2] Explore Impella® Technology for Heart Recovery. https://www. heartrecovery. com/products-and-services/impella. 2021 [cited 2021 Jun 10].

[3] Cheng JM, den Uil CA, Hoeks SE, et al. Percutaneous left ventricular assist devices vs. intra-aortic balloon pump counterpulsation for treatment of cardiogenic shock: a meta-analysis of controlled trials. Eur Heart J 2009, 30(17): 2102-2108.

[4] Sauren LDC, Accord RE, Hamzeh K, et al. Combined Impella and intra-aortic balloon pump support to improve both ventricular unloading and coronary blood flow for myocardial recovery: an experimental study. Artif Organs, 2007, 31(11): 839-842.

[5] Kawashima D, Gojo S, Nishimura T, et al. Left ventricular mechanical support with Impella provides more ventricular unloading in heart failure than extracorporeal membrane oxygenation. ASAIO J, 2011, 57(3): 169-176.

[6] Spiro J, Doshi SN. Use of left ventricular support devices during acute coronary syndrome and percutaneous coronary intervention. Curr Cardiol Rep, 2014, 16(12): 544.

[7] Remmelink M, Sjauw KD, Henriques JPS, et al. Effects of left ventricular unloading by impella recover LP2. 5 on coronary hemodynamics. Catheter Cardiovasc Interv, 2007, 70(4): 532-537.

[8] Meyns B, Stolinski J, Leunens V, et al. Left ventricular support by Catheter-Mountedaxial flow pump reduces infarct size. Journal of the American College of Cardiology, 2003, 41(7): 1087-1095.

[9] Seyfarth M, Sibbing D, Bauer I, et al. A randomized clinical trial to evaluate the safety and efficacy of a percutaneous left ventricular assist device versus intra-aortic balloon pumping for treatment of cardiogenic shock caused by myocardial infarction. Journal of the American College of Cardiology, 2008, 52(19): 1584-1588.

[10] O'Neill WW, Kleiman NS, Moses J, et al. A prospective, randomized clinical trial of hemodynamic support with impella 2. 5 versus intra-aortic balloon pump in patients undergoing high-risk percutaneous coronary intervention: the PROTECT II study. Circulation, 2012, 126(14): 1717-1727.

[11] Impella Ventricular Support Systems-P140003/S018. https://www. fda. gov/medical-devices/recently-approved-devices/impella-ventricular-support-systems-p140003s018. FDA<time datetime=" 2019-06-03T15: 51: 21Z" >Mon, 2019 Jun 3- 15: 51</time> [cited 2021 Jun 10].

[12] Anderson M, Morris DL, Tang D, et al. Outcomes of patients with right ventricular failure requiring short-term hemodynamic support with the impella RP device. J Heart Lung Transplant, 2018, 37(12): 1448-1458.

[13] Anderson MB, Goldstein J, Milano C, et al. Benefits of a novel percutaneous ventricular assist device for right heart failure: The prospective RECOVER RIGHT study of the Impella RP device. J Heart Lung Transplant, 2015, 34(12): 1549-1560.

[14] Cheung AW, White CW, Davis MK, et al. Short-term mechanical circulatory support for recovery from acute right ventricular failure: clinical outcomes. J Heart Lung Transplant, 2014, 33(8): 794-799.

[15] Ahmad Y, Sen S, Shun-Shin MJ, et al. Intra-aortic balloon pump therapy for acute myocardial infarction: a Meta-analysis. JAMA Intern Med, 2015,

175(6): 931-939.

[16] Sjauw KD, Engström AE, Vis MM, et al. A systematic review and meta-analysis of intra-aortic balloon pump therapy in ST-elevation myocardial infarction: should we change the guidelines? Eur Heart J, 2009, 30(4): 459-468.

[17] Thiele H, Zeymer U, Neumann F-J, et al. Intraaortic balloon support for myocardial infarction with cardiogenic shock. N Engl J Med, 2012, 367(14): 1287-1296.

[18] Unverzagt S, Buerke M, Waha A de, et al. Intra-aortic balloon pump counterpulsation (IABP) for myocardial infarction complicated by cardiogenic shock. The Cochrane database of systematic reviews, 2015, (3): CD007398.

[19] McGovern L, Cosgrave J. Axial flow ventricular assist devices in cardiogenic shock complicating acute myocardial infarction. Heart (British Cardiac Society), 2021, heartjnl-2020-318226.

[20] Ouweneel DM, Eriksen E, Sjauw KD, et al. Percutaneous mechanical circulatory support versus intra-aortic balloon pump in cardiogenic shock after acute myocardial infarction. Journal of the American College of Cardiology, 2017, 69(3): 278-287.

[21] Schrage B, Ibrahim K, Loehn T, et al. Impella support for acute myocardial infarction complicated by cardiogenic shock. Circulation, 2019, 139(10): 1249-1258.

[22] Singh H, Mehta RH, O'Neill W, et al. Clinical features and outcomes in patients with cardiogenic shock complicating acute myocardial infarction: early vs recent experience with impella. American heart journal, 2021, 238: 66-74.

[23] Lauten A, Engström AE, Jung C, et al. Percutaneous left-ventricular support with the Impella-2. 5-assist device in acute cardiogenic shock: results of the Impella-EUROSHOCK-registry. Circ Heart Fail, 2013, 6(1): 23-30.

[24] O'Neill WW, Schreiber T, Wohns DHW, et al. The current use of impella 2. 5 in acute myocardial infarction complicated by cardiogenic shock: results from the USpella Registry. Journal of interventional cardiology, 2014, 27(1): 1-11.

[25] Griffith BP, Anderson MB, Samuels LE, et al. The RECOVER I: a multicenter prospective study of impella 5. 0/LD for postcardiotomy circulatory support. The Journal of thoracic and cardiovascular surgery, 2013, 145(2): 548-554.

[26] Samuels LE, Holmes EC, Garwood P, et al. Initial experience with the abiomed AB5000 ventricular assist device system. The Annals of thoracic surgery, 2005, 80(1): 309-312.

[27] Vetrovec GW, Anderson M, Schreiber T, et al. The cVAD registry for percutaneous temporary hemodynamic support: a prospective registry of impella mechanical circulatory support use in high-risk PCI, cardiogenic shock, and decompensated heart failure. Am Heart J, 2018, 199: 115-121.

[28] Barsoum E, Elhosseiny S, Patel B, et al. Successful use of the impella ventricular assist device for management of reverse Takotsubo cardiomyopathy in the setting of acute intracranial hemorrhage. Heart Lung, 2021, 50(2): 313-315.

[29] Mariani S, Richter J, Pappalardo F, et al. Mechanical circulatory support for Takotsubo syndrome: a systematic review and meta-analysis. Int J Cardiol, 2020, 316: 31-39.

[30] Attisano T, Silverio A, Prota C, et al. Impella in Takotsubo syndrome complicated by left ventricular outflow tract obstruction and severe mitral regurgitation. ESC heart failure, 2020, 7(1): 306-310.

[31] Beneduce A, Fausta Bertoldi L, Melillo F, et al.

Mechanical Circulatory support with impella percutaneous ventricular assist device as a bridge to recovery in Takotsubo syndrome complicated by cardiogenic shock and left ventricular outflow tract obstruction. JACC Cardiovasc Interv, 2019, 12(4): e31-e32.

[32] Elkayam U, Schäfer A, Chieffo A, et al. Use of impella heart pump for management of women with peripartum cardiogenic shock. Clinical cardiology, 2019, 42(10): 974-981.

[33] Andrade JG, Al-Saloos H, Jeewa A, et al. Facilitated cardiac recovery in fulminant myocarditis: pediatric use of the impella LP 5. 0 pump. J Heart Lung Transplant, 2010, 29(1): 96-97.

[34] Yamamoto M, Yoneyama F, Kato H, et al. Mitral chordal rupture by impella 5. 0 in a patient with fulminant myocarditis and inflammation of mitral chordae. Eur Heart J, 2020, 41(20): 1943.

[35] Sieweke J-T, Akin M, Stetskamp S, et al. Mechanical circulatory support in refractory cardiogenic shock due to influenza virus-related myocarditis. Eur Respir J, 2020, 56(3): 2000925.

[36] David C-H, Quessard A, Mastroianni C, et al. Mechanical circulatory support with the impella 5. 0 and the impella left direct pumps for postcardiotomy cardiogenic shock at La Pitié-Salpêtrière hospital. Eur J Cardiothorac Surg, 2020, 57(1): 183-188.

[37] Schrage B, Becher PM, Bernhardt A, et al. Left ventricular unloading is associated with lower mortality in patients with cardiogenic shock treated with venoarterial extracorporeal membrane oxygenation: results from an international, multicenter cohort study. Circulation, 2020, 142(22): 2095-2106.

[38] Gawda R, Marszalski M, Sacha J, et al. Concomitant use of veno-arterial extracorporeal membrane oxygenation and impella in the intensive care unit: a case report of fulminant myocarditis with multi-organ failure. Anaesthesiology intensive therapy, 2020, 52(1): 63-66.

[39] Pappalardo F, Schulte C, Pieri M, et al. Concomitant implantation of impella® on top of veno-arterial extracorporeal membrane oxygenation may improve survival of patients with cardiogenic shock. Eur J Heart Fail, 2017, 19(3): 404-412.

[40] Bohné M, Chung D-U, Tigges E, et al. Short-term use of “ECMELLA” in the context of fulminant eosinophilic myocarditis with cardiogenic shock. BMC cardiovascular disorders, 2020, 20(1): 519.

[41] Udesen NJ, Møller JE, Lindholm MG, et al. Rationale and design of DanGer shock: Danish-German cardiogenic shock trial. American Heart Journal, 2019, 214: 60-68.

第十一节　心血管并发症是重症患者气管插管的主要不良事件

急性呼吸功能障碍是重症患者收入重症监护病房（intensive care unit，ICU）的主要原因。虽然有部分患者可通过吸氧或无创通气维持必要的氧合和呼吸功能，但更多的患者需要进行有创通气，即通过建立人工气道——气管插管或气管切开进行呼吸支持，而气管插管是急性期重症患者最常用的人工气道通路。对 ICU 患者而言，行气管插管的主要作用包括：①满足机械通气通路需求；②保护气道，避免反流和误吸；③有利于气道内分泌物的有效清除；④解除上呼吸道梗阻。气管插管的及时实施是患者初期救治成功的关键举措，由于其需求的急迫性，一旦出现突发状况，应当第一时间在床旁完成此项操作，因此，所有重症医师都应胜任床旁紧急气管插管已成为成熟 ICU 的基本要求。然而，这项技术毕竟是一项侵入性操作，可能会带来不良后果，尤其是经常发生于猝不及防的情况下，这就对操作者的技术熟练程度及团队合作精神提出很高的要求。近年来，气管插管对重症患者的不利影响日益受到关注。据报道，重症患者气管插管的严重并发症发生率为 4.2%～39%，而心搏骤停发生率约为 2%。因此，不管在 ICU 病房还是在普通病房，为了改善操作质量和保证患者安全，应当制定严格的操作流程并配备合格的医务人员以满足随时可能发生的紧急气管插管需求。

一、床旁紧急气管插管的施行

气管插管最多见于手术室内全身麻醉患者的麻醉，通常这些患者都经过了术前评估，医师对患者的循环功能和呼吸功能有充分的了解，且多数患者有较好的循环、呼吸储备能力。气管插管由经过良好训练、具备熟练气道管理能力的麻醉医师进行。在气管插管前，麻醉医师有充分的时间做好必要的准备工作，包括完善器械、准备监测设备等，加之良好的团队协作，因此，在手术室中发生气管插管不良事件的情况相对不多，但即便如此，据文献报道，仍有 6% 插管患者发生气道损伤或其他并发症。然而，与普通病房相比，发生于 ICU 的紧急气管插管是完全不同的情形，这些重症患者常存在功能残气量下降、通气 - 血流比例失调及分流，从而导致其对短暂缺氧的耐受能力明显不足，所有这些因素又可导致患者在插管前诱导产生或插管时造成严重后果，较严重也较常见的并发症为严重缺氧和继发的循环衰竭，临床可见缺氧早期患者心率明显加快，而缺氧后期心率明显减慢，可发生严重心律失常甚至心搏骤停，血压可大幅波动，出现严重休克。此外，重症患者常有饱腹情况，加上生理储备不足，常导致插管时间明显较手术室患者延长，部分患者甚至需要多次插管方能成功，从而导致并发症风险明显增加。另外，ICU 医师接受气道管理的培训往往不够充分且缺乏充足的实战经验，在需要紧急气管插管时，病区中的值班医师又往往资历较低，因此，难以应付此等紧急挑战。

ICU 中紧急气管插管的并发症按照严重程度可分为主要并发症和次要并发症。主要并发症包括严重缺氧、心律失常、低血压、心搏骤停，次要并发症包括组织损伤（如牙齿脱落、局部出血等）、反流误吸，以及插管失败、插管误入食管等。Griesdale 等发现，ICU 紧急气管插管的总体并发症发生率为 39%，其中严重缺氧（SpO_2＜80%）为 19.1%，严重低血压（收缩压＜70mmHg）为 9.6%，误插入食管为 7.4%，误吸为 5.9%，另外，13% 患者需要 3 次或以上的插管方能成功，10% 患者需要 10min 甚至更长时间，而超过 2 次的气管插管显著增加了发生严重并发症的风险。显而易见，插管不顺利是出现并发症的重要原因，因此，ICU 医师应当接受严格的高级气道管理训练，以确保插管能一次成功，这是减少并发症的关键因素之一。较早的一项针对普通病房发生的紧急气管插管的回顾性研究发现，由受过专门训练的麻醉科医师或具有麻醉认证的 ICU 负责病房的医师进行的紧急气管插管，第 1 次插管发生严重低氧血症（SpO_2＜70%）的概率为 36%，第 2 次为 75%，第 3 次则达到 100%，这说明对重症患者这类生理储备极其脆弱的人群而言，无论是病情因素还是操作因素造成插管不顺利，都可能会引起严重缺氧。该研究还发现，因紧急气管插管导致心搏骤停的发生率约为 2%，其中 83% 的心搏骤停与插管过程中出现严重低氧血症有关，而且多数（63%）与误插入食管有关。当病房的床旁配备紧急气管插管的专用抢救车后，同一医师单次插管成功率从 15% 上升至 46%，而心搏骤停发生率下降了 50%，这说明对手术室外发生的紧急气管插管，做好充分抢救预案并配备良好设备可明显降低插管相关的并发症，尤其是心搏骤停的发生率。最近，Russotto 等进行了一项全球多中心前瞻性队列研究，旨在分析在 ICU、急诊科及普通病房发生的紧急气管插管所造成的不良后果，结果发现，行紧急气管插管的主要原因为呼吸衰竭、中枢神经系统病变及循环不稳定，在 3659 例紧急气管插管中，45.2% 发生了插管相关并发症，分别为心血管系统不稳定（42.6%）、严重低氧血症（SpO_2<80%，9.3%）及心搏骤停（3.1%）。发生心搏骤停的主要危险因素是插管前循环不稳定和低氧血症，在心搏骤停患者中，52.7% 可恢复自主呼吸，47.3% 会死亡。紧急气管插管人群的总病死率为 32.8%，与没有插管并发症的病死率（26.3%）相比，插管并发症的病死率（40.7%）明显升高（P<0.001），因此，一旦发生插管相关并发症，则会引起不良后果，严重时会威胁患者生命。

新型冠状病毒肺炎（COVID-19）疫情期间，重症患者发生急性呼吸窘迫综合征的进展很快，很多患者需要进行紧急气管插管，但由于气溶胶传播问题，给插管者带来了很高的技术考验和很大的心理挑战。陈向东等发现，在给 202 例 COVID-19 患者行紧急气管插管时，即便由经过专业训练过的插管小组在穿戴好个人防护装备后进行操作，仍有 73.3% 发生低氧血症（SpO_2<90%），17.8% 在插管过程中及 22.3% 在插管后发生低血压（收缩压<90mmHg），而 2.0% 发生了心搏骤停。该研究表明，在外部条件极端受限的情况下，如 COVID-19 患者，即便由经验丰富的医师行紧急气管插管，也比平时发生并发症的概率更高。Gandhi 对英国一家医学中心共 53 例 COVID-19 患者的紧急气管插管进行分析，发现单次插管成功率为 85%，低氧血症（SpO_2<90%）发生率为 49%，无一例发生心搏骤停，而造成缺氧的原因与插管前给氧方式及插管地点无关，仅与插管次数有关，第 1 次插管是否成功则与医师级别密切相关，高级医师明显好于高级别训练的学员。

显而易见，在无法充分准备的情形下行气管插管，是否发生并发症与患者因素、环境因素、抢救者因素等都密切相关。Cabrini 等对既往危重患者的随机对照研究进行了系统分析，评价了药物、技术、设备等是否对紧急插管有影响，结果发现，使用无创通气或经鼻高流量吸氧进行预充氧可以获益，插管后行肺复张术有利于改善氧合状况，而且保持头后仰可提升插管成功率。该研究还分析了 9 项视频喉镜与传统直接喉镜的比较研究，发现使用视频喉镜除了在声门暴露方面有优势外，并没有减少插管时间及提升首次插管成功率，其中 4 项比较研究甚至发现视频喉镜的使用与严重并发症有关，这一点与一般认知相违背，可能的原因是术者对视频喉镜的特殊使用方式不太熟练，这说明对新型器械的使用，重症医师需要经过不间断的训练才能将其应用于临床救治。

二、减少或预防并发症的措施

在 ICU 中发生的气管插管往往很突然，但并非无迹可寻，有经验的医师往往可以预判患者插管风险，这对适时启动插管预案有很大帮助。Sebastien 等对 ICU 中紧急气管插管并发严重循环衰竭（发生单次收缩压≤65mmHg 或收缩压≤90mmHg 且持续 30min 以上，已进行液体复苏或升压药维持）的患者进行了多中心前瞻性研究，这些患者插管前血流动力学稳定（平均动脉压>65mmHg 且无需升压药维持），研究发现，885 次插管中发生严重循环衰竭者高达 29.8%，进一步分析发现其与简化急性生理评分分值高、患者年龄大、插管源于急性呼吸衰竭、首次插管在 ICU 中进行等因素有关。因此，对重症患者的病情变化有预判、仔细评估可能发生气管插管的概率、对患者的氧储备能力有初步评判，以及能做好充分的紧急气管插管预案，在理论上可降低插管并发症的风险。除正确评估患者病情外，还应密切关注插管前的准备工作及插管时的各种细节。

1. 体位　插管时，患者一般采用平卧位，在插管前保持头后仰，颈下放一平枕，以助于气道开放，但对已经存在缺氧的重症患者，从半卧位到平卧位，可出现较明显的氧合下降，因此，有研究者曾尝试在患者半卧位时行气管插管以避免加重缺氧。Lebowitz 发现在手术室中采用半卧位有助于声门暴露，而 Semler 发现在手术室外采用半卧位插管会增加困难插管的概率。一项关于急诊患者紧急气管插管的前瞻性观察性研究发现，相对平卧位而言，半卧位插管提高了首次插管的成功率。2018 年，多个有关重症患者气管插管的指南中推荐采用头高位插管，尤其适用于存在误吸和缺氧高风险的患者。

2. 预充氧　预充氧的目的在于提升患者氧合血红蛋白水平，增加患者的氧储备，以耐受插管时的无通气状态，临床上可使用加压面罩、普通面罩、无创通气、高流量鼻导管吸氧、麻醉面罩、持续气道正压通气、可调式通气面罩、鼻导管等方法。插管中发生严重缺氧主要涉及急性呼吸衰竭、插管者经验不足、插管前氧合不充分 3 个因素，这会导致患者病死率增加。通过充分的预充氧可替代肺泡中的氮气，增加氧储备，但氧气可被快速进行气血交换而导致肺泡塌陷，引起吸收性肺不张，因此，在完成插管后可行肺复张以免加重肺不张。Jaber 等发现，使用无创双相气道正压（bi-level positive airway pressure，BiPAP）可将 ICU 紧急气管插管的低氧风险减少 15%，这可能与给予一定的呼气末通气改善了吸收性肺不张有关。对无急性呼吸衰竭的患者，可使用紧闭面罩以 100% 氧浓度、每分钟 10～15L 流量吸氧 3min，使氧饱和度得以上升，以保证患者在插管过程中的氧储备。对严重缺氧患者，可在保持患者自主呼吸下行清醒插管，同时通过高流量鼻导管吸氧连续给氧，这可能是唯一可选择的预充氧方式。

3. 血流动力学　插管前血流动力学不稳定是插管后死亡的独立危险因素，也会导致 ICU 患者住院时间延长及住院病死率增加。近 50% 的 ICU 紧急气管插管患者发生插管后低血压，这与插管前诱导用药及转换为正压通气对血流动力学的负向影响有关，可使病死率增加 2 倍，ICU 住院时间和机械通气事件明显增加，连续性肾脏替代治疗的需求也会增加。因此，在插管前应常规评估患者的血流动力学状态，如进行超声检查等，并尽可能优化容量管理，对存在明显容量不足者，应当在紧急插管前给予液体冲击，必要时用去甲肾上腺素提升血压。对血流动力学极不稳定的患者，可考虑保留自主呼吸下行清醒插管，插管后逐渐增加吸气压力。

4. 诱导药物选择　推荐使用快速诱导插管方式，可增加首次插管成功率，减少插管相关并发症。在对重症患者行紧急气管插管前，患者的氧储备往往不足，因此，应当使用快速起效的镇痛药，辅以小剂量镇静药，并尽量选择对血流动力学影响较小的药物，氯胺酮较适合于此种情形。神经肌肉阻滞药的优点在于可提高插管成功率，减少插管相关损伤；缺点在于一旦插管不成功，而肌肉松弛药的作用持续存在，则会对患者造成巨大的生命威胁。因此，目前相关指南推荐在紧急气管插管时可使用肌肉松弛药。

总之，重症患者气管插管很常见，但情形较为复杂也很危险，应视这些患者为高危人群，需尽可能优化其插管前的生理状况，并对插管有充分的准备以减少插管并发症。尽管仍存在很多没有解决的问题，但目前已对改进插管的安全性达成了一些共识，如基于解剖学和病理生理学的优化措施、强化插管团队应对紧急插管的能力训练、优化血流动力学和预充氧策略、做好困难气道和困难插管的应急预案等。

（浙江大学医学院附属第二医院　崔　巍）

参考文献

[1] Marini JJ, Wheeler AP. Critical Care Medicine. 4th ed. Philadelphia:Lippincott Williams & Wilkins, 2009.

[2] Luca C, Giovanni L, Martina B, et al. Tracheal intubation in critically ill patients: a comprehensive systematic review of randomized trials. Critical Care, 2018, 22(1): 6.

[3] Karen D, Karen P, Robert C, et al. Airway Injury during Anesthesia: a closed claims Analysis. Anesthesiology, 1999, 91(6): 1703-1711.

[4] Manuel T, Patricia D, Andrea C, et al. Comparison of Tracheal Intubation Conditions in Operating Room and Intensive Care Unit: A Prospective, Observational Study. Anesthesiology, 2018, 129(2): 321-328.

[5] Griesdale DE, Bosma TL, Kurth T, et al. Complications of endotracheal intubation in the critically ill. Intensive Care Medicine, 2008, 34(10): 1835-1842.

[6] Thomas M. The Incidence and Risk Factors for Cardiac Arrest During Emergency Tracheal Intubation: A Justification for Incorporating the ASA Guidelines in the Remote Location. Journal of Clinical Anesthesia, 2004, 16(7): 508-516.

[7] Gandhi A, Sokhi J, Lockie C, et al. Emergency Tracheal Intubation in Patients with COVID-19: Experience from a UK Centre. Anesthesiology Research and Practice, 2020, 2020: 8816729.

[8] Yao WL, Wang TT, Chen XD, et al. Emergency tracheal intubation in 202 patients with COVID-19 in Wuhan, China: lessons learnt and international expert recommendations. British Journal of Anaesthesia, 2020, 125 (1): e28-e37.

[9] Vincenzo R, Sheila NM, John GL, et al. Intubation Practices and Adverse Peri-intubation Events in Critically Ill Patients From 29 Countries. JAMA, 2021, 325(12): 1164-1172.

[10] Cabrini L, Londoni G, Redaeli MB, et al. Tracheal intubation in critically ill patients: a comprehensive systematic review of randomized trials. Critical Care, 2018, 22(1): 6.

[11] Sebastien P, Audrey DJ, Julie D, et al. Incidence of and risk factors for severe cardiovascular collapse after endotracheal intubation in the ICU: a multicenter observational study. Critical Care, 2015, 19(1): 257.

[12] Lebowitz PW, Shay H, Straker T, et al. Shoulder and head elevation improves laryngoscopic view for tracheal intubation in nonobese as well as obese individuals. Journal of Clinical Anesthesia, 2012, 24(2): 104-108.

[13] Semler MW, Janz DR, Russell DW, et al. A multicenter, randomized trial of ramped position vs sniffing position during endotracheal intubation of critically Ill adults. Chest, 2017, 152(4): 712-722.

[14] Mosier JM, Joshi R, Hypes C, et al. The physiologically difficult airway. Western Journal of Emergency Medicine, 2015, 16(7): 1109-1117.

[15] Jaber S, Jung B, Corne P, et al. An intervention to decrease complications related to endotracheal intubation in the intensive care unit: a prospective, multiple-center study. Intensive Care Medicine, 2010, 36(2): 248-255.

[16] De Jong A, Rolle A, Molinari N, et al. Cardiac arrest and mortality related to intubation procedure in critically ill adult patients: a multicenter cohort study. Critical Care Medicine, 2018, 46(4): 532-539.

[17] Green RS, Turgeon AF, McIntyre LA, et al. Postintubation hypotension in intensive care unit patients: a multicenter cohort study. Journal of Critical Care, 2015, 30(5): 1055-1060.

[18] Mosier JM, Sakles JC, Stolz U, et al. Neuromuscular blockade improves first-attempt success for intubation in the intensive care unit: a propensity matched analysis. Annal of American Thoracic Society, 2015, 12(5): 734-741.

[19] Wilcox SR, Bittner EA, Elmer J, et al. Neuromuscular blocking agent administration for emergent tracheal intubation is associated with decreased prevalence of procedurerelated complications. Critical Care Medicine, 2012, 40(6): 1808-1813.

[20] Okubo M, Gibo K, Hagiwara Y, et al. The effectiveness of rapid sequence intubation (RSI) versus non-RSI in emergency department: an analysis of multicenter prospective observational study. International Journal of Emergency Medicine, 2017, 10(1): 1.

[21] Frerk C, Mitchell VS, McNarry AF, et al. Difficult Airway Society 2015 guidelines for management of unanticipated difficult intubation in adults. British Journal of Anaesthesia, 2015, 115(6): 827-848.

第十二节　重症监护病房内意外心搏骤停的发生情况及预后

院内心搏骤停的发生呈明显增加的趋势。在美国，每年超过 29.2 万例患者在院内发生心搏骤停，平均每 1000 例住院患者中有 9～10 例可能出现该种情况。根据美国心脏病协会的注册登记数据，住院患者发生心搏骤停的平均年龄为 66 岁，其中 58% 为男性，心搏骤停者中仅 29% 为可除颤节律，而 59% 发生于重症监护病房（intensive care unit，ICU）。一项纳入 39 个医疗中心超过 100 万次院内心搏骤停的荟萃分析显示，尽管经过积极救治，但院内心搏骤停者总体 1 年生存率仅为 13%。

ICU 住院患者中 0.5%～5.0% 会发生意外心搏骤停，虽然 ICU 的环境为最佳干预提供了条件，但危重患者不仅存在严重并发症，还经常合并器官衰竭。危重患者的治疗过程存在较高风险，可能会加速心搏骤停的发生并降低心肺复苏的效果。因此，即使患者在心搏骤停后可以接受及时有效的治疗，其复苏效果仍不理想。美国心脏病协会的数据显示，在 ICU 内发生心搏骤停的患者中，约 50% 经过心肺复苏后可恢复自主循环，但只有 15% 的患者可康复出院。近期在法国进行的多中心、涵盖 31 399 例重症患者的研究发现，677 例（2.16%）患者至少出现一次心搏骤停，经心肺复苏后，478 例患者可恢复自主循环，其中 ICU 存活者 163 例，幸存出院者 146 例，存活 6 个月且无后遗症者 118 例；677 例患者中，因内科情况转入 ICU 者 587 例（87%），急诊手术者 61 例（9%），计划手术者 29 例（4%），自转入 ICU 到出现心搏骤停的中位时间为 1 天。

一、心搏骤停的病因及危险因素

传统的心搏骤停病因分为心源性因素和非心源性因素，其中心肌梗死、心律失常或心力衰竭等心源性因素占 50%～60%，而呼吸功能不全是第二类常见病因（占 15%～40%）。心搏骤停发生前的平均住院时间为 1～2 天，呼吸功能不全导致心搏骤停的患病率较高且住院时间较长。相关复苏指南强调在心搏骤停期间，应确定并纠正可逆因素以改善临床结局。需要强调的是，在已经恢复自主循环的患者中，需明确其心搏骤停的原因，因为心搏骤停后的器官功能障碍与病因相关，因此，应针对病因做出相应治疗措施的调整。另外，识别可能引起心搏骤停的原因意义重大，例如，住院期间使用延长 QT 间期的药物会增加恶性心律失常的风险，阿片类药物或镇静药可能导致呼吸功能不全，而经过治疗，心律失常及呼吸功能不全可能会逆转。脓毒症作为 ICU 较常见的疾病，也可导致心搏骤停。住院心搏骤停患者中脓毒症的患病率为 13%～27%。脓毒症器官衰竭可引起循环衰竭、呼吸功能不全及代谢紊乱，最终出现心搏骤停。心搏骤停的危险因素还包括低氧血症、代谢紊乱、低血容量，以及与呼吸循环支持或维持生命装置有关的不良事件等。此外，脏器功能不全可能会导致心搏骤停的发生率增加，据统计，在发生心搏骤停的患者中，79% 出现 1 个或多个脏器功能不全，仅 21% 无器官功能障碍。

二、ICU 内心搏骤停的治疗及预后

胸外按压和早期除颤是治疗心搏骤停的基石。此外，在早期复苏过程中，胸外按压的开始时间及其质量通常与心搏骤停者的复苏成功率相关。一项法国的研究提示，在 677 例心搏骤停患者中，有 661 例（98%）被立即施以高质量的胸外按压。尽管只有约 20% 的住院心搏骤停患者具有初始可除颤节律，但快速识别可除颤心率并早期除颤可改善患者的预后。自动体外除颤仪在院外能明显改善患者的临床结局，但尚不清楚其在住院环境下是否可给患者带来更大益处。肾上腺素和胺碘酮都可改善院外心搏骤停患者的预后。在 ICU 内发生心搏骤停时，可以较早地给予患者药物治疗。对住院的心搏骤停患者而言，针对不可除颤节律的患者早期给予肾上腺素可改善其预后，但对可除颤节律的患者在除颤后 2min 内给予肾上腺素反而会使结果恶化。尽管如此，ICU 内 87% 心搏骤停患者仍可在事件发生 2min 内接受肾上腺素治疗。其他药物如去氨加压素和泼尼松龙的联合用药尽管可能会起效，但由于缺乏充足的临床证据，目前在美国和欧洲的相关指南中并不被推荐。

心搏骤停的后期管理通常侧重于心搏骤停后综合征、呼吸和血流动力学支持及神经保护等方面。基础疾病、复苏过程中的氧合情况、自主循环恢复时间等决定了心搏骤停后综合征的严重程度。由于 ICU 具备更专业的流程，因而可最大程度地避免心搏骤停后综合征的出现。ICU 中 66% 的患者在心搏骤停时可接受插管或气管切开，27% 的患者在心肺复苏后 2min 内接受插管。经历心搏骤停的患者很少死于难治性呼吸衰竭，而更多见的是循环异常，因此，血流动力学管理至关重要。先前存在的疾病、潜在的诊断及缺血再灌注引起的心肌顿抑有助于评估心搏骤停后患者的血流动力学特征。尽管亚低温治疗存在一些争议，但目前美国心脏病协会的建议是对患者提供至少 24h 的目标温度管理。接受目标温度管理的患者心率较低，血管阻力增加，心输出量略有下降，而升压药的剂量和乳酸水平较高。部分研究表明对脓毒症、脓毒症休克或细菌性脑膜炎患者，过低的体温反而会导致更差的临床结局。

与 ICU 外发生的心搏骤停不同，ICU 内的心搏骤停患者经过抢救后，70% 可恢复自主循环，但

这些恢复自主循环的患者中，仍有38%在24h内死于心源性休克，28%在24h后仍住在ICU。24h内转出ICU的患者中，10%发生了院内死亡，而12%在随访半年内死亡。

三、影响心搏骤停预后的因素

许多因素与ICU内心搏骤停的临床结局相关，如高龄（尤其是70岁以上）与心搏骤停后死亡率的增加相关。基础疾病与住院心搏骤停患者的临床结局密切相关，如恶性肿瘤、败血症、循环障碍、肺炎、神经功能障碍、肾功能障碍及肝功能障碍已被确定为心搏骤停患者存活率低的重要预测因素。与非心肌梗死相比，导致院内心搏骤停的急性心肌梗死与患者存活率的增加相关。与心搏骤停预后最密切相关的2个因素是呈现节律和心搏骤停的持续时间。与不可除颤节律的患者相比，可除颤节律的患者出院存活率要高2～3倍，这可能与患者本身的特征和先前存在的可能影响心脏节律的差异决定的。另外，心肺复苏的持续时间对心搏骤停预后也有较大影响，随着心肺复苏时间的延长，30天存活的机会明显减少。目前，已明确的心搏骤停原因与缺氧、代谢紊乱、低血容量、出血、急性冠状动脉综合征等有关，也与正在进行的维持生命的干预措施有关，心搏骤停发生时，患者已经存在的低血压、机械通气及升压药的使用与死亡率的升高相关。

即使在ICU病房，对病情恶化患者的急性管理延迟（包括启动治疗、纠正酸中毒及插管的延迟等）仍是影响心搏骤停预后最常见的因素。尽管心搏骤停时血流动力学状态迅速下降和（或）代谢性酸中毒恶化，但由于患者仍被认为有足够的氧合 / 通气，故插管通常被推迟。在这些患者失去代偿能力之前，对他们进行早期插管，可能会改善其预后。另外，ICU患者新出现的情绪改变可能是临床失代偿的另一个早期指标，这与低氧血症相关。因此，对ICU内出现情绪改变的患者，在给予抗焦虑药或麻醉药之前应注意评估这些患者的血流动力学不稳定或器官功能障碍的迹象。另外，抢救意愿也会严重影响患者的预后，ICU中部分患者家属对抢救的态度不太积极，这最终会导致患者的不良结局。

目前研究表明，复苏后患者的生活质量与某些因素相关，如不会致命或严重致残的疾病、持续的镇静药物作用、进行心脏复律时器官衰竭个数≤2个、存在可电击节律、较短的复苏时间等。

四、总结

在ICU患者中，心搏骤停的主要原因为心源性因素和非心源性因素。早期、积极、成功的复苏有助于改善患者预后，提高患者复苏后的功能状态。ICU发生心搏骤停的概率＜5%，在这些患者中，仅1/6在6个月后仍然存活且功能状态良好。高龄、男性、基础疾病、复苏时间、家属的抢救意愿等因素均可影响患者的预后，而早期稳定循环、纠正酸中毒、改善氧合等措施均有助于提高患者的复苏成功率及生存质量。

（北京协和医院　廉　慧　王小亭）

参考文献

[1] Berg RA, Nadkarni VM, Clark AE,et al.Incidence and Outcomes of Cardiopulmonary Resuscitation in PICUs. Crit Care Med, 2016, 44(4): 798-808.

[2] Perman SM, Stanton E, Soar J,et al. Location of In-Hospital Cardiac Arrest in the United States-Variability in Event Rate and Outcomes. J Am Heart Assoc, 2016, 5(10): e003638.

[3] Schluep M, Gravesteijn BY, Stolker RJ,et al. One-year survival after in-hospital cardiac arrest: A systematic review and meta-analysis. Resuscitation, 2018, 132: 90-100.

[4] Efendijev I, Raj R, Reinikainen M, et al.Temporal trends in cardiac arrest incidence and outcome in Finnish intensive care units from 2003 to 2013. Intensive Care Med, 2014, 40(12): 1853-1861.

[5] Efendijev I, Nurmi J, Castrén M, et al. Incidence and outcome from adult cardiac arrest occurring in the intensive care unit: a systematic review of the literature. Resuscitation, 2014, 85(4): 472-479.

[6] Leloup M, Briatte I, Langlois A, et al. Unexpected cardiac arrests occurring inside the ICU: outcomes of a French prospective multicenter study. Intensive Care Med, 2020, 46(5): 1005-1015.

[7] Radeschi G, Mina A, Berta G, et al. Incidence and outcome of in-hospital cardiac arrest in Italy: a multicentre observational study in the Piedmont Region. Resuscitation, 2017, 119: 48-55.

[8] Tran S, Deacon N, Minokadeh A, et al. Frequency and survival pattern of in-hospital cardiac arrests: The impacts of etiology and timing. Resuscitation,2016, 107: 13-18.

[9] Bergum D, Haugen BO, Nordseth T, et al. Recognizing the causes of in-hospital cardiac arrest-A survival benefit. Resuscitation, 2015, 97: 91-96.

[10] Overdyk FJ, Dowling O, Marino J, et al. Association of Opioids and Sedatives with Increased Risk of In-Hospital Cardiopulmonary Arrest from an Administrative Database. PLoS One, 2016, 11(2): e0150214.

[11] Monsieurs KG, Nolan JP, Bossaert LL, et al. European Resuscitation Council Guidelines for Resuscitation 2015: Section 1. Executive summary. Resuscitation, 2015, 95: 1-80.

[12] Neumar RW, Shuster M, Callaway CW, et al. Part 1: Executive Summary: 2015 American Heart Association Guidelines Update for Cardiopulmonary Resuscitation and Emergency Cardiovascular Care. Circulation, 2015, 132(18 Suppl 2): S315-367.

[13] Chan PS, Krumholz HM, Nichol G, et al. Delayed time to defibrillation after in-hospital cardiac arrest. N Engl J Med, 2008, 358(1): 9-17.

[14] Kudenchuk PJ, Brown SP, Daya M, et al. Amiodarone, Lidocaine, or Placebo in Out-of-Hospital Cardiac Arrest. N Engl J Med, 2016, 374(18): 1711-1722.

[15] Perkins GD, Ji C, Deakin CD, et al. A Randomized Trial of Epinephrine in Out-of-Hospital Cardiac Arrest. N Engl J Med, 2018, 379(8): 711-721.

[16] Donnino MW, Salciccioli JD, Howell MD, et al. Time to administration of epinephrine and outcome after in-hospital cardiac arrest with non-shockable rhythms: retrospective analysis of large in-hospital data registry. BMJ, 2014, 348: g3028.

[17] Andersen LW, Kurth T, Chase M, et al. Early administration of epinephrine (adrenaline) in patients with cardiac arrest with initial shockable rhythm in hospital: propensity score matched analysis. BMJ, 2016, 353: i1577.

[18] Andersen LW, Holmberg MJ, Berg KM, et al. In-Hospital Cardiac Arrest: A Review. JAMA, 2019, 321(12): 1200-1210.

[19] Witten L, Gardner R, Holmberg MJ, et al. Reasons for death in patients successfully resuscitated from out-of-hospital and in-hospital cardiac arrest. Resuscitation, 2019, 136: 93-99.

[20] Mourvillier B, Tubach F, van de Beek D, et al. Induced hypothermia in severe bacterial meningitis: a randomized clinical trial. JAMA, 2013, 310(20): 2174-2183.

[21] Chan PS, Spertus JA, Krumholz HM, et al. A validated prediction tool for initial survivors of in-hospital cardiac arrest. Arch Intern Med, 2012, 172(12): 947-953.

[22] Ebell MH, Afonso AM. Pre-arrest predictors of failure to survive after in-hospital cardiopulmonary resuscitation: a meta-analysis. Fam Pract, 2011, 28(5): 505-515.

[23] Rohlin O, Taeri T, Netzereab S, et al. Duration of CPR and impact on 30-day survival after ROSC for in-hospital cardiac arrest-A Swedish cohort study. Resuscitation, 2018, 132: 1-5.

[24] Benjamin EJ, Virani SS, Callaway CW, et al. Heart Disease and Stroke Statistics-2018 Update: A Report From the American Heart Association. Circulation, 2018, 137(12): e67-e492.

[25] Tian J, Kaufman DA, Zarich S, et al. Outcomes of critically ill patients who received cardiopulmonary resuscitation. Am J Respir Crit Care Med, 2010, 182(4): 501-506.

[26] Moskowitz A, Berg KM, Cocchi MN, et al. Cardiac arrest in the intensive care unit: An assessment of preventability. Resuscitation, 2019, 145: 15-20.

第六章　重 症 呼 吸

第一节　对急性呼吸窘迫综合征认识的进步：新型冠状病毒肺炎与非新型冠状病毒肺炎

新型冠状病毒肺炎（coronavirus disease 2019，COVID-19）已成为全球暴发流行性传染病，截至 2021 年 5 月 31 日，已经导致全球约 350 万感染患者的死亡。重症 / 危重症 COVID-19 引起急性呼吸窘迫综合征（acute respiratory distress syndrome，ARDS）往往导致患者病情急剧恶化，是导致患者临床预后不良的主要因素。COVID-19 导致的 ARDS 与非 COVID-19 导致的 ARDS 在临床表现、病理生理学及病理变化上有所不同，这些差异加深了临床医师对 ARDS 发病机制和病理生理变化的认识。

一、临床表现

由于低氧血症和（或）合并高碳酸血症、炎症因子的刺激及大量肺泡塌陷导致非 COVID-19 患者出现呼吸窘迫，然而，部分 COVID-19 患者虽然存在严重的低氧血症，但并没有明显的呼吸窘迫症状，呼吸力学也未出现顺应性下降，提示 COVID-19 存在另外一种亚型。因此，COVID-19 导致的 ARDS 与非 COVID-19 导致的 ARDS 在临床表现上存在差异。

1. 沉默型低氧血症　COVID-19 在起病时表现为发热、干咳等症状，但在疾病进展过程中，部分患者会出现低氧血症，血氧饱和度最低可降至 70%～80%，但患者无明显缺氧引起的不适主诉；当患者活动量增加，如下床、剧烈咳嗽或如厕等，会引起氧耗明显增加，导致病情恶化。沉默型低氧血症的机制主要包括：①严重急性呼吸综合征冠状病毒 2 型（severe acute respiratory syndrome coronavirus 2，SARS-CoV-2）导致的肺损伤不均一，局部肺损伤可引起肺泡塌陷，进而导致局部的通气 / 血流比例失调；② SARS-CoV-2 可导致肺损伤局部血管的异常扩张，进而可加重局部的通气 / 血流比例失调；③临床研究发现高达 40% 的重症 COVID-19 患者合并存在肺微血管血栓形成，可导致局部无效腔增加，进而加重通气 / 血流比例失调。临床医务人员需要及时识别沉默型低氧血症患者不显著的临床表现，积极纠正低氧血症，避免患者病情恶化。

2. 临床分型　基于患者的氧合变化和呼吸力学的临床变化，可将 COVID-19 患者分为 2 个亚型，即 L 型 COVID-19 导致的 ARDS 和 H 型 COVID-19 导致的 ARDS。L 型 COVID-19 导致的 ARDS 患者的临床特征是无明显呼吸窘迫症状，如低呼吸系统弹性阻力、低通气血流比值、低肺重量及低肺可复张性；H 型 COVID-19 导致的 ARDS 患者的临床特征是高呼吸性系统弹性阻力、高分流、高肺重量及高肺可复张性。L型COVID-19导致的ARDS患者肺损伤严重，氧合受到严重影响，但存在类似正常的肺力学特征，肺顺应性较好，在正常机械通气下，力学指标仍在肺保护性通气范围内，不会造成呼吸机相关性肺损伤加重。Gattinoni对12例COVID-19重症患者的研究发现，其呼吸系统顺应性接近正常，为52.1±5.4ml/cmH_2O，但分流明显升高，为0.51±0.10。一项多中心研究发现，在氧合指标相同的前提下，与非COVID-19导致的ARDS比较，COVID-19导致的ARDS患者肺顺应性更好，但两组的肺重量无显著性差异。H型COVID-19导致的ARDS患者的临床特征是高呼吸性系统弹性阻力、高分流、高肺重量及高肺可复张性，其机械通气策略为高呼气末正压（positive end expiratory pressure，PEEP）联合小潮气通气，这与非COVID-19导致的ARDS类似。

沉默型低氧血症和L型COVID-19导致的ARDS是COVID-19的特殊临床表现和临床分型，是COVID-19导致的ARDS的早期临床表现。随着病情的进展，也可能进展为H型COVID-19导致的ARDS，临床医师需要尽早识别，并针对不同的临床特征、分型及病程给予精准化治疗。

二、病理生理学

1. 肺通气血流的不均一　COVID-19导致的ARDS肺通气血流不均一的机制与非COVID-19导致的ARDS不同，临床表现也有差异。非COVID-19导致的ARDS由于大量肺泡塌陷，导致分流和无效腔量增加等病理生理学的变化，COVID-19导致的ARDS可引起局部肺损伤，导致分流及无效腔量增加。Mauri对25例COVID-19导致的ARDS患者的生理学研究发现，无效腔量和分流率的异质性很大，无效腔量为6%～41%，分流率为5%～37%。既往研究发现，非COVID-19导致的ARDS患者分流与无通气肺组织的比值变异也很大，其表观灌注指数为1.26±0.80，但对于COVID-19导致的ARDS，其表观灌注指数为3.0±2.1，提示对于COVID-19导致的ARDS患者，无通气肺组织的灌注较非COVID-19导致的ARDS明显增加。因此，COVID-19导致的ARDS患者通气与血流不均一性较非COVID-19导致的ARDS更为显著。

2. 肺可复张性的异质性　COVID-19导致的ARDS患者的肺可复张性差异很大。非COVID-19导致的ARDS患者往往由于病因不同导致不同的肺可复张性，而肺内源性ARDS患者往往可复张性较低。虽然COVID-19是肺内源性的ARDS，但COVID-19患者的肺可复张性差异大。COVID-19导致的ARDS的2种亚型肺可复张性不同，一项在中国进行的观察性研究发现，COVID-19导致的ARDS患者的肺可复张性均较低，但一项在意大利进行的研究发现，高可复张性的比例为64%。比较临床PEEP的设定后发现，中国医师设定的PEEP为9cmH_2O，而意大利医师设定的PEEP为12cmH_2O，这反映了不同的医师对于不同肺可复张性ARDS处理有差异。因此，在优化机械通气时，需要评估ARDS患者肺可复张性。

3. 局部肺血管的异常扩张　COVID-19导致的ARDS引起局部肺血管异常扩张是导致其通气血流比例失调的主要病理生理基础。肺损伤的机制是SARS-CoV-2通过血管紧张素转换酶Ⅱ结合感染细胞，导致血管紧张素转换酶Ⅰ活性下降，引起血管紧张素Ⅱ降至生理水平以下，出现肺血管收缩功能障碍和异常舒张，进而导致局部灌注增加、通气血流比例失调。对COVID-19患者进行增强CT检查发现，89%的患者存在外周肺动脉的异常扩张，这是导致患者出现低氧血症的主要病理生理机制。

三、病理学

COVID-19 导致的 ARDS 的病理学变化包括弥漫性肺泡损伤、肺微血栓形成、急性 / 亚急性纤维素形成及机化性肺炎，这些特征性病理变化与非 COVID-19 导致的 ARDS 有些类似，但也有不同。

1. 弥漫性肺泡损伤　弥漫性肺泡损伤是 ARDS 的典型病理变化，COVID-19 导致的 ARDS 患者肺病理学变化也能看到典型的透明膜形成、蛋白渗出、局灶反应性肺上皮细胞增生伴炎性细胞浸润。与 SARS 和 H1N1 导致的 ARDS 比较，COVID-19 导致的 ARDS 的弥漫性肺泡损伤与其他 2 种疾病引起的肺部病理学变化无明显差别。因此，COVID-19 导致的 ARDS 在弥漫性肺泡损伤方面与非 COVID-19 导致的 ARDS 无差异。

2. 肺微血栓形成和肺毛细血管的增殖　SARS-CoV-2 引起肺血管内皮炎症反应和肺微血管内血栓形成，进而引起肺损伤加重。COVID-19 导致的 ARDS 患者的肺部病理检查结果发现，肺泡壁显著增宽伴肺泡壁内微血管内血栓形成。COVID-19 导致肺内微血栓形成的比例是流感导致肺内微血栓形成的 9 倍，而且与 H1N1 导致的 ARDS 相比，COVID-19 导致的 ARDS 微血栓形成比例明显升高（24% *vs.* 57%）。COVID-19 导致的 ARDS 的病理还表现为毛细血管的增殖，毛细血管伸长伴有结构变化，毛细血管内存在套叠式生长，COVID-19 毛细血管套叠式生长的密度比普通流感和正常肺组织高［（60.7±11.8）*vs.*（22.5±6.9）*vs.*（2.1±0.6）］，且 COVID-19 的血管生长密度是普通流感的 2.7 倍。因此，肺内微血栓的高发生率和肺毛细血管的增殖是 COVID-19 导致的 ARDS 的特征病理表现。

3. 急性 / 亚急性纤维素形成和机化性肺炎　COVID-19 导致 ARDS 的另一病理表现为急性 / 亚急性纤维素形成和机化性肺炎，其病理特征为由于成纤维的迁移纤维蛋白积聚在肺泡内形成“纤维蛋白球”。有研究发现，COVID-19 引起的急性 / 亚急性纤维素形成的比例为 4%，H1N1 引起的急性 / 亚急性纤维素形成的比例为 0.3%，而在 SARS 患者的病理切片中几乎无这种病理变化。在 COVID-19 的尸检中机化性病理表现的发生率为 52%，大部分为局部存在或与透明膜形成混合存在，而在 H1N1 中机化性病理表现的发生率为 40%，SARS 为 47%。因此，纤维素的形成和机化性表现也是 COVID-19 导致的 ARDS 的病理性表现之一。

COVID-19 导致的 ARDS 使临床医师观察到由一种病因引起 ARDS 的整个发病过程，沉默型低氧血症、L 型 COVID-19 导致的 ARDS、肺可复张性的异质性都是基于 COVID-19 导致的血管扩张、肺微血栓的形成等病理变化，COVID-19 导致的 ARDS 进一步扩展了临床医师对 ARDS 认识的范畴，使其对 ARDS 有了进一步的了解。

（东南大学附属中大医院　邱海波　潘　纯）

参考文献

[1] WHO. WHO Coronavirus Disease (COVID-19) Dashboard. https://covid19. who. int/. Accessed 9 July 2021.

[2] Xie J, Wu W, Li S, et al. Clinical characteristics and outcomes of critically ill patients with novel coronavirus infectious disease (COVID-19) in China: a retrospective multicenter study. Intensive Care Med, 2020, 46(10): 1863-1872.

[3] Feng Y, Ling Y, Bai T, et al. COVID-19 with different severities: a multicenter study of clinical features. Am J Respir Crit Care Med, 2020, 201(11): 1380-1388.

[4] Couzin Frankel J. The mystery of the pandemic’s ‘happy hypoxia’. Science, 2020, 368(6490): 455-456.

[5] Gattinoni L, Coppola S, Cressoni M, et al. COVID-19 does not lead to a “Typical” acute respiratory distress syndrome. Am J Respir Crit Care Med, 2020, 201(10): 1299-1300.

[6] Klok FA, Kruip M, van der Meer NJM, et al. Incidence of thrombotic complications in critically ill ICU patients with COVID-19. Thromb Res, 2020, 191: 145-147.

[7] Leonard Lorant I, Delabranche X, Severac F, et al. Acute pulmonary embolism in patients with COVID-19 at CT angiography and relationship to d-Dimer levels. Radiology, 2020, 296(3): E189-E191.

[8] Grasselli G, Tonetti T, Protti A, et al. Pathophysiology of COVID-19-associated acute respiratory distress syndrome: a multicentre prospective observational study. Lancet Respir Med, 2020, 8(12): 1201-1208.

[9] Camporota L, Vasques F, Sanderson B, et al. Identification of pathophysiological patterns for triage and respiratory support in COVID-19. Lancet Respir Med, 2020, 8(8): 752-754.

[10] Force ADT, Ranieri VM, Rubenfeld GD, et al. Acute respiratory distress syndrome: the Berlin definition. JAMA, 2012, 307(23): 2526-2533.

[11] Mauri T, Spinelli E, Scotti E, et al. Potential for lung recruitment and ventilation-perfusion mismatch in patients with the acute respiratory distress syndrome from coronavirus disease, 2019. Crit Care Med, 2020, 48(8): 1129-1134.

[12] Cressoni M, Caironi P, Polli F, et al. Anatomical and functional intrapulmonary shunt in acute respiratory distress syndrome. Crit Care Med, 2008, 36(3): 669-675.

[13] Caironi P, Cressoni M, Chiumello D, et al. Lung opening and closing during ventilation of acute respiratory distress syndrome. Am J Respir Crit Care Med, 2010, 181(6): 578-586.

[14] Pan C, Chen L, Lu C, et al. Lung recruitability in COVID-19-associated acute respiratory distress syndrome: a single-center observational study. Am J Respir Crit Care Med, 2020, 201(10): 1294-1297.

[15] Leisman DE, Deutschman CS, Legrand M. Facing COVID-19 in the ICU: vascular dysfunction, thrombosis, and dysregulated inflammation. Intensive Care Med, 2020, 46(6): 1105-1108.

[16] Caruso D, Zerunian M, Polici M, et al. Chest CT features of COVID-19 in Rome, Italy. Radiology, 2020, 296(2): E79-E85.

[17] Patel BV, Arachchillage DJ, Ridge CA, et al. Pulmonary angiopathy in severe COVID-19: physiologic, iImaging, and hematologic observations. Am J Respir Crit Care Med, 2020, 202(5): 690-699.

[18] Tian S, Hu W, Niu L, et al. Pulmonary pathology of early-phase, 2019 novel coronavirus (COVID-19) pneumonia in two patients with lung cancer. J Thorac Oncol, 2020, 15(5): 700-704.

第二节　急性呼吸窘迫综合征治疗的新手段：细胞外囊泡

ARDS 是多种病因导致的急性弥漫性肺损伤，肺内、外原因引起的脓毒症是最常见的病因，主要病理改变是弥漫性的肺泡上皮细胞和血管内皮细胞损伤，临床主要表现为急性呼吸窘迫和顽固性低氧血症。尽管过去 50 年中，人们对 ARDS 病理生理机制的认识不断加深，但仍存在许多问题亟待解决。随着对细胞外囊泡研究的不断深入，为深化对 ARDS 病理生理机制、损伤标志物、新的治疗靶点及治疗策略的认识提供新的方向。

细胞外囊泡是介导细胞间交流的新型媒介，其是细胞释放的脂质双分子层包裹的囊泡结构，在细胞健康、损伤或激活，甚至死亡等状态下被释放到细胞外，可分为外泌体（直径＜150nm，内涵体来源）和微囊泡（直径为 200～1000nm，细胞膜来源），通过包裹并转运蛋白、脂质、核酸及线粒体等生物活性物质，被受体细胞以非特异性内吞、膜融合、胞饮作用等途径摄取，介导细胞之间的交互作用，在健康或疾病中发挥重要作用。细胞外囊泡参与多种炎症性疾病的发生发展，并在多种疾病中作为潜在的生物标志物和治疗靶点。

一、细胞外囊泡在 ARDS 发病机制中的重要作用

细胞外囊泡通过转运生物活性分子和成分参与调控 ARDS 病理生理机制。早期 ARDS 患者肺泡灌洗液中的细胞外囊泡富含磷脂酶 A2 的 mRNA，能促进肺泡表面活性磷脂水解，导致 ARDS 的发生发展。肺泡灌洗液中富含有组织因子的细胞外囊泡，能促进凝血功能，导致肺组织水肿，促进肺泡血栓形成和肺组织纤维化。富含 miRNA-466 的细胞外囊泡转运到骨髓来源巨噬细胞，能激活巨噬细胞中 Nod 样受体蛋白 3（Nod-like receptor protein 3，NLRP3）炎性小体，促进白介素（interleukin，IL）-1β 表达，促进炎症反应，导致急性肺损伤。

1. 细胞外囊泡在不同病因所致 ARDS 模型中的重要作用　ARDS 动物模型相关的研究表明，肺损伤来源的细胞外囊泡具有促炎和导致损伤的效应。大肠埃希菌感染离体肺组织后产生的细胞外囊泡，经气道或血管灌注离体肺，可导致中性粒细胞浸润、炎症因子分泌、肺血管通透性增加及肺组织水肿。脂多糖（lipopolysaccharide，LPS）刺激或肺炎克雷伯杆菌感染产生的细胞外囊泡与巨噬细胞共培养，能促进肺泡巨噬细胞和小鼠肺中模式识别受体和炎症因子表达。

流感病毒感染产生的细胞外囊泡可促进上皮细胞和巨噬细胞分泌趋化因子和促炎因子，增强炎症反应，降低抗病毒蛋白 Mx1 表达和促进病毒复制。COVID-19 感染患者血液中的细胞外囊泡含有各种抗病毒免疫、损害 T 细胞功能、促凝活性的蛋白质，在 COVID-19 导致的 ARDS 中发挥重要作用。

在盐酸致 ARDS 模型中，肺泡灌洗液中的细胞外囊泡以肺上皮细胞来源为主，通过转运 miRNA，靶向促进巨噬细胞中整合素的表达，促进巨噬细胞迁移和浸润。而低氧诱导肺上皮细胞释放的细胞外囊泡携带了大量胱天蛋白酶 3（caspase-3），诱导肺泡巨噬细胞促炎表型。在机械通气导致肺损伤模型中，肺泡灌洗液中细胞外囊泡携带大量 IL-1β 等炎症因子，阻断 ROCK 信号通路，减少

细胞外囊泡产生，可明显缓解肺内炎症反应，减轻机械通气导致的肺损伤。

2. 不同细胞来源的细胞外囊泡在ARDS中的重要作用　在不同的ARDS模型中，尽管几乎所有的细胞均能释放细胞外囊泡，但不同刺激应答的细胞并不完全一致。Lee等发现氧化应激联合盐酸吸入和气道吸入LPS导致ARDS，同时促进细胞外囊泡分泌增多，无菌性刺激的小鼠中以肺泡上皮细胞分泌为主，而LPS刺激的小鼠中以肺泡巨噬细胞来源为主，这些细胞外囊泡均能促进巨噬细胞浸润，加重肺内炎症反应。

肺泡巨噬细胞最先释放细胞外囊泡。LPS刺激或肺炎克雷伯杆菌感染导致的ARDS小鼠，肺泡灌洗液中携带CD68的细胞外囊泡显著增多，促进细胞间黏附分子（intercelluar adhesion molecule，ICAM）-1表达和单核细胞浸润，破坏血管屏障功能，增加蛋白渗出，在ARDS早期启动炎症反应发挥关键作用。内皮细胞是ARDS时细胞外囊泡产生第二梯队。在LPS、机械牵张导致的肺损伤模型中，内皮细胞释放细胞外囊泡增多，这些囊泡能够减少一氧化氮释放和促进小动脉血管舒张、肺泡中性粒细胞浸润、炎症因子分泌，导致血管内皮损伤、血管屏障功能破坏、体液蛋白渗出，从而发生ARDS。单核细胞、血小板、上皮细胞也是ARDS是细胞外囊泡的重要来源，这些细胞外囊泡能够导致肺微血管内皮细胞凋亡和破坏血管内皮屏障功能。

3. 细胞外囊泡在正常肺稳态维持和ARDS损伤修复中的重要作用　细胞外囊泡不仅在ARDS病理生理机制中发挥关键作用，在正常的肺稳态维持中也起到了重要作用。研究表明，肺泡灌洗液中细胞外囊泡介导了肺泡表面活性物质和肺泡上皮细胞与肺固有免疫细胞之间的抗炎性对话。肺泡巨噬细胞来源的细胞外囊泡携带了细胞因子信号传送阻抑物3（suppressor of cytokine signaling 3，SOCS3），能够转运到肺泡上皮细胞中，限制信号转导及转录激活因子3（signal transduction and activator of transcription3，STAT3）活化，阻断细胞增殖，降低单核细胞趋化蛋白1（monocyte chemoattractant protein 1，MCP1）表达，减少中性粒细胞浸润，缓解肺部炎症反应。α2巨球蛋白阳性的淋巴细胞来源的细胞外囊泡能够缓解内皮细胞通透性，促进中性粒细胞吞噬病原菌。

生物液体中的细胞外囊泡普遍存在不均一性，不同细胞释放的细胞外囊泡来源不一样、装载的货物不一样，在ARDS不同阶段可能发挥不一样的作用。LPS刺激或肺炎克雷伯杆菌感染导致的ARDS小鼠，肺泡灌洗液和血浆中细胞外囊泡富含miRNA-223和miRNA-142，将这些细胞外囊泡重新注射到ARDS小鼠体内，可减少中性粒细胞和巨噬细胞浸润，抑制炎性小体活性，降低肺组织中炎症因子水平。浸润到肺泡中的中性粒细胞可能通过释放大量细胞外囊泡，作用于肺泡巨噬细胞和肺泡上皮细胞，促进修复因子——转化生长因子-β（transforming growth factor-β，TGF-β）的分泌，减少促炎因子——肿瘤坏死因子（tumor necrosis factor-α，TNF-α）和IL-8分泌抑制聚腺苷二磷酸（adenosine diphosphate，ADP）核糖聚合酶合成，减轻炎症反应。

二、细胞外囊泡作为生物标志物在ARDS诊疗中的潜在价值

细胞外囊泡能够作为ARDS诊断和判断预后的生物标志物。Wu等发现重症肺炎患者ARDS的发生与血浆细胞外囊泡中miRNA含量密切相关，其中，miRNA-126与28天病死率密切相关，miRNA-126含量越多，提示患者死亡可能性越大。循环中内皮细胞来源的细胞外囊泡与ARDS患者病死率密切相关。循环中细胞外囊泡含量是重症患者发生ARDS的独立危险因素。循环中α2巨球

蛋白阳性的淋巴细胞来源的细胞外囊泡含量与脓毒症 ARDS 患者病死率密切相关。

生存组 ARDS 患者肺泡灌洗液和血浆中淋巴细胞来源的细胞外囊泡水平高于死亡组 ARDS 患者。肺泡灌洗液中细胞外囊泡的含量与 ARDS 患者预后密切相关，其含量越高患者死亡风险越高。宿主本身的细胞外囊泡携带了大量生物活性的分子，测量这些分子是否存在、其比例及其水平，可反映宿主本身的状态和疾病的预后，它们可能是非常有潜力的生物标志物。

三、细胞外囊泡在 ARDS 治疗中的潜在价值

1. 间充质干细胞来源的细胞外囊泡治疗 ARDS　间充质干细胞（mesenchymal stem cell，MSC）通过其固有的抗炎能力和促进分解的特性，能够缓解 ARDS 动物模型的炎症反应和肺损伤。MSC 来源的细胞外囊泡被证明在细菌或病毒导致的 ARDS 动物模型中具有很好的治疗效果。研究发现，MSC 来源的外泌体能够缓解气道滴注 LPS 和大肠埃希菌感染引起的炎症反应，减少肺泡中蛋白渗出，减轻肺损伤，能够抑制流感病毒复制，减轻流感病毒导致的急性肺损伤。临床研究表明，MSC 来源的细胞外囊泡，能够减少中性粒细胞浸润，减轻炎症风暴，促进淋巴细胞增殖，重建免疫防御，改善氧合和 COVID-19 所致 ARDS 患者症状和病情。MSC 来源细胞外囊泡预处理可改善创伤性肺损伤大鼠的生存率、减少炎症因子、缓解淋巴细胞浸润及减轻肺水肿。

MSC 通过释放细胞外囊泡，传递 miRNA、mRNA 及线粒体成分到不同的肺泡细胞，发挥抗炎活性和促进损伤修复的作用。研究发现，MSC 来源细胞外囊泡携带了大量血管生成素的 mRNA，能够调节巨噬细胞功能，稳定血管，缓解炎症反应，减轻肺组织损伤。MSC 来源的细胞外囊泡能够转移线粒体至肺泡巨噬细胞，促进巨噬细胞 M2 极化，促进抗炎因子的分泌及其对病原菌的吞噬作用。MSC 来源的细胞外囊泡能缓解 LPS 导致的线粒体损伤，减轻内皮细胞炎症反应，改善血管屏障功能，减轻 ARDS 小鼠炎症反应，缓解肺损伤。

2. 细胞外囊泡作为药物载体治疗 ARDS　细胞外囊泡能够作为精准治疗手段和药物载体，根据患者的需要，给细胞外囊泡装载个体化的药物，靶向递送至损伤部位，发挥治疗作用。研究发现，血小板来源的细胞外囊泡可作为药物载体，工程化改装细胞外囊泡的内容物，装载抗炎活性的 TPCA-1，递送到炎症损伤部位，抑制炎症细胞浸润，减少炎症因子释放，缓解肺组织损伤。

MSC 来源的细胞外囊泡可用来装载药物或保护性 RNA，通过表面受体特异性递送到目标的受体细胞，以发挥具体的治疗作用，未来可能是 ARDS 有效的潜在治疗策略。给 MSC 来源的细胞外囊泡装载神经营养因子和免疫调节因子——神经营养因子（neurotrophic factor，NTF）来改装 MSC 来源的细胞外囊泡，发现改装的 MSC 细胞外囊泡可减少中性粒细胞浸润，降低肺泡中促炎因子水平，减轻肺水肿，缓解纤维化并改善氧合，且治疗作用优于普通 MSC 来源的细胞外囊泡。

四、总结与展望

综上所述，ARDS 发生时，内源性的细胞外囊泡产生增多，通过转运一系列生物活性分子，介导并放大炎症性损伤，并在 ARDS 发生发展过程中发挥重要作用，清除细胞外囊泡或阻断其摄取和内容物传递有望治疗 ARDS。间充质干细胞来源的或人工合成的细胞外囊泡，经生物赋能后，可能是治疗 ARDS 的重要策略。以细胞外囊泡为靶点或作为治疗策略在 ARDS 治疗中的转化研究将是未来的

研究方向。

（东南大学附属中大医院　彭　菲　杨　毅）

参考文献

[1] Matthay MA, Zemans RL, Zimmerman GA, et al. Acute respiratory distress syndrome. Nat Rev Dis Primers, 2019, 5(1): 18.

[2] Kalluri R, LeBleu VS. The biology, function, and biomedical applications of exosomes. Science, 2020, 367(6478): eaau6977.

[3] Théry C, Witwer KW, Aikawa E, et al. Minimal information for studies of extracellular vesicles 2018 (MISEV2018): a position statement of the international society for extracellular vesicles and update of the MISEV2014 guidelines. J Extracell Vesicles, 2018, 7(1): 1535750.

[4] Papadopoulos S, Kazepidou E, Antonelou MH, et al. Secretory phospholipase A2-IIA protein and mRNA pools in extracellular vesicles of bronchoalveolar lavage fluid from patients with early acute respiratory distress syndrome: a new perception in the dissemination of inflammation?Pharmaceuticals, 2020, 13(11): 415.

[5] Bastarache JA, Fremont RD, Kropski JA, et al. Procoagulant alveolar microparticles in the lungs of patients with acute respiratory distress syndrome. Am J Physiol Lung Cell Mol Physiol, 2009, 297(6): L1035-L1041.

[6] Shikano S, Gon Y, Maruoka S, et al. Increased extracellular vesicle miRNA-466 family in the bronchoalveolar lavage fluid as a precipitating factor of ARDS. BMC Pulm Med, 2019, 19(1): 110.

[7] Liu A, Park J. H, Zhang X, et al. Therapeutic Effects of Hyaluronic Acid in Bacterial Pneumonia in Ex Vivo Perfused Human Lungs. Am J Respir Crit Care Med, 2019, 200(10): 1234-1245.

[8] Lee H, Zhang D, Zhu Z, et al. Epithelial cell-derived microvesicles activate macrophages and promote inflammation via microvesicle-containing microRNAs. Scientific Reports, 2016, 6(1): 35250.

[9] Aoyagi T, Newstead MW, Zeng X, et al. IL-36 receptor deletion attenuates lung injury and decreases mortality in murine influenza pneumonia. Mucosal Immunol, 2017, 10(4): 1043-1055.

[10] Scheller N, Herold S, Kellner R, et al. Proviral microRNAs detected in extracellular vesicles from bronchoalveolar lavage fluid of patients with influenza virus-induced acute respiratory distress syndrome. J Infect Dis, 2019, 219(4): 540-543.

[11] Fujita Y, Hoshina T, Matsuzaki J, et al. Early prediction of COVID-19 severity using extracellular vesicles and extracellular RNAs. J Extracell Vesicles, 2021, 10(8): e12092.

[12] Krishnamachary B, Cook C, Spikes L, et al. The potential role of extracellular vesicles in COVID-19 associated endothelial injury and pro-inflammation. medRxiv, 2020, 2020. 08. 27. 20182808.

[13] Lee H, Zhang D, Wu J, et al. Lung epithelial cell-derived microvesicles regulate macrophage migration via microRNA-17/221-induced integrin β(1) recycling. J Immunol, 2017, 199(4): 1453-1464.

[14] Moon HG, Cao Y, Yang J, et al. Lung epithelial cell-derived extracellular vesicles activate macrophage-mediated inflammatory responses via ROCK1 pathway. Cell Death Dis, 2015, 6(12): e2016.

[15] Dai H, Zhang S, Du X, et al. RhoA inhibitor suppresses the production of microvesicles and rescues high ventilation induced lung injury. Int Immunopharmacol, 2019, 72: 74-81.
[16] Lee H, Zhang D, Laskin DL, et al. Functional evidence of pulmonary extracellular vesicles in infectious and noninfectious lung inflammation. J Immunol, 2018, 201(5): 1500-1509.
[17] Soni S, Wilson MR, O'Dea KP, et al. Alveolar macrophage-derived microvesicles mediate acute lung injury. Thorax, 2016, 71(11): 1020-1029.
[18] Letsiou E, Sammani S, Zhang W, et al. Pathologic mechanical stress and endotoxin exposure increases lung endothelial microparticle shedding. Am J Respir Cell Mol Biol, 2015, 52(2): 193-204.
[19] Densmore JC, Signorino PR, Ou J, et al. Endothelium-derived microparticles induce endothelial dysfunction and acute lung injury. Shock, 2006, 26(5): 464-471.
[20] Buesing KL, Densmore JC, Kaul S, et al. Endothelial microparticles induce inflammation in acute lung injury. J Surg Res, 2011, 166(1): 32-39.
[21] Mitra S, Wewers MD, Sarkar A. Mononuclear phagocyte-derived microparticulate caspase-1 induces pulmonary vascular endothelial cell injury. PLoS One, 2015, 10(12): e0145607.
[22] Eltom S, Dale N, Raemdonck KR, et al. Respiratory infections cause the release of extracellular vesicles: implications in exacerbation of asthma/COPD. PLoS One, 2014, 9(6): e101087.
[23] Bourdonnay E, Zasłona Z, Penke LR, et al. Transcellular delivery of vesicular SOCS proteins from macrophages to epithelial cells blunts inflammatory signaling. J Exp Med, 2015, 212(5): 729-742.
[24] Zhang D, Lee H, Wang X, et al. A potential role of microvesicle-containing miR-223/142 in lung inflammation. Thorax, 2019, 74(9): 865-874.
[25] Neudecker V, Brodsky KS, Clambey ET, et al. Neutrophil transfer of miR-223 to lung epithelial cells dampens acute lung injury in mice. Sci Transl Med, 2017, 9(408): eaah5360.
[26] Wu X, Wu C, Gu W, et al. Serum exosomal microRNAs predict acute respiratory distress syndrome events in patients with severe community-acquired pneumonia. Biomed Res Int, 2019, 2019: 3612020.
[27] O'Dea KP, Porter JR, Tirlapur N, et al. Circulating microvesicles are elevated acutely following major burns injury and associated with clinical severity. PLoS One, 2016, 11(12): e0167801.
[28] Guervilly C, Lacroix R, Forel JM, et al. High levels of circulating leukocyte microparticles are associated with better outcome in acute respiratory distress syndrome. Crit Care, 2011, 15(1): R31.
[29] Zhu YG, Feng XM, Abbott J, et al. Human mesenchymal stem cell microvesicles for treatment of Escherichia coli endotoxin-induced acute lung injury in mice. Stem Cells, 2014, 32(1): 116-125.
[30] Monsel A, Zhu YG, Gennai S, et al. Therapeutic effects of human mesenchymal stem cell-derived microvesicles in severe pneumonia in mice. Am J Respir Crit Care Med, 2015, 192(3): 324-336.
[31] Khatri M, Richardson LA, Meulia T. Mesenchymal stem cell-derived extracellular vesicles attenuate influenza virus-induced acute lung injury in a pig model. Stem Cell Res Ther, 2018, 9(1): 17.
[32] Sengupta V, Sengupta S, Lazo A, et al. Exosomes derived from bone marrow mesenchymal stem cells as treatment for severe COVID-19. Stem Cells Dev, 2020, 29(12): 747-754.
[33] Park J, Kim S, Lim H, et al. Therapeutic effects of human mesenchymal stem cell microvesicles in an ex vivo perfused human lung injured with severe E. coli pneumonia. Thorax, 2019, 74(1): 43-50.

[34] Song Y, Dou H, Li X, et al. Exosomal miR-146a contributes to the enhanced therapeutic efficacy of interleukin-1β-primed mesenchymal stem cells against sepsis. Stem Cells, 2017, 35(5): 1208-1221.

[35] Tang XD, Shi L, Monsel A, et al. Mesenchymal stem cell microvesicles attenuate acute lung injury in mice partly mediated by ang-1 mRNA. Stem Cells, 2017, 35(7): 1849-1859.

[36] Morrison TJ, Jackson MV, Cunningham EK, et al. Mesenchymal stromal cells modulate macrophages in clinically relevant lung injury models by extracellular vesicle mitochondrial transfer. Am J Respir Crit Care Med, 2017, 196(10): 1275-1286.

[37] Silva JD, Su Y, Calfee CS, et al. MSC extracellular vesicles rescue mitochondrial dysfunction and improve barrier integrity in clinically relevant models of ARDS. Eur Respir J, 2021, 58(1): 2002978.

[38] Ma Q, Fan Q, Xu J, et al. Calming cytokine storm in pneumonia by targeted delivery of TPCA-1 using platelet-derived extracellular vesicles. Matter, 2020, 3(1): 287-301.

[39] Kaspi H, Semo J, Abramov N, et al. MSC-NTF (NurOwn®) exosomes: a novel therapeutic modality in the mouse LPS-induced ARDS model. Stem Cell Res Ther, 2021, 12(1): 72.

第三节　呼吸驱动：床旁测定方法

一、概述

呼吸驱动（respiratory drive）的定义为呼吸中枢发出冲动的强度。生理性信号的幅度大小可以测定这种强度。呼吸努力的定义为呼吸肌肉的机械性输出，包括呼吸肌肉收缩的幅度和频率。

患者行辅助通气时，每次呼吸均由负向的胸膜腔内压（P_{pl}）（来源于患者的呼吸努力）和呼吸机所给的正向气道压（P_{aw}）组成。跨肺压（P_L）是 P_{aw} 和 P_{pl} 的差值（$P_L=P_{aw}-P_{pl}$），代表了在肺泡上所施加的应力。在辅助通气过程中，过强的吸气努力会让 P_L 超过安全界值，但这种过度的压力无法仅依赖呼吸机的 P_{aw} 波形被发现。

过强的自主呼吸（可导致过度的全肺和局部肺应力）（图 6-3-1）、高跨血管压力和肺水肿风险及通气过程中的人机不同步均能增加肺损伤；而机械通气过程中膈肌的向心性和离心性负荷过度、过度辅助及过高的 PEEP 所导致的去负荷均能造成膈肌损伤。

二、呼吸驱动常用的床旁测定方法

监测不良人机交互和呼吸努力过度 / 不足相当困难。单纯通过观察呼吸机波形来排除潜在的损伤性呼吸努力并不敏感。下面简述几种呼吸驱动常用的床旁测定方法。

（一）食道压

监测 ARDS 患者通气过程中的食道压（P_{es}）逐渐得到广泛使用。该技术是检测呼吸努力和呼吸做功的“金标准”。使用 P_{es} 进行自主呼吸监测时，可得到以下相关数值。

1. 跨肺压　P_{es} 可替代 P_{pl} 计算 P_L（$P_L=P_{aw}-P_{pl}$）。在辅助机械通气中，P_L 很容易就能达到损伤水

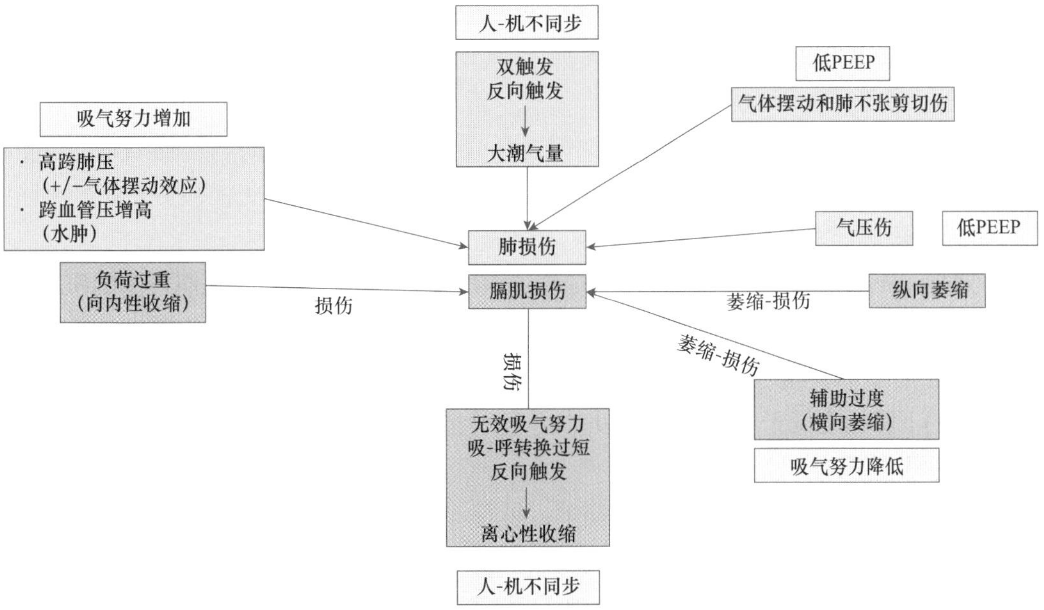

图 6-3-1 过强自主呼吸驱动的危害

注：PEEP. 呼气末正压

平（患者自身努力和呼吸机送气都能扩张肺）。P_L 可接受的最高界限目前尚无定论。在肺损伤患者中，吸气峰值 20cmH_2O 需要引起医师警惕，以达到降低损伤风险的目的。

需要注意的是，由于局部通气的异质性和气体摆动的存在，所测得的 P_L 会低估依赖区肺所受到的应力。使用吸气末阻断法获得的半静止平台 P_L 反映了被动机械通气中的肺应力；由于气体摆动的存在，动态改变的 P_L（ΔP_L）更能反映自主呼吸过程中的损伤风险。ΔP_L 更像是反映动态情况下背侧所收到的机械应力的上限。另外，很多证据也表明，与整体（峰值）的肺应力相比，动态（潮式增加）的肺应力在肺损伤中是更重要的驱动。

2. 呼吸肌肉压力　P_{es} 体现的是吸气努力，而吸气肌肉压（P_{mus}）对应的是呼吸肌肉产生的所有力量。虽然膈肌是最重要的吸气肌肉，但在努力吸气时，辅助呼吸肌肉（肋间肌、胸锁乳突肌及斜角肌）也参与其中，特别是在膈肌功能障碍的情况下。如图 6-3-2 所示，P_{mus} 由克服胸廓的弹性回缩力（P_{cw}）和 P_{es} 的差值组成（$P_{mus}=P_{cw}-P_{es}$）。P_{cw} 代表放松状态下胸廓的弹性回缩力，能够通过潮气量和胸廓弹性（E_{cw}）的乘积进行计算。压力 - 时间乘积（pressure-time product，PTP）由 P_{mus} 的面积和时间组成。

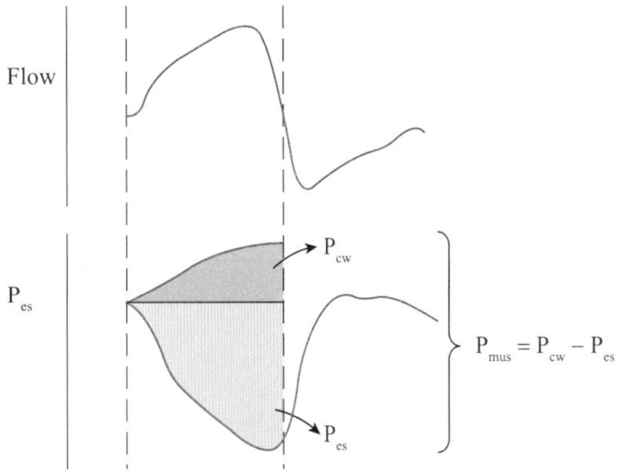

图 6-3-2 P_{mus} 的构成和压力 - 时间乘积（PTP）

注：Flow. 气流；P_{es}. 食道压；P_{cw}. 克服胸廓的弹性回缩力；P_{mus}. 吸气肌肉压

目前，辅助通气中最佳的 P_{mus} 水平并不明确。最近的数据提示，健康志愿者平静呼吸下的 P_{mus}

水平是安全的，且能够防止膈肌萎缩（5～10cmH$_2$O）。医师在日常的临床工作中，通常无须校正 P_{cw}，因为胸壁弹性通常相对较低（甚至在胸膜腔内压升高的情况下）。因此，目标 ΔP_{es} 3～8cmH$_2$O 可认为相当于正常的 P_{mus} 为 5～10cmH$_2$O。

吸气努力测量的“金标准”是 P_{mus} 和吸气时间的乘积（即 PTP）。PTP 与呼吸肌的能量消耗密切相关。PTP 为 50～100cmH$_2$O/（s·min）可能反映了合适的氧耗和可接受的吸气努力。

（二）跨膈肌压

可使用双球囊导管，通过测定吸气时的 P_{es} 和胃内压（P_{ga}）的改变监测膈肌产生的压力［跨膈肌压（P_{di}）］。在吸气努力时（取决于胸腹部运动的形式），膈肌收缩将腹腔内器官下推，增加腹膜腔压力（P_{ga} 正向增加），扩张胸腔（P_{es} 负向增加）。若吸气时胸腹腔运动的变化为膈肌上移（P_{ga} 降低），膈肌收缩时 P_{ga} 的下降幅度低于 P_{es}，导致 P_{di} 增加。这种技术常用于研究而不是临床实践。

（三）通过呼吸阻断动作监测自主呼吸

呼气和吸气的阻断是监测辅助机械通气简单、易行、无创且相当可靠的方法。

1. 吸气阻断　吸气末短暂阻断是在被动机械通气中测量平台压（P_{plat}）广泛使用的方法。通过计算 P_{plat} 和 PEEP 的差值得到的驱动压（ΔP）反映了动态肺应力和肺损伤风险，与 ARDS 患者的病死率密切相关。辅助通气中的吸气阻断时，患者吸气末收缩的吸气肌肉舒张，动态改变的 P_{aw}（ΔP_{aw}）升高，这在呼吸机波形上能够轻易检测。当患者过度辅助且吸气努力较低时，P_{aw} 在阻断时降低（图 6-3-3）。在这种情况下，较高的 P_{plat} 和 ΔP 需要考虑过度充气和肺损伤。

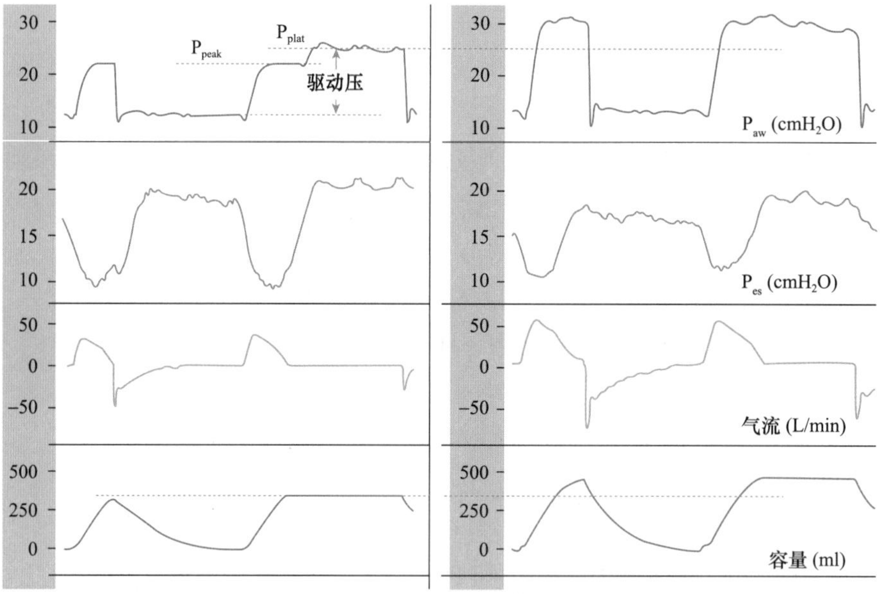

图 6-3-3　吸气相阻断测定呼吸驱动

注：P_{plat}. 平台压；P_{peak}. 气道峰压；P_{aw}. 正向气道压；P_{es}. 食道压

这种测量方法有一定局限性：①压力是在半静态的情况下测量的，可能会低估患者自身诱发性肺损伤（P-SILI）气体摆动机制带来的局部肺损伤风险；②医师需要仔细评估阻断时 P_{aw} 的稳定性和形式，确定测量过程中是否存在腹肌收缩导致的 P_{aw} 快速升高。

2. 呼气阻断　呼气阻断在被动通气患者中通常用于测定内源性 PEEP，或在辅助通气患者中，在最大自主吸气努力过程中测定最大吸气压力。但呼气末短暂而随机的阻断（约为一个呼吸周期）测量的气道压力变化能够评估吸气努力。在阻断的状态下，气道压的变化为胸膜腔内压的变化所致。所以说，阻断时的气道压变化（ΔP_{occ}）能够评估患者呼吸努力所带来的胸膜腔内压改变及其大小（考虑胸膜腔内压在阻断和动态状态下的变化）。基于此，只要患者平静呼吸的呼吸驱动未发生改变，在随机的单个吸气努力（最长 5s）进行吸气末阻断，患者在阻断过程中产生的自主吸气努力可产生负向的压力变化，从而“揭露”呼吸肌努力（图 6-3-4）。阻断时负压变化的幅度（P_{occ}）与机械辅助通气时的 P_{mus} 相关，因为随机间断的单次呼吸末阻断并不会改变膈肌活动的幅度。

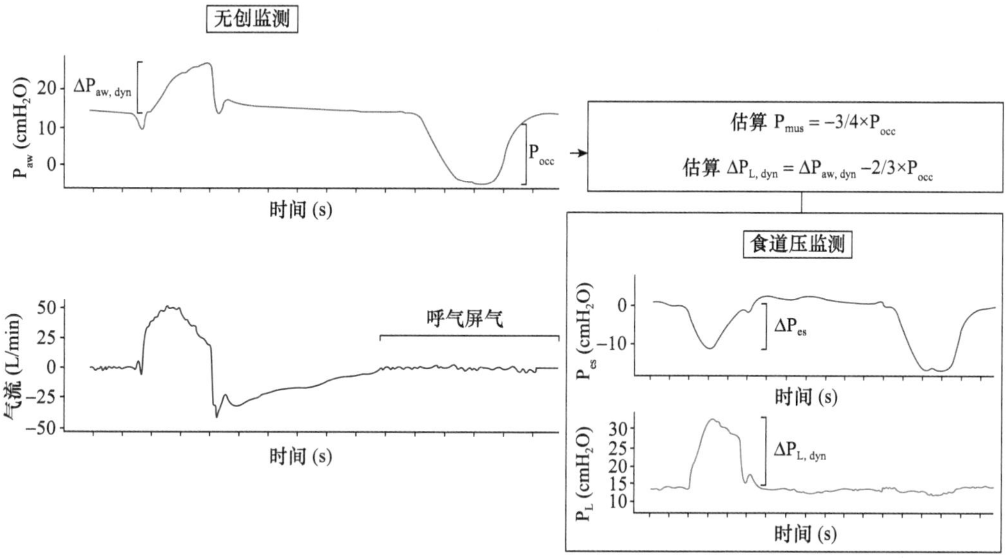

图 6-3-4　呼气相阻断监测呼吸驱动

注：P_{aw}. 正向气道压；P_{occ}. 负压变化的幅度；估算 P_{mus}. 预估的吸气肌肉压；$\Delta P_{L,\ dyn}$. 动态跨肺驱动力；P_{es}. 食道压；ΔP_{es}. 食道压变化；P_L. 跨肺压

P_{occ} 可估计 P_{mus} 和吸气时施加在肺上的动态机械应力的动态跨肺驱动力（$\Delta Pn_{L,\ dyn}$）。可使用校正系数校正胸壁弹性和胸壁在阻断和非阻断情况下的变化，由 P_{occ} 估算 P_{mus} 和 ΔP_{es}。然后，用辅助通气过程中的气道压力改变减去估算的 ΔP_{es}，从而计算出 $\Delta P_{L,\ dyn}$。值得注意的是，与半静态跨肺驱动压相比，$\Delta P_{L,\ dyn}$ 更能反映局部肺应力的峰值。虽然这些指标的最佳值目前尚不明确，估算的 $P_{mus}>15cmH_2O$ 和估算的 $\Delta P_{L,\ dyn}>20cmH_2O$ 分别提示呼吸努力和动态肺应力过大。

通过这种简单的方法，医师能够：①通过估算 P_{mus} 测定过度的呼吸努力；②屏气期间无呼吸努力（在 5s 的呼气阻断过程中无压力波形的下降）；③估算 $\Delta P_{L,\ dyn}$，测定自主呼吸时过度的肺应力。因此，反映潜在膈肌和肺损伤的关键参数能够通过测量 P_{occ} 快速、可靠获得。这个操作还可检测肌肉松弛患者的自主呼吸是否消失。如果在 5s 的阻断过程中气道压没有负向改变（如 $P_{occ}=0cmH_2O$），说明肌肉松弛达到目标。这种方法的敏感性并没有与其他常用的判断肌肉松弛程度的方法进行比较（如外周神经刺激）。这种方法存在以下局限性：①虽然 P_{occ} 可估算过度的 P_{mus} 和 $\Delta P_{L,\ dyn}$，但其估算的数值并不准确，在准确性要求的情况下，并不能代替直接测量；②阻断期间无呼吸努力并不能排除反向触发的呼吸努力的存在，动态过度充气和内源性 PEEP 可能导致呼吸努力的低估，特别是内源性 PEEP 在阻断时并未消解的情况下。

（四）其他

1. 气道阻断压　$P_{0.1}$（呼气阻断时患者产生的吸气努力在第 1 个 100ms 所产生的气道压变化）能够测定患者的呼吸驱动（图 6-3-5）。Whitelaw 等的研究证明，阻断动作并不会改变大脑皮质发出的呼吸冲动，直到 200ms 后。另外，第 1 个 100ms 产生的呼吸压力和肺的机械力学与膈肌功能无关。目前，$P_{0.1}$ 的可靠性仅在小规模的研究中被证实，1.5～3.5cmH₂O 的参考范围似乎能够简单地指导医师在辅助通气中调节通气参数。$P_{0.1}$<1.5cmH₂O 提示呼吸努力不足，而>3.5cmH₂O 提示呼吸驱动过高。

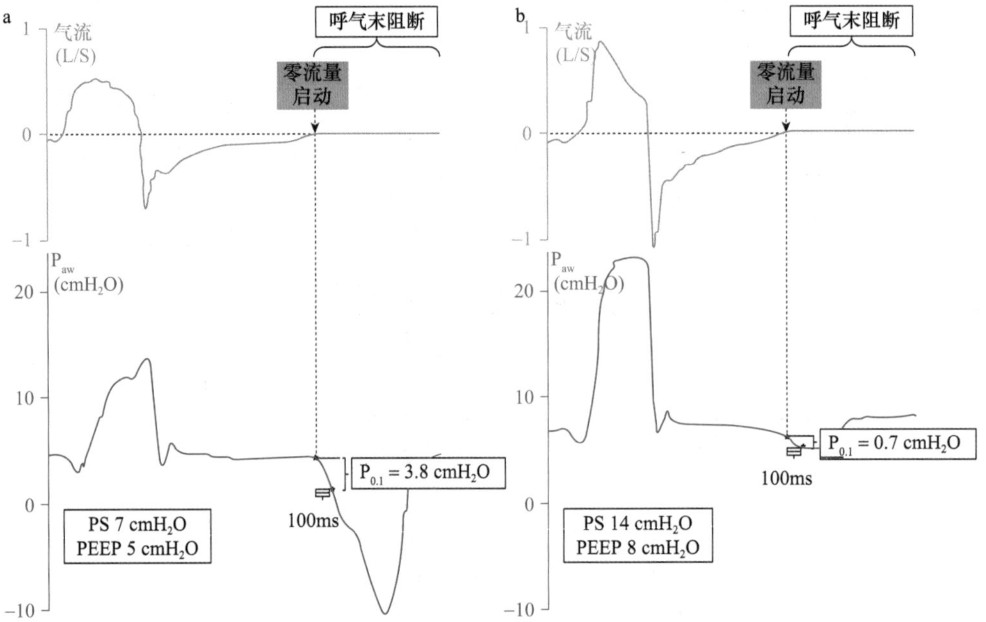

图 6-3-5　使用 $P_{0.1}$ 监测呼吸驱动

注：P_{aw}. 正向气道压；PEEP. 呼气末正压；$P_{0.1}$. 呼气阻断时患者产生的吸气努力在第 1 个 100ms 所产生的气道压变化；PS. 支持压力。a. 呼吸驱动过大；b. 呼气驱动不足

$P_{0.1}$ 的优势：①简单易行，在大多数呼吸机上具有测量功能；②可根据 $P_{0.1}$ 的值调节支持压力水平；③ $P_{0.1}$ 在同一患者中具有明显的变异度，故需要多次重复测量已达到稳定的数据。另外，在过度通气的患者中，内源性 PEEP 导致 P_{aw} 下降迟缓，可导致 $P_{0.1}$ 被低估。Conti 等的研究证明，在这种情况下，应当测量当呼气流速归零后 100ms 的 $P_{0.1}$ 来克服这个问题。

2. 膈肌电活动监测自主呼吸　使用具有肌电图导联的特殊导管能够连续监测膈肌电活动（EA_{di}）。EA_{di} 被证明和跨膈肌压可比，且比体表肌电图（EMG）更实用。

当患者的通气是由 EA_{di}［神经调节辅助通气（NAVA）］驱动时，患者和呼吸机的交互能够得到改善。EA_{di} 还能帮助医师识别不同类型的人机不协调。Barwing 等的研究证明了 EA_{di} 趋势能够在早期识别脱机失败：EA_{di} 不断升高提示患者自主呼吸试验失败，而通过试验的患者，其膈肌活动保持稳定。EA_{di} 的改变先于呼吸肌疲劳征象。

作为一种电信号，EA_{di} 体现的是呼吸驱动输出（中枢神经系统激动膈肌），而不是膈肌力量的产生（努力）。健康人在平静呼吸的状态下，EA_{di} 的波动在 5～30μV。由于 EA_{di} 的变异率很大，故机械通气时很难明确目标 EA_{di} 为多少。EA_{di} 能够估计不同的呼吸机支持水平下 P_{mus} 的大小。考虑电活动和压力产生的偶联在一段时间内保持不变（呼气阻断测得神经 - 机械偶联＝P_{mus}/EA_{di}），EA_{di} 可以评估正常的呼吸周期下每一次呼吸下的 P_{mus}。

3. 膈肌超声监测自主呼吸　膈肌超声技术是一种无创、易行且可复制的手段。呼吸周期中的膈肌厚度变异率［增厚分数（thickening fraction，TF_{di}）］与产生的吸气压力、EA_{di} 相关，可评估膈肌无力。最大吸气努力下的 TF_{di}＜30% 提示膈肌无力，具有很高的敏感性。每天测量呼气末膈肌厚度能够检测呼吸肌的结构改变。在机械通气的患者中，膈肌厚度随着时间增加提示吸气努力过度，可能代表了辅助不足的肌肉损伤。平静呼吸下，TF_{di} 维持在 15%～30% 和膈肌厚度稳定与最短时间机械通气相关。超声并不适合连续性检测，常用于间断性监测。

（五）肺和膈肌保护性通气的目标

表 6-3-1 总结了在辅助机械通气过程中可实现的检测吸气努力和呼吸驱动的不同方法，以及本节讨论的保证安全的自主呼吸的可能目标。必须从临床实际情况指导、解释及应用这些监测指标。急性呼吸衰竭的不同形式和阶段需要不同的优先考虑。在 ARDS 早期，必须密切关注避免高吸气努力限制机械通气相关性肺损伤和患者自身造成的肺损伤的发生。需要尽早调整通气和镇静策略，争取早期开始低水平的吸气努力以避免肌肉损伤。

表 6-3-1　常见呼吸驱动参数的建议参考值

技术	参数	安全自主呼吸的可能目标范围
食道压	吸气末跨肺峰压（P_L）	≤20cmH_2O
	跨肺压变化（ΔP_L）	≤15cmH_2O
	吸气肌肉压（P_{mus}）	5～10cmH_2O
	食道压变化（ΔP_{es}）	3～8cmH_2O
	跨膈肌压变化（ΔP_{di}）	5～10cmH_2O
	压力 - 时间乘积（PTP）	50～100cmH_2O/（s · min）
气道阻断动作	吸气阻断测平台压（P_{plat}）	≤30cmH_2O
	吸气阻断测驱动压（$\Delta P_{aw}=P_{plat}-PEEP$）	≤15cmH_2O
	呼气阻断估算 P_{mus}	5～10cmH_2O
	气道阻断压（$P_{0.1}$）	1.5～3.5cmH_2O
肌电图	膈肌电活动（EA_{di}）	不确定

三、总结

过强的呼吸驱动可导致肺损伤和膈肌损伤，故检测呼吸驱动水平在辅助通气过程中尤为重要。目前，多种手段都能实现床边实时监测呼吸驱动，包括食道压、吸气相 / 呼气相的气道阻断动作、肌电图及超声等。但目前关于呼吸驱动的安全界值仍缺乏统一标准，反映呼吸驱动的一些指标缺乏大规模研究的验证，同时部分指标的水平和患者预后间的关系需要进一步的研究验证。

（东南大学附属中大医院　刘　玲）

参 考 文 献

[1] Telias I, Brochard L, Goligher EC. Is my patient's respiratory drive (too) high? Intensive Care Med, 2018, 44(11): 1936-1939.

[2] de Vries H, Jonkman A, Shi ZH, et al. Assessing breathing effort in mechanical ventilation: physiology and clinical implications. Ann Transl Med, 2018, 6(19): 387.

[3] Chiu LC, Hu HC, Hung CY, et al. Dynamic driving pressure associated mortality in acute respiratory distress syndrome with extracorporeal membrane oxygenation. Ann Intensive Care, 2017, 7(1): 12.

[4] Goligher EC, Brochard LJ, Reid WD, et al. Diaphragmatic myotrauma: a mediator of prolonged ventilation and poor patient outcomes in acute respiratory failure. The Lancet Respiratory Medicine, 2019, 7(1): 90-98.

[5] Tonelli R, Fantini R, Tabbi L, et al. Early inspiratory effort assessment by esophageal manometry predicts noninvasive ventilation outcome in de novo respiratory failure. A pilot study. Am J Respir Crit Care Med, 2020, 202(4): 558-567.

[6] Brochard L, Telias I. Bedside detection of overassistance during pressure support ventilation. Crit Care Med, 2018, 46(3): 488-490.

[7] Bellani G, Pesenti A. Assessing effort and work of breathing. Curr Opin Crit Care, 2014, 20(3): 352-358.

[8] Georgopoulos D, Prinianakis G, Kondili E. Bedside waveforms interpretation as a tool to identify patient-ventilator asynchronies. Intensive Care Med, 2006, 32(1): 34-47.

[9] Fish E, Novack V, Banner-Goodspeed VM, et al. The Esophageal pressure-guided ventilation 2 (EPVent2) trial protocol: a multicentre, randomised clinical trial of mechanical ventilation guided by transpulmonary pressure. BMJ Open, 2014, 4(9): e006356.

[10] Grieco DL, Chen L, Brochard L. Transpulmonary pressure: importance and limits. Ann Transl Med, 2017, 5(14): 285.

[11] Yoshida T, Torsani V, Gomes S, et al. Spontaneous effort causes occult pendelluft during mechanical ventilation. Am J Respir Crit Care Med, 2013, 188(12): 1420-1427.

[12] Baedorf Kassis E, Loring SH, Talmor D. Mortality and pulmonary mechanics in relation to respiratory system and transpulmonary driving pressures in ARDS. Intensive Care Med, 2016, 42(8): 1206-1213.

[13] Yoshida T, Amato MBP, Grieco DL, et al. Esophageal manometry and regional transpulmonary pressure in lung injury. Am J Respir Crit Care Med, 2018, 197(8): 1018-1826.

[14] Yoshida T, Amato MBP, Kavanagh BP. Understanding spontaneous vs. ventilator breaths: impact and monitoring. Intensive Care Med, 2018, 44(12): 2235-2258.

[15] Amato MB, Meade MO, Slutsky AS, et al. Driving pressure and survival in the acute respiratory distress syndrome. N Engl J Med, 2015, 372(8): 747-755.

[16] Goligher EC, Dres M, Fan E, et al. Mechanical ventilation-induced diaphragm atrophy strongly impacts clinical outcomes. Am J Respir Crit Care Med,

2018, 197(2): 204-213.
[17] Mauri T, Yoshida T, Bellani G, et al. Esophageal and transpulmonary pressure in the clinical setting: meaning, usefulness and perspectives. Intensive Care Med, 2016, 42(9): 1360-1373.
[18] Bellani G, Grassi A, Sosio S, et al. Plateau and driving pressure in the presence of spontaneous breathing. Intensive Care Med, 2019, 45(1): 97-98.
[19] Bertoni M, Telias I, Urner M, et al. A novel non-invasive method to detect excessively high respiratory effort and dynamic transpulmonary driving pressure during mechanical ventilation. Crit Care, 2019, 23(1): 346.
[20] Telias I, Damiani F, Brochard L. The airway occlusion pressure ($P_{0.1}$) to monitor respiratory drive during mechanical ventilation: increasing awareness of a not-so-new problem. Intensive Care Med, 2018, 44(9): 1532-1535.
[21] Whitelaw WA, Derenne JP, Milic-Emili J. Occlusion pressure as a measure of respiratory center output in conscious man. Respir Physiol, 1975, 23(2): 181-199.
[22] Pletsch-Assuncao R, Caleffi Pereira M, Ferreira JG, et al. Accuracy of invasive and noninvasive parameters for diagnosing ventilatory overassistance during pressure support ventilation. Crit Care Med, 2018, 46(3): 411-417.
[23] Rittayamai N, Beloncle F, Goligher EC, et al. Effect of inspiratory synchronization during pressure-controlled ventilation on lung distension and inspiratory effort. Ann Intensive Care, 2017, 7(1): 100.
[24] Beloncle F, Piquilloud L, Rittayamai N, et al. A diaphragmatic electrical activity-based optimization strategy during pressure support ventilation improves synchronization but does not impact work of breathing. Crit Care, 2017, 21(1): 21.
[25] Di Mussi R, Spadaro S, Mirabella L, et al. Impact of prolonged assisted ventilation on diaphragmatic efficiency: NAVA versus PSV. Crit Care, 2016, 20: 1.
[26] Barwing J, Pedroni C, Olgemoller U, et al. Electrical activity of the diaphragm (EAdi) as a monitoring parameter in difficult weaning from respirator: a pilot study. Crit Care, 2013, 17(4): R182.
[27] Piquilloud L, Beloncle F, Richard JM, et al. Information conveyed by electrical diaphragmatic activity during unstressed, stressed and assisted spontaneous breathing: a physiological study. Ann Intensive Care, 2019, 9(1): 89.
[28] Goligher EC, Laghi F, Detsky ME, et al. Measuring diaphragm thickness with ultrasound in mechanically ventilated patients: feasibility, reproducibility and validity. Intensive Care Med, 2015, 41(4): 642-629.
[29] Goligher EC, Fan E, Herridge MS, et al. Evolution of diaphragm thickness during mechanical ventilation. Impact of inspiratory effort. Am J Respir Crit Care Med, 2015, 192(9): 1080-1088.

第四节　免疫抑制患者肺部感染的诊断思路

重症患者中合并免疫抑制的比例逐年上升。呼吸衰竭是免疫抑制患者收入重症监护病房(intensive care unit，ICU) 的主要原因，尽管近年来治疗方法有了长足的进步，但病死率仍高达 40%～90%。尽快明确导致呼吸衰竭的病因并予以及时处理，是改善患者预后的关键。

免疫患者引起肺部病变和呼吸衰竭的原因多样，而导致呼吸衰竭的原因不能明确会导致患者病死率显著增加。不同免疫功能障碍出现的肺部并发症比例有所不同，血液系统恶性肿瘤出现肺部并发症的比例较高，一旦发生，约50%的患者需要入住ICU接受治疗，且病死率高达30%～50%；实体器官移植患者肺部并发症发生相对较低，一旦发生，均需入住ICU，病死率>50%。需要尽早确定患者是否为肺部感染，并进一步明确引起肺部感染的致病菌。然而，免疫抑制患者的肺部感染临床表现缺乏特异性，病原学的确定也异常困难，导致临床医师诊断免疫抑制患者的肺部感染面临巨大挑战。充分理解免疫抑制的机制，结合患者的临床表现和影像学结果，有助于诊断和鉴别诊断免疫抑制患者的肺部感染。

一、免疫抑制患者肺部感染的鉴别诊断

肺部感染是导致免疫患者肺部病变，并导致呼吸衰竭的最主要原因。研究显示在免疫抑制患者中，>50%的肺部病变由肺部感染引起。重视患者是否存在感染，并予以积极治疗意义重大。几乎所有免疫抑制患者出现肺部病变均接受了抗菌药物治疗，很多患者在留取标本进行微生物检查前已经接受了抗菌药物治疗。因此，部分肺部感染患者由于缺乏典型的感染表现而被漏诊；相反，另一部分非感染患者可能被误诊为感染。如何准确地进行肺部感染的诊断，是临床医师一直面临的难题。

免疫抑制患者发生肺部并发症的原因除了肺部感染外，还包括肺水肿、原发疾病的肺部浸润（如免疫系统疾病累及肺部、血液系统恶性肿瘤病肺部浸润、血管炎等）、放疗引起的放射性肺炎、药物引起的肺部毒性反应及弥漫性肺泡出血等。综合分析患者的发病时间、临床表现、实验室检查及影像学检查，有助于对免疫抑制患者进行诊断，以及鉴别诊断肺部病变是否为肺部感染。

有学者针对免疫抑制患者出现呼吸衰竭总结了DIRECT诊断策略（表6-4-1）。D代表患者出现呼吸症状时距原发病的时间，I代表患者免疫抑制的类型，R代表胸部X线的表现，E代表临床医师的经验，C代表患者的临床表现，T代表高分辨胸部CT的结果。在疾病早期（原发病诊断1周内），骨髓增生性疾病患者（如急性髓细胞白血病、骨髓增生异常综合征或慢性髓系白血病）发生呼吸衰竭，原发病的肺部浸润是最常见的原因。而对于淋巴细胞增生性疾病，感染导致的呼吸衰竭更常见。而在诊断后中晚期，不管任何疾病，感染均是引起患者呼吸衰竭的主要原因。注重患者的临床表现，如发热、咳嗽、咳痰、痰液的性状，以及是否存在休克等均有助于对患者肺部感染的诊断。

表6-4-1　免疫抑制合并呼吸衰竭的DIRECT诊断方案

D. 症状出现时间	呼吸道症状出现多久；抗生素预防治疗多久；免疫抑制了多久；诊断恶性肿瘤多久；炎症反应已经多久
I. 免疫抑制类型	免疫缺陷的类型；持续的抗生素预防有助于避免机会性感染
R. 胸部X线表现	实变、支气管充气、结节、间质改变，胸膜渗出、纵隔肿块、心脏扩大、心包炎等
E. 临床经验	ICU团队经验、会诊意见（药物毒性、病毒复燃、不典型疾病、心脏问题）
C. 临床表现	发生休克通常和细菌感染有关，但也见于嗜血综合征、弓形虫病、腺病毒感染、人类疱疹病毒6型（HHV-6）复燃；无发热或肿瘤样综合征（肝、脾、淋巴结）是诊断的重要依据
T. 高分辨CT	更加清晰的影像学表现，有助于指导下一步的有创或无创的诊断措施

实验室和影像学辅助检查也是鉴别诊断免疫抑制肺部感染的重要方法。根据病史、脑利尿钠肽（brain natriuretic peptide，BNP）或N末端B型利钠肽前体（N-terminal B-type precursor of natriuretic peptide precursor，NT-pro BNP）及超声心动图检查，能较为容易地排查患者是否存在心源性肺水肿。

病原学的排查对于肺部感染的诊断也至关重要。呼吸道分泌物的微生物检查包括镜检、病毒聚合酶链反应（polymerase chain reaction，PCR）、培养；血培养、肺炎链球菌及军团菌的抗原检测也有助于肺炎的诊断。此外，生物标志物包括降钙素原、β-D 葡聚糖试验（β-D-glucan test，简称 G 试验）、半乳甘露聚糖抗原试验（galactomannan antigen test，简称 GM 试验）等有助于判断患者是否存在肺部感染。影像学，尤其是高分辨胸部 CT 检查对于肺部感染的诊断和鉴别诊断具有重要的临床意义。肺泡灌洗液也是常用的检查手段，但需要评估受益风险比。值得注意的是，很多检查结果呈阳性并不意味着可以明确诊断，例如，痰培养阳性仅能确定某微生物定植或污染；而某些检查结果的阴性预测值很高，对于排除某项诊断具有重要意义，如 G 试验具有较高的阴性预测值。

二、免疫抑制患者肺部感染致病菌的判断

经过临床判断免疫抑制患者存在肺部感染时，病原体的准确判断对于抗菌药物的早期合理使用和改善预后十分关键。细菌感染仍是免疫抑制合并肺部感染最常见的病原体，其次依次为真菌包括肺孢子菌、病毒及其他病原体。结合患者病史、临床表现、免疫抑制类型及影像学表现，有助于帮助临床医师推测免疫抑制肺部感染患者的可能病原体。图 6-4-1 和图 6-4-2 汇总了不同免疫抑制类型患者肺部感染的常见病原体和不同病原体导致的影像学改变。

1. 细菌性肺炎　细菌是免疫抑制肺部感染最常见的致病菌。所有的免疫抑制类型都是细菌感染的高危因素。在住院患者中，约 20% 存在免疫功能抑制，其中长时间使用糖皮质激素是导致免疫抑制的最常见原因。中性粒细胞和淋巴细胞减少也是细菌感染的高危因素。在合并恶性肿瘤的 ICU 患

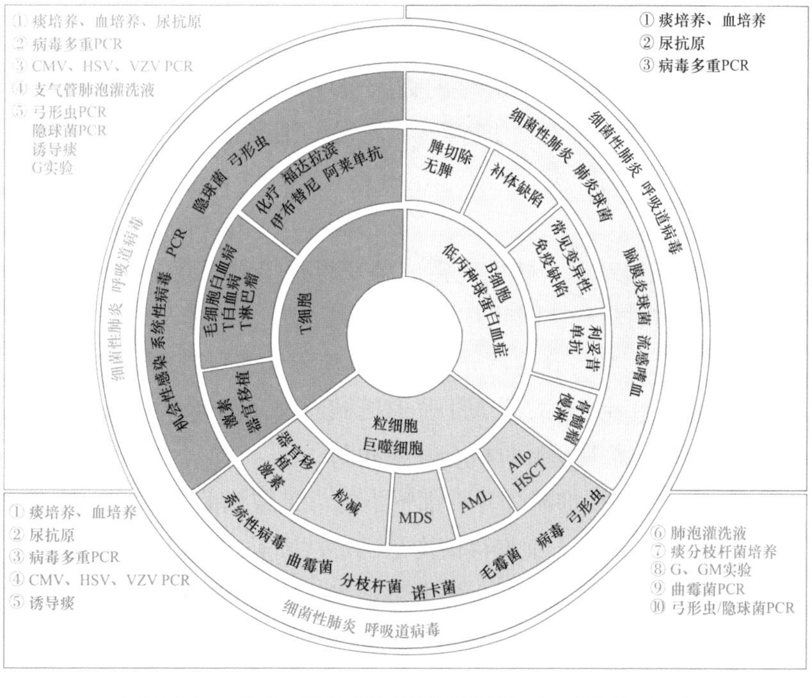

图 6-4-1　不同免疫抑制类型情况下肺部感染的常见病原体

注：PCR. 聚合酶链反应；CMV. 巨细胞病毒；HSV. 单纯疱疹病毒；VZV. 水痘 - 带状疱疹病毒；MDS. 骨髓增生异常综合征；AML. 急性髓细胞性白血病；Allo HSCT. 异基因造血干细胞移植

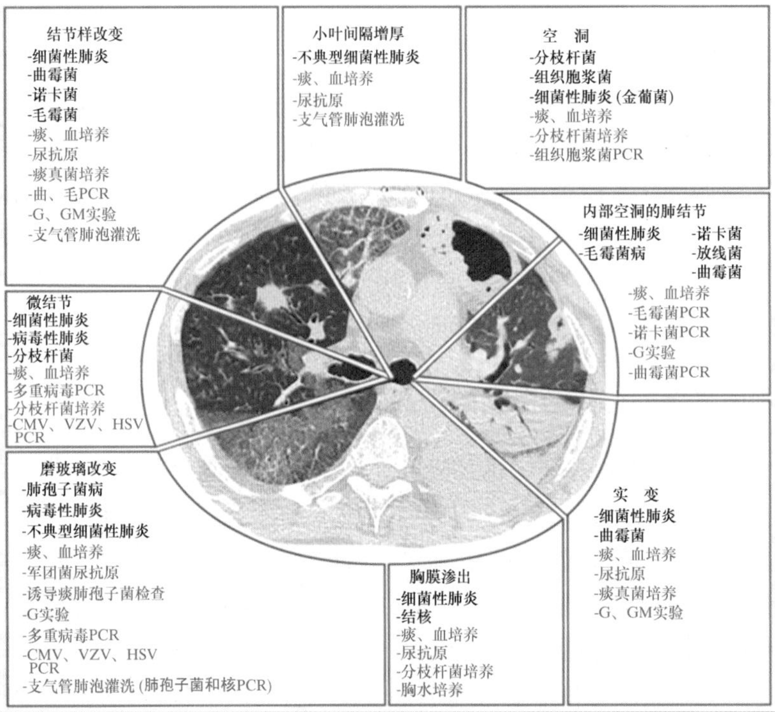

图 6-4-2 不同的影像学结果来推测可能的肺部感染病原体

注：PCR. 聚合酶链反应；CMV. 巨细胞病毒；HSV. 单纯疱疹病毒；VZV. 水痘 - 带状疱疹病毒

者中，细菌性肺炎的发生率高达 30%，实体器官移植患者的细菌性肺炎的发生率为 5%～30%。

免疫抑制合并细菌性肺炎患者缺乏特异性的临床表现，通常有发热、咳嗽、咳痰、胸痛、呼吸困难等表现。除非患者存在粒细胞缺乏或功能障碍，常见的细菌感染往往有脓性痰液产生。此外，临床上出现休克也提示为细菌引起的肺炎。影像学也不具有特异性表现，可表现为肺泡或肺间质浸润、肺实变、空洞及胸腔积液。

流行病学研究显示，肺炎链球菌、肺炎克雷伯菌及流感嗜血杆菌是免疫抑制合并肺部感染最常见的致病细菌。应考虑细菌的耐药性，因此，尽快进行痰涂片、培养及血培养等检查来明确微生物。革兰染色的结果诊断意义较低；血培养的特异性高，但其阳性率只有 5%～14%；肺炎链球菌抗原检测的敏感性和特异性高。如果患者已经接受人工气道机械通气，经气管插管获得的下呼吸道标本或肺泡灌洗液的诊断价值高于痰液，尤其是针对机会性致病菌。

2. 病毒性肺炎　病毒也是免疫抑制合并肺部感染的常见致病菌。高龄、糖皮质激素治疗、血液系统恶性肿瘤、淋巴细胞减少、造血干细胞移植均是病毒性肺炎的高危因素。病毒性肺炎临床表现缺乏特异性，很多临床表现与细菌性肺炎相似。病毒感染患者往往无脓痰。影像学可以看到弥漫性磨玻璃样结节影和树芽征。

引起免疫抑制患者肺炎的常见病毒包括流感病毒、副流感病毒、呼吸道合胞病毒、鼻病毒 / 肠病毒、人类偏肺病毒及疱疹病毒，通常采用 PCR 技术进行明确，研究显示，其阳性预测值和阴性预测值分别可达 88% 和 89%。值得注意的是，对于接受人工气道机械通气的患者，经气管插管的下呼吸道分泌物或肺泡灌洗液的阳性率更高。

3. 侵袭性真菌性肺炎 真菌也是导致免疫抑制患者发生肺部感染的常见致病菌，最重要的 3 个致病真菌依次为肺孢子菌、曲霉及隐球菌。不同的真菌感染与患者免疫抑制的类型有关。肺孢子菌往往感染 T 细胞功能受损的患者，因此，使用糖皮质激素、急性淋巴细胞白血病、造血干细胞移植等是肺孢子菌感染的高危因素；而曲霉菌主要感染粒细胞功能障碍的患者，因此，长时间、严重的粒细胞缺乏患者是曲霉感染的高危人群。此外，急性髓系白血病、造血干细胞移植、大剂量激素的使用也同样是曲霉感染的高危因素。隐球菌常见于获得性 T 细胞功能障碍的患者。

真菌感染的临床表现同样缺乏特异性，可以表现为发热、咳嗽、咳痰、呼吸困难等。然而，部分肺外表现有助于真菌感染的诊断，如累及中枢神经系统感染需要考虑隐球菌感染等。不同真菌性肺炎的影像学改变也存在较大差异。侵袭性肺曲霉病可表现为肺大结节伴晕征、胸膜楔形实变或大片实变影；毛霉菌可看到反晕征；肺孢子菌表现为两肺的磨玻璃样结节影，由中央向外分布，早期较少累及两侧胸膜；而隐球菌肺炎表现为单个或较为稀疏的、边界清楚、无钙化的结节，常以胸膜为基础。

侵袭性真菌感染的诊断根据宿主因素、临床表现、影像学特点、生物标志物及病原微生物的检测以进行分层诊断。肺孢子菌可通过六胺银染色进行镜检来明确，但其敏感性较低。定量 PCR 具有较高的诊断价值，敏感性和特异性能达到 87% 和 92%，也有研究显示 G 试验有一定的诊断价值。侵袭性肺曲霉病微生物培养的阳性率较低，PCR 检测具有一定的临床诊断价值。生物标志物 GM 试验具有较高的诊断价值，敏感性和特异性分别为 81.6% 和 91.6%，目前被广泛运用于临床。G 试验的准确性相对较低。值得注意的是，肺泡灌洗液的 GM 试验诊断价值高于血清。隐球菌的诊断主要通过镜检和培养明确，隐球菌荚膜抗原也是诊断的重要依据，组织病理学和免疫组化检查具有确诊价值。

4. 分枝杆菌性肺炎 分枝杆菌也是免疫抑制合并肺部感染时需要考虑的疾病。与典型的社区获得性肺炎相比，分枝杆菌感染的患者临床症状更加隐匿，可表现为持续性的咳嗽、发热、盗汗及体重减轻。免疫抑制患者往往只有 1～2 个临床症状，如持续性发热。肺部影像学可见粟粒样结节、空洞、小叶中心树芽征、实变、纵隔淋巴结肿大及胸腔积液，空洞和小叶中心树芽征常位于肺上叶。

抗酸染色是发现分枝杆菌的常用手段，培养需要使用特殊的培养基，培养时间长达 6 周。PCR 检测具有较高的敏感性和特异性，如果患者有胸腔积液，可以查 γ 干扰素水平，对结核分枝杆菌具有较高的诊断意义。骨髓、可疑感染部位的无菌体液或组织可通过培养和特殊染色以辅助临床诊断。

5. 其他 其他病原体还包括不典型病原体和寄生虫等，由于临床表现均缺乏特异性，因此，对于免疫抑制合并肺部感染，除了常见的病原体外，也需要考虑一些较少见的病原体。在病原学诊断较困难时，二代测序有助于临床诊断。

三、总结

ICU 中免疫抑制的患者越来越多，其中约 50% 的患者出现肺部并发症。早期明确肺部病变原因，进行感染的诊断和鉴别诊断，进一步明确感染的病原体并予以合理的治疗，是改善患者预后的关键。患者的临床表现、免疫抑制类型及影像学结果，是帮助临床医师进行诊断和鉴别诊断的重要依据。规范化流程则可提高临床医师对免疫抑制患者肺部感染的诊疗水平。

（东南大学附属中大医院　谢剑锋）

参考文献

[1] Azoulay E, Pickkers P, Soares M, et al. Acute hypoxemic respiratory failure in immunocompromised patients: the efraim multinational prospective cohort study. Intensive Care Med, 2017, 43(12): 1808-1819.

[2] Cortegiani A, Madotto F, Gregoretti C, et al. Immunocompromised patients with acute respiratory distress syndrome: secondary analysis of the LUNG SAFE database. Crit Care, 2018, 22(1): 157.

[3] Mokart D, Darmon M, Schellongowski P, et al. Acute respiratory failure in immunocompromised patients: outcome and clinical features according to neutropenia status. Ann Intensive Care, 2020, 10(1): 146.

[4] Azoulay E, Mokart D, Kouatchet A, et al. Acute respiratory failure in immunocompromised adults. Lancet Respir Med, 2019, 7(2): 173-186.

[5] Contejean A, Lemiale V, Resche-Rigon M, et al. Increased mortality in hematological malignancy patients with acute respiratory failure from undetermined etiology: a Groupe de Recherche en Reanimation Respiratoire en Onco-Hematologique (Grrr-OH) study. Ann Intensive Care, 2016, 6(1): 102.

[6] Zampieri FG, Bozza FA, Moralez GM, et al. The effects of performance status one week before hospital admission on the outcomes of critically ill patients. Intensive Care Med, 2017, 43(1): 39-47.

[7] Schnell D, Mayaux J, Lambert J, et al. Clinical assessment for identifying causes of acute respiratory failure in cancer patients. Eur Respir J, 2013, 42(2): 435-443.

[8] Azoulay E, Russell L, Van de Louw A, et al. Diagnosis of severe respiratory infections in immunocompromised patients. Intensive Care Med, 2020, 46(2): 298-314.

[9] Aguilar Guisado M, Givalda J, Ussetti P, et al. Pneumonia after lung transplantation in the RESITRA cohort: a multicenter prospective study. Am J Transplant, 2007, 7(8): 1989-1996.

[10] Di Pasquale MF, Sotgiu G, Gramegna A, et al. Prevalence and etiology of community-acquired pneumonia in immunocompromised patients. Clin Infect Dis, 2019, 68(9): 1482-1493.

[11] Legoff J, Zucman N, Lemiale V, et al. Clinical significance of upper airway virus detection in critically ill hematology patients. Am J Respir Crit Care Med, 2019, 199(4): 518-528.

[12] Koo HJ, Lim S, Choe J, et al. Radiographic and CT features of viral pneumonia. Radiographics, 2018, 38(3): 719-739.

[13] Azoulay E, Roux A, Vincent F, et al. A multivariable prediction model for pneumocystis jirovecii pneumonia in hematology patients with acute respiratory failure. Am J Respir Crit Care Med, 2018, 198(12): 1519-1526.

[14] Ko RE, Lee J, Na SJ, et al. Validation of the pneumocystis pneumonia score in haematology patients with acute respiratory failure. BMC Pulm Med, 2020, 20(1): 236.

[15] Alanio A, Hauser PM, Lagrou K, et al. ECIL guidelines for the diagnosis of pneumocystis jirovecii pneumonia in patients with haematological malignancies and stem cell transplant recipients. J Antimicrob Chemother, 2016, 71(9): 2386-2396.

[16] Pereira M, Gazzoni FF, Marchiori E, et al. High-resolution CT findings of pulmonary Mycobacterium tuberculosis infection in renal transplant recipients. Br J Radiol, 2016, 89(1058): 20150686.

[17] Hariri LP, North CM, Shih AR, et al. Lung histopathology in coronavirus disease, 2019 as compared with severe acute respiratory sydrome and

H1N1 influenza: a systematic review. Chest, 2021, 159(1): 73-84.
[18] Ackermann M, Verleden SE, Kuehnel M, et al. Pulmonary vascular endothelialitis, thrombosis, and angiogenesis in Covid-19. N Engl J Med, 2020, 383(2): 120-128.
[19] Copin MC, Parmentier E, Duburcq T, et al. Time to consider histologic pattern of lung injury to treat critically ill patients with COVID-19 infection. Intensive Care Med, 2020, 46(6): 1124-1126.

第五节　急性呼吸窘迫综合征激素治疗：即将出现的光明

急性呼吸窘迫综合征（acute respiratory distress syndrome，ARDS）是一种由多种感染性和非感染性疾病所诱发的弥漫性炎症性肺损伤，可导致严重的临床表现和较高的病死率。目前，临床尚无针对ARDS病理生理验证有效的药物。糖皮质激素具有强大的抗炎和抗纤维化作用，可减轻ARDS患者肺和全身炎症性损伤。尽管已经对糖皮质激素在ARDS中的使用开展了很多临床研究，但其能否降低病死率和改善患者预后至今仍无明确的结果。值得注意的是，很多关于糖皮质激素在ARDS中疗效的随机对照试验（randomized controlled trial，RCT）是在使用非保护性机械通气的ARDS患者中进行。最近，糖皮质激素治疗ARDS和新型冠状病毒肺炎（coronavirus disease 2019，COVID-19）患者的临床研究取得了新的进展，使人们对糖皮质激素在ARDS患者中的应用有了进一步认识。

一、糖皮质激素在ARDS患者救治中的作用

尽管尚无明确的循证医学证据表明糖皮质激素对ARDS患者的预后有明显益处，但其是ARDS治疗中使用最广泛的药物之一。2017年美国重症医学会（the Society of Critical Care Medicine，SCCM）和欧洲重症医学会（European Society of Intensive Care Medicine，ESICM）在危重症相关性皮质醇不足诊断和处理指南中，建议对早期中、重度ARDS患者［氧合指数（PaO_2/FiO_2）<200mmHg，发病7天内］静脉注射甲泼尼龙1mg/（kg·d），且需要6～14天缓慢停药（中等质量的证据）。ARDS的激素治疗仍未被广泛接受，很大一部分原因是既往大多数临床试验都是小样本量试验，并且为在实施肺保护性通气策略前进行。最近一些RCT填补了部分关于ARDS激素治疗相关研究的不足。Jesús Villar等学者在一项由17所重症监护病房（intensive care unit，ICU）参与、纳入277例需机械通气的中度至重度ARDS患者的多中心RCT（DEXA-ARDS研究）中发现，地塞米松治疗组（入组第1～5天：20mg/次，1次/天；第6～10天：10mg/次，1次/天）平均28天无机械通气天数高于常规重症监护对照组（组间差异4.8天，$P<0.0001$），60天全因死亡率比对照组低（21% *vs.* 36%，组间差异－15.3%，$P=0.0047$），并且两组间高血糖、继发性感染、气压伤等不良事件发生率未见显著差异。这一研究为临床医师带来很多新的提示，为激素治疗ARDS带来了新的光明。首先，这是地塞米松治疗ARDS患者疗效的随机对照临床试验。与其他糖皮质激素相比，地塞米松具有很强的抗炎和较弱的盐皮质激素作用，且地塞米松药效作用持久，可以每天使用1次剂量治疗，其半衰期为36～54h，因为在临床试验的10天的治疗方案中，第1～12天，甚至更长的时间内，其药理效应可达到预期目标。其次，该临床试验是目前完成的研究糖皮质激素在肺保护性通气的中度至重度

ARDS 患者（除 COVID-19 以外）疗效的规模最大的 RCT。再次，该临床试验采用预后富集设计方法，通过筛查入选对象，限制纳入死亡风险较高的患者，降低 ARDS 异质性。其具体做法为将患者的入选标准限制在 PaO_2/FiO_2＜150mmHg，同时强制在 ARDS 发病 24h 后在标准化的通气设置［呼气末正压（PEEP）≥10cmH_2O，吸入气氧浓度（FiO_2）≥50%］下重新计算 PaO_2/FiO_2。已有研究证实，PaO_2/FiO_2 是 ARDS 预后分层的重要决定因素。同时研究表明，部分 ARDS 患者在达到最初的纳入标准并接受治疗后第 1 天氧合情况有所改善；因此，研究人员限定标准机械通气设置下 PaO_2/FiO_2≤200mmHg 的患者才可进行随机分组。这种预后富集策略使得纳入临床研究的患者为死亡高风险 ARDS 患者，从而提高了临床试验的检验效能。最后，该临床试验糖皮质激素的起始用药时间为随机分组后，ARDS 发病 30h 内接受第 1 剂，使用的糖皮质激素种类、剂量和用药时间均为统一方案。这一研究证实，中度至重度 ARDS 患者早期给予地塞米松可减少机械通气时间和降低整体死亡率。

COVID-19 的全球大流行为 ARDS 的临床研究提供了大量病因相同的 ARDS 患者，多种激素治疗 COVID-19 相关 ARDS 的临床试验结果证实了激素治疗具有一定的效果。Bruno 等在 41 所独立 ICU 的 299 例 COVID-19 合并中度至重度 ARDS 患者的多中心开放随机对照研究（CoDEX 研究）中发现，与单独常规治疗相比，额外静脉输注地塞米松可增加患者 28 天内存活率和无机械通气天数，并降低第 7 天序贯器官衰竭评分（sequential organ failure assessment，SOFA），且地塞米松治疗与不良事件风险增加无关。但是，此项研究中的 28 天内全因死亡率和非 ICU 住院天数并无显著差异。由于此研究中常规治疗组中仍有 35.1% 的患者进行了至少 1 次激素治疗，这可能在一定程度上降低了检验 2 组之间差异的效能。

上述研究发表后，糖皮质激素治疗 ARDS 的荟萃分析研究得到更新。Ping 等纳入 9 项 RCT 研究共 1371 例中重度 ARDS 患者进行荟萃分析发现，糖皮质激素的使用与住院死亡率降低相关（*RR* 0.83，$P<0.01$），还可能显著增加 28 天的无呼吸机天数并改善氧合，且糖皮质激素的使用与新发感染和高血糖症的风险增加无关。总之，这些 ARDS 激素治疗的高质量 RCT 研究和荟萃分析，让临床医师看到了 ARDS 药物治疗的光明，但距离激素治疗被更广泛认可甚至以高证据等级写入 ARDS 的临床诊治指南，仍需更多大型双盲随机对照研究来进一步验证。

二、糖皮质激素在 COVID-19 患者救治中的作用

糖皮质激素已多次在突发呼吸系统重大传染病公共卫生事件的救治中得到广泛临床应用，有研究表明，激素治疗可降低 COVID-19 重症患者的死亡率。COVID-19 疫情早期，Wu 等在对武汉市金银潭医院 84 例 COVID-19 合并 ARDS 的患者亚组回顾性队列研究中发现，与未接受激素治疗的 ARDS 患者相比，接受甲泼尼龙治疗的患者 25～28 天全因死亡率降低。随后，Li 等对 548 例 COVID-19 患者进行回顾性双边队列研究发现，重症病例中使用糖皮质激素比在非重症病例中更常见，并且高剂量糖皮质激素的使用［最大剂量≥1mg/（kg·d）泼尼松］与重症 COVID-19 患者的高死亡风险有关。以上 2 项研究的局限性在于均是单中心的回顾性分析，且同时还存在抗病毒药物使用情况不同等混杂因素的影响，因此，需要更多的多中心 RCT 研究进一步验证。在英国的 176 个卫生服务中心对 6425 例 COVID-19 患者进行的大型多中心开放随机对照研究（RECOVERY 研究）发现，地塞米松组 28 天死亡率显著低于常规治疗组。与常规治疗组相比，地塞米松组中接受人工气道机械通气患者的死亡

率降低了约1/3，接受氧疗而不接受人工气道机械通气患者的死亡率降低了约1/5。但是，在不接受任何呼吸支持的患者中，地塞米松组与常规治疗组未见显著差异。这项大型RCT结果提示，糖皮质激素提高了重症COVID-19患者的存活率，将重症COVID-19的激素治疗向前推进了一步，使人们对ARDS激素治疗的总体效应再次产生了兴趣。RECOVERY研究结果公布以后，Derek等在8个国家对121所机构ICU中的379例重症COVID-19患者展开国际多中心开放RCT（REMAP-CAP研究），以及Pierre-François等在法国对9所机构ICU中149例COVID-19相关的急性呼吸衰竭患者进行多中心随机双盲序贯试验（CAPE COD研究）均被提前终止。由世界卫生组织COVID-19疗法的快速证据评估工作组纳入了12个国家1703例重症COVID-19患者的7项RCT的前瞻性荟萃分析显示，与常规治疗或安慰剂相比，糖皮质激素治疗组患者28天全因死亡率较低。与常规治疗或安慰剂组相比，地塞米松组、氢化可的松组及甲泼尼龙组治疗降低COVID-19死亡率的相关性也呈现一致性。但由于RECOVERY研究纳入的样本量大，因此，RECOVERY研究很大程度上影响了这项研究的荟萃分析结论。由于不同年龄、不同疾病严重程度、不同剂量及疗程的激素治疗对不同个体产生的影响仍不确定，现有的临床研究证据尚无法成为把激素治疗作为COVID-19治疗的可靠依据，因此，仍需进一步探究激素治疗的真正受益人群。

三、糖皮质激素治疗ARDS患者的用药时机和适宜人群

众所周知，ARDS的异质性明显，因此，不同诱因所致的ARDS是否都能在激素治疗中获益，以及不同个体治疗起始时机、剂量和疗程是否会影响激素治疗的效应，激素治疗的不良反应事件是否被忽视，这些都是值得考量的问题。研究表明，在ARDS早期阶段启动糖皮质激素治疗可能有益。Pablo等在西班牙36所医院的ICU对882例危重症COVID-19患者（整个队列机械通气患者占81.9%）进行前瞻性多中心观察性队列研究发现，与早期未使用糖皮质激素治疗的患者相比，早期使用糖皮质激素治疗的患者（入住ICU前或入院前48h内）ICU死亡率和7天死亡率均较低。与延迟激素治疗（ICU入住48h后）的患者相比，早期激素治疗组的无机械通气天数更多，ICU住院时间更短，继发感染更少；两组之间的药物相关并发症未见显著差异。Nicolas等对法国和比利时21个ICU的348例进行人工气道机械通气的中度至重度ARDS合并COVID-19患者进行多中心回顾性观察性研究发现，延迟启动糖皮质激素治疗（相当于1mg/kg甲泼尼龙的中位剂量，出现症状后平均21天，气管插管后平均11天）与较低的ICU死亡率或较短的机械通气时间并不相关。因此，ARDS患者的病程也应纳入是否使用激素的考量。

此外，是否有简易且易获取的临床指征或生物标志物可帮助临床医师对有激素治疗适应证的患者进行精准治疗？在中国湖北省21所收治COVID-19患者的定点医院进行的多中心回顾性队列研究发现，在1055例需要机械通气的COVID-19患者亚组中，入院时中性粒细胞与淋巴细胞比值（neutrophil to lymphocyte ratio，NLR）>6.11的患者可在糖皮质激素治疗中显著受益，在Cox时间变化暴露模型（调整后 HR 0.45，P=0.000 522）或边缘结构模型分析（调整后 HR 0.47，P=0.015 2）都证明了这一点。近年来，临床研究发现根据ARDS患者临床特征和实验室检查等可将ARDS分为高炎症亚型和低炎症亚型，提示特异性ARDS患者可能受益于特异性治疗。邱海波团队纳入428例COVID-19患者，其中280例（65.4%）接受了糖皮质激素治疗，研究发现，接受糖皮质激素治

疗的患者 28 天死亡率显著高于未接受糖皮质激素治疗的患者。通过无监督的机器学习方法来识别 COVID-19 的表型确定了 2 种表型，与低炎症表型相比，糖皮质激素的使用在高炎症表型患者中显示出显著的生存获益。由此可见，在糖皮质激素治疗 ARDS 的临床实践过程中，仍有很多的变量如适宜人群、最佳药物、疗效、剂量及持续时间等需要深入探究，亟待更多的大型双盲 RCT，结合近年来迅速发展的精准医学和大数据分析，进一步研究以验证不同 ARDS 患者群体中激素治疗的疗效。

四、总结与展望

由于 ARDS 患者的显著异质性，将糖皮质激素不加选择地用于 ARDS 患者常规治疗缺乏足够有力的 RCT 证据。但是，DEXA-ARDS 研究和多项 COVID-19 相关 ARDS 的激素治疗研究显示，糖皮质激素可能是临床中切实可行的改善 ARDS 严重程度及预后的潜在治疗手段之一，ARDS 的糖皮质激素治疗前景是光明的。目前，仍有数个关于 ARDS 激素治疗的临床试验在进行中。我们期待纳入更多病例、更广泛、设计更科学合理的前瞻性多中心随机对照研究，探索 ARDS 激素治疗最适合的人群、给药时机、治疗剂量及疗程，为指导 ARDS 激素治疗临床实践带来更多较高等级的循证医学证据。

（广州医科大学附属第一医院　黎毅敏）

参考文献

[1] Bellani G, Laffey JG, Pham T, et al. Epidemiology, patterns of care, and mortality for patients with acute respiratory distress syndrome in intensive care units in 50 countries. JAMA, 2016, 315(8): 788-800.

[2] Matthay MA, Arabi YM, Siegel ER, et al. Phenotypes and personalized medicine in the acute respiratory distress syndrome. Intensive Care Med, 2020, 46(12): 2136-2152.

[3] Matthay MA, Zemans RL, Zimmerman GA, et al. Acute respiratory distress syndrome. Nat Rev Dis Primers, 2019, 5(1): 18.

[4] Steinberg KP, Hudson LD, Goodman RB, et al. Efficacy and safety of corticosteroids for persistent acute respiratory distress syndrome. N Engl J Med, 2006, 354(16): 1671-1684.

[5] Annane D, Pastores SM, Rochwerg B, et al. Guidelines for the diagnosis and management of Critical Illness-Related Corticosteroid Insufficiency (CIRCI) in critically ill patients (part I): Society of Critical Care Medicine (SCCM) and European Society of Intensive Care Medicine (ESICM) 2017. Critical Care Medicine, 2017, 45(12): 2078-2088.

[6] Villar J, Ferrando C, Martínez D, et al. Dexamethasone treatment for the acute respiratory distress syndrome: a multicentre, randomised controlled trial. The Lancet Respiratory Medicine, 2020, 8(3): 267-276.

[7] Tomazini BM, Maia IS, Cavalcanti AB, et al. Effect of dexamethasone on days alive and ventilator-free in patients with moderate or severe acute respiratory distress syndrome and COVID-19: the CoDEX randomized clinical trial. JAMA, 2020, 324(13): 1307-1316.

[8] Lin P, Zhao Y, Li XQ, et al. Decreased mortality in acute respiratory distress syndrome patients treated with corticosteroids: an updated meta-analysis of randomized clinical trials with trial sequential analysis. Crit Care, 2021, 25(1): 122.

[9] Alhazzani W, Møller MH, Arabi YM, et al. Surviving sepsis campaign: guidelines on the management of critically ill adults with coronavirus disease 2019 (COVID-19). Intensive Care Med, 2020, 46(5): 854-887.

[10] Sterne JAC, Murthy S, Diaz JV, et al. Association between administration of systemic corticosteroids and mortality among critically ill patients with COVID-19: a meta-analysis. JAMA, 2020, 324(13): 1330-1341.

[11] Wu C, Chen X, Cai Y, et al. Risk factors associated with acute respiratory distress syndrome and death in patients with coronavirus disease 2019 pneumonia in Wuhan, China. JAMA Intern Med, 2020, 180(7): 934-943.

[12] Li X, Xu S, Yu M, et al. Risk factors for severity and mortality in adult COVID-19 inpatients in Wuhan. J Allergy Clin Immunol, 2020, 146(1): 110-118.

[13] Group RC, Horby P, Lim WS, et al. Dexamethasone in hospitalized patients with Covid-19. N Engl J Med, 2021, 384(8): 693-704.

[14] Angus DC, Derde L, Al-beidh F, et al. Effect of hydrocortisone on mortality and organ support in patients with severe COVID-19: The REMAP-CAP COVID-19 corticosteroid domain randomized clinical trial. JAMA, 2020, 324(13): 1317-1329.

[15] Dequin PF, Heming N, Meziani F, et al. Effect of hydrocortisone on 21-day mortality or respiratory support among critically ill patients with COVID-19: a randomized clinical trial. JAMA, 2020, 324(13): 1298-1306.

[16] Mokra D, Mikolka P, Kosutova P, et al. Corticosteroids in acute lung injury: the dilemma continues. Int J Mol Sci, 2019, 20(19): 4765.

[17] Monedero P, Gea A, Castro P, et al. Early corticosteroids are associated with lower mortality in critically ill patients with COVID-19: a cohort study. Crit Care, 2021, 25(1): 2.

[18] Mongardon N, Piagnerelli M, Grimaldi D, et al. Impact of late administration of corticosteroids in COVID-19 ARDS. Intensive Care Med, 2021, 47(1): 110-112.

[19] Cai J, Li H, Zhang C, et al. The neutrophil-to-lymphocyte ratio determines clinical efficacy of corticosteroid therapy in patients with COVID-19. Cell Metab, 2021, 33(2): 258-269. e3.

[20] Chen H, Xie J, Su N, et al. Corticosteroid therapy is associated with improved outcome in critically ill patients with COVID-19 with hyperinflammatory phenotype. Chest, 2021, 159(5): 1793-1802.

[21] Malaska J, Stasek J, Duska F, et al. Effect of dexamethasone in patients with ARDS and COVID-19-prospective, multi-centre, open-label, parallel-group, randomised controlled trial (REMED trial): a structured summary of a study protocol for a randomised controlled trial. Trials, 2021, 22(1): 172.

[22] Maskin LP, Olarte GL, Palizas F Jr, et al. High dose dexamethasone treatment for Acute Respiratory Distress Syndrome secondary to COVID-19: a structured summary of a study protocol for a randomised controlled trial. Trials, 2020, 21(1): 743.

第六节　机械通气保守性给氧：不断探索下限

低氧在重症监护病房（intensive care unit，ICU）患者中非常常见，通常以给氧和机械通气来解决，但如何设定患者的氧合目标一直没有定论。传统给氧方式通常以提高给氧浓度、患者不发生低氧血症为目标，以保证患者安全，这种给氧方式被称为开放性给氧，此时患者暴露于高氧血症的风险较高。保守性给氧的概念是相对于开放性给氧提出的，以尽可能避免高氧血症为目标，在不发生低氧血症的前提下，尽可能降低给氧浓度，维持较低的动脉血氧饱和度。保守性给氧目前在一定程度上只是一种给氧理念，具体的给氧目标为何，至今还未有定论，但大多研究都证明保守性给氧在机械通气患者中是安全可行的。

一、保守性给氧的利与弊

保守性给氧的优点是可避免患者暴露于高氧血症的风险中。研究显示，试验条件下，在开放性给氧的患者中，有 66% 会发生高氧血症，而保守性给氧的患者中，高氧血症只发生于约 28% 的患者中。高氧血症会增加 ICU 患者的病死率，尤其是心搏骤停、卒中等出现过缺血、缺氧的患者。高氧血症还会抑制免疫系统，导致肺损伤，增加呼吸机相关性肺炎的发生，引发吸收性肺不张，降低心输出量，导致脑血管收缩。另外，高氧血症可通过氧自由基的生成和氧化应激反应对其他器官（如肾等）造成损伤，尤以存在缺血再灌注风险的患者较常见。研究显示保守性给氧还可降低机械通气患者的肺不张，也有利于降低患者接受控制性通气的时长。此外，由于目标氧合目标较低，保守性给氧可适当降低患者的呼吸支持力度从而避免相关损伤的出现。

保守性给氧的弊端在于，虽然这种给氧方式以不发生低氧血症为前提尽可能多地降低给氧浓度，但患者动脉血氧分压（arterial oxygen pressure，PaO_2）不易精确控制，仍然会增加患者暴露于低氧血症的风险，从而引发组织缺氧。研究发现，过高或过低的 PaO_2 均会增加患者病死率，PaO_2＜67mmHg 时，患者病死率会上升。严重低氧血症还会导致患者器官功能障碍，尤其是脑等。另外，保守性给氧可能会影响医师对患者病情的判断，例如，相较于开放性给氧的患者，保守性给氧的患者 PaO_2 更低，医师可能主观上预估患者发生低氧血症的风险更高，因而会延迟撤机，从而增加患者呼吸机相关性肺炎的发生风险。

二、保守性给氧的临床研究现状及进展

尽管近年来有多个关于保守性给氧的大样本随机对照试验研究，但仅有一个研究发现保守性给氧可能存在增加病死率的风险，而其余研究都验证了保守性给氧的安全性。影响保守性给氧对患者结局指标的因素主要有以下几个方面。

1. 保守性给氧的具体氧合目标　目前还没有明确保守性给氧的具体氧合目标应为多少。在已发表的研究中，标记为保守性给氧组的脉搏氧饱和度（pulse oxygen saturation，SpO_2）或 PaO_2 目标参差不齐。在 ICU-ROX 研究中，保守性给氧的目标为尽可能维持 SpO_2 在 90%～97%，目标值相对较

高，结果发现保守性给氧能降低缺血缺氧脑病患者的病死率。Girardis 等的研究中，将保守性给氧的 SpO_2 目标设置为 94%～98%，研究实施过程中，保守性给氧组患者的实际 PaO_2 为 87（79～97）mmHg，结果发现，保守性给氧能显著降低 ICU 患者的病死率（11.6% *vs.* 20.2%，$P=0.01$）。Hot-ICU 研究中保守性给氧目标 PaO_2 设为 60mmHg，保守性给氧组的实际 PaO_2 为 70.8（66.6～76.5）mmHg，该项研究未发现保守性给氧对病死率有影响。而在 Barrot 等的研究中，将保守性给氧目标 PaO_2 设为 55～70mmHg，58 例患者平均有 2 次血气分析显示 PaO_2 <55mmHg，经校正后，结果显示保守性给氧可能增加 90 天病死率。有研究发现，氧合对患者病死率的影响呈“U”形曲线关系，SpO_2 控制在 94%～98% 的患者病死率最低。Girardis 等的研究发现，ICU-ROX 研究中的保守性给氧组的氧合目标恰好落在“U”形曲线的最低点附近，而其他研究未发现保守性给氧对患者结局指标产生显著影响，原因之一可能是保守性给氧的氧合目标值设置过低，如设置目标 SpO_2 为 88%～92%，已经远离“U”形曲线的最低点。Barrot 等的研究中，由于氧合目标设置过低，有一部分患者发生了低氧血症，可能导致病死率增加。

2. 患者原发疾病　一项纳入了急性呼吸窘迫综合征患者的多中心随机对照研究发现，经校正年龄、氧合指数及简明急性生理功能评分系统Ⅲ分值后，保守性给氧组的 90 天病死率更高（*HR* 1.62，95%*CI* 1.02～2.56）。该研究中保守性给氧组实施俯卧位的比例（34.3% *vs.* 51.0%）及设置的呼气末正压值（*OR* −1.1，95%*CI* −2.1～−0.2）均较低，可能对病死率产生了影响，同时保守性给氧组发生了 5 例肠系膜缺血，患者的平均心率更高，提示保守性给氧可能会带来组织缺氧的风险，从而增加病死率。在一项针对脓毒血症患者的亚组分析研究中，未发现保守性给氧对结局指标有显著影响，而另一项对心搏骤停心肺复苏术后患者的研究显示，保守性给氧可降低患者的 ICU 住院时间［4（2～7）天 *vs.* 5（4～9）天，$P<0.001$］，并不影响患者的病死率（*RR* 1.09，95%*CI* 0.92～1.28）。在一项针对缺血缺氧脑病患者的亚组分析研究中，保守性给氧组在 ICU 期间未使用血管活性药物的时间更长［23（0～26）天 *vs.*18（0～25）天，$P<0.001$］，未使用机械通气的时间也更长［21.1（0～26.1）天 *vs.*13.5（0～26）天，$P<0.001$］。在 ICU-ROX 研究中，同样发现保守性给氧可以改善 164 例缺血缺氧脑病患者的 180 天病死率（*RR* 0.73，95%*CI* 0.54～0.99）。

由此看来，保守性给氧对患者临床结局的影响可能会受到患者原发疾病的影响，对出现过缺血缺氧（如心搏骤停、缺血缺氧性脑病）的患者可能益处更大。

3. 保守性给氧的临床实施难度　一项针对 ICU 护士及医师的调查显示，大多数护士与医师认为保守性给氧的氧疗目标不难实现，也不会增加动脉血气监测次数。但在研究实施过程中，动态监测 PaO_2 存在一定难度，且较难控制 PaO_2 在各个研究所设置的保守性给氧范围内。在 ICU-ROX 研究中，保守性给氧组的 SpO_2 的设置目标为 90%～97%，但是患者暴露于 SpO_2>97% 的时间占 32.7%，而在开放性给氧组为 51.3%。在 LOCO2 研究中，保守性给氧组 PaO_2 的设置目标为 55～70mmHg，但 97 名患者平均有 6 次血气分析结果显示 PaO_2>70mmHg，58 名患者平均有 2 次血气分析结果显示 PaO_2<55mmHg。尽管各个研究中保守性给氧组的氧合水平显著低于开放性给氧组，但真正对患者病死率造成影响的是患者真实的氧合水平。几乎所有研究中保守性给氧组和开放性给氧组均有一定比例患者的氧合水平低于或高于目标值，这会使保守性给氧对患者临床结局的影响大打折扣。

综上所述，保守性给氧总体上安全可行。临床中追求较低的氧合目标时，一方面会存在一定的低氧血症风险，另一方面即使此方法可行，仍可能需要耗费大量人力，因此，目前推荐保守性给氧以避免高氧血症为目标，而非过低的氧合。

（四川大学华西医院　倪越男
中日友好医院　詹庆元）

参考文献

[1] Panwar R, Hardie M, Bellomo R, et al. Conservative versus oiberal oxygenation targets for mechanically ventilated patients. A pilot multicenter randomized controlled trial. American Journal of Respiratory and Critical Care Medicine, 2016, 193(1): 43-51.

[2] Eastwood GM, Tanaka A, Espinoza ED, et al. Conservative oxygen therapy in mechanically ventilated patients following cardiac arrest: a retrospective nested cohort study. Resuscitation, 2016, 101: 108-114.

[3] Ni YN, Wang YM, Liang BM, et al. The effect of hyperoxia on mortality in critically ill patients: a systematic review and meta analysis. BMC Pulmonary Medicine, 2019, 19(1): 53.

[4] Damiani E, Adrario E, Girardis M, et al. Arterial hyperoxia and mortality in critically ill patients: a systematic review and meta-analysis. Critical Care, 2014, 18(6): 711.

[5] Qadan M, Battista C, Gardner SA, et al. Oxygen and surgical site infection: a study of underlying immunologic mechanisms. Anesthesiology, 2010, 113(2): 369-377.

[6] O'reilly PJ, Hickman davis JM, Davis IC, et al. Hyperoxia impairs antibacterial function of macrophages through effects on actin. American Journal of Respiratory Cell and Molecular Biology, 2003, 28(4): 443-450.

[7] Mattos JD, Campos MO. Human brain blood flow and metabolism during isocapnic hyperoxia: the role of reactive oxygen species. J Physiol, 2019, 597(3): 741-755.

[8] Rodgers JL, Iyer D, Rodgers LE, et al. Impact of hyperoxia on cardiac pathophysiology. J Cell Physiol, 2019, 234(8): 12595-12603.

[9] Budinger GRS, Mutlu GM. Balancing the risks and benefits of oxygen therapy in critically iII adults. Chest, 2013, 143(4): 1151-1162.

[10] Madl C, Holzer M. Brain function after resuscitation from cardiac arrest. Current Opinion in Critical Care, 2004, 10(3): 213-217.

[11] Roberts BW, Kilgannon JH, Hunter BR, et al. Association between early hyperoxia exposure after resuscitation from cardiac arrest and neurological disability: prospective multicenter protocol-directed cohort study. Circulation, 2018, 137(20): 2114-2124.

[12] Kilgannon JH, Jones AE, Shapiro NI, et al. Association between arterial hyperoxia following resuscitation from cardiac arrest and in-hospital mortality. JAMA, 2010, 303(21): 2165-2171.

[13] Suzuki S, Eastwood GM, Goodwin MD, et al. Atelectasis and mechanical ventilation mode during conservative oxygen therapy: a before-and-after study. Journal of Critical Care, 2015, 30(6): 1232-1237.

[14] de Jonge E, Peelen L, Keijzers PJ, et al. Association between administered oxygen, arterial partial oxygen pressure and mortality in mechanically ventilated intensive care unit patients. Critical Care, 2008, 12(6): R156.

[15] Shu S, Wang Y, Zheng M, et al. Hypoxia and hypoxia-inducible factors in kidney injury and repair. Cells , 2019, 8(3): 207.

[16] de Somer F, Mulholland JW, Bryan MR, et al. O_2 delivery and CO_2 production during cardiopulmonary bypass as determinants of acute kidney injury: time for a goal-directed perfusion management?Critical Care, 2011, 15(4): R192.

[17] Panwar R, Young P, Capllier G. Conservative oxygen therapy in mechanically ventilated patients. Crit Care Med, 2014, 42(9): e630-e631.

[18] Mackle D, Bellomo R, Bailey M, et al. Conservative oxygen therapy during mechanical ventilation in the ICU. N Engl J Med, 2020, 382(11): 989-998.

[19] Girardis M, Busani S, Damiani E, et al. Effect of conservative vs conventional oxygen therapy on mortality among patients in an intensive care unit: the oxygen-ICU randomized clinical trial. JAMA, 2016, 316(15): 1583-1589.

[20] Schjørring OL, Klitgaard TL, Perner A, et al. Lower or higher oxygenation targets for acute hypoxemic respiratory failure. N Engl J Med, 2021, 384(14): 1301-1311.

[21] Barrot L, Asfar P, Mauny F, et al. Liberal or conservative oxygen therapy for acute respiratory distress syndrome. The New England Journal of Medicine, 2020, 382(11): 999-1008.

[22] Van Den Boom W, Hoy M, Sankaran J, et al. The search for optimal oxygen saturation targets in critically ill patients: observational data from large ICU databases. Chest, 2020, 157(3): 566-573.

[23] Munshi L, Del Sorbo L, Adhikari NKJ, et al. Prone position for acute respiratory distress syndrome. A systematic review and meta-analysis. Ann Am Thorac Soc, 2017, 14(Supplement_4): S280-S288.

[24] Sander O, Welters ID, Fo XP, et al. Impact of prolonged elevated heart rate on incidence of major cardiac events in critically ill patients with a high risk of cardiac complications. Crit Care Med, 2005, 33(1): 81-88; discussion 241-242.

[25] Young P, Mackle D, Bellomo R, et al. Conservative oxygen therapy for mechanically ventilated adults with sepsis: a post hoc analysis of data from the intensive care unit randomized trial comparing two approaches to oxygen therapy (ICU-ROX). Intensive Care Med, 2020, 46(1): 17-26.

[26] Eastwood GM, Chan MJ, Peck L, et al. Conservative versus conventional oxygen therapy for cardiac surgical patients: a before-and-after study. Anaesthesia and Intensive Care, 2019, 47(2): 175-182.

[27] Young P, Mackle D, Bellomo R, et al. Conservative oxygen therapy for mechanically ventilated adults with suspected hypoxic ischaemic encephalopathy. Intensive Care Med, 2020, 46(12): 2411-2422.

[28] Eastwood GM, Chan MJ, Peck L, et al. Intensive care clinicians' opinion of conservative oxygen therapy (SpO_2 90-92%) for mechanically ventilated patients. Aust Crit Care, 2014, 27(3): 120-125.

第七节　机械通气强度与预后

一、机械通气强度的概念

机械通气强度可以使用驱动压和机械功来表示。驱动压是呼吸机输送潮气量的压力，代表了每个呼吸周期中施加于肺的应力，驱动压分为动态驱动压和静态驱动压，计算公式为：动态驱动压＝吸气峰压－呼气末正压，静态驱动压＝平台压－呼气末正压。机械功为单位时间内呼吸机施加于呼吸系统的能量，包含潮气量、驱动压、流速、呼气末正压及呼吸频率等多种可能导致机械通气相关性肺损伤（ventilator induced lung injury，VILI）的危险因素，机械功导致的 VILI 具有时间累积效应。机械功的简化计算公式为：动态机械功＝0.098× 呼吸频率 × 潮气量 ×［吸气峰压－（0.5× 动态驱动压）］；静态机械功＝0.098× 呼吸频率 × 潮气量 ×［吸气峰压－（0.5× 静态驱动压）］。

二、机械通气强度与急性呼吸窘迫综合征患者预后有关

机械能是一段时间内呼吸机对呼吸系统所做的功，机械能传递到呼吸系统后转化为动能和势能。动能可使肺结构发生形变和破坏，并克服气道阻力转化为热量；势能在吸气过程中储存于肺和胸廓的弹性组织中，在呼气过程中释放一部分，而未得到释放的能量作用于肺组织导致肺损伤。近期研究表明，机械通气强度（驱动压或机械功）与急性呼吸窘迫综合征（acute respiratory distress syndrome，ARDS）患者预后相关，但研究仅关注了 ARDS 患者机械通气第一个 24h 的机械通气强度与死亡率的关系，得出的研究结果可能不适用于一般的急性呼吸衰竭患者，而且机械通气强度与预后相关性强度是否持续存在、高强度的机械通气是否存在累积效应均尚不清楚。

三、机械通气强度与急性呼吸衰竭患者预后有关

Martin 等前瞻性纳入 9 个在 2014 年 4 月 11 日至 2019 年 6 月 5 日期间重症监护病房（intensive care unit，ICU）收治的人工气道机械通气时间≥4h 的成人患者。急性呼吸衰竭定义为机体不能维持充分的气体交换，需要机械通气（人工气道机械通气或无创机械通气）支持，并于每日 8 点收集机械通气参数、血气分析和实验室数据等。患者从接受机械通气开始纳入，以死亡、转出 ICU、脱离机械通气 48h 以上或入住 ICU 时间超过 30 天中先发生者为随访终点，主要预后指标是 ICU 病死率。研究结果显示，急性呼吸衰竭患者在整个机械通气期间接受较高的机械通气强度，都与较高的死亡风险相关。这种相关性贯穿整个机械通气过程中。在氧合指数较低的患者中，驱动压和死亡风险的相关性更强。机械强度的影响还具有时间累积效应，以较高机械通气强度（驱动压≥15cmH$_2$O 或机械功≥17J/min）进行通气，通气时间越长，患者死亡风险就会越高。具体结论如下。

1. 机械通气强度与急性呼吸衰竭患者 ICU 死亡风险相关　筛选 13 939 例急性呼吸衰竭患者，排除 531 例（3.8%）行体外生命支持的患者，共纳入 13 408 例。基线特征如下：中位年龄 62 岁（IQR 50～73），女性 5141 例（38.3%）。行机械通气的原因：急性神经系统疾病患者 4464 例（33.3%），急性呼吸衰竭患者 9486 例（70.7%），其中部分患者是由于多种不同原因而进行机械通气。机械通气设置：9797 例（73.1%）患者的潮气量≤8ml/kg 理想体重，只有 1633 例（12.2%）患者记录了平台压，其中 1606 例（98.3%）患者平台压＜30cmH$_2$O，1309 例（80.2%）患者静态驱动压＜15cmH$_2$O，表明本研究纳入的大部分患者，开始机械通气当天的潮气量、平台压和静态驱动压力都在 ARDS 患者肺保护通气策略范围内；802 例（50.5%）患者在机械通气开始的首个 24h 内，静态机械功≥17J/min，即超过 1/2 患者基线时的机械功超过了先前描述的损伤阈值（≥17J/min），原因可能是由于该研究中的患者并没有常规计算和测量机械功。预后情况：在 13 408 例患者中，2409 例（18.0%）在 ICU 死亡，其中 2360 例（98.0%）死于机械通气前 30 天。入住 ICU 的中位时间为 4 天（IQR 2～9），机械通

气的中位时间为 3 天（IQR 1～6）。该研究纳入的患者基线特征和死亡率与其他大型机械通气研究中人群具有可比性。在基线时，有较高驱动压或机械功的患者死亡风险更大。同样，基线时的静态驱动压≥15cmH$_2$O 或机械功≥17J/min 与更高的 ICU 死亡风险相关。

2．机械通气强度与急性呼吸衰竭患者死亡风险的相关性在整个机械通气过程中持续存在　在纳入的 13 408 例急性呼吸衰竭患者中，7876 例（58.7%）患者测量了基线时的氧合指数、APACHE Ⅲ评分、pH、驱动压和机械功，并且纳入了联合模型分析。在联合模型分析中，7876 例患者中有 1661 例（21.1%）在开始机械通气后的 30 天内死亡。机械通气强度与急性呼吸衰竭患者死亡风险的相关性在整个机械通气过程中持续存在，在调整年龄、APACHE Ⅲ评分、基线氧合指数和基线 pH 后，动态驱动压每增加 1cmH$_2$O，急性呼吸衰竭患者死亡风险增加 1.064 倍；机械功每增加 1J/min，急性呼吸衰竭患者死亡风险增加 1.060 倍。

3．氧合指数越低的急性呼吸衰竭患者，机械通气强度与急性呼吸衰竭患者 ICU 死亡风险相关性越强　通过进行亚组分析发现，在较低 PaO$_2$/FiO$_2$ 比值的较严重的急性呼吸衰竭患者中，尤其是 PaO$_2$/FiO$_2$ 比值＜200mmHg 的患者，驱动压与 ICU 死亡风险增加相关。较高的通气比例［通气比例＝（实测的分钟通气量 × 实测的 PaCO$_2$）/（预测的分钟通气量 × 理想 PaCO$_2$）］为特征的机械通气方式也与 ICU 死亡风险增加相关。

4．机械通气强度存在累积效应　当在驱动压≥15cmH$_2$O 条件下进行机械通气时，机械通气时间每延长 1 天，患者死亡风险增加 1.049 倍。当在机械功≥17J/min 条件下进行机械通气时，机械通气时间每延长 1 天，患者死亡风险增加 1.069 倍。同样，在较高驱动压机械通气期间，累积的驱动压每增加 1cmH$_2$O，患者死亡风险增加 1.004 倍。在较高机械功机械通气期间，累积的机械功每增加 1J/min，患者的死亡风险增加 1.003 倍。

四、总结

驱动压和机械功是与急性呼吸衰竭患者病死率相关的关键呼吸机参数，这种相关性持续存在于整个机械通气过程。氧合指数越低的患者，其与 ICU 死亡风险相关性越强，且机械通气强度存在累积效应。因此，限制驱动压或机械功可能是进一步降低急性呼吸衰竭患者病死率的重要策略。但急性呼吸衰竭患者中的 ARDS 患者存在明显的异质性，即使给予患者的驱动压和机械功在安全范围内，仍会导致 VILI。因此，机械强度和急性呼吸衰竭患者预后的关系，需要在大型临床研究中进一步验证。

（天津市第三中心医院　尹承芬　徐　磊）

参 考 文 献

［1］ Marini JJ, Rocco P, Gattinoni L. Static and dynamic contributors to VILI in clinical practice: pressure, energy, and power. Am J Respir Crit Care Med, 2019, 201(7): 767-774.

［2］ Marini JJ. Evolving concepts for safer ventilation. Crit Care, 2019, 23(Suppl 1): 114.

[3] Serpa NA, Deliberato RO, Johnson AEW, et al. Mechanical power of ventilation is associated with mortality in critically ill patients: an analysis of patients in two observational cohorts. Intensive Care Med, 2018, 44(11): 1914-1922.

[4] Simonis FD, Serpa NA, Binnekade JM, et al. Effect of a low vs intermediate tidal volume strategy on ventilator-free days in intensive care unit patients without ARDS: a randomized clinical trial. JAMA, 2018, 320(18): 1872-1880.

[5] Urner M, Jüni P, Hansen B, et al. Time-varying intensity of mechanical ventilation and mortality in patients with acute respiratory failure: a registry-based, prospective cohort study. Lancet Respir Med, 2020, 8(9): 905-913.

第七章　重症感染控制

第一节　新发呼吸道传播性疾病的医院感染管理

重症肺炎是重症医学科经常收治的疾病之一。部分呼吸道传播性疾病也会表现为重症肺炎，所以在接诊和收治过程中，对其传染性的评估和医护人员的防护极为重要。新发呼吸道传播性疾病不断出现，如 2003 年的严重急性呼吸综合征（severe acute respiratory syndrome，SARS），2019 年的新型冠状病毒肺炎（coronavirus disease 2019，COVID-19）等，为重症医师初始甄别其是否具有传染性增加了难度。同时，传统的呼吸道传播性疾病也会以重症肺炎作为首要表现，如肺结核、甲型 H1N1 流感等。另外，一部分不属于呼吸道传播的传染性疾病，也有可能首先以重症肺炎为表现，如肺鼠疫等。上述情况对重症医学科的医务人员提出了新的要求。

一、标准防护与分层分级防护的实施与落实

（一）标准防护

标准防护是基于就诊患者可能携带并能传播致病微生物的假设下，在每一次的诊疗过程中，医疗相关人员均需根据可能受到传播而采取的相应防护措施。这些措施包括手卫生、个人防护用品的使用（口罩、眼罩、隔离衣、手套等）、诊室设置（保持通风及医患间适当的距离）、环境的清洁和消毒等。

（二）分层分级防护

在标准防护的基础上，同时增加针对不同疾病的传染特性采取额外的、基于传播方式的防护，是当前医院感染防控的大趋势。根据防护等级可分为加强防护和严密防护。

1. 加强防护　加强防护是在基本防护的基础上，根据感染暴露的风险加强防护措施。防护对象包括：①可能接触患者血液、体液、血液体液污染物品或环境的医、药、护、技、工勤等人员；②进入传染病区域、留观室、病区的医务人员；③（传染病流行期）转运传染病患者的医务人员、实验室的技术人员和其他辅助人员、工勤人员或司机等。应配备医用手套、医用外科口罩、医用防护口罩、护目镜、防护面屏、防护服、隔离服、鞋套和靴套等。

2. 严密防护　严密防护是由于感染风险特别严重，在加强防护的基础上额外增加更为严密的防护措施。防护对象包括甲类传染病、新发 / 再发传染或原因不明的传染病患者进行气管切开、气管插管、吸痰等有创操作时，以及为传染病患者进行尸检时，在加强防护基础上增加全面型防护器等有效防护用品。进行有呼吸道传播风险的操作时，应首先做好呼吸道防护再进行相应的诊疗。加强传染性疾病的早期识别与标准防护的结合，可有效降低医务人员的感染率，这在 COVID-19 疫情防护中已经取

得了非常显著的效果。不同的专业针对不同的医疗场景，制定了不同的防护规则和指南，可有效避免院内医务人员和患者之间的交叉感染，保障了疫情期间基本公共卫生医疗体系的运转。

二、重视病史的采集与识别的重要性

通过传染病“三史”（14 天内与发热患者接触史、疫区旅游史、病 / 死动物接触史）和体温监测，及早发现传染源。高风险患者的标准为“三史”阳性伴发热（腋下温度≥38℃）。通过“三史”的详细询问可判断当前患者所患疾病是否具有传染性。此筛查和识别过程主要在发热门诊完成。门急诊患者伴发热时应首先对其是否具有传染性进行初步筛查，若发现可能具有传染性，即刻送发热门诊进一步排查（建立传染性疾病的检验流程，对已知的流感病毒、呼吸道合胞病毒等制定检验方法，作为筛查的内容之一）。需要注意的是，并非只有发热门诊、呼吸科、感染科会遇到此类患者，其他专科医师在进行实际临床诊疗活动中也可能遇到类似情况，应引起各专科的注意。

三、提高对不明原因的传染性疾病的识别与预警能力

传染性疾病的早期识别是遏制疫情、加强医患自我保护的基础。传染性疾病最重要的特征即是传染性，故其传染病史是最重要的识别特征。传染性疾病病史的主要特点可概括为 14 天内与发热患者的接触史、疫区旅游史、病 / 死动物接触史。一旦发现无法解释的感染性疾病，且具有传染性特征时，即首先做好自身防护及患者隔离，同时启动院内预警机制。在接到预警后，医院感染防控专业委员会即刻做出专业判断，启动后续防控措施。虽然传染病患者的问诊是疾病诊断最基本的原则之一，但在执行时常常被忽略，从而酿成恶果。因此，从医院制度的角度予以强化是传染病防控的重要措施之一。医院要从行政或法规的角度对此进行严格监管。

四、建立不明原因感染的诊断流程

在对新发传染性疾病有充分的认识之前，临床医师难以从临床症状和常规检查中获得确切诊断，如 SARS、中东呼吸综合征（Middle East respiratory syndrome，MERS）等，导致早期识别困难。这就要求医院建立针对不明原因感染（特别是肺炎）的筛查流程，包括明确不明原因感染的定义、尽快完成已知病原微生物的筛查、决定是否进行更深入的病原学检查（如二代基因测序技术的应用）等。为进一步治疗及相应的感染控制提供必要的依据，从制度上避免因个人原因导致误诊及延误诊断，从而最大程度保护医务人员及医院整体安全。对于来自发热门诊或急诊首诊的部分发热患者，检验科在收到标本之后，应第一时间将样本的检查结果返回给临床医师，同时建立各级报警机制。

五、加强传染病知识的普及，引导医务人员和公众进行正确防护

对未知病原微生物缺乏认识及正确防护知识不足可导致恐慌。传染途径和接触程度是决定防护方法和级别的基本依据。针对呼吸道传播疾病，传播方式可以分为飞沫传播和气溶胶传播。飞沫传播范围为 1～2m，气溶胶的传播范围更为广泛，但两者之间并无显著区别。接触程度是决定防护级别的另一个重要因素。密切接触是指在封闭的环境内较长时间、无防护的情况下与患者近距离接触。符合密切接触条件时，需佩戴 N95 级别及以上的口罩和眼罩等，属于二级防护；低于此程度的接触，佩

戴普通外科医用口罩即可，属于一级防护；如果针对患者进行气道开放性操作，则需要更为严密的三级防护。

作为医务人员，在医院整体防控策略完备的基础上，医院内的常规工作可以安全地开展。为预防疫情期间不可避免的疏漏，普通医务人员可根据上述基本原则进行防护，其核心是根据所在岗位与患者的接触程度采取相应的防护级别。但要避免两个极端，一是因恐慌而进行不必要的过度防护，二是对风险认识不足而导致的防护不足。医务人员在院外也应规范日常行为、避免感染。根据呼吸道传播性疾病的传播特点，应注意以下几点：①避免人员聚集，特别是在相对封闭的环境，如不能避免，则应佩戴口罩；②呼吸道飞沫可污染周围物体表面，通过手接触可间接污染眼睛、气道等造成感染，故注意手卫生，接触外部环境后有效的洗手极为重要；③注意咳嗽礼仪，避免面对面咳嗽、打喷嚏，同时用手帕、纸巾或手臂的肘内侧进行遮挡；④通风可有效降低空气中致病微生物的浓度，特别是在疫情期间更为重要。

六、建立完善的医院感染防控体系

一旦疫情出现，大量患者涌向医院，如果医院无系统应对措施，常常因患者爆满和医疗人员、物资储备不足而难以控制，最后造成严重后果。建立完善的以医院为基础的应对体系是避免严重后果的重要措施。应对体系包括三部分：①预检分诊系统。接诊医师一旦发现疑似患者，应将其转至发热门诊，在适当的防护下进行甄别，避免各自为战。②病房筛查管理系统。病房在收入患者时要针对患者、家属及陪护、探视人员进行筛查，避免具有传染性疾病的患者或家属在未知情况下进入普通病房。③医院工作人员的健康管理系统。对医疗机构的工作人员进行健康管理，定期体检，每日监测体温，一旦出现异常及时上报，避免带病工作，将传染性疾病带入病房。通过以医院为基础的防控体系，将疑似和确诊病例限定在医院确定范围内，避免对医院内所有医疗相关人员及在院患者造成威胁。另外，医院应在相对隔离的区域建立具有隔离条件的病房，在非疫情时可作为常规病房，疫情期间可作为传染病病房，以容纳突然增加的患者，避免对常规病房造成冲击。另外，针对不同患者进行不同治疗过程中的医院感染防控，应避免耐药菌感染。有研究提示，COVID-19 死亡患者常常合并呼吸机相关肺炎或导管相关血流感染，医源性相关的感染控制已成为临床需要重视的关键问题，医院感染防控策略应覆盖医疗的全过程。

（北京协和医院　柴文昭）

参考文献

[1] Siegel J D, Rhinehart E, Jackson M, et al. 2007 Guideline for isolation precautions: preventing transmission of infectious agents in health care settings. Am J Infect Control, 2007, 35(10 Suppl 2): S65-164.

[2] Guogang X, Yongshi Y, Yingzhen D, et al. Clinical pathway for early diagnosis of COVID-19: updates from experience to evidence-based practice. Clin Rev Allergy Immunol, 2020, 59(1): 89-100.

[3] Di W, Jianyun L, Yanhui L, et al. Positive effects of

COVID-19 control measures on influenza prevention. Int J Infect Dis, 2020, 95: 345-346.

[4] Zorn CK, Pascual JM, Bosch W, et al. Addressing the challenge of COVID-19: one health care site's leadership response to the pandemic. Mayo Clin Proc Innov Qual Outcomes, 2021, 5(1): 151-160.

[5] Ahmed D, Sammer UI H, Xunli Z, et al. COVID-19 crisis creates opportunity towards Global Monitoring & Surveillance. Pathogens, 2021, 10(3): 256.

[6] Adhikari S P,Sha M,Yu Ju W, et al. Epidemiology, causes, clinical manifestation and diagnosis, prevention and control of coronavirus disease (COVID-19) during the early outbreak period: a scoping review. Infect Dis Poverty, 2020, 9(1): 29.

[7] Xiao Wei Fu, Li Na Wu, Ling Shan. Review of possible psychological impacts of COVID-19 on frontline medical staff and reduction strategies. World J Clin Cases, 2020, 8(15): 3188-3196.

[8] Wang M. The importance of strengthening the ability of fundamental disease prevention and control system from the perspective of the epidemic situation of anti COVID-19. Zhonghua Yu Fang Yi Xue Za Zhi, 2020, 54(5): 480-483.

[9] Wang J, Wang ZF. Strengths, weaknesses, opportunities and threats (SWOT) analysis of China's prevention and control strategy for the COVID-19 epidemic. Int J Environ Res Public Health, 2020, 17(7): 2235.

[10] Grasselli G, Scaravilli V, Mangioni D,et al. Hospital-acquired infections in critically ill patients with COVID-19. Chest, 2021, S0012-3692(21): 00679-00676.

[11] Su LX, Wang XT, Pan P, et al. Infection management strategy based on prevention and control of nosocomial infections in intensive care units. Chin Med J (Engl), 2019, 132(1): 115-119.

第二节 重症医院感染防控体系的建立

重症患者是发生医院感染的高危人群。医院感染既可能是导致重症的诱因，也可能是由重症导致的后果。因此，预防和治疗重症患者的医院感染已成为重症医学不可或缺的一部分。

当前很多医师，尤其是重症医师认为“呼吸机相关性肺炎”“导管相关性感染”在治疗过程中难以避免，是重症患者必须过的“坎”，他们普遍认为抗生素是医院感染治疗的首选。而在实际治疗过程中，许多重症患者也确实因为闯不过这道“坎”，而使整个治疗计划以失败而告终。如何正确认识并化解这一难题已成为重症医学发展的瓶颈。

一、重症患者发生医院感染的机制

由于原发病因素或治疗监测等因素导致患者防御机制出现缺陷，从而使其感染的风险大大增加。重症患者临床主要表现为以下几个方面：①原发创伤、侵入性检查及治疗手段导致屏障的破坏使机体深部无菌群区域与外部非无菌区域连通，造成感染的可能性增加；②由于卧床或意识障碍，口腔自洁能力下降、胃内容物反流和误吸增加、自主呛咳能力下降等因素，导致院内获得性肺炎的概率大大增加。如果患者留置人工气道，则更容易发生肺部感染；③机体植入装置的生物膜导致机体免疫系统清除病原菌的能力下降；④严重创伤或感染会导致炎症反应，同时伴随免疫抑制状态。

医院环境决定了医院感染的病原菌性质。定植在环境和患者体内的机会性致病菌在机体免疫屏障正常的情况下不能致病，但其是医院感染的主要病原菌。这些机会致病菌具有一个共同的特点——耐药。耐药性的产生是抗生素时代的必然产物，如果耐药菌的院内播散不能得到很好地控制，这一问题将会放大到人们难以承受的程度。在这方面，重症医学科需要额外重视。面对多重耐药菌感染，单纯依赖抗生素就显得力不从心，甚至是饮鸩止渴。

二、重症监护病房的医院感染防控策略

避免重症患者发生医院感染、避免多重耐药菌的交叉传播、合理使用抗生素构成了重症抗感染的基本策略。

（一）避免重症患者发生医院感染

重症医学科最常见的医院感染是导管相关性血流感染、呼吸机相关性肺炎、导管相关性泌尿系感染和手术切口感染，即“三管一切口”。针对其控制措施可以归纳为 2 个基本原则：封闭病原菌入路和降低感染部位细菌负荷。

1. 封闭病原菌入路　以血管内置管为代表的各种无菌体腔和管路的置管监测和引流，如脑室或腰大池引流、尿管引流、无菌胸腔闭式引流等是重症患者治疗过程中常用的措施。这些操作的共同特点是通过置管使体内原无菌区域与外界连通，从而使病原体由这些通路进入体内造成感染。以重症患者频繁发生的导管相关性血流感染为例，其发生需要满足 2 个条件，即血管完整性被破坏和无菌操作存在缺陷。不难理解，针对血管通路开放，时刻严格执行无菌操作是具有可操作性的防控策略。开放时间包括穿刺过程、穿刺点皮肤管理、导管接头打开更换输液管路、液体配制过程等。把这些关键操作设定为防控的节点，针对这些节点制定严格的操作流程，是降低导管相关性血流感染的整体策略，即节点控制策略。

尽可能减少输液总量和次数是避免导管相关性血流感染的另一个关键原则。尽管按照规范的无菌操作，任何一次血管通路的开放和输液都难以完全避免细菌进入血液系统。这对重症治疗的精细化和统筹管理能力提出了更高的要求，也是重症医疗水平的一个重要体现。

由于中心静脉导管在重症医学中的特殊地位，导致在医院感染防控中出现以下 2 个误区：①血流感染都与中心静脉导管有关，没有中心静脉导管就没有导管相关性血流感染；②只有血培养阳性，且符合导管相关性血流感染的诊断要求才可明确诊断。

虽然中心静脉留置导管是重症患者血流感染的重要因素，但并非唯一因素。中心静脉留置导管是打开血管通路的一种形式，外周静脉及其他静脉通路也同样可成为感染通路。因此，所有打开静脉通路的操作都需符合无菌操作要求，其中也包括配液环节和输血操作。单纯减少中心静脉置管并不能完全避免导管相关性血流感染，只有严格执行上述节点控制策略才能有效减少此类感染。

封闭感染入路不仅是对导管相关性血流感染的预防策略，也是所有在无菌体腔放置导管时的要求。例如，常见的腰大池、脑室及胸腔闭式引流等。

2. 降低感染部位细菌负荷　对于不能完全封闭的体腔或已经形成的局限感染灶，难以达到和维持无菌状态，降低局部细菌负荷就成为感染预防和救治的关键。感染的严重程度多取决于病原菌在感染部位的菌量、致病力和机体对病原菌的清除能力。重症患者的病理生理改变会明显影响机体对病原

菌的清除能力，这是发生医院感染的重要机制之一。

正常情况下，人体下呼吸道存在一个稳定的微生态系统。这个系统的稳定有赖于侵入机制和保护机制之间的平衡。间断、微量的误吸和吸入带有微生物的空气等因素，使下呼吸道处于带菌状态；另一方面，机体的自洁能力，包括呛咳反射、气道上皮产生的黏液、气道纤毛的运动及局部的免疫反应可使下呼吸道处于一个低细菌负荷状态。良好的机体防御功能使整个呼吸系统呈现一个相对稳定的微生态系统。一旦两者之间的平衡被打破，侵入病原体总量增加、侵入毒力更强的病原体或自主清除能力下降，就可能导致肺部感染的发生。

重症状态下，人工气道使得经口鼻腔误吸进入气道的细菌量增加，同时由于卧床、意识障碍、人工气道等因素导致患者自主呛咳能力、气道自净能力明显下降。两者的共同作用使下气道的微生态发生改变，侵入机制与防御机制的平衡向感染方向倾斜。因此，预防的关键是：①通过口鼻腔的清洁卫生、胃肠道管理及人工气道的气囊管理减少重症患者的误吸；②加强呼吸道内分泌物的充分引流。两者合力的效果就是降低局部细菌负荷。这个目标的实现需要多种手段联合应用，例如，体位管理、支气管镜的应用、镇痛镇静的调整、气道湿化和温化技术的应用等。呼吸机相关性肺炎的预防策略可概括为目标导向的肺部综合物理治疗，其核心内涵就是充分降低肺部的细菌负荷，从而避免感染的发生。抗生素在此基础上才能发挥辅助作用。

充分引流感染灶是抗感染治疗的基本原则。受临床多种因素影响，这一原则无法充分贯彻。评价充分引流的表现可分为全身性表现和局部表现。全身性表现包括体温、白细胞计数、血流动力学改变等；局部表现包括局部是否有明显红肿、肉芽是否新鲜、引流液性状是否清亮等。在引流不充分的情况下，仅依赖抗生素很难获得好的结果。

无论是否已经发生医院感染，封闭侵入感染入路和降低感染部位细菌负荷都是从重症患者发生医院感染机制出发的病因预防和治疗的基本措施。在未发生医院感染时，这些措施就是预防措施；在发生医院感染时，这些措施就是病因治疗。其他措施只有在病因得到很好地处理后才能发挥作用。

（二）避免多重耐药菌的交叉传播

多重耐药菌播散是重症医学科医院感染防控中需要面对的另一个重要问题。无论是已经过多次抗生素治疗还是首次入院，机体都有可能定植具有耐药基因的细菌。如果既往已经反复住院或经过大量抗生素治疗，这种可能性更大。可以想象，当多重耐药菌感染时，抗生素选择极为有限，给重症患者造成严重威胁。如果因为医院感染防控缺陷导致多重耐药菌在病房内播散，将造成严重后果。

接触传播是多重耐药菌的主要播散途径。携带多重耐药菌的患者首先污染床单位区域、周边设备及与其接触的人员，特别是医护人员；再由此为中介，进一步扩大污染范围，直到污染其他患者，在其体内形成定植。如果这些患者的防御机制缺陷，如物理防御屏障被破坏、免疫系统功能受到抑制，就有可能造成多重耐药菌的医院感染。医务人员是其中重要的传播媒介，而医务人员的手卫生更是重中之重。阻断多重耐药菌传播的具体措施可分为环境清洁和接触隔离。

1. 环境清洁　环境清洁的作用就是把被污染的床单位和病房环境按照要求进行及时清洁，由此可有效降级环境细菌负荷，减少多重耐药菌的传播概率。环境清洁包括每日常规清洁和终末消毒。这部分工作看似简单，甚至很多单位只安排保洁员、护理员和护工自行进行，在没有监管的情况下，往往成为多重耐药菌传播的主要环节。每日清洁的次数、及时性、清洁标准及擦拭顺序等细节都需要做出明确要求，并要有定期的效果监测和评估，不断完善操作流程，才能取得预期效果。

2. 接触隔离　多重耐药菌的播散需要一个可活动的载体，这个载体就是交叉使用的物品和穿梭于不同患者之间的医务人员。其中医护人员的双手最为重要，这也是在各项防控措施中，都反复强调手卫生实施的原因。在实际调查中发现，在洗手的5个时刻中，接触后的洗手率比接触前要高，因为大家内心总认为患者具有传染性，而自己是干净的。然而需要说明的是，干净是相互的。医务人员需要预防患者身上的多重耐药菌及其他病菌，同样，医务人员也要预防自己身上的病菌传播给患者。

物品的使用要求尽可能专人专用。如需混用，则必须做到每个患者用后充分清洁消毒。这在实际工作中也需要通过巨大努力予以落实贯彻。从最常用的听诊器、心电图机，到正在逐渐推广的床旁超声等，都需要一个系统的规范进行管理。既避免造成多重耐药菌的传播，也不能影响正常临床工作。

单间病房是避免多重耐药菌交叉传播重要的措施之一。需要注意的是，单间不是阻断多重耐药菌传播的必要条件，更不是唯一条件。因为单间虽然提供了物理隔离，但很难阻断物品的流通和人员的交叉。没有完善的环境清洁和解除隔离措施难以发挥有效的作用。

标准防护是基于就诊患者可能携带并能传播致病微生物的假设下，在每一次诊疗过程中，医疗相关人员均需要根据可能受到传播而采取的相应防护措施。在医院感染防控过程中，需要更加关注患者对医务人员的污染，进而由医务人员再传播到其他患者身上。环境清洁和接触隔离就是双向的标准预防在重症医学科医院感染防控中的具体实践。

从技术层面上来说，环境清洁和接触隔离执行起来并不困难，真正困难的是如何做到切实有效。把每个目标分解为具体的单一操作，确定操作达到的目标，同时制定相关规定对相关人员进行培训、监督、检查以保证其能够完全贯彻执行。实现上述每一级目标均需要克服相应的困难，例如，人员配置、床位配置、空间配置等问题，应针对这些困难结合指南制定本科室行之有效的具体措施。

（三）合理使用抗生素，减少耐药菌的诱导和筛选压力

抗生素的使用是抗感染治疗的重要内容。从抗感染角度出发，要求早、准、足量、广谱、联合治疗更能达到治疗目标。但同时抗生素应用还有另一面，那就是抗生素的使用会导致细菌耐药性的产生和耐药菌的筛选压力，同时也会导致机体内菌群失衡。从这个方面出发，就需要尽可能减少使用抗生素。合理使用抗生素是这2方面要求的综合体现。随着合理性的评价标准改变及对抗感染的认识不断更新，也对医师使用抗生素提出了更高的要求，即无限接近当前最合理的用药标准。

为了减少不必要的抗生素使用，提高使用的针对性，每次抗生素使用前都应进行如下考虑：①明确是否存在感染；②可否明确感染部位；③能否确定病原菌；④是否需要完善感染控制措施；⑤进一步评价前期抗生素选择和剂量是否合理。

需要注意的是，无论抗生素应用是否有效，只要使用，其相应的不良反应就已经产生，如细菌耐药性的诱导和耐药菌的筛选、机体菌群的改变甚至紊乱，以及抗生素本身的不良反应等。如果抗生素选择不明确，则是在没有临床获益的基础上承担了抗生素应用的不良后果。

三、炎症反应与医院感染

理论上，在受到第一次感染性或非感染性的严重打击后，患者出现严重的炎症反应，这一过程也伴随着免疫抑制反应。如果患者能够度过最初严重的炎症反应阶段，后续炎症反应和相关的抑制反

应会逐渐回复到稳定的基线状态。但在临床实践中炎症反应过程常常反复、迁延，导致严重后果。这一现象说明临床实际中常常反复激发机体的炎症反应，医院感染是其中一项重要原因。这些持续的，或者一过性的体温波动往往提示医院感染频繁发生。每次不明原因的体温波动都需认真审视医院感染防控措施的落实情况，如发现漏洞，应及时补救。

炎症反应并不是感染的专属病理过程。器官功能支持和治疗的不适当，如血流动力学治疗不充分导致的组织灌注不足或水肿、过度通气导致的肺部组织剪切伤、疼痛导致的应激反应等都可诱发炎症反应。临床上，这些因素导致的炎症反应与感染导致的炎症反应有时难以区分。两者最终的作用机制都汇集到炎症反应的共同通路上。两者互相关联，共同影响着患者的预后。有效的医院感染防控可为重症治疗提供良好的基础，反之亦然。

四、医院感染防控的体系化建设

上述论述构建了重症医院感染防控的理论框架。高质量的实践需要一个完整的医院感染防控体系来保障。除了前述理论体系外，还需要制定切实可行的规范、针对不同人员的教学考核机制，以及监督反馈机制等，并且需要不断完善改进。防控管理体系应包括以下内容。

（一）制定具体的操作规范

操作规范必须来源于指南，且与实际情况相结合，即指南的本土化。其中关键是可行性，应能够被医务人员接受并积极贯彻。

（二）制定监督、反馈机制

任何好的制度都必须有监督和反馈机制才能保证其效果。否则会流于形式，达不到规范本应发挥的效果。如果此时反过来质疑规范的合理性就完全迷失了方向，使医院感染防控工作陷入盲目无序的境地。

（三）制定教学和培训体系

任何规范必须来源于临床工作，规范的制定本身就是教学讨论的过程。通过规范的制定，大家在医院感染防控方面达成一致。规范一旦形成，为了彻底贯彻，就需要向全员进行宣讲和培训，让大家学习并遵守，并通过多种方式反复进行。只有大家真正理解，才能自觉执行。

（四）规范需要不断完善更新

在实际工作中会遇到各种各样的问题，有些是之前规范没有覆盖的，有些则是不合适的。只有不断完善更新，规范才有生命力。

医院感染与现代医疗体系共同成长。新技术的不断涌现下，也对医院感染提出了新的要求。同样，曾经认为不可避免的医院感染，在医学不断进步的情况下变成了可以避免的感染。相信在不久的将来，现在认为的“不可避免”的医院感染也一定会变得可以避免。

从医院感染控制的角度来看，所谓重症患者，就是失去防护屏障功能和免疫功能异常的一种状态。而对于重症患者的救治，首先需要构建一个外在屏障来补偿患者存在缺陷的自身屏障和免疫功能。从这个角度来看，重症患者的医院感染防控也是器官功能支持治疗的一部分，而且是非常重要的基础支持和治疗部分，它是重症医学科医疗行为展开的基石。这些细节并不高深，也不复杂，它只是需要医师在所有医疗行为中遵守，并通过自身行为影响周围的人。

（北京协和医院　柴文昭）

参考文献

[1] Delano M J, Ward P A. The immune system's role in sepsis progression, res-olution, and long-term outcome. Immunol Rev, 2016,274(1):330-353.

[2] Luyt C E, Hékimian G, Koulenti D,et al.Microbial cause of ICU-acquired pneumonia: hospital-acquired pneumonia versus ventilator-associated pneu-monia. Curr Opin Crit Care, 2018,24(5):332-338.

[3] Rupp M E, Karnatak R. Intravascular Catheter-Related Bloodstream Infec-tions. Infect Dis Clin North Am, 2018,32(4):765-787.

[4] Canton Bulnes M L,Garnacho Montero J.Practical approach to the management of catheter-related bloodstream infection. Rev Esp Quimioter,2019,32 Suppl 2:38-41.

[5] Buetti N,Timsit J F. Management and Prevention of Central Venous Catheter-Related Infections in the ICU. Semin Respir Crit Care Med, 2019,40(4):508-523.

[6] Klompas M.Prevention of Intensive Care Unit-Acquired Pneumonia. Semin Respir Crit Care Med, 2019,40(4):548-557.

[7] Lanks C W,Musani A I,Hsia D W.Community-acquired Pneumonia and Hospital-acquired Pneumonia. Med Clin North Am, 2019,103(3):487-501.

[8] Lyons P G,Kollef M H.Prevention of hospital-acquired pneumonia. Curr Opin Crit Care, 2018,24(5): 370-378.

[9] Martin Loeches I, Rodriguez A H,Torres A. New guidelines for hospital-acquired pneumonia/ventilator-associated pneumonia: USA vs. Europe. Curr Opin Crit Care, 2018,24(5):347-352.

[10] Tacconelli E, Cataldo M A, Dancer S J ,et al. ESCMID guidelines for the management of the infection control measures to reduce transmission of multidrug-resistant Gram-negative bacteria in hospitalized patients. Clin Microbiol Infect, 2014,20 Suppl 1:1-55.

[11] Haak B W, Levi M, Wiersinga W J. Microbiota-targeted therapies on the in-tensive care unit. Curr Opin Crit Care, 2017,23(2):167-174.

[12] Lambe K A,Lydon S,Madden C ,et al. Hand Hygiene Compliance in the ICU: A Systematic Review. Crit Care Med, 2019,47(9):1251-1257.

[13] Zaragoza R,Vidal Cortés P,Aguilar G, et al. Update of the treatment of nosocomial pneumonia in the ICU. Crit Care, 2020,24(1):383.

[14] Meduri G U,Umberger R. Dysregulated Systemic Inflammation Favors Bacterial Growth and Development of Nosocomial Infections. Am J Respir Crit Care Med, 2018,197(8):1092.

[15] Chai WZ, Wang XT, Zhou J, et al. Control method exploration of nosocomial bloodstream infection and its effect evaluation. Chines Medical Journal, 2012, 125(17):3044-3047.

第三节　肺部微生态对呼吸机相关性肺炎的影响

一、微生态定义

显微镜的发明促使人类发现并认识了微生物。1884年，罗伯特·科赫（Robert Koch）提出了微生物感染是引起人类和动物疾病的概念。此后，人们以“单细胞”和“致病菌”的概念看待微生物，将“灭菌”作为疾病治疗的主要手段之一，并提出了“正常的肺是无菌的”“肠道菌群易位”等概念，这也成为“抗生素治疗是感染性疾病的主要治疗”的理论依据。

经过一个世纪的研究发现，只有一小部分微生物与疾病或致病性有关，绝大多数微生物对于生态系统有着不可或缺的作用，并且是有益的。现实中并没有绝对无菌的环境。否则，当治疗感染的肺时，抗生素的作用是杀死致病菌、恢复肺部无菌状态，其不良反应应仅限于产生药物的耐药性，而不是菌群失调。因此，需要新的知识对上述原则加以补充和修订。

随着新的测序技术的发展，积累的序列数据显示了在高等生物中（如人类）普遍存在微生物和微生物群落。20世纪90年代末，Martinus W. Beijerinck 和 Sergei N. Winogradski 提出了微生物生态学的概念。此后，不断产生新的概念和词汇来阐述这些概念。Microbiome Support 项目于2020年对微生物和微生物组等概念进行了重新定义。微生物群落是检验生物控制系统的一个简便的生态框架概念，可定义为一个占据了有明确定义的、具有独特物理化学性质的栖息地的、特征性的微生物群落。因此，这一术语不仅指有关的微生物，而且还包括它们的活动范围或场所。

二、微生物群落的形成机制

控制微生物群落的构成是一个复杂、动态的过程，涉及宿主、微生物之间的相互作用，以及饮食等因素。这些过程可人为地分为传播、选择、偏移和多样化4个阶段，且彼此密不可分。下文将简要介绍这些过程。

1. 传播　传播是指微生物在局部环境或个体或器官之间的迁入和清除。就人体而言，每个个体或器官，就像一个生物“岛”或“群落”，从附近的宿主或环境物种更为丰富的微生物池中获取其特定的微生物群落，或成为“元群落”。因此，人体每个部位的生物多样性受到“元群落”微生物多样性的限制。群落与群落之间的微生物传播，受到如微生物运动能力、途径和群落之间的距离影响，例如，不同分娩方式的新生儿，其微生物群落不尽相同。

2. 选择　选择是确定性的进化力量。为了避免思维的简单化，笔者没有使用过去经常使用的词语，如灭绝或清除，其更强调单一的或数量上的因素。在某个局部，均存在着不同的生存环境，适应能力强的微生物总是比适应能力差的繁殖率更高，即选择性。而这些选择产生的动力像过滤器一样，通常为环境因素，例如，局部代谢资源的有效性、pH、黏附点及微生物之间的相互作用。选择产生的结果，可以是生理性也可能是病理性（如抗生素的使用），不仅包括数量、种群种类（复杂性），还包括种群的丰度等。

3. 偏移　生态的偏移是指由于繁殖和灭绝率的随机变化而造成的物种丰度的随机性波动。也就是说，在某个生态群落中，低丰度的物种容易被灭绝，特别是经历过外界或内环境的某些严重扰动时。某些微生物（致病菌）传播到某个适宜繁殖的环境，且比原物种更适应该群落（如使用抗生素），会迅速降低侵入物种或原物种的丰度，改变局部环境，产生有益或有害的影响。

4. 多样化　多样化是指特定人群中新的遗传变异的产生。它可通过基因的转移、突变或重组产生。多元化为群落中已经存在的细菌提供了一种应对不断变化的选择的适应机制（适应与不适应是针对微生物而言的，生理性或病理性是针对宿主而言的），如产生耐药性。值得注意的是，由于人口规模的不断增加、交通的便利，以及人与人之间的交流不断增多，并且人与人之间存在显著的物种差异，微生物的多样性也以越来越快的速度更新。

微生物彼此相互作用，这些相互作用构成了微生态的网络。它们以互惠共生（宿主及微生物双方获益）、共生（一方获益，另一方无影响）或致病的形式存在于人类或动物体内。而微生物生命策略的概念是指，相同来源的微生物在不同营养水平争夺相同化合物时产生的上述关系。复杂微生物生态系统的稳定性取决于不同浓度水平下，相同底物的营养相互作用。如果一种微生物，特别是核心微生物群落受到影响，其他微生物群势必发生变化。

综上所述，在人体内部中，不同器官为微生物群落的形成提供了不同的条件。例如，肺部是富氧状态，而胃肠道主要是缺氧环境；肺部微生物的代谢底物缺乏，而肠道富含代谢底物。这些机制通过程序化、动态的系统，产生了不同人、不同部位的微生态差异，以应对不断变化的内外环境因素的扰动。

三、肺部微生物群落的特征

1. 口腔微生物群　口腔可被视为不同病原体进入人体的的主要途径。各种微生物，包括细菌、真菌、病毒、古生物，在口腔中定植，称为口腔微生物。温度（37℃）、唾液 pH（6.5～7.0）和口腔湿度为微生物的生存和维持创造适当的环境。微生物群的改变始于出生，例如，婴儿的分娩途径。此外，饮食习惯对口腔微环境的影响也会直接影响口腔菌群。细菌和真菌是口腔的主要微生物群落，主要包括厚壁菌门、拟杆菌门、变形菌门、放线菌、螺旋体和梭杆菌门 6 种细菌，占口腔细菌群落的 94%。健康人群口腔中的真菌以念珠菌属居多，其次为分枝杆菌属、短梗霉属和酵母菌属。使用高精度测序方法可以将人类口腔微生物群落分为 2 部分：①核心群落存在于所有的人类。其中，放线菌门、厚壁菌门、变形菌门和拟杆菌门 4 种出现频率最高。② 变异群落取决于生活方式和环境因素，不同个体之间也不相同。

正常情况下，共存、共生及可能的致病菌和真菌处于平衡状态。口腔卫生不良，如牙周炎和牙周炎，以及病原体，如 EB 病毒、巨细胞病毒、吸烟、饮酒和抗生素应用可能会破坏这种平衡。龋齿、牙龈炎、口腔黏膜病等常见口腔疾病均是由内源性细菌引起。具有致病性的病毒作为外源因素可导致局部微生态失调。如甲型 H1N1 流行性感冒病毒引起的口腔微生态失衡，继而导致继发性细菌感染。

口腔由软组织（包括嘴唇、软腭、扁桃体和舌头）、硬组织（如牙齿）组成。它们与唾液一起共同构成了口腔的微环境，拥有高度多样性的微生物群。与具有厚生物膜的舌头相比，黏膜表面具有单层微生物。口咽位于软腭和会厌上部，健康成人的口咽菌群与口腔中的相似，主要为厚壁菌门、变形菌门及拟杆菌门（包括链球菌、脑膜炎奈瑟菌、嗜血杆菌及毛螺菌）。口咽后部是气道和食道的门户，据报道，其主要微生物为厚壁菌门、梭杆菌门、变形菌门及放线菌门。

2. 呼吸系统微生物　呼吸系统包括气管、支气管、细支气管和肺泡。尽管从近端到远端发生了许多重要的解剖和生理转变，但这些环境的共同特点是缺乏营养且含氧量很高。清除肺部的微生物是一个主动且连续的过程。健康的气道通过纤毛运动，沿着薄薄的、基底层分泌的黏液层，不断稳定地推动微生物，还包括呛咳和吞咽运动。另外，肺部和气道拥有多种与生俱来的适应性免疫防御，有选择地识别、杀死和清除微生物群，使得肺部微生物表现为低负荷和高多样性的特征。

在影响细菌生长的众多环境因素中，单个健康肺中可以发现相当大的空间变化，包括氧张力、pH、相对血液灌注、相对肺通气、温度、上皮细胞结构、吸入颗粒的沉积，以及炎症细胞的浓度和行为。尽管这些环境因素在健康肺内存在相当大的空间变化，但健康受试者肺内的空间性差异不大。对肺泡灌洗液的基因测序表明，气管、右中叶，以及左、右上叶和声门上空间的样品分析均具有丰富的普雷沃菌、韦荣球菌和链球菌。然而，在更宽泛的空间尺度上，从肺的不同肺叶收集的支气管肺泡灌洗数据似乎表明，尽管在同一空间尺度上观察到了环境梯度，但微生物群落几乎一致。

四、肺部微生物群落的特征与呼吸机相关性肺炎发生机制

微生物进入肺部的主要途径是口咽部，Dickson 等发现物种丰富度随着每个采样点与口腔之间距离的增加而降低，且健康人群的呼吸系统微生物群与口腔中的相似，提示在健康人群中微生态主要受微量吸入的影响，其稳态主要决定因素是微生物的迁入与清除之间的平衡。动物实验证实，无菌老鼠即使存在急性呼吸窘迫综合征，依然可以不出现感染。因此，虽然正常成人不断地吸入细菌，但只有当正常的肺防御机制受损或不堪重负时，才会出现感染。

口咽部微生物在危重患者中可发生显著变化，在危重患者的口腔中，健康的微生物群被革兰阴性需氧菌所取代，包括变形菌门的主要细菌。其呼吸系统微生物与鼻腔、肠道的微生物更为相似。提示重症肺炎或迟发型呼吸机相关性肺炎的发生，这可能是由于肺泡局部的环境所决定，或发生误吸时，已存在明显的肺部环境改变。

人工气道造成上下呼吸道的连通，微生物群落之间距离缩短，微生物入侵的速度增加。同时破坏了正常的防御机制，即微生物清除的速度降低。尽管气管插管可能阻止了大量误吸的发生，但气囊上方的分泌物聚集实际上加剧了微误吸。再加上抗生素（例如，铜绿假单胞菌，如无抗生素暴露，几乎不发生感染）、质子泵抑制药、镇静药或意识改变导致呛咳能力及胃肠动力下降（排便是降低肠道微生物负荷的主要方式）进一步增加了微生物负荷。

在健康人群中，口咽是肺和胃内微生物的主要入侵源头。而在病理状态下，胃肠道内过度生长的微生物成为口腔和肺部微生物入侵的主要源头。如何降低微生物的入侵（封闭气道入路、降低口咽腔的负荷和选择压力）是调整微生态的前提和重要手段。

呼吸道上皮细胞是主要的宿主防御屏障，也是微生物入侵的主要途径。人工气道导致的黏膜损伤、气道湿化不足、局部生物被膜的形成，以及保护性、程序性上皮细胞脱落为微生物的入侵提供了便利。长期使用抗生素等筛选作用为低毒力、难清除的耐药菌侵入提供了机会。

相对于其他器官，肺是开放的。从鼻孔到肺的线性距离只有 0.5m，而肺的表面积是皮肤的 30 倍，远大于胃肠道面积。与肠道不同，肠道有厚重的保护性黏液和丰富的微生态系统。而肺因为缺乏营养底物，一般微生物难以生长。从生态角度来看，健康肺泡具有丰富的表面活性物质、少量的肺泡上皮衬液和肺泡上皮。当环境发生变化时，如肺泡内充满含蛋白的水肿液，表面活性物质被稀释、灭活，肺不张造成局部氧环境改变等，肺泡内发生感染的风险会大大增加。另外，微生物的清除能力因肺泡内充填了渗出液体而下降。

由此可见，肺部微生态是一个复杂的适应系统，而肺部感染是一种紧急和破坏性病理（或失稳态）现象。传统认为，肺部感染是病原微生物引起的肺泡的炎症反应。根据上文所述，肺部具备物理、化学和生物等屏障，肺部微生态是具有复杂的自适应能力的稳态系统。不同物种在相同空间内相互作用，表现出相互依存的关系。肺部感染是一种突发的微生物多样性降低、高微生物负荷和宿主炎症的现象。因此，单纯按照传统的无菌气道细菌的污染理论进行呼吸机相关性肺炎的防控是不够的。

五、总结

本文的目的在于强调肺炎与微生态之间的相互关系。针对肺炎，尤其是在预防方面，医师不应仅将肺炎看作一个急性事件，而要重视如何降低肺部的易感性。其次，单一的以某个微生物为目标的治疗过于简单，应使用系统的方法理解并解决肺炎的病理、生理与生物之间的关系。

（徐州市中心医院　王晓猛
北京协和医院　柴文昭）

参考文献

[1] Toljan K, Vrooman B. Psychoneuroimmunological approach to gastrointestinal related pain. Scand J Pain, 2017, 17: 431-443.

[2] Dickson RP, Erb Downward JR, Huffnagle GB. Towards an ecology of the lung: new conceptual models of pulmonary microbiology and pneumonia pathogenesis. Lancet Respir Med, 2014, 2(3): 238-246.

[3] Dickson RP, Huffnagle GB. The Lung Microbiome: New Principles for Respiratory Bacteriology in Health and Disease. PLoS Pathog, 2015 11(7): e1004923.

[4] Dickson RP, Erb Downward JR, Huffnagle GB. Homeostasis and its disruption in the lung microbiome. Am J Physiol Lung Cell Mol Physiol, 2015, 309(10): L1047-55.

[5] Dickson Robert P, Erb Downward John R, Martinez Fernando J, et al. The Microbiome and the Respiratory Tract. Annual Review of Physiology, 2016 78: 481-504.

[6] Man WH, de Steenhuijsen Piters WA, Bogaert D. The microbiota of the respiratory tract: gatekeeper to respiratory health. Nat Rev Microbiol, 2017, 15(5): 259-270.

[7] Huffnagle GB, Dickson RP, Lukacs NW. The respiratory tract microbiome and lung inflammation: a two-way street. Mucosal Immunol, 2017, 10(2): 299-306.

[8] Yin Y, Hountras P, Wunderink RG. The microbiome in

mechanically ventilated patients. Curr Opin Infect Dis, 2017, 30(2) 208-213.
[9] Dickson RP. The microbiome and critical illness. Lancet Respir Med, 2016, 4(1): 59-72.
[10] Jian Wang, Fengqi Li, Zhigang Tian. Role of microbiota on lung homeostasis and diseases. Sci China Life Sci, 2017, 60(12): 1407-1415.
[11] Quinton Lee J, Walkey Allan J, Mizgerd Joseph P. Integrative Physiology of Pneumonia. Physiological Reviews, 2018, 98(3), 1417–1464.
[12] Otani S, Chihade DB, Coopersmith CM. Critical illness and the role of the microbiome. Acute Med Surg, 2018, 27, 6(2): 91-94.
[13] Mendez R, Banerjee S, Bhattacharya SK, et al. Lung inflammation and disease: A perspective on microbial homeostasis and metabolism. IUBMB Life, 2019, 71(2): 152-165.
[14] Bos LDJ, Kalil AC. Changes in lung microbiome do not explain the development of ventilator-associated pneumonia. Intensive Care Med, 2019, 45(8): 1133-1135.
[15] Emonet S, Lazarevic V, Leemann Refondini C, et al. Identification of respiratory microbiota markers in ventilator-associated pneumonia. Intensive Care Med, 2019, 45(8): 1082-1092.
[16] Stavropoulou E, Kantartzi K, Tsigalou C, et al. Unraveling the Interconnection Patterns Across Lung Microbiome, Respiratory Diseases, and COVID-19. Front Cell Infect Microbiol, 2021, 10: 619075.
[17] Fernández Barat L, López Aladid R, Torres A. Reconsidering ventilator-associated pneumonia from a new dimension of the lung microbiome. EBioMedicine, 2020, 60: 102995.
[18] Santacroce L, Charitos IA, Ballini A, et al. The Human Respiratory System and its Microbiome at a Glimpse. Biology (Basel), 2020, 9(10): 318.
[19] Dekaboruah E, Suryavanshi MV, Chettri D, et al. Human microbiome: an academic update on human body site specific surveillance and its possible role. Arch Microbiol, 2020, 202(8): 2147-2167.
[20] Kennedy MS, Chang EB. The microbiome: Composition and locations. Prog Mol Biol Transl Sci, 2020, 176: 1-42.
[21] Nakov R, Segal JP, Settanni CR, et al. Microbiome: what intensivists should know. Minerva Anestesiol, 2020, 86(7): 777-785.
[22] Berg G, Rybakova D, Fischer D, et al. Microbiome definition re-visited: old concepts and new challenges. Microbiome, 2020, 8(1): 103.
[23] Fromentin M, Ricard JD, Roux D. Respiratory microbiome in mechanically ventilated patients: a narrative review. Intensive Care Med, 2021, 47(3): 292-306.
[24] Soltani S, Zakeri A, Zandi M, et al. The Role of Bacterial and Fungal Human Respiratory Microbiota in COVID-19 Patients. Biomed Res Int, 2021, 2021: 6670798.
[25] Gaibani P, Viciani E, Bartoletti M, et al. The lower respiratory tract microbiome of critically ill patients with COVID-19. Sci Rep, 2021, 11(1): 10103.
[26] Kasper, Fauci. 哈里森感染病学. 胡必杰，潘钰，高晓东，译. 上海：上海科学技术出版社，2019.

第四节　基因组测序技术在医院感染防控中的应用

医院感染防控在医疗机构尤其是重症监护病房（ICU）的重要地位无须赘述，除了基本的、通用的医院感染管理制度和措施以外，面对医院感染流行或医院感染暴发时，病原微生物的来源、分型、种属关系、进化路径、耐药机制、传播途径、传播媒介、病原与宿主间关系等都是最需要了解和必不可少的重要信息，是医院感染防控，尤其是调查和处置医院感染暴发的最重要依据。从临床或环境等获取的病原微生物的鉴定、分型、种属关系确立等可通过多位点序列分型（multilocus sequence typing，MLST）、脉冲场凝胶电泳（pulsed field gel electrophoresis，PFGE）和简单快速的双位点序列分型（double locus sequence typing，DLST）等传统技术做出评估，但各自均有不足之处。总体来说，以上技术均是通过检测部分序列来评估整个基因组序列，有以偏概全的不足。2016—2018 年间，在针对弯曲杆菌感染在美国跨州集中发病是否为暴发的一项调查中，共对 45 个人源菌株和 11 个幼犬菌株做了测序分析。结果显示，MLST 与 PFGE 的分型结果不同，耐药情况与药敏试验表型检测也不一致，不能给流行病学调查提供一致性支撑。用全基因组测序（whole genome sequencing，WGS）再做分析时，即使在对曾暴露于犬的信息还不知情的情况下，就已确定患者与宠物店幼犬之间的关联，明确了暴发的主线，而根据 WGS 耐药基因预测的耐药情况也与药敏试验结果一致。在这次对空肠弯曲杆菌暴发的调查中，传统的 MLST 和 PFGE 方法似乎解析力度不够。

近年来，随着测序技术的进步和测序成本大幅降低，第二代测序技术越来越普及，第三代测序技术也在起步发展中。第二代测序技术包括常用的 WGS、宏基因组二代测序（meta genomic next generation sequencing，mNGS）和目前使用尚少的靶向二代测序等。mNGS 可以直接从标本开始，对标本里所有可能存在的如细菌、真菌、病毒、寄生虫等的核酸及宿主反应同时做出全面分析，从而省去了许多传统的实验室步骤和时间，大大缩短了结果回报的时间，尤其适用于感染性疾病的诊断。已在从个体感染、集中或散发的群体感染、地区疫情的病原诊断，到类似非洲埃博拉病毒的大暴发中广泛应用。新的测序技术在医院感染防控中也有着独特的优势，使得医院感染防控工作达到新的深度和高度。

英国一家教学医院的血液科在 2019 年春季出现过一次人偏肺病毒感染（human metapenu movirus induced infection，hMPV）的暴发。为调查本次院内 hMPV 的传播，使用了纳米孔宏基因组测序（nanopore metagenomic sequencing）和 Illumina 测序技术。其中用常规方法诊断为 hMPV 肺炎的血液科患者 13 例，取标本间期为 20 天，有 2 例患者各取了 2 次标本，共 15 份标本；来自其他科室的 10 例免疫力正常患者的残留呼吸道标本共 10 份，作为对照，均为 2017—2019 年间呼吸道标本 hMPV 阳性的患者。25 份标本共产生 20 个 hMPV 的 Read，敏感性为 80%。在其中又获得 15 个完整的 hMPV 基因组。纳米孔宏基因组测序（长读长）测到的共有序列与 Illumina 测序技术（短读长）测出的一致，这些基因组来自 2 个不同的子系。其中有 10 例血液科患者的序列形成一个独特的基因型组，该基因型之前未曾在英国报道过。这 10 例患者中 8 例的基因组更是形成一个簇，仅有少于 3 个单核苷酸多态性（single nucleotide polymorphism，SNP）的差别，这 10 例患者的菌株应该是本次院内暴发的传播簇。另 2 例患者的基因组相关性较远，可能是在暴发期内单独传入了血液科。由于这些血液科患者的床位分布平均，无法绘出人与人之间传播的路线。分别取过 2 次标本的 2 例患者，他们取标本的间隔时间是 8～9 天，但第二次标本 hMPV 的 Read 数在生成总数的占比大幅下降，平均映射深度也大幅降低。这说明，除了取标本的时机对诊断十分重要外，是否也提示标本中病原体的 Read 数量也与病程进展相关，可作为衡量治疗有效性的参考指标之一。NGS 技术改变了人们对用传统方法所描绘出的病原及传播路径、血缘关系等方面的认知，可据此设计出更完善的医院感染调查路线和节点。

WGS 还可弥补传统的表型分型方法所表现出的鉴别力度不足等缺点。例如，在一项耐万古霉素的屎肠球菌暴发调查中，最初从入住同一间骨科康复病房的 2 例患者的尿中分离出了耐万古霉素的屎肠球菌，2 株菌的药敏谱一致，继续筛查发现其中 1 例患者粪便里定植了另一株完全不同的耐万古霉素的肠球菌，即这例患者体内有 2 种不同的屎肠球菌株分别定植于其尿和粪便中，而这 2 株菌分属该院完全不相关的 2 个屎肠球菌暴发簇，可见暴发调查中多部位取标本的重要性。在随后的 2 年里，又在该医院内发现共 11 例患者。按照常规的 PFGE 分型，所有得到的菌株被分成 5 个型，包括 3 个 ST80、1 个 ST64 和 1 个 ST203。当使用 WGS 做细菌分型时，发现这些菌其实全部只属于同一个簇——ST80。来自不同患者的菌株间的差别只有 65～77 个 SNP，提示这些菌株源于 5 年内的一个共同祖先。相较于其他常规分型，WGS 在此例中显示了精确的鉴别力。此例还提示，肠球菌的耐药表现是变化的，不能以耐药表现作为判断传播途径的依据，而这一点在医院感染和临床工作中经常被用作细菌是否为同一株菌的依据。NGS 在细菌耐药性预测方面也有一定的优势，如结核分枝杆菌、金黄色葡萄球菌、淋球菌等，虽然这种预测还处于逐步发展阶段。

在一次产碳青霉烯酶肺炎克雷伯菌（Carbapenemase producing Klebsiella pneumoniae，CP-KP）的医院感染暴发中，暴发时间持续了约 4 个月，从来自感染病监护病房的 8 例患者的血、痰、尿及渗出液标本中，共取得 9 株菌。医院感染调查排除了环境和工作人员因素。9 株菌的药敏试验结果按药敏谱一致性分成 3 组，从传统角度看，可以理解为至少是有 3 种不同的菌株。根据 WGS 结果，因为其中部分菌株做了 Illumina 测序技术（短读长）和纳米孔宏基因组测序（长读长）2 种不同机制的 WGS，可以较全面地从染色体和质粒两方面分析其耐药机制。9 株菌一共检测出 1545 个 SNP，在系统发育树中，9 株菌分别来自 2 个进化分支，其中 1 例患者身上携带 2 个分属不同进化支的菌株。作者也做了与传统的 MLST 方法的比较，与 MLST 数据库对照时，9 株菌都属于一个 ST11 型肺克，没能区分出基因型。PFGE 具有结果不能复制、有偏倚、出报告时间长的缺点。根据 WGS 结果，如果从时间维度推测，这簇菌应该源于 2018 年末的同一个祖先。综上所述，WGS 在本次医院感染暴发的菌株鉴定、菌株分型、传播途径、耐药机制等方面均显示出一定优势。

WGS 精确、深度的鉴别力还可用于医院感染暴发的真与假、污染与医院感染的鉴别。在 6 例根据培养和药敏结果诊断为泛耐药前期结核病的患者中，共取得 7 株结核菌株，根据 WGS 结果，前 5 株（分别来自 5 例患者）完全相同，为一个进化支，另 2 株（来自第 6 例患者）属另一进化支，各自支内的 SNP 为 0，两支间差别为 548 个 SNP。据此结果，结合临床信息，前 5 例患者中有 4 例在同一家医院同期就诊，第 5 例患者同期在另一家医院，但 5 例患者的实验室诊断来自同一家商业实验室，推断前 5 株菌的结果属于交叉污染所致，后 2 株菌是真正的泛耐药前期结核，并且它们之间没有流行病学关联，后经进一步耐药基因变异分析证实了这一推断，第 6 株菌的基因结果与表型药敏结果也是一致的。患者相应的治疗也随之改变。如果不做分析就盲目根据初始结果开始抗结核治疗，后果可能不堪设想。此次事件，单纯从临床观察出发，或是以传统的分型方法来看，都属于一次泛耐药前期结核菌暴发事件，但实际上是一次假暴发，真实情况是实验室的交叉污染，WGS 结果和对结果的解读发挥了决定性作用。全面整合各种信息，包括最基本的、翔实的临床信息，再经过充分的综合分析，是得出正确结论的保证。

2010—2014年间，瑞士一家教学医院的烧伤科ICU内的铜绿假单胞菌感染事件频出，当时为此做了医院感染的流行病调查，并使用DLST方法对取自临床和环境的细菌做了分型。DLST是基于对2个高变异位点做部分测序来对菌株做分型的方法。共鉴别出3个主要DLST分型，其中菌株数最多的一型被确定为2012年一次暴发的原因，另外2个分型的铜绿假单胞菌被认为是零散发作，是局限在少数几个患者间的人-人传播，并发表了这次研究的结果。但后期再用WGS做分型发现，虽然原先认为的暴发群的菌株间相似度确实非常高，差异只有0～10个SNP，但其中曾被认为是暴发起始的0号患者的菌株例外，再结合其所在病房的地理位置等传播因素，这例患者被排除在这次暴发之外。来自患者的与来自环境的（如洗手池、淋浴地垫、水槽下水弯、水疗室等）菌株有着极高的相似度，支持这次暴发源头应该是来自环境的铜绿假单胞菌。另外2型非暴发菌群的WGS结果也与流行病学调查显示的关联性低相符。后期WGS的应用改变了这次暴发的部分结论，使得暴发与散发的线路更明晰可靠。

快速鉴定是临床的刚需，也许早几个小时出结果就会改变临床治疗质量和转归。有报道直接把培养报阳的单培血培养标本用第三代纳米孔技术测序，做菌株鉴别、质粒和耐药基因检测，可以达到实时诊断，其中菌株鉴定可以在测序开始后10min完成，预先设定的耐药基因和质粒检测可以在1h内完成。因此，对现有技术的充分利用，结合针对性设计，已经可以达到比较理想的时效。

第二代测序技术当然还不完美，如目前占据主流地位的第二代测序以Illumina测序技术为代表，其优点是高通量、多工并行、准确；缺点是运行时间长，在新基因组组装、单倍体定相、转录异型和结构变异的鉴别方面有难度。而所谓第三代纳米孔宏基因组测序技术，其优点是可实时收集数据，运行时间短，可定相多型基因，可检测结构重排并给出较好的表征，无须短读长测序常做的聚合酶链反应（polymerase chain reaction，PCR）扩增，因而避免了PCR扩增中可能遇到的陷阱。长读长测序的缺点是由于信噪比的影响，其准确度有所牺牲，出错率较高，这方面不及短读长测序。如前所述，已有研究者把这2种方法结合起来，或者把传统方法与第二代测序结合，各取所长，并取得了很好的结果。NGS对不同标本的准确度也不相同，例如，血液标本里有着极高的人体细胞背景和相对很低的病原菌数量，下呼吸道标本里的病原菌数量占比相对较高，因此，相较于血流感染，NGS对下呼吸道感染的结果更准确。相信随着技术的进步，测序技术会逐步走向完善，并继续在更广阔的领域里发挥重要作用。

综合第二代基因测序技术在医院感染防控方面的应用可以看出，医院感染调查的每个环节都会影响到最终的结果判定，这其中除了需要缜密的逻辑和流程设计外，新的基因组测序技术确实可以让医院感染防控更精确、更深入，但对结果的解读和如何针对问题做进一步设计提出了更高的要求，不只是在感染领域如此，在其他领域同样重要。结果解读这一项所发挥的关键性、方向性作用，更加需要多学科团队的精密协作，包括感染控制团队、临床专家、微生物专家、实验室专家、计算机专家等。这也给很多临床医师提出了一个全新的、更大的挑战，除了对病原微生物传播的认识需要进一步加强外，测序原理、技术流程、生物信息原理和分析、结果解读等对大多数人来说都是新鲜的认知领域，需要人们更多地去理解和熟知。随着技术的进步，测序本身会更趋于成熟，成本进一步降低，最终走向普及。同时，这项技术也会把未来的医院感染防控推到新的高度。

（解放军总医院第七医学中心 朱世宏）

参考文献

[1] Kollef MH, Torres A, Shorr AF, et al. Nosocomial infection. Crit Care Med, 2021, 49(2): 169-187.

[2] Lavin AJ, Louise KF, Jessica C, et al. Comparison of molecular subtyping and antimicrobial resistance detection methods used in a large multistate outbreak of extensively drug-resistant campylobacter jejuni infections linked to pet store puppies. Journal of Clinical Microbiology, 2020, 58(10): e00771-20.

[3] Stephanie LM, Patricia JS. Next-generation sequencing in clinical microbiology: are we there yet? Clinical Lab Medicine. 2019, 39(3): 405-418.

[4] Charles YC, Steven AM. Clinical metagenomic. Nature Reviews Genetics, 2019, 20(6): 341-355.

[5] Eloise W, Nicole SI, Torsten S, et al. Case report: confirmation by metagenomic sequencing of visceral leishmaniasis in an immunosuppressed returned traveler. The American Journal of Tropical Medicine and Hygiene, 2020, 103(5): 1930–1933.

[6] Rachel KT, Ramchandar N, Gupta A, et al. Use of plasma metagenomic next-generation sequencing for pathogen identification in pediatric endocarditis. The Pediatric Infectious Disease Journal, 2021, 40(5): 486-488.

[7] Takeuchi S, Jun Ichi K, Kazuhiro H, et al. Comprehensive detection of candidate pathogens in the lower respiratory tract of pediatric patients with unexpected cardiopulmonary deterioration using next-generation sequencing. Pediatr Crit Care Med, 2020, 21(11): e1026-e1030.

[8] Tony Li, Mbala Kingebeni P, Naccache SN, et al. Metagenomic next-generation sequencing of the 2014 ebola virus disease outbreak in the democratic republic of the congo. Journal of Clinical Microbiology, 2019, 57(9): e00827-19.

[9] Yifei Xu, Kuiama L, Katie J, et al. Nanopore metagenomic sequencing to investigate nosocomial transmission of human metapneumovirus from a unique genetic group among haematology patients in The United Kingdom. Journal of Infection, 2020, 80(5): 571–577.

[10] Parcell BJ, Gillespie SH, Pettigrew KA, et al. Clinical perspectives in integrating whole-genome sequencing into the investigation of healthcare and public health outbreaks - hype or help? Journal of Hospital Infection, 2021, 109: 1-9.

[11] Eric M Ransom, Robert FP, Gautam D, et al. Genomic prediction of antimicrobial resistance: ready or not, here it comes! Clinical Chemistry, 2020, 66(10): 1278-1289.

[12] Robert FP, Eric MR, Carey-Ann DB, et al. The next-generation of neisseria gonorrhoeae antimicrobial resistance testing. Clinical Chemistry, 2021, 67(4): 573–575.

[13] Simone R, Lars K, Hans Peter D, et al. Emerging options for the diagnosis of bacterial infections and the characterization of antimicrobial resistance. International Journal of Molecular Sciences, 2021, 22(1): 456.

[14] Domanovich Asor T, Motro Y, Khalfin B, et al. Genomic analysis of antimicrobial resistance genotype-to-phenotype agreement in helicobacter pylori. Microorganisms, 2021, 9(1): 2.

[15] Chen Chen, Yi Zhang, Sheng Lei Yu, et al. Tracking Carbapenem-producing klebsiella pneumoniae outbreak in an intensive care unit by whole genome sequencing. Frontier in Cellular and Infection Microbiology, 2019, 9: 281.

[16] Jee Youn Oh, Kyung Ho Park, Jisoon Lee, et al.

Cross-contamination versus outbreak: pre-XDR mycobacterial strains confirmed by whole-genome sequencing. Antibiotics, 2021, 10(3): 297.

[17] Magalhães B, Valot B, Abdelbary MH, et al. Combining standard molecular typing and whole genome sequencing to investigate pseudomonas aeruginosa epidemiology in intensive care units. Frontiers in Public Health, 2020, 8: 3.

[18] Taxt AM, Avershina T, Frye SA, et al. Rapid identification of pathogens, antibiotic resistance genes and plasmids in blood cultures by nanopore sequencing. Nature Scientific Reports, 2020, 10(1): 7622.

[19] Kjær Hansen S, Andersen L, Detlefsen M, et al. Using core genome multilocus sequence typing (cgmlst) for vancomycin-resistant enterococcus faecium isolates to guide infection control interventions and end an outbreak. Journal of Global Antimicrobial Resistance, 2021, 24: 418-423.

[20] Deneke C, Uelze L, Brendebach H, et al. Decentralized investigation of bacterial outbreaks based on hashed cgMLST. Frontiers in Microbiology, 2021.

[21] Moragues Solanas L, Scotti R, O'Grady J, et al. Rapid metagenomics for diagnosis of bloodstream and respiratory tract nosocomial infections: current status and future prospects. Expert Review of Molecular Diagnostics. 2021, 421(4): 371-380.

[22] Hu T, Chitnis N, Monos D, et al. Next-generation sequencing technologies: an overview. Human Immunology, 2021, S0198-8859(21): 00062-8.

[23] David D, Pillonel T, Opota O, et al. NGS-based S. aureus typing and outbreak analysis in clinical microbiology laboratories: lessons learned from a swiss-wide proficiency test. Frontiers in Microbiology, 2020, 11: 591093.

[24] Wojno JM, Du Toit E, Deffur A, et al. Statement on analysis and interpretation of clinical human gastrointestinal microbiome testing using nextgeneration sequencing in South Africa. South Africa Medical Journal, 2021, 111(3): 203-205.

[25] John T, Jude C, Blair E, et al. Implementation of a genomic medicine multi-disciplinary team approach for rare disease in the clinical setting: a prospective exome sequencing case series. Genome Medicine, 2019, 11(1): 46.

第八章　重症凝血与创伤

第一节　基于脓毒症凝血表型的抗凝治疗

脓毒症患者常常发生凝血活化，甚至有 20%～40% 会发生弥散性血管内凝血（disseminated intravascular coagulation，DIC），脓毒症是 DIC 最常见的原因。DIC 可以预测脓毒症患者多器官功能障碍综合征（multiple organ dysfunction syndrome，MODS）的发生和病死率。因此，脓毒症抗凝治疗势在必行，然而适合的人群尚存争议，也是决定抗凝治疗效果的关键。

一、脓毒症抗凝治疗适合人群争议的变迁

2016 年拯救脓毒症运动指南（surviving sepsis campaign，SSC）首次将抗凝治疗作为一个独立版块，不建议使用抗凝血酶（antithrombin，AT）治疗脓毒症，但对于重组人血栓调节蛋白（recombinant human thrombomdulin，rhTM）或肝素，由于缺乏大样本随机对照试验（randomized controlled trial，RCT）的结果而暂无推荐意见。足以见得，脓毒症抗凝治疗早已得到广泛关注，然而治疗的适合人群仍存在争议。

这一争议始于前期多项评价抗凝药物效应的Ⅲ期大样本临床研究，结果显示活化蛋白 C（activated protein C，APC）、抗凝血酶（antithrombin，AT）、组织因子途径抑制物（tissue factor pathway inhibitor，TFPI）均为阴性结果，但这并不意味着脓毒症抗凝治疗无效。这些研究纳入的都是脓毒症患者，对其亚组分析发现，脓毒症合并 DIC，尤其是显性 DIC 的患者，抗凝治疗可降低病死率，提示脓毒症抗凝治疗可能存在适合的人群，为后期相关临床研究指明方向。

第一个针对脓毒症相关凝血病（sepsis-induced coagulopathy，SIC）患者探讨抗凝药作用的 RCT，是 2013 年 Vincent 等报道的 rhTM 治疗脓毒症可疑 DIC 患者的一项Ⅱb 期临床研究。结果发现，rhTM 并不能降低患者 28 天病死率，但后期分析提示，最有可能从 rhTM 治疗中获益的人群是：脓毒症合并至少 1 个器官功能障碍；凝血酶原时间 - 国际标准化比值（prothrombin time-international standardized ratio，PT-INR）＞1.4，血小板计数（30～150）$\times 10^9$/L 或 24h 内下降＞30%。基于此研究，Vincent 等认为根据 PT-INR 和血小板定义的 SIC 比国际血栓与止血协会（International Society on Thrombosis and Hemostasis，ISTH）评分更适用于脓毒症患者凝血功能的评价，提示脓毒症抗凝治疗可能更适合脓毒症凝血活化或病情更重的患者。

2016 年，Yamakawa 等对一项在日本 42 个重症监护病房（intensive care unit，ICU）进行的多中心回顾性队列研究进行后期亚组分析，发现抗凝治疗能够降低脓毒症 DIC 患者或序贯器官衰竭评分

（sequential organ failure score，SOFA）13～17分的脓毒症患者的住院病死率。该研究结果进一步支持2013年Vincent等的结论，并对可能获益的脓毒症患者凝血活化的程度和病情严重程度进一步界定。脓毒症抗凝治疗的适合人群也越来越成为研究热点。

2019年，Vincent等报道了rhTM用于SIC患者的Ⅲ期RCT结果，即SCARLET（Sepsis Coagulopathy Asahi Recombinant LE Thrombomodulin）研究，这也是至今有关rhTM用于治疗脓毒症患者的最大型RCT。该研究旨在评价rhTM治疗伴有循环和（或）呼吸衰竭的成年SIC患者的有效性和安全性。SIC诊断标准基于前述2013年的Ⅱb期临床研究，结果显示rhTM并未降低SIC患者的28天全因病死率。随后有诸多学者对该研究提出质疑，包括入选的SIC患者诊断标准不同、研究周期过长、参研单位病例分布差异大、同时应用肝素、开始治疗的时间窗长、后期临时增加参研单位的患者异质性影响等，都可能会影响结果。显然，SCARLET结果阴性并非是对SIC患者抗凝治疗的否定，而是提醒我们要严格设计研究方案，进行更高质量的RCT才能对临床行为有指导意义。

随后有两项meta分析评价rhTM治疗SIC的临床疗效。一项是Yamakawa等对包含SCARLET研究在内的5项RCT进行meta分析，共1762例患者，发现rhTM组的全因病死率与对照组比较无统计学差异。验证rhTM治疗SIC患者疗效需至少纳入1项样本量≥2000例的RCT，才能做出结论。该研究纳入的样本量仅满足验证rhTM最终临床疗效所需样本量的42%。且如果对SCARLET中634例确实符合入选标准的患者纳入分析，rhTM能够降低SIC患者28天病死率。另一项是Valeriani等对rhTM治疗SIC相关的5项RCT追踪原始数据进行分析，最终纳入3项RCT，结果发现rhTM能降低SIC患者28天病死率，但对于没有发生SIC的患者无效。上述研究提示SIC患者可能是适合的抗凝人群，然而显然不足以让大家信服。

二、脓毒症表型决定抗凝治疗效果

随着我们对重症患者病理生理机制认识的不断深入以及各种诊疗手段的进步，治疗策略也更加精准。脓毒症是由不同病因导致的、具有不同病理生理过程的高度异质性的临床综合征，某种特定治疗不会对所有脓毒症患者有效。近年有研究表明，脓毒症可分成不同表型，各表型的临床特点、对治疗的反应、病死率等均存在差异。不同表型的脓毒症患者对抗凝治疗的反应也可能不同，甚至可能存在特定的脓毒症凝血表型，才是抗凝治疗的适合人群。

脓毒症患者异质性问题是导致临床研究阴性结果的主要原因。Seymour等应用机器学习法对脓毒症患者住院12～24h常规临床指标、实验室结果等进行回顾性分析，将脓毒症分成α、β、γ、δ 4种表型：α型最常见，血管活性药物使用最少；β型患者年龄大，慢性基础疾病多，肾功能不全发生率高；γ型炎症反应重，呼吸衰竭发生率高；δ型感染性休克和肝功能不全发生率高。δ型患者凝血功能异常最明显，表现为凝血酶-抗凝血酶复合物、纤溶酶原激活物抑制物-1、D-二聚体显著增高，且28天病死率最高。与前期报道DIC是脓毒症其他器官功能障碍的始动因素，能够预测脓毒症MODS的发生和病死率相一致。基于此研究，提示脓毒症δ表型的患者可能更适合接受抗凝治疗。

为进一步界定脓毒症凝血表型，Kudo等对日本3个研究中心（JSEPTIC-DIC、Tohoku Sepsis Registry、FORECAST）的严重脓毒症或感染性休克患者进行回顾性分析，旨在找到依据凝血指标界定的脓毒症表型。相关的凝血指标包括血小板计数、PT-INR、纤维蛋白原、纤维蛋白降解产物（fibrin degradation product，FDP）、D-二聚体、AT活性。把JSEPTIC-DIC研究（3195例）和Tohoku Sepsis Registry研究（499例）中共3694例患者作为推导队列，得到4种脓毒症表型（dA、dB、dC、dD），并在FORECAST研究中1184例患者中进行验证。结果发现，dA型患者SIC最严重，主要表现为FDP和D-二聚体水平增高，器官功能障碍严重，且病死率高；dB型患者病情严重程度重，SIC程度中等；dC型患者病情严重程度中等，发生SIC；dD型患者病情严重程度轻，无SIC。rhTM治疗仅能降低dA型患者的28天病死率和住院病死率。验证队列也得到同样的结果。上述研究提示，不同脓毒症表型对rhTM治疗的反应不同，FDP和D-二聚体增高的脓毒症凝血表型，可能是抗凝治疗的适合人群。这似乎进一步明确了判定脓毒症凝血表型的指标。

目前基于临床证据，选择最合适的临床表型是脓毒症抗凝治疗成功的关键受到普遍认可，这也可能是前期脓毒症抗凝治疗RCT阴性结果的原因。然而，哪种脓毒症凝血表型是最适合的，或者是否能够找到基于内表型的适合人群仍然是不确定的，也是我们期待能够早日实现的。

三、界定脓毒症凝血表型面临的挑战

脓毒症凝血表型可能是抗凝治疗的适合人群，然而如何界定仍面临挑战。第一，脓毒症抗凝治疗的RCT提示受益人群是SIC患者，但SIC诊断标准不同会导致明显异质性，也是影响前期脓毒症抗凝治疗临床研究结果的主要原因。第二，SIC并不等同于脓毒症DIC。2016年一项meta分析表明，脓毒症抗凝治疗只能改善脓毒症DIC患者的病死率，对SIC患者没有益处，且SIC也是分层的。目前RCT并没有依据脓毒症凝血活化严重程度比较抗凝治疗的效果，凝血活化更重的患者是否会更受益尚未明确。第三，目前应用的DIC诊断标准对于脓毒症患者均存在不足之处。第四，界定脓毒症凝血表型依据哪些生物标志物？有些凝血指标并非实验室常规检测指标，部分医院无法开展检测。第五，目前脓毒症抗凝治疗的靶向人群是基于大数据提供的凝血表型，证据尚不充分。第六，基于生物学或病理生理学界定的脓毒症凝血的内表型可能是更适合的靶向人群，但目前未见相关报道。即使能够识别出具体的内表型，也是随着对脓毒症认识的不断深入而不断变化的。以上都是脓毒症抗凝治疗的适合人群方面目前亟需解决的问题。

总之，选择最合适的临床表型是脓毒症抗凝治疗成功的关键，目前证据表明基于凝血指标界定的脓毒症表型可能是更适合的靶向人群。精准的评估受益患者仍是未来的研究方向，从生物学或病理生理学界定的脓毒症凝血的内表型可能是研究的重点。

（中国医科大学附属第一医院　李　旭　马晓春）

参考文献

［1］Levi M, van der PT. Coagulation and sepsis. Thromb Res, 2017, 149: 38-44.

［2］Gando S, Saitoh D, Ogura H, et al. A multicenter, prospective validation study of the Japanese association for acute medicine disseminated intravascular coagulation scoring system in patients with severe sepsis. Crit Care, 2013, 17(3): R111.

［3］Rhodes A, Evans LE, Alhazzani W, et al. Surviving

sepsis campaign: international guidelines for management of sepsis and septic shock: 2016. Intensive Care Med, 2017, 43(3): 304-377.

[4] Fourrier F. Severe sepsis, coagulation, and fibrinolysis: dead end or one way? Crit Care Med, 2012, 40(9): 2704-2708.

[5] Vincent JL, Ramesh MK, Ernest D, et al. A randomized, double-blind, placebo-controlled, phase 2b study to evaluate the safety and efficacy of recombinant human soluble thrombomodulin, ART-123, in patients with sepsis and suspected disseminated intravascular coagulation. Crit Care Med, 2013, 41(9): 2069-2079.

[6] Yamakawa K, Umemura Y, Hayakawa M, et al. Benefit profile of anticoagulant therapy in sepsis: a nationwide multicentre registry in Japan. Crit Care, 2016, 20(1): 229.

[7] Vincent JL, Francois B, Zabolotskikh I, et al. Effect of a recombinant human soluble thrombomodulin on mortality in patients with sepsis-associated coagulopathy: the SCARLET randomized clinical trial. JAMA, 2019, 321(20): 1993-2002.

[8] Yamakawa K, Murao S, Aihara M. Recombinant human soluble thrombomodulin in sepsis-induced coagulopathy: an updated systematic review and meta-analysis. Thromb Haemost, 2019, 119(1): 56-65.

[9] Valeriani E, Squizzato A, Gallo A, et al. Efficacy and safety of recombinant human soluble thrombomodulin in patients with sepsis-associated coagulopathy: a systematic review and meta-analysis. J Thromb Haemost, 2020, 18(7): 1618-1625.

[10] Seymour CW, Kennedy JN, Wang S, et al. Derivation, validation, and potential treatment implications of novel clinical phenotypes for sepsis. JAMA, 2019, 321(20): 2003-2017.

[11] Zhang Z, Zhang G, Goyal H, et al. Identification of subclasses of sepsis that showed different clinical outcomes and responses to amount of fluid resuscitation: a latent profile analysis. Crit Care, 2018, 22(1): 347.

[12] Gando S. Microvascular thrombosis and multiple organ dysfunction syndrome. Crit Care Med, 2010, 38(2 Suppl): S35-S42.

[13] Kudo D, Goto T, Uchimido R, et al. Coagulation phenotypes in sepsis and effects of recombinant human thrombomodulin: an analysis of three multicentre observational studies. Crit Care, 2021, 25(1): 114.

[14] Umemura Y, Yamakawa K, Ogura H, et al. Efficacy and safety of anticoagulant therapy in three specific populations with sepsis: a meta-analysis of randomized controlled trials. J Thromb Haemost, 2016, 14(3): 518-530.

第二节　重症监护病房治疗血栓性血小板减少性紫癜的专家共识

血栓性血小板减少性紫癜（thrombotic thrombocytopenic purpura，TTP）是一种罕见而具有致命风险、复发率高的血栓微血管病（thrombotic micro-angiopathy，TMA），以严重的血小板减少、微血管病性溶血性贫血（microangiopathic hemolytic anemia，MAHA）、不同程度的缺血性器官损伤为临床特征。目前认为 TTP 的发病机制是在高剪切力血流的作用下，内皮细胞分泌的超大型血管性血友病因子（von Willebrand factor，vWF）快速释放入血，锚定于内皮细胞上或游离于血液中。由于含 I 型血小板结合蛋白基序的解聚蛋白样金属蛋白酶 13（a disintegrin and metalloprotease with thrombospondin type

1 repeats，member 13，ADAMTS13）活性严重缺乏导致超大型 vWF 无法降解，血小板与之发生自发性结合并继续聚集和活化，形成大量富含 vWF 的微血栓，引起血小板消耗、红细胞机械性破坏产生 MAHA，并导致微循环阻塞、器官供血。急性期 TTP 病情进展迅速，若不治疗可迅速发展为多器官功能障碍综合征（multiple organ dysfunction syndrome，MODS），并于数日内死亡（死亡率高达 90%）。TTP 首次急性发作后即使生存也持续存在复发的风险。TTP 的发病率仅为（10～15）/10 万，男女比例为 1：2，发病年龄高峰出现于 50 岁之前。鉴于 TTP 极低的发病率，目前各医疗中心的治疗策略存在差异，缺乏大型随机对照试验，难以基于高质量的循证医学证据提出一致性的诊治建议。2019 年 Elie 等制订的 ICU 治疗 TTP 的专家共识及 2020 年国际血栓与止血学会（ISTH）发布的 TTP 诊断及治疗指南的推荐意见尽管证据质量较低，但广泛汲取了 TTP 诊疗的临床经验，对 TTP 患者的规范化治疗具有重要意义。

一、血栓性血小板减少性紫癜的诊断

1. TTP 的疑诊　存在外周血小板减少和 MAHA 2 项临床表现且无其他 TMA 病因，可疑诊 TTP。成年患者具有免疫介导的 TMA 特征且合并器官缺血表现强烈提示 TTP。

2. TTP 的鉴别诊断　其他原因引起的 TMA，如志贺毒素相关的溶血性尿毒综合征（hemolytic-uremic syndrome，HUS）、补体介导的 HUS、继发性 TMA。

3. 疑诊 TTP 的患者应接受的临床评估　评估是否存在器官功能障碍，主要包括心脏、神经系统、肾脏及消化系统。

4. 疑诊 TTP 的患者应进行的实验室检查　①诊断 TMA 所需的项目：血细胞计数及血涂片测定网织红细胞比例及破碎红细胞；血清乳酸脱氢酶、结合珠蛋白、胆红素、直接抗球蛋白试验以排除伊文思综合征（Evans 综合征）、基本的凝血指标以排除弥散性血管内凝血（disseminated intravascular coagulation，DIC）；尿标本检测有无血尿、蛋白尿；对于具有不典型 TMA 表现（如高龄、网织红细胞计数降低）或其他疾病［如恶性肿瘤和（或）接受化疗或存在免疫抑制］的患者还应考虑进行骨髓穿刺活检。②诊断 TTP 所需的项目：在血浆置换前，采集非肝素化血样进行 ADAMTS13 活性及抗 ADAMTS13 抗体的检测、对补体系统旁路途径进行分析（包括 B 因子激活产生的 Bb 片段）、采集直肠拭子标本进行志贺毒素聚合酶链式反应（polymerase chain reaction，PCR）检测。③至少进行肌钙蛋白、心电图、肾功能及脂肪酶检测以评估器官功能。为确认是否存在任何与 TTP 相关的临床情况，应进行自身免疫标志物、人类免疫缺陷病毒（human immunodeficiency virus，HIV）血清学筛查、人绒毛膜促性腺激素 β 亚单位测定（human chorionic gonadotrophin-β test，β-HCG test）并留取血培养。④进行血型鉴定、交叉配型、肝炎血清学检测为输血治疗作准备。

5. 血标本的采集　应在血浆治疗（输血浆或血浆置换）前进行。

6. 诊断过程中不应延误治疗性血浆置换的时机，不可为等待 ADAMTS13 活性结果而推迟血浆置换。

7. 如果 ADAMTS13 活性无法迅速测定，则使用临床评分系统（French、PLASMIC、Bently 评分）预测 ADAMTS13 缺乏 /TTP 可能性（表 8-2-1）。

表 8-2-1　3 种临床评分系统预测 ADAMTS13 缺乏 /TTP 可能性

项目	French 评分	PLASMIC 评分	Bently 评分
血小板计数	＜30×10^9/L（+1）	＜30×10^9/L（+1）	＞35×10^9/L（−30）
血肌酐	＜2.26mg/dl（+1）	＜2.0mg/dl（+1）	＞2.0mg/dl（−11.51）
D- 二聚体			＞4.0μg/ml（−10）
溶血表现		间接胆红素＞34.2μmol/L 或网织红细胞比例＞2.5% 或结合珠蛋白无法测出（+1）	间接胆红素＞25.7μmol/L（+1.2）；网织红细胞比例＞3%（+21）
非癌症活动期		+1	
无实体器官或干细胞移植史		+1	
国际标准化比值（INR）＜1.5		+1	
平均红细胞体积（MCV）＜90fl		+1	
ADAMTS13 活性严重缺乏（＜10%）/TTP 可能性	0 分：2% 1 分：70% 2 分：94%	0～4 分：0～4% 5 分：5%～24% 6～7 分：62%～82%	＜20 分：0% 20～30 分：40% ＞30 分：100%

8. TTP 疑诊可能性、ADAMTS13 活性检测与早期治疗策略　①对于临床高度怀疑 TTP（可能性≥90%）且 ADAMTS13 活性可以检测的患者，无须等待 ADAMTS13 活性结果即可开始治疗性血浆置换（therapeutic plasma exchange，PEX）、糖皮质激素和早期卡帕珠单抗（caplacizumab）治疗。若 ADAMTS13 活性＜10U/dl 或＜10% 正常值（阳性结果），可继续应用卡帕珠单抗并考虑加用利妥昔单抗（rituximab）；若 ADAMTS13 活性＞20U/dl 或＞20% 正常值（阴性结果），需停止应用卡帕珠单抗并考虑其他诊断；若 ADAMTS13 活性为 10～20U/dl 或 10%～20% 正常值（临界结果），需通过临床判断指导治疗或考虑其他诊断。②对于临床中低度怀疑 TTP（可能性＜90%）且 ADAMTS13 活性可以检测的患者，依据临床医师判断以及对患者个体的评估情况开始 PEX 和糖皮质激素治疗，在 ADAMTS13 活性结果报告前不能启动卡帕珠单抗治疗。若 ADAMTS13 活性＜10U/dl 或＜10% 正常值（阳性结果），可考虑应用卡帕珠单抗并加用利妥昔单抗；若 ADAMTS13 活性＞20U/dl 或＞20% 正常值（阴性结果），不能应用卡帕珠单抗并考虑其他诊断；若 ADAMTS13 活性为 10～20U/dl 或 10%～20% 正常值（临界结果），需通过临床判断指导治疗或考虑其他诊断。③无论临床怀疑 TTP 的可能性为多少，只要无法检测 ADAMTS13 活性，就不推荐早期应用卡帕珠单抗。

二、血栓性血小板减少性紫癜的严重性评价

TTP 的严重程度尚无统一定义。2017 年，日本血液学会 TTP 指南中纳入了 ADAMTS13 抑制物滴度≥2BU/ml、肾功能不全、神经系统功能障碍、心脏表现、胃肠道症状、下肢血管出血或血栓形成、治疗反应性、复发情况 8 个积分项，每项赋值 1 分，总分≥3 分为重度 TTP，1～2 分为中度 TTP，0 分为轻度 TTP。目前认为器官功能损伤表现是评价严重性的最重要指标，尤其是心脏和中枢神经系统受累征象以及肌钙蛋白水平。

1. TTP 发病初始及全病程中应常规评估器官功能障碍情况，包括心脏、神经系统、肾脏、消化系统（图 8-2-1）。

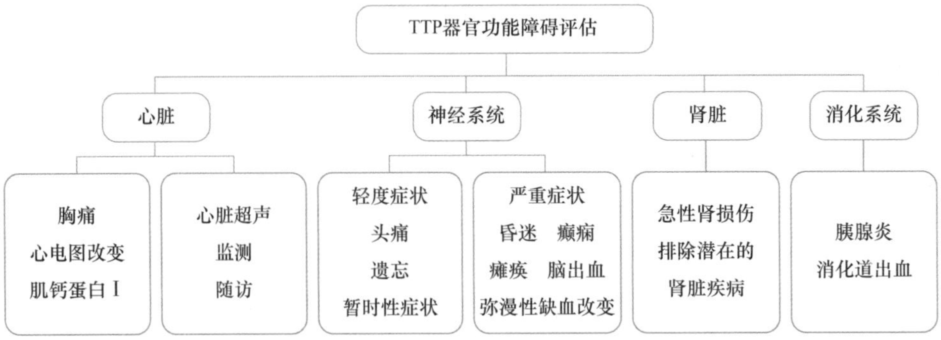

图 8-2-1　TTP 器官功能障碍评估

2. TTP 发病初始及全病程中必须常规且规律评估有无心脏受累表现，包括胸痛症状、心电图、肌钙蛋白水平、心脏超声表现，关注中枢神经系统症状及体征。

3. 高龄、脑功能受累、肌钙蛋白水平升高、乳酸脱氢酶水平持续升高有助于识别早期死亡风险高的 TTP 患者。

4. 不论是否存在致命的器官功能衰竭，所有 TTP 患者在发病初始均应收入 ICU 进行器官功能监测及支持治疗，并启动紧急血浆置换治疗。

5. 当血浆置换可降低频率或停止、溶血表现消失且血小板计数＞150×10^9/L 以上时，可考虑转出 ICU。上述标准通常与心脏及神经系统功能改善相关。如果所在医院配备血液净化室能进行血浆置换，转出 ICU 的时机可以更早。

三、血栓性血小板减少性紫癜成人患者的标准化治疗

1. PEX　① PEX 必须优先于血浆输注，仅在 PEX 无法立即进行时输注血浆。②建议 PEX 每日进行 1 次，治疗血浆量为 60ml/kg（患者预估血浆量的 1.5 倍），直至血小板计数＞150×10^9/L，持续 48h 以上。③ PEX 应在诊断 TTP 的 6h 内开始。④如果所在医疗机构无法进行 PEX，应尽快将患者转运至其他可进行 PEX 的医疗中心。

2. 糖皮质激素　① TTP 患者应在 PEX 基础上联合应用泼尼松或甲泼尼龙。②建议 1mg/（kg·d）应用 21 天。③严重 TTP 病例可以考虑大剂量糖皮质激素冲击，甲泼尼龙 1g/d，连用 3 天。

3. 单克隆抗体　①复发性自身免疫性 TTP 患者必须使用利妥昔单抗。②严重 TTP 病例应将利妥昔单抗作为一线治疗。③不支持或鼓励利妥昔单抗作为所有 TTP 患者的一线治疗。④严重 TTP 病例必须使用卡帕珠单抗作为一线治疗。⑤卡帕珠单抗仅应在富有经验的临床医师，最好是 TTP 专家的指导下使用，早期用药获益最大，但使用前必须考虑 ADAMTS13 活性检测是否可行。

4. 支持治疗　①建议补充叶酸，监测中心静脉导管相关性血流感染或血栓形成，严格控制血压，预防胃十二指肠溃疡，长时间使用糖皮质激素治疗的患者需注意预防单纯疱疹病毒及耶氏肺孢子菌导致的感染。②不建议预防性应用抗生素。③尽管 TTP 患者血小板计数降低，但发生器官缺血的风险远大于出血并发症风险，应尽可能避免输注血小板，仅在发生严重出血（如脑出血）时输注。④当血小板计数＜50×10^9/L 时，应用非药物方法（如梯度压力袜、间歇式气压装置）预防

静脉血栓栓塞（venous thromboembolism，VTE）；当血小板计数达到 50×10^9/L 时，应尽早开始预防性抗凝，抗凝药物应使用低分子肝素或普通肝素。⑤当血小板计数达到 50×10^9/L 时，可使用抗血小板药物，特别是缺血性卒中、心肌梗死的患者。需注意抗血小板药物与卡帕珠单抗联合应用的安全性尚不明确。

四、血栓性血小板减少性紫癜的二线治疗

1. 治疗无反应性或顽固性 TTP 的定义　治疗 5 天血小板计数仍未达到正常水平并伴有持续存在的溶血表现和（或）严重的心脏或神经系统受累表现。肾功能的恢复可能需要更长的时间，尤其是需要肾脏替代治疗的患者。

2. 顽固性 TTP 患者如果初始治疗仅应用 PEX 和糖皮质激素，建议加用卡帕珠单抗和利妥昔单抗。

3. 顽固性 TTP 患者如果初始治疗已在 PEX 和糖皮质激素基础上联合应用了卡帕珠单抗和利妥昔单抗，建议将 PEX 增至每日 2 次，并开始大剂量糖皮质激素冲击治疗。根据临床严重程度可考虑加用长春新碱或环磷酰胺。

4. 选择二线治疗方案时应考虑疾病的基础条件，如妊娠、获得性免疫缺陷综合征（AIDS）、系统性风湿性疾病等。

5. 脾切除术仅用于对其他所有治疗措施无反应的 TTP 患者。

6. 所有 TTP 患者的诊治均应征求 TTP 专家的意见。特别是对于治疗无反应性的病例，应当与 TTP 专家讨论二线治疗方案。

五、妊娠期血栓性血小板减少性紫癜

妊娠期 TTP 与非妊娠期 TTP 的治疗相似。由于分娩不能改善母体预后，是否分娩取决于胎儿的预后。早期 PEX 是提升胎儿存活率的最佳方法，免疫性血小板减少性紫癜（immune thrombocytopenic purpura，iTTP）妊娠患者应在 ADAMTS13 活性结果报告前开始 PEX。无症状 iTTP 伴有 ADAMTS13 活性降低的妊娠患者需进行预防性 PEX。先天性血小板减少性紫癜（congenital thrombocytopenic purpura，cTTP）妊娠患者应预防性输注血浆，发生严重出血时可能需要输注血小板。

六、血栓性血小板减少性紫癜复发的预防

1. TTP 复发的定义　停止 PEX 超过 30 天后再发的 TTP。

2. 引起 TTP 复发的常见疾病或特殊健康状况　①感染，包括流行性感冒、社区获得性肺炎、牙周和牙髓感染、胃肠炎。②妊娠。③严重创伤或大手术。④口服避孕药。⑤服用可卡因或其他兴奋剂。⑥服用其他药物，包括奎宁、噻氯匹定、氯吡格雷、环磷酰胺、他克莫司等。⑦胰腺炎。

3. 出院后需规律随访，前 3 个月每月 1 次，之后 9 个月每 3 个月 1 次；此后如果病情稳定，每 6～12 个月 1 次。每次随访均需检测 ADAMTS13 活性，持续的 ADAMTS13 活性降低（＜10U/dl 或＜10% 正常值）可能提示复发风险升高，使用利妥昔单抗可减少复发。

七、尚未解答的临床问题及研究方向

1. 理想的一线治疗定义是最具争议的话题之一，尽管专家建议所有严重TTP患者均应接受PEX、糖皮质激素、利妥昔单抗和卡帕珠单抗联合治疗，但利妥昔单抗和卡帕珠单抗的临床应用经验仍十分有限，仅应用PEX和糖皮质激素已能使许多患者康复。然而，若能早期、准确识别对PEX联合糖皮质激素治疗缺乏反应性的TTP患者，可避免利妥昔单抗和卡帕珠单抗的过度应用，从而减少不良反应并降低治疗费用。

2. 新型抗ADAMTS13抗体清除疗法，如免疫吸附，正处于评估阶段，一旦证实这些疗法安全有效，TTP治疗前景将发生重大改变。

3. 糖皮质激素和利妥昔单抗的最佳剂量尚未确定。大剂量糖皮质激素冲击治疗必须关注不良反应；利妥昔单抗剂量及疗程目前可参考B细胞淋巴瘤的相关数据，以提高疗效并使不良反应最小化。

4. 高度顽固的TTP患者应用免疫抑制剂如长春新碱和环磷酰胺的有效性和安全性仍需进一步评估。

5. 抗血小板药物阿司匹林是否可应用于所有接受卡帕珠单抗治疗的患者，或者仅用于神经系统或心脏严重受累的患者，仍需进一步探讨。

6. N-乙酰半胱氨酸和硫酸镁等患者耐受性良好，可作为补充性治疗的药物，其缩短PEX疗程的能力值得进一步评估。

7. 随机对照试验显示卡帕珠单抗组出血事件较安慰剂组更为常见，该组的vWF-瑞斯托霉素辅助因子活性在24h内降至20%以下，然而出血风险是否与vWF-瑞斯托霉素辅助因子活性有关尚未明确。

8. TTP相关器官功能障碍的处理能力有待提升，心脏导管、血管成形术和支架植入术在心脏受累患者中的作用有待明确，神经系统受累患者接受特殊治疗有可能改善预后。

9. 心脏、神经系统受累患者输注红细胞的指征是否应予以调整尚存争议。

10. 停止TTP全部或部分治疗的最佳标准有待研究，例如血小板计数、ADAMTS13活性水平和抗ADAMTS13抗体滴度的权重尚需评估。

11. 初始治疗是否影响后续的复发风险，是否残留神经系统及心脏功能受损，针对上述问题进行长期的研究具有重要意义。

（中国医科大学附属第一医院　刘一娜　马晓春）

参 考 文 献

［1］Azoulay E, Bauer PR, Mariotte E, et al. Expert statement on the ICU management of patients with thrombotic thrombocytopenic purpura. Intensive Care Med, 2019, 45(11): 1518-1539.

［2］Zheng XL, Vesely SK, Cataland SR, et al. ISTH guidelines for the diagnosis of thrombotic thrombocytopenic purpura. J Thromb Haemost, 2020, 18(10): 2486-2495.

［3］Matsumoto M, Fujimura Y, Wada H, et al. Diagnostic and treatment guidelines for thrombotic thrombocytopenic purpura (TTP) 2017 in Japan. Int J Hematol, 2017, 106(1): 3-15.
［4］Zheng XL, Vesely SK, Cataland SR, et al. ISTH guidelines for treatment of thrombotic thrombocytopenic purpura. J Thromb Haemost, 2020, 18(10): 2496-2502.
［5］Zheng XL, Vesely SK, Cataland SR, et al. Good practice statements (GPS) for the clinical care of patients with thrombotic thrombocytopenic purpura. J Thromb Haemost, 2020, 18(10): 2503-2512.

第三节　氨甲环酸能否改善创伤性脑损伤患者预后

全世界每年有超过 6500 万人发生颅脑损伤（traumatic brain injury，TBI），造成沉重的社会和经济负担。氨甲环酸在创伤患者中的应用得到认可，TBI 患者常合并凝血功能障碍，然而氨甲环酸的安全性和有效性对患者短期和长期预后的影响仍存在争议。

一、颅脑损伤凝血功能障碍

根据格拉斯哥昏迷评分（Glasgow coma scale，GCS）TBI 分为轻度 TBI（13～15 分）、中度 TBI（9～12 分）及重度 TBI（3～8 分），重度 TBI 可引起严重的躯体和精神症状（如昏迷，严重时可导致死亡）。各研究对 TBI 凝血功能障碍的定义存在差异，目前报道的发病率差异较大，为 7%～63%。TBI 凝血功能障碍可表现为弥散性颅内出血、迟发性颅内或脑内血肿及全身出血。可能机制包括脑血管或血 - 脑脊液屏障破坏、组织因子活化、血小板功能障碍、低血压、蛋白 C 通路活化、内源性纤溶酶原激活物释放等。TBI 凝血功能障碍患者的实验室结果表明，患者很早就出现高纤溶状态。血浆组织型纤溶酶原激活物和 D- 二聚体升高与 TBI 患者的进行性出血相关。研究表明，TBI 患者凝血功能障碍的程度与脑损伤严重程度相关，合并凝血功能障碍的 TBI 患者住院时间明显延长，病死率升高约 4.7 倍。此外，颅内出血导致的周围损伤和水肿与神经功能不良预后相关。

二、氨甲环酸对颅脑损伤患者病死率的影响

氨甲环酸是一种抗纤维蛋白溶解剂，临床上用于抑制活动性出血。氨甲环酸通常用于创伤患者。在一项随机、双盲、安慰剂对照试验（CRASH-2）中，创伤后 3h 内用药可降低创伤患者的病死率。氨甲环酸对 TBI 患者的疗效尚不清楚，以往的 meta 分析表明，氨甲环酸可降低血肿扩大的风险，同时不影响血栓形成的发生，并能降低 TBI 患者的病死率，改善患者神经系统功能，但缺乏大规模临床试验证据。直到 CRASH-3 结果发布，给了人们极大的信心。

CRASH-3 是一项国际性多中心随机对照研究，纳入来自 29 个低、中、高收入国家 175 个医院的 12 737 例 TBI 患者。纳入标准为外伤后 3h 内，GCS 评分≤12 分或 CT 检查结果为颅内出血并排除严重颅外出血者。大多数 GCS 评分为 3 分和双侧瞳孔无反应的 TBI 患者无论接受何种治疗其预后都非常差，如果将其纳入试验可能会使治疗效果偏向于无效，因此试验预先进行了敏感性分析，排除了此类患者。用药方案为入选 3h 内应用氨甲环酸，10min 内静脉注射 1g，后再持续静脉输注 1g（输注时

间不小于 8h）。此研究主要结局是创伤后 28 天内在医院发生与 TBI 相关的死亡。结果表明，氨甲环酸不能降低总体 28 天病死率，但可降低轻、中度 TBI 患者（GCS 评分 9～15 分）的病死率。同时试验分析了氨甲环酸用药时机对 TBI 相关死亡的影响。当在多变量模型中，调整纳入 GCS、收缩压及年龄后，轻、中度 TBI 患者早期治疗较晚期治疗有效（P=0.005），重度 TBI 患者的治疗时间对预后无明显影响（P=0.73）。在安全性方面，脑卒中、深静脉血栓形成、肺栓塞或癫痫发作等并发症方面 2 组没有差异。

此试验一经发布便引起了热烈讨论，作为为数不多的 TBI 急性期药物治疗临床试验，起到了里程碑式的作用。但随后有学者提出质疑，试验中期调整研究方案，最初的用药时间窗为 8h，但在 2016 年该方案进行了更改，入组患者用药时间窗限制在受伤后 3h 内，因此，除外最初入组的 28% 的病例。28 天病死率作为 TBI 患者主要终点不一定合适，有些患者可能由于临床无好转，在更晚的时间放弃治疗。神经系统功能恢复，对于 TBI 患者至关重要，影响长期生存质量，但研究没有报道评估的时间点。试验 3 个亚组中，轻度 TBI 组和中度组 TBI 被合并在一起统计，并且未提供 3 个亚组主要终点的风险比。这一变化是一个事后决定，如果按照预先设计进行分析，可能影响结果。与安慰剂组相比，轻度 TBI 或中度 TBI 患者的病死率降低，安慰剂组在不同亚组分析和结果没有多重调整的情况下，Ⅰ型错误的风险增加，这可能扩大治疗效果。因此，给予氨甲环酸对许多不会受益的患者是否安全则至关重要。CRASH-3 试验结果表明，氨甲环酸组和安慰剂组在并发症方面无显著差异，但并没有证据表明氨甲环酸的安全性。且临床上当并发症症状明显时才被记录，有被低估的风险。其他的系统性深静脉血栓筛查试验表明，在没有促凝药物的情况下，20% 的严重 TBI 患者可能出现深静脉血栓。本试验方案规定，主要终点为“头部受伤后 28 天内院内死亡”，而以往 TBI 的随机试验均报道全因病死率。CRASH-1 和 CRASH-2 颅内出血研究亦报道全因病死率。针对 TBI 的治疗和监测管理的指南强调预防继发性损伤，但 CRASH-3 未提供关于初始治疗的信息。然而，心肺参数的优化、颅内压的控制、脑灌注压的维持及手术，包括去骨瓣减压术或脑脊液引流术，都会影响病死率和神经功能的结局。

同时对于重度 TBI 患者，2020 年 *JAMA* 发表了一项多中心的队列研究，结果表明，氨甲环酸的应用与孤立性严重 TBI 患者的死亡率增加相关，建议在没有证据表明有颅外出血的情况下慎重使用该药物。这些研究结果使得氨甲环酸对 TBI 患者短期预后的影响变得不确定。

三、氨甲环酸对颅脑损伤患者神经系统功能恢复的影响

TBI 患者长期预后尤其是神经系统功能恢复十分重要。TBI 的长期不良后果包括严重的神经心理和认知损伤、记忆力减退、个性改变、注意力减退、执行功能受损。2020 年，*JAMA* 上发表了氨甲环酸对中、重度 TBI（GCS 评分 3～12 分）患者神经系统功能改善作用的多中心随机对照临床试验，该研究在美国和加拿大的 20 个创伤中心和 39 个急救医疗机构进行。符合条件的参与者包括年龄≥15 岁、GCS 评分≤12 分、收缩压≥90mmHg 的院外 TBI 患者。分别给予 3 种干预措施，TBI 后 2h 内院外静脉注射氨甲环酸 1g 和院内 8h 内静脉注射氨甲环酸 1g（n=312）；院外静脉推注氨甲环酸 2g 和院内 8h 内静脉注射安慰剂（n=345）；院外和院内相应时间静脉注射安慰剂（n=309）。主要转归是损伤后 6 个月神经系统功能。根据格拉斯哥转归量表（GOSE）分为良好［GOSE 评分＞4 分（中度残

疾或良好恢复）］和较差［GOSE 评分≤4 分（严重残疾、植物人状态或死亡）］。预先确定的次要结局包括 28 天病死率、6 个月残疾评定量表（DRS）评分、颅内出血进展（ICH），出院 GOSE 评分、出院 DRS 评分等。结果显示，在 1063 例患者中，966 例患者进入分析人群，在中重度 TBI 患者中，伤后 2h 内院外给予氨甲环酸与安慰剂相比，没有显著改善损伤后 6 个月神经系统功能。虽然有证据表明遗传和临床护理影响 TBI 后的恢复和预后，但其长期后果在很大程度上取决于患者损伤的严重程度。仅应用氨甲环酸很难起到改善长期预后的作用。

四、个体化治疗

目前，TBI 指南侧重于初步评估，如大出血后何时进行扫描、复苏及恢复血容量，但未提及对 TBI 患者使用止血药物。在创伤患者中，氨甲环酸的优势主要是抑制出血。TBI 后凝血功能异常与低凝、纤维蛋白溶解及高凝状态之间的复杂相互作用有关，高凝状态可促进脑血管内微血栓或弥散性血管内凝血。因此，改变凝血和纤溶之间微妙平衡的药物并不一定有利。且 TBI 异质性大，影响 TBI 预后的因素错综复杂。所以在临床应用中，我们要考虑到患者年龄、损伤部位、严重程度、开始治疗时间、凝血功能指标等情况综合判断，而不是对所有患者应用同一种治疗手段，将循证医学与临床完美结合让患者更加受益。

总之，现有循证医学证据表明，轻、中度 TBI 患者 3h 内使用氨甲环酸可能降低病死率，但对于重度 TBI 患者可能并不适用，尚不能改善神经系统功能的恢复。结合具体情况进行个体化治疗可能对患者更加有益。

（中国医科大学附属第一医院　舒雯琪　马晓春）

参 考 文 献

［1］ Jiang JY, Gao GY, Feng JF, et al. Traumatic brain injury in China. Lancet Neurol, 2019, 18(3): 286-295.

［2］ Maegele M, Schöchl H, Menovsky T, et al. Coagulopathy and haemorrhagic progression in traumatic brain injury: advances in mechanisms, diagnosis, and management. Lancet Neurol, 2017, 16(8): 630-647.

［3］ Khellaf A, Khan DZ, Helmy A. Recent advances in traumatic brain injury. Neurol, 2019, 266(11): 2878-2889.

［4］ Zhang J, Zhang F, Dong J. Coagulopathy induced by traumatic brain injury: systemic manifestation of a localized injury. Blood, 2018, 131(18): 2001-2006.

［5］ Karri J, Cardenas JC, Matijevic N, et al. Early fibrinolysis associated with hemorrhagic progression following traumatic brain injury. Shock, 2017, 48(6): 644-650.

［6］ van GJ, van ET, Bos M, et al. Coagulopathy after hemorrhagic traumatic brain injury, an observational study of the incidence and prognosis. Acta Neurochir, 2020, 162(2): 329-336.

［7］ Albert V, Arulselvl S, Agrawal D, et al. Early posttraumatic changes in coagulation and fibrinolysis systems in isolated severe traumatic brain injury patients and its influence on immediate outcome. Hematol Oncol Stem Cell Ther, 2019, 12(1): 32-43.

[8] Khellaf A, Khan DZ, Helmy A. Recent advances in traumatic brain injury. Neurol, 2019, 266(11): 2878-2889.

[9] Sayed H, Gogichaishvili T, Gupta S, et al. Effects of tranexamic acid on death, vascular occlusive events, and blood transfusion in trauma patients with significant haemorrhage (CRASH-2): a randomised, placebo-controlled trial. Lancet, 2010, 376(9734): 23-32.

[10] Weng S, Wang W, Wei Q, et al. Effect of tranexamic acid in patients with traumatic brain injury: a systematic review and Meta-Analysis. World Neurosurg, 2019, 123: 128-135.

[11] CRASH-3 trial collaborators. Effects of tranexamic acid on death, disability, vascular occlusive events and other morbidities in patients with acute traumatic brain injury (CRASH-3): a randomised, placebo-controlled trial. Lancet, 2019 9, 394(10210): 1713-1723.

[12] Taccone FS, Citerio G, Stocchetti N. Is tranexamic acid going to CRASH the management of traumatic brain injury?Intensive Care Med, 2020, 46(6): 1261-1263.

[13] Reynard C, Berg PVD, Body R. Tranexamic acid for traumatic brain injury. Lancet, 2020, 396(10245): 163.

[14] Kolias AG, Horner D, Menon DK, et al. Tranexamic acid for traumatic brain injury. Lancet, 2020, 396(10245): 163-164.

[15] Schober P, Mascha EJ, Loer SA, et al. Tranexamic acid for traumatic brain injury. Lancet, 2020, 396(10245): 164.

[16] Solla DJF, Rubiano AM, Teixeira MJ, et al. Tranexamic acid for traumatic brain injury. Lancet, 2020, 396(10245): 162-163.

[17] Skrifvars MB, Bailey M, Presneill J, et al. Venous thromboembolic events in critically ill traumatic brain injury patients. Intensive Care Med, 2017, 43(3): 419-428.

[18] Goursaud S, Gaberel T. Tranexamic acid for traumatic brain injury. Lancet, 2020, 396(10245): 165.

[19] Bossers SM, Loer SA, Bloemers FW, et al. Association between prehospital tranexamic acid administration and outcomes of severe traumatic brain injury. JAMA Neurol, 2021, 78(3): 338-345.

[20] de Freitas Cardoso MG, Faleiro RM, de Paula JJ, et al. Cognitive impairment following acute mild traumatic brain injury. Front Neurol, 2019, 10: 198.

[21] Bourgeois-Tardif S, De Beaumont L, Rivera JC, et al. Role of innate inflammation in traumatic brain injury. Neurol Sci, 2021, 42(4): 1287-1299.

[22] Schimmel SJ, Acosta S, Lozano D. Neuroinflammation in traumatic brain injury: a chronic response to an acute injury. Brain Circ, 2017, 3(3): 135-142.

[23] Rowell SE, Meier EN, McKnight B, et al. Effect of out-of-hospital tranexamic acid vs placebo on 6-month functional neurologic outcomes in patients with moderate or severe traumatic brain injury. JAMA, 2020, 324(10): 961-974.

第九章 重 症 神 经

第一节 脑膜淋巴管－重症脑损伤免疫新机制

既往研究认为，中枢神经系统由于血 - 脑脊液屏障的存在、缺乏具有内皮细胞的经典淋巴引流通路，相对全身炎症免疫反应而言，处于一个相对“隔离”的状态。但是，近年来研究表明，脑膜中存在大量免疫细胞，包括 T 淋巴细胞、中性粒细胞、单核细胞等。脑膜室腔隙中存在免疫细胞活动，免疫监测可能是常态。2015 年，有学者发现硬脑膜静脉窦周围存在功能性淋巴管内皮细胞。上矢状窦、横窦、乙状窦及脑膜中动脉旁等都存在脑膜淋巴管。脑膜淋巴管在颅骨上部的分布相对较少，在颅骨底部包含更广泛的淋巴管网络，相互汇合、延伸、收集静脉窦和脑间的大分子、免疫细胞及淋巴液，回流到颈深淋巴结，进一步汇入全身的循环系统（图 9-1-1）。

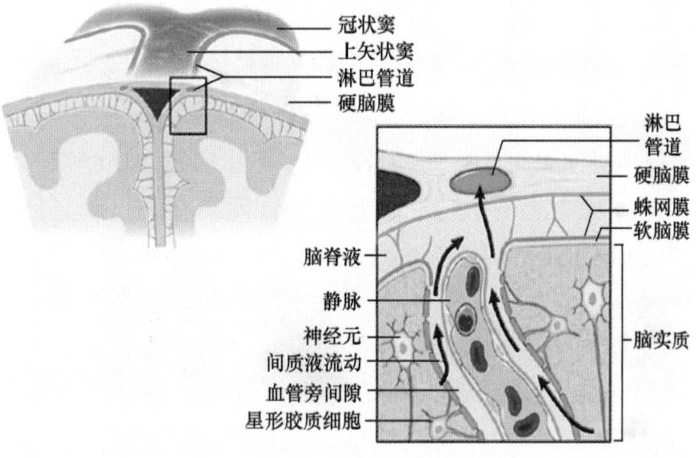

图 9-1-1 脑膜淋巴管的可能分布及淋巴液回流模式

一、脑膜淋巴管系统与重症患者认知功能障碍

约 70% 的脓毒症患者罹患脓毒症相关性脑病（sepsis associated encephalopathy，SAE）。而脓毒症幸存者会出现长期认知功能障碍，包括记忆力下降、注意力无法集中等。通过对 SAE 患者尸检发现，其中枢神经系统存在血管内皮细胞及脑实质细胞损伤。脑组织内可能发生较为严重的免疫损伤，与脑膜淋巴管系统有关。作为新发现的对外交流机制，脑膜淋巴管系统既可作为脑脊液回流到外周循环系

统的通路，同时也为免疫细胞进入脑组织提供了方便途径。一方面，脑膜淋巴管系统可直接参与静脉窦脑脊液和脑间质空隙的液体回流，影响其离子浓度和压力；另一方面，炎症及淋巴细胞可由脑膜淋巴管运送及扩散，与中枢神经系统炎症及免疫性疾病有密切联系。研究证实，脑膜中的T淋巴细胞可产生白介素-4（interleukin-4，IL-4）、γ干扰素（interferon-γ，IFN-γ），这些细胞因子对于大脑功能（如认知、社交等）具有重要作用。因此，脑膜淋巴管功能紊乱可能造成免疫细胞侵入脑组织，导致中枢神经系统损伤，进而造成认知功能障碍。

重症患者围手术期苏醒延迟、认知功能障碍的风险增加，可能与脑膜淋巴管的转运代谢机制受损有关。脑膜淋巴管系统是联接中枢与外周淋巴免疫系统的桥梁，对于脑室腔隙、脑间质中的药物大分子、蛋白质、免疫细胞的转运排泄具有重要的调节作用。重症患者脑膜淋巴管功能受损，可造成脑实质、间质中的药物代谢迟滞，脑内药物浓度蓄积，干扰甚至损伤相关的神经功能，最终影响重症患者的认知功能恢复。此外，重症患者谵妄发生率增加也可能与脑膜淋巴管功能障碍相关。严重感染的重症患者脑内中性粒细胞和单核细胞数量显著增加，炎症反应水平升高，脑膜淋巴管阻断结扎可明显加重中枢神经损伤并导致相关神经并发症发生。

二、脑膜淋巴管参与颅脑创伤调控机制

全球每年有数百万人发生创伤性脑损伤（traumatic brain injury，TBI），TBI是导致患者运动、感觉、认知功能障碍的重要原因。已证实，TBI可导致脑膜淋巴管功能障碍。有研究者采用轻度闭合颅骨TBI模型来观察脑膜淋巴管功能，研究显示，脑膜淋巴管功能在TBI后受损，这种损伤可能需要数月的时间才能完全恢复至受伤前的水平。TBI小鼠模型中，脑内淋巴流动减少，脑间质内示踪剂清除效率降低，这些功能紊乱持续到伤后28天以上。而且，颅内压（intracerebral pressure，ICP）在颅脑损伤后2h明显升高，可导致脑膜淋巴管吸收蛛网膜下腔脑脊液功能发生局部障碍。如果脑膜淋巴管功能既往已经存在损伤，则会使再次TBI所导致的神经炎症和认知功能障碍更为严重。颅脑损伤后ICP升高是患者预后变差的标志之一，与近50%的TBI死亡有关。研究证实，TBI或颈静脉结扎可导致ICP升高，并伴随脑膜淋巴管引流功能下降。中枢神经系统内环境变化可显著影响脑膜淋巴管功能。

脑膜淋巴管对于脑组织内产生的大分子和蛋白质的引流是维护中枢神经系统正常功能的重要因素。在脑膜淋巴管确证以前，普遍认为蛛网膜粒是吸收转运脑脊液的主要结构。蛛网膜粒是脑膜层投射到静脉窦的结构，具有吸收脑脊液的功能。但进一步研究揭示，脑膜淋巴管系统具有吸收脑脊液的功能，在脑的背侧和基底侧都存在吸收脑脊液较为活跃的局部功能区域。阻断脑膜淋巴管可导致淀粉样蛋白在脑膜和下丘脑中沉积。TBI后，颅内的神经炎症反应和神经胶质增生可持续数月之久，对神经免疫炎症进行抑制可改善其认知功能。已证实，脑膜淋巴管和脑内类淋巴系统同时损伤，可阻滞脑实质内大分子物质的代谢和转运，影响毒素、蛋白质聚集从颅内向颅外清除。TBI标志性的表现是脑内损伤相关分子模式的抗原增多，包括β淀粉样蛋白、坏死细胞、细胞碎片等，由此引起脑组织持续的免疫炎症反应。脑膜淋巴管可通过加快这些分子的排泄，促进脑组织炎症损伤的修复。对于老年人而言，TBI造成的损伤更为严重，是造成老年人死亡和残疾的首要原因。据统计，尽管老年人仅占TBI患者总人数的10%，但50%以上TBI死亡患者都

是 65 岁以上的老年人。研究发现，随着年龄的增长，脑膜淋巴管的功能呈下降趋势。而增强老年鼠脑膜淋巴管功能可显著改善其神经认知功能。

三、脑膜淋巴管在脑卒中的作用

据统计，脑卒中是全球第二大致死原因，其中大部分的脑卒中为缺血性脑卒中。研究发现，脑缺血可促进小鼠脑膜淋巴管生长。血管内皮细胞生长因子受体 3（vascular endothelial growth factor receptor-3，VEGFR3）是脑膜淋巴管细胞上的重要受体，与脑膜淋巴管增生修复关系密切。而应用基因敲除技术阻断脑膜淋巴管生长所依赖的 VEGFR3，可抑制脑膜淋巴管的生长，并导致脑缺血小鼠的恢复减慢，预后变差。而且，VEGFR3 敲除的小鼠对再次缺血的耐受性显著下降，这也在一定程度上证实了脑膜淋巴管对脑缺血的保护作用。脑膜淋巴管具有转运脑内大分子及蛋白质的功能，实验发现，在小脑延髓池注射示踪剂，1h 后颅内 60% 的脑膜淋巴管可检测到示踪剂的分布。其运动路径为脑脊液→脑膜淋巴管→颈深淋巴结，这对于探究急性缺血性脑卒中病理生理机制具有重要意义。在大脑中动脉结扎的缺血性脑卒中小鼠中，抑制 VEGFR3 可加重脑卒中带来的脑损伤。研究证实，脑缺血损伤可刺激损伤局部活化，受损的神经皮质可释放生长因子、血管生成素、肝配蛋白、血管内皮生长因子等，诱导邻近脑膜中的淋巴管发生趋向性增生延长。淋巴管路增生有助于脑代谢功能恢复，可减轻组织水肿，改善神经功能。此外，脑卒中可导致脑组织释放自身相关抗原，这些自身来源的抗原会迅速从脑脊液转移到脑膜淋巴管中，同时引起 VEGFR3 表达增多，刺激脑膜淋巴管生长。

蛛网膜下腔出血占脑卒中的 5%，但是，蛛网膜下腔出血的患者往往是年轻人，而且发病后的死亡率高达 50%。有研究报道，将标记好的红细胞注射到小脑延髓池中，模拟蛛网膜下腔出血的可能情况。这些红细胞最终到达颈部淋巴结中。如果将脑膜淋巴管进行阻断，则会明显抑制此转运过程。同时，由蛛网膜下腔出血导致的神经炎症和脑损伤会加重。进一步研究显示，对于 VEGFR3 进行抑制后，也会导致同样的结果，由蛛网膜下腔出血带来的伴随损伤会更严重。因此，在出血性脑卒中时，脑膜淋巴管参与血管外积血中红细胞的转运和清除，是重要的脑恢复机制之一。

四、未来的治疗价值

神经炎症性疾病以自身反应性 T 细胞侵入大脑为特征，最近研究表明，脑膜淋巴管是脑膜免疫细胞的重要运输途径，有助于维持免疫监视功能。敲除水通道蛋白 -4 基因、切除颈部淋巴结或消融脑膜淋巴管，均可延缓或减轻小鼠的自身免疫性脑脊髓炎（experimental autoimmune encephalomyelitis，EAE）。虽然这些变化背后的完整机制尚不清楚，但似乎大脑内液体循环可以调节大脑中抗原的可获得性，影响炎症反应过程，是干预神经炎症性疾病有价值的靶点之一。此外，有研究证实，脑膜淋巴管也存在于脊髓硬脊膜内，成为中枢神经系统与外界相互作用的又一桥梁。脊髓硬脊膜内的淋巴管向上与颅内硬脑膜淋巴管形成沟通，向外周延伸、分布于脊髓周围感觉神经节和交感神经节中。这提示，硬脑膜淋巴管与自主神经系统之间也可能存在某种联系，为进一步调控自主神经功能提供了可能。有研究发现，TBI 小鼠脑膜淋巴管系统功能受损会引起认知功能下降，手术切除颈深淋巴结会导致类似结果，提示可通过提升中枢淋巴系统功能来改善患者认知水平。而对于 TBI 患者，如果能准确地测定脑膜淋巴管功能，就能够准确判断病情康复的节点，对患者的生活做出有针对性的指导，尤其对于颅脑损伤的运动员或军人，可更有效地指导其何时恢复运动及训练。但是，脑膜淋巴管的作用机制仍需进一步深入研究探讨。

（中国人民解放军总医院第一医学中心　刘　辉　周飞虎）

参考文献

[1] Frederick N, Louveau A. Meningeal lymphatics, immunity and neuroinflammation. Current Opinion in Neurobiology, 2020, 62: 41-47.
[2] Evans FL, Dittmer M, de la Fuente AG, et al. Protective and regenerative roles of T cells in central nervous system disorders. Front Immunol, 2019, 10: 2171.
[3] Ransohoff RM, Engelhardt B. The anatomical and cellular basis of immune surveillance in the central nervous system. Nat Rev Immunol, 2012, 12(9): 623-635.
[4] Louveau A, Smirnov I, Keyes TJ, et al. Structural and functional features of central nervous system lymphatic vessels. Nature, 2015, 523(7560): 337-341.
[5] Piazza O, Cotena S, De Robertis E, et al. Sepsis-associated encephalopathy studied by MRI and cerebral spinal fluid S100B measurement. Neurochem Res, 2009, 34(7): 1289-1292.
[6] Da Mesquita S, Fu Z, Kipnis J. The meningeal lymphatic system: a new player in Neurophysiology. Neuron, 2018, 100(2): 375-388.
[7] Sun BL, Wang LH, Yang T, et al. Lymphatic drainage system of the brain: a novel target for intervention of neurological diseases. Prog Neurobiol, 2018, 163-164: 118-143.
[8] Berton M, Lorette G, Baulieu F, et al. Generalized lymphedema associated with neurologic signs (GLANS) syndrome: A new entity? J Am Acad Dermatol, 2015, 72(2): 333-339.
[9] Coles JA, Myburgh E, Brewer JM, et al. Where are we? The anatomy of the murine cortical meninges revisited for intravital imaging, immunology, and clearance of waste from the brain. Prog Neurobiol, 2017, 156: 107-148.
[10] Louveau A, Herz J, Alme MN, et al. CNS lymphatic drainage and neuroinflammation are regulated by meningeal lymphatic vasculature. Nat Neurosci, 2018, 21(10): 1380-1391.
[11] Bolte AC, Dutta AB, Hurt ME, et al. Meningeal lymphatic dysfunction exacerbates traumatic brain injury pathogenesis. Nat Commun, 2020, 11(1): 4524.
[12] Salehi A, Zhang JH, Obenaus A. Response of cerebral vasculature following traumatic brain injury. J Cereb Blood Flow, 2017, 37(7): 2320-2339.
[13] Henry RJ, Ritzel RM, Barrett JP, et al. Microglial depletion with CSF1R inhibitor during chronic phase of experimental traumatic brain injury reduces neurodegeneraiton and neurological deficits. J Neurosci, 2020, 40(14): 2960-2974.
[14] Willis EF, MacDonald KPA, Quan HN, et al. Repopulating microglia promote brain repair in an IL-6-dependent manner. Cell, 2020, 180(5): 833-846. e16.
[15] Goodman JR, Iliff JJ. Vasomotor influences on glymphatic-lymphatic coupling and solute trafficking in the central nervous system. J Cereb Blood Flow Metab, 2020, 40(8): 1724-1734.
[16] Centers for Diseases Control and Prevention (CDC). Incidence rates of hospitalization related to traumatic brain injury-12 states, 2002. MMWR Morb Mortal

Wkly Rep, 2006, 55(8): 201-204.
[17] Da Mesquita S, Louveau A, Vaccari A, et al. Functional aspects of meningeal lymphatics in aging and Alzheimei's disease. Nature, 2018, 560(7717): 185-191.
[18] Hu X, Deng Q, Ma L, et al. Meningeal lymphatic vessels regulate brain tumor drainage and immunity. Cell Res, 2020, 30(3): 229-243.
[19] Yanev P, Poinsatte K, Hominick D, et al. Impaired meningeal lymphatic vessel development worsens stroke outcome. J Cereb Blood Flow Metab, 2020, 40(2): 263-275.
[20] Bhuiyan MI, Kim JC, Hwang SN, et al. Ischemic tolerance is associated with VEGF-C and VEGFR-3 signaling in the mouse hippocampus. Neuroscience, 2015, 290: 90–102.
[21] Yanev P, Poinsatte K, Hominick D, et al. Impaired meningeal lymphatic vessel development worsens stroke outcome. J Cereb Blood Flow Metab, 2020, 40(2): 263-275.
[22] Chen J, Wang L, Xu H, et al. Meningeal lymphatics clear erythrocytes that arise from subarachnoid hemorrhage. Nat Commun, 2020, 11(1): 3159.
[23] Mestre H, Kress BT, Zou W, et al. Aquaporin-4-dependent glymphatic solute transport in the rodent brain. Elife, 2018, 7: e40070.
[24] Jacob L, Boisserand LSB, Geraldo LHM, et al. Anatomy and function of vertebral column lymphatic network in mice. Nat Commun, 2019, 10(1): 4594.

第二节 事件相关电位与神经结局预测

重度急性脑损伤患者多存在意识障碍（disorders of consciousness，DOC），甚至以昏迷、植物状态（vegetative state，VS）/ 无反应觉醒综合征（unresponsive wakefulness syndrome，UWS）、微意识状态（minimally conscious state，MCS）等严重 DOC 状态长期生存。对于重症监护病房（intensive care unit，ICU）团队而言，预测脑损伤患者 DOC 水平与结局是患者诊治过程中重要的临床问题之一，以便向家属提供最准确的信息，并选择最佳治疗方案。然而，确定 DOC 患者的皮质活动水平一直是困扰临床医师的挑战性难题。尤其在昏迷急性期，如何准确客观地评估 DOC 患者的脑功能，对了解患者病情严重程度及预后判断都有十分重要的作用。目前，DOC 评估主要是根据临床表现、昏迷量表、神经电生理监测技术、神经影像学技术等。其中神经电生理监测是临床常用的技术之一，可以进行床旁无创监测，具有客观性强、时间分辨率高、稳定性高、不易受干扰、费用低廉等优点，在 DOC 预后评估中具有一定的优势。

一、神经电生理监测技术评估 DOC

神经电生理监测技术主要包括脑电图和诱发电位监测。诱发电位的分类方式有多种，根据刺激通道分为听觉诱发电位（auditory evoked potential，AEP）、视觉诱发电位（visual evoked potential，VEP）、躯体感觉诱发电位（somatosensory evoked potential，SEP）等。根据潜伏期长短分为短潜伏期诱发电位、中潜伏期诱发电位、长潜伏期诱发电位。根据诱发机制又可分为两大类，即与感觉或运动功能有关的外源性刺激相关电位和与认知功能有关的内源性事件诱发电位。

事件相关电位（event-related potential，ERP），是一种特殊的脑诱发电位，属于长潜伏期诱发电位，通过有意地赋予刺激仪特殊的心理意义，利用多个或多样的刺激所引起的脑的电位变化。它反映认知过程中大脑的神经电生理的变化，又称为认知电位，即指当人们对某刺激进行认知加工（如注意、记忆、思维等）时，通过平均叠加技术，从颅脑表面记录到的脑电位。ERP 不仅是大脑单纯生理活动的体现，而且反映了脑某些方面的心理活动，因此，可作为大脑高级功能的客观有效指标。

经典的 ERP 主要成分包括 P1、N1、P2、N2、P3（P300），其中 P1、N1、P2 为 ERPs 的外源性（生理性）成分，包括脑干听觉诱发电位（brainstem auditory evoked potential，BAEP），潜伏期短，受刺激物理特性影响较大；N2、P3 为 ERPs 的内源性（心理性）成分，不受刺激物理特性的影响，与受试者的精神状态和注意力有关。刺激的形式包括听觉、视觉和躯体感觉，其中听觉刺激应用最广泛，因为听觉刺激易于接收，相比视觉刺激不受患者闭眼的限制。

广义的 ERP 还包括内源性 N300、N400、N600、失匹配负波（mismatch negativity，MMN）、伴随负电位（contingent negative variation，CNV）等，受心理因素影响较大，与受试者的注意、记忆等认知过程相关。因为 ERP 与认知过程有密切关系，故被认为是“窥视”心理活动的“窗口”。ERP 中的 P300 和 MMN 能反映人的高级思维活动，如理解、分析、识别、判断等，可借此判断认知功能障碍的程度，而认知功能与 DOC 的预后息息相关。目前，ERP 越来越广泛地被应用于 DOC 患者的预后判断。目前临床研究较多的内源性成分包括 P300 和 MMN，它们是临床预后研究的 2 个重要指标，临床上主要通过研究 P300、MMN 的潜伏期、波幅、波形变化反映认知障碍或智力障碍及其程度。

二、MMN 在 DOC 患者神经功能结局预测中的价值

MMN 是由一系列标准刺激中嵌入的一个偶然出现的偏差刺激诱发。标准刺激建立的感觉记忆被偏差刺激打乱。MMN 主要表现为标准刺激诱发一个负波，偏差刺激在此基础上出现幅度更大的负波，由偏差刺激的波形幅度减去标准刺激的波形幅度所得即为 MMN。做减法可以突出 2 种波形的差异，同时代表听觉系统对 2 种刺激声音的分辨能力。正常听力成年人在前中央区，偏差刺激出现后 100～250ms 处可看到 MMN。MMN 最佳的记录点是 Fz 附近（采用脑电图的国际 10-20 系统定位点），生发于初级和第二级听觉皮质，在额叶皮质也有其他的生发中心。听觉皮质生发中心是大脑对刺激声变化感知的活动，而额叶皮质可能与注意力的启动或定向有关。MMN 反映大脑对刺激的物理特征改变所做的认知加工。它是听觉皮质和皮质的听觉联合区对刺激的自动加工，不依赖于受试者对给定任务的注意力，无须受试者主动参与，在睡眠及昏迷状态下也可引出。因此，对于无意识的、不能给予主动反馈或依从性较差的 DOC 患者，MMN 有较高的神经系统功能预后诊断价值。

MMN 的存在提示昏迷患者有苏醒的可能。Fischer 等检测 346 例各种病因导致的昏迷患者的 MMN，发现 MMN 存在的患者中 88.6 % 苏醒，且这些患者都没有进展为持续植物状态（persistent vegetative state，PVS），这表明 MMN 的阳性预测值高达 88.6 %，并且 MMN 的存在可作为排除昏迷患者进入 PVS 的客观依据。随后，该作者又发现针对心肺复苏后缺血缺氧性昏迷，MMN 预测苏醒的阳性预测值高达 100%。Rodriguez 等的研究发现，与 BAEP、中潜伏期听觉诱发电位（middle latency auditory evoked potentials，MLAEP）和 N100 相比，MMN 预测心搏骤停后缺血缺氧性昏迷苏醒的价

值最高。由此看来，MMN 是预测缺血缺氧性昏迷患者苏醒的可靠指标，MMN 的存在可作为早期昏迷患者继续高强度治疗的一个依据。

MMN 的存在也有助于对昏迷患者进行良好的神经系统功能预后判断。Luaute 等记录了 346 例昏迷患者的 BAEP、MLAEP、MMN 和 N100，并于病发 1 年后行格拉斯哥昏迷结局量表（Glasgow outcome scale，GOS）评估，以 GOS 4 级（中度残疾）到 5 级（恢复良好）作为良好功能预后的标准，发现 MMN 具有最高的阳性预测值（69.8 %），特异性高达 87.9 %。Andre-Obadia 等在昏迷患者应用诱发电位的推荐意见中指出，MMN 存在预测意识恢复良好的特异性达 90%～100%，从昏迷中清醒的患者 MMN 的总阳性预测值接近 90%，在心搏骤停昏迷患者中 MMN 的阳性预测值上升至 100%。综上所述，MMN 的存在可排除永久 VS，但不能排除严重残疾，包括 MCS。

三、P300 在 DOC 患者神经功能结局预测中的价值

P300 是当受试者在一连串的刺激中接收到偏差刺激后 300ms 左右出现的一个正波。P300 可进一步分为早期的 P300a 和之后的 P300b。P300b 反映意识参与的认知加工。若在经典的刺激序列中加入一个小概率的非预期的新奇刺激，如滴答声、简单的单词或患者自己的名字（subject's own name，SON），可以诱发一个正波，称之为新奇 P300（nP3）。在这些新奇刺激中，SON 能够显著引起患者的注意，因而更容易引出 P300。患者在主动和被动情况下均能引出 P300，主动模式的 P300 需要患者主动参与，例如，计数新奇刺激的次数，此时 P300 与额顶叶皮质网络的激活有关。

P300 作为内源性反应源，其反应排除了外界物理刺激的干扰，因此，能较直观地反映大脑的生理反应和个体的某些心理反应。P300 主要运用于与认知相关的研究领域。国内学者大多研究 P300 与临床疾病的关系，将其作为一项客观的诊断标准和评估预后的指标；而国外学者侧重于 P300 的理论与基础研究，通过运用 P300 来探讨脑与神经和心理之间的关系。

早期昏迷患者若 3～4 周后仍存活，常转变为 VS，VS 患者进一步恢复则转为 MCS。Risetti 等对 11 例处于康复阶段的 DOC 患者（其中 8 例 VS，3 例 MCS）进行研究，运用了 3 种刺激（标准刺激、偏差刺激和 SON）的刺激范式，记录了患者被动和主动参与的 nP3，临床预后用昏迷恢复量表（coma recovery scale-revised，CRS-R）进行评估。结果显示，仅在 MCS 患者中检测到主动模式下的 nP3 波幅明显增加，且此时 nP3 的波幅与 CRS-R 总得分呈正相关。对 4 例从 VS 转变为 MCS 的患者再次行 nP3 检测时发现波幅明显上升。这些结果表明，主动 nP3 可以在 MCS 患者中引出，且与其临床预后相关。同时，nP3 可以更加客观地监测 DOC 患者意识恢复的情况。总之，nP3 对监测 DOC 患者残存的认知功能（意识或非意识参与）具有一定的价值。Tzovara 等用多变量分析 30 例心搏骤停后昏迷患者对偏差刺激反应的脑电图，第 1 次监测是轻度低温的 24h 内，第 2 次监测是正常体温后 1 天，发现在 24h 内记录到的听觉辨别力绝大部分是正常的，且与最终的预后无关，然而 2 次监测中，听觉辨别力的改善预测苏醒和存活的阳性预测值高达 100 %，听觉辨别力恶化的患者则全部死亡。这表明听觉辨别力的进展不但有助于预测昏迷患者的苏醒，也可在一定程度上反映其生存概率。随后，该作者又用同样的方法分析了 24 例心搏骤停后昏迷患者的对新奇刺激反应的脑电图，首次发现在局部 - 整体范式刺激下，临床上无反应的患者（10/24）也具有一定的声音辨别力（能够检测到听觉 ERP）。然而，之前的研究结果表明对声音的反应仅出现在有意识水平的患者（14 %VS、31 %MCS 和 52 % 意

识恢复患者）中，因此，作者猜测这种声音辨别力只是反映了神经元特定的加工过程而不能反映意识的水平。为了验证这一假说，未来还需对这些能够引出听觉 ERP 的昏迷患者做进一步跟踪研究，系统地监测患者从发生昏迷到慢性 DOC 阶段甚至是意识恢复阶段的听觉 ERP。宿英英等研究表明，双侧 N20 消失是预测昏迷患者不良预后的可靠指标，双侧 N60、N100 及 MMN 的存在是预测昏迷患者良好预后的指标。当联合 SEP 和 ERP 后，可更加完整准确地预测良好预后与不良预后。Li 等对 DOC 患者的诊断和预后评估的研究表明，所有的 MCS 患者都能引出 P300，但大部分 VS 患者不能引出 P300，这表明 P300 有助于区分 MCS 和 VS。但也有研究表明，nP3 在 MCS 和 VS 中没有区别，研究结果的差异可能由 DOC 患者意识水平的差别导致，还有可能是刺激的任务比较容易执行造成的。因此，仅仅根据某种范式刺激下的结果来评估意识水平远远不够，需要更加复杂的刺激范式来提高 P300 诊断的准确率。钟明华等研究表明脑外伤组 P300 潜伏期较对照组延长，P300 波幅较对照组低，通过逐步回归多元分析，P300 潜伏期与延迟记忆、视空间与执行功能呈负相关（$r=-0.673$，$r=-0.702$，$P<0.05$），P300 潜伏期与蒙特利尔认知评估量表（Montreal cognitive assessment，MoCA）总评分亦呈负相关（$r=-0.827$，$P<0.05$）。上述研究表明 P300 是一种可被量化的电生理指标，可用于脑外伤患者认知功能障碍的评估。国内最新研究发现，动脉瘤性蛛网膜下腔出血（aneurysmal subarachnoid hemorrhage，aSAH）认知障碍组的 P300 潜伏期延长，差异有统计学意义。ERP P300 潜伏期分界值为 347.0～349.5ms 时，对 MCS 诊断认知障碍的敏感性为 88.1%～94.0%，特异性为 78.9%～82.1%。因此，ERP P300 可以作为判断 aSAH 患者早期认知功能障碍的一种有效客观的检查指标。

MMN 和 nP3 均可作为神经系统预后评估的补充指标，都属于被动的刺激模式，并且可以同步记录。Fisher 等研究表明，与 MMN 相比，nP3 表现出预测清醒的类似的特异性，两者均为 84.6%，但 nP3 较 MMN 有更高的敏感性（70.8% *vs.* 41.6%）。nP3 具有较好敏感性是因为两者激活的解剖结构存在差异，nP3 比 MMN 需要激活更多的神经网络，并且 nP3 比 MMN 的信噪比更高。Castro 等研究也发现对于预后的预测，nP3 优于 MMN。对于监测时间，两者在昏迷的急性期和慢性 DOC 患者中均可进行，在急性期监测时，推荐在脑损伤至少 24～48h 和停用镇静药后进行。

四、总结

综上所述，DOC 是重症神经患者的重要并发症之一，准确客观预测 DOC 患者的神经结局是目前的临床挑战之一。诱发电位作为一种神经电生理技术，对于神经结局预测具有准确客观、连续动态监测的优势；且操作简单、安全无创、重复性好，不受睡眠、意识、镇静药物的影响，但需要注意体温、大剂量镇痛镇静药物、监测环境、监测参数对结果的影响。特别是与认知相关的内源性 ERP 指标 MMN 和 P300 在重症神经患者的神经结局预测中发挥着重要的临床意义，在重症康复领域具有较好的应用前景，为临床上重症脑损伤患者疗效评估、昏迷预后及 DOC 的诊断提供重要依据。

（中南大学湘雅医院　艾美林　张丽娜）

参 考 文 献

［1］ Kondziella D, Bender A, Diserens K, et al. European Academy of Neurology guideline on the diagnosis of coma and other disorders of consciousness. Eur J Neurol, 2020, 27(5): 741-756.

［2］ Jitka A, Isabella M, Xu Ren, et al. Auditory and somatosensory P3 are complementary for the assessment of patients with disorders of consciousness. Brain Sci, 2020, 10(10): 748.

［3］ Marion MK, Erik W, Sofia B, et al. Performance of a guideline-recommended algorithm for prognostication of poor neurological outcome after cardiac arrest. Intensive Care Med, 2020, 46(10): 1852-1862.

［4］ Connolly JF, Reilly JP, Fox-Robichaud A, et al. Development of a point of care system for automated coma prognosis: a prospective cohort study protocol. BMJ Open, 2019, 9(7): e029621.

［5］ Nolan Jerry P, Claudio S, et al. European Resuscitation Council and European Society of Intensive Care Medicine Guidelines 2021: post-resuscitation care. Intensive Care Med, 2021, 47(4): 369-421.

［6］ 周建坡，徐珑，赵继宗．神经电生理监测技术在昏迷患者预后评估中的应用进展．中华神经外科杂志，2020，36（4）：418-421.

［7］ 谢惠敏，赵克佳，左秀芹，等．失匹配负波（MMN）的临床应用进展．中华保健医学杂志，2020，22（5）：555-557.

［8］ 闫婧，李朝霞，刘丽娟，等．事件相关电位诊断动脉瘤性蛛网膜下腔出血后认知功能障碍的研究．中国卒中杂志，2021，16（1）：58-63.

第三节　缺血性脑卒中：如何用神经影像学评估缺血性脑卒中的组织窗

近十年，急性缺血性脑卒中（acute ischemic stroke，AIS）的死亡率和致残率均有所下降，但仍是全球第三大死因，每年约 68 万人死于 AIS，死亡率为 53%～94%。AIS 同样是永久性残疾患者主要的致残原因，造成巨大的社会和经济负担。AIS 治疗的关键是血管再通及组织有效再灌注，其治疗方法包括静脉溶栓（intravenous thrombolysis，IVT）和血管内治疗（endovascular treatment，EVT），但要求在特定的时间窗内进行。无症状卒中、已知发病时间超出时间窗的患者，以及醒后卒中（wake-up stroke，WUS）患者，都会因超出时间窗而失去再灌注治疗的机会。在欧洲，所有卒中患者中，仅 7.3% 的患者接受 IVT，1.9% 接受 EVT。在美国，据估计，所有卒中患者中，仅 3.6% 接受 IVT 和 EVT。然而，由于可挽救脑组织是否存在取决于缺血的严重程度、持续时间及侧支循环代偿程度，所以组织窗的速度可能因个体而异。组织窗的病理生理学基础是缺血性半暗带（ischemic penumbra，IP）。利用神经影像学技术评估梗死核心、IP 及由此产生的不匹配体积，有望为 AIS 的 IVT 及 EVT 提供更多的指导。

一、发病时间不明的 AIS 需要影像学还原时间窗

WUS 是近年来 AIS 的研究热点，占全部卒中的 15%～30%。WUS 尚无明确定义，可认为是入睡前无明显异常而起床后发现神经功能障碍症状。由于患者在睡眠中起病，无法获得准确的发病时

间，因此无法判断患者是否符合 IVT 和 EVT 治疗时间窗。有学者提出发病时间不明的卒中（unknown onset stroke，UOS），其概念是因患者失语、意识障碍或无人陪伴而无法明确发病时间的 AIS，其涵盖的范围比 WUS 大。一项包含 3890 例卒中患者的多中心研究发现，清醒时发病的卒中占 65%，WUS 占 21%，UOS 占 14%，WUS 和 UOS 患者更倾向于老年、女性、心房颤动和独居人群，基线临床症状更重，且院内病死率更高，转归更差。目前研究发现，AIS 的发生频率有昼夜节律变化，大多发生在上午 6 时至中午 12 时，这期间可以使发病风险上升 55%。这样的昼夜变化可能与早晨血压升高、血小板凝集活跃和促凝因子增加有关。基于这些研究，有理由认为 WUS 可能发生在醒来前不久或醒来时，因而能够对 WUS 患者行再灌注治疗。近年来，越来越多的学者尝试利用影像学手段还原 WUS 及 UOS 的发病时间，希望筛选出适合接受 IVT 和 EVT 的患者。

二、脑组织窗包括生存能力不确定的严重脑缺血组织及 IP

20 世纪 70 年代，在动物实验中，阻断狒狒的大脑中动脉后，一部分脑组织出现不可逆性梗死，部分脑组织的电活动中止，但保持正常的离子平衡和结构完整，如果解除大脑中动脉阻断，这部分脑组织就会存活，恢复功能。1981 年，Baron 教授阐述最早期的 IP 影像学：对 1 例左侧颈内动脉闭塞患者行正电子发射体层摄影（positron emission tomography，PET）成像可以观察到左半球脑血流量（cerebral blood flow，CBF）下降，氧代谢下降，氧摄取分数增加了 30%～40%，而冠状动脉旁路移植术后逆转了这一部分 CBF，恢复了其神经功能。IP 内有大量处于休眠或半休眠状态的脑细胞，这些细胞仅能维持自身形态完整，不能行使正常的神经功能，在没有恢复灌注的情况下，IP 最终会衍变为缺血核心；如能及时恢复这部分 CBF，就能恢复正常神经功能。目前影像学公认，局部 CBF 降至 30% 以下的区域通常被认为是缺血核心。但是目前研究发现，缺血核心区 CBF 值低于 5ml/（100mg · min）的区域，如果在缺血 30min 后脑组织复流，则不会进展为梗死，核心梗死区并不能完全代表细胞死亡。当然神经元缺血耐受异质性很大，灰质比白质更易受缺血的影响。到目前为止，既缺乏对核心梗死统一的定义，也缺乏可靠的金标准来验证影像学成像参数。有学者提出生存能力不确定的严重缺血组织（severely ischemic tissue with uncertain viability，SIT-UV）的概念，即严重缺血但部分可能存在活性的脑组织，如果实现早期再灌注，仍然可逆。所以，目前所说的早期计算机断层扫描（computed tomography，CT）或磁共振成像（magnetic resonance imaging，MRI）影像中的核心梗死区并不是最后梗死组织，而是如不能快速恢复灌注的情况下该组织发生梗死的概率估计。因此，初始成像时是否存在组织损伤，IP 的有无，再灌注速度，以及血液复流的质量等因素对于患者的恢复至关重要。越来越多的多中心研究挑战了目前指南推荐的时间窗。Beom Joon Kim 等研究发现，延迟就诊的前循环大血管闭塞患者（16h～10d）可能受益于 EVT；对于 4.5～9h 以及睡眠中点 9h 内的 WUS 且具有 IP 影像的患者，IVT 能够改善患者的功能预后。决定 IVT 和 EVT 治疗的关键不是时间窗而是组织窗。与从发病至接受治疗的时间窗相比，可挽救脑组织的组织窗可更加精准地纳入治疗候选者及判断转归。

三、影像学的错配为发病时间不明的 AIS 患者提供了组织窗的依据

IP 是“组织学”定义，采用 PET 成像定义。但 PET 成像的缺点在于成本高，有一定的辐射危

害，不能广泛普及，且急诊救治状态下可操作性不高。1995 年之后，CT/MRI 的普及，错配或者不匹配（Mismatch）作为根据 IP 和梗死核心的病理生理学机制引入的一种影像学概念，为 AIS 的 IVT 及 EVT 提供更多的指导。根据影像学，新的脑缺血演变模式分为 4 个区：中心梗死区、扩散异常区、灌注异常区和最外层良性血供减少区。基于新模型，IP 定义为扩散与灌注不匹配的区域，减去良性血流减少区域，加上最初扩散异常的部分区域。弥散 - 灌注不匹配的区域才被称之为真正的 IP。目前 Mismatch 成像方法除了 PET，还有单光子发射计算机断层成像、MRI、CT、氙 CT 等，甚至还有基于临床症状 -MR/ 弥散加权成像（diffusion-weighted imaging，DWI）的 Mismatch 等。评估 AIS 患者不匹配的影像学模式主要包括：灌注核心不匹配、临床核心不匹配和 DWI- 液体衰减反转恢复（fluid attenuated inversion recovery，FLAIR）不匹配。

1. 灌注核心不匹配　确定潜在的可挽救梗死风险的组织作为再灌注治疗的靶点，也就是影像学确定组织窗。梗死核心区一般可见 CBF 减少、平均通过时间延长、脑血容量减少。相比之下，IP 平均通过时间延长、脑血容量正常、CBF 有所减少。为了优化影像学中灌注图，通常要进行某种形式的阈值化处理。目前常用的灌注核心不匹配的参数包括：不匹配体积＞10ml 且缺血核心体积＜70ml；失配率＞1.2（严重低灌注组织体积 / 缺血核心体积）；静脉推注对比剂后自近端血管最大程度显影至脑组织最大程度显影的延迟时间（time-to-maximum of the residue function，T_{max}）延长 5s；局灶性 CBF＜30% 或表观弥散系数（apparent dispersion coefficient，ADC）＜620m^2/s。DEFUSE-3（Diffusion and Perfusion Imaging Evaluation for Understanding Stroke Evolution-3）表明，与药物治疗相比，发病时间超过 6h 的 AIS 患者通过神经影像学选择后行 EVT 是安全有效的。对于符合 IP 不匹配选择标准的超时间窗患者，直接到有 EVT 能力的医院就诊和转院行 EVT 的结果相似。EXTEND（Extending the Time for Thrombolysis in Emergency Neurological Deficits）研究表明，对于存在 IP 的 AIS 患者，与安慰剂组相比，在发病后 4.5～9h 进行阿替普酶静脉溶栓治疗能显著提高无神经功能障碍或仅有轻微神经功能障碍患者的比例。

2. 临床核心不匹配　患者的局灶性神经功能障碍来自缺血核心和 IP。在某些患者中，影像学可能只允许评估缺血核心区，局灶性神经功能障碍定位在非缺血核心区，则存在临床核心不匹配。EVT 的治疗时间窗最初为 6h，DAWN（DWI or CTP Assessment with Clinical Mismatch in the Triage of Wake-Up and Late Presenting Strokes Undergoing Neuro Intervention with Trevo）试验采用了临床核心不匹配模式筛选患者，超出时间窗就诊的大血管闭塞患者（发病时间 6～24h），如影像学提示缺血核心较小，但临床症状严重，临床与核心不匹配，通过 EVT 治疗后，这部分患者显著获益。2019 年美国心脏协会 / 美国卒中协会指南将 EVT 时间窗扩大到 24h。

3. DWI-FLAIR 不匹配　AIS 发作几分钟后，由于细胞毒性水肿，DWI 呈高信号。而在脑缺血发作数小时后，FLAIR 才会显示高信号。也就是说 DWI 上见缺血性病变的时候，相应区域在 FLAIR 序列上没有明显可见的高信号。WAKE-UP（Efficacy and Safety of MRI-Based Thrombolysis in Wake-Up Stroke）试验证实了 DWI-FLAIR 不匹配筛查对 WUS 疗效的作用：发病时间超过 4.5h 的患者与 3h 内时间窗的患者 IVT 疗效相当。THAWS 试验采用了与 WAKE-UP 相同的模式，尽管没有得到阳性结果，但发现阿替普酶治疗组的再通率较高（73.7% *vs*. 40.9%）。有研究对 WAKE-UP 试验纳入的患者进行灌注扫描以明确符合上述 EXTEND 试验纳入标准的患者数量；WAKE-UP 试验并未要求醒后患者进行灌注扫描，总人数中有431例接受了灌注扫描，其中48%存在DWI-FLAIR不匹配，仅28%存在DWI灌注不匹配。如果选择DWI-FLAIR不匹配而非DWI（核心）灌注不匹配，意味着WUS患者治疗的机会增加1倍。

在再通有效再灌注时代，我们面临的持续挑战是扩大治疗范围，使更多的患者能够受益于及时的再灌注。影像学的错配为发病时间不明的AIS患者提供了组织窗的依据，同时改变和丰富了AIS患者的管理和评估。考虑到大量AIS患者的发病时间不明，因此更好地评估这些患者是具有重要意义的。采用MRI或CT的先进成像技术可以指导发病时间不明的卒中患者进行有效的再灌注治疗。

（中南大学湘雅医院　黄　立　艾宇航）

参考文献

［1］Claus Z, Simonsen, Thabele M, et al. Which imaging approach should be used for stroke of unknown time of onset? Stroke, 2021, (52): 373-380.

［2］Aguiar de Sousa D, von Martial R, Abilleira S, et al. Access to and delivery of acute ischaemic stroke treatments: a survey of national scien-tific societies and stroke experts in 44 European countries. Eur Stroke J, 2019, 4: 13-28.

［3］MacKenzie IER, Moeini-Naghani I, Sigounas D. Trends in endovascular mechanical thrombectomy in treatment of acute ischemic stroke in the United States. World Neurosurg, 2020, 138: e839-e846.

［4］Macky J, Kleindorferd, Sucharew H, et al. Population-based study of wake-up strokes. Neurology, 2011, 76: 1662-1667.

［5］Cheng B, Boutitie F, Nickel A, et al. Quantitatives singal intensity in fluid -Attenuated inversion recovery and treatment effect in the wake-up trial. Stroke, 2020, 51(1): 209-215.

［6］Scheer FA, Shea SA. Human circadian system cause a morning peak in prothrom-botic plasminogen activator inhibitor-1(PAI-1)independent of the sleep/wake cycle. Blood, 2014, 123(4): 590-593.

［7］Baron JC. Protecting the ischaemic penumbra as an adjunct to thrombectomy for acute stroke. Nat Rev Neurol, 2018, 14(6): 325-337.

［8］Baron JC, Bousser MG, Rey A, et al. Reversal of focal "misery-perfusion syndrome" by extra-intracranial arterial bypass in hemodynamic cerebral ischemia. A case study with 150 positron emission tomography. Stroke, 1981, 12: 454-459.

［9］Mayank Goyal，Johanna M Ospel, Bijoy Menon, et al. Challenging the ischemic core concept in acute ischemic stroke imaging. Stroke, 2020, 51(10): 3147-3155.

［10］Berge E, Whiteley W, Audebert H, et al. European Stroke Organisation (ESO) guidelines on intravenous thrombolysis for acute ischaemic stroke. European Stroke Journal, 2021, 1: I-LXII.

［11］Bruce CV, Campbell, Henry MA, et al. Association of reperfusion after thrombolysis with clinical outcome across the 4.5-to 9-hours and wake-up stroke time window: a meta-analysis of the EXTEND and EPITHET randomized clinical trials. JAMA Neurol, 2021, 78(2): 236-240.

［12］Beom Joon Kim, Bijoy K Menon, Jun Yup Kim, et al.

Endovascular treatment after stroke due to large vessel occlusion for patients presenting very late from time last known well. JAMA Neurol, 2020, 10: e202804.
[13] Kenigsberg Benjamin B, Barnett Christopher F, Mai Jeffrey C, et al. Neurogenic stunned myocardium in severe neurological injury. Current Neurology and Neuroscience Reports, 2019, 19: 11-12.
[14] Gopinath Ramachandran, Ayya Syama Sundar. Neurogenic stress cardiomyopathy: what do we need to know. Annals of Cardiac Anaesthesia, 2018, 21(3): 228-234.
[15] Limin Zhang, Bing Zhang, Sihua Qi. Impact of echocardiographic wall motion abnormality and cardiac biomarker elevation on outcome after subarachnoid hemorrhage: a meta-analysis. Neurosurgical Review, 2018, 43(1): 59-68.
[16] Ma H, Campbell BCV, Parsons MW, et al. Thromboly-sis guided by perfusion imaging up to 9 hours after onset of stroke. N Engl J Med, 2019, 380(19): 1795-1803.
[17] Hjort N, Christensen S, Sølling C, et al. Ischemic injury detected by diffusion imaging 11 minutes after stroke. Ann Neurol, 2005, 58(3): 462-465.
[18] Nannoni S, Strambo D, Sirimarco G, et al. Eligibility for late endovascular treatment using DAWN, DEFUSE-3, and more liberal selection criteria in a stroke center. J Neurointerv Surg, 2020, 12(9): 842-847.
[19] Albers GW, Marks MP , Kemp S, et al. Thrombectomy for stroke at 6 to 16 hours with selection by perfusion imaging. N Engl J Med, 2018, 378(8): 708-718.
[20] Nogueira RG, Jadhav AP, Haussen DC, et al. Thrombectomy 6 to 24 hours after stroke with a mismatch between deficit and infarct. N Engl J Med, 2018, 378(1): 11-21.
[21] Powers WJ, Rabinstein AA, Ackerson T, et al. Guidelines for the early management of patients with acute ischemic stroke: 2019 update to the 2018 guidelines for the early management of acute ischemic stroke: a guideline for healthcare professionals from the American Heart Association/American Stroke Association. Stroke, 2019, 50(12): e344-e418.
[22] Thomalla G, Simonsen CZ, Boutitie F, et al. MRI-Guided thrombolysis for stroke with unknown time of onset. N Engl J Med, 2018, 379(7): 611-622.
[23] Koga M, Y amamoto H, Inoue M, et al. Thrombolysis with alteplase at 0. 6 mg/kg for stroke with unknown time of onset: a randomized controlled trial. Stroke, 2020, 51(5): 1530-1538.
[24] Scheldeman L, Wouters A, Boutitie F, et al. Different mismatch concepts for magnetic resonance imaging-guided thrombolysis in unknown onset stroke. Ann Neurol, 2020, 87(6): 931-938.

第四节　新型冠状病毒肺炎与神经系统损伤

新型冠状病毒肺炎（coronavirus disease 2019，COVID-19）是自 1918 年流感病毒大流行以来规模最大、最严重的流行病。虽然 COVID-19 最常见和重要的表现是呼吸系统疾病，但是随着疾病进展和流行病学研究的深入，神经系统症状的报道越来越多。研究显示，超过 35% 的 COVID-19 患者出现神经系统症状，且部分患者可能以其为首发症状。其主要机制包括病毒对神经系统直接损伤、感染后免疫介导的神经损伤，以及病毒所致全身反应的神经并发症。

一、COVID-19 相关神经系统损伤疾病定义

由于 COVID-19 的高传染性和病例数量急剧增长，许多早期报道数据缺乏，很少包括脑脊液分析、影像学或随访的全面描述，且大多数未使用标准疾病定义。目前，与 COVID-19 相关的神经系统疾病分为三大类：COVID-19 脑膜炎、脑炎、脊髓炎或中枢神经系统血管炎；COVID-19 感染相关急性播散性脑脊髓炎、吉兰 - 巴雷综合征及其他相关急性神经病变；与 COVID-19 感染相关的脑卒中。这些疾病定义是基于迄今获得的数据，随着更多病例的出现，它们可能需要被重新定义。

（一）COVID-19 脑膜炎、脑炎、脊髓炎或中枢神经系统血管炎

1. 确诊　需同时满足下述 2 个条件：①通过聚合酶链反应（polymerase chain reaction，PCR）、培养或免疫组织化学检测在脑脊液或脑组织中检测到严重急性呼吸综合征冠状病毒 2 型（severe acute respiratory syndrome coronavirus 2，SARS-CoV-2）或存在 SARS-CoV-2 特异性鞘内抗体的证据；②未发现其他可解释的病原体或原因。

2. 拟诊　需同时满足下述 2 个条件：①在呼吸系统或其他非中枢神经系统样本中检测到 SARS-CoV-2（PCR 或培养检测），或血清中发现能够提示急性感染的 SARS-CoV-2 特异性抗体，急性感染的血清学证据可定义为免疫球蛋白 M（immunoglobulin M，IgM）、免疫球蛋白 G（immunoglobulin G，IgG）抗体检测阳性，或急性和恢复期血清样本中抗体滴度增加 4 倍；②未发现其他可解释的病原体或原因。

3. 疑似　①根据临床症状和流行病学危险因素，符合国家或世界卫生组织指南对 COVID-19 疑似病例的定义；②在已知社区传播 COVID-19 的情况下，同时存在以下特征：至少有 1 次类似症状的新发作，如咳嗽、发热、肌肉疼痛、嗅觉丧失或味觉丧失；淋巴细胞数量减少或 D- 二聚体水平升高；放射学证据显示肺部特异性改变（如磨玻璃样变）。

（二）COVID-19 感染相关的急性播散性脑脊髓炎、吉兰 - 巴雷综合征及其他相关急性神经病变

1. 确诊　需同时满足下述 3 个条件：①急性感染 6 周内出现神经系统疾病；②在任何样本中检测到 SARS-CoV-2 核糖核酸（ribonucleic acid，RNA）或提示急性感染的 SARS-CoV-2 抗体；③无其他常见相关原因的证据。

2. 拟诊　需同时满足下述 3 个条件：①急性感染 6 周内出现神经系统疾病；②在任何样本中检测到 SARS-CoV-2 RNA 或提示急性感染的 SARS-CoV-2 抗体；③存在其他常见相关病因的证据（包括空肠弯曲杆菌、肺炎支原体、巨细胞病毒、EB 病毒、戊型肝炎病毒、寨卡病毒或艾滋病病毒的感染，或最近 6 周内接种过疫苗）。

（三）与 COVID-19 感染相关的脑卒中

1. 确诊　需同时满足下述 2 个条件：①在脑脊液或其他样本中检测到 SARS-CoV-2，或血清中发现能够提示急性感染的 SARS-CoV-2 特异性抗体；②无其他已知的传统心血管危险因素（包括高血压、吸烟、糖尿病、高胆固醇血症和心房颤动）。

2. 拟诊　需同时满足下述 2 个条件：①在脑脊液或其他样本中检测到 SARS-CoV-2，或血清中发现能够提示急性感染的 SARS-CoV-2 特异性抗体；②存在其他已知的传统心血管危险因素。

二、发病机制

（一）中枢和外周神经系统损害的发病机制

与其他嗜神经病毒一样，探讨中枢和外周神经系统损害的发病机制的关键点在于发现 SARS-CoV-2 进入神经系统的途径。研究发现 SARS-CoV-2 可以通过嗅球进入大脑，恰好与 COVID-19 感染导致嗅觉缺失的症状相吻合。单纯疱疹病毒亦是通过该途径进入神经系统，引起病毒性脑炎。在小鼠模型实验中发现，经鼻注射后，人冠状病毒 OC43 可通过嗅觉途径侵入中枢神经系统。其他途径包括病毒入血后穿过血 - 脑脊液屏障，或通过被感染的白细胞为载体进入颅内。研究发现，SARS-CoV-2 可以与血管紧张素转换酶 2 受体相结合进入细胞，还可在体外的神经元细胞中复制。

中枢神经系统或周围神经系统损害还可能由机体对病毒感染产生的非特异性免疫和特异性免疫反应造成。目前尚无数据表明 SARS-CoV-2 或其他冠状病毒有很强的神经毒性，这与单纯疱疹病毒、肠道病毒和某些节肢动物传播的病毒可严重破坏神经细胞不同。

1 例在发病几周后出现脑病的 COVID-19 患者尸检显示，其存在神经元水肿、坏死及广泛胶质细胞增生。免疫组织化学染色显示脑部损害与 γ 干扰素诱导的细胞因子表达增强及单核细胞、巨噬细胞和 T 细胞的浸润有关。这些发现进一步证明 SARS-CoV-2 进入中枢神经系统后通过引起免疫细胞浸润和细胞因子、趋化因子释放而导致组织损伤。

目前关于冠状病毒感染相关的周围神经病的发病机制研究仍较少，但结合其他病毒感染特点，冠状病毒感染可能引起免疫相关疾病，如吉兰 - 巴雷综合征或前角细胞损伤所致的急性弛缓性脊髓炎。

（二）脑血管疾病的发病机制

早期研究提示，COVID-19 相关脑血管病可能是由于凝血功能障碍所致。病毒可损伤内皮细胞，激活炎症和血栓途径。与其他病毒一样，COVID-19 会诱发内皮细胞感染或单核细胞活化、组织因子上调和微粒释放，从而激活血栓形成途径，导致血栓微血管病。在严重 COVID-19 相关脑卒中患者中，血小板减少伴随 D- 二聚体和 C 反应蛋白的升高，与病毒相关的微血管病变过程相一致。

三、影像学及实验室检查

（一）COVID-19 相关脑炎

截至 2020 年 5 月 19 日，共有 8 例年龄在 24～78 岁的成年人被诊断为 COVID-19 相关脑炎。6 例患者脑影像学正常或无急性改变，2 例影像学提示高信号，其中 1 例提示颞叶改变。共济失调患者的小脑病变延伸至脊髓。通过对 6 例患者的脑脊液分析发现，5 例患者出现以淋巴细胞为主的细胞增多，另外 1 例未见异常。4 例患者接受脑脊液 SARS-CoV-2 PCR 检测，其中 1 例呈阳性。5 例患者接受脑电图检查，其中 2 例出现全脑抑制，2 例出现局灶性异常，1 例癫痫发作后出现精神病症状。

（二）COVID-19 相关其他脑病

一项针对 58 例重症 COVID-19 患者的研究发现，49 例（84%）存在神经系统并发症，包括 40 例（69%）有脑病，39 例（67%）有皮质脊髓束征象。其中对 13 例患者行磁共振成像（magnetic resonance imaging，MRI）检查，8 例出现软脑膜增强，2 例出现急性缺血性改变，7 例患者脑脊液检查未见细胞增多。此外，一篇个案报道了 1 例 COVID-19 相关脑病女性患者，其影像学改变与急性坏死性脑病一致。

（三）COVID-19 相关急性播散性脑脊髓炎和脊髓炎

有 2 份病例报告描述了 COVID-19 相关急性播散性脑脊髓炎，2 例患者均有典型急性播散性脑脊髓炎的 MRI 高信号表现，而脑脊液表现均未见异常。迄今为止，只有一份关于 COVID-19 相关脊髓炎的病例报道，未提示阳性影像学表现及化验检查。

（四）COVID-19 相关周围神经系统和肌肉疾病

截至目前，共报道了 19 例 COVID-19 相关吉兰 - 巴雷综合征或其变异型患者。对 12 例患者进行了电生理检查，其中 8 例存在脱髓鞘表现，4 例存在轴突损伤表现。对 13 例患者行腰椎穿刺术，其中 11 例脑脊液出现蛋白 - 细胞分离，在脑脊液中并未检测到 SARS-CoV-2。在 2 例米勒 - 费希尔综合征（吉兰 - 巴雷综合征变异型）患者中，1 例伴有嗅觉和味觉丧失，GD1b-IgG 阳性。一项含 214 例 COVID-19 患者的研究发现，23 例（11%）发生 COVID-19 相关肌肉损伤，实验室检查提示肌酸激酶升高。

（五）COVID-19 相关脑血管病

迄今关于 COVID-19 相关脑血管病的报道，共报道 88 例缺血性脑卒中，影像学表现为 CT 或 MRI 单灶或多灶性梗死；8 例出血性脑卒中，颅脑 CT 表现为不同部位的出血灶。在很多 COVID-19 相关脑血管病患者血液中 D- 二聚体水平升高，与危重型患者的炎症反应及高凝状态相符。缺血性脑卒中往往与动脉血栓有关，存在多发性梗死灶。在 COVID-19 相关脑卒中病例中，发现狼疮抗凝血因子、抗心磷脂抗体及抗 β_2 糖蛋白 I 抗体呈阳性。此外，COVID-19 相关脑卒中患者合并深静脉血栓形成和肺栓塞的病例也有报道。

四、总结

总之，由于病例数量相对较少和重症患者影像学及神经生理学（如脑电图等）检查不易获得，目前对 COVID-19 相关神经系统损伤的研究仍不充分，进一步详细的临床、实验室、生物标志物和神经病理学研究将有助于阐明 COVID-19 神经并发症的病理机制。

（山东第一医科大学附属省立医院　方　巍　沈　阳）

参考文献

[1] Taubenberger JK, Morens DM. 1918 Influenza: the mother of all pandemics. Emerging Infectious Diseases, 2006, 12(1): 15-22.

[2] Jiang F, Deng L, Zhang L, et al. Review of the clinical characteristics of coronavirus disease 2019 (COVID-19). Journal of General Internal Medicine, 2020, 35(5): 1545-1549.

[3] Solomon T, Dung NM, Vaughn DW, et al. Neurological manifestations of dengue infection. Lancet, 2000, 355(9209): 1053-1059.

[4] Granerod J, Cunningham R, Zuckerman M, et al. Causality in acute encephalitis: defining aetiologies. Epidemiology and Infection, 2010, 138(6): 783-800.

[5] Straka DA. Are you listening? Have you heard? Advanced

Practice Nursing Quarterly, 1997, 3(2): 80-81.

[6] Brain M, Donaghy M. Brain's diseases of the nervous system. Oxford: Oxford University Press, 2009.

[7] Netland J, Meyerholz DK, Moore S, et al. Severe acute respiratory syndrome coronavirus infection causes neuronal death in the absence of encephalitis in mice transgenic for human ACE2. Journal of Virology, 2008, 82(15): 7264-7275.

[8] Desforges M, Le Coupanec A, Dubeau P, et al. Human coronaviruses and other respiratory viruses: underestimated opportunistic pathogens of the central nervous system? Viruses, 2019, 12(1): 14.

[9] Yan R, Zhang Y, Li Y, et al. Structural basis for the recognition of SARS-CoV-2 by full-length human ACE2. Science, 2020, 367(6485): 1444-1448.

[10] Hamming I, Timens W, Bulthuis ML, et al. Tissue distribution of ACE2 protein, the functional receptor for SARS coronavirus. A first step in understanding SARS pathogenesis. The Journal of Pathology, 2004, 203(2): 631-637.

[11] Chu H, Chan JF, Yuen TT, et al. Comparative tropism, replication kinetics, and cell damage profiling of SARS-CoV-2 and SARS-CoV with implications for clinical manifestations, transmissibility, and laboratory studies of COVID-19: an observational study. The Lancet Microbe, 2020, 1(1): e14-e23.

[12] Xu J, Zhong S, Liu J, et al. Detection of severe acute respiratory syndrome coronavirus in the brain: potential role of the chemokine mig in pathogenesis. Clin Infect Dis, 2005, 41(8): 1089-1096.

[13] Solomon T, Willison H. Infectious causes of acute flaccid paralysis. Current Opinion in Infectious Diseases, 2003, 16(5): 375-381.

[14] Varga Z, Flammer AJ, Steiger P, et al. Endothelial cell infection and endotheliitis in COVID-19. Lancet, 2020, 395(10234): 1417-1418.

[15] Lopes da Silva R. Viral-associated thrombotic microangiopathies. Hematology/Oncology and stem Cell Therapy, 2011, 4(2): 51-59.

[16] Brisse E, Wouters CH, Andrei G, et al. How viruses contribute to the pathogenesis of hemophagocytic lymphohistiocytosis. Frontiers in Immunology, 2017, 8: 1102.

[17] Li Y, Li M, Wang M, et al. Acute cerebrovascular disease following COVID-19: a single center, retrospective, observational study. Stroke and Vascular Neurology, 2020, 5(3): 279-284.

[18] Moriguchi T, Harii N, Goto J, et al. A frst case of meningitis/encephalitis associated with SARS-coronavirus-2. Int J Infect Dis, 2020, 94: 55-58.

[19] Sohal S, Mansur M. COVID-19 presenting with seizures. IDCases, 2020, 20: e00782.

[20] Wong PF, Craik S, Newman P, et al. Lessons of the month 1: a case of rhombencephalitis as a rare complication of acute COVID-19 infection. Clinical Medicine, 2020, 20(3): 293-294.

[21] Helms J, Kremer S, Merdji H, et al. Neurologic features in severe SARS-CoV-2 infection. The New England Journal of Medicine, 2020, 382(23): 2268-2270.

[22] Ladopoulos T, Zand R, Shahjouei S, et al. COVID-19: neuroimaging features of a pandemic. J Neuroimaging, 2021, 31(2): 228-243.

[23] Zanin L, Saraceno G, Panciani PP, et al. SARS-CoV-2 can induce brain and spine demyelinating lesions. Acta Neurochirurgica, 2020, 162(7): 1491-1494.

[24] Parsons T, Banks S, Bae C, et al. COVID-19-associated acute disseminated encephalomyelitis (ADEM). Journal of Neurology, 2020, 267(10): 2799-2802.

[25] Zhao H, Shen D, Zhou H, et al. Guillain-Barre syndrome associated with SARS-CoV-2 infection: causality or coincidence? The Lancet Neurology, 2020, 19(5): 383-384.

[26] Gutierrez-Ortiz C, Mendez-Guerrero A, Rodrigo-Rey S, et al. Miller fsher syndrome and polyneuritis cranialis in COVID-19. Neurology, 2020, 95(5): e601-e605.

[27] Dinkin M, Gao V, Kahan J, et al. COVID-19 presenting with ophthalmoparesis from cranial nerve palsy. Neurology, 2020, 95(5): 221-223.

[28] Zhang Y, Xiao M, Zhang S, et al. Coagulopathy and antiphospholipid antibodies in patients with Covid-19. The New England Journal of Medicine, 2020, 382(17): e38.

[29] Beyrouti R, Adams ME, Benjamin L, et al. Characteristics of ischaemic stroke associated with COVID-19. Journal of Neurology, Neurosurgery, and Psychiatry, 2020, 91(8): 889-891.

[30] Gonzalez Pinto T, Luna Rodriguez A, Moreno Estebanez A, et al. Emergency room neurology in times of COVID-19: malignant ischaemic stroke and SARS-CoV-2 infection. European Journal of Neurology, 2020, 27(9): e35-e36.

第五节　何为全脑透明技术

探索健康及疾病状态下神经功能网络和调控机制是神经科学研究的热点之一，这需要追踪和成像全脑和脊髓的神经元连接和突触投射。传统的组织成像技术和虚拟重建技术，如CT、磁共振成像，基于病理切片序列，丢失了大量的切片信息，分辨率较低，难以达到细胞水平。光学成像技术，如单光子共聚焦显微技术和多光子显微技术，可以实现无创三维重建，但组织器官的不透明导致光线散射，工作深度受限，限制了组织成像技术的应用。近年来组织透明化技术（tissue optical clearing technique）快速发展，组织透明度明显提升，使得组织透明成像技术进一步发展，组织透明后显微成像的工作深度随之不断加深，配合生物标记技术，基本实现了对脑复杂结构的三维光学显微成像，即不需要组织切片的情况下进行器官的三维成像分析。由此，利用组织透明化技术将以往宏观层面研究转化为深层微观层面研究，再利用生物光学成像技术获得超微结构图像，使“全脑透明化”。

一、组织透明化技术

组织透明化技术是通过对大块组织或完整器官使用结合浸泡、灌注、电泳等多种渗透方式，经过透化（脱脂、脱色）、匹配折射率等处理，减少样本中因成分不同及其分布不均匀造成的光散射和光吸收，结合光学成像和荧光技术使样本达到视觉或光学仪器下“透明”的技术。

根据组织透明使用的生化试剂种类及原理不同，一般将组织透明化技术分为2类：被动型透明技术和主动型透明技术。前者是将组织直接浸泡在生化试剂中，依据被动扩散的原理使组织实现透明；后者需要使用特定的设备，如电泳仪等，去除组织内部的脂质、色素等物质，使内部折射率趋于均一，从而实现透明。

（一）被动型透明技术

根据所采用的透明方案及透明试剂不同主要分为2类：疏水法和亲水法。

1. 疏水法　疏水法，即有机溶剂透明技术，利用含有高折射率介质的有机溶剂，如甲醇等，反复进行组织脱水和脱脂，使组织折射率趋于均一，促进光学透明剂向深层组织渗透，从而达到光学透明。苯甲醇和苯甲酸苄酯（benzyl alcohol/benzyl benzoate，BABB）、二苄基醚（dibenzyl ether，DBE）、有机溶剂透明器官三维成像（three-dimensional imaging of solvent cleared organs，3DISCO），以及近年发展起来的免疫标记的3DISCO（immunolabelling-enabled 3DISCO，iDISCO）、最终DISCO（ultimate DISCO，uDISCO）、重链抗体的可变域3DISCO（variable domain of heavy-chain antibodies 3DISCO，vDISCO）均属于此类。此类技术的发展依赖于透明试剂的不断创新，如BABB是经典的用于透明各类组织的有机溶剂，操作简单，透明效率高，通常用于大型标本如全身或器官的透明化。但有机溶剂大多具有毒性和腐蚀性，且会造成组织大幅度皱缩，并会导致部分荧光信号的淬灭。

为了有效地保存内源性荧光蛋白，出现了基于二苯醚（diphenyl ether，DPE）的透明技术uDISCO，其可以有效保存荧光蛋白信号并与病毒示踪及免疫染色兼容，结合显微光片成像，可以完成小鼠全身血管的三维成像，并观察到小鼠神经系统损伤后远端神经末梢的炎性改变和投射变化。vDISCO是一种基于纳米体的全身免疫标记技术，显著提高了荧光染料对大型组织的标记效率，将荧光信号的强度提高了近100倍，从而实现了对透明小鼠的亚细胞水平光学成像和量化分析。

2. 亲水法　亲水法是直接将组织孵育在含果糖、甘油和蔗糖的高折射率、高亲水性的透明溶液中，相比疏水法，亲水法可更好地保存荧光信号，但透明所需时间比较长，透明小鼠大脑通常需要几天甚至几周的时间。亲水法包括深部脑成像（see deep brain，SeeDB）、Clear、FRUIT、基于尿素的透明技术（Scale）系列等。基于尿素的透明方案处理（Scale、SeeDB）后组织可能会膨胀，基于果糖的透明方案处理（SeeDB、FRUIT）组织则可能出现褐变反应，因此不能长期保存。亲水方案的进展集中在新型水溶性透明溶液的开发，以完成更大体积的组织或其他组织（如包括淋巴在内的整个人体器官）的透明效率，并改善与后期标记及可视方案的兼容性。

（二）主动型透明技术

主动型透明技术程序较为复杂，需要通过电泳等外力去除组织内部的脂质等折射率较高的物质，一般需要固定、包埋、组织电泳和孵育等操作步骤。代表技术有清晰脂质交换丙烯酰胺杂交精细成像相容性组织水凝胶法（clear lipid-exchanged acrylamide hybridized rigid imaging-compatible tissuehydrogel，CLARITY）、原位灌注辅助药物释放透明法、环氧化物交联保护快速透明法、通用型组织染色成像法（CUBIC-HistoVIsion）、X倍扩展CUBIC、小胶束介导的人体器官透明化和标记，后几种均由第一种改良而来。CLARITY与传统的组织透明化技术有着本质的区别，利用水凝胶将组织包埋成水凝胶复合物，通过共价交联将DNA及生物大分子原位固定，然后利用电泳去除组织内的脂质，以使光线和生物大分子能够穿透凝胶复合物，可以进行RNA转录本的分析并通过透射电镜分析超微结构。

总体来说，组织透明技术方案在组织使用种类、透明效率、荧光蛋白保存能力和操作难易程度等方面各有优缺点，所用试剂及方案可根据实验目的和方案可行性做适当调整和改良，并为下一步生物标记和三维成像创造条件。

二、大型组织透明化技术及染色

透明组织经过标记后可在荧光显微镜下获得三维结构信息，目前啮齿类动物可以完成离体器官透明化甚至全身透明化。包含人类在内的灵长类动物标本由于透明时间漫长，还局限在组织切片水平，且大型样本组织在免疫标记过程中抗体的扩散和与抗原的结合效能低下，造成染色不均匀。近年来使用单域抗体、核酸适配体或纳米体代替抗体可以提高组织渗透性和染色均一性，如 vDISCO 可显著提高标记效率，实现 Thy1-GFP 完整神经投射的标记，但目前纳米体种类较少，需要进一步开发更多适配体及纳米体以提高免疫标记效率。

三、组织透明成像技术

显微成像技术近年来发展迅速，随着组织透明化技术的进步，组织的透明化去除了光散射的光线穿透限制，成像深度随之不断加深，与透明化技术兼容的共聚焦显微镜、双光子显微镜、光片显微镜等技术得到极大的发展。共聚焦显微镜和双光子显微镜均可达到超长工作距离（＞5mm）及高数值孔径（numerical aperture，NA，＞0.9）的物镜，但由于激光扫描的速度非常慢，即使是扫描小鼠全脑，也需要将近 50 天。

光片显微镜是一种快速、简便有效、高信噪比的光学成像仪器，应用激光从侧面激发荧光样品，从中发出荧光将体积部分成像到与光片成直角的多个相机上。被照亮的部分与检测焦平面共面，因此没有焦点区域暴露在激光下，大大降低了光漂白和光损伤。同时由于 XY 平面一次扫描完成，成像速度仅受制于相机性能，因此，光片显微镜扫描是以高通量方式获得透明组织，尤其是大型样本 3D 成像的最佳途径。

光片显微镜成像通过引入结构化照明和线共焦检测，并通过长波长光进行荧光激发提高深度穿透，同时采用多视角成像，提高空间分辨率。最先进的 sCMOS 相机提供高帧速率，显微镜检测物镜可同步移动，通过快速压电定位器（如高性能压电陶瓷，2019 年）提高时间分辨率，使大型透明组织的 3D 成像成为可能。组织清除 / 扩张法 CUBIC-X 与定制的带有 10 倍物镜（NA＝0.6，有效）的光片荧光显微镜相结合（距离＝8mm），可以获得 130 万张覆盖完整老鼠大脑的图像。

全脑三维单细胞分辨率成像与分析可以获得每个特定细胞在每个大脑区域的图谱。Murakami 通过亲水组织清除法 CUBIC-X 和定制的高分辨率光片成像获得的成年小鼠大脑的三维成像，基于图形处理单元的高速细胞计数程序从采集的图像中识别所有细胞，将整个组织渲染成一个细胞点的集合进行定量分析，从而通过成像技术对长期服用或不服用 N- 甲基 -D- 天冬氨酸（NMDA）受体抑制剂（MK-801）的全脑神经元活动进行定量。

四、组织透明化技术在神经系统科学中的应用

组织透明化技术在神经领域应用广泛，且近年来发展极为迅速，尤其是在追踪中枢神经系统的长程投射方面。研究者应用 CLARITY 使 Thy1-EYFP 小鼠全脑透明化，通过光片显微成像观察了大脑神经元远距离投射、局部电路连接、细胞连接、亚细胞超微结构、蛋白质、神经递质的成像，同时对成年小鼠完整大脑进行多轮免疫标记和原位杂交检测。Murakami 等应用 CUBIC-X 透明小鼠大脑，在亚细胞分辨率下对完整小鼠大脑进行无缝成像，并构建出基于点的小鼠大脑方位图，反映出小鼠全脑发育的不均匀性，揭示了小鼠出生后发育过程中大脑视觉和体感皮质区域细胞数目明显下降及其可能的机制。

在神经系统变性疾病发病机制的研究中，组织透明化技术应用前景广阔。通过 CUBIC 结合荧光染料可使单个神经元 3D 成像，观察阿尔茨海默病小鼠中 β 淀粉样蛋白（amyloid β-protein，Aβ）在神经元的不同阶段所引起的形态变化。Menegas 等凭借 CLARITY 方法可视化观察位于小鼠脑中的纹状体、皮质、杏仁核的单突触多巴胺能神经元，研究多巴胺神经回路机制。

经典的组织学检查通常只在少数患者身上进行选定的薄片。然而，对分析截面的选择容易产生不可避免的偏差，相比之下，完整透明标本的三维组织学提供了更多的信息，从而对解剖学和病理学有更深入的了解。此外，还需要更强大的标记（特别是快速、同源的蛋白质和 RNA 标记）方法、成像和数据分析工具，以扩大组织透明化技术的应用范围。

（中国科学技术大学附属第一医院 杨艳艳 周 敏）

参考文献

[1] Susaki EA, Shimizu C, Kuno A, et al. Versatile whole-organ/body staining and imaging based on electrolyte-gel properties of biological tissues. Nat Commun, 2020, 11(1): 1982.

[2] Mano T, Albanese A, Dodt HU, et al. Whole-brain analysis of cells and circuits by tissue clearing and light-sheet microscopy. J Neurosci, 2018, 38(44): 9330-9337.

[3] Urakami TC, Mano T, Saikawa S, et al. A three-dimensional single-cell-resolution whole-brain atlas using CUBIC-X expansion microscopy and tissue clearing. Nat Neurosci, 2018, 21(4): 625-637.

[4] Molbay M, Kolabas ZI, Todorov MI, et al. A guidebook for DISCO tissue clearing. Mol Syst Biol, 2021, 17(3): e9807.

[5] Wang H, Khoradmehr A, Tamadon A, et al. FACT or PACT: a comparison between free-acrylamide and acrylamide-based passive sodium dodecyl sulfate tissue clearing for whole tissue imaging. Cell J, 2019, 21(2): 103-114.

[6] Kolesova H, Bartos M, Hsieh WC, et al. Novel approaches to study coronary vasculature development in mice. Developmental Dynamics, 2018, 247(8): 1018-1027.

[7] LI X, YU B, SUN Q, et al. Generation of a whole-brain atlas for the cholinergic system and mesoscopic projectome analysis of basal forebrain cholinergic neurons. Proc Natl Acad Sci USA, 2018, 115(2): 415-420.

[8] Zhu J, Yu T, Li Y, et al. MACS: rapid aqueous clearing system for 3D mapping of intact organs. Adv Sci (Weinh), 2020, 7(8): 1903185.

[9] Ueda HR, Dodt HU, Osten P, et al. Whole-brain profiling of cells and circuits in mammals by tissue clearing and light-sheet microscopy. Neuron, 2020, 106(3): 369-387.

[10] Dabrowska N, Joshi S, Williamson J, et al. Parallel pathways of seizure generalization. Brain, 2019, 142(8): 2336-2351.

[11] Cai R, Pan C, Ghasemigharagoz A, et al. Panoptic imaging of transparent mice reveals whole-body neuronal projections and skull-meninges connections. Nat Neurosci, 2019, 22(2): 317-327.

[12] Murakami TC, Mano T, Saikawa S, et al. A three-dimensional single-cell resolution whole-brain atlas using CUBIC-X expansion microscopy and tissue

clearing. Nat Neurosci, 2018, 21(4), 625-637.
[13] Vints K, Vandael D, Baatsen P, et al. Modernization of Golgi staining techniques for high-resolution, 3-dimensional imaging of individual neurons. Sci Rep, 2019, 9(1): 130.
[14] Yin P, Guo X, Yang W, et al. Caspase-4 mediates cytoplasmic accumulation of TDP-43 in the primate brains. Acta Neuropathol, 2019, 137(6): 919-937.
[15] Kirchner KN, Li H, Denton AR, et al. A hydrophobic tissue clearing method for rat brain tissue. J Vis Exp, 2020, 166: 10. 3791/61821.
[16] Treweek JB, Gradinaru V. Extracting structural and functional features of widely distributed biological circuits with single cell resolution via tissue clearing and delivery vectors. Curr Opin Biotechnol, 2016, 40: 193-207.
[17] Urata S, Iida T, Yamamoto M, et al. Cellular cartography of the organ of Corti based on optical tissue clearing and machine learning. Elife, 2019, 8: e40946.
[18] Jing D, Zhang S, Luo W, et al. Tissue clearing of both hard and soft tissue organs with the PEGASOS method. Cell Res, 2018, 28(8): 803-818.
[19] Liang X, Luo H. Optical Tissue Clearing: illuminating brain function and dysfunction. Theranostics, 2021, 11(7): 3035-3051.
[20] Ueda HR, Ertürk A, Chung K, et al. Tissue clearing and its applications in neuroscience. Nat Rev Neurosci, 2020, 21(2): 61-79.
[21] Menegas W, Bergan JF, Ogawa SK, et al. Dopamine neurons projecting to the posterior striatum form an anatomically distinct subclass. Elife, 2015, 4: e10032.
[22] Nowzari F, Wang H, Khoradmehr A, et al. Three-dimensional imaging in stem cell-based researches. Front Vet Sci, 2021, 8: 657525.

第十章 重症镇痛镇静

第一节 新型冠状病毒肺炎重症患者合并谵妄的特点

新型冠状病毒肺炎（coronavirus disease 2019，COVID-19）于 2019 年 12 月成为公共卫生威胁，并于 2020 年 3 月被世界卫生组织宣布为大流行。迄今为止，全球每天仍有大量的新发感染者及死亡者。谵妄在 COVID-19 重症患者群体中发病率高、危害大，与不良临床结局直接相关，包括患者住院时间和机械通气时间延长、病死率增高等。COVID-19 重症患者合并谵妄也日益被大家所重视，了解其特点对于认识和治疗 COVID-19 及其并发症有重要意义，也能为制定临床治疗措施和公共卫生政策提供参考。

一、COVID-19 重症患者合并谵妄的病因

谵妄是多种原因引起的一过性的意识混乱状态并伴有认知功能障碍。短时间内出现意识障碍和认知功能改变是谵妄的临床特征，意识清晰度下降或觉醒程度降低是诊断的关键。谵妄是重症患者一种常见的并发症，前期有研究报道称重症监护病房（intensive care unit，ICU）患者谵妄发生率可高达 80%～90%。虽然经过近几十年的努力，谵妄的患病率逐渐下降至约 30%，但目前的指南仍没有针对谵妄治疗的“特效药”，而是更多地将治疗策略集中在如何通过避免及减少危险因素来预防谵妄。影响谵妄发生的主要因素有年龄、镇静深度、苯二氮䓬类药物和阿片样物质使用、机械通气、低氧血症、保护性约束、多器官功能障碍等。谵妄在 COVID-19 重症患者中发病率高。研究资料表明，20%～30% 的 COVID-19 患者在住院期间会出现谵妄或精神状态改变，如果是 COVID-19 重症患者，则这一比例高达 60%～70%。亦有文献报道，使用客观指标检测这类急性脑功能障碍，将可能会有 75% 的谵妄患者被漏诊。COVID-19 重症患者谵妄发病率高的原因，除一般的谵妄发病因素外，还具有其特殊性。

高龄患者因为免疫反应较弱和身体较虚弱，所以是 COVID-19 重症的易感人群。而高龄又是谵妄发生的独立危险因素，故而 COVID-19 重症患者合并谵妄的比例较高。COVID-19 重症患者病情严重，大多数患者需要机械通气支持，俯卧位通气已基本成为常规。据报道，近 90% 的 COVID-19 患者需要接受机械通气治疗，其中无创机械通气的比例为 42%，人工气道机械通气为 48%。而通常在进行机械通气时，尤其是在人工气道机械通气时需要给予镇痛、镇静。对需要行俯卧位通气的患者，长时间俯卧位姿势会让患者感到更加不适，因此大多数都需要给予深度镇静，甚至加用肌肉松弛药（简称肌松药）。深度镇静与肌松药的使用增加了 COVID-19 重症患者谵妄的发生率。COVID-19 疫情暴发阶

段，短期内患者增多，医务人员数量少，临床工作量大，在劳动力紧张或资源短缺情况下，患者气管插管和人工气道机械通气比例增加，同时导致机械通气时间延长及镇静药（特别是苯二氮䓬类药物）使用增加。同时，由于医护人力资源不足，患者的早期活动很难得以真正实施，谵妄的预防作用下降。这些因素均增加了 COVID-19 重症患者谵妄的发生。此外，因疫情期间的防控措施，家庭探视时间受到严格限制或取消，COVID-19 患者得不到足够的亲情支持，使得患者谵妄的发生明显增加。

二、COVID-19 重症患者合并谵妄的机制

虽然目前已经明确了谵妄发生的风险因素，但其具体病理生理机制尚不完全清楚或仅提出了相关假说。COVID-19 患者中，谵妄的发生可能是由于中枢神经系统直接受到侵犯，神经系统炎症因子介导的免疫应答反应失调，或继发于其他器官系统功能衰竭，如大脑缺氧、与肺或其他器官系统衰竭相关的代谢失调。

冠状病毒可以直接感染中枢神经系统，导致精神状态改变或谵妄的出现。有报道表明，在一组因急性脑炎住院的 183 例患儿中，12% 患儿与冠状病毒感染相关。动物研究表明，冠状病毒可通过外周神经逆行突触传递进入中枢神经系统。如冠状病毒通过鼻内嗅觉神经直接进入大脑（嗅觉丧失是早期症状）或经血液或淋巴液扩散通过血 - 脑脊液屏障间接进入大脑。冠状病毒进入中枢神经系统后导致脑损伤的机制有多种。其中一种与神经递质、脑内肾素 - 血管紧张素系统功能障碍有关。血管紧张素转换酶是大脑肾素 - 血管紧张素系统的主要组成部分，定位于脑血管内皮细胞。肾素 - 血管紧张素系统的成分一般对血 - 脑脊液屏障完整的大脑影响不大，但当病毒感染引起炎症反应损害血 - 脑脊液屏障的完整性后，肾素 - 血管紧张素系统成分便可大量渗入大脑，引起神经炎症级联反应，导致广泛的神经退化，随后出现认知功能障碍。使用肾素 - 血管紧张素系统抑制剂可通过其抗炎作用减少认知功能障碍。

中枢神经系统应对病毒感染的炎症反应可能是神经功能障碍和谵妄发生的重要原因之一。病毒感染数小时后，中性粒细胞和单核细胞便可侵入中枢神经系统，从而破坏血 - 脑脊液屏障的通透性。同时存在于脱髓鞘区域的巨噬细胞和小胶质细胞被激活，参与髓鞘的破坏，而髓鞘的破坏程度又与记忆功能障碍和短期、长期认知功能障碍相关。中枢神经系统被感染后，脑实质细胞可能被激活，然后在中枢神经系统中表达炎症因子和炎症介质，其炎症过程可导致神经元和突触功能障碍，参与谵妄的发生。

COVID-19 重症患者容易发生谵妄的另一种可能机制是继发于其他器官系统功能衰竭，如肺衰竭导致的缺氧。缺氧会导致认知功能障碍或谵妄。对外科患者的观察研究发现，围手术期缺氧与术后认知功能障碍有很强的相关性。大脑缺氧会使脑细胞氧化代谢失调，导致神经递质大量释放，特别是谷氨酸和多巴胺的强烈释放参与了躁动型谵妄的发生，使患者表现为躁动和幻觉。另外，缺氧会导致乙酰胆碱的合成和释放减少。胆碱能神经递质对细胞代谢非常重要，如果递质减少则会导致细胞对葡萄糖和氧气的利用减少，从而影响脑细胞的正常功能。单一的理论假说往往不足以解释谵妄的发生，因为谵妄是多个机制相互作用的结果，但可以明确的是谵妄发生时患者出现了短暂或持续的脑功能性或器质性障碍。

三、COVID-19 重症患者合并谵妄的评估

COVID-19 重症患者谵妄的评估与其他重症患者稍有不同。因为疾病传染性强及医护劳动力紧张

或资源短缺，这就要求对 COVID-19 重症患者谵妄的评估应迅速、准确。目前临床上用于评估谵妄的工具有 ICU 意识模糊评估法（confusion assessment method for intensive care unit，CAM-ICU）、重症监护谵妄筛查量表（intensive care delirium screening checklist，ICDSC）、护理谵妄筛查量表（nursing delirium screening scale，Nu-DESC）、谵妄简化认知测试（cognitive test for delirium，CTD）、意识模糊量表（Neelon and Champagne confusion scale，NEECHAM）、谵妄识别评分（delirium detection score，DDS）及精神疾病诊断与统计手册第五版（DSM-5）等。在这些评估工具中，CAM-ICU 和 ICDSC 被认为是 ICU 成人患者谵妄监测评估最准确可靠的评估工具，较其他评估工具有更高的敏感性和特异性。有国内学者对 CAM-ICU 和 ICDSC 进行比较，发现 CAM-ICU 的依从性、敏感性、特异性和准确率比 ICDSC 更高。COVID-19 重症患者大多需要机械通气及镇痛、镇静，CAM-ICU 更适用于机械通气、镇静状态等不能语言沟通的重症患者，其实施简单便捷，2min 内基本可以完成。CAM-ICU 具体包括 4 个方面：①意识状态的改变或波动，通过一些评分量表（如 Richmond 躁动 - 镇静评分）来判断近 24h 内患者的意识状态较基线资料是否有波动或改变；②注意缺损，判断患者注意力有无改变，图片法（满分 10 分）低于 8 分即为阳性，字母法 9 次以上错误时为阳性；③思维紊乱，判断患者的思维能力是否正常，常用提问法和指示法来判断；④意识清晰度，根据患者情况，判断患者是否有意识清晰度的改变。当同时出现①②③或①②④阳性时，可以确定患者的谵妄状态。虽然 CAM-ICU 是目前一种较好的谵妄评估方法，但无论何种评估工具，都需要医务人员提高对谵妄的认识，都需要有较充足的人力资源，同时也有必要反复对医务人员进行谵妄基本特征和评估量表的培训，从而提高谵妄诊断的准确率。

四、COVID-19 重症患者合并谵妄的防治

随着 COVID-19 疫情的进展，医务人员对其认识逐渐深入，对 COVID-19 重症患者的谵妄越来越重视，通过早期评估、早期发现、早期干预对谵妄进行防治。谵妄防治的重点在于尽可能减少谵妄发生的危险因素。

1. 非药物性防治　非药物性预防主要是针对谵妄的危险因素，是谵妄管理的基础。谵妄的发生可能有脑组织损伤作为物质基础，因此，预防和及时纠正各种可能导致脑组织灌注氧合损害的因素、改善组织和脑灌注将有利于谵妄的预防。非药物性防治还包括其他措施及方案。研究表明，早期康复运动、改善周围环境、提高睡眠质量及给予心理支持等措施可使 ICU 谵妄的发生率降低 50%。此外，增加家属探视，加强患者与家属的沟通也非常重要。医护人员及患者家属通过积极询问患者的需求，在周围放置患者熟悉的物品，给予相应的心理支持都可以有效降低 ICU 谵妄的发生。虽然目前非药物预防谵妄的研究更多集中于非 COVID-19 重症患者，但是谵妄发生的危险因素是相似的，并且 COVID-19 重症患者暴露的危险因素更多，这就要求在该类患者中应灵活应用非药物性防治措施。

2. 药物性防治　目前尚无针对谵妄治疗的“特效药”。但随着对谵妄的认识及重视，很多相关防治药物都在广泛开展研究。根据谵妄的机制，大多数研究主要集中在胆碱酯酶抑制药、抗精神病药、镇静镇痛药及催眠药等方面。

研究表明，神经递质（乙酰胆碱）的失调可能与谵妄的发病有关。因此，理论上胆碱酯酶抑制药被认为是一种潜在的谵妄防治药，但是关于胆碱酯酶抑制药用于谵妄预防的研究较少且效果不佳。在对心胸外科患者的研究中发现，术前 1 天至术后 6 天给予胆碱酯酶抑制药（卡巴拉汀）或安慰剂，

2 组患者的谵妄发生率或持续时间差异无统计学意义。

谵妄的发生往往伴随着精神运动改变，所以抗精神病药物也是谵妄防治研究的一个重点，如常用的抗精神病药物有氟哌啶醇、喹硫平和奥氮平。但相关研究也表明抗精神病药物并不能预防或减少谵妄的发生。一项对 1789 例患者的多中心随机研究发现，与对照组比较，应用氟哌啶醇的患者 28 天生存率、ICU 谵妄发生率、持续时间均无统计学差异。因此，目前的指南也只是建议将抗精神病药物用于对自己或他人有安全威胁的谵妄患者或出现幻觉及其他严重痛苦症状的患者，且应尽可能减少使用的时间及剂量。

谵妄的管理与镇静策略密切相关，深度镇静可能会延迟拔管和增加病死率，目前指南建议给予重症患者浅镇静策略。具体实施中，镇静药物的选择似乎对谵妄的管理更为重要。较多研究表明，不同的镇静药物对谵妄影响不同。苯二氮䓬类药物可能增加谵妄的发生，应避免使用；右美托咪定对患者的认知功能影响小，ICU 机械通气患者接受右美托咪定镇静时，可以显著降低谵妄发生率并缩短拔管时间。

睡眠障碍是谵妄的另一危险因素，通过催眠药物改善患者睡眠可减少谵妄的发生。但临床研究中，催眠药物褪黑素的作用效果并不稳定。苯二氮䓬类镇静催眠药虽然可以帮助睡眠，但也会增加谵妄的发生，不建议使用。

3. 集束化管理　“集束化管理”理念是指在大量循证医学的基础上，针对某种疾病集合一系列有效的治疗及护理干预措施，以提高临床整体治疗效果。谵妄的发生受多种因素影响，目前也缺乏有效的药物治疗，需要一系列的治疗及干预措施，即“集束化管理”，来减少谵妄的危险因素，改善认知，优化睡眠、活动能力、听力和视力等。2019 年提出的“ABCDEF 谵妄集束化管理”可有效减少机械通气患者谵妄的发生率并改善患者预后。COVID-19 重症患者谵妄有其特殊性，但“ABCDEF 谵妄集束化管理”仍然可以结合 COVID-19 患者自身的特点加以应用。具体应用中注意以下事项。A-评估、预防和控制疼痛：需要充分考虑病毒感染导致的周围神经病变、周围神经痛，定期进行疼痛评估（数字评分法，重症监护疼痛观察工具 / 疼痛行为量表），特别是针对俯卧位患者，需要给予足够的疼痛管理。B- 自发觉醒试验（spontaneous awakening trial，SAT）和自主呼吸试验（spontaneous breathing trial，SBT）：每日停止镇静和呼吸机，进行 SAT 和 SBT。对于俯卧位患者，尽可能缩短俯卧位时间，尽早拔除气管插管。使用肌松药的患者，需要监测肌松程度，尽量缩短使用时间。C- 镇痛和镇静策略：需要给予深度镇静，尤其是使用肌松药或较长时间进行俯卧位通气的 COVID-19 患者，避免使用苯二氮䓬类镇静药，可选择 γ- 氨基丁酸激动剂如丙泊酚等，且每日定期评估镇静深度，尽快停用强效镇静药或抑制呼吸的药物。D- 谵妄的评估、预防和管理：定期进行谵妄筛查（CAM-ICU，ICDSC）。常规给予非药物性干预，如定向训练、感官刺激、监测味觉和嗅觉。E- 早期活动和锻炼：物理治疗需要与繁重的工作负荷相协调，即使在使用肌松药时也需要进行被动活动和锻炼。F- 家庭参与和授权：即使在隔离期也应该尽可能使用音视频等技术设备和远程医疗工具，通过电视通话、视频会议等形式为患者提供与家人 / 朋友的视觉和声音交流。

五、结语

目前 COVID-19 疫情仍在全球肆虐蔓延，重症患者日益增多，谵妄发生率也居高不下。虽然在过去的几十年里，医务人员对谵妄的认知和治疗都有非常大的进步，谵妄的发生率也得到明显下降，但对谵妄的治疗性药物开发仍处于探索阶段。目前尚无明确的证据支持镇静药、抗精神病药物、胆碱酯酶抑制药、褪黑素或其他相关药物可有效用于谵妄防治，因此需要更多地依靠非药物干预。针对COVID-19 重症患者这一特殊群体，其谵妄发病率高、病死率高，谵妄的防治工作也更艰巨。在安全的情况下，要尽可能去落实非药物性防治措施。“集束化管理”理念是谵妄预防与治疗的基本原则，是一个系统工程。任重道远，谵妄的防治始终是重症医学值得重视和研究的重要领域。

（四川大学华西医院　欧晓峰　康　焰）

参考文献

［1］General’s opening remarks at the media briefing on COVID-19. https://www. who. int/dg/speeches/detail/who-director-general-s-opening-remarks-at-the-media-briefing-on-covid-19%2D%2D-11-march-2020. Accessed 26 Mar 2020.

［2］WHO coronavirus disease (COVID-19) dashboard. https://covid19. who. int/. Accessed 7 July 2021.

［3］中华医学会重症医学分会. 中国成人 ICU 镇痛和镇静治疗指南. 中华重症医学电子杂志，2018，4（2）：90-113.

［4］Bergeron N, Dubois MJ, Dumont M, et al. Intensive care delirium screening checklist: evaluation of a new screening tool. Intensive Care Med, 2001, 27 (5): 859-864.

［5］Krewulak KD, Stelfox HT, Leigh JP, et al. Incidence and prevalence of delirium subtypes in an adult ICU: a systematic review and meta-analysis. Crit Care Med, 2018, 46 (12): 2029-2035.

［6］Devlin JW, Skrobik Y, Gélinas C, et al. Clinical practice guidelines for the prevention and management of pain, agitation/sedation, delirium, immobility, and sleep disruption in adult patients in the ICU. Crit Care Med, 2018, 46(9): e825-e873.

［7］Mao L, Jin H, Wang M, et al. Neurologic manifestations of hospitalized patients with coronavirus disease 2019 in Wuhan, China. JAMA Neurol, 2020, 77(6): 683-690.

［8］Grossmann FF, Hasemann W, Graber A, et al. Screening, detection and management of delirium in the emergency department - a pilot study on the feasibility of a new algorithm for use in older emergency department patients: the modified confusion assessment method for the emergency department (mCAM-ED). Scand J Trauma Resusc Emerg Med, 2014, 22: 19.

［9］Lithander FE, Neumann S, Tenison E, et al. COVID-19 in older people: a rapid clinical review. Age Ageing, 2020, 49(4): 501-515.

［10］Huang C, Wang Y, Li X, et al. Clinical features of patients infected with 2019 novel coronavirus in Wuhan, China. Lancet, 2020, 395(10223): 497-506.

［11］Li Y, Li H, Fan R, et al. Coronavirus infections in the central nervous system and respiratory tract show distinct features in hospitalized children. Intervirology, 2016, 59(3): 163-169.

［12］Baig AM, Khaleeq A, Ali U, et al. Evidence of the COVID-19 virus targeting the CNS: tissue distribution, host-virus interaction, and proposed neurotropic mechanisms. ACS Chem Neurosci, 2020, 11(7): 995-998.

［13］Wiesmann M, Kiliaan AJ, Claassen JA. Vascular

aspects of cognitiveimpairment and dementia. J Cereb Blood Flow Metab, 2013, 33(11): 1696-1706.

[14] Martire S, Mosca L, d'Erme M. PARP-1 involvement in neurodegeneration: afocus on Alzheimer's and Parkinson's diseases. Mech Ageing Dev, 2015, 146-148: 53-64.

[15] Rygiel K. Can angiotensin-converting enzyme inhibitors impact cognitive decline in early stages of Alzheimer's disease? An overview of research evidence in the elderly patient population. J Postgrad Med, 2016, 62(4): 242-248.

[16] Templeton SP, Kim TS, O'Malley K, et al. Maturation and localization of macrophages and microglia during infection with a neurotropic murine coronavirus. Brain Pathology, 2008, 18(1): 40-51.

[17] Kim LJ, Martinez D, Fiori CZ, et al. Hypomyelination, memory impairment, and blood-brain barrier permeability in a model of sleep apnea. Brain Res, 2015, 1597: 28-36.

[18] Maldonado JR. Delirium pathophysiology: an updated hypothesis of the etiology of acute brain failure. Int J Geriatr Psychiatry, 2018, 33(11): 1428-1457.

[19] Morimoto Y, Yoshimura M, Utada K, et al. Prediction of postoperative delirium after abdominal surgery in the elderly. J Anesth, 2009, 23(1): 51-56.

[20] Siesjo BK. Cerebral circulation and metabolism. J Neurosurg, 1984, 60(5): 883-908.

[21] Maldonado JR. Delirium in the acute care setting: characteristics, diagnosis and treatment. Crit Care Clin, 2008, 24(4): 657-722.

[22] Gusmao Flores D, Salluh JIF, Chalhub RÁ, et al. The confusion assessment method for the intensive care unit (CAM-ICU) and intensive care delirium screening checklist (ICDSC) for the diagnosis of delirium: a systematic review and meta-analysis of clinical studies. Crit Care, 2012, 16(4): R115.

[23] Wang C, Wu Y, Yue P, et al. Delirium assessment using confusion assessment method for the intensive care unit in Chinese critically ill patients. J Crit Care, 2013, 28(3): 223-229.

[24] Hshieh TT, Yue JR, Oh E, et al. Effectiveness of multicomponent nonpharmacological delirium interventions: a meta-analysis. JAMA Intern Med, 2015, 175(4): 512-520.

[25] Sampson EL, West E, Fischer T. Pain and delirium: mechanisms, assessment, and management. Eur Geriatr Med, 2020, 11(1): 45-52.

[26] Gamberini M, Bolliger D, Lurati Buse GA, et al. Rivastigmine for the prevention of postoperative delirium in elderly patients undergoing elective cardiac surgery: a randomized controlled trial. Crit Care Med, 2009, 37(5): 1762-1768.

[27] van den Boogaard M, Slooter AJC, Brüggemann RJM, et al. Effect of haloperidol on survival among critically ill adults with a high risk of delirium: the REDUCE randomized clinical trial. JAMA, 2018, 319(7): 680-690.

[28] Zaal IJ, Devlin JW, Hazelbag M, et al. Benzodiazepine-associated delirium in critically ill adults. Intensive Care Med, 2015, 41(12): 2130-2137.

[29] Reade MC, Eastwood GM, Bellomo R, et al. Effect of dexmedetomidine added to standard care on ventilator-free time in patients with agitated delirium: a randomized clinical trial. JAMA, 2016, 315(14): 1460-1468.

[30] Pun BT, Balas MC, Barnes-Daly MA, et al. Caring for critically ill patients with the ABCDEF bundle: results of the ICU liberation collaborative in over 15, 000 adults. Crit Care Med, 2019, 47(1): 3-14.

第二节　重症机械通气患者：无镇静或浅镇静

镇静治疗已经成为机械通气患者的常规治疗手段，尽管机械通气患者的舒适度通过机械通气模式和医疗工作的改进得到了很大的改善，但浅镇静的策略仍然是目前机械通气患者的重要治疗措施。然而，前期研究发现，机械通气患者浅镇静联合每日唤醒能够缩短机械通气时间和重症监护病房（intensive care unit，ICU）住院时间，并且能够降低重症患者的病死率。进一步研究发现，与浅镇静联合每日唤醒相比较，无镇静治疗（镇痛治疗基础上）能够缩短机械通气时间和 ICU 及医院住院时间。因此，针对重症机械通气患者，镇痛基础上选择无镇静还是浅镇静是目前镇静治疗的争议焦点。

一、镇静治疗对重症机械通气患者的影响

镇痛与镇静治疗是指应用药物手段以消除患者疼痛，减轻患者焦虑和激惹，催眠并诱导遗忘的治疗，其目的和意义在于：①减轻或消弭患者的疼痛及躯体不适感，减少不良刺激及交感神经系统的过度兴奋；②帮助和改善患者睡眠，诱导遗忘，减少或消除患者对其在 ICU 治疗期间的痛苦记忆；③减轻或消除患者的焦虑、激惹，甚至谵妄，防止患者的无意识行为（如挣扎）干扰治疗，保护患者的生命安全；④降低患者的代谢速率，减少其氧耗、氧需，使受到损害的氧输送尽量能够满足机体组织氧耗的需求，并减轻各器官的代谢负担；⑤对病情非常危重的患者，诱导并维持一种低代谢的“休眠”状态，尽可能地减少各种炎性介质的产生和释放，有助于减轻细胞与器官损伤。

二、浅镇静的争议与挑战

机械通气患者浅镇静已经证实能够改善临床预后，然而浅镇静的实施仍需要结合患者的病情、医务人员的实施等相关因素，临床研究发现，入院 48h 内仍有超过 40% 的机械通气患者处于深镇静状态，早期的深镇静与 180 天不良预后是相关的，因此浅镇静不仅要医务工作者认识到其重要性并实施到临床工作中，还要贯穿机械通气患者治疗的始终。

（一）浅镇静的争议

浅镇静并非适用于所有的机械通气患者，需要结合患者的病情给予不同程度的镇静治疗。

1. 休克　休克的治疗原则是在纠正原发病的基础上，提高氧供，降低氧耗，镇痛、镇静是降低休克患者氧耗的重要措施，因此对于严重休克患者，深镇静是降低氧耗的重要治疗手段，能够避免患者因为疼痛、烦躁等引起氧耗增加。

2. 中重度急性呼吸窘迫综合征　中重度急性呼吸窘迫综合征（acute respiratory distress syndrome，ARDS）由于存在大量肺泡塌陷、低氧血症及炎症反应等因素会导致呼吸窘迫，自主呼吸往往会加重肺损伤，其主要机制是在 ARDS 肺损伤不均一分布的基础上，局部应力增加，肺内气体摆动和肺含水量增加，进一步导致肺损伤的加重。因此，对于中重度 ARDS，在评估自主呼吸努力的基础上，给予充分的镇痛、镇静，进而发挥肺保护的作用。

3. 重症颅脑损伤　重症颅脑损伤及脑卒中患者由于创伤、出血及梗死等原发病，往往会出现脑

水肿，导致病情加重，早期深镇静能够降低颅内压、脑氧耗及脑代谢，进而改善远期的神经功能。

（二）浅镇静实施的挑战

虽然浅镇静已经被重症医师广泛接受，但浅镇静的治疗仍受到挑战。首先，浅镇静联合每日唤醒更能改善机械通气患者的临床预后；其次，与浅镇静比较，对于机械通气患者实施无镇静能够缩短ICU和医院住院时间。如果对于所有的机械通气患者仅实施镇痛，而无须镇静治疗，能改善患者的预后吗?

三、无镇静是否能更有效地改善临床预后

无镇静治疗并不劣于浅镇静联合每日唤醒治疗。近期发表在*NEJM*上的一项多中心随机对照研究，比较了无镇静与浅镇静联合每日唤醒对机械通气患者临床预后的影响。该研究纳入了8家ICU，纳入患者≥18岁，并且行气管插管，预计机械通气超过24h，排除颅脑外伤、持续癫痫发作等患者。患者入组后随机进入无镇静组和浅镇静联合每日唤醒组，无镇静组不给任何镇静药物，只是在患者需要的时候给予吗啡镇痛治疗；浅镇静联合每日唤醒组给予持续镇痛镇静治疗，维持Richmond躁动-镇静评分（Richmond agitation and sedation scale，RASS）在－3～－2分。该研究筛查了2300例患者，最终纳入710例,2组主要观察终点，即90天病死率，差异无统计学意义（42.4% *vs*. 37.0%，$P=0.65$）；次要观察终点，包括死亡时间、血栓事件发生率、无谵妄发生时间等差异均无统计学意义。在该研究随后的一项单中心随访研究发现，无镇静治疗对存活患者转出ICU后3个月的认知功能无影响。

这项研究虽然没有得出无镇静治疗能够改善机械通气患者预后的阳性结果，但其中一些问题值得思考。

（一）纳入后第1天的镇静深度对预后的影响

早期的镇静深度对临床预后有影响。既往研究发现，患者入院48h内给予深镇静是增加死亡、谵妄发生的高危因素。发表于*NEJM*的这项研究，2组患者的RASS评分在研究过程中存在统计学差异，无镇静组入组后第1天为－1.3分，到第7天为－0.8分；镇静组入组后第1天为－2.3分，到第7天为－1.8分，虽然2组之间差异有统计学意义，但从临床角度来看，早期2组的镇静水平仍处于浅镇静，这可能对于机械通气患者的临床预后不会有太大影响。RASS评分虽然比较客观，但评价时仍可能会掺杂医务人员的主观因素，未来使用一些更为客观的指标，比如脑电双频指数等，可能更为准确。

（二）无镇静中谵妄的发生率

ICU中疾病的疼痛、与亲人的分离、外界环境的刺激、身边患者病情的恶化及镇痛镇静药物的使用等因素都可能导致患者心理状况的发生，进而引起谵妄。谵妄可导致临床预后不良。发表于*NEJM*的这项研究并未报道谵妄的发生比例，而2组患者28天内无谵妄及昏迷时间差异无统计学意义。该研究的分中心研究报道了谵妄的发生比例，镇静组谵妄的比例为96%，而无镇静组为69%；谵妄发生的时长，镇静组谵妄为5（2～10.5）天，而无镇静组为1（0～6）天，2组之间有明显差异，但2组患者3个月远期的认知功能无差异。然而，2组创伤后应激综合征（post traumatic stress syndrome，PTSD）的发生率仍需要等待研究者数据结果。因此，对于机械通气的重症患者无镇静治疗能够减少谵妄的发生，并且对于远期的认知功能无影响。

（三）无镇静对护理工作人力的需求

浅镇静和无镇静增加了护理工作的需求。在发表于*NEJM*的这项研究中，护理人员与患者的比例为1∶1，但是在无镇静组中患者意外拔管的比例较高（8.9% *vs.* 4.0%，$P<0.01$），患者意外拔除其他导管（比如胃管、动脉导管等）的比例也较高（15.2% *vs.* 9.1%，$P<0.01$），这就意味着需要更多的护理工作去照顾患者以避免意外拔管事件的发生。护患比的不同也会导致护士对镇静深度的处理有差异。一项护患比为1∶2的研究发现，护士更倾向于对重症患者实施深镇静，并且有经验的护士比刚接受培训的护士，更倾向于深镇静，原因是当患者的镇静深度较浅时，需要更多的护理工作，才能避免意外拔管的发生。

综上所述，无镇静与浅镇静相比，对机械通气患者病死率及远期认知功能无临床差异，但无镇静会导致更多的意外拔管，从而会增加护理的工作量。

（东南大学附属中大医院　潘　纯　杨　毅）

参考文献

［1］Devlin JW, Skrobik Y, Gelinas C, et al. Clinical practice guidelines for the prevention and management of pain, agitation/sedation, delirium, immobility, and sleep disruption in adult patients in the ICU. Crit Care Med, 2018, 46(9): e825-e873.

［2］Girard TD, Kress JP, Fuchs BD, et al. Efficacy and safety of a paired sedation and ventilator weaning protocol for mechanically ventilated patients in intensive care (awakening and breathing controlled trial): a randomised controlled trial. Lancet, 2008, 371(9607): 126-134.

［3］Kress JP, Pohlman AS, O'Connor MF, et al. Daily interruption of sedative infusions in critically ill patients undergoing mechanical ventilation. N Engl J Med, 2000, 342(20): 1471-1477.

［4］Strom T, Martinussen T, Toft P. A protocol of no sedation for critically ill patients receiving mechanical ventilation: a randomised trial. Lancet, 2010, 375(9713): 475-480.

［5］Chen TJ, Chung YW, Chen PY, et al. Effects of daily sedation interruption in intensive care unit patients undergoing mechanical ventilation: a meta-analysis of randomized controlled trials. Int J Nurs Pract, 2021, e12948.

［6］Shehabi Y, Bellomo R, Kadiman S, et al. Sedation intensity in the first 48 hours of mechanical ventilation and 180-day mortality: a multinational prospective longitudinal cohort study. Crit Care Med, 2018, 46(6): 850-859.

［7］Shehabi Y, Howe BD, Bellomo R, et al. Early sedation with dexmedetomidine in critically Ill patients. N Engl J Med, 2019, 380(26): 2506-2517.

［8］Alhazzani W, Moller MH, Arabi YM, et al. Surviving Sepsis Campaign: guidelines on the management of critically Ill adults with coronavirus disease 2019 (COVID-19). Crit Care Med, 2020, 48(6): e440-e469.

［9］刘旭，潘纯．保留自主呼吸对于重度急性呼吸窘迫综合征患者的影响：弊大于利．中华重症医学电子杂志（网络版），2019，5（03）：209-212.

［10］McCredie VA, Chavarria J, Baker AJ. How do we identify the crashing traumatic brain injury patient - the intensivist's view. Curr Opin Crit Care, 2021, 27(3):

320-327.
[11] Olsen HT, Nedergaard HK, Strom T, et al. Nonsedation or light sedation in critically ill, mechanically ventilated patients. N Engl J Med, 2020, 382(12): 1103-1111.
[12] Nedergaard HK, Jensen HI, Stylsvig M, et al. Effect of nonsedation on cognitive function in survivors of critical illness. Crit Care Med, 2020, 48(12): 1790-1798.
[13] Bassi TG, Rohrs EC, Reynolds SC. Systematic review of cognitive impairment and brain insult after mechanical ventilation. Crit Care, 2021, 25(1): 99.
[14] Olsen HT, Nedergaard HK, Toft P. Nonsedation or light sedation in critically ill, mechanically ventilated patients. Reply. N Engl J Med, 2020, 382(26): e107.
[15] Tsuyada H, Inoue S, Tsujimoto T, et al. Impact of nursing experience on cancellation of light sedation for mechanically ventilated patients in a setting of 1∶2 nurse-patient ratio. Anaesthesiol Intensive Ther, 2019, 51(3): 210-217.

第三节　重症监护病房患者谵妄有无可靠的生物标志物

谵妄是在急性疾病和危重患者中常见的意识障碍，其特征是意识水平、精神状态和注意力的变化，主要发生在接受机械通气的患者中，在老年患者中发生频率更高。脓毒症相关性谵妄（sepsis-associated delirium，SAD）是脓毒症患者常见的脑表现，被认为是由神经炎症和脑灌注、血 - 脑脊液屏障（blood-cerebrospinal fluid barrier，BCB）及神经传递障碍的综合作用引起的。谵妄持续时间和谵妄严重程度都与患者的不良结局相关，但基于相关生物标志物的进一步患者风险分层尚未解决。

神经炎症在重症监护病房（intensive care unit，ICU）获得性谵妄的发病机制中起重要作用。在 ICU 患者中，与谵妄持续时间和谵妄严重程度相关且可靠的血清生物标志物尚未确定。目前的一些研究方向可能包括确定与谵妄持续时间、谵妄严重程度和住院死亡率相关的外周生物标志物。关于谵妄病理生理学的假设模型主要集中于全身炎症、神经元保护屏障受损及星形胶质细胞和小胶质细胞的激活。全身炎症反应在 ICU 患者中很常见，其可能导致 BCB 被破坏，导致中枢神经系统外周血白细胞渗出，由此产生的神经炎症会促进胆碱能神经衰竭，从而导致谵妄。类似地，神经营养因子如胰岛素样生长因子 -1（insulin like growth factor-1，IGF-1）的耗竭，可能使神经元发育和存活所需的条件不稳定，并可能导致谵妄或其他不良后果。神经炎症激活小胶质细胞和星形胶质细胞，促进局部促炎细胞因子、活性氧产生。星形胶质细胞和小胶质细胞的激活可导致中枢神经特异蛋白（S100β，一种星形胶质细胞钙结合蛋白）水平升高，并伴有谵妄。虽然之前有研究探讨白介素（interleukin，IL）-6、IL-8、C 反应蛋白（C-reactive protein，CRP）等全身炎症生物标志物及 S100β 与谵妄发生之间的关系，但在这些生物标志物中，超过 1/2 的纳入研究中只有 S100β 和 CRP 与谵妄的发生相关。S100β 和 CRP 水平越高，患者在 ICU 住院期间发生谵妄的可能性越大。但在危重患者中，尚未全面评估全身炎症、神经营养因子丧失、星形胶质细胞和小胶质细胞活化与谵妄持续时间、谵妄严重程度、死亡率之间的关系。血清神经元特异性烯醇化酶（neuron specific enolase，NSE）水平是中枢神经系统损伤的另一个标志物，在少数研究中，血浆 NSE 水平升高与谵妄的发生有关。血清神经胶质细胞原纤维酸性蛋白（glial fibrillary acidic protein，GFAP）水平是提示胶质细胞损伤的一种生物学标志物。有心脏外科相关研究表明，NSE 和 GFAP 水平与心脏手术后早期谵妄有关。围手术期 NSE 水平的升高可能与亚临床神经元损伤相关。这种损伤可能是由于反复出现的如弥漫性微栓子或 BCB 通透性增加等引起，需要进一步研究来找出个体患者在手术过程中最佳平均动脉压的水平。

一项前瞻性观察性研究中，假设将代表全身炎症、神经系统受损及星形胶质细胞活化的外周生物标志物与危重患者的谵妄持续时间、谵妄严重程度和死亡率独立相关，发现较高水平的炎症标志物和 S100β（星形胶质细胞和小胶质细胞活化的标志物）与更长的谵妄持续时间有关。对于已经发生谵妄的患者，炎症细胞因子水平与谵妄持续时间存在一致联系。研究人员假设系统性炎症会导致 BCB 被破坏，伴随神经系统炎症，胶质细胞活化，表现为 S100β 的释放。在大量谵妄患者的样本中，炎症细胞因子和 S100β 的同时增加使该研究的假设更具可信度。但由于两种生物标志物是在同一时间点收集的，尚无法确定 S100β 的释放是否介导了这种关系。未来对下游 S100β 的收集分析将有助于更好地阐明这一关系。该研究结果显示，IGF-1 与谵妄持续时间无关，这一结果与先前文献相一致。关于 IL-6、IL-8、IL-10、S100β 升高与谵妄严重程度之间关系的新发现，为炎症和星形胶质细胞活化导致谵妄严重程度和谵妄持续时间的可能生物学机制提供了新的思路。

此外，还有研究表明较高的皮质醇水平与谵妄的发生有关。皮质醇可以预测急性疾病患者特定亚组中谵妄的发生，这似乎对应于谵妄发展的病理生理学过程。然而，尽管前景被看好，但目前没有一项研究是在大型多中心试验中进行的或者有可能对现有数据进行荟萃分析，因此阻碍了它在临床实践中的应用。

在另外一项研究中，半乳糖凝集素 -3（Galectin-3，Gal-3）水平升高与血清 S100β 和 CRP 水平及急性生理学和慢性健康状况评价Ⅱ（acute physiology and chronic health evaluation Ⅱ，APCHCE Ⅱ）评分相关。血清中的 Gal-3 被证明可以独立预测 ICU 产后妇女的谵妄，并且根据受试者工作曲线（ROC 曲线）对谵妄具有很高的鉴别能力。因此，Gal-3 可能参与谵妄相关的炎性脑损伤过程，并有可能成为预测 ICU 产后妇女谵妄的生物标志物。

此外，还有一种生物标志物为神经颗粒蛋白，它是一种小的突触后蛋白，分子量为 7.5×10^3，存在于神经元、大脑皮质、海马和杏仁核的树突棘中，在肺、脾及骨髓中以较小的浓度存在于血小板和 B 淋巴细胞中。神经颗粒蛋白除了与神经可塑性相关，也与认知功能有重要关系。高浓度的神经颗粒蛋白提示神经退行性过程，如在阿尔茨海默病中所见，并且在早期临床阶段观察时可以对认知功能恶化进行预测。在一项研究中，谵妄患者的神经颗粒蛋白水平较高，表明在 ICU 住院期间发生突触功能障碍，这可能是谵妄的起源。神经颗粒蛋白主要作为诊断患有阿尔茨海默病等大脑功能障碍疾病的生物标志物，而 S100β 和 NSE 通常应用于直接导致中枢神经系统细胞损伤的事件，如心搏骤停、创伤性脑损伤和卒中。NSE 在成熟神经元和神经内分泌细胞中以同源二聚体形式存在，因此认为其在血液中的水平升高反映了神经元胞体的损伤。另外，S100β 在血液中的水平受星形胶质细胞的激活影响。这两种生物标志物广泛用于原发性脑损伤疾病和无脑损伤证据的疾病（如精神障碍）。

谵妄是一个复杂而动态的病理生理过程，临床研究会涉及多个变量，例如患者风险因素、疾病相关因素、治疗相关因素、环境和周围相关因素。目前很多研究没有测量其中一些重要的影响因素，包括镇静、机械通气、疾病类别（感染与非感染）等。生物标志物水平会随着疾病的进展、治疗的结果或干预的并发症而频繁变化，因此患者入住 ICU 时生物标志物的浓度水平可能不足以预测谵妄的后续发展；肾损伤、肝损伤、镇静、导管感染、电解质紊乱、血管升压药的使用、酸中毒的发展、睡眠剥夺、使用或停用精神药物等都是一些重要的混杂变量，研究中若不测量这些混杂的变量并在统计建模中加以调整，谵妄相关的生物标志物的可靠性也就无从谈起。

（北京大学人民医院　安友仲　刘晓霞）

参考文献

[1] Michels M, Michelon C, Damásio D, et al. Biomarker predictors of delirium in acutely ill patients: a systematic review. J Geriatr Psychiatry Neurol, 2019, 32(3): 119-136.

[2] Gailiušas M, Andrejaitienė J, Širvinskas E, et al. Association between serum biomarkers and postoperative delirium after cardiac surgery. Acta Med Litu, 2019, 26(1): 8-10.

[3] Zhu Y, Hu W, Zhu ML, et al. Serum galectin-3 levels and delirium among postpartum intensive care unit women. Brain Behav, 2017, 7(8): e00773.

[4] Simons KS, van den Boogaard M, Hendriksen E, et al. Temporal biomarker profiles and their association with ICU acquired delirium: a cohort study. Crit Care, 2018, 22(1): 137.

[5] Khan BA, Perkins AJ, Prasad NK, et al. Biomarkers of delirium duration and delirium severity in the ICU. Crit Care Med, 2020, 48(3): 353-361.

[6] Duprey MS, van den Boogaard M, van der Hoeven JG, et al. Association between incident delirium and 28- and 90-day mortality in critically ill adults: a secondary analysis. Crit Care, 2020, 24(1): 161.

[7] Toft K, Tontsch J, Abdelhamid S, et al. Serum biomarkers of delirium in the elderly: a narrative review. Ann Intensive Care, 2019, 9(1): 76.

[8] Wanderlind ML, Gonçalves R, Tomasi CD, et al. Association of neurogranin with delirium among critically ill patients. Biomark Med, 2020, 14(17): 1613-1617.

[9] Maldonado JR. Delirium pathophysiology: an updated hypothesis of the etiology of acute brain failure. Int J Geriatr Psychiatry, 2018, 33(11): 1428-1457.

[10] Khan B, Zawahiri M, Campbell N, et al. Biomarkers for delirium-A review. Journal of American Geriatrics Society, 2011, 59: S256-S261.

[11] Hughes CG, Pandharipande PP, Thompson JL, et al. Endothelial activation and blood brain barrier injury as risk factors for delirium in critically ill patients. Crit Care Med, 2016, 44(9): e809-e817.

[12] Alexander AS, Ren D, Ely EW, et al. Interleukin-6 and apolipoprotein-E as predictors of acute brain dysfunction and survival in ICU patients. AJCC, 2014, 23(1): 49-57.

[13] Hollinger A, Siegemund M, Goettel N, et al. Postoperative delirium in cardiac surgery: an unavoidable menace? J Cardiothorac Vasc Anesth, 2015, 29(6): 1677-1687.

[14] Vasunilashorn SM, Dillon ST, Inouye SK, et al. High c-reactive protein predicts delirium incidence, duration, and feature severity after major noncardiac surgery. J Am Geriatr Soc, 2017, 65(8): e109-e116.

[15] Nguyen DN, Huyghens L, Schiettecatte J, et al. High

prolactin levels are associated with more delirium in septic patients. J Crit Care, 2016, 33: 56-61.

[16] Kuswardhani RAT, Sugi YS. Factors related to the severity of delirium in the elderly patients with infection. Gerontol Geriatr Med, 2017, 3: 2333721417739188.

[17] Hughes CG, Patel MB, Brummel NE, et al. Relationships between markers of neurologic and endothelial injury during critical illness and long-term cognitive impairment and disability. Intensive Care Med, 2018, 44(3): 345-355.

[18] Michels M, Michelon C, Dam´asio D, et al. Biomarker predictors of delirium in acutely ill patients: a systematic review. J Geriatr Psychiatry Neurol, 2019, 32: 119-136.

[19] Li W, Pan R, Qi Z, et al. Current progress in searching for clinically useful biomarkers of blood–brain barrier damage following cerebral ischemia. Brain Circ, 2018, 4(4): 145-152.

[20] Cheriyan VT, Alfaidi M, Jorgensen AN, et al. Neurogranin regulates eNOS function and endothelial activation. Redox Biol, 2020, 34: 101487.

[21] Sakusic A, O'Horo JC, Dziadzko M, et al. Potentially modifiable risk factors for long-term cognitive impairment after critical illness: a systematic review. Mayo Clin Proc, 2018, 93(1): 68-82.

[22] Girard TD, Dittus RS, Ely EW. Critical illness brain injury. Annu Rev Med, 2016, 67: 497-513.

[23] Anderson BJ, Reilly JP, Shashaty MGS, et al. Admission plasma levels of the neuronal injury marker neuron-specific enolase are associated with mortality and delirium in sepsis. J Crit Care, 2016, 36: 18-23.

[24] Feng Q, Wu L, Ai YH, et al. [The diagnostic value of neuron-specific enolase, central nervous system specific protein and interleukin-6 in sepsis-associated encephalopathy]. Zhonghua Nei Ke Za Zhi, 2017, 56(10): 747-751.

第四节　挥发性吸入麻醉药在新型冠状病毒肺炎和传统急性呼吸窘迫综合征中的应用

挥发性吸入麻醉药主要用于吸入性全身麻醉，蒸气或气体经呼吸道吸入后，可产生中枢神经系统抑制，使患者意识消失而产生镇静、镇痛及一定程度的肌肉松弛作用。与静脉麻醉药相比，挥发性吸入麻醉药起效快，不良反应少，能减少镇静药物、阿片样物质和肌肉松弛药的使用。由于其独特的通过肺部呼气清除的作用方式，挥发性吸入麻醉药在停药后气管拔管时间更短。吸入麻醉药既往在重症监护病房（intensive care unit，ICU）的应用主要局限于哮喘持续状态的管理和癫痫的控制。

近来有研究表明，挥发性吸入麻醉药，如异氟烷和七氟烷，不仅发挥镇静作用，也可能对急性呼吸窘迫综合征（acute respiratory distress syndrome，ARDS）患者有独特的益处，包括抗炎作用、通过剂量依赖性支气管舒张降低气道阻力及扩张肺血管床。这些综合作用可改善患者氧合，减少呼吸机的使用时间，从而使患者获益。挥发性吸入麻醉药可能还具有免疫调节特性，无论是直接作用于免疫细胞，还是间接作用于内皮或上皮细胞，都能减少细胞死亡信号通路和随后的炎症反应，从而改善患者预后。

一、挥发性吸入麻醉药在传统 ARDS 中的应用

挥发性吸入麻醉药在 ARDS 患者中的基础研究和临床应用均有很多报道。

在脂多糖（lipopolysaccharide，LPS）诱导的大鼠肺损伤模型中，用七氟烷处理，能减少肺泡水肿，提高氧合，改善肺部及全身的炎症反应，这可能与七氟醚增加钠钾泵活性有关。在猪的 ARDS 模型中，与丙泊酚相比，吸入七氟烷镇静 4h 后，能明显改善氧合指数（partial pressure of oxygen in arterial blood/fractional concentration of inspiratory oxygen，PaO_2/FiO_2）。七氟烷组的支气管肺泡灌洗液中白介素 -1β（interleukin-1β，IL-1β）、白介素 -6（interleukin-6，IL-6）及肿瘤坏死因子 -α（tumor necrosis factor-α，TNF-α）的浓度较低，中性粒细胞计数明显减少，肺泡毛细血管通透性降低，血管外肺水指数升高。

一项针对 200 例 ARDS 的回顾性研究发现，与咪达唑仑 / 丙泊酚镇静相比，使用异氟烷镇静的患者，其住院死亡率（*OR* 0.35，95% *CI* 0.18～0.68，P＝0.002）和 1 年后死亡率（*OR* 0.41，95% *CI* 0.21～0.81，P＝0.010）显著下降。恶心和呕吐的发生率也较低，考虑与挥发性吸入麻醉药在 ICU 中使用的量较少有关，约为全身麻醉所需剂量的 1/3。

Matthieu 等研究发现，与使用咪达唑仑镇静相比，在 ARDS 患者中，使用吸入七氟烷镇静能改善患者氧合，降低炎症反应，减少肺泡上皮细胞的损伤。该研究共入组 50 例患者，随机分配到七氟烷组 25 例和咪达唑仑组 25 例，镇静 48h 后，与咪达唑仑组相比，七氟烷组 PaO_2/FiO_2 明显高于咪达唑仑组［（205＋56）*vs.*（166＋59），P＝0.04］，与基线 PaO_2/FiO_2 的增高幅度也显著高于咪达唑仑组［（95＋61）*vs.*（50＋73），P＝0.02］。此外，反映机体炎症反应的一些指标也有显著差异，七氟烷组的血浆可溶性晚期糖基化终末产物受体（soluble receptor for advanced glycation end products，sRAGE）和肺泡 sRAGE 水平较低，血浆 IL-6 和 TNF-α 水平，肺泡 IL-6、TNF-α 和 IL-8 水平也显著降低，并且未见严重不良反应。但本研究缺乏足够的证据表明在死亡率或 ICU 住院时间方面有任何益处。

长期使用挥发性吸入麻醉药显示出良好的安全性，与静脉麻醉药物相比，具有相同的血液动力学稳定性，但没有明显的肝肾毒性，躁动发生也较少。在一些罕见病例中，长期使用七氟烷可能与尿崩症有关。罕见的不良反应包括个体遗传易感的恶性高热，表现为高热、高碳酸血症及血流动力学不稳定。这些高代谢症状需要与脓毒症和肺功能恶化等 ICU 更常见的问题相鉴别。

二、挥发性吸入麻醉药在新型冠状病毒肺炎中的应用

重症新型冠状病毒肺炎合并 ARDS 的发生率可高达 40%。与其他需要机械通气的危重症患者相比，COVID-19 所致 ARDS 患者的镇静需求更高，为确保患者的舒适度和呼吸机的同步性，常用剂量为丙泊酚 25～50μg/（kg·min）、咪达唑仑 2～5mg/h、氯胺酮 10～20μg/（kg·min）、氢吗啡酮 2～4mg/h。一项纳入 24 例需机械通气的 COVID-19 患者的研究发现，其需要的阿片样药物剂量是传统 ARDS 患者的 3 倍以上，咪达唑仑的用量更高，可能原因是患者年龄较小、呼吸驱动力更高，以及炎症反应特别强烈。

挥发性吸入麻醉药，如异氟烷和七氟烷，不仅有镇静作用，还可通过抗炎作用和降低气道阻力

的作用改善传统 ARDS 患者的氧合及肺部炎症反应，从而使患者获益。因此，挥发性吸入麻醉药的潜在好处在 COVID-19 引起 ARDS 患者中的应用越来越受到关注。

最新的一项研究报道，异氟烷能迅速使 COVID-19 引起的 ARDS 达到深镇静水平，明显提高 PaO_2/FiO_2，改善患者呼吸状况，并且未发现不良反应。但该研究为回顾性研究，样本量少，仅分析了 5 例患者。目前许多研究尚在进行中，如法国正在进行一项随机对照研究，将挥发性吸入麻醉药与静脉镇静药物进行比较，以观察挥发性吸入麻醉药是否与更好的预后相关。

三、总结

挥发性吸入麻醉药除了发挥有效的镇静作用之外，还可通过抗炎、舒张支气管、扩张肺血管床作用增加气体交换、促进氧合改善，使 ARDS 患者获益，而且药物相关的不良反应少。但挥发性吸入麻醉药是否能常规用于 ARDS 患者的镇痛、镇静有待于更多的临床研究。

（上海交通大学医学院附属仁济医院 邢顺鹏 皋 源）

参考文献

[1] Jerath A, Beattie SW, Chandy T, et al. Volatile-based short-term sedation in cardiac surgical patients: a prospective randomized controlled trial. Critical care Medicine, 2015, 43(5): 1062-1069.

[2] Jerath A, Panckhurst J, Parotto M, et al. Safety and efficacy of volatile anesthetic agents compared with standard intravenous midazolam/propofol sedation in ventilated critical care patients: a meta-analysis and systematic review of prospective trials. Anesthesia and Analgesia, 2017, 124(4): 1190-1199.

[3] Jabaudon M, Boucher P, Imhoff E, et al. Sevoflurane for sedation in acute respiratory distress syndrome. A randomized controlled pilot study. Am J Respir Crit Care Med, 2017, 195(6): 792-800.

[4] Jerath A, Parotto M, Wasowicz M, et al. Volatile anesthetics. Is a New Player Emerging in Critical Care Sedation? Am J Respir Crit Care Med, 2016, 193(11): 1202-1212.

[5] Jerath A, Ferguson ND , Cuthbertson B. Inhalational volatile-based sedation for COVID-19 pneumonia and ARDS. Intensive Care Medicine, 2020, 46(8): 1563-1566.

[6] Stollings LM, Jia LJ, Tang P, et al. Immune modulation by volatile anesthetics. Anesthesiology, 2016, 125(2): 399-411.

[7] Schläpfer M, Leutert AC, Voigtsberger S, et al. Sevoflurane reduces severity of acute lung injury possibly by impairing formation of alveolar oedema. Clinical and Experimental Immunology, 2012, 168(1): 125-134.

[8] Ferrando C, Aguilar G, Piqueras L, et al. Sevoflurane, but not propofol, reduces the lung inflammatory response and improves oxygenation in an acute respiratory distress syndrome model: a randomised laboratory study. Eur J Anaesthesiol, 2013, 30(8): 455-463.

[9] Bellgardt M, Bomberg H, Herzog-Niescery J, et al. Survival after long-term isoflurane sedation as opposed to intravenous sedation in critically ill surgical patients: retrospective analysis. Eur J

Anaesthesiol, 2016, 33(1): 6-13.

[10] Maussion E, Combaz S, Cuisinier A, et al. Renal dysfunction during sevoflurane sedation in the ICU: a case report. Eur J Anaesthesiol, 2019, 36(5): 377-379 .

[11] Huang C, Wang Y, Li X, et al. Clinical features of patients infected with 2019 novel coronavirus in Wuhan, China. Lancet, 2020, 395(10223): 497-506.

[12] Chen N, Zhou M, Dong X, et al. Epidemiological and clinical characteristics of 99 cases of 2019 novel coronavirus pneumonia in Wuhan, China: a descriptive study. Lancet, 2020, 395(10223): 507-513.

[13] Wu C, Chen X, Cai Y, et al. Risk factors associated with acute respiratory distress syndrome and death in patients with coronavirus disease 2019 pneumonia in Wuhan, China. JAMA Internal Medicine, 2020, 180(7): 934-943.

[14] Hanidziar D , Bittner EA. Sedation of mechanically ventilated COVID-19 patients: challenges and special considerations. Anesthesia and Analgesia, 2020, 131(1): e40-e41.

[15] Kapp CM, Zaeh S, Niedermeyer S, et al. The use of analgesia and sedation in mechanically ventilated patients with COVID-19 acute respiratory distress syndrome. Anesthesia and Analgesia, 2020, 131(4): e198-e200.

[16] Madhok J, Mihm FG. Rethinking sedation during prolonged mechanical ventilation for COVID-19 respiratory failure. Anesthesia and Analgesia, 2020, 131(2): e123-e124 .

[17] Martyn JAJ, Mao J , Bittner EA. Opioid tolerance in critical illness. N Engl J Med, 2019, 380(16): 365-378.

[18] Ammar MA, Sacha GL, Welch SC, et al. Sedation, analgesia, and paralysis in COVID-19 patients in the setting of drug shortages. Journal of Intensive Care Medicine, 2021, 36(2): 157-174.

[19] Flinspach AN, Zacharowski K, Ioanna Det al. Volatile isoflurane in critically Ill coronavirus disease 2019 patients-A case series and systematic review. Critical Care Explorations, 2020, 2(10): e0256.

[20] Adams CD, Altshuler J, Barlow BL, et al. Analgesia and sedation strategies in mechanically ventilated adults with COVID-19. Pharmacotherapy, 2020, 40(12): 1180-1191.

第五节　右美托咪定的非镇痛镇静作用

右美托咪定越来越多地被应用于临床重症患者的镇静、镇痛和抗谵妄管理，并已成为当前国内外镇静、镇痛及谵妄相关指南中被优先推荐的药物之一。近年来，右美托咪定是国内外研究的热门课题，其研究方向主要聚焦在右美托咪定的镇静作用。随着对右美托咪定研究的深入，一些新的研究发现右美托咪定通过激动 α_2 肾上腺素受体，除了具有镇静、镇痛和谵妄控制的优势之外，其还可产生抗炎、免疫调节及抑制交感神经和炎症过度活动的作用，从而保护机体的重要器官，如大脑、心血管系统及肾脏等，表现出右美托咪定非镇痛镇静作用的潜力。

一、右美托咪定的药理作用特性

右美托咪定是一种具有咪唑环的高选择性的 α_2 肾上腺素受体激动药，它是美托咪定的右旋对映体。α_2 肾上腺素受体是一种跨膜型 G 蛋白耦联受体，以去甲肾上腺素和肾上腺素为配体。α_2 受体广泛分布于中枢和外周神经系统及其他组织或细胞（如白细胞、内皮细胞等），其有 α_2A、α_2B 和 α_2C 3 种受体亚型。α_2A 受体主要表达于脑桥和脊髓，当 α_2A 受体被激活，可产生镇静、遗忘、镇痛和抗交感神经兴奋等效应。α_2B 受体主要分布于外周组织，在肾脏中表达量最高，可引起静脉收缩及利尿效应。α_2C 受体主要在中枢神经系统表达，可调节多巴胺能神经，处理机体的感觉刺激、情绪反应和认知功能，还有诱导低温的效应。右美托咪定的镇静、镇痛作用主要通过激活 α_2A 受体来实现。此外，近期研究表明，右美托咪定同时具有一定的免疫调节作用，其在减轻器官损伤、调节感染后炎症反应等方面的保护机制正日益被发掘。

二、右美托咪定与器官功能保护

1. 免疫功能调节　脓毒症是机体对感染的过度免疫反应，而过度和持久的炎症可导致机体产生心肌功能抑制、外周血管过度舒张、毛细血管渗漏、内皮功能障碍、微循环异常等，最终导致低血容量、组织水肿、组织低灌注和缺氧。因此，若在脓毒症早期减轻高炎症反应，可对机体产生一定的保护作用。在一项动物实验研究中，应用大肠埃希菌注射诱导脓毒症绵羊模型，动物随机分为应用去甲肾上腺素、去甲肾上腺素和右美托咪定、右美托咪定和生理盐水 3 组，结果表明，使用右美托咪定可显著降低血浆中炎症因子白介素 -6（interleukin-6，IL-6）的水平，并可减少维持目标血压所需的去甲肾上腺素用量。在一项关于成人脓毒症机械通气患者的多中心临床随机对照研究中，比较使用右美托咪定和未使用右美托咪定两组患者在治疗 14 天内 C 反应蛋白和降钙素原水平的变化趋势，结果表明使用右美托咪定组 C 反应蛋白和降钙素原水平的下降速度显著优于未使用右美托咪定组。一项关于右美托咪定对围手术期患者应激、炎症和免疫功能影响的荟萃分析表明，围手术期患者使用右美托咪定可抑制肾上腺素、去甲肾上腺素和皮质醇的释放，降低体内 C 反应蛋白及促炎因子 IL-6、肿瘤坏死因子 -α（tumor necrosis factor-α，TNF-α）水平，同时可显著增加抑炎因子白介素 -10（interleukin-10，IL-10）、自然杀伤细胞、B 淋巴细胞和 $CD4^+$T 细胞的水平。因此，右美托咪定通过减轻炎症与应激反应，调节免疫功能，可能有助于减少脓毒症患者和围手术期患者的并发症并改善治疗效果。

2. 神经功能保护　随着研究的深入，右美托咪定的神经保护作用及机制越来越多地被人们认识。右美托咪定的神经保护机制涉及抑制儿茶酚胺释放、抗炎、抗氧化、抗凋亡等。在重症监护病房（intensive care unit，ICU）中，大多数重症患者普遍存在交感神经过度激活，尤其在脓毒症患者中，儿茶酚胺被大量释放。血液循环中高浓度的儿茶酚胺水平可导致脑损伤：当儿茶酚胺激活了中枢 α_2 肾上腺素受体，可加速脑细胞内 K^+外流，抑制细胞外 Ca^{2+}内流，导致脑细胞膜超极化，增加脑细胞代谢，加重脑组织缺氧；此外，去甲肾上腺素在脑组织中的代谢产物也可促进氧化应激，进一步加重神经细胞损伤。因此，血浆中儿茶酚胺水平往往与病死率及不良预后呈正相关。

右美托咪定通过作用于 α_{2A} 肾上腺素能受体，产生抗交感神经效应，可明显降低血液循环中的儿茶酚胺水平。在脓毒症小鼠模型的研究中，脓毒症可诱发小鼠神经炎症、血 - 脑脊液屏障渗漏和神经认知功能受损，但通过使用右美托咪定，可激活脑内星形胶质细胞上的 α_{2A} 肾上腺素受体，显著减轻这些不良反应，从而起到神经保护的作用。右美托咪定对由脂多糖刺激的神经小胶质细胞促炎介质产生的影响研究表明，右美托咪定可有效抑制活化的神经小胶质细胞产生一氧化氮、前列腺素 E、白介

素 -1（interleukin-1，IL-1）和 TNF-α 的释放，是神经小胶质细胞炎症产生的有效抑制剂。在抗氧化及抗凋亡方面的研究表明，右美托咪定通过调节 Ca^{2+}-STIM1/Orai1 信号传导可减轻缺血再灌注损伤海马神经细胞的氧化应激、自噬和神经元凋亡，发挥神经保护作用。此外，近年研究发现，右美托咪定还可以通过抑制神经胶质细胞凋亡来维持神经元及脑功能，同时对缺血性脑损伤也能起到较好的保护作用。

3．循环功能保护　循环衰竭是重症患者最严重的器官功能衰竭之一，在 ICU 中常见于脓毒症所致的外周血管麻痹或脓毒症心肌抑制等。过度且持续的炎症和交感神经激活是脓毒症导致循环衰竭的潜在机制，在脓毒症患者进展到后期出现循环难以维持时，高水平交感神经活动更多是由血压下降所引起的反射介导。脓毒症时高水平的炎症因子及交感神经活动增强可导致血管平滑肌 α_1 肾上腺素受体和血管紧张素受体 1（angiotensin type 1 receptor，AT1 receptor）下调，进而导致机体对儿茶酚胺和血管紧张素的升压反应性降低。在一部分严重脓毒症患者中有时去甲肾上腺素剂量即使达到 1.0μg/（kg·min）也不足以维持平均动脉压（mean arterial pressure，MAP）＞65mmHg 的目标。近年研究证实了 α_2 肾上腺素受体激动剂可通过增强血管 α_1 肾上腺素受体和 AT1 受体对内外源性儿茶酚胺及血管紧张素的敏感性来提高血管对血管升压药的反应。一项针对 38 例脓毒症患者的前瞻性交叉临床试验表明，当镇静药物从丙泊酚转为使用右美托咪定时，能显著降低去甲肾上腺素用量来达到 MAP 目标。一项有关感染性休克患者血管活性药物用量研究的事后亚组分析显示，通过对原发病诊断、年龄、血压基线水平、基础病情况等多变量进行校正后发现，右美托咪定与维持目标 MAP 所需更低的血管升压药用量相关。

关于右美托咪定对围手术期心脏功能的保护方面的研究表明，右美托咪定可显著改善非心脏手术患者术后心肌缺血和非致死性心肌梗死的发生，尽管该药物也能同时增加低血压和心动过缓的发生率。一项包含 18 个临床研究共涵盖 19 225 例患者（包括成人和儿童）的荟萃分析显示，右美托咪定可显著改善心脏术后患者的收缩期血压并降低心律失常的发生率，是一种有效的心脏保护药物。

此外，近年针对心肌缺血再灌注损伤的相关研究也证实了右美托咪定对缺血后心肌损伤具有一定的预防和保护价值，并发现这一保护作用主要通过抑制 NF-κB/NLRP3 炎性体通路来降低心脏氧化应激、炎症反应和钙超载，从而实现改善心肌缺血再灌注损伤的保护效应。

4．肾功能保护　急性肾损伤（acute kidney injury，AKI）是 ICU 中最常见的肾脏并发症，组织低灌注和肾髓质缺氧是导致 AKI 发生的常见病理生理原因。现有证据表明，在 AKI 的发展过程中，肾脏微循环与大循环之间并非直接关联，有时即便肾血流、肾氧供和肾皮质灌注未发生改变，但肾髓质组织可能已更早发生了缺血缺氧。肾髓质缺氧可导致线粒体功能障碍，ATP 生成减少，进而导致肾功能进行性丧失，陷入恶性循环。最近有研究通过测定膀胱尿氧合来间接反映脓毒症患者肾髓质的缺氧状况，并发现膀胱尿氧合水平与肾髓质组织氧合程度存在显著正相关。

在 AKI 动物模型研究中发现，去甲肾上腺素也会加剧肾髓质的缺血缺氧，而非肾上腺素受体激动剂（血管升压素）并未观察到这种现象。α_2 肾上腺素受体激动剂作用于肾脏可诱导肾小管对钠的重吸收减少，可能有助于降低肾小管对氧的利用及代谢消耗，从而利于肾髓质保持较高的氧合状态。动物研究发现，右美托咪定除了能显著降低脓毒症 AKI 动物恢复目标血压所需的去甲肾上腺素用量，还能减轻肾髓质低灌注和组织缺氧，并增加肌酐清除率。一项随机对照试验（randomized controlled trial，RCT）探索性分析发现，日本 8 个 ICU 共纳入 104 例急性生理学和慢性健康状况评价Ⅱ（acute physiology and chronic health evaluation Ⅱ，APACHE Ⅱ）≥23 分、并接受机械通气的成人脓毒症患者，经过随机分组后比较 2 组在使用或不使用右美托咪定镇静的患者序贯器官衰竭估计（sequential organ failure assessment，SOFA）评分变化情况，研究发现右美托咪定组在 6 天内的 SOFA 评分及血清肌酐水平显著降低，同时发现右美托咪定组的 28 天病死率也明显低于对照组（22% *vs.* 42%）。与这一研究类似，一项对 200 例脓毒症机械通气患者进行单中心临床研究发现，与使用丙泊酚相比，使用右美托咪定可降低血或尿标本中肾损伤标志物（中性粒细胞明胶酶相关脂质运载蛋白、半胱氨酸蛋白酶抑制剂 C、肾损伤因子 -1）及炎症因子（TNF-α、IL-1）的水平，并能维持 $CD4^+/CD8^+$T 细胞比例的平衡，同时降低 AKI 发生率和 ICU 住院时间。

5. 其他器官功能保护　鉴于 α_2 肾上腺素受体激动剂在抑制炎症反应、氧化应激及细胞凋亡等方面的特性，目前除了右美托咪定对上述组织器官具有保护效应的相关报道外，也相继发现右美托咪定在改善内毒素诱导的急性肺损伤和稳定肺癌手术患者围手术期肺功能及血气微循环等方面的潜力。此外，右美托咪定对烧伤诱发的肠道屏障功能损伤也具有良好的保护作用。在肝脏保护方面，右美托咪定可通过增强自噬作用减轻脓毒症性肝损伤中的炎症反应，还可通过促进巨噬细胞活化而抑制肝内非特异性促炎免疫激活，在修复肝缺血再灌注损伤中可发挥免疫调节优势。

三、右美托咪定与临床预后

在 2 项针对脓毒症机械通气患者的多中心 RCT 研究中，右美托咪定组患者在机械通气时间、远期认知功能及改善病死率方面较丙泊酚组并未显示出明显的优势。因此，右美托咪定作为一种已逐渐被临床广泛使用的“全能镇静药”，虽然其在抗炎及免疫调节、器官功能保护等方面的作用日益被发现，但右美托咪定并未显示出对临床预后的改善。在右美托咪定的研究中，尚待进一步发掘其新的靶点，明确更多的机制，以探寻右美托咪定非镇痛、镇静作用的前景。

（南通大学附属医院　赵宏胜　孙晨靓）

参考文献

[1] Yuki K. The immunomodulatory mechanism of dexmedetomidine. International Immunopharmacology, 2021, 97: 107709.

[2] Lankadeva YR, Ma S, Iguchi N, et al. Dexmedetomidine reduces norepinephrine requirements and preserves renal oxygenation and function in ovine septic acute kidney injury. Kidney International, 2019, 96(5): 1150-1161.

[3] Ohta Y, Miyamoto K, Kawazoe Y, et al. Effect of dexmedetomidine on inflammation in patients with sepsis requiring mechanical ventilation: a sub-analysis of a multicenter randomized clinical trial. Critical Care, 2020, 24(1): 493.

[4] Wang K, Wu M, Xu J, et al. Effects of dexmedetomidine on perioperative stress, inflammation, and immune function: systematic review and meta-analysis. British

journal of Anaesthesia, 2019, 123(6): 777-794.
[5] Mei B, Li J, Zuo Z. Dexmedetomidine attenuates sepsis-associated inflammation and encephalopathy via central α_2A adrenoceptor. Brain, Behavior, and Immunity, 2021, 91: 296-314.
[6] Peng M, Wang YL, Wang CY, et al. Dexmedetomidine attenuates lipopolysaccharide-induced proinflammatory response in primary microglia. The Journal of Surgical Research, 2013, 179(1): e219-e225.
[7] Hu YD, Tang CL, Jiang JZ, et al. Neuroprotective effects of dexmedetomidine preconditioning on oxygen-glucose deprivation-reoxygenation Injury in PC12 cells via regulation of Ca^{2+}-$STIM_1$/Orai1 signaling. Current Medical Science, 2020, 40(4): 699-707.
[8] Sun YB, Zhao H, Mu DL, et al. Dexmedetomidine inhibits astrocyte pyroptosis and subsequently protects the brain in in vitro and in vivo models of sepsis. Cell Death & Disease, 2019, 10(3): 167.
[9] Sun K, Zhang J, Yang Q, et al. Dexmedetomidine exerts a protective effect on ischemic brain injury by inhibiting the P2X7R/NLRP3/Caspase-1 signaling pathway. Brain Research Bulletin, 2021, 174: 11-21.
[10] Booth LC, Ramchandra R, Calzavacca P, et al. Role of prostaglandins in determining the increased cardiac sympathetic nerve activity in ovine sepsis. Am J Physiol Regul Integr Comp Physiol, 2014, 307(1): R75-R81.
[11] Annane D, Renault A, Brun-Buisson C, et al. Hydrocortisone plus fludrocortisone for adults with septic shock. The New England Journal of Medicine, 2018, 378(9): 809-818.
[12] Morelli A, Sanfilippo F, Arnemann P, et al. The effect of propofol and dexmedetomidine sedation on norepinephrine requirements in septic shock patients: a crossover trial. Critical Care Medicine, 2019, 47(2): e89-e95.
[13] Cioccari L, Luethi N, Bailey M, et al. The effect of dexmedetomidine on vasopressor requirements in patients with septic shock: a subgroup analysis of the Sedation Practice in Intensive care evaluation [SPICE Ⅲ] Trial. Critical Care, 2020, 24(1): 441.
[14] Biccard BM, Goga S, de Beurs J. Dexmedetomidine and cardiac protection for non-cardiac surgery: a meta-analysis of randomised controlled trials. Anaesthesia, 2008, 63(1): 4-14.
[15] Gong Z, Ma L, Zhong YL, et al. Myocardial protective effects of dexmedetomidine in patients undergoing cardiac surgery: a meta-analysis and systematic review. Experimental and Therapeutic Medicine, 2017, 13(5): 2355-2361.
[16] Yuan M, Meng XW, Song SY, et al. Dexmedetomidine protects H9c2 cardiomyocytes against oxygen-glucose deprivation/reoxygenation-induced intracellular calcium overload and apoptosis through regulating FKBP12. 6/RyR2 signaling. Drug Des Devel Ther, 2019, 13: 3137-3149.
[17] Xu Z, Wang D, Zhou Z, et al. Dexmedetomidine attenuates renal and myocardial Ischemia/Reperfusion injury in a dose-dependent manner by inhibiting inflammatory response. Annals of Clinical and Laboratory Science, 2019, 49(1): 31-35.
[18] Zheng X, Li J, Fan Q, et al. Dexmedetomidine alleviates myocardial ischemia/reperfusion-induced injury and Ca^{2+} overload via the microRNA-346-3p/CaMKIId axis. International Journal of Cardiology, 2021, S0167-5273(21)00473-3.
[19] Evans RG, Iguchi N, Cochrane AD, et al. Renal hemodynamics and oxygenation during experimental cardiopulmonary bypass in sheep under total intravenous anesthesia. Am J Physiol Regul Integr Comp Physiol, 2020, 318(2): R206-R213.

[20] Lankadeva YR, Okazaki N, Evans RG, et al. Renal medullary hypoxia: a new therapeutic target for septic acute kidney injury? Seminars in Nephrology, 2019, 39(6): 543-553.

[21] Calzavacca P, Evans RG, Bailey M, et al. Cortical and medullary tissue perfusion and oxygenation in experimental septic acute kidney injury. Critical Care Medicine, 2015, 43(10): e431-e439.

[22] Osawa EA, Cutuli SL, Bitker L, et al. Effect of furosemide on urinary oxygenation in patients with septic shock. Blood Purification, 2019, 48(4): 336-345.

[23] Lankadeva YR, Kosaka J, Evans RG, et al. Urinary oxygenation as a surrogate measure of medullary oxygenation during Angiotensin Ⅱ therapy in septic acute kidney injury. Critical Care Medicine , 2018, 46(1): e41-e48.

[24] Okazaki N, Iguchi N, Evans RG, et al. Beneficial effects of vasopressin compared with norepinephrine on renal perfusion, oxygenation, and function in experimental septic acute kidney injury. Critical Care Medicine, 2020, 48(10): e951-e958.

[25] Nakashima T, Miyamoto K, Shima N, et al. Dexmedetomidine improved renal function in patients with severe sepsis: an exploratory analysis of a randomized controlled trial. J Intensive Care, 2020, 8: 1.

[26] Liu J, Shi K, Hong J, et al. Dexmedetomidine protects against acute kidney injury in patients with septic shock. Annals of Palliative Medicine, 2020, 9(2): 224-230.

[27] Shi J, Yu T, Song K, et al. Dexmedetomidine ameliorates endotoxin-induced acute lung injury in vivo and in vitro by preserving mitochondrial dynamic equilibrium through the HIF-1a/HO-1 signaling pathway. Redox Biology, 2021, 41: 101954.

[28] Yin H, Cao L, Zhao H, et al. Effects of dexmedetomide, propofol and remifentanil on perioperative inflammatory response and lung function during lung cancer surgery. American Journal of Translational Research, 2021, 13(4): 2537-2545.

[29] Qin C, Jiang Y, Chen X, et al. Dexmedetomidine protects against burn-induced intestinal barrier injury via the MLCK/p-MLC signalling pathway. Burns , 2021, S0305-4179(21)00024-3.

[30] Yu Q, Zou L, Yuan X, et al. Dexmedetomidine protects against septic liver injury by enhancing autophagy through activation of the AMPK/SIRT1 signaling pathway. Frontiers in Pharmacology, 2021, 12: 658677.

[31] Zhou H, Sun J, Zhong W, et al. Dexmedetomidine preconditioning alleviated murine liver ischemia and reperfusion injury by promoting macrophage M2 activation via PPAR γ /STAT3 signaling. International Immunopharmacology, 2020, 82: 106363.

[32] Hughes CG, Mailloux PT, Devlin JW, et al. Dexmedetomidine or propofol for sedation in mechanically ventilated adults with sepsis. The New England Journal of Medicine, 2021, 384(15): 1424-1436.

第十一章　重 症 消 化

第一节　预防应激性溃疡：质子泵抑制药和 H_2 受体阻滞药的再评价

一、危重患者发生应激性溃疡的风险及危险因素

病情危重时，出于保护患者重要脏器（如脑、心脏、肝等）的目的，肾、胃肠道及皮肤黏膜时常处于被“牺牲”的状态。因此，75%～100% 的 ICU 患者在胃镜检查时，可发现上消化道黏膜病变。应激性溃疡并发胃肠道出血虽然并不常见，其发生率为 1%～6%，且近年来呈下降趋势，却是一种非常严重的临床并发症，其病死率可高达 40%～50%，并可显著延长住院和入住 ICU 时间。

应激性溃疡主要是由基础疾病失代偿或多器官功能障碍综合征（multiple organ dysfunction syndrome，MODS）所诱发，其临床危险因素包括机械通气＞48h、凝血功能障碍、慢性肝病史、未接受肠内营养治疗、急性肾损伤（肌酐清除率＜60ml/min）、间断或持续肾脏替代治疗、脓毒症、休克、颅内压增高及脑血管痉挛等。对预防 ICU 应激性溃疡（SUP-ICU）试验的进一步分析显示，疾病的严重程度、接受循环支持治疗及肾脏替代治疗与临床上胃肠道出血的高发生率密切相关。充分了解应激性溃疡并发消化道出血的临床高危因素，对于精准定位需要接受应激性溃疡预防治疗的高危患者十分有必要，具有重要的临床意义。

二、质子泵抑制药和 H_2 受体阻滞药预防应激性溃疡的争议

应激性溃疡的发生主要与胃肠黏膜屏障的破坏、防御功能的降低，以及胃酸和 H^+ 的损伤作用相关。因此，为了降低应激性溃疡并发消化道出血的风险，大多数 ICU 患者接受了质子泵抑制药或 H_2 受体阻滞药抑制胃酸分泌的治疗，但其有效性、安全性及合理性仍存在较大争议。

尽管对病死率、住院时间等重要临床预后无显著影响，质子泵抑制药和 H_2 受体阻滞药可有效降低应激性溃疡并发胃肠道出血的风险，因此，被推荐应用于病情危重且胃肠道出血风险高的患者。一项随机试验的荟萃分析指出，质子泵抑制药是预防应激性溃疡并发胃肠道出血最有效的药物，可显著降低胃肠道出血的风险。关于质子泵抑制药使用剂量的研究表明，在内镜止血后再次发生消化道溃疡并发胃肠道出血的高风险患者中，使用高剂量的质子泵抑制药（80mg 静脉推注，然后以 8mg/h 的速度持续泵入 72h）较常规剂量（40mg 静脉推注，每日 2 次）更为有效。进一步的机制研究显示，埃索美拉唑作为临床常用的质子泵抑制药之一，可通过抑制 p38 丝裂原激活的蛋白激酶（p38 mitogen-activated protein kinase，p38MAPK）和核因子 κB（nuclear factor-κB，NF-κB）信号通路发挥抗

分泌和抗氧化作用，进而对应激性溃疡发挥胃肠保护作用。以上指南和研究说明质子泵抑制药和 H_2 受体阻滞药在预防应激性溃疡、降低胃肠道出血风险方面有效。

与此同时，另一部分研究对质子泵抑制药和 H_2 受体阻滞药预防应激性溃疡的有效性提出了异议。虽然，在接受肾脏替代治疗的成人患者中胃肠道出血的发生率很高，但并未观察到泮托拉唑（一种临床上常用的质子泵抑制药）和安慰剂之间的疗效存在差异；而在 SUP-ICU 试验的重症患者中，泮托拉唑组患者 90 天病死率反而更高，无须生命支持存活的天数更少，部分原因可能是由于缺少简化急性生理评分（SAPS- Ⅱ）数据所致。进一步分析显示，这可能与泮托拉唑治疗效果的异质性有关。有关 SUP-ICU 试验对 1 年病死率的随访研究同样显示，具有胃肠道出血危险因素的 ICU 成人患者，接受泮托拉唑或安慰剂治疗对于 1 年病死率并无显著影响。一项最新的荟萃分析指出，质子泵抑制药和 H_2 受体阻滞药对于病死率的影响与无预防措施相似，并且不能排除质子泵抑制药可能会轻度增加病死率。针对重症儿童患者的系统性回顾和荟萃分析同样表明，使用质子泵抑制药和 H_2 受体阻滞药并没有减少消化道出血的比例及缩短入住儿童重症监护室（pediatric intensive care unit，PICU）的时间。

关于接受肠内营养时是否还需要预防应激性溃疡治疗的研究显示，在给予肠内营养的同时加用雷尼替丁（一种临床上常用的 H_2 受体阻滞药）并未能在预防成人重症患者应激性溃疡方面获益。一些系统性评价和荟萃分析及临床研究也显示，在已接受肠内营养的 ICU 患者中采取预防应激性溃疡治疗无法获益。可见，在已接受肠内营养的患者中，应避免同时给予预防应激性溃疡的治疗。

此外，部分研究还证实了质子泵抑制药和 H_2 受体阻滞药可增加胃内定植、医院获得性肺炎及艰难梭菌感染的发生风险，甚至增加病死率，这可能对部分患者产生潜在性伤害。质子泵抑制药与抗血小板药物之间存在潜在的相互作用，长期使用还会与慢性肾脏疾病的进展、痴呆症、各种微量营养素缺乏症的发生及骨密度的变化密切相关。因此，应根据患者的临床实际情况，平衡预防应激性溃疡治疗的风险和获益，不能一概而论。

一项单中心回顾性前后对照研究的结果显示，在引入医学检查表和应激性溃疡预防标准后，成人危重患者预防应激性溃疡药物的使用量明显减少，而上消化道出血的比例并没有增加，这进一步说明，在临床工作中应尽量精准定位需要预防应激性溃疡的高危患者，在特定的时期内针对特定的患者采用质子泵抑制药或 H_2 受体阻滞药预防应激性溃疡，过度或不恰当的治疗必然会弊大于利。

三、质子泵抑制药和 H_2 受体阻滞药预防应激性溃疡的比较

在特定时期针对特定患者采取预防应激性溃疡治疗时，质子泵抑制药和 H_2 受体阻滞药的治疗效果有差别吗？孰优孰劣呢？尽管理论上质子泵抑制药具有更强的抑制胃酸分泌能力，但相较于 H_2 受体阻滞药，其在预防应激性溃疡并发胃肠道出血方面的相对有效性尚未确定。一项基于成人危重患者的研究结果显示，与质子泵抑制药相比，H_2 受体阻滞药可显著降低临床消化道出血的风险。在接受机械通气＞3 天的成人危重患者中，质子泵抑制药和 H_2 受体阻滞药在病死率和拔管后存活率方面未显示出差异。一项全国住院患者数据库的回顾性队列研究发现，消化道穿孔引发感染性休克的患者接受质子泵抑制药或 H_2 受体阻滞药治疗，对入院 28 天内需要内镜下止血的胃肠道出血、艰难梭菌感染、医院获得性肺炎，以及 28 天病死率等方面的影响无显著性差异。近期的一项 PEPTIC 随机临床研究

评价了人工气道机械通气的 ICU 患者接受质子泵抑制药或 H_2 受体阻滞药预防应激性溃疡对于住院病死率的影响，2 组间的病死率无显著差异，但 2 组患者指定药物的交叉使用可能会对实验结果产生一定的影响。

与此同时，部分研究对采用质子泵抑制药预防应激性溃疡给予了支持。一项最新的荟萃分析结果显示，对于发生应激性溃疡并发消化道出血风险较高的患者，采用质子泵抑制药可能比 H_2 受体阻滞药获益更大。以西咪替丁作为对照组的非劣效性研究表明，埃索美拉唑可有效预防中国危重患者的上消化道出血，在安全性方面两者相似。目前，指南推荐采用质子泵抑制药而不是 H_2 受体阻滞药预防应激性溃疡以便进一步降低胃肠道出血的风险，并避免使用硫糖铝。

四、应激性溃疡的预防

《黄帝内经》指出："上医治未病，中医治欲病，下医治已病。"可见，采取适当的措施预防应激性溃疡的发生是极其重要的。对于胃肠道出血低风险的患者，采用质子泵抑制药或 H_2 受体阻滞药降低胃肠道出血的发生率可能并不重要，而应以预防为主。肠内营养作为临床上简单易行的替代疗法，可在胃肠道出血低风险患者预防应激性溃疡方面进行尝试。

（哈尔滨医科大学附属第一医院　邰　杨　赵鸣雁）

参考文献

[1] Marc B, Jean Pierre Q, Barkun A. Stress-related mucosal disease in the critically ill patient. Nat Rev Gastroenterol Hepatol, 2015, 12(2): 98-107.

[2] Al Dorzi HM, Arabi YM. Prevention of gastrointestinal bleeding in critically ill patients. Curr Opin Crit Care, 2021, 27(2): 177-182.

[3] Jalil BA, El Kersh K. Enteral nutrition better than proton pump inhibitors? Curr Opin Crit Care, 2019, 25(4): 334-339.

[4] Mette Krag, Anders Perner, Jørn Wetterslev, et al. Prevalence and outcome of gastrointestinal bleeding and use of acid suppressants in acutely ill adult intensive care patients. Intensive Care Med, 2015, 41(5): 833-845.

[5] Zhikang Ye, Blaser AR, Lytvyn L, et al. Gastrointestinal bleeding prophylaxis for critically ill patients: a clinical practice guideline. BMJ, 2020, 368: l6722.

[6] Mette Krag, Søren Marker, Anders Perner, et al. Pantoprazole in Patients at Risk for Gastrointestinal Bleeding in the ICU. N Engl J Med, 2018, 379(23): 2199-2208.

[7] Dina Ali, Barra ME, Blunck J, et al. Stress-related gastrointestinal bleeding in patients with aneurysmal subarachnoid hemorrhage: a multicenter retrospective observational study. Neurocrit Care, 2020, doi: 10.1007/s12028-020-01137-5.

[8] Granholm A, Krag M, Marker S, et al. Predictors of gastrointestinal bleeding in adult ICU patients in the SUP-ICU trial. Acta Anaesthesiol Scand, 2021, 65(6): 792-800.

[9] Ying Wang, Long Ge, Zhikang Ye, et al. Efficacy and safety of gastrointestinal bleeding prophylaxis in

critically ill patients: an updated systematic review and network meta-analysis of randomized trials. Intensive Care Med, 2020, 46(11): 1987-2000.

[10] Ying Wang, Zhikang Ye, Long Ge, et al. Efficacy and safety of gastrointestinal bleeding prophylaxis in critically ill patients: systematic review and network meta-analysis. BMJ, 2020, 368: l6744.

[11] Alan Barkun, Marc Bardou. Proton-pump inhibitor prophylaxis in the ICU - benefits worth the risks? N Engl J Med, 2018, 379(23): 2263-2264.

[12] Justin Putnam, Allan B Wolfson. Proton pump inhibitors for stress ulcer prophylaxis in critically ill patients. Acad Emerg Med, 2020, 27(7): 634-636.

[13] Reynolds PM, MacLaren R. Re-evaluating the utility of stress ulcer prophylaxis in the critically ill patient: a clinical scenario-based meta-analysis. Pharmacotherapy, 2019, 39(3): 408-420.

[14] Alhazzani W, Alshamsi F, Belley Cote E, et al. Efficacy and safety of stress ulcer prophylaxis in critically ill patients: a network meta-analysis of randomized trials. Intensive Care Med, 2018, 44(1): 1-11.

[15] Zhenhua Zhu, Yongkang Lai, Liu Ouyang, et al. High-dose proton pump inhibitors are superior to standard-dose proton pump inhibitors in high-risk patients with bleeding ulcers and high-risk stigmata after endoscopic hemostasis. Clin Transl Gastroenterol, 2021, 12(1): e00294.

[16] Wei Xie, Xielin Huang, Renpin Chen, et al. Esomeprazole alleviates the damage to stress ulcer in rats through not only its antisecretory effect but its antioxidant effect by inactivating the p38 MAPK and NF-κB signaling pathways. Drug Des Devel Ther, 2019, 13: 2969-2984.

[17] Schefold JC, Krag M, Marker S, et al. Outcomes of prophylactic pantoprazole in adult intensive care unit patients receiving dialysis: results of a randomized trial. Am J Nephrol, 2019, 50(4): 312-319.

[18] Marker S, Perner A, Wetterslev J, et al. Pantoprazole prophylaxis in ICU patients with high severity of disease: a post hoc analysis of the placebo-controlled SUP-ICU trial. Intensive Care Med, 2019, 45(5): 609-618.

[19] Granholm A, Marker S, Krag M, et al. Heterogeneity of treatment effect of prophylactic pantoprazole in adult ICU patients: a post hoc analysis of the SUP-ICU trial. Intensive Care Med, 2020, 46(4): 717-726.

[20] Marker S, Krag M, Perner A, et al. Pantoprazole in ICU patients at risk for gastrointestinal bleeding-1-year mortality in the SUP-ICU trial. Acta Anaesthesiol Scand, 2019, 63(9): 1184-1190.

[21] Dominic Wen Jie Yao, Chengsi Ong, Nichola Mary Eales, et al. Reassessing the use of proton pump inhibitors and histamine-2 antagonists in critically ill children: a systematic review and meta-analysis. J Pediatr, 2021, 228: 164-176. e7.

[22] Nourian A, Mohammadi M, Mohammad Taghi B, et al. Comparing efficacy of enteral nutrition plus ranitidine and enteral nutrition alone as stress ulcer prophylaxis. J Comp Eff Res, 2018, 7(5): 493-501.

[23] Hui Bin Huang, Wei Jiang, Chun Yao Wang, et al. Stress ulcer prophylaxis in intensive care unit patients receiving enteral nutrition: a systematic review and meta-analysis. Crit Care, 2018, 22(1): 20.

[24] Hiroyuki Ohbe, Kojiro Morita, Hiroki Matsui, et al. Stress ulcer prophylaxis plus enteral nutrition versus enteral nutrition alone in critically ill patients at risk for gastrointestinal bleeding: a propensity-matched analysis. Intensive Care Med, 2020, 46(10): 1948-1949.

[25] El Kersh K, Jalil B, McClave SA, et al. Enteral nutrition as stress ulcer prophylaxis in critically ill patients: a randomized controlled exploratory study. J

Crit Care, 2018, 43: 108-113.
[26] Sridharan K, Sivaramakrishnan G, Gnanaraj J. Pharmacological interventions for stress ulcer prophylaxis in critically ill patients: a mixed treatment comparison network meta-analysis and a recursive cumulative meta-analysis. Expert Opin Pharmacother, 2018, 19(2): 151-158.
[27] Trifan A, Stanciu C, Girleanu I, et al. Proton pump inhibitors therapy and risk of clostridium difficile infection: systematic review and meta-analysis. World J Gastroenterol, 2017, 23(35): 6500-6515.
[28] Jaynes M, Kumar A. The risks of long-term use of proton pump inhibitors: a critical review. Ther Adv Drug Saf, 2018, 10: 2042098618809927.
[29] Ogasawara O, Kojima T, Miyazu M, et al. Impact of the stress ulcer prophylactic protocol on reducing the unnecessary administration of stress ulcer medications and gastrointestinal bleeding: a single-center, retrospective pre-post study. J Intensive Care, 2020, 8: 10.
[30] Lilly CM, Aljawadi M, Badawi O, et al. Comparative effectiveness of proton pump inhibitors vs histamine type 2 receptor blockers for preventing clinically important gastrointestinal bleeding during intensive care: a population-based study. Chest, 2018, 154(3): 557-566.
[31] Suzuki J, Sasabuchi Y, Hatakeyama S, et al. Histamine-2 receptor antagonists versus proton pump inhibitors for septic shock after lower gastrointestinal tract perforation: a retrospective cohort study using a national inpatient database. J Intensive Care, 2020, 8: 56.
[32] Young PJ, Bagshaw SM, Forbes AB, et al. Effect of stress ulcer prophylaxis with proton pump inhibitors vs histamine-2 receptor blockers on in-hospital mortality among ICU patients receiving invasive mechanical ventilation: the PEPTIC randomized clinical trial. JAMA, 2020, 323(7): 616-626.
[33] Lou W, Xia Y, Xiang P, et al. Prevention of upper gastrointestinal bleeding in critically ill Chinese patients: a randomized, double-blind study evaluating esomeprazole and cimetidine. Curr Med Res Opin, 2018, 34(8): 1449-1455.

第二节　急性重型胆源性胰腺炎，保守治疗还是行内镜逆行胰胆管造影术

急性胆源性胰腺炎（acute biliary pancreatitis，ABP）是由胆总管结石导致胰管梗阻所引起的胰腺炎。随着对胆源性疾病病因认识的深入，特别是消化内镜及腹腔镜微创外科技术的广泛应用，ABP 的诊治模式发生了较大变化，针对病因采取微创技术干预已形成共识，但在内镜或手术干预的指征、时机及方式等方面仍存在争议。

一、急性胆源性胰腺炎的病因和发病机制

ABP 的病因包括胆囊结石、胆管结石、急性胆管炎、胆道蛔虫、硬化性胆管炎、胆总管囊性扩张、胆管和壶腹部肿瘤、先天性胰胆管汇合异常、Oddi 括约肌功能紊乱等，其中以胆石症最为常见。Zhu 等对国内 3260 例急性胰腺炎患者大样本回顾性研究发现，急性胰腺炎的发病率逐年增加，其中 ABP

仍然是急性胰腺炎的主要原因，尤其是女性和老年人，约占急性胰腺炎的58.7%。ABP病情变化迅速，病死率高达20%～35%。

关于ABP的发病机制尚无定论，目前学术界比较公认的学说是“共同通道”学说，即胆管和胰管在胆总管末端构成共同出口，胆管结石嵌顿于胆总管末端，从而引起胆道及胰管内压力升高，胆汁或胆汁内的细菌和炎性介质反流入胰管，致使胰酶在胰管内激活，进而导致ABP的发生。除此之外，还有观点认为胆囊或胆管内结石在移入或通过十二指肠乳头进入十二指肠时，可致Oddi括约肌水肿、痉挛，引起功能性梗阻，进而导致ABP的发生。另有观点认为，游离胆酸、非结合胆红素、胆道炎症及其毒素、溶血磷脂酰胆碱等物质，通过胆、胰间的淋巴管交通支扩散至胰腺而引起ABP。

二、内镜逆行胰胆管造影术

内镜逆行胰胆管造影术（endoscopic retrograde cholangiopancreatography，ERCP）诞生于20世纪60年代后期，操作时将十二指肠镜插至十二指肠降部，找到十二指肠乳头，由活检管道内插入造影导管至十二指肠乳头开口部，注入造影剂后行X线摄影以显示胰胆管。ERCP能直接在镜下观察病因，给予对因治疗，缓解梗阻，通畅引流，有效降低胆管、胰管内压，缓解胰腺病变，可起到良好的治疗效果。虽然早期对ABP患者行ERCP可减缓疾病进程，但同时，ERCP也可导致约10%的患者出现相关并发症。急性重型胆源性胰腺炎患者度过急性期后，可以选择胆囊切除术、ERCP和括约肌切开术进一步治疗，但哪种是最佳治疗方案仍存在争议，问题主要在于何时才是干预的最佳时机，而ERCP在急性重型胆源性胰腺炎治疗中的作用已成为近年讨论的热点。

三、急性重型胆源性胰腺炎的治疗

尽管ERCP在胆源性胰腺炎治疗中的价值已得到普遍认可，但ERCP存在导致不良事件（如置管困难、诱发胰腺炎恶化、穿孔、出血等）的可能性。最新发表于*Lancet*的荷兰APEC研究是一项多中心、平行、单盲、随机对照优效性研究，研究目的是探讨对急性重型胆源性胰腺炎但不合并胆管炎的患者紧急行ERCP+括约肌切开术是否优于保守治疗。研究招募了232例预测为急性重型胆源性胰腺炎但不合并胆管炎的患者，对其进行评估后随机分为急诊ERCP+括约肌切开术组（118例）和保守治疗组（114例），评估急性重型胆源性胰腺炎的标准为入院24h内急性生理学和慢性健康状况评价Ⅱ（APACHE Ⅱ）的评分≥8分，Imrie评分≥3分，或C反应蛋白浓度>150mg/L。试验研究终点为6个月内死亡或发生严重并发症（新发持续性器官衰竭、胆管炎、菌血症、肺炎、胰腺坏死、胰腺功能不全）的发生率。每组各有1例患者被剔除，分别因为患胆管炎（急诊ERCP+括约肌切开术组）和慢性胰腺炎（保守治疗组）。结果发现，急诊ERCP+括约肌切开术组（117例）有45例（38%）出现主要终点事件，保守治疗组（113例）有50例（44%）出现主要终点事件，相对危险度（*RR*）为0.87，主要终点事件中除胆管炎（急诊ERCP+括约肌切开术组2例，保守治疗组11例，*RR*为0.18）外，其他事件组间均无显著差异。由此可见，对预测为急性重型胆源性胰腺炎但不合并胆管炎的患者，急诊行ERCP+括约肌切开术与保守治疗相比，并不能降低严重并发症发生率和病死率。尽管胆管炎在保守治疗的患者中更常发生，但并未影响总体结果。从卫生经济学角度来看，同样没有观察到两组总体成本存在显著差异。该研究提示，对合并胆管炎或持续性胆汁淤积的急性重型胆源性胰腺炎患者，除非具有 ERCP 和括约肌切开术指征，否则宜选择保守治疗。

中华医学会消化病学分会胰腺疾病学组制定的《中国急性胰腺炎诊治指南（2019 年，沈阳）》建议对伴有胆总管结石嵌顿且有急性胆管炎的胆源性胰腺炎患者，在入院 24h 内行 ERCP。美国胃肠病协会的相关指南建议对患有急性胆源性胰腺炎且无胆管炎的患者不应常规紧急使用 ERCP（有条件者可推荐，但证据不充分）。该指南包含 8 项涉及紧急 ERCP 在急性胆结石性胰腺炎患者治疗中作用的随机对照研究，结果发现与保守治疗相比，紧急 ERCP 对关键结局（死亡、多器官衰竭）、重要结局（单器官衰竭，如呼吸衰竭或肾衰竭；胰和胰周坏死继发感染及总发生率）没有影响，对研究的亚组进行分析后出现了类似的结果。虽然指南小组认为该研究结果证明了紧急 ERCP 可以使患者住院时间缩短，但试验终点的总体证据较少。指南明确建议对伴发胆管炎的患者应紧急行 ERCP＋括约肌切开术，而对预期病情较轻的患者，不建议早期给予该项干预措施。

总之，目前建议对伴有胆总管结石嵌顿且有急性胆管炎的急性胆源性胰腺炎患者，在入院 24h 内行 ERCP。对患有急性重型胆源性胰腺炎且无胆管炎的患者不常规紧急实施 ERCP，并且推迟对重症胰腺炎患者行胆囊切除术，直至急性炎症得到控制后方可实施，通常建议在发病 6 周后行胆囊切除术。

（哈尔滨医科大学附属第一医院　康　凯）

参考文献

［1］Zhu Y, Pan XL, Zeng H, et al. A study on the etiology, severity, and mortality of 3260 patients with acute pancreatitis according to the revised Atlanta classification in Jiangxi, China over an 8-year period. Pancreas, 2017, 46(4): 504-509.

［2］Gomes CA, Saverio SDi, Sartelli M, et al. Severe acute pancreatitis: eight fu-ndamental steps revised according to the ‘PANCREAS’ acronym. Ann R Coll Surg Engl, 2020, 102(8): 555-559.

［3］Koutroumpakis E, Slivka A, Furlan A, et al. Management and outcomes of acute pancreatitis patients over the last decade: a US tertiary-center experience. Pancreatology, 2017, 17(1): 32-40.

［4］Dedemadi G, Nikolopoulos M, Kalaitzopoulos I, et al. Managem-ent of patients after recovering from acute severe biliary pancreatitis. World J Gastroenterol, 2016, 22(34): 7708-7717.

［5］Schepers NJ, Hallensleben NDL, Besselink MG, et al. Urgent endoscopic retrograde cholangiopancreatography with sphincterotomy versus conservative treatment in predicted severe acute gallstone pancreatitis (APEC)：a multicentre randomised controlled trial. Lancet, 2020, 396(10245): 167-176.

［6］中华医学会消化病学分会胰腺疾病学组，《中华胰腺病杂志》编辑委员会，《中华消化杂志》编辑委员会，等. 中国急性胰腺炎诊治指南（2019，沈阳）. 中华胰腺病杂志，2019，19（5）：321-331.

［7］Crockett SD, Wani S, Gardner TB, et al. American Gastroen-terological Association Institute Guideline on initial management of acute pancreatitis.

Gastroenterology, 2018, 154(4): 1096-1101.
[8] Schepers NJ, Bakker OJ, Besselink MGH, et al. Early biliar-y decompression versus conservative treatment in acute biliary pancreatitis (APEC trial): study protocol for a randomized controlled trial. Trials, 2016, 17: 5.
[9] James TW, Crockett SD. Management of acute pancreatiti-s in the first 72 hours. Curr Opin Gastroenterol, 2018, 34(5): 330-335.
[10] Kucserik LP, Márta K, Vincze Á, et al. Endoscopic sphincteroto My for delay Ing cho Lecystectomy in mild acute biliar Y pancreatitis (EMILY study): protocol of a multicentre randomised clinical trial. BMJ Open, 2019, 9(7): e025551.

第三节 探索艰难梭菌感染的最佳治疗方式

一、艰难梭菌感染现状

艰难梭菌是一种革兰阳性厌氧菌，可引起艰难梭菌感染（*Clostridium difficile* infection，CDI）。该细菌孢子对热和许多其他类型消毒剂具有抗性，导致CDI极易在医疗保健机构中传播。感染症状大多从腹泻症状开始，进展为重症感染危及生命，部分需进入重症监护病房（intensive care unit，ICU）进一步诊治。目前艰难梭菌已被公认为医疗保健相关感染（healthcare-associated infections，HAI）的主要原因，也是全球公共卫生的重大威胁。

原发性CDI发生率高，复发性CDI也极为常见。国际指南通常将复发定义为在既往发作后8周或更短时间内症状复发，前提是首次发作的症状已消退。最近的流行病学调查结果显示，所有CDI病例的复发率为15%～35%，数据表明，在复发患者中二次和后续复发很常见。初次和复发性CDI发作通常推荐使用标准抗生素（如甲硝唑等）治疗，而粪便菌群移植（fecal microbiota transplant，FMT）等新型治疗方法常用于多次复发或更严重的病例。

二、粪便菌群移植方法治疗艰难梭菌感染研究

FMT使用健康供体粪便，以改变肠道微生物组的多样性为目的。FMT已发展成为治疗复发性CDI的一种成熟技术。目前，FMT适用于标准药物治疗失败的患者以及重度或暴发性CDI患者。临床医师可采取多种FMT模式，包括经结肠镜、鼻胃管（nasogastric tube，NGT）、鼻十二指肠管（nasoduodenal tube，NDT）给药，灌肠以及最近较为流行的口服胶囊等。然而，这些模式的临床成功率参差不齐。此外，样本需要新鲜或冷冻，往往难以达到要求。来自相关或不相关供体也可能导致临床效果的差异。为此，目前已有多位学者为评价结肠镜、胶囊、灌肠和NGT等多种模式FMT在复发性CDI患者中的疗效和安全性进行了系统综述和meta分析。

（一）不同给药途径研究

以治疗复发性CDI的治愈率作为主要结局，纳入1309例患者的26项研究显示，结肠镜给药优于NGT给药和灌肠FMT。然而，胶囊FMT的总体治愈率与结肠镜FMT相比，差异无统计学意义。因此，使用结肠镜或胶囊（如可用）的选择可能主要取决于患者偏好和成本效益，两种模式临床获益

并无二致。结肠镜途径和胶囊 FMT 方法的不良事件相似，包括 1 例上消化道出血和 1 例腹膜炎在内的严重不良事件均与鼻胃管置入相关。

与下消化道给药途径相比，通过上消化道途径接受 FMT 的患者接受了更大量或更高浓度的 FMT。研究过程中达到临床缓解前的输注次数不同，但其中大多数研究仅给予 1 次或 2 次输注。在结肠镜 FMT 的亚组分析中，较大剂量的 FMT 输注与较高的总体治愈率无关。结肠镜给药次数从 1 次到 2 次不等，FMT 输注量从 100ml 到 1500ml 不等。然而，Quraishi 等对 37 项研究进行的系统综述和 meta 分析显示，重复给药的临床成功率更高。这表明 FMT 的初始量可能对 CDI 治疗的临床成功无显著贡献，而是取决于输注的 FMT 菌群种类。为此，Wilson 等指出，患者对 FMT 反应的最佳预测因子是供体肠道菌群的高度多样性。

结肠镜 FMT 优于灌肠，究其原因，很大程度上是由于 FMT 输注的位置。接受结肠镜 FMT 的患者倾向于主要在近端结肠或末端回肠和（或）盲肠给予供体材料。相反，接受灌肠 FMT 的患者在远端结肠给予供体材料。FMT 输注在解剖结构的这种差异可能是造成总体治愈率存在差异的原因。此外，与胶囊 FMT（部分免受胃液环境的影响）相比，使用 NGT 的 FMT 的有效率降低可能是胃酸 / 胆汁酸对供体材料和随后置入材料的影响所致。

因使用的胶囊材料不同，胶囊允许 FMT 材料在胃、小肠和近端结肠的不同时间释放 。Staley 等报道，胶囊 FMT 实现了与结肠镜给药同等效力的肠道微生物正常化；然而，这种作用因受 FMT 物质的释放位置、胃液 pH 范围和胶囊通过肠道的时间影响而被部分延迟。

（二）粪便菌群移植材料制备和供体关系

FMT 制备（新鲜或冷冻）和供体关系（无关或混合关系）也不影响总体治愈率。新鲜 FMT 相对于冷冻 FMT 或相关供体 FMT 相对于无关供体 FMT 并无优效性。这些发现增加了 FMT 在各种医疗保健环境中的适用性，同时降低了筛查和处理、保存供体的成本。

（三）成本效益研究

同时，有研究提示 FMT 的疗效应与成本平衡。既往研究表明，FMT 具有成本效益，且与较低的再入院率相关。在成本效益研究中，Luo 等的研究表明，使用胶囊的 FMT 和使用结肠镜的 FMT 具有相当的成本效益。结肠镜给药的成本最低，而胶囊也同样具有成本效益。因此，FMT 联合结肠镜检查和胶囊在临床上均可有效治疗复发性 CDI，并且是具有成本效益的策略。对于具体模式的选择将进一步取决于专科医师的专业知识、治疗方案的可行性和患者偏好。

然而，目前大多数研究选择结肠镜作为 FMT 给药方法，由此得出的结论可能存在一定偏倚。如果能获得更多关于 NGT、灌肠剂和胶囊的数据，结果可能不同。未来需要进行头对头研究来比较结肠镜、胶囊、灌肠和 NGT 途径 FMT 治疗复发性 CDI 患者在更长随访时间内的治愈率和不良事件发生情况。

（上海交通大学医学院附属瑞金医院　刘　药　陈德昌）

参考文献

[1] Smits WK, Lyras D, Lacy DB, et al. Clostridium difficile infection. Nat Rev Dis Primers, 2016, 2(1): 16020.

[2] Debast SB, Bauer MP, Kuijper EJ. European Society of Clinical Microbiology and Infectious Diseases: update of the treatment guidance document for Clostridium difficile infection. Clin Microbiol Infect, 2014, 20(suppl 2): 1-26.

[3] McDonald LC, Gerding DN, Johnson S, et al. Clinical practice guidelines for Clostridium difficile infection in adults and children: 2017 update by the Infectious Diseases Society of America (IDSA) and Society for Healthcare Epidemiology of America (SHEA). Clin Infect Dis, 2018, 66(7): e1-e48.

[4] Sartelli M, Malangoni MA, Abu-Zidan FM, et al. WSES guidelines for management of Clostridium difficile infection in surgical patients. World J Emerg Surg, 2015, 10(1): 38.

[5] Surawicz CM, Brandt LJ, Binion DG, et al. Guidelines for diagnosis, treatment, and prevention of Clostridium difficile infections. Am J Gastroenterol, 2013, 108(4): 478-498.

[6] Singh T, Bedi P, Bumrah K, et al. Updates in treatment of recurrent Clostridium difficile infection. J Clin Med Res, 2019, 11(7): 465-471.

[7] Zimlichman E, Henderson D, Tamir O, et al. Health care associated infections: A metaanalysis of costs and financial impact on the US health care system. JAMA Intern Med, 2013, 173: 2039-2046.

[8] Olsen MA, Yan Y, Reske KA, et al. Recurrent Clostridium difficile infection is associated with increased mortality. Clin Microbiol Infect, 2015, 21(2): 164-170.

[9] Zhang S, Palazuelos-Munoz S, Balsells EM, et al. Cost of hospital management of Clostridium difficile infection in United States: A meta analysis and modeling study. BMC Infect Dis, 2016, 16(1): 447.

[10] Gupta A, Khanna S. Fecal microbiota transplantation. JAMA , 2017, 318(1): 102.

[11] Surawicz CM, Brandt LJ, Binion DG, et al. Guidelines for diagnosis, treatment and prevention of Clostridium difficile infections. Am J Gastroenterol, 2013, 108(4): 478-498.

[12] Ramai D, Zakhia K, Fields PJ, et al. Fecal microbiota transplantation (FMT) with colonoscopy is superior to enema and nasogastric tube while comparable to capsule for the treatment of recurrent Clostridioides difficile infection: a systematic review and meta-analysis. Dig Dis Sci, 2021, 66(2): 369-380.

[13] Quraishi MN, Widlak M, Bhala N, et al. Systematic review with meta analysis: The efficacy of faecal microbiota transplantation. Digestive Diseases and Sciences for the treatment of recurrent and refractory Clostridium difficile infection. Aliment Pharm Ther, 2017, 46(5): 479-493.

[14] Guihua Tang, Wen Yin, Wenen Liu. Is frozen fecal microbiota transplantation as effective as fresh fecal microbiota transplantation in patients with recurrent or refractory Clostridium difficile infection: A meta analysis? Diagn Micr Infec Dis, 2017, 88(4): 322-329.

[15] Allegretti JR, Fischer M, Sagi SV, et al. Fecal microbiota transplantation capsules with targeted colonic versus gastric delivery in recurrent Clostridium difficile infection: A comparative cohort analysis of high and lose dose. Dig Dis Sci, 2019, 64(6): 1672-1678.

[16] Staley C, Kaiser T, Vaughn BP, et al. Predicting recurrence of Clostridium difficile infection following encapsulated fecal microbiota transplantation. Microbiome, 2018, 6(1): 166.

[17] YT Li, HF Cai, ZH Wang, et al. Systematic review with meta analysis: Long term outcomes of faecal microbiota transplantation for Clostridium difficile infection. Aliment Pharm Ther, 2016, 43(4): 445-457.
[18] Le P, Nghiem VT, Mullen PD, Deshpande A. Cost-effectiveness of competing treatment strategies for Clostridium difficile infection: A systematic review. Infect Control Hosp Epidemiol, 2018, 39(4): 412-424.
[19] Dehlholm-Lambertsen E, Hall BK, Jørgensen SM, et al. Cost savings following faecal microbiota transplantation for recurrent Clostridium difficile infection. Ther Adv Gastroenterol, 2019, 12: 1756284819843002.
[20] Luo Y, Lucas AL, Grinspan AM. Fecal transplants by colonoscopy and capsules are cost-effective strategies for treating recurrent Clostridioides difficile infection. Dig Dis Sci, 2020, 65(4): 1125-1133.
[21] Shaffer S, Rubin DT, Targownik L, et al. Cost-effectiveness analysis of starting a fecal microbiota transplantation (FMT) unit for the treatment of recurrent C. difficile infection compared with antibiotic therapy. Am J Gastroenterol, 2019, 114: S110-S111.

第四节　认识肝 - 脑 - 肠轴如何维持肠道免疫稳态

大脑和肠道之间存在的“对话”桥梁——脑 - 肠轴可以在免疫、内分泌、神经、代谢等方面起到双向沟通的作用，同时在中枢性疾病和肠道疾病中发挥作用。大脑与肠道如何通过脑 - 肠轴相互影响，肠道环境的感觉信息如何传递到大脑，肠道的哪些免疫细胞参与了肠道免疫稳态，肠道和大脑如何沟通以维持肠道免疫稳态？诸如此类的问题是近年研究的热点，尤其是“肝 - 脑 - 肠轴”的提出或许会开启临床与科研的新纪元。

一、大脑与肠道的对话桥梁——脑 - 肠轴

中枢神经系统与外周肠功能之间的相互作用通过脑 - 肠轴实现。中枢神经系统由大脑和脊髓组成，而周围神经系统由中枢神经系统延伸到外部的神经节神经和由交感神经和副交感神经组成的自主神经系统组成。胃肠道的神经系统称为肠神经系统。胃肠道的基本功能由连接自主神经系统和感觉系统（脊髓和迷走神经）的肠神经系统神经元控制，并依赖于与肠壁相关的不同类型细胞的整合能力。

临床和实验证据显示，中枢神经系统和肠道微生物群之间的相互作用与炎症性肠病和中枢神经系统疾病的双向影响密切相关，肠道微生物群是其中关键部分，因为肠道微生物在血脑屏障的形成、髓鞘形成、神经发生、小胶质细胞成熟等基本神经生成过程中发挥重要作用，并调节行为的许多方面。由于肠道微生物在脑 - 肠轴中扮演着十分重要的角色，可将中枢神经系统、自主神经系统、肠神经系统、消化道及种类繁多的肠道菌群视为一个整体，即脑 - 肠 - 菌轴。脑 - 肠 - 菌轴的失调与脑 - 肠相互作用障碍（如肠易激综合征等）及神经精神障碍（如抑郁症、阿尔茨海默病、孤独症等谱系障碍）有关。

在脑 - 肠 - 菌轴中，信号转导发挥调节作用，而且调节是双向的——传入纤维投射到中枢神经系统是由下而上的信号转导，而传出纤维投射到肠壁平滑肌细胞是由上而下的信号转导。这种双向作用关系组成了自下而上调节 和自上而下调节体系。

在自下而上调节体系中，肠道上皮细胞、肠壁集合淋巴小结、肠道固有层内分泌细胞及嗜铬细胞都可在肠道菌群刺激下产生各种信号分子，如脑-肠肽、胺类等，这类物质随血供上行，可顺利通过血脑屏障作用于中枢系统，也可直接作用于外源性初级传入神经元的特异性受体而间接发挥作用。另外，肠道微生物还可释放某些特定的信号物质如肠道菌群代谢产物、病原体相关分子及细菌相关分子（如脂多糖和肽聚糖等），通过激活肠道上皮细胞特异性受体发挥作用，也可直接进入血液循环，刺激远位器官，产生相应的神经和精神症状。许多研究证实了肠道细菌通过脑-肠-菌轴影响脑功能，如经空肠弯曲杆菌处理后的小鼠，其脑内脏感觉区（孤束核）c-Fos蛋白水平会升高；十二指肠内注射约氏乳杆菌可降低肾交感神经活动和血压，增强胃迷走神经活动；补充了长双歧杆菌益生菌的小鼠显示出与慢性结肠炎相关的类似焦虑行为的减少，切断迷走神经的小鼠则没有这种反应；粪便菌群移植减轻了慢性轻度应激对大脑功能的影响。

在自上而下调节体系中，中枢神经系统对消化系统的调节，除交感神经和迷走神经两大分支外，还包括下丘脑-垂体-肾上腺轴、交感-肾上腺轴及调节脊髓反射和背角兴奋性的下行单胺能投射通路。额眶叶皮质区可整合包括与消化道相关的摄食行为、内脏疼痛等感觉信号，将信号传输至岛叶和前扣带回皮质。肠易激综合征通常与焦虑症、抑郁症、强迫症、精神分裂症及惊恐障碍有关，引起腹痛、肠道运动或分泌改变等，所有这些均受大脑控制。此外，有研究者观察了口服抗生素（如新霉素、帕罗霉素、利福昔明等）治疗肝性脑病时肠道细菌变化及随后带来的神经系统症状的改善，发现了与大脑调节相关的肠道微生物群的临床治疗效果。

二、肠道免疫稳态

肠道不仅要吸收人体必需的营养物质以维持机体正常生命活动，还要时时刻刻抵御病原微生物的入侵。肠道屏障和黏膜免疫稳态是机体抵御外来病原微生物入侵的重要防线。肠道菌群和黏膜上皮细胞与免疫系统之间的相互作用是实现肠道免疫功能稳态的基础，这种平衡一旦被打破，将引发多种肠道免疫系统功能障碍相关性疾病，如炎性肠病等。

肠道“强壮”的免疫功能与效应T细胞和调节性T细胞（regulatory T cell，Treg）在体内的平衡有关。Treg在健康成人外周血T细胞中占1%～5%，在抑制不适当免疫反应中起关键作用。幼稚T细胞可分化为Treg或效应T细胞系，分化平衡是维持肠道内环境稳态的关键因素，失衡则可能使效应T细胞以不受控制的方式增殖，促使慢性肠道炎症的发展。在炎性肠病的情况下，活化的黏膜T淋巴细胞数量增加，在固有层中，一系列腔内抗原可产生促炎反应，Treg通过某些物质（如细胞毒性T淋巴细胞抗原4）或通过产生细胞因子［如白介素（IL-10）和转化生长因子（TGF-β）］对其他免疫细胞（如效应T细胞）施加显性负调节来发挥自身维持平衡的作用。脆弱拟杆菌（*Bacteroides fragilis*）是一种肠道内共生菌，可通过抑制IL-17的产生并增强肠道Treg细胞分化以发挥抗炎作用。梭状芽孢杆菌Ⅳ型和ⅩⅣa型在肠道内定植后可增加Treg细胞分化，并产生抗炎的IL-10和TGF-β，以减轻肠黏膜免疫损伤。

Treg细胞的主要特征是细胞内Foxp3分子的表达。包括丁酸盐在内的微生物发酵产物可在胸腺外诱导Foxp3的表达，促进$CD4^+$T细胞向外周Treg（pTreg）细胞分化。这一过程说明细菌代谢产物可决定肠道免疫细胞群的组成。细菌胆汁酸代谢还可促进pTreg的生成。发表于*Nature*的一项研究显示，次级胆汁酸 3β- 羟基脱氧胆酸可作用于树突状细胞来减弱其免疫刺激特性，从而诱导 Foxp3 的表达，增加 pTreg 细胞的分化。肠道中的 Treg 细胞还受到某些环境信号的控制，如细胞因子、饮食和微生物群，以及神经元信号等。因此，维持肠道内环境稳态的 Treg 细胞可作为治疗炎性肠病的新靶点。

三、肝 - 脑 - 肠轴维持肠道免疫稳态

随神经免疫领域研究的不断深入，研究者们逐渐了解到胃肠道神经及肝脏在免疫稳态中发挥着重要作用。胃肠道受神经的高度支配，而且包含大量的适应性和先天性免疫细胞，因此，肠道抗原呈递细胞（antigen presenting cell，APC）与神经元之间存在潜在联系。外周 $Foxp3^{+}$pTregs 在结肠固有层等黏膜组织中含量最高，并在肠道中维持免疫稳态。机体 pTregs 的产生受细胞因子（如 TGF-β 和视黄酸）的结合、微生物和饮食信号等因素影响。美国国家过敏症与传染病研究所日耳曼实验室 Anita Gola 的一项最新研究表明，肝脏的带状分布可延伸到免疫细胞，形成免疫带状分布，揭示肝窦内皮细胞（liver sinusoidal endothelial cells，LSECs）可感知共生细菌，主动协调宿主免疫细胞的定位，促进宿主防御。沿着肝窦排列的 LSECs 已被证明在维持免疫稳态中起着关键作用。尽管目前研究者们对神经免疫相互作用的认识取得了新的进展，但仍不清楚肠道和大脑如何沟通以维持肠道免疫稳态，同样不清楚 pTreg 细胞的诱导和维护方式及什么样的环境因素会促使宿主启动自我保护机制，以免受炎性肠病的影响。

2020 年 6 月 11 日，日本学者 Takanori Kanai 和 Yohei Mikami 在 *Nature* 发表了一篇研究论文，首次提出肝 - 脑 - 肠轴可确保肠道 pTreg 细胞适当分化，并维持肠道 pTreg 细胞水平。肝脏迷走神经感觉传入纤维负责间接感知肠道微环境（如菌群信号），并将感觉传递到脑干孤束核，再经迷走副交感神经传至肠神经元，形成肝 - 脑 - 肠轴。该神经轴信号可激活肠道 APC 的毒蕈碱型乙酰胆碱受体（mAChR），诱导 APC 表达醛脱氢酶（ALDH），促进视黄酸合成，从而诱导和维持肠道 pTreg 细胞。手术或化学因素可干扰肝脏迷走神经感觉传入，使 APC 表达 ALDH 及合成视黄酸受损，严重损害肠道 pTreg 细胞，导致结肠 pTreg 细胞减少，增加结肠炎易感性。

在小鼠结肠炎模型中，研究团队证实结肠炎期间肝脏迷走神经感觉传入神经激活后，可经左侧结状神经节将信号传输至孤束核。mAChRs 的遗传性减少与结肠 APC 中 ALDH1A1 和 ALDH1A2 的表达减少有关，可导致结肠 pTreg 细胞减少，并增加结肠炎易感性。经手术或化学药物法去肝脏迷走神经支配的小鼠呈现显著的低 pTreg 细胞水平，同时引起小鼠对葡聚糖硫酸钠（DSS）和 2，4，6- 三硝基苯磺酸（TNBS）诱导的结肠炎敏感性增加。此外，手术组与对照组相比，无显著肠道菌群组分改变，却呈现出更严重的结肠炎表现。同样，抗生素药物治疗小鼠和髓样分化因子 88（MyD88）缺乏小鼠对 DSS 诱导的结肠炎敏感性增加。总之，肝 - 脑 - 肠神经弧（肝迷走神经感觉传入—脑干—迷走神经传出—肠神经元—mAChR＋APC）作为一个反馈回路，可使肠道免受过度炎症反应的影响。

总之，这些研究结果均表明迷走神经肝 - 脑 - 肠反射轴可调整 pTreg 细胞数量、维持肠道稳态。干预这种自主反馈系统有助于探索新的治疗策略，也有助于研发肠道免疫系统疾病的新型药物，以治疗或预防肠道免疫性疾病。

（兰州大学第一医院　刘　健）

参考文献

[1] Teratani T, Mikami Y, Nakamoto N, et al. The liver-brain-gut neural arc maintains the Treg cell niche in the gut. Nature, 2020, 585(7826): 591-596.

[2] Gracia-Sancho J, Caparrós E, Fernández-Iglesias A, et al. Role of liver sinusoidal endothelial cells in liver diseases. Nat Rev Gastroenterol Hepatol, 2021, 18(6): 411-431.

[3] Yu J, Green MD, Li S, et al. Liver metastasis restrains immunotherapy efficacy via macrophage-mediated T cell elimination. Nat Med, 2021, 27(1): 152-164.

[4] Katrina Ray. Zones of immune defence in the liver. Nat Rev Gastroenterol Hepatol, 2021, 18(2): 81.

[5] Quigley EMM. The gut-brain axis and the microbiome: clues to pathophysiology and opportunities for novel management strategies in irritable bowel syndrome (IBS). J Clin Med, 2018, 7 (1): 6.

[6] Sun M, Ma K, Wen J, et al. A Review of the brain-gut-microbiome axis and the potential role of microbiota in Alzheimer's Disease. J Alzheimers Dis, 2020, 73 (3): 849-865..

[7] Muller PA, Schneeberger M, Matheis F, et al. Microbiota modulate sympathetic neurons via a gut-brain circuit. Nature, 2020, 583(7816), 441-446.

[8] Arroyo V, Angeli P, Moreau R, et al. The systemic inflammation hypothesis: towards a new paradigm of acute decompensation and multiorgan failure in cirrhosis. J Hepatol, 2021, 74(3): 670-685.

[9] Schepers NJ, Hallensleben NDL, Besselink MG, et al. Urgent endoscopic retrograde cholangiopancreatography with sphincterotomy versus conservative treatment in predicted severe acute gallstone pancreatitis (APEC): a multicentre randomised controlled trial. Lancet, 2020, 396(10245): 167-176.

第五节 重症监护病房成人急性和慢加急性肝衰竭的管理研究进展

急性肝衰竭（acute liver failure，ALF）或慢加急性肝衰竭（acute-on- chronic liver failure，ACLF）患者发生危重症的风险较高，除肝移植外，尚无有效的治疗方法，一旦并发肝外器官衰竭，病死率极高。而肝脏疾病特有的病理生理学特征导致危重症患者在不同器官系统具有独特表现，用于其他危重症器官并发症的管理策略并不都适用于肝衰竭患者。本文将对重症监护病房（intensive care unit，ICU）成人发生的急性和慢加急性肝衰竭的管理研究现状加以综述。

一、概念

ALF是指无慢性肝病基础的患者，出现肝病首发症状后26周内并发脑病和肝脏合成功能障碍。急性肝功能失代偿（acute hepatic decompensation，AD）是指在慢性肝脏疾病基础上新发腹水、肝性脑病（hepatic encephalopathy，HE）、胃肠出血（gastrointestinal bleeding，GIB）或细菌感染。有关ACLF的定义分歧较大，世界肠胃病学组织（WGO）2014年提出关于ACLF定义新的共识，是指有或无肝硬化基础的慢性肝病患者出现的综合征，其特征为肝功能急性失代偿导致的肝衰竭［黄疸和国际标准化比值（INR）延长]，单个或多个肝外脏器衰竭，致使患者3个月内死亡率增加。

二、急性肝衰竭及慢加急性肝衰竭的管理

由于ALF或ACLF的治疗缺乏随机临床试验数据，使不同的治疗中心和不同医师之间的治疗方法存在很大差异。

（一）病因治疗

目前，由不同病因导致的原发性肝损伤尚没有特异性治疗方法，因此，区分不同病因导致的肝衰竭，给予对因治疗显得尤为重要。例如，乙型肝炎病毒相关性急性肝衰竭患者应接受核苷类药物乙型肝炎病毒DNA聚合酶抑制剂治疗，以降低肝移植术后复发的风险。

1. 妊娠　妊娠期的急性肝衰竭患者，在出现先兆子痫和肝损伤（如HELLP综合征、妊娠期重度脂肪肝）时，应及时终止妊娠，有些患者终止妊娠后病情继续恶化，但大多数预后良好。

2. 单纯疱疹病毒感染　当急性肝衰竭疑似继发于单纯疱疹病毒感染时，在等待核酸结果的同时，给予阿昔洛韦治疗。

3. 鹅膏菌感染　鹅膏菌中毒导致的急性肝衰竭，给予水飞蓟宾、乙酰半胱氨酸、青霉素和鼻胆管引流可能会让患者受益。

4. 自身免疫　皮质类固醇不能确切有效地改善自身免疫性急性肝衰竭的预后。但对于自身免疫性肝炎引起的低级别（1级或2级）肝性脑病患者，可在有限的时间内（大约1周）尝试皮质醇治疗，以避免增加围移植期感染的风险。

5. 其他　乙酰半胱氨酸毒性小，作用机制明确，可有效治疗对乙酰氨基酚（扑热息痛）过量或其他原因不明的急性肝衰竭，改善预后。

（二）高容量血浆置换

在过去的20年里，由于肝移植的广泛应用和重症监护技术的不断提高，急性肝衰竭的死亡率有所下降。一些新技术，如白蛋白透析和使用肝细胞系或猪肝细胞生物反应器的人工生物装置疗效并不确切。有些肝功能支持与替代技术可能会暂时改善肝功能的生化指标，如高容量血浆置换，可以清除代谢终产物、毒素和炎症介质，替换并补充许多有益的肝源性蛋白质。一项多中心随机研究表明，标准药物治疗与标准治疗加高容量血浆置换相比，接受高容量血浆置换的肝移植患者的出院存活率更高。

（三）急性肝衰竭并发症的处理

急性肝衰竭最常见的死亡原因是伴随着促炎因子释放，以及由坏死肝细胞、内皮细胞和白细胞介导的损伤相关分子模式的全身性并发症，通常表现为多个系统受累，以下讨论并发症的管理。

1. 持续性低血压　肝衰竭为高动力状态，心输出量增加的同时外周和内脏血管舒张，血压下降或正常。因此，多数患者需要液体复苏。目前，尚无对肝衰竭患者复苏的不同液体进行比较的大型研究。研究者认为，大多数的肝衰竭患者液体复苏时首选晶体液。Meta分析显示，对重症患者，羟乙基淀粉和明胶溶液并不优于晶体液，且存在一定风险。淀粉还可能加重肝衰竭的凝血异常。ALF或ACLF患者使用白蛋白复苏优于其他胶体液，尤其当血清白蛋白＜30g/L时。复苏同时应进行灌注评估。当因容量充盈不足仍存在持续性低血压（MAP＜60mmHg）时，应使用血管活性药，去甲肾上腺

素是首选的一线用药。在充分液体复苏和应用去甲肾上腺素后仍存在低血压时，可加用血管加压素或特利加压素，必要时使用氢化可的松（静脉注射 300mg）。血管活性药物可导致微循环血管持续收缩，进一步加重组织缺氧及乳酸酸中毒，加重终末器官衰竭，血管扩张药如依前列醇可能会使患者受益。

2. 颅内压增高　急性肝衰竭合并脑水肿引起的颅内压增高是死亡的重要原因之一，其机制尚不完全清楚。高氨血症是导致星形胶质细胞肿胀的主要原因。给急性肝衰竭患者摆体位时，应使床头抬高至少 30° 并保持颈部位于中轴线上，以促进脑静脉血回流。适当过度通气可改善脑血管循环的自我调节。低钠血症促进水向星形胶质细胞内转移，加重脑水肿，应予以纠正。对于少尿、容量超负荷或显著高氨血症（血氨＞150μmol/L）的患者，应考虑早期肾替代治疗。亚低温治疗可降低颅内压增高的发生率。置入颅内压监测系统的利弊尚有争议。颅内压增高（颅内压＞20mmHg）可静脉注射甘露醇（0.5～1.0g/kg），或使用负荷量具有同等降低颅内压效果的高渗盐水，可重复使用。

3. 急性肾损伤　约有 70% 的急性肝衰竭患者合并急性肾损伤，其中 30% 的患者需要肾脏替代治疗（RRT）。如何选择应用 RRT 时机是所有重症医师面临的挑战。早期启动 RRT 的条件包括：①高钾血症（血钾＞6mmol/L 并伴有心电图异常）；②利尿药抵抗的体液潴留 / 肺水肿；③严重的代谢性酸中毒（pH＜7.15）；④血尿素氮＞35.7mmol/L；⑤改善全球肾脏病预后组织（KDIGO）-AKI 诊疗指南中的急性肾损伤 3 期。对于急性肝衰竭持续存在少尿，血氨＞150～200μmol/L 或脑水肿的患者均应尽早肾替代治疗。

4. 感染　急性肝衰竭并发感染的患者常引起多器官衰竭，不适合移植。因此，对等待肝移植的患者，可预防性应用抗生素，以预防或减少围移植期的感染，改善预后。

5. 凝血功能异常　急性肝衰竭常合并不同程度的 INR 升高和血小板计数减少，且严重程度与全身炎症反应的严重程度成正比。有研究表明，全身炎症反应、内皮细胞活化或损伤引起的代偿机制可弥补由急性肝衰竭引起的明显凝血功能异常。急性肝衰竭患者纤维溶解功能明显受损。凝血功能异常的处理应基于临床上是否有显著出血的证据。使用黏弹性实验［血栓弹力图 / 旋转式血栓弹力仪（TEG/ROTEM）］评估出血和血栓形成风险，优于 INR、血小板计数和纤维蛋白原。对 ALF 或 ACLF 的危重症患者，建议输血阈值为血红蛋白 70g/L，已有研究证明输注红细胞是肝移植后死亡的独立预测因素。低分子量肝素预防住院患者深静脉血栓形成，优于气压袜。低分子量肝素或维生素 K 拮抗剂可治疗门静脉血栓形成或肺栓塞。

6. 呼吸衰竭　呼吸衰竭是多因素的，包括通气功能衰竭及氧输送障碍。当患者发展为重度肝性脑病时，低通气可能引起呼吸衰竭，应有计划地实施气管插管和机械通气。外周氧输送障碍也是多因素的，涉及大循环和微循环功能障碍。血管活性药物可恢复平均动脉压、恢复大循环血流动力学，但微循环动静脉分流和血红蛋白氧解离障碍可能继续阻碍外周组织氧合。对于伴有严重低氧血症的 ALF 或 ACLF 危重患者，使用高流量鼻导管氧疗优于无创通气。如存在高碳酸血症，需使用无创正压通气或有创机械通气。对于 ALF 或 ACLF 合并急性呼吸窘迫综合征（ARDS）患者，建议采用低潮气量通气策略，不建议采用高呼气末正压通气（PEEP），没有证据证明高 PEEP 通气优于低 PEEP 通气。中重度 ARDS 患者可能因高 PEEP 受益，但由于样本量小，尚无法得出最终结论。

7. 门静脉高压相关性肺动脉高压　门静脉高压相关性肺动脉高压（PoPH）是一种门静脉高压症的严重肺血管并发症，对于平均肺动脉压＞35mmHg 的患者，可使用马昔腾坦、利奥西呱、西地那非等治疗肺动脉高压（PAH）。对等待肝移植期间出现肝肺综合征者应予以按需供氧，保持头低脚高位，吸入依前列醇、一氧化氮，静脉注射亚甲蓝。肝硬化患者中有4%～6%会出现肝性胸腔积液（肝胸水），一般通过限盐和利尿来减少胸水的形成。对于复发性胸水，最成熟和有效的治疗方法是经颈静脉肝内门体分流术（TIPS），完全缓解率为55.8%，部分缓解率为17.6%。但TIPS可并发肝性脑病，使应用受到一定限制。如果存在TIPS禁忌证，可以考虑采用闭式胸腔引流术治疗肝性胸水作为姑息性治疗方法或肝移植的桥梁。如果留置胸腔导管，患者未能获得自发性胸膜固定，可尝试胸膜固定术。

8. 蛋白质热量营养不良　ALF或ACLF危重症患者不应采用低蛋白目标，应采用与无肝衰竭危重患者相当的蛋白质目标（每天1.2～2.0g/kg理想体重）。限制蛋白质可加重由肝糖原合成和储存减少导致的糖异生增加，碳水化合物储备迅速消耗，氨基酸的利用和产氨增加。代谢紊乱加上摄入不足（由于腹水、肝性脑病等）导致蛋白质热量营养不良，从而使发病率和病死率升高。ALF或ACLF患者的血糖目标为110～180mg/dl（1mmol/L＝18mg/dl）。

（四）肝移植

在过去的10年研究中，由于肝移植的广泛应用，ALF或ACLF总死亡率由原来的近80%下降至33%左右。早期移植后死亡率超过肝硬化后接受移植的患者。接受肝移植的急性肝衰竭患者的2年死亡率低于度过肝损伤急性期但未接受肝移植的患者。但由于供体紧缺、费用昂贵、因病情严重而从等待移植名单上被除名等原因，导致肝移植治疗无法广泛应用。基于肝移植可改善患者预后的研究结果，对患者肝移植的评估应尽早进行。

（五）其他治疗

干细胞治疗、干细胞动员剂、细胞因子治疗等尚处于研究阶段。

综上所述，急性肝衰竭或慢加急性肝衰竭是以肝功能急性失代偿、器官衰竭、短期高死亡率为临床特点的一类肝脏疾病。积极的支持治疗和肝移植仍然是目前的主要治疗方案，阻断病程进展是治疗的关键。目前的治疗指南、专家共识基于的证据质量大部分较低，迫切需要针对病因特异性治疗和急性肝衰竭关键致病因子的随机安慰剂对照研究，由于这是一种罕见且非常异质的综合征，缺乏足够数量的急性肝衰竭患者，研究完成有一定的难度。因此，需要成立愿意遵守统一管理协议的研究联盟，而不是进行单一中心研究。

（吉林大学白求恩第一医院　刘心刚　刘忠民）

参考文献

[1] Nanchal R, Subramanian R, J Karvellas C, et al. Guidelines for the management of adult acute and acute-on-chronic liver failure in the ICU: cardiovascular, endocrine, hematologic, pulmonary, and renal considerations. Crit Care Med, 2020, 48(3): e173-e191.

[2] Sarin SK, Choudhury A, Sharma MK, et al. Acute-on-chronic liver failure: consensus recommendations of the Asian Pacific Association for the Study Of The Liver (APASL): an update. Hepatology International,

2019, 13(4): 353-390.
[3] Todd Stravitz R, William M Lee. Acute liver failure. Lancet, 2019, 394(10201): 869-881.
[4] Larsen FS, Schmidt LE, Bernsmeier C, et al. High-volume plasmaexchange in patients with acute liver failure: an open randomizedcontrolled trial. J Hepatol, 2016, 64(1): 69-78.
[5] Moeller C, Fleischmann C, - Thomas-Rueddel D, et al. How safe isgelatin? A systematic review and meta-analysis of gelatin-containingplasma expanders vs crystalloids and albumin. J Crit Care, 2016, 35: 75-83.
[6] Jalan R, OldeDamink SW, Deutz NE, et al. Restoration of cerebral blood flow autoregulation and reactivity tocarbon dioxide in acute liver failure by moderate hypothermia. Hepatology, 2001, 34(1): 50-54.
[7] Davenport A, Will EJ, Davidson AM. Improved cardiovascularstability during continuous modes of renal replacement therapy incritically ill with acute hepatic and renal failure. Crit Care Med, 1993, 21(3): 328-338.
[8] Stravitz RT, Ellerbe C, Durkalski V, et al. Thrombocytopenia is associated with multi-organ system failure inpatients with acute liver failure. Clin Gastroenterol Hepatol, 2016, 14(4): 613-620.
[9] DePietri L, Bianchini M, Montalti R, et al. Thrombelastography-guidedblood product use before invasive procedures in cirrhosis with severe coagulopathy: a randomized, controlled trial. Hepatology, 2016, 63(2): 566-573.
[10] Agarwal B, Wright G, Gatt A, et al. Evaluation of coagulationabnormalities in acute liver failure. J Hepatol, 2012, 57(4): 780-786.
[11] Massicotte L, Beaulieu D, Thibeault L, et al. coagulation defects do not predict blood product requirements during liver transplantation. Transplantation, 2018, 85(7): 956-962.
[12] Yamada T, Shojima N, Noma H, et al. Glycemic control, mortality, andbhypoglycemia in critically ill patients: a systematic review and networkmeta-analysis of randomized controlled trials. Intensive Care Med, 2017, 43(1): 1-15.

第六节　警惕益生菌相关血流感染

益生菌是通过定植在人体内，改变宿主某一部位菌群组成的一类对宿主有益的活性微生物。益生菌可通过保护宿主肠道黏膜上皮细胞、调节免疫系统功能、改善肠道内菌群平衡、抗炎等作用，促进营养吸收、维持肠道功能，从而产生有益健康的单微生物或组成明确的混合微生物。目前临床上益生菌制剂种类繁多，包括乳酸杆菌、乳球菌、葡萄球菌、丙酸杆菌、双歧杆菌、芽孢杆菌、某些链球菌、肠球菌、大肠埃希菌及酵母菌等。近年来，益生菌在临床领域的应用逐渐被重视，作为调整肠道菌群的药剂，益生菌被证实对重症急性胰腺炎、危重症抗生素相关性腹泻、呼吸机相关性肺炎、重症相关性免疫功能低下、胃肠功能紊乱等疾病起到改善作用。虽然目前大多数研究认为益生菌是安全、有效的，但越来越多的研究注意到益生菌的潜在危害，如可引起心肺术后患者脓毒症、免疫功能低下老年患者真菌血症及体内抗生素耐药性基因水平转移等。联合国粮食及农业组织和世界卫生组织均指出，对于正在接受治疗的患者，益生菌可能具有全身感染、有害代谢活性、易感个体的过度免疫刺激及基因转移 4 类潜在不良反应，其中对重症监护病房（intensive care unit，ICU）患者使用益生菌并发菌血症的病例报道越来越多，因此，益生菌可能引起相关血流感染已逐渐成为研究热点。

乳酸菌是益生菌制剂最常含有的成分之一，益生菌相关乳酸菌血症的发病率呈逐年上升趋势。2019 年，Yelin 等发现使用含鼠李糖乳杆菌（*Lactobacillus rhamnosus* GG，LGG）益生菌剂型的 ICU 患者并发乳酸菌血症的风险增高，研究者历经 5 年 6 个月研究了 22 174 例入住 ICU 的患者，其中 522 例通过胃管使用 LGG 益生菌剂型作为日常治疗内容，另 21 652 例未使用 LGG 剂型。结果发现，前者有 6 例并发了乳酸菌血症，后者仅有 2 例合并乳酸菌血症，两者发病率的差异有统计学意义。经基质辅助激光解吸电离飞行时间质谱（matrix-assisted laser desorption ionization time of flight mass spectrometry，MALDI-TOF MS）技术验证，基于谱图模式对比进行细菌鉴定，6 例使用 LGG 剂型的乳酸菌血症病原体为 LGG，而未使用 LGG 剂型的 2 例病原体为其他乳酸菌。ICU 患者使用 LGG 剂型的乳酸菌血症发病率为 1.1%，明显高于文献记载的人群年发病率（0.000 07%）；另外，在 93 000 例未使用益生菌剂型的非 ICU 患者中，有 10 例发生了乳酸菌血症，经 MALDI-TOF MS 技术证实，其中有 4 例为鼠李糖乳杆菌。由此看来，益生菌的使用和乳酸菌血症之间的关系并不明朗，ICU 患者乳酸菌血症的高发病率和益生菌使用之间有无相关性尚有待研究。

基于此，研究者使用全基因组测序来确定血液和益生菌制剂分离株之间的菌株水平相似度。结果显示，6 个血液分离株（接受益生菌治疗）和益生菌制剂分离株均含有一个相似的 LGG 基因组，表明这两组分离株之间具有很高的相关性，4 个血液分离株（未接受益生菌治疗）则更接近于其他乳酸菌菌种。此外，血液分离株（接受益生菌治疗）和益生菌制剂分离株的单核苷酸多态性分析显示两者之间存在共同祖先，并且可观察到血液分离株的遗传多样性与益生菌制剂分离株的遗传多样性具有共同性，两者之间存在基因关联，这种多样性的对应关系进一步支持了细菌从益生菌制剂传播到血液的可能性。另外，全基因组测序证实，血液分离株具有 5 个突变，这是原益生菌制剂分离株不具备的新发多样性基因型。研究者还发现，有 1 例患者在菌血症发生前 3 个月同时接受了 LGG 和利福平衍生物（利福昔明）的治疗，从而导致 rpoB RNA 聚合酶基因突变，该例患者的血液分离株和益生菌制剂分离株均含利福平耐药性，而其他患者的血液及益生菌制剂分离株均无耐药性。有趣的现象是，虽然其他 rpoB 位置的利福平耐药性突变通常会降低个体适应度，H487D 位置的突变却可以保持与野生型相似的适应度。事实上，携带 rpoB 突变的分离菌株没有显著的适应度。因此，益生菌菌株可以获得适应性突变，以增加它们在宿主环境中的适应度。进一步考虑其他自适应表型，虽然益生菌制剂和血液分离株的生存率相似，但生物膜形成可能会导致与中心静脉导管的黏附增加、胃肠道生存率增强。因此，LGG 血液和益生菌制剂分离株的生存率明显高于非 LGG 血液分离株和益生菌制剂分离株，这可能与其含有生物膜可形成关键基因相关。这些结果均表明，菌血症不需要生物膜，但 LGG 益生菌制剂产物可含有具有明显不同生物膜表型的突变体，从而导致其易位后生存率增高。这些适应性突变在益生菌制剂中不存在，而是在宿主环境中进化得来，但鉴于益生菌产品批次之间可能存在基因组变化，不能排除这些血液特异性突变预先存在于给予每个患者的胶囊中。无论如何，产品中预先存在的罕见突变或治疗过程中重新出现的突变会导致新出现的耐抗生素益生菌破坏治疗效果。研究中有 6 例重症患者没有因严重免疫损害或肠道功能不全等导致乳酸菌血症发生的高危因素，与接受益生菌制剂治疗但无菌血症的 16 例重症患者相比，其在仪器使用情况、血管升压素支持治疗、近期手术、腹泻、肠外营养、抗生素暴露方面均无显著差异，缺乏明显差异导致使用益生菌高发菌血症的这一类重症患者难以被识别。目前，从益生菌制剂传播到血液的确切机制尚不清楚，可能与益生菌穿过肠壁相关，鼠李糖乳杆菌的高感染性可能与其易移位的特质相关。但可明确的是，重症患者使用益生菌制剂存在风险，益生菌可在机体内进化，也可产生耐药性。

除较为常见的鼠李糖乳杆菌导致菌血症外，还有益生菌相关双歧杆菌、大肠埃希菌、真菌相关血流感染的相关报道。这些研究发现危重患者及新生儿较易发生益生菌相关血流感染，但与 Yelin 的研究结果相似，免疫功能低下不是益生菌相关血流感染的高危因素，目前普遍认为与宿主肠道屏障完整性被破坏、细菌通过肠壁进入无菌区域有关。一些使用益生菌的患者并发乳酸菌相关感染性心内膜炎、肝脓肿及肺脓肿的病例时有报道，虽然这些研究没有进行菌株分析以显示益生菌制剂与感染病原体之间存在直接联系，但考虑到乳酸菌易移位的特性，推测其可能通过肠道移位、血流感染、血流播散等途径导致其他部位发生局灶感染，需特别指出的是这些伴有明确局灶感染的患者均伴有严重免疫功能低下。另外，益生菌来源的病原菌在体内的自适应进化及耐药性的产生等问题也不容忽视。Yelin 的研究结果显示了益生菌获得性抗生素耐药基因的突变，这种耐药性基因突变可能在肠道共生菌群中发生水平转移。众所周知，胃肠道容纳了数以亿计的微生物，抗生素耐药基因可在短暂停留的细菌（包括益生菌和其他病原体）和原生菌群中转移，四环素耐药基因已被证实可被肠道菌群共享，因此，胃肠道是抗生素耐药基因的来源之一。ICU 中长期使用益生菌作为日常治疗，益生菌与广谱抗生素的联合使用会对胃肠道共生菌群产生选择性压力，导致多重耐药益生菌或其他细菌的产生，加剧基因水平转移现象，例如，有研究显示乳酸乳球菌将耐药基因转移给粪肠球菌。因此，益生菌作为潜在的血流感染病原菌，不仅可能导致菌血症的发生，还能带来耐药性基因的自适应进化及基因水平转移，为临床治疗带来难度。

尽管使用益生菌引起血流感染的发生率并不高，目前不良事件的相关报道也较少，但会导致不良预后。一项回顾性分析显示，89 例乳酸菌血症患者 1 个月死亡率为 26%，1 年死亡率高达 48%，提示临床需高度警惕益生菌相关血流感染。对于重症患者并发益生菌相关血流感染，目前尚未发现明确的高危因素，宿主肠道生化环境和宿主 - 微生物的相互作用是决定宿主能否安全、有效使用益生菌的因素。常规益生菌治疗模式使用“一刀切”的方法对待所有患者，不仅存在潜在的有效性限制，而且可能是有害的，因此，建议非靶向益生菌的使用应通过定制的微生物治疗来替代。由于重症患者益生菌相关血流感染的风险增加，以及益生菌宿主内自适应进化引起临床治疗难度增大，在 ICU 对重症患者使用益生菌治疗时，必须权衡这些潜在风险和益处，根据患者个体情况灵活使用益生菌。

（广西医科大学第一附属医院　赖　洁　汤展宏）

参考文献

［1］Manzanares W, Lemieux M, Langlois PL, et al. Probiotic and synbiotic therapy in critical illness: a systematic review and meta-analysis. Crit Care, 2016, 19: 262.

［2］Sabina F. Microorganisms with claimed probiotic properties: an overview of recent literature. International Journal of Environmental Research and Public Health, 2014, 11(5): 4745-4767.

[3] 张俊烁，周家德，彭淮都，等. 益生菌联合早期肠内营养对重症急性胰腺炎患者肠道免疫功能的影响. 中国临床研究，2016，29（01）：55-58.

[4] Batra P, Soni KD, Mathur P. Efficacy of probiotics in the prevention of VAP in critically ill ICU patients: an updated systematic review and meta-analysis of randomized control trials. Journal of Intensive Care, 2020, 8(1): 81.

[5] 赵辉，李荣发，王凯，等. 益生菌联合早期肠内营养对老年脓毒症患者炎症反应及免疫功能的影响. 中国老年学杂志，2018，38（10）：2425-2427.

[6] Bo L, Li J, Tao T, et al. Probiotics for preventing ventilator-associated pneumonia. Cochrane database of systematic reviews, 2014, 10(10): CD009066.

[7] Banupriya B, Biswal N, Srinivasaraghavan R, et al. Probiotic prophylaxis to prevent ventilator associated pneumonia (VAP) in children on mechanical ventilation: an open-label randomized controlled trial. Intensive Care Medicine, 2015, 41(4): 677-685.

[8] Zeng J, Wang CT, Zhang FS, et al. Effect of probiotics on the incidence of ventilator-associated pneumonia in critically ill patients: a randomized controlled multicenter trial. Intensive Care Med, 2016, 42(6): 1018-1028.

[9] Kochan P, Chmielarczyk A, Szymaniak L, et al. Lactobacillus rhamnosus administration causes sepsis in a cardiosurgical patient-is the time right to revise probiotic safety guidelines? Clin Microbiol Infect, 2011, 17(10): 1589-1592.

[10] Appel-Da-Silva MC, Narvaez GA, Perez L, et al. Saccharomyces cerevisiae var. boulardii fungemia following probiotic treatment. Med Mycol Case Rep, 2017, 18: 15-17.

[11] Min Z, Zhang R, Tian X, et al. Assessing the risk of probiotic dietary supplements in the context of antibiotic resistance. Frontiers in Microbiology, 2017, 8: 908.

[12] FAO/WHO. Guidelines for the Evaluation of Probiotics in Food. Food and Agriculture Organization of the United Nations and World Health Organization Group Report, London Ontario, Canada, 2002.

[13] Salminen MK, Tynkkynen S, Rautelin H, et al. Lactobacillus bacteremia during a rapid increase in probiotic use of lactobacillus rhamnosus GG in Finland. Clin Infect Dis, 2002, 35(10): 1155-1160.

[14] Yelin I, Flett KB, Merakou C, et al. Genomic and epidemiological evidence of bacterial transmission from probiotic capsule to blood in ICU patients. Nat Med, 2019, 25(11): 1728-1732.

[15] Liong MT. Safety of probiotics: translocation and infection. Nutr Rev, 2008, 66(4): 192-202.

[16] Venugopalan V, Shriner KA, Wong Beringer A. Regulatory oversight and safety of probiotic use. Emerg Infect Dis, 2010, 16(11): 1661-1665.

[17] Guenther K, Straube E, Pfister W, et al. Sever sepsis after probiotic treatment with Escherichia coli NISSLE 1917. Pediatr Infect Dis J, 2010, 29(2): 188-189.

[18] Emmanuelle W, Quitterie R, Florence S, et al. Bifidobacterium species bacteremia: risk factors in adults and infants. Clin Infect Dis, 2015, 61(3): 482-484.

[19] Chioukh FZ, Hmida HB, Ameur KB, et al. Septicémie à saccharomyces cerevisiae chez un prématuré traité par ultra-levure. Médecine Et Maladies Infectieuses, 2013, 43(8): 359-360.

[20] Franko B, Vaillant M, Recule C, et al. Lactobacillus paracasei endocarditis in a consumer of probiotics. Médecine Et Maladies Infectieuses, 2013, 43(4): 171-173.

[21] Pararajasingam A, Uwagwu J. Lactobacillus: the not so friendly bacteria. BMJ Case Reports, 2017, 2017: bcr2016-218423.

[22] Doern CD, Nguyen ST, Afolabi f, et al. Probiotic-associated aspiration pneumonia due to Lactobacillus rhamnosus. J Clin Microbiol, 2014, 52(8) 3124-3126.
[23] Dorman, Charles J. H-NS-like nucleoid-associated proteins, mobile genetic elements and horizontal gene transfer in bacteria. Plasmid, 2014, 75: 1-11.
[24] Imperial I, Ibana JA. Addressing the antibiotic resistance problem with probiotics: reducing the risk of its double-edged sword effect. Frontiers in Microbiology, 2016, 7: 1983.
[25] Hu Y, Yang X, Qin J, et al. Metagenome-wide analysis of antibiotic resistance genes in a large cohort of human gut microbiota. Nature Communications, 2014, 4(2): 2151-249.
[26] Bafeta A, Koh M, Riveros C, et al. Harms reporting in randomized controlled trials of interventions aimed at modifying microbiota. Ann Intern Med, 2018, 169(4): 240-247.
[27] Salminen MK, Hilpi R, Soile T, et al. Lactobacillus bacteremia, clinical significance, and patient outcome, with special focus on probiotic L. rhamnosus GG. Clin Infect Dis, 2004, 38(1): 62-69.
[28] Haak BW, Wiersinga WJ. The differing roles of lactobacilli in critical illness. Nat Med, 2019, 25(11): 1651-1653.

第七节 急性胰腺炎合并感染的早期生物学标志物

急性胰腺炎合并感染是急性胰腺炎的严重并发症之一，具有发病隐蔽、进展迅速、死亡率高等特点，可导致机体反应失衡而引发危及生命的器官功能障碍，还可使坏死性胰腺炎的晚期死亡风险增加 2 倍以上。因此，急性胰腺炎合并感染的早期识别与处理至关重要，目前已成为研究的重点。细针穿刺培养阳性是感染性坏死性胰腺炎（infected necrotizing pancreatitis，INP）的诊断标准之一，但由于其假阴性率较高，且容易人为造成感染，因而不被常规推荐。增强 CT 中的“气泡征”是目前诊断胰腺感染的“金标准”，但仅有 20%～50% 的患者会出现这样的典型表现，而且“气泡征”出现在胰腺感染之后，诊断上的延迟往往耽误患者的最佳治疗时机。此外，对“气泡征”阴性的患者，如何早期诊断并预测感染发生具有重要意义。在临床实践中，发热、血清炎症标志物（如 C 反应蛋白、降钙素原水平等）升高等异常体征通常被作为对疑似感染患者行侵入性干预措施的判断依据，然而目前仍然缺乏早期判断胰腺感染的可靠性预测指标。因此，有必要找到某种检测指标，以便早期、迅速、准确地诊断胰腺坏死组织感染，并与其他导致机体发生严重炎症反应的非感染性疾病进行鉴别。理想的生物学标志物不仅可快速检测胰腺坏死组织感染的发生，而且能辅助早期治疗、危险分层、监测疗效及判断预后，但多数生物标志物敏感性或特异性不高，成本高且缺乏实用性证据，因此，有必要探寻能预测急性胰腺炎合并感染的特异性和敏感性较好的生物学标志物。

一、生物学标志物的应用基础——炎症反应与免疫抑制

疾病早期，炎症通常局限于胰腺本身，临床表现为轻型急性胰腺炎，通常于 1 周内痊愈，无任何局部或全身并发症，随疾病进展会进入全身性炎症反应阶段，多种炎症介质启动炎症级联反应，出

现全身炎症反应综合征（systemic inflammatory response syndrome，SIRS），以清除入侵机体的微生物，达到保护机体的作用。但伴随炎症反应加重，机体的抗炎反应也随之增强，机体会释放大量抗炎因子［如白介素（interleukin，IL）-4、IL-10、肿瘤坏死因子（tumor necrosis factor，TNF）-α 等］，出现混合性炎症阶段反应，称为失代偿性炎症反应综合征（混合性拮抗反应综合征，mixed antagonist response syndrome，MARS），临床表现为中度重症急性胰腺炎（moderate severe acute pancreatitis，MSAP）伴一过性器官衰竭和局部并发症。最后，出现炎症反应被抑制的阶段，称为代偿性抗炎症反应综合征（compensatory anti-inflammatory response syndrome，CARS），表现为与持续性器官衰竭相关的重症急性胰腺炎（severe acute pancreatitis，SAP），这一阶段患者呈现严重免疫抑制状态，导致从肠道易位的细菌引起胰腺及胰周组织感染的易感性增高。目前临床实践中的一个显著问题是缺乏相应的检测工具来确定每个急性胰腺炎患者的免疫炎症状态，并能在患者入院时预测其临床预后。寻找高特异性、高敏感性的生物标志物以精确反映机体 SIRS、MARS 及 CARS 的发生和发展过程，是研究急性胰腺炎合并感染的突破口之一。

二、早期生物学标志物

1. 吞噬细胞功能受损的相关指标　在急性胰腺炎的病情进展过程中，吞噬细胞是疾病进展的重要参与者，单核细胞、粒细胞和组织巨噬细胞共同在机体中维持无菌状态，可保护组织免受病原体入侵及细菌易位的发生，吞噬细胞介导的抗感染免疫反应的关键方式是吞噬、氧依赖性杀伤及细胞内吞，从而使机体维持动态平衡。因此，急性胰腺炎晚期合并胰腺感染并发症可被认为是与固有免疫细胞特别是吞噬细胞功能受损有关，严重免疫抑制或麻痹相关的生物标志物可能是预测胰腺感染的良好因子。中性粒细胞 - 淋巴细胞比率被认为是预测急性胰腺炎患者死亡率最有价值的指标之一。近年来，评价这些细胞的表型和功能指标对急性胰腺炎严重程度和并发症的预测越来越受到重视。例如，有研究发现单核细胞 HLA-DR 和中性粒细胞 CD64 的表达可作为急性胰腺炎局部和全身并发症的早期预测指标。

一项来自 *Digestive Diseases and Sciences* 的前瞻性观察性研究探讨了急性胰腺炎患者入院时循环吞噬细胞的数量和功能指标与急性胰腺炎感染并发症的关系，研究利用流式细胞技术检测外周血中性粒细胞和单核细胞的代谢状态、吞噬活性和活性氧（reactive oxygen species，ROS）的生成。结果表明，急性胰腺炎患者单核细胞 ROS 的生成显著增加，单核细胞和中性粒细胞吞噬活性的基线值和反应性储备显著下降。研究者通过 ROC 曲线下面积分析，评价早期循环吞噬细胞代谢特征对急性胰腺炎感染并发症的预测价值，结果显示，中性粒细胞和单核细胞吞噬反应性储备对预测胰腺炎合并感染的曲线下面积分别为 0.95 和 0.84，由此可得出结论，早期检测循环吞噬细胞的数量和功能指标可预测急性胰腺炎患者感染并发症的发生。

2. 超氧化物歧化酶　急性胰腺炎的发病机制尚不完全清楚，但有证据表明氧化应激在疾病早期及疾病进展过程中起重要作用。急性胰腺炎发病过程中产生大量 ROS，机体抗氧化系统失衡时发生氧化应激反应，高水平的 ROS 引起毛细血管内皮细胞损伤、血管通透性增加，导致胰腺微循环障碍加重。许多研究发现急性胰腺炎患者氧化应激标志物水平随疾病严重程度的增加而增加，因此，氧化应激被认为是急性胰腺炎发生的局部和全身事件的关键介导因子。人体的抗氧化系统由抗氧化酶和非酶促抗氧化剂组成，其中超氧化物歧化酶是体内主要的活性氧清除剂，存在于细胞的线粒体或细胞质中。

一项来自 *Digestive Diseases and Sciences* 的大型横断面研究纳入了 854 例于发病 24h 内入院的成人急性胰腺炎患者，研究者分别测定了入院第 1 天、第 2 天、第 3 天不同严重程度患者、不同器官衰竭患者及死亡患者的血清超氧化物歧化酶活性，结果发现超氧化物歧化酶活性在轻度急性胰腺炎、中重度急性胰腺炎、重症急性胰腺炎患者之间差异均有统计学意义（P 均<0.01），超氧化物歧化酶活性在持续性肾衰竭患者（77.8 ± 37.2）、持续性循环衰竭患者（66.2 ± 14.9）、死亡患者（64.3 ± 16.0）中显著降低。超氧化物歧化酶活性预测持续性循环衰竭和死亡的准确性较高，ROC 曲线下面积分别为 0.83 和 0.84。研究得出结论，超氧化物歧化酶活性与急性胰腺炎的严重程度和临床转归呈负相关，在预测急性胰腺炎早期持续性循环衰竭和死亡方面具有很高的准确性。

3. 血管生成素 -2　血管生成素 -2（angiopoietin-2，Ang-2）是一种选择性作用于内皮细胞的糖蛋白，可增加内皮细胞通透性。Ang-2 一经合成，就被包装在分泌性 Weibel-Palade 小体中，若机体受到损伤，Ang-2 会从内皮细胞中释放。这些特征提示 Ang-2 可能成为反映早期内皮细胞活化与全身炎症反应的良好生物标志物，是近年来发现的一种有前景的预测急性胰腺炎严重程度及是否合并感染的生物标志物。

一项来自 *Digestive Diseases and Sciences* 的前瞻性观察性研究对 Ang-2 在急性胰腺炎疾病进展中的作用进行了探究，研究者比较了 Ang-2 在不同严重程度胰腺炎患者中的表达，结果表明 Ang-2 与 SAP 的发生及急性胃肠道损伤（acute gastrointestinal injury，AGI）严重程度密切相关。此外，Ang-2 还与肠道屏障损伤相关指标血清 D- 乳酸、二胺氧化酶及肠脂肪酸结合蛋白呈线性相关。研究者运用 ROC 曲线下面积分析了 Ang-2 对急性胰腺炎几种不良结局（多脏器衰竭、胰腺坏死及死亡）的预测价值，并与常用的评分系统和生物标志物同时进行比较，结果表明 Ang-2 水平可预测急性胰腺炎的不良结局，而且优于常规生物标志物。因此，研究者认为 Ang-2 是早期 SAP、AGI 及肠屏障功能障碍良好的预测指标。

4. 白细胞的细胞内通路相关因子　白细胞信号通路如核因子 -κB（nuclear factor-κB，NF-κB）和信号转导及转录激活蛋白 3（signal transducer and activator of transcription 3，STAT3）信号转导通路在急性胰腺炎的全身性炎症反应中起重要作用。值得注意的是，白细胞信号通路代表白细胞激活的早期阶段，例如在细胞因子产生之前，信号通路为预测急性胰腺炎的病程发展提供了更有吸引力的候选指标。

一项来自 *Pancreas* 的前瞻性观察研究探讨了循环白细胞的细胞内信号是否可以预测急性胰腺炎的持续性器官功能障碍（organ dysfunction，OD）和继发感染。研究者采集了 174 例发病 72h 内的急性胰腺炎患者和 31 例健康对照者的静脉血样，通过磷酸特异化流式细胞技术检测了单核细胞、中性粒细胞和淋巴细胞中给予适当刺激的 STAT1、STAT6、NF-κB、Akt，以及未刺激的 STAT3 磷酸化（phosphorylation）水平。研究结果显示，单核细胞和中性粒细胞中 IL-4 刺激的 pSTAT6 和中性粒细胞中大肠埃希菌刺激的 pNF-κB 的降低可有效预测器官功能障碍的发生。pSTAT3 在单核细胞、$CD8^+$T 细胞和中性粒细胞中高表达，pSTAT1 在单核细胞和 T 细胞中低表达，以及 pNF-κB 在淋巴细胞中低表达均可预测继发感染的发生。因此，白细胞中 STAT3、STAT1、STAT6 和 NF-κB 的磷酸化是急性胰腺炎合并器官功能障碍和感染的潜在预测因子。

三、未来研究方向

综上所述，急性胰腺炎继发感染的发病机制与病理生理过程极其复杂，多种生物标志物对急性胰腺炎的早期诊断有一定的参考价值，并且为急性胰腺炎的诊治研究提供了新的思路，但其特异性与敏感性的优势尚待更多的临床研究来证实。因此，未来需要开展更多大样本、多中心的临床研究，综合应用多种生物标志物帮助临床医师早期诊断、指导决策，最终改善急性胰腺炎患者的预后。此外，以深度学习为代表的人工智能算法在医学影像上的应用研究正在兴起，利用人工智能医学影像，结合患者其他的生理指标及具有预测价值的生物标志物，构建更高精确度和特异性的诊断算法，对预测 INP 的发生将具有更广阔的前景。

（东部战区总医院　李维勤）

参考文献

［1］Brown LA, Hore TA, Phillips AR, et al. A systematic review of the extra-pancreatic infectious complications in acute pancreatitis. Pancreatology, 2014, 14(6): 436-443.

［2］Werge M, Novovic S, Schmidt PN, et al. Infection increases mortality in necrotizing pancreatitis: A systematic review and meta-analysis. Pancreatology, 2016, 16(5): 698-707.

［3］Wolbrink DRJ, Kolwijck E, Oever JT, et al. Management of infected pancreatic necrosis in the intensive care unit: a narrative review. Clin Microbiol Infect, 2020, 26(1): 18-25.

［4］Banks PA, Bollen TL, Dervenis C, et al. Classification of acute pancreatitis-2012: revision of the Atlanta classification and definitions by international consensus. Gut, 2013, 62(1): 102-111.

［5］van Grinsven J, van Brunschot S, Bakker OJ, et al. Diagnostic strategy and timing of intervention in infected necrotizing pancreatitis: an international expert survey and case vignette study. HPB (Oxford), 2016, 18(1): 49-56.

［6］Popa CC. Prognostic biological factors in severe acute pancreatitis. J Med Life, 2014, 7(4): 525-528.

［7］Staubli SM, Oertli D, Nebiker CA. Laboratory markers predicting severity of acute pancreatitis. Crit Rev Clin Lab Sci, 2015, 52(6): 273-283.

［8］Phillip V, Steiner JM, Algül H. Early phase of acute pancreatitis: assessment and management. World J Gastrointest Pathophysiol, 2014, 5(3): 158-168.

［9］Weitz G, Woitalla J, Wellhöner P, et al. Does etiology of acute pancreatitis matter? A review of 391 consecutive episodes. JO, 2015, 16(2): 171-175.

［10］Yang ZW, Meng XX, Xu P. Central role of neutrophil in the pathogenesis of severe acute pancreatitis. J Cell Mol Med, 2015, 19(11): 2513-2520.

［11］Gukovskaya AS, Gukovsky I, Algül H, et al. Autophagy, inflammation, and immune dysfunction in the pathogenesis of pancreatitis. Gastroenterology, 2017, 153(5): 1212-1226.

［12］Liu G, Tao J, Zhu Z, et al. The early prognostic

value of inflammatory markers in patients with acute pancreatitis. Clin Res Hepatol Gastroenterol, 2019, 43(3): 330-337.

[13] Yu ZX, Chen XC, Zhang BY, et al. Association between HLA-DR expression and multidrug-resistant infection in patients with severe acute pancreatitis. Curr Med Sci, 2018, 38(3): 449-454.

[14] Zhang H, Ling XL, Wu YY, et al. CD64 expression is increased in patients with severe acute pancreatitis: clinical significance. Gut Liver, 2014, 8(4): 445-451.

[15] Susak YM, Dirda OO, Fedorchuk OG, et al. Infectious complications of acute pancreatitis Is associated with peripheral blood phagocyte functional exhaustion. Dig Dis Sci, 2021, 66(1): 121-130.

[16] Gómez Cambronero LG, Sabater L, Pereda J, et al. Role of cytokines and oxidative stress in the pathophysiology of acute pancreatitis: therapeutical implications. Curr Drug Targets Inflamm Allergy, 2002, 1(4): 393-403.

[17] Yu JH, Kim H. Oxidative stress and inflammatory signaling in cerulein pancreatitis. World J Gastroenterol, 2014, 20(46): 17324-17329.

[18] Petrov MS. Therapeutic implications of oxidative stress in acute and chronic pancreatitis. Curr Opin Clin Nutr Metab Care, 2010, 13(5): 562-568.

[19] Zheng X, Li L, Zhu Y, et al. Superoxide dismutase predicts persistent circulation failure and mortality in the early stage of acute pancreatitis. Dig Dis Sci, 2020, 65(12): 3551-3557.

[20] Whitcomb DC, Muddana V, Langmead CJ, et al. Angiopoietin-2, a regulator of vascular permeability in inflammation, is associated with persistent organ failure in patients with acute pancreatitis from the United States and Germany. Am J Gastroenterol, 2010, 105(10): 2287-2292.

[21] Huang Q, Wu Z, Chi C, et al. Angiopoietin-2 is an early predictor for acute gastrointestinal injury and intestinal barrier dysfunction in patients with acute pancreatitis. Dig Dis Sci, 2021, 66(1): 114-120.

[22] Hillmer EJ, Zhang H, Li HS, et al. STAT3 signaling in immunity. Cytokine Growth Factor Rev, 2016, 31: 1-15.

[23] Rakonczay Z Jr, Hegyi P, Takács T, et al. The role of NF-kappaB activation in the pathogenesis of acute pancreatitis. Gut, 2008, 57(2): 259-267.

[24] Turunen A, Kuuliala A, Mustonen H, et al. Blood Leukocyte Signaling Pathways as Predictors of Severity of Acute Pancreatitis. Pancreas, 2021, 50(5): 710-718.

[25] Kermany DS, Goldbaum M, Cai W, et al. Identifying medical diagnoses and treatable diseases by image-based deep learning. Cell, 2018, 172(5): 1122-1131. e9.

[26] Setio AA, Ciompi F, Litjens G, et al. Pulmonary nodule detection in CT images: false positive reduction using multi-view convolutional networks. IEEE Trans Med Imaging, 2016, 35(5): 1160-1169.

第十二章　重 症 营 养

第一节　胃促生长素与重症患者胃肠功能障碍

胃肠道是重症患者较早和较易受累的器官，同时也是恢复较为延迟的器官。胃肠动力功能障碍导致的肠内营养不耐受在重症患者中普遍存在，这导致早期肠内营养治疗陷入困境。胃肠道平滑肌运动受神经和内分泌激素调控，人们对这方面的关注越来越多。胃促生长素（ghrelin）是1999年发现的一种新的胃肠道动力激素，随着研究的进展日益受到关注。目前已经发现了重症患者胃促生长素水平降低的特征，更全面认识到重症患者胃肠功能障碍机制与新的治疗探讨，也为重症患者早期肠内营养启动与推进拓展了新的思路。

一、胃促生长素的由来与作用

胃促生长素是含28个氨基酸的内源性多肽，于1999年首次由日本学者Kojima等在大鼠胃组织中发现，并证明它是生长激素促分泌素受体（growth hormone secretagogue receptor，GHSR）的唯一内源性配体，取名ghrelin（希腊语），有生长之意，也称为脑肠肽。循环中的胃促生长素主要由胃黏膜的一种圆形或卵圆形内分泌细胞产生，在人类称为P/D[1]细胞，在鼠类称为X/A样细胞，其他外周器官如小肠、胰腺、肝、卵巢等，以及中枢部位如下丘脑、垂体也有胃促生长素受体表达。胃促生长素以2种形式存在，包括去酰基化胃促生长素和酰基化胃促生长素，其中酰基化胃促生长素可与生长激素促分泌素受体结合产生其生物活性（图12-1-1）。以往认为去酰基化胃促生长素无生物活性，但近

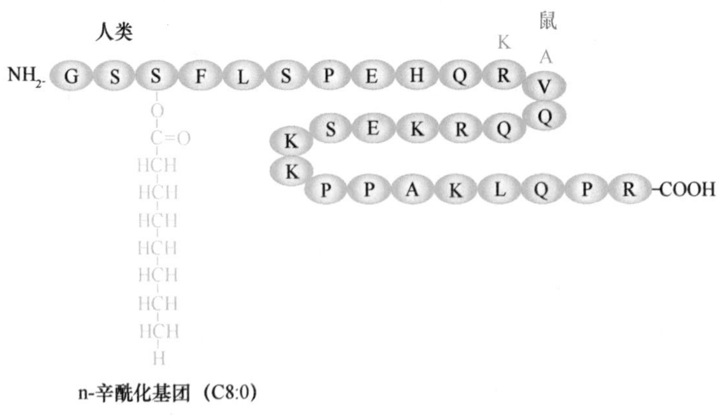

图 12-1-1　胃促生长素的2种存在形式

注：胃促生长素是由28个氨基酸构成的多肽，在第3位丝氨酸上有辛酰化基团，对于维持其主要活性非常重要

年来研究发现，去酰基化胃促生长素可以通过其他信号通路产生不同的生物活性。调节胃促生长素释放的因素尚不完全清楚，与摄食、血糖水平、胰岛素水平，以及重症患者发生的代谢紊乱均可能影响胃促生长素的分泌与释放。

胃促生长素在食物摄取调控中扮演重要的角色，空腹时胃黏膜分泌胃促生长素，使血中含量逐步上升，餐前速增达到最高水平，餐后下降。胃促生长素促进食欲的调控途径如下：位于下丘脑和邻近第三脑室的胃促生长素神经元细胞释放胃促生长素，于突触前诱导弓状核（arcuate nucleus，ARC）释放神经肽 Y（neuropeptide Y，NPY），这是一种能促进食欲的神经肽。胃促生长素还抑制下丘脑阿黑皮素原（proopiomelanocortin，POMC）的释放，这是一种抑制食欲的神经肽，其结果也可导致食欲增加。另外，NPY 还能在室旁核抑制 γ 氨基丁酸（γ-aminobutyric acid，GABA）的释放，从而导致促肾上腺素皮质激素释放激素（corticotropin releasing hormone，CRH）增加，进而使皮质醇增加，增进食欲（图 12-1-2）。在啮齿动物中，神经中枢注射胃促生长素会诱发摄食效应，其作用与 NPY 引起的促食欲效应相同 。在人体研究中发现，无论是消瘦、肥胖、营养失调还是健康的人群中，外周注入胃促生长素都会增强饥饿感进而提高摄食量；处于能量负平衡时，血液中胃促生长素水平也会升高。

酰基化胃促生长素具有促进胃肠运动的作用。酰基化胃促生长素可与胃内交感神经传入纤维的 GHSR 结合，将信号传至孤束核（nucleus of the solitary tract，NTS）。NTS 的信息将投射到下丘脑的弓状核，引起 NPY 神经元活化。然后，这一信号传送到背侧迷走神经复合体（dorsal vagal complex，DVC）并且通过迷走神经传出纤维诱导胃肠道的快速肌肉运动（图 12-1-3）。

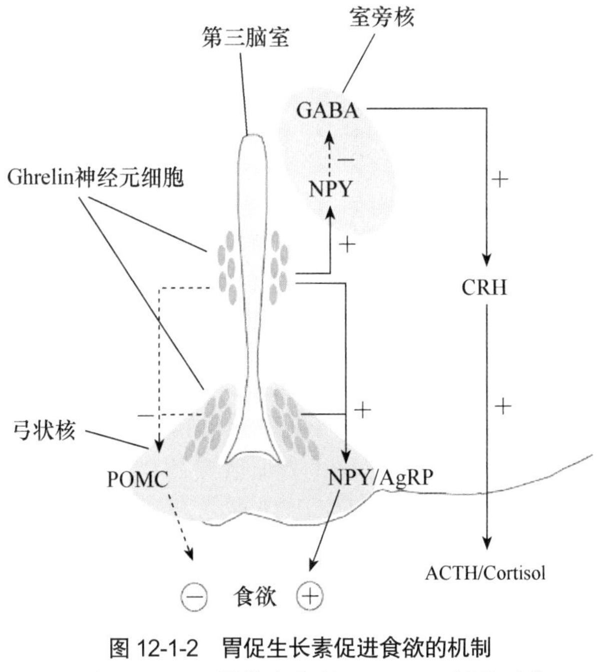

图 12-1-2　胃促生长素促进食欲的机制

注：Ghrelin. 胃促生长素；GABA. γ 氨基丁酸；NPY. 神经肽 Y；POMC. 阿黑皮素原；CRH. 促肾上腺素皮质激素释放激素；NPY/AgRP. 神经肽 Y/ 刺鼠相关蛋白；ACTH/Cortisol. 促肾上腺皮质激素 / 皮质醇

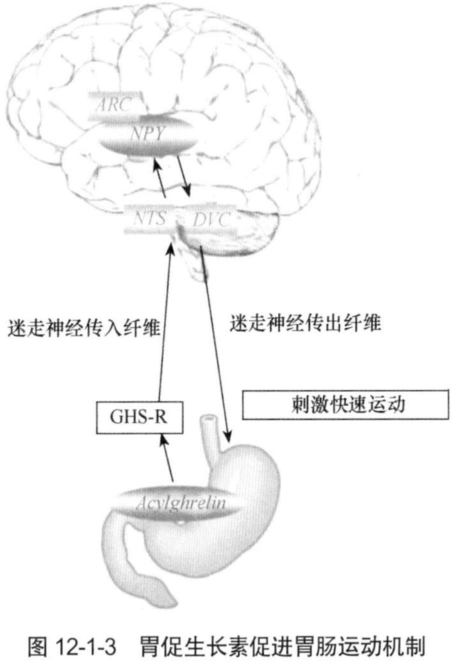

图 12-1-3　胃促生长素促进胃肠运动机制

注：ARC. 弓状核；NPY. 神经肽 Y；NTS. 孤束核；DVC. 背侧迷走神经复合体；GHS-R. 生长激素促分泌素受体；Acylghrelin. 酰基化胃促生长素

二、胃肠道促动力治疗的局限性

胃肠动力减弱导致的喂养不耐受是重症患者胃肠道功能障碍的一种常见表现，是肠内营养难以达到目标喂养量的主要原因。对于出现喂养不耐受的患者，甲氧氯普胺和红霉素是当前重症营养治疗国际指南推荐的促动力治疗选择，静脉注射红霉素为首选促动力治疗，亦可用甲氧氯普胺联合红霉素静脉给药。红霉素是胃动素激动药，可促进重症患者的胃排空，降低喂养不耐受。因胃动素受体仅分布在胃和近端十二指肠，胃动素激动药对小肠和结肠的作用有限。研究表明，红霉素不但不能加快重症患者全小肠的传输速度，甚至会使其降低。有学者认为，如果仅增加胃排空速度，而不改变远端肠道的运动功能，将使肠管更加扩张，甚至出现相关并发症。可见，红霉素的促动力作用存在一定的临床局限，长时间使用还应注意可能带来的不良反应，如心脏毒性、QT 间期延长和细菌耐药。甲氧氯普胺是多巴胺拮抗药，其促动力作用也仅限于上消化道，主要不良反应为迟发性运动障碍、静坐不能，以及各种心血管不良反应。此外，这 2 种药物容易产生耐药性，长期应用效果变逐渐降低。

三、胃促生长素与胃肠动力障碍

与胃动素不同，胃促生长素受体在整个胃肠道均匀分布，可促进胃排空、显著加速小肠的排空并促进术后胃肠道假性梗阻恢复、加快结肠推进性肠运动。并且胃促生长素及其受体激动药的应用目前未发现明确的不良反应。

目前发现的胃促生长素受体激动药有瑞莫瑞林（relamorelin）、尤利瑞林（ulimorelin）、卡莫瑞林（capromorelin）、EX-1314、伊莫瑞林（ipamorelin）、TZP-102 和 GHRP-6 等，一些药物已在临床用于改善胃肠动力障碍，但更多集中于治疗糖尿病胃瘫等患者。在一项随机双盲平行对照研究中，12 周后应用瑞莫瑞林的患者糖尿病胃瘫的所有症状（恶心、腹痛、餐后胀满）较安慰剂组均显著好转，并且瑞莫瑞林可显著加速胃排空。另一项应用 TZP-102 的研究也显示其可用于治疗糖尿病胃瘫。草药制剂 Rikkunshito 在亚洲地区广泛应用，研究发现其可通过提高血液中胃促生长素水平使患者的胃排空得到改善。一项纳入 52 个 RCT 研究、涉及 5475 例功能性胃瘫患者的 meta 分析显示，与单独应用西药（多潘立酮、莫沙必利）相比，Rikkunshito 可显著提高总体临床有效性，降低总胃瘫症状评分，加快胃排空速度，降低治疗后 6 个月功能性胃瘫的复发 。

Karaca 等报道，在进入 ICU 的前 10 天内，重症患者血清胃促生长素逐步降低，并且持续到第 4 周才能见到因饥饿诱发的胃促生长素升高。近年研究显示，重症患者血清酰基化胃促生长素的水平降低，这可能与重症患者的胃肠动力降低相关。胃促生长素及其受体激动药也被用于改善重症患者胃肠动力障碍。在一项纳入 120 例喂养不耐受的重症患者的研究中，尤利瑞林显示出与甲氧氯普胺类似的促动力治疗效果。一项关于重症患儿喂养不耐受的研究显示，胃促生长素降低与胃排空延迟相关。但在近期一项纳入 26 例重症前期患者的单中心随机对照研究中，与安慰剂相比，Rikkunshito 未能使更多患者达到喂养目标。在重症患者中，关于胃促生长素受体激动药在胃肠功能障碍等方面的研究日益受到关注，相信随着认识深入，更多的高质量、针对性研究将提供更明确及具有临床指导价值的证据。

四、胃促生长素的促消化与胃肠黏膜保护作用

完整的胃肠消化吸收功能除了胃肠蠕动外，还需要胃酸及消化酶的参与。研究表明，胃促生长素可通过不同机制促进胃酸、促胃液素、胰岛素、胆囊收缩素和胰酶等分泌，有助于肠内营养的消化吸收。消化液的存在也是维持肠道菌群正常的重要因素，而肠道菌群与重症患者肠内营养时的腹胀、腹泻，重症患者的全身炎症反应和多脏器功能障碍密切相关。

重症患者因炎症反应、组织灌注不足或休克、缺血再灌注损伤等常导致胃肠道黏膜受损、肠黏膜屏障破坏、分泌与动力障碍，以及肠道吸收功能下降，甚至肠壁缺血坏死，使早期肠内营养面临很大挑战，常难以有效实施。随着对胃促生长素的研究和认识深入，其对胃肠道黏膜的保护作用受到关注。研究显示，胃促生长素可能通过调节胃肠道黏膜细胞增殖、增加胃肠黏膜血流、降低黏膜氧化应激及炎症反应等机制对胃肠黏膜起到保护作用。

综上所述，重症患者在原发疾病及应激的打击下，常常会出现食欲减退或丧失、胃肠动力降低、胃肠道黏膜损伤等胃肠功能损害与功能障碍，这些改变将导致早期肠内营养难以有效实施。目前，临床上对于重症患者胃肠功能障碍的治疗手段有限。至今有关胃促生长素研究显示，其对于上述胃肠动力、胃肠黏膜等诸方面胃肠功能均有所帮助。除此以外，胃促生长素还能促进生长激素释放，辅助瘦体组织增加，必将有利于重症患者早期康复。近年来，胃促生长素的抗炎因子作用、改善心血管系统功能作用成为研究热点，而炎症反应及心血管功能不全均会对胃肠功能产生影响。相信随着研究的深入，胃促生长素将有可能为改善重症患者胃肠动力与消化功能、调控代谢与免疫等研究开辟一条新的路径。

（清华大学附属北京清华长庚医院 朱 研 许 媛）

参 考 文 献

［1］ McClave SA, Gualdoni J, Nagengast A, et al. Gastrointestinal dysfunction and feeding intolerance in critical illness: do we need an objective scoring system? Curr Gastroenterol Rep, 2020, 22(1): 1.

［2］ Deane AM, Chapman MJ, Reintam Blaser A, et al. Pathophysiology and treatment of gastrointestinal motility disorders in the acutely ill. Nutr Clin Pract, 2019, 34(1): 23-36.

［3］ Kojima M, Kangawa K. Ghrelin: structure and function. Physiol Rev, 2005, 85(2): 495-522.

［4］ Ogiso K, Asakawa A, Amitani H, et al. Ghrelin: a gut hormonal basis of motility regulation and functional dyspepsia. J Gastroenterol Hepatol, 2011, 26 Suppl 3: 67-72.

［5］ Akalu Y, Molla MD, Dessie G, et al. Physiological effect of ghrelin on body systems. Int J Endocrinol, 2020, 2020: 1385138.

［6］ Tschöp M, Smiley DL, Heiman ML. Ghrelin induces adiposity in rodents. Nature, 2000, 407(6806): 908-913.

［7］ Wren AM, Seal LJ, Cohen MA, et al. Ghrelin enhances appetite and increases food intake in humans. J Clin Endocrinol Metab, 2001, 86(12): 5992.

［8］ Singer P, Blaser AR, Berger MM, et al. ESPEN

guideline on clinical nutrition in the intensive care unit. Clin Nutr, 2019, 38(1): 48-79.
[9] Deane AM, Wong GL, Horowitz M, et al. Randomized double-blind crossover study to determine the effects of erythromycin on small intestinal nutrient absorption and transit in the critically ill. Am J Clin Nutr, 2012, 95(6): 1396-1402.
[10] Arabi YM, Reintam Blaser A, Preiser JC. When and how to manage enteral feeding intolerance? Intensive Care Med, 2019, 45(7): 1029-1031.
[11] van Zanten AR. Do we need new prokinetics to reduce enteral feeding intolerance during critical illness? Crit Care, 2016, 20(1): 294.
[12] Zatorski H, Mosinska P, Storr M, et al. Relamorelin and other ghrelin receptor agonists-future options for gastroparesis, functional dyspepsia and proton pump inhibitors-resistant non-erosive reflux disease. J Physiol Pharmacol, 2017, 68(6): 797-805.
[13] Camilleri M, McCallum RW, Tack J, et al. Efficacy and safety of relamorelin in diabetics with symptoms of gastroparesis: a randomized, placebo-controlled study. Gastroenterology, 2017, 153(5): 1240-1250.
[14] Ejskjaer N, Wo JM, Esfandyari T, et al. A phase 2a, randomized, double-blind 28-day study of TZP-102 a ghrelin receptor agonist for diabetic gastroparesis. Neurogastroenterol Motil, 2013, 25(2): e140-e150.
[15] Ko SJ, Park J, Kim MJ, et al. Effects of the herbal medicine Rikkunshito, for functional dyspepsia: A systematic review and meta-analysis. J Gastroenterol Hepatol, 2021, 36(1): 64-74.
[16] Karaca Z, Yüksel RC, Gunes Sahin G, et al. Measurement of serial serum total and acylated ghrelin levels in critically ill patients: a prospective and observational pilot study. Nutr Clin Pract, 2021, doi: 10. 1002/ncp. 10681.
[17] Nematy M, O'Flynn JE, Wandrag L, et al. Changes in appetite related gut hormones in intensive care unit patients: a pilot cohort study. Crit Care, 2006, 10(1): R10.
[18] Arabi YM, Jawdat D, Al Dorzi HM, et al. Leptin, ghrelin, and leptin/ghrelin ratio in critically ill patients. Nutrients, 2019, 12(1): 36.
[19] Heyland DK, van Zanten ARH, Grau Carmona T, et al. A multicenter, randomized, double-blind study of ulimorelin and metoclopramide in the treatment of critically ill patients with enteral feeding intolerance: PROMOTE trial. Intensive Care Med, 2019, 45(5): 647-656.
[20] Martinez EE, Panciotti C, Pereira LM, et al. Gastrointestinal hormone profiles associated with enteral nutrition tolerance and gastric emptying in pediatric critical illness: a pilot study. JPEN J Parenter Enteral Nutr, 2020, 44(3): 472-480.
[21] Doi M, Miyamoto K, Shimokawa T, et al. The effect of standard and high dose of rikkunshito on achievement of enteral nutrition target in critically ill patients: a pilot randomized controlled trial. Acute Med Surg, 2019, 7(1): e442.
[22] Li B, Lin Q, Guo H, et al. Ghrelin regulates sepsis-induced rat acute gastric injury. Mol Med Rep, 2019, 19(6): 5424-5432.
[23] Mathur N, Mehdi SF, Anipindi M, et al. Ghrelin as an anti-sepsis peptide: review. Front Immunol, 2021, 11: 610363.
[24] Tokudome T, Kangawa K. Physiological significance of in the cardiovascular system. Proc Jpn Acad Ser B Phys Biol Sci, 2019, 95(8): 459-467.

第二节 中外重症新型冠状病毒肺炎营养治疗指南介绍

新型冠状病毒肺炎（coronavirus disease 2019，COVID-19）患者中 5%～10 % 会发展成重症患者，需要呼吸或循环支持治疗而入住重症监护病房（intensive care unit，ICU）。研究显示，重症 COVID-19 存活患者的机械通气时间和 ICU 留住时间较长，存在营养不良高风险，因此，营养治疗至关重要，营养评估和早期营养支持治疗应纳入此类患者的整体治疗策略中。国内外专家相继制订重症 COVID-19 患者的营养支持共识或指南，包括欧洲临床营养和代谢学会（ESPEN）制订的《COVID-19 患者营养治疗专家共识和实践指南》，Thibault 等在 *Critical Care* 发表的《COVID-19 重症患者营养实践指南》，中华医学会肠外肠内营养学分会制订的《COVID-19 重症患者营养治疗专家建议》及中华医学会重症医学分会制订的《重症新型冠状病毒肺炎患者营养支持治疗的专家建议》。

总体而言，各项指南（共识）的推荐意见与先前已经颁布的 ICU 患者营养指南大体一致，但也关注到重症 COVID-19 疾病的特点，其营养治疗也有不同之处。现就其要点分述如下。

一、应充分评估重症 COVID-19 患者营养不良风险

2018 年，全球（营养）领导层倡议营养不良诊断标准共识（global leadership initiative on malnutrition diagnosis criteria consensus，GLIM）重新定义了营养不良的诊断标准。根据 GLIM，诊断营养不良应至少符合 1 项表型标准和 1 项病因标准。表型标准是体重指数（body mass index，BMI）＜20kg/m^2（或＜22kg/m^2，如果年龄≥70 岁）或者 6 个月内体重下降＞5%，或者 6 个月以上体重下降＞10%；或出现肌肉量减少。病因标准为，1 周以上食物摄入量减少≤50%，或者食物吸收减少（吸收不良或既往有胃肠手术史），或者存在急性疾病（创伤），或者患慢性炎症疾病。

与普通重症患者营养指南一致的是，所有重症 COVID-19 患者的营养治疗指南均推荐使用一种标准来评估营养不良风险。ESPEN 制订的 COVID-19 患者营养治疗指南建议营养不良通用筛查工具（malnutrition universal screening tool，MUST）、营养风险筛查 2002 评分（NRS 2002）或 GLIM 等均可选用。

COVID-19 是一种营养不良高风险疾病。患者老年人居多，常合并多种基础疾病，往往容易掩盖其已经存在的蛋白质营养不良状况。营养不良是不良预后的危险因素，因此，应充分评估重症 COVID-19 患者营养不良风险。一项回顾性观察性研究结果显示，入住 ICU 时营养不良高风险患者 28 天病死率更高，是对照组的 2 倍，改良的 NUTRIC 评分可用于 COVID-19 危重症患者的营养风险评估及预后预测。一项前瞻性队列研究显示，COVID-19 危重症患者营养不良发生率较高，与病死率高和 ICU 留住时间延长有很大的相关性，GLIM 标准是评估 COVID-19 危重症患者营养不良的有效方法。Thibault 等制订的指南也建议应用 GLIM 标准来评估 COVID-19 患者的营养不良风险。应用 GLIM 标准评估营养不良风险要考虑到 COVID-19 患者的具体特点，死板套用 GLIM 表型标准有时并不太实际。例如，体重和身高量表每次使用完后必须消毒，因此增加了使用的难度，同时也增加了病毒传播的风险。由于液体过负荷或者液体复苏的患者，使 BMI 解读的可靠性降低。因为病毒传播的风险增加，生物电阻抗分析和握力测量肌肉力量也不建议在 COVID-19 患者中使用。因此，更合适的

评估方法是，通过对患者及其家属的询问来确定最近的体重下降情况和BMI指数。也可以使用半定量的方法来更快地评估食物摄入量。病因标准对于COVID-19患者显而易见，研究已证实COVID-19是一种急性炎症反应性疾病，低蛋白血症与其不良预后相关。

二、重症COVID-19患者代谢特征与能量需要

COVID-19危重患者的显著标志是，明显延长的全身炎症反应综合征（systemic inflammatory response syndrome，SIRS），与之伴随的应激代谢状态不容忽视。COVID-19相关的营养不良与其高炎症反应状态、应激代谢状态、摄入不足、高龄，以及基础合并症与ICU留住时间延长等显著相关。研究表明，COVID-19患者营养不良的比例为42.0%～66.7%，危重患者营养不良比例更高。越来越多的证据表明，在COVID-19患者中营养不良预示疾病的不良预后。

而过度喂养或喂养不足都会增加病死率。对于非COVID-19的重症患者，临床常用的预测公式来推算能量需求，但因疾病的类型、严重程度、应激状态和治疗性干预等各异，导致无法真实反映患者的能量需求。COVID-19患者的高应激状态，明显延长的炎症反应，只会使问题更加复杂。而间接测热法能更好地反映患者的能量需求，避免过度喂养或喂养不足，已被写入2016年《SCCM/ASPEN成年危重病患者营养支持治疗实施与评估指南》，被美国危重病学会、美国肠外肠内营养学会联合推荐使用。

短时间内收治大量COVID-19重症患者，很多ICU需要承担超负荷工作量，为降低病毒传播风险，操作时的相对复杂程度，操作时的消毒和病毒暴露的问题都会限制间接测热法在ICU的早期使用。因此，Thibault等制订的指南建议间接测热法适用于ICU留住时间10天以上或全肠外营养（total parenteral nutrition，TPN）来避免过度喂养的患者。ESPEN制订的指南则建议，在确保无菌和安全的情况下间接测热法是很好的选择，也可选择预测公式来估算热卡需要量。

国内2项指南均没有提及间接测热法，而是根据疾病严重程度不同推荐20～30kcal/（kg・d）（1kcal＝4.184kJ）并尽快达到目标能量；推荐COVID-19重症患者的目标喂养为25～30kcal/（kg・d），以低剂量起始喂养，如喂养不耐受，可考虑滋养型喂养（输注速度：10～20kcal/h或10～30ml/h）。

三、重症COVID-19感染患者营养治疗启动时机和途径

营养治疗启动的时机和途径至关重要，《SCCM/ASPEN成年危重病患者营养支持治疗实施与评估指南》和《COVID-19患者营养治疗专家共识和实践指南》建议，对于经口进食不能满足营养需求的患者，应早期启动肠内营养治疗。针对COVID-19患者的几项指南均建议入住ICU 48h内或者气管内插管后机械通气12h内启动早期肠内营养。ESPEN制订的指南建议在24～48h内尽早启动肠内营养。

1979—2015年间的RCT研究的meta分析结果显示，与对照组相比，早期肠内营养可以改善病死率，降低感染风险。研究证实，肠黏膜缺乏营养物质接触会导致淋巴样组织萎缩，免疫系统功能下降和细菌易位。早期肠内营养给危重症患者带来的益处是显而易见的，只要没有禁忌，只要能耐受就应该考虑早期肠内营养治疗。研究证实，大多数脓毒症或休克患者可以耐受早期肠内营养，因此，休克不应是患者肠内营养的禁忌，除非出现血管活性药剂量不断增加以及相关喂养不耐受的表现（如肠梗阻、腹胀、呕吐）。

对于有胃肠道症状的COVID-19患者，早期肠内营养可能不能作为首选。有研究表明，部分患者

胃肠道症状出现在呼吸道症状之前，胃肠道症状的发展提示疾病严重程度增加。有严重胃肠道症状和（或）肠内喂养不耐受的患者，应考虑早期肠外营养，但是当症状好转后，应积极尝试转为肠内营养。早期肠内营养禁忌包括有胃肠道症状的患者，血管活性药物用量持续增加的休克患者，或使用无创正压通气的患者。

ESPEN 制订的指南建议，对于早期肠内营养禁忌的患者，存在高营养风险、营养不良、明显胃肠道症状或预期 ICU 留住时间很长的患者，应尽早开始肠外营养。而对于低营养风险的患者，肠外营养可延迟 5～7 天，除非营养风险水平发生变化，这与 Thibault 等制订的指南的推荐是一致的，但强调应根据患者的个体化情况作出决策，国内 COVID-19 重症患者的营养指南与其内容均一致。

四、重症 COVID-19 患者胃肠功能损害与肠内营养不耐受

研究表明，重症 COVID-19 可以累及消化系统，可表现为各种胃肠道症状，比如厌食、腹泻、恶心和呕吐，并被大家广泛关注。正常肠道黏膜可被严重急性呼吸综合征冠状病毒 2 型（SARS-CoV-2）破坏，导致胃肠道症状并影响营养物质的消化吸收，这在 COVID-19 危重症患者中十分常见。对于 COVID-19 危重患者这一高危群体，肠内营养是促进肠道完整性和维护免疫功能的首选途径，而在实施肠内营养治疗中，常表现为肠内营养的不耐受。胃肠不耐受成为早期肠内营养治疗中巨大的挑战。各营养学会发布的指南中有多种措施来应对不耐受。

胃肠不耐受常见于患者早期和晚期急性重症阶段，尤其是插管、深度镇静或俯卧位通气的患者。首选胃肠动力药来增加胃肠动力，可静脉注射红霉素或甲氧氯普胺，也可两药联用。如果有胃排空延迟，则不应选用浓缩的肠内制剂，可降低喂养速度和减少喂养量。如果存在腹痛或腹泻，可选用短肽类的配方。应用多种措施后，如果胃肠不耐受仍然存在，则可选择幽门后喂养的途径。

如果肠内营养不耐受不能缓解，基于重症患者的代谢特点，对于营养不良高风险患者及时转为肠外营养可能获益更多。对于机械通气的重症患者，常常 ICU 留住时间延长，喂养不充分容易导致热卡和蛋白量的严重不足。与常规患者相比，重症患者转换为全肠外营养的时机应该更早。

这些近期文献报道的关于患者胃肠不耐受的相关内容与既往 ESPEN 营养指南一致；ESPEN 指南与 Thibault 等制订的营养指南中虽然没有列出单独的专题，但其推荐意见一致。

五、重症 COVID-19 患者免疫营养的应用考虑

细胞因子释放综合征（cytokine-release syndrome，CRS）是感染导致机体大量释放细胞因子的一种全身炎症反应，是引起急性呼吸窘迫综合征（acute respiratory distress syndrome，ARDS）和多器官功能衰竭的重要原因。重症 COVID-19 患者的细胞因子释放综合征以及病毒感染后全身免疫系统失调出现免疫抑制状态已被广泛关注。其中包括在营养配方中使用具有抗炎和抗氧化效应的添加剂。

一项 meta 分析显示肠内营养应用 ω3- 长链多不饱和脂肪酸（ω3-PUFA）、二十碳五烯酸（eicosapentaenoic acid，EPA）和二十二碳六烯酸（docosahexaenoic acid，DHA）能改善 ARDS 患者的机械通气时间和 ICU 留住时间，但不能降低病死率。另一项研究显示，能改善氧合、机械通气时间和 ICU 留住时间。但这些研究证据级别都较低。基于细胞因子释放综合征，免疫反应失调的理论基础，具有免疫调节作用的营养制剂 EPA 和 DHA 的补充对重症 COVID-19 患者可能获益。一项纳入

49 例前瞻性随机对照研究的 meta 分析结果显示，与常规脂肪乳相比，干预组使用以鱼油脂肪乳为主的静脉制剂提供超过 70% 的能量供给，感染风险明显下降（降低 40%），脓毒症风险降低 56%，可以改善 ICU 留住时间和住院时间，但没有病死率方面的获益。

这些研究使我们对鱼油脂肪乳的认识进一步深入。Thibault 等制订的 COVID-19 患者营养治疗指南中，对于 COVID-19 的 ARDS 患者如果有肠外营养的指征，选择富含 ω-3 脂肪酸的鱼油脂肪乳。ω-3 脂肪酸的应用可以增加 EPA 和 DHA 的血浆浓度，从而达到治疗效果。推荐的鱼油脂肪乳的剂量为 0.1～0.2g/（kg・d）。中华医学会重症医学分会制订的《重症新型冠状病毒肺炎患者营养支持治疗的专家建议》推荐每天补充 500mg EPA 和 DHA 含量的肠内营养制剂是安全的。

六、重症 COVID-19 患者器官功能支持时营养治疗的调整

1. 无创正压通气时的营养治疗　尽管无创正压通气（non-invasive positive ventilation，NIPV）能减少呼吸衰竭的患者气管插管需求仍然存在争议，但仍然是部分患者呼吸衰竭的重要支持措施。对应用 NIPV 治疗的 COVID-19 患者进行肠内营养会增加误吸的风险。并且营养管的置入会增加气溶胶形成，增加医务人员暴露的风险，营养管的放置可增加漏气，从而影响 NIPV 的治疗效果。同时 NIPV 可能会影响热卡摄取量达标，从而导致营养不良高风险。无面罩式的 NIPV 在意大利的 COVID-19 患者中广泛应用。与经面罩的 NIPV 相比，营养给予更加安全有效，但需要进一步的研究来证实。

ESPEN 建议无创通气（noninvasive ventilation，NIV）间歇不能给予经口进食，会存在较大误吸的风险。此时如存在营养不良或营养不良高风险时，应考虑肠外营养治疗。中华医学会重症医学分会建议 NIPV 患者经口途径喂养时更换为鼻罩或暂时更换为经鼻高流量氧疗（high flow nasal cannula oxygen therapy，HFNC），以降低进食过程中出现低氧血症的风险；NIPV 患者优先推荐经面罩的通气，该型面罩上设有胃管出口，不影响通气效率，更有利于肠内营养的顺利实施。如果 NIPV 患者出现严重胃胀气，推荐幽门后喂养。

2. 俯卧位时的营养治疗　Martindale 等发表的综述建议，对俯卧位治疗的 COVID-19 患者经胃喂养，将床头抬高 10°～25°。研究表明，重症 COVID-19 患者容易出现中到重度 ARDS，而俯卧位可改善氧合，促使肺复张，改善通气血流比，促进气道分泌物的排出，减少呼吸机相关性肺损伤，改善患者存活率。在此类患者中，俯卧位通气治疗是非常重要并且有效的治疗措施。大家常常认为俯卧位通气可能会增加胃肠功能障碍和呕吐吸入的风险，采取一定的治疗措施来降低这些风险必然是正确的选择。

Thibault 等建议俯卧位并非肠内营养的禁忌，但仍需采用使用胃肠动力药等措施来降低风险增加耐受性。一些回顾性和小型前瞻性研究已证实，在俯卧位通气期间进行肠内营养支持治疗，并不增加胃肠道和肺部并发症。ESPEN 已经指出，俯卧位通气并非肠内营养的禁忌，不应该因为俯卧位通气而限制肠内营养的使用。大部分患者在俯卧位通气时能够耐受经胃的肠内营养治疗，只有少部分患者需要幽门后喂养。而幽门后营养管的置入会增加病毒暴露的风险，因此，是否置入幽门后营养管需要进行个体化风险评估。而在俯卧位通气时进行肠内营养治疗，需要注意的是将床头抬高 10°～25°，可以减少误吸、面部水肿和腹内压升高的风险。

3. 体外膜氧合治疗时的营养治疗策略　Martindale 等发表的综述建议对体外膜氧合（extracorporeal

membrane oxygenation，ECMO）治疗的 COVID-19 患者，采取滋养性喂养，早期启动肠内营养。中华医学会重症医学分会制订的《重症新型冠状病毒肺炎患者营养支持治疗的专家建议》：ECMO 治疗的患者，若无肠内营养禁忌证，建议尽早行管饲肠内营养。经胃为首选的管饲营养喂养通道，如出现胃潴留，可用红霉素 100～250mg，3 次 / 天，促进胃肠蠕动，或甲氧氯普胺 10mg，3 次 / 天，并于 72h 后减量至 1/3，若仍不能缓解，可选择幽门后喂养。

ECMO 治疗是难治性低氧血症和（或）高碳酸血症的重症 COVID-19 患者的重要治疗措施。目前没有发表过针对 ECMO 治疗的 COVID-19 患者营养支持治疗的研究资料。ECMO 治疗时早期启动肠内营养的障碍在于，认为 ECMO 患者可能存在胃排空延迟和肠道缺血的风险。观察性研究显示，ECMO 治疗期间进行肠内营养的安全性和耐受性良好。甲型 H1N1 流感患者的研究显示，ECMO 治疗 24h 内早期启动肠内营养治疗耐受性良好。目前，最大规模的静脉 - 动脉体外膜氧合（VA-ECMO）研究结果显示，早期启动肠内营养可降低 28 天病死率，并且无肠道缺血的报道。同样有研究表明，增加肠内营养热卡和蛋白质给予，可降低 90 天病死率。

综上所述，基于重症 COVID-19 患者的高应激代谢，消化系统的显著受累，胃肠道不耐受，细胞因子释放综合征，以及体外生命支持措施的使用频率高等不同于以往疾病的特征，必然对营养支持治疗产生显著的影响。这类患者的营养支持仍需要遵循以往的指南，同时还应充分考虑到减少病毒传播和流行。为优化营养支持的治疗效果，至关重要的是营养治疗的实施应该根据这些特点做出相应的调整。

（武汉大学中南医院　李　璐　李建国）

参 考 文 献

［1］石汉平，余震，于恺英，等. COVID-19 重症患者营养治疗专家建议. 中国科学：生命科学，2020，50（8）：874-886.

［2］刘娇. 重症新型冠状病毒肺炎患者营养支持治疗的专家建议. 中华重症医学电子杂志（网络版），2020，6（1）：19-21.

［3］Thibault R, Seguin P, Tamion F, et al. Nutrition of the COVID-19 patient in the intensive care unit (ICU): a practical guidance. Crit Care, 2020, 24(1): 447.

［4］Arkin N, Krishnan K, Chang MG, et al. Nutrition in critically ill patients with COVID-19: challenges and special considerations. Clin Nutr, 2020, 39(7): 2327-2328.

［5］Holdoway A. Nutritional management of patients during and after COVID-19 illness. Br J Community Nurs, 2020, 25(Sup8): S6-S10.

［6］Martindale R, Patel JJ, Taylor B, et al. Nutrition therapy in critically ill patients with coronavirus disease 2019. JPEN J Parenter Enteral Nutr, 2020, 44(7): 1174-1184.

［7］Shahbazi S, Hajimohammadebrahim Ketabforoush M, Vahdat Shariatpanahi M, et al. The validity of the global leadership initiative on malnutrition criteria for diagnosing malnutrition in critically ill patients with COVID-19: a prospective cohort study. Clin Nutr ESPEN, 2021, 43: 377-382.

［8］Zhang P, He Z, Yu G, et al. The modified NUTRIC score can be used for nutritional risk assessment as well as prognosis prediction in critically ill COVID-19 patients. Clin Nutr, 2021, 40(2): 534-541.

[9] Whittle J, Molinger J, MacLeod D, et al. Persistent hypermetabolism and longitudinal energy expenditure in critically ill patients with COVID-19. Crit Care, 2020, 24(1): 581.

[10] De Waele E, Jonckheer J, Wischmeyer P. Indirect calorimetry in critical illness: a new standard of care? Curr Opin Crit Care, 2021, 27(4): 334-343.

[11] Liu R, Paz M, Siraj L, et al. Feeding intolerance in critically ill patients with COVID-19. Clin Nutr, 2021, S0261-5614(21)00180-1.

[12] Aguila EJT, Cua IHY, Fontanilla JAC, et al. Gastrointestinal manifestations of COVID-19: impact on nutrition practices. Nutr Clin Pract, 2020, 35(5): 800-805.

[13] Kaafarani HMA, El Moheb M, Hwabejire JO, et al. Gastrointestinal complications in critically ill patients with COVID-19. Ann Surg, 2020, 272(2): e61-e62.

[14] Calder PC. Nutrition, immunity and COVID-19. BMJ Nutr Prev Health, 2020, 3(1): 74-92.

[15] Romano L, Bilotta F, Dauri M, et al. Short report-medical nutrition therapy for critically ill patients with COVID-19. Eur Rev Med Pharmacol Sci, 2020, 24(7): 4035-4039.

[16] Barazzoni R, Bischoff SC, Breda J, et al. ESPEN expert statements and practical guidance for nutritional management of individuals with SARS-CoV-2 infection. Clin Nutr, 2020, 39(6): 1631-1638.

[17] Behrens S, Kozeniecki M, Knapp N, et al. Nutrition support during prone positioning: an old technique reawakened by COVID-19. Nutr Clin Pract, 2021, 36(1): 105-109.

第三节　营养治疗联合早期康复对蛋白质代谢的影响

近年来，先进的治疗理念和技术手段使重症患者的住院死亡率持续下降。然而，研究数据也显示，从重症监护病房（intensive care unit，ICU）出院后，近一半的患者不能回到工作岗位；幸存者中约有 40% 的患者在发病第 1 年死亡。幸存者所表现的肌肉无力和身体功能受损等情况与长时间的机械通气、较高的住院费用和出院后身体功能减退、生活质量下降及生存障碍有关。因此许多专家提出，未来的 ICU 治疗目标不仅在于提高生存率，更应注重患者生活质量和生理功能的提高。早期营养联合康复治疗以改善重症患者生存质量成为争议的焦点问题之一。

重症患者需要足够的营养支持，以满足其在 ICU 住院期间和出 ICU 之后的能量需求，对抗严重的分解代谢并预防肌肉萎缩。对于非重症和各种伴有肌肉萎缩的人群，目前公认，与仅给予营养补充或单独运动相比，蛋白质和早期康复联合干预具有良好的效果。在老年人中，运动和补充蛋白质可提高蛋白质合成并改善肌肉力量。对肥胖患者、人类免疫缺陷病毒（human immunodeficiency virus，HIV）/ 获得性免疫缺陷综合征（acquired immunodeficiency syndrome，AIDS）患者、慢性阻塞性肺疾病患者及接受 60 天卧床休息的健康志愿者的研究表明，运动和营养干预相结合才能最大程度地改善肌肉质量和力量。然而，这些发现在危重患者中的普遍性尚不清楚，应用这种联合方法是否能优化肌肉萎缩和机体损伤，还有待进一步研究。

一、应激后分解代谢改变迅速导致肌肉、蛋白质等丢失并影响预后

重症的特征是显著的内分泌和代谢紊乱，其严重程度与发病率和死亡率有关。早在1942年，Cuthbertson描述了急性疾病期间的2个不同代谢阶段：代谢抑制阶段和流失或分解代谢阶段。简而言之，代谢抑制期的特点是血流动力学不稳定并出现激素变化（包括胰岛素抵抗），以便给重要组织优先供能，这种生存机制导致损伤后内源性葡萄糖产生增加及能量消耗降低；流失阶段是指在重症应激状态下，为了促进机体急性期蛋白质合成包括参与免疫的蛋白合成，骨骼肌组织作为机体重要的蛋白质储存库，可在分解代谢期间降解蛋白质，为机体提供能量。骨骼肌快速、显著崩解丢失为这一过程提供前体氨基酸，以满足机体应激反应的迫切需要，并减少出血和感染的风险。最近有学者提出第3个合成代谢恢复阶段——崩解的组织可进行再合成，机体恢复处理营养的代谢能力，故在严重疾病中肌肉蛋白的净损失情况主要反映在蛋白质的分解速度快于合成速度，加速了营养不足的发生。临床研究显示，多器官功能障碍综合征（multiple organ dysfunction syndrome，MODS）患者入住ICU前10天的分解代谢反应可使肌肉量减少达到1kg/d。很多研究也证实，这可能与炎症、应激、胰岛素抵抗和失用性萎缩等因素有关，并且患者肌肉量与重症患者的预后呈正相关。

随着研究的深入，人们已经认识到，“一刀切”和“一劳永逸”的营养措施并不能充分解决危重疾病过程中复杂的代谢、激素和免疫改变。临床医师必须了解这些变化及其对营养代谢的影响。许多观察性研究都发现，与蛋白摄入较低组相比，给予高蛋白补充组患者的致病率和病死率都显著降低，证实了蛋白质供应的增加与患者生存改善相关。尽管缺乏明确的证据，指南仍推荐蛋白质需求在1.2～2.0g/（kg·d），基于能量供给相似假设，充分蛋白质的摄入将减少骨骼肌的消耗并改善临床预后。ASPEN/SCCM指南还建议在特定的临床条件下提供更多蛋白质（烧伤、肥胖和多发伤患者）。

二、蛋白质补充对自噬代谢调控及体内蛋白质丧失的影响

自噬对于维护细胞和线粒体功能非常重要，是应激时细胞代谢的一个方面，其可被炎症、氧化应激、感染、缺氧/缺血、饥饿等因素所激发。研究证实，自噬在各脏器系统中发挥不同的作用，但在骨骼肌中自噬肌肉萎缩的作用机制还存在争议。Stana等研究证明，与膈肌相比，脓毒症小鼠胫骨前肌萎缩的持续时间更长，且与胫骨前肌中高水平自噬有关。脓毒症时，机体自噬-溶酶体途径的持续激活是导致肌肉萎缩的原因之一，自噬-溶酶体途径通过抑制哺乳动物雷帕霉素靶蛋白（mammalian target of rapamycin，mTOR）激活AMPK活化蛋白激酶（AMP-activated protein kinase，AMPK）相关信号通路，诱导骨骼肌高水平自噬，促进脓毒症肌纤维萎缩。还有研究表明，出现脓毒症、癌症等恶病质状态时，机体可通过c-Jun氨基端激酶途径诱导B细胞淋巴瘤/白血病-2（B-cell lymphoma/leukemia-2，Bcl-2）磷酸化，导致Bcl-2失活并与Beclin-1蛋白解离，发挥诱导自噬的作用。另外，外源性补充亮氨酸等必需氨基酸，可通过抑制骨骼肌自噬信号通路，预防脓毒症引起的肌肉蛋白降解。综上所述，发生脓毒症时机体骨骼肌系统过度自噬是有害的，自噬-溶酶体途径与其他蛋白质降解途径可发挥协同作用，导致机体肌肉萎缩。

骨骼肌自噬水平的稳定可帮助维持细胞稳态，有利于维持骨骼肌组织质量。当各种原因引起自噬调控失调（过度激活或者持续抑制）时，可能对骨骼肌组织产生不利影响。自噬水平过低不利于异

常及失去功能细胞器的及时清除，而自噬水平过高有可能损伤正常组织。影响骨骼肌自噬水平的因素较多，常见的有氧化应激、运动、骨骼肌组织损伤、衰老、禁食、肥胖、环境因素等。

Dobrowolny 等探讨了氧化应激对肌肉稳态和功能的影响，提示氧化应激可增强骨骼肌自噬，导致肌萎缩。在禁食 / 饥饿状态下，为保证营养的供应，机体处于高分解状态，而自噬 - 溶酶体途径就是蛋白质分解的重要途径之一，故禁食 / 饥饿状态下骨骼肌自噬活性也发生改变。Mizuguchi 等使小鼠空腹 48h，然后对骨骼肌等组织自噬相关基因表达情况进行检测，发现小鼠骨骼肌组织的自噬活性有所升高。Mizushima 等采用转基因法对 LC3 蛋白进行绿色荧光蛋白标记，在饥饿实验开始 24h 与 48h 后，电子显微镜下观察转基因小鼠腓肠肌、趾长伸肌及比目鱼肌肌纤维中 LC3 蛋白表达，发现 LC3 蛋白荧光表达量增加。以上结果表明，在分解代谢状态下，自噬 - 溶酶体途径可能被持续高水平激活。当机体处于饥饿状态时，骨骼肌组织的自噬水平升高，进而对蛋白质进行分解，该过程可为机体提供足够的能量供应，发挥重要的代偿作用，对人体生命活动的正常进行有着重要的意义。

机体运动方式和条件不同也会影响自噬代谢的变化。Lira 等对小鼠进行转轮运动干预，发现比目鱼肌中 LC3 Ⅱ、LC3 Ⅱ /LC3 Ⅰ的表达水平显著升高，而 p62 蛋白水平显著降低，提示自噬水平适度升高。由此可见，运动是骨骼肌自噬的重要影响因素之一，而运动刺激自噬的作用机制复杂，运动的形式和环境等会对自噬产生影响。

稳定的骨骼肌自噬水平对骨骼肌稳态的维持有着积极作用，可帮助骨骼肌组织正常发挥其功能。自噬水平过高或过低均可能影响骨骼肌的质量和形态，从而影响骨骼肌的正常功能。自噬水平过度降低也不利于骨骼肌质量维持。Silva 等在其研究中通过在雄性小鼠体内注入 Ang Ⅱ进而抑制骨骼肌自噬，并在 Ang Ⅱ注射后的 12h、1 天、4 天、7 天取样检测胫前肌组织的自噬水平和超微结构。研究结果表明，当在小鼠体内注入 Ang Ⅱ以后，骨骼肌自噬水平被抑制，同时异常和受损线粒体积累增加，引起线粒体功能障碍，这些结果都可能导致骨骼肌消耗增加。Chen 等认为激活自噬有利于清理功能失调的细胞器和有毒且损伤的蛋白质，防止由损坏的细胞器积累导致的肌肉萎缩和功能障碍。相反，抑制骨骼肌自噬可导致神经肌肉功能障碍。

不合理的过量营养支持，特别是氨基酸、胰岛素和其他生长因子等是自噬的有力抑制因子。在 EPaNIC 研究中，喂养诱导的自噬抑制和相关器官损伤在氨基酸营养组中最为显著，而在脂质营养组和葡萄糖营养组中更为突出。随机抽取其中一组患者进行肌肉组织活检，发现早期肠外营养（parenteral nutrition，PN）患者的肌肉自噬水平比晚期 PN 患者显著减低。Five 等也证实，过多外源性营养输入（尤其是氨基酸），会导致骨骼肌自噬水平降低和延迟康复，甚至对机体造成伤害。

一些研究者认，为任何急性、严重的疾病都是机体的一种适应性反应，自噬激活在急性阶段是有益的；另一些研究者反对自噬在重症中起到保护作用。重症患者的营养管理是否应以其对自噬的影响为指导，仍是一个有争议的话题。目前在临床实践中还不能监测自噬。

三、蛋白质充分供给对骨骼肌质量的影响

肌肉质量受多种因素影响，蛋白质合成与分解的动态平衡是其主要影响因素。肌肉蛋白质的合成受多种诱发因子调节，包括活动、饮食及年龄。必需氨基酸（essential amino acids，EAA）是蛋白质合成最重要的营养物质。其中，亮氨酸因能诱发哺乳动物 mTOR 通路和抑制蛋白酶作用，促进蛋

白质合成和胰岛素分泌，被认为是肌肉蛋白质合成代谢的主要调控因子。肠道菌群能够合成部分氨基酸，如色氨酸，为肌肉蛋白质合成的基本底物。色氨酸还可能刺激肌细胞中胰岛素样生长因子 -1（insulin-like growth factor-1，IGF-1）/ mTOR/p70s6k 通路，促进参与肌原纤维合成的基因表达。有研究认为，营养补充中的高蛋白能够促进正氮平衡，减少 ICU 获得性肌无力（intensive care unit acquired weakness，ICU- AW）的发生并改善临床预后。Kensuke 等进行了一项随机对照研究，将 117 例 ICU 患者分为高蛋白组［目标能量 20kcal/（kg・d）（1kcal=4.184kJ），蛋白质 1.8g/（kg・d］和中等蛋白组［目标能量 20kcal/（kg・d），蛋白质 0.9g/（kg・d）］，连续 10 天采用相同的营养方案，入组前，两组均接受了标准康复运动治疗，分组之后仅有高蛋白组给予肌肉电刺激治疗。结果显示，高蛋白组和中蛋白组的股骨肌肉含量损失分别为（12.9%±8.5%）和（16.9%±7.0%），有显著性差异（P=0.0059）。高蛋白组中持续性炎症 - 免疫抑制 - 分解代谢综合征（persistent inflammation-immunosuppression and catabolism syndrome，PICS）的发生率明显降低。高蛋白组仅在肌肉电刺激期间股骨肌肉含量损失显著减少，提示只有在早期积极联合康复的情况下，高蛋白补充才可更好地发挥维持重症患者肌肉含量的作用。这项研究也证明了重症患者在允许性喂养不足的情况下，高蛋白对维持肌肉含量的有效性。同样也有其他研究证实，使用蛋白质含量高、热量低的特殊 PN 产品，对肌肉含量的维持具有积极的功效。

另有研究发现，增加蛋白质供给并不能改善临床预后。Thomas 等认为，由于年龄的增长，老年人肌肉代谢减弱，肌肉应答及其他刺激的机制也较年轻人不同，超过一定阈值的刺激无法进一步引起级联效应。此时，较低剂量的基线水平（低于推荐膳食摄入量）蛋白质可能已达到肌肉代谢合成的阈值，进一步增加蛋白质供给并不会产生增益效果，因此，摄入超过推荐量的蛋白质并没有更多的获益。同时，增加蛋白质的方式存在争议，尽早开始增加蛋白质，还是在相对后期才逐渐增加蛋白质，亦无定论。

四、营养补充联合康复能够提高蛋白质转换率、保持骨骼肌含量和功能

营养补充联合康复运动被认为是对抗 ICU 后发生持续性炎症、免疫抑制和 PICS 的重要策略之一。

不论健康状况和年龄如何，炎症对肌肉均有分解代谢作用，导致肌肉萎缩相关。同时在应激状态下，胰岛素抵抗的出现会导致胰岛素刺激下葡萄糖、氨基酸向肌肉的转运减少，肌肉蛋白质分解代谢增加。研究证实，运动不仅能增强机体抗炎能力，而且可改善肌肉胰岛素的敏感性，减少机体对胰岛素的需求。一项评估 ICU 患者早期和晚期物理康复的随机对照试验的二次分析显示，同样的血糖控制措施，不同类型的运动，特别是抗阻运动，可通过刺激蛋白质分解与合成，促进肌肉重塑，导致正净肌肉蛋白平衡并降低肌肉胰岛素抵抗。任何类型的运动都能增强运动介导的葡萄糖运输，增加流向肌肉的血流量，最终增强肌肉对氨基酸的吸收，促进蛋白质合成。这为营养干预与运动干预相结合提供了理论依据。

运动可能是辅助高蛋白营养补充方法获益的关键。Heyland 的研究证据表明，康复运动联合合适的蛋白质摄取有益于优化骨骼肌氨基酸摄取和肌肉蛋白质合成，进而防止肌肉萎缩。Neeraj 等进行了重症早期应用营养补充联合康复运动的随机试验，研究了蛛网膜下腔出血后前 2 周的患者，与常规营养和康复运动组相比，经过神经肌肉电刺激疗法（neuromuscular electrical stimulation，NMES）联

合高蛋白补充治疗组是否能保留神经运动和认知功能。在每天 30min 的疗程中，给予患者 NMES 双侧股四头肌和高蛋白补充[目标：1.8g/（kg·d）] 的方案。主要终点是通过 CT 扫描第 0 天和第 14 天股四头肌横截面积，以其百分比差异来评估股四头肌萎缩程度。两组间热量摄入无差异，但与常规营养和康复运动组相比，NMES 联合高蛋白补充治疗组蛋白质摄入较多 [（1.5±0.5）g/（kg·d）*vs.*（0.9±0.4）g/（kg·d），*P*<0.01]，肌肉萎缩较轻 [（6.5%±4.1%）*vs.*（12.5%±6.4%），*P*<0.01]。肌肉萎缩程度越高，蛋白质日摄入量越低（*P*=−0.45，*P*=0.03），氮平衡越低（*P*=0.47，*P*=0.02）。试验证实了蛛网膜下腔出血急性期患者经过 NMES 联合高蛋白补充治疗安全可行，可减少急性股四头肌萎缩，保持骨骼肌含量与功能，对其康复有持久的促进作用。Dirks 等也发现，ICU 患者经过多天的 NMES 治疗后，mTOR 通路磷酸化及泛素蛋白酶体途径被激活，促进了骨骼肌 mRNA 表达的逆转。

国内 Zhou 等学者正在以评估早期营养补充和早期康复运动相结合对 ICU 患者的影响为研究目的进行随机对照试验，ICU 患者随机分为 3 组：接受早期康复运动组、早期营养补充联合早期康复运动组及标准治疗组（最小运动量、基于经验启动的营养支持），研究其发生 ICU-AW 的结局。肌力、器官衰竭、功能独立性、自我护理能力、ICU 住院时间、机械通气时间及 ICU 死亡率是次要的预后指标。目前该试验尚未完成，其结果可能强化 ICU-AW 患者的营养补充和康复干预的临床知识，并有助于形成实践指南，成为预防或管理 ICU-AW 的新策略。

无论如何，在重症患者的治疗过程中，为了改善肌肉含量、免疫状态和 PICS，营养补充治疗联合早期康复运动十分重要。

（宁夏医科大学总医院　丁　欢　曹相原）

参考文献

[1] Symons TB, Sheffield Moore M, Mamerow MM, et al. The anabolic response to resistance exercise and a protein-rich meal is not diminished by age. J Nutr Health Aging, 2011, 15(5): 376-381.

[2] English KL, Paddon Jones D. Protecting muscle mass and function in older adults during bed rest. Curr Opin Clin Nutr Metab Care, 2010, 13(1): 34-39.

[3] Tieland M, Dirks ML, van der ZN, et al. Protein supplementation increases muscle mass gain during prolonged resistance-type exercise training in frail elderly people: a randomized, double-blind, placebo-controlled trial. J Am Med Dir Assoc, 2012, 13(8): 713-719.

[4] Bonnefoy M, Cornu C Normand S, et al. The effects of exercise and protein-energy supplements on body composition and muscle function in frail elderly individuals: a long-term controlled randomised study. Br J Nutr, 2003, 89(5): 731-739.

[5] Villareal DT, Chode S, Parimi N, et al. Weight loss, exercise, or both and physical function in obese older adults. N Engl J Med Overseas Ed, 2011, 364(13): 1218-1229.

[6] Botros D, Somarriba G, Neri D, et al. Interventions to address chronic disease and HIV: strategies to promote exercise and nutrition among HIV-infected individuals. Curr HIV/AIDS Rep, 2012, 9(4): 351-363.

[7] Payne C, Larkin PJ, McIlfatrick S, et al. Exercise and nutrition interventions in advanced lung cancer: a systematic review. Curr Oncol, 2013, 20(4): 321-327.

[8] Arbeille P, Kerbecl P, Capri A, et al. Quantification of muscle volume by echography: comparison with MRI data on subjects in long-term bedrest. Ultrasound Med Biol, 2009, 35(7): 1092-1097.

[9] Trappe TA, Burd NA Louis ES, et al. Influence of concurrent exercise or nutrition countermeasures on thigh and calf muscle size and function during 60 days of bed rest in women. Acta Physiol (Oxf), 2007, 191(2): 147-159.

[10] Cermak NM, Res PT, de Groot LC, et al. Protein supplementation augments the adaptive response of skeletal muscle to resistance-type exercise training: a meta-analysis. Am J Clin Nutr, 2012, 96(6): 1454-1464.

[11] Deutz NE, Bauer JM, Barazzoni R, et al. Protein intake and exercise for optimal muscle function with aging: recommendations from the ESPEN Expert Group. Clin Nutr, 2014, 33(6): 929-936.

[12] Wischmeyer PE. Tailoring nutrition therapy to illness and recovery. Crit Care, 2017, 21(Suppl 3): 316.

[13] Bear DE, Wandrag L, Merriweather JL, et al. The role of nutritional support in the physical and functional recovery of critically ill patients: a narrative review. Crit Care, 2017, 21(1): 226.

[14] Preiser JC. The stress response of critical illness: metabolic and hormonal aspects. Springer Cham, 2016, 27-43.

[15] Cuthbertson DP. Post-shock metabolic response. Lancet, 1942, 239(6189): 433-437.

[16] Marik PE, Bellomo R. Stress hyperglycemia: an essential survival response! Crit Care, 2013, 17(2): 305.

[17] Wolfe RR. The underappreciated role of muscle in health and disease. Am J Clin Nutr, 2006, 84(3): 475-482.

[18] Puthucheary ZA, Rawal J, McPhail M, et al. Acute skeletal muscle wasting in critical illness. JAMA, 2013, 310(15): 1591-1600.

[19] Weijs PJ, Looijaard WG, Dekker IM, et al. Low skeletal muscle area is a risk factor for mortality in mechanically ventilated critically ill patients. Crit Care, 2014, 18(2): R12.

[20] Kress JP, Hall JB. ICU-acquired weakness and recovery from critical illness. N Engl J Med, 2014, 370(17): 1626-1635.

[21] Puthucheary Z, Harridge S, Hart N. Skeletal muscle dysfunction in critical care: wasting, weakness, and rehabilitation strategies. Crit Care Med, 2010, 38(10 Suppl): S676-S682.

[22] Zusman O, Theilla M, Cohen J, et al. Resting energy expenditure, calorie and protein consumption in critically ill patients: a retrospective cohort study. Crit Care, 2016, 20(1): 367.

[23] Bendavid I, Zusman O, Kagan I, et al. Early administration of protein in critically ill patients: a retrospective cohort study. Nutrients, 2019, 11(1): 106.

[24] Compher C, Chittams J, Sammarco T, et al. Greater protein and energy intake may be associated with improved mortality in higher risk critically ill patients: multicenter, multinational observational study. Crit Care Med, 2017, 45(2): 156-163.

[25] Taylor BE, McClave SA, Martindale RG, et al. Guidelines for the provision and assessment of nutrition support therapy in the adult critically ill patient: Society of Critical Care Medicine (SCCM) and American Society for Parenteral and Enteral Nutrition (A. S. P. E. N.). Crit Care Med, 2016, 44(2): 390-438.

[26] Yin X, Xin H, Mao S, et al. The Role of autophagy in sepsis: pro-tection and injury to organs. Front Physiol, 2019, 10: 1071.

[27] Stana F, Vujovic M, Mayaki D, et al. Differential regulation of the autophagy and proteasome pathways in skeletal muscles in sepsis. Crit Care Med, 2017, 45(9): e971-e979.

[28] Fan J, Liu Y, Yin J, et al. Oxygen-glucose-deprivation/ reoxy-genation-induced autophagic cell death depends on JNK-mediated phosphorylation of Bcl-2. Cell Physiol Biochem, 2016, 38(3): 1063-1074.

[29] Hernandez García A, Manjarín R, Suryawan A, et al. Amino acids, independent of insulin, attenuate skeletal muscle autophagy in neonatal pigs during endotoxemia. Pediatr Res, 2016, 80(3): 448-451.

[30] Dobrowolny G, Aucello M, Rizzuto E, et al. Skeletal muscle is a primary target of SOD1G93A-mediated toxicity. Cell Metab, 2008, 8(5): 425-436.

[31] Mizuguchi Y, Yatabe M, Morishima N, et al. Buffering roles of (pro)renin receptor in starvation -induced autophagy of skeletal Muscle. Physiol Rep, 2018, 6(5): e13587.

[32] Mizushima N, Yamamoto A, Matsui M, et al. In vivo analysis of autophagy in response to nutrient starvation using transgenic mice expressing a fuorescent autophagosome marker. Mol Biol Cell, 2004, 15(3): 1101-1111.

[33] Lira VA, Okutsu M, Zhang M, et al. Autophagy is required for exer-cise training-induced skeletal muscle adaptation and improvement of physical performance. Fase BJ, 2013, 27(10): 4184-4193.

[34] Silva KAS, Ghiarone T, Schreiber K, et al. Angiotensin Ⅱ suppresses autophagy and disrupts the ultrastructural morphology and function of mitochondria in mouse skeletal muscle . J Appl Physiol, 2019, 126(6): 1550-1562.

[35] Chen J, Min S, Xie F, et al. Enhancing autophagy protects against sepsis-induced neuromuscular dysfunction associated with qualitative changes to acetylcholine receptors. Shock, 2019, 52(1): 111-121.

[36] Lisa Van Dyck, Michaël P, Gunst CJ. Autophagy and its implications against early full nutrition support in critical illness. Nutr Clin Pract, 2018, 33(3): 339-347.

[37] Vanhorebeek I, Gunst J, Derde S, et al. Insufficient activation of autophagy allows cellular damage to accumulate in critically ill patients. J Clin Endocrinol Metab, 2011, 96(4): E633-E645.

[38] Hermans G, Casaer MP, Clerckx B, et al. Effect of tolerating macronutrient deficit on the development of intensive-care unit acquired weakness: a subanalysis of the EPaNIC trial. Lancet Respir Med, 2013, 1(8): 621-629.

[39] Fivez T, Kerklaan D, Mesotten D, et al. Early versus late parenteral nutrition in critically ill children. N Engl J Med, 2016, 374(12): 1111-1122.

[40] Zheng C, Yao J, Guo L, et al. Leucine-induced promotion of post-absorptive EAA utilization and hepatic gluconeogenesis contributes to protein synthesis in skeletal muscle of dairy calves. J Anim Physiol Anim Nutr (Berl), 2019, 103(3): 705-712.

[41] Dukes A, Davis C, Elrefaey M, et al. The aromatic amino acid tryptophan stimulates skeletal muscle IGF1/ p70s6k/ mTor signaling in vivo and the expression of myogenic genes in vitro. Nutrition, 2015, 31(7-8): 1018-1024.

[42] Thomas DK, Quinn MA, Saunders DH, et al. Protein supplementation does not significantly augment the effects of resistance exercise training in older adults: a systematic review. J Am Med Dir Assoc, 2016, 17(10): 959. e951-959.

[43] Nakamura K, Nakano H, Naraba H. High protein versus medium protein delivery under equal total energy delivery in critical care: a randomized controlled trial. Clinical Nutrition, 2021, 40(3): 796-803

[44] Ferrie S, Allman Farinelli M, Daley M, et al. Protein

requirements in the critically ill: a randomized controlled trial using parenteral nutrition. JPEN J Parenter Enteral Nutr, 2016, 40(6): 795-805.

[45] Efron PA, Mohr AM, Bihorac A, et al. Persistent inflammation, immunosuppression, and catabolism and the development of chronic critical illness after surgery. Surgery, 2018, 64(2): 178-184.

[46] Heyland DK, Stapleton RD, Mourtzakis M, et al. Combining nutrition and exercise to optimize survival and recovery from critical illness: conceptual and methodological issues. Clin Nutr, 2016, 35(5): 1196-1206

[47] Phillips SM, Glover EI, Rennie MJ. Alterations of protein turnover underlying disuse atrophy in human skeletal muscle. J Appl Physiol (1985), 2009, 107(3): 645-654.

[48] Rowlands DS, Nelson AR, Phillips SM, et al. Protein-leucine fed dose effects on muscle protein synthesis after endurance exercise. Med Sci Sports Exerc, 2015, 47(3): 547-555.

[49] Breen L, Philp A, Witard OC, et al. The influence of carbohydrate-protein co-ingestion following endurance exercise on myofibrillar and mitochondrial protein synthesis. J Physiol, 2011, 589(Pt 16): 4011-4025.

[50] Badjatia N, Sanchez S, Judd G. Neuromuscular electrical stimulation and high-protein supplementation after subarachnoid hemorrhage: a single-center phase 2 randomized clinical trial. Neurocrit Care, 2020, 10.1007/s12028-020-01138-4.

[51] Dirks ML, Wall BT, Snijders T, et al. Neuromuscular electrical stimulation prevents muscle disuse atrophy during leg immobilization in humans. Acta Physiol (Oxf), 2014, 210(3): 628-641.

[52] Zhou W, Shi B, Fan Y, et al. Effect of early activity combined with early nutrition on acquired weakness in ICU patients. Medicine, 2020, 99(29): e21282.

第十三章　重症肾脏与替代治疗

第一节　肾脏是严重急性呼吸综合征冠状病毒 2 型的攻击靶点

自全球严重急性呼吸综合征冠状病毒 2 型（severe acute respiratory syndrome coronavirus 2，SARS-CoV-2）感染暴发以来，感染者主要以肺部表现为主，轻症患者可出现血尿、蛋白尿、血清肌酐及尿素氮改变，部分重症患者可发展成急性肾损伤（AKI）。这不由得使人们怀疑肾脏是 SARS-CoV-2 感染的攻击靶点。随着研究的深入，SARS-CoV-2 感染人类的病理生理得到更深入的认识。为了改善新型冠状病毒肺炎（coronavirus disease 2019，COVID-19）患者预后，预防 SARS-CoV-2 感染合并 AKI 发生，笔者查阅了近 2 年肾脏与 SARS-CoV-2 感染的相关研究，将通过特异性因素（病毒侵入、肾素 - 血管紧张素 - 醛固酮系统、血栓形成、横纹肌溶解）、全身反应及非特异性因素来阐述两者之间的关系。

一、特异性因素

1. 病毒侵入　肾脏对 SARS-CoV-2 感染的易感性是由存在血管紧张素转换酶 2（ACE2）受体决定的，该受体是病毒进入目标细胞、向组织趋化、致病性和随后的病毒复制的端口。已有研究证明 SARS-CoV-2 入侵宿主后，首先识别 ACE2 肽链终端二氨基酸（NH_2）。ACE2 主要存在于肾脏的足细胞、肾小球系膜细胞、近端肾小管上皮细胞及集合管上皮细胞的细胞膜表面。SARS-CoV-2 与 ACE2 结合后，激活跨膜丝氨酸蛋白酶水解病毒外壳棘突中的 S 蛋白，使病毒包膜与细胞膜相融合，导致病毒进入宿主细胞。进入宿主细胞后的病毒以自身 RNA 为模板，在宿主细胞内质网及高尔基体中完成逆转录，形成新的子代病毒，最终完成病毒的复制，导致宿主细胞死亡排出病毒。由于肾脏的足细胞、肾小球系膜细胞、近端肾小管上皮细胞及集合管上皮细胞共同维持肾脏的滤过及重吸收功能，故上述细胞受损将导致肾脏损伤。研究发现，COVID-19 患者肾小球足细胞及上皮细胞存在大量的 SARS-CoV-2 核衣壳蛋白及相关抗原，提示 SARS-CoV-2 可能通过定位 ACE2，侵入 ACE2 所分布的肾脏宿主细胞，最终导致 AKI（图 13-1-1）。

2. 肾素 - 血管紧张素 - 醛固酮系统（RAAS）　在 RAAS 中，ACE2 可将血管紧张素Ⅱ代谢为血管紧张素 1-7。血管紧张素 1-7 具有舒张血管及抗炎症的作用。随着 SARS-CoV-2 与 ACE2 结合，ACE2 被消耗，血管紧张素Ⅱ相应增加，可致 RAAS 的平衡改变（图 13-1-2）。

血管紧张素Ⅱ的主要效应为血管收缩、激活血管内皮细胞及促炎性细胞因子的释放，还能促进淋巴细胞招募，加重炎症风暴。在疾病的后期，血管紧张素Ⅱ可促进激活血管内皮细胞，导致黏附于血管内皮细胞表面的 ACE2 脱落入血；血管紧张素Ⅱ水平降至亚生理水平，进一步导致血管扩张、毛

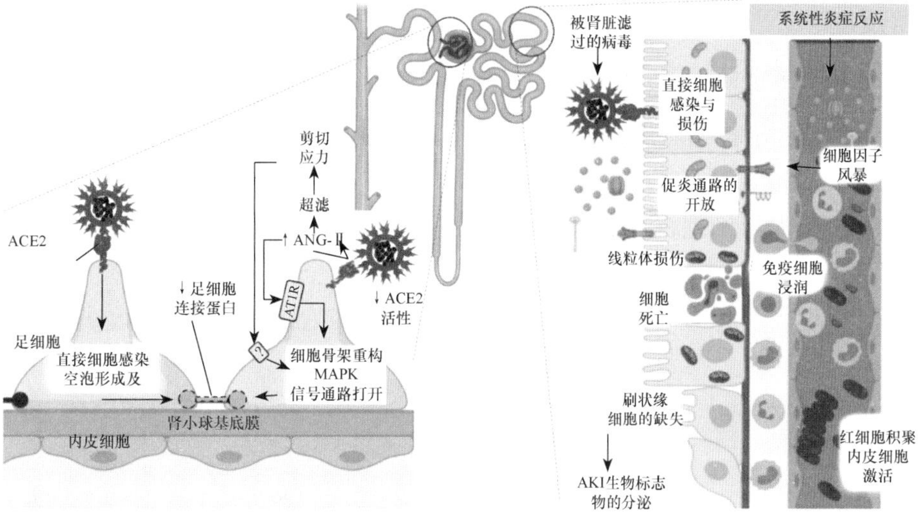

图 13-1-1 SARS-CoV-2 损伤肾脏可能的机制

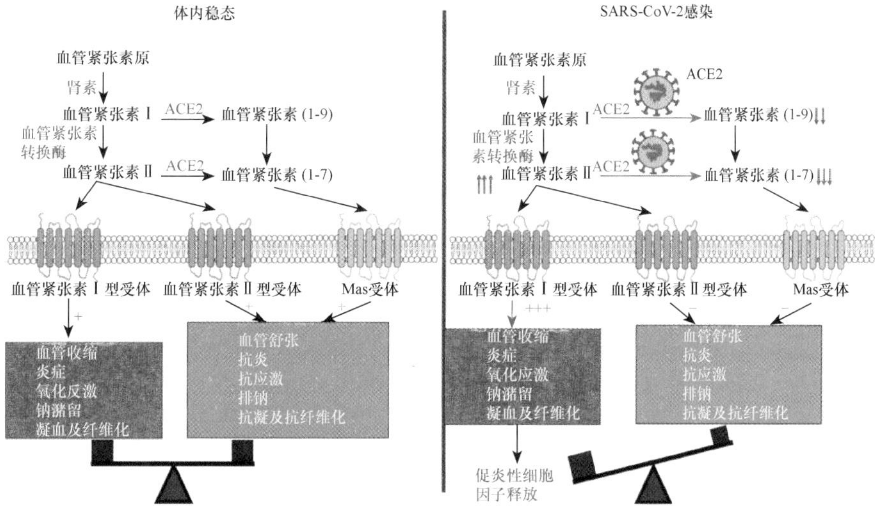

图 13-1-2 血管紧张素衍生物的目标和下游作用

细血管渗漏增加、肾小球的自我调节功能改变及肾小球滤过率下降。

3. 血栓形成 SARS-CoV-2 感染能激活患者体内自身免疫及凝血系统，导致患者处于高凝状态。其潜在机制主要由于 SARS-CoV-2 的入侵可致巨噬细胞激活、相关细胞因子释放、抗原与抗体反应及相关损伤蛋白的激活，这些细胞因子及机体反应可促使组织因子及凝血因子的释放，最终导致血液凝固、血栓形成。研究发现，COVID-19 患者肾小管周围毛细血管中可见大量微血栓形成、大量毛细血管被血栓阻塞，完全阻塞部的肾小管发生缺血坏死。

4. 横纹肌溶解 SARS-CoV-2 感染患者可并发特征性的横纹肌溶解。有研究对 COVID-19 患者行经皮肾脏活组织检查术发现，肾小管内可见染色的肌红蛋白管型及高水平的磷酸肌酸。

二、全身反应

越来越多的证据表明，SARS-CoV-2 感染可引起机体强烈的全身反应。有研究指出，重症 COVID-19 患者体内的白介素（interleukin，IL）-1β、IL-1Ra、IL-7、IL-8、IL-9、IL-10、成纤维细胞生长因子（fibroblast growth factor，FGF）、肿瘤坏死因子（tumor necrosis factor，TNF）等处于较高水平。这些细胞因子可通过与肾脏细胞相互作用，诱导血管内皮和肾小管功能障碍，最后导致 AKI 的发生。例如，TNF 可直接与肾小管上皮细胞膜受体结合，触发细胞凋亡的受体通路。另外，重症 SARS-CoV-2 感染患者常出现严重低氧血症，这一结果可导致组织细胞缺氧，从而导致缺氧相关的全身炎症反应，最终发生 AKI。

三、非特异性因素

COVID-19 患者常常经历长时间的发热、呼吸急促和胃肠问题，部分老年患者在 SARS-CoV-2 感染前长期使用血管紧张素转化酶抑制药（ACEI）、血管紧张素Ⅱ受体阻滞药（ARB）、利尿药等药物，这可能导致血容量不足和随后的肾前 AKI。部分重症 SARS-CoV-2 感染患者常常需要呼吸机、体外膜氧合器（ECMO）的支持，这将对患者的呼吸循环产生较大影响。有研究显示，较高的胸腔内压力和呼气末正压也会影响肾静脉回流，最终导致尿量和肾小球滤过率下降。还有研究发现，合并严重低氧血症、血流动力学障碍、较高的中心静脉压、较高的胸前内压、容量过负荷的 SARS-CoV-2 感染患者易发生 AKI。另外，肾损伤药物的使用也是发生 AKI 的重要危险因素。老年、基础疾病较多、肿瘤等免疫力低下的患者除感染 SARS-CoV-2 外，常合并其他微生物感染，需要多种药物联合治疗（如抗生素、抗病毒药及传统药物等），而多药联合将增加肾脏负担，可导致 AKI 的发生。

上述研究提示，肾脏可能是 SARS-CoV-2 的攻击靶点。其病理生理过程如图 13-1-3 所示。

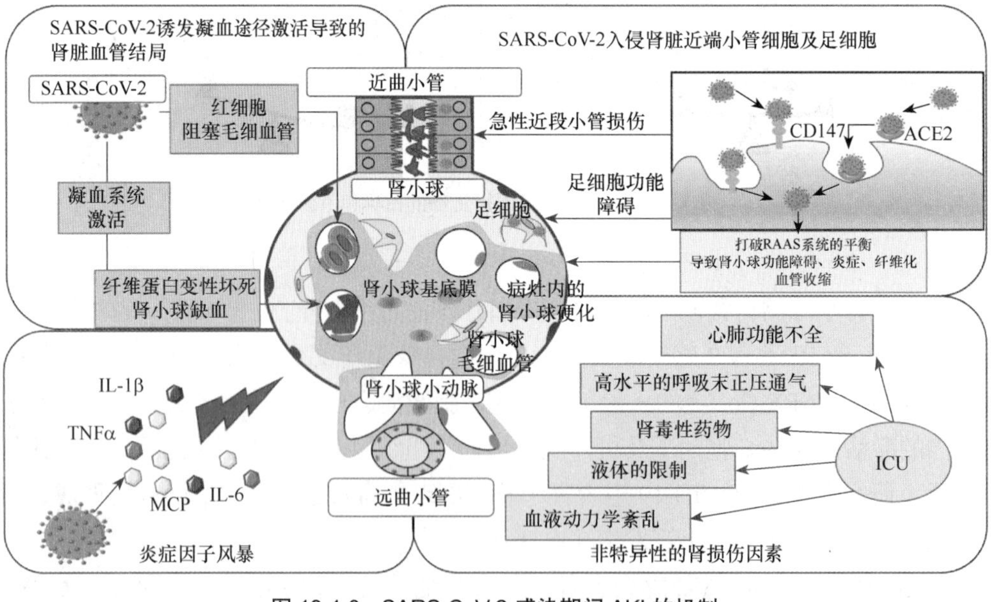

图 13-1-3　SARS-CoV-2 感染期间 AKI 的机制

四、总结

截至目前，未见针对 SARS-CoV-2 感染诱发 AKI 的特异性治疗方法的文献报道。大量数据已表明，发生 AKI 的 COVID-19 患者的发病率及病死率较高。深入研究 ACE2 与 SARS-CoV-2 感染的关系，可能对了解和治疗 COVID-19 及由 SARS-CoV-2 感染诱发的 AKI 起关键作用。

未来，可以从以下几个方面开展深入研究来帮助医师对 SARS-CoV-2 感染合并 AKI 的理解和治疗：① SARS-CoV-2 感染严重程度与 ACE2 的水平是否相关；②使用 ACEI 或 ARB 能否改变血管紧张素Ⅱ的表达，从而再次恢复 RAAS 的平衡，最终起到保护肾脏的作用；③不同的人群（高龄、合并大量基础疾病、两者皆有）是否存在不同的 ACE2 水平，且与 SARS-CoV-2 感染患者发生 AKI 是否具有相关性；④输入人工合成的 ACE2 是否可提高血液循环中 ACE2 的水平，最终改善 SARS-CoV-2 感染患者 AKI 的发生率及病死率。

（河北医科大学第四医院　刘丽霞　李　荣　胡振杰）

参考文献

[1] Wan Y, Shang J, Graham R, et al. Receptor recognition by the novel coronavirus from Wuhan: an analysis based on decade-long structural studies of SARS coronavirus. J Virol, 2020, 94(7): e00127-20.

[2] Yan R, Zhang Y, Li Y, et al. Structural basis for the recognition of SARS-CoV-2 by full-length human ACE2. Science, 2020, 367(6485): 1444-1448.

[3] Martinez Rojas MA, Vega Vega O, Bobadilla NA. Is the kidney a target of SARS-CoV-2? Am J Physiol Renal Physiol, 2020, 318(6): F1454-F1462.

[4] Perlman S, Netland J. Coronaviruses post-SARS: update on replication and pathogenesis. Nat Rev Microbiol, 2009, 7(6): 439-450.

[5] Diao B, Wang C, Wang R, et al. Human kidney is a target for novel severe acute respiratory syndrome coronavirus 2 infection. Nat Commun, 2021, 12(1): 2506.

[6] Su H, Yang M, Wan C, et al. Renal histopathological analysis of 26 postmortem findings of patients with COVID-19 in China. Kidney Int, 2020, 98(1): 219-227.

[7] Armaly Z, Kinaneh S, Skorecki K. Renal manifestations of COVID-19: physiology and pathophysiology. J Clin Med, 2021, 10(6): 1216.

[8] Hall A, Busse LW, Ostermann M. Angiotensin in critical care. Crit Care, 2018, 22(1): 69.

[9] Leisman DE, Deutschman CS, Legrand M. Facing COVID-19 in the ICU: vascular dysfunction, thrombosis, and dysregulated inflammation. Intensive Care Med, 2020, 46(6): 1105-1108.

[10] Batlle D, Soler MJ, Sparks MA, et al. Acute kidney injury in COVID-19: emerging evidence of a distinct pathophysiology. J Am Soc Nephrol, 2020, 31(7): 1380-1383.

[11] Delvaeye M, Conway EM. Coagulation and innate immune responses: can we view them separately? Blood, 2009, 114(12): 2367-2374.

[12] Huang C, Wang Y, Li X, et al. Clinical features of patients infected with 2019 novel coronavirus in Wuhan, China. Lancet, 2020, 395(10223): 497-506.

[13] Cunningham PN, Dyanov HM, Park P, et al. Acute renal failure in endotoxemia is caused by TNF acting

directly on TNF receptor-1 in kidney. J Immunol, 2002, 168(11): 5817-5823.
[14] Darmon M, Schortgen F, Leon R, et al. Impact of mild hypoxemia on renal function and renal resistive index during mechanical ventilation. Intensive Care Med, 2009, 35(6): 1031-1038.
[15] Guan WJ, Ni ZY, Hu Y, et al. Clinical characteristics of coronavirus disease 2019 in China. N Engl J Med, 2020, 382(18): 1708-1720.
[16] Husain Syed F, Slutsky AS, Ronco C. Lung-lidney cross-talk in the critically ill patient. Am J Respir Crit Care Med, 2016, 194(4): 402-414.
[17] Annat G, Viale JP, Bui Xuan B, et al. Effect of PEEP ventilation on renal function, plasma renin, aldosterone, neurophysins and urinary ADH, and prostaglandins. Anesthesiology, 1983, 58(2): 136-141.
[18] Joannidis M, Forni LG, Klein SJ, et al. Lung-kidney interactions in critically ill patients: consensus report of the acute disease quality initiative (ADQI) 21 Workgroup. Intensive Care Med, 2020, 46(4): 654-672.
[19] Gabarre P, Dumas G, Dupont T, et al. Acute kidney injury in critically ill patients with COVID-19. Intensive Care Med, 2020, 46(7): 1339-1348.
[20] Grein J, Ohmagari N, Shin D, et al. Compassionate use of remdesivir for patients with severe COVID-19. N Engl J Med, 2020, 382(24): 2327-2336.

第二节　急性肾损伤生物标志物有助于早期识别脓毒症

一、脓毒症早期诊断所面临的困难

脓毒症是造成患者入住重症监护病房（intensive care unit，ICU）的主要原因之一，早期识别脓毒症，并尽快启动包括抗生素使用、感染源控制、液体复苏等处理措施，对改善脓毒症患者预后具有重要的意义。

脓毒症是由感染引起的宿主反应失调导致的危及生命的器官功能障碍，及时识别器官功能障碍并明确其与感染的关系是早期识别脓毒症的关键。目前推荐以序贯器官衰竭评分（sequential organ failure assessment，SOFA）增加≥2 分为评价器官功能障碍的标准，但 SOFA 评分在非 ICU 场景中并不常用，且部分脓毒症患者在发病初期器官功能障碍的表现非常隐匿，这使得脓毒症的早期诊断存在困难。

在脓毒症患者中，循环、肾脏和呼吸功能障碍最为常见，发生率均＞50%。循环（低血压或休克）和呼吸（低氧血症）功能障碍常易于识别。相较而言，肾脏功能障碍即急性肾损伤（acute kidney injury，AKI）在病程早期常无特异性临床症状，血肌酐尚未升高或升高不明显，尿量减少往往延迟出现或受其他临床因素干扰，使得早期识别 AKI 非常困难。脓毒症患者 AKI 的发病率较高，且并发 AKI 会明显加剧患者预后恶化。研究显示，脓毒症改善全球肾脏病预后组织（kidney disease improving global outcome，KDIGO）指南定义的 AKI 2～3 级患者的病死率显著高于不并发 AKI 的患者（27.7% *vs.* 6.2%）。因此，若不能及时识别 AKI，可能会导致脓毒症诊断的延迟，使得针对脓毒症的早期复苏和治疗措施不能及时启动，从而使患者的预后进一步恶化。

近年来，生物标志物在 AKI 早期诊断中的作用愈发受到重视。在众多生物标志物中，联合检测尿液基质金属蛋白酶组织抑制剂-2（tissue inhibitor of metalloproteinases-2，TIMP-2）和胰岛素样生长因子结合蛋白-7（insulin-like growth factor binding protein-7，IGFBP-7）显示出对AKI早期诊断较好的敏感性和特异性。研究显示，在重症患者中，以尿液中［（TIMP-2）×（IGFBP-7）］>2.0（ng/ml）^{2}/1000为诊断阈值，预测患者检测后12h内发生2～3级AKI的特异性为95%。在脓毒症患者中，［（TIMP-2）×（IGFBP-7）］的诊断效能并未因患者存在严重的炎症反应和失调的宿主反应而下降，其诊断AKI的受试者操作特征曲线的曲线下面积（area under the curve，AUC）仍有0.84，显示出非常好的稳定性。基于［（TIMP-2）×（IGFBP-7）］在AKI早期诊断中的稳定表现，目前已被获准用于辅助AKI的早期诊断。

单纯感染（不合并器官功能障碍）患者与脓毒症患者的病死率存在显著统计学差异。因此，尽可能全面、早期地识别器官功能障碍对于鉴别诊断单纯感染与脓毒症具有重要意义。一个有意义的科学假设是：对于疑似存在感染或脓毒症的患者，能否通过检测［（TIMP-2）×（IGFBP-7）］来早期识别AKI，从而帮助临床医师尽早建立脓毒症的诊断并启动相应的处理措施，从而改善患者预后？

二、生物标志物辅助脓毒症AKI早期诊断的研究

Kellum等对一项国际多中心研究的资料进行了二次回顾性分析以验证上述假设，该研究共纳入723例存在循环和（或）呼吸功能障碍但无AKI的重症患者，根据纳入时的临床诊断，患者被分为脓毒症组（n=216）、感染不伴脓毒症组（n=120）和无感染组（n=387）。患者纳入时留取尿标本以进行TIMP-2和IGFBP-7浓度检测，并以［（TIMP-2）×（IGFBP-7）］作为预测指标，单位（ng/ml）^{2}/1000，依据KDIGO标准进行AKI诊断，预测AKI的发生。主要临床结局是检测后12h发生2～3级AKI。结果显示，175例患者（24.2%）在纳入后的3天内发生了2～3级AKI，且30天病死率明显高于无2～3级AKI的患者（23% *vs.* 14%，P=0.003）。感染不伴脓毒症组与脓毒症组患者2～3级AKI的发生率（27.3% *vs.* 26.7%，P=0.229）和30天病死率（20.4% *vs.* 17.5%，P=0.06）相近；且感染不伴脓毒症组中有和无2～3级AKI患者的病死率统计学差异非常明显（34% *vs.* 11%，*OR* 4.09，95%*CI* 1.53～11.12，P=0.005），而在脓毒症组（27% *vs.* 18%，*OR* 1.71，95%*CI* 0.84～3.44，P=0.13）和非感染组（17% *vs.* 12%，*OR* 1.44，95%*CI* 0.72～2.75，P=0.29）的患者中无统计学差异。

在感染不伴脓毒症组中，以尿中［（TIMP-2）×（IGFBP-7）］>2（ng/ml）^{2}/1000为诊断阈值，共有14例（11.7%）患者检测阳性，其中10例（71.4%）患者临床诊断为2～3级AKI，检测阳性较临床诊断提前了19h（中位数17h，四分位间距0.8～34.0h）。如果以尿中［（TIMP-2）×（IGFBP-7）］>1（ng/ml）^{2}/1000为诊断AKI的阈值（任何程度的AKI，不仅限于2～3级AKI），则共有24例（20.0%）患者检测阳性，其中18例（75.0%）患者临床诊断为AKI（6例1级AKI，12例2～3级AKI）。

进一步根据［（TIMP-2）×（IGFBP-7）］的检测结果和AKI临床分级对所有患者分层后发现，同时具备［（TIMP-2）×（IGFBP-7）］>2（ng/ml）^{2}/1000和临床诊断为AKI 2～3级的患者，相较［（TIMP-2）×（IGFBP-7）］≤2（ng/ml）^{2}/1000和临床诊断为无AKI 2～3级的患者，其9个月的病死风险明显提高（*HR* 2.32，95%*CI* 1.46～3.67）；同时具备［（TIMP-2）×（IGFBP-7）］>1（ng/ml）^{2}/1000和临床诊断为任意程度AKI的患者，与［（TIMP-2）×（IGFBP-7）］≤1（ng/ml）^{2}/1000和临床诊断无AKI的患者相比，其9个月病死风险也明显提高（*HR* 2.44，95%*CI* 1.68～3.54）。

三、AKI 早期生物标志物能够辅助脓毒症早期诊断

Kellum 等还有以下几个方面的发现。

1. 在感染不伴脓毒症组中，有部分患者（n=10）可能为脓毒症。依据 KDIGO 标准，这部分患者被诊断为 AKI 2～3 级，即患者同时存在感染并器官功能障碍（AKI），且这部分患者的 30 天病死率显著高于无 AKI 的同组患者（34% *vs.* 11%），但与有 2～3 级脓毒症 AKI 的患者相近（34% *vs.* 27%）；此外，这部分患者的 90 天病死风险也明显高于无 AKI 的患者。从最终的临床结局来看，可认为这部分患者并非单纯的感染不伴脓毒症，而是临床漏诊的脓毒症患者。

2. 尿[（TIMP-2）×（IGFBP-7）]检测可准确鉴别 AKI 患者，进而辅助脓毒症的诊断。在该研究中，不论是以［（TIMP-2）×（IGFBP-7）］＞1（ng/ml）^{2}/1000 还是＞2（ng/ml）^{2}/1000 为诊断 AKI 的阈值，该检测都显示出 70% 以上的特异性。感染或脓毒症的发生使得机体内各种炎症介质分泌活跃，众多潜在的 AKI 生物标志物都会在这一背景下出现特异性的下降而无法为临床诊断提供有意义的指导。因此，尿［（TIMP-2）×（IGFBP-7）］检测较好的特异性对临床具有重要的价值。现行的脓毒症定义和诊断标准强调器官功能障碍在鉴别感染与脓毒症中的作用，但依据 SOFA 评分的改变来识别器官功能障碍仍存在较多的问题，包括不易于使用、诊断延迟、诊断敏感性低等。一项 meta 分析发现，在非 ICU 患者中，SOFA 评分识别器官衰竭的敏感性只有 47%。如前所述，AKI 是脓毒症患者最常见的器官功能障碍之一，且其临床表现隐匿，不易早期识别。因此，借助于尿［（TIMP-2）×（IGFBP-7）］的检测，可以早期识别隐匿的 AKI，从而辅助脓毒症的早期识别和诊断。

3. 尿[（TIMP-2）×（IGFBP-7）]检测能较临床识别 AKI 提前 19h 预警 AKI 的发生。由此可推论，若依据该检测结果早期识别 AKI，据此明确脓毒症的诊断，并立即启动脓毒症的治疗，将会显著提前脓毒症患者诊疗措施的启动时间。脓毒症的早期识别和早期处理对改善脓毒症患者的预后具有至关重要的价值，脓毒症诊治指南强调在疾病识别后的数小时内完成集束化的诊疗措施，因此，这一诊断时间的提前对改善患者预后具有潜在的临床获益。

四、研究的局限性和未来的研究方向

虽然此项研究的发现令人鼓舞，但仍存在以下缺陷。

1. 此研究为一项多中心的回顾性研究，感染和脓毒症的诊断均由各中心的接诊医师完成，并未使用统一的诊断标准和诊断流程。因此，患者的诊断存在较为明显的异质性。同时，所有 AKI 的诊断均依据 KDIGO 标准回顾性诊断，对于 AKI 的动态发展过程并不明确，特别是 AKI 的发生与脓毒症之间的关系无法确定，即 AKI 是继发于脓毒症，还是由患者的基础疾病或其他临床问题所致。若后一种情况占据多数，则脓毒症的诊断还需商榷，从而偏倚本研究的结论。对这一问题，需要前瞻性的研究进一步明确。

2. 尿［（TIMP-2）×（IGFBP-7）］检测显示了较好的特异性，但无论是以［（TIMP-2）×（IGFBP-7）］＞1（ng/ml）^{2}/1000 还是＞2（ng/ml）^{2}/1000 为诊断 AKI 的阈值，该检测都显示出 25%～30% 的假阳性率。因此，如果依据此检测结果，部分患者可被误诊为 AKI，进而被诊断为脓毒症，并启动脓毒症相应的诊疗措施。这意味着，此部分患者将接受不必要的诊疗措施，并导致医疗资源占用和高花费。因此，

对该检测方法的准确性还需进一步评估，对由此导致的医疗投入和临床获益还需进一步评价。

3. 此研究纳入的研究对象为存在器官功能障碍的ICU患者，此类患者发生AKI的风险显著高于普通住院患者。因此，本研究所探讨的尿液生物标志物检测方法在此人群中显示了较为满意的诊断效能。但在非ICU患者中，该检测方法是否具有相近的临床效能尚待检验。值得注意的是，与ICU患者相比，AKI或脓毒症在非ICU患者中更易出现漏诊。因此，若此检测方法能在非ICU患者中显示出相近的诊断效能，将会对临床实践具有更为重要的意义，而这需要进一步的研究去验证。

综上所述，初步的研究结果提示，利用尿TIMP-2、IGFBP-7联合检测可早期准确识别AKI这一特性，有助于感染与脓毒症的鉴别，可辅助脓毒症的早期诊断。但这一研究发现还需进一步的前瞻研究以验证其诊断效能、适宜人群和临床价值。

（武汉大学中南医院　刘　畅　彭志勇）

参考文献

［1］Damiani E, Donati A, Serafini G, et al. Effect of performance improvement programs on compliance with sepsis bundles and mortality: a systematic review and meta-analysis of observational studies. PLoS One, 2015, 10(5): e0125827.

［2］Levy MM, Rhodes A, Phillips GS, et al. Surviving sepsis campaign: association between performance metrics and outcomes in a 7. 5-year study. Crit Care Med, 2015, 43(1): 3-12.

［3］Rhodes A, Evans LE, Alhazzani W, et al. Surviving sepsis campaign: international guidelines for management of sepsis and septic shock: 2016. Intensive Care Med, 2017, 43(3): 304-377.

［4］Singer M, Deutschman CS, Seymour CW, et al. The third international consensus definitions for sepsis and septic shock (sepsis-3)consensus definitions for sepsis and septic shock consensus definitions for sepsis and septic shock. JAMA, 2016, 315(8): 801-810.

［5］Vincent JL, Sakr Y, Sprung CL, et al. Sepsis in European intensive care units: results of the SOAP study. Crit Care Med, 2006, 34(2): 344-353.

［6］Kellum JA, Chawla LS, Keener C, et al. The effects of alternative resuscitation strategies on acute kidney injury in patients with septic shock. Am J Respir Crit Care Med, 2016, 193(3): 281-287.

［7］Honore PM, Nguyen HB, Gong M, et al. Urinary tissue inhibitor of metalloproteinase-2 and insulin-like growth factor-binding protein 7 for risk stratification of acute kidney injury in patients with sepsis. Crit Care Med, 2016, 44(10): 1851-1860.

［8］Godi I, De Rosa S, Martino F, et al. Urinary [TIMP-2] × [IGFBP7] and serum procalcitonin to predict and assess the risk for short-term outcomes in septic and non-septic critically ill patients. Ann Intensive Care, 2020, 10(1): 46.

［9］Joannidis M, Forni LG, Haase M, et al. Use of cell cycle arrest biomarkers in conjunction with classical markers of acute kidney injury. Crit Care Med, 2019, 47(10): e820-e826.

［10］Bihorac A, Chawla LS, Shaw AD, et al. Validation of cell-cycle arrest biomarkers for acute kidney injury using clinical adjudication. Am J Respir Crit Care Med, 2014, 189(8): 932-939.

［11］Kellum JA, Artigas A, Gunnerson KJ, et al. Use of

biomarkers to identify acute kidney injury to help detect sepsis in patients with infection. Crit Care Med, 2021, 49(4): e360-e368.

[12] Rizvi MS, Kashani KB. Biomarkers for early detection of acute kidney injury. J Appl Lab Med, 2017, 2(3): 386-399.

[13] Malhotra R, Siew ED. Biomarkers for the early detection and prognosis of acute kidney injury. Clin J Am Soc Nephrol, 2017, 12(1): 149-173.

[14] Song JU, Sin CK, Park HK, et al. Performance of the quick sequential (sepsis-related) organ failure assessment score as a prognostic tool in infected patients outside the intensive care unit: a systematic review and meta-analysis. Crit Care, 2018, 22(1): 28.

第三节 免疫吸附与重症新型冠状病毒肺炎

新型冠状病毒肺炎（coronavirus disease 2019，COVID-19）目前是全球共同面临的重大公共卫生问题，其中 COVID-19 重症患者的治疗一直是研究的重点。严重的 COVID-19 可能发生不受控制的全身性炎症反应，出现严重的低氧血症、细胞因子风暴，继发重症感染，继而出现多器官功能障碍综合征（multiple organ dysfunction syndrome，MODS），严重者甚至死亡。目前临床除了生命支持，尚未取得公认的有效治疗方式。前期临床工作的探索发现血液净化技术尤其是免疫吸附可以用于处理重症患者因细胞因子风暴引起的并发症，提高重型、危重型患者的救治成功率，降低病死率。

一、细胞因子风暴与 COVID-19

细胞因子风暴，又称为炎症风暴，是人体产生的一种过度免疫反应。正常情况下免疫系统检测到感染后能迁移到损伤组织，吞噬病原或分泌细胞因子促进机体对损伤组织的修复和对病原的清除，这便是免疫系统对自身的保护作用。但如果这种作用过强，细胞因子对外部刺激的过度释放，就会产生炎症风暴导致组织损伤——即机体大量产生细胞因子作用于损伤组织或其他组织的免疫细胞，导致免疫系统处于过度活化状态攻击自身。目前认为细胞因子风暴是导致急性呼吸窘迫综合征（acute respiratory distress syndrome，ARDS）和 MODS 的一个重要原因。严重急性呼吸综合征、H5N1 和 H7N9 的严重感染已经显示出细胞因子风暴的证据。

据文献报道，COVID-19 感染的患者中 83.2% 出现淋巴细胞减少，其减少的程度与病情的严重程度密切相关。有研究者发现 COVID-19 患者 $CD4^+$ 和 $CD8^+$T 细胞计数显著减少，但处于一种过度活化的状态。研究者们还发现，与普通病房相比，重症监护病房（ICU）的 COVID-19 患者的粒细胞集落刺激因子、γ 干扰素诱导蛋白 -10、单核细胞化学吸引蛋白 -1、巨噬细胞炎症蛋白 -1α 和肿瘤坏死因子 -α（tumor necrosis factor-α，TNF-α）水平更高，并且发现 COVID-19 重症患者的白介素（interleukin，IL）-6、IL-2 受体的升高与预后不佳密切相关。

研究者们认为 COVID-19 重症患者出现细胞因子风暴可能与以下几点有关：①病毒在体内快速复制，免疫细胞大量活化释放炎症因子；②病毒感染后在体内诱导细菌的二次感染，导致免疫细胞在应对细菌感染中过度活化；③病毒导致的组织损伤产生大量脱氧腺苷酸，可以被免疫细胞识别，引发强烈的免疫反应，德国的队列研究就发现 H1N1 感染的患者出现病毒相关性噬血细胞综合征的比例高达

36%；④体外膜氧合（extracorporeal membrane oxygenation，ECMO）等体外辅助技术的应用可能是细胞因子激活的触发器或放大器。

在严重情况下，不受控制的炎症状态或随后/同时发生的免疫瘫痪是原位抗炎细胞因子扩散到系统循环的直接结果。因此，临床上的重症 COVID-19 病例，一部分是由于免疫系统太弱，无法控制病毒复制而导致病情加重；另一部分是由于免疫系统过度应答而加重肺部损伤，引起细胞因子风暴而出现重症。免疫障碍和细胞因子风暴可能在重症 COVID-19 患者的器官损伤中发挥重要作用。

这种免疫功能失控，炎症因子过度释放，可形成一系列瀑布级联效应的“炎症风暴”，造成肺内弥漫性肺泡损伤、透明膜形成、纤维蛋白渗出等损伤表现，严重时出现休克、弥散性血管内凝血及 MODS。因此，细胞因子风暴可能是 COVID-19 由轻转重、由单一肺部受累转移到 MODS 的重要病理生理基础。

二、细胞因子风暴与血液净化治疗

针对 COVID-19 患者出现的细胞因子风暴，抑制细胞因子风暴是防止器官损伤的一种重要方法。除了糖皮质激素、Janus 激酶抑制剂、IL-6 受体（interleukin-6 receptor，IL-6R）单抗外，体外血液净化被提出可以作为辅助治疗方法，旨在控制相关的免疫系统失调，以保护器官功能。

目前，用于重症 COVID-19 患者抢救的血液净化治疗技术除了连续性肾脏替代治疗（continuous renal replacement therapy，CRRT）外，还包括血液灌流（hemoperfusion，HP）、连续性血浆滤过吸附（continuous plasma filtration adsorption，CPFA）、血浆置换术（therapeutic plasma exchange，TPE，包括双重血浆置换）等。曾锐等发现，出现肾脏并发症的 COVID-19 患者预后更差。中华医学会建议有高炎症反应的 COVID-19 患者早期使用血液净化治疗。但 Xiang 等对来自武汉 3 个医院的 83 例患者回顾性研究发现，对于出现 CSS 的 COVID-19 患者，使用 CRRT 后虽然 C 反应蛋白、D- 二聚体及中性粒细胞计数明显下降，但死亡率反而更高。因此，越来越多的研究者将目光放在吸附治疗上。笔者将临床上常用的针对内毒素和（或）细胞因子、旨在改善免疫反应的模式及膜材进行梳理，见图 13-3-1 和表 13-3-1。

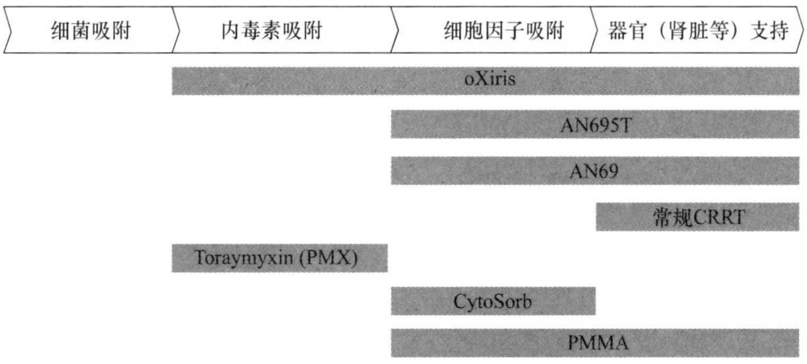

图 13-3-1 常见膜材的临床作用

表 13-3-1　常用可清除炎症介质的血液净化治疗手段

治疗手段	清除机制	清除靶标	优势和局限性
高截留膜	弥散＋对流	炎症介质	简单易用；白蛋白丢失，内毒素反渗
HVHF	对流	炎症介质、内毒素	简单易用；营养和维生素丢失
PMX	灌流吸附	炎症介质	简单易用；局限于 HP，无肾脏支持治疗
CytoSorb	灌流吸附	炎症介质	清除炎症介质；无肾脏支持，局限于 HP
oXiris	吸附＋对流＋弥散	内毒素、炎症介质	简单易用，清除内毒素、炎症介质，同时进行肾脏支持
TPE	血浆置换	血浆中内毒素、炎症 介质等致病物质	血浆需求大，血制品感染风险高
CPFA	联合治疗	炎症介质	使用复杂，工作量大
RAD、SCD	其他	炎症介质	清除炎症介质，无肾脏支持

注：HVHF. 高容量血液滤过；PMX. 多黏菌素 B 吸附柱；CytoSorb. 细胞因子吸附柱；oXiris. 吸附性血滤膜；TPE. 血浆置换术；CPFA. 连续性血浆滤过吸附；RAD. 肾小管细胞辅助装置；SCD. 选择性细胞分离装置

（一）有吸附功能的血液净化膜

临床上常用的具有吸附能力的血液净化膜包括聚甲基丙烯酸甲酯（polymethylmethacrylate，PMMA）膜、AN69 oXiris 膜及 AN69 ST 膜等。

1. PMMA 膜　PMMA 膜在临床上使用时间较长，已有多项临床研究证实 PMMA-CRRT 可以清除炎症介质，改善脓毒症患者的生存率。但目前尚无用于 COVID-19 的报道。

2. oXiris 膜　oXiris 膜是一种 AN69 膜，表面用聚乙烯亚胺处理，用肝素嫁接。Benjamin 等的体外研究证实其可吸附内毒素和细胞因子。香港一项前瞻性病例对照研究发现，在 48h 的 AN69 oXiris 治疗后，与对照组比较，序贯器官衰竭评估（sequential organ failure assessment，SOFA）评分显著改善（减少 37% *vs.* 增加 3%）。法国一项多中心回顾性研究登记了 31 例脓毒症合并急性肾损伤（acute kidney injury，AKI）的患者，在 oXiris 治疗后，院内死亡率显著降低约 30%，并且患者酸中毒和乳酸水平也有显著改善。

Padala 等在美国对 3 例重症 COVID-19 患者使用 oXiris 进行治疗。2 例患者的临床状况逐渐改善，并成功脱机；1 例患者初期使用常规滤器，1 周后切换到 oXiris 滤器，患者初期 IL-6 水平下降，但在心搏骤停后上升。研究者认为若对该例患者更早启动 oXiris，临床结果也许会有所不同。

在一项前瞻性观察性研究中，37 例 COVID-19 患者接受 oXiris 治疗后 72h 内 IL-6 水平和 SOFA 评分均成倍降低。研究者认为在 ICU 早期接受 oXiris 治疗的患者可以降低死亡风险。

3. AN69 ST 膜　AN69 ST 膜是一种丙烯腈 / 甲基烯丙基磺酸盐共聚物膜，能够去除细胞因子。Broman 等研究证实，使用 AN69 ST 膜进行血液净化可显著降低患者体内 TNF-α、IL-6 和 IL-8 的浓度，并认为对稳定血流动力学有一定的帮助。Shuichi 回顾性研究发现 AN69 ST 膜比 PMMA 膜在改善生存率方面更有优势。但目前尚未见用于 COVID-19 的报道。

（二）细胞因子吸附柱

1. 固定多黏菌素 B 纤维（polymyxin B-immobilized fiber，PMX）　EUPHRATES 研究收录了 450 例脓毒症患者，各自在 24h 内进行了 2 次吸附治疗（PMX-DHP，2h/d），但与对照组相比，28 天病死率并未明显下降。研究者认为可能与部分患者病情过于严重，内毒素负荷过重有关，其临床应用价值仍值得期待。

2021 年，Shohei Shinomiya 等在治疗 1 例 52 岁的重症 COVID-19 患者的时候使用了妥珠单抗，连续性血液滤过联合 PMX-HP 后 C 反应蛋白从 443.52mg/dl 降到 3.52mg/dl，并很快改善了呼吸功能，并成功脱机。

泰国的经验也发现内毒素水平重度升高的 COVID-19 患者使用吸附治疗后临床症状明显改善。在泰国的 147 例重症患者中有 6 例 ARDS 患者（其中 1 例同时接受 ECMO 治疗）接受吸附治疗。治疗方案包括 2 种：2 次 4h 的 PMX（5 例），或者持续 72h 的 AN69 oXiris（1 例）。截至 2020 年 5 月 20 日，所有患者存活，不再需要机械通气。所有患者内毒素水平有所下降。3 例接受过 CRRT 治疗。截至 2021 年 1 月 11 日，所有患者均从 AKI 中恢复。有意思的是，在这 6 例患者中，虽然内毒素水平均为 0.40，但只有 3 例出现细菌感染。这一结果提示，COVID-19 无须继发细菌感染即可诱导内毒素血症，吸附治疗有一定作用，但需要进一步临床证据支持。

对 EUPHAS2 注册表进行子组分析，发现 12 例合并 ARDS 和脓毒症休克的重症 COVID-19 患者接受 PMX-HP 治疗，120h 后患者的 SOFA 评分明显改善，内毒素水平从初始的 0.70 降至 0.60。SOFA 评分与内毒素水平之间有直接相关性。肺损伤评分降低，且与血流动力学改善相关。12 例患者中有 9 例（75%）因 AKI 需要 CRRT。研究者认为在重度 COVID-19 内毒素性休克患者中，PMX-HP 与器官功能恢复、血流动力学改善及内毒素水平降低相关。

2. CytoSorb　CytoSorb 可以去除血液中的炎症介质。研究显示在脓毒症、心脏手术及自身免疫性疾病导致的急性炎症状态下，CytoSorb 能显著降低 IL-6 的水平，减少血管活性药物的使用，却不能改善患者 28 天或 60 天死亡率。在欧洲，已经积累了一些使用 CytoSorb 来控制重症患者和心脏手术患者致命炎症的经验。

3. HA380　智利瓦尔帕莱索卡洛斯・范布伦医院重症监护病房报道了 1 例 59 岁的重症 COVID-19 患者，在使用 HA380（10h）联合 HVHF 后，患者体温立即得到控制，并迅速撤除血管活性药物，氧合指数明显改善，但患者最后死于粪肠球菌感染。

总而言之，尽管目前在脓毒症领域内使用吸附治疗的结果尚存在一些矛盾，但其降低炎症指标、减少去甲肾上腺素用量、减少机械通气时间和 ICU 停留时间的作用已得到了证实。因此，吸附治疗或可成为伴有细胞因子风暴的 COVID-19 重症患者的重要辅助治疗技术。

虽然没有随机研究，但加拿大、美国、意大利和巴拿马等国家先后批准在重症 COVID-19 患者中使用细胞因子吸附。意大利肾脏病学会和欧洲肾脏病 - 欧洲血液透析及肾移植学会建议在接受 CRRT 的严重 COVID-19 患者中使用该方法。2020 年 4 月 13 日，美国食品药品监督管理局发布紧急使用授权，建议将该方法用于治疗 18 岁或以上被确诊或即将呼吸衰竭的 ICU COVID-19 患者。

中华医学会也推荐对合并有细胞因子风暴的重症 COVID-19 患者应在 COVID-19 炎症早期、促炎性细胞因子占据主导时开始全血或血浆吸附，主要包括以下 2 种情况：①持续性炎症发热，给予糖皮质激素治疗仍不能控制；② IL-6/IL-10 比值进行性增高或 IL-6 等促炎性细胞因子水平持续升高。

三、总结

总之，重症 COVID-19 患者可能发生不受控制的全身性炎症。抑制细胞因子风暴可能是预防

COVID-19 患者出现器官损伤的重要方法。细胞因子吸附可以清除炎症介质，改善免疫功能失调，保护器官功能，也许可以成为重症 COVID-19 患者重要的辅助治疗方案。

（华中科技大学同济医学院附属同济医院　严　丽　冉　晓　李树生）

参考文献

[1] Chen N, Zhou M, Dong X, et al. Epidemiological and clinical characteristics of 99 cases of 2019 novel coronavirus pneumonia in Wuhan, China: a descriptive study. Lancet, 2020, 395(10223): 507-513.

[2] Chen G, Zhou Y, Ma J, et al. Is there a role for blood purification therapies targeting cytokine storm syndrome in critically severe COVID-19 patients? Renal Failure, 2020, 42(1): 483-488.

[3] Xu Z, Shi L, Wang Y, et al. Pathological findings of COVID-19 associated with acute respiratory distress syndrome. Lancet Respir Med, 2020, 8(4): 420-422.

[4] Huang C, Wang Y, Li X, et al. Clinical features of patients infected with 2019 novel coronavirus in Wuhan, China. Lancet, 2020, 395(10223): 497-506.

[5] Tang Y, Liu J, Zhang D, et al. Cytokine Storm in COVID-19: The Current Evidence and Treatment Strategies. Front Immunol, 2020, 11(10): 1708-1721.

[6] Yigenoglu TN, Ulas T, Dal MS, et al. Extracorporeal blood purification treatment options for COVID-19: The role of immunoadsorption. Transfus Apher Sci, 2020, 59(4): 102855.

[7] Ronco C, Reis T, De Rosa S. Coronavirus Epidemic and Extracorporeal Therapies in Intensive Care: si vis pacem para bellum. Blood Purificat, 2020, 49(3): 255-258.

[8] 徐凯进，蔡洪流，沈毅弘，等. 2019 冠状病毒病（COVID-19）诊疗浙江经验. 浙江大学学报（医学版），2020，49（2）：147-157.

[9] Al Shareef K, Bakouri M. Cytokine Blood Filtration Responses in COVID-19. Blood Purificat, 2020, 50(2): 141-149.

[10] Xiang H, Song B, Zhang Y, et al. The effectiveness of continuous renal replacement therapy in critical COVID-19 patients with cytokine release syndrome: a retrospective, multicenter, descriptive study from Wuhan, China. Aging (Albany NY), 2021, 13(7): 9243-9252.

[11] 中国研究型医院学会肾脏病学专业委员会中华医学会肾脏病学分会. 特殊血液净化技术应用于重症新型冠状病毒肺炎的专家共识. 中华内科杂志，2020，59（11）：847-853.

[12] Pei G, Zhang Z, Peng J, et al. Renal Involvement and Early Prognosis in Patients with COVID-19 Pneumonia. J Am Soc Nephrol, 2020, 31(6): 1157-1165.

[13] Kobashi S, Maruhashi T, Nakamura T, et al. The 28-day survival rates of two cytokine-adsorbing hemofilters for continuous renal replacement therapy: a single-center retrospective comparative study. Acute Med Surg, 2019, 6(1): 60-67.

[14] Malard B, Lambert C, Kellum JA. In vitro comparison of the adsorption of inflammatory mediators by blood purification devices. Intensive Care Med Exp, 2018, 6(1): 12.

[15] Padala SA, Vakiti A, White JJ, et al. First Reported Use of Highly Adsorptive Hemofilter in Critically Ill COVID-19 Patients in the USA. J Clin Med Res, 2020, 12(7): 454-457.

[16] Villa G, Romagnoli S, De Rosa S, et al. Blood purification therapy with a hemodiafilter featuring enhanced adsorptive properties for cytokine removal in patients presenting COVID-19: a pilot study. Crit Care, 2020, 24(1): 605.
[17] Broman ME, Hansson F, Vincent JL, et al. Endotoxin and cytokine reducing properties of the oXiris membrane in patients with septic shock: A randomized crossover double-blind study. PLoS One, 2019, 14(8): e220444.
[18] Dellinger RP, Bagshaw SM, Antonelli M, et al. Effect of Targeted Polymyxin B Hemoperfusion on 28-Day Mortality in Patients With Septic Shock and Elevated Endotoxin Level: The EUPHRATES Randomized Clinical Trial. JAMA, 2018, 320(14): 1455-1463.
[19] Shinomiya S, Nakase K, Fujii A, et al. Tocilizumab and PMX-DHP have efficacy for severe COVID-19 pneumonia. SAGE Open Med Case Rep, 2021, 9: 2050313X-2199106X.
[20] Peerapornratana S, Sirivongrangson P, Tungsanga S, et al. Endotoxin Adsorbent Therapy in Severe COVID-19 Pneumonia. Blood Purificat, 2021, 15: 1-8.
[21] De Rosa S, Cutuli SL, Ferrer R, et al. Polymyxin B hemoperfusion in coronavirus disease 2019 patients with endotoxic shock: Case series from EUPHAS2 registry. Artif Organs, 2020, 45(6): E187-E194.
[22] Ankawi G, Xie Y, Yang B, et al. What Have We Learned about the Use of Cytosorb Adsorption Columns? Blood Purificat, 2019, 48(3): 196-202.
[23] Ramírez-Guerrero G, Torres Cifuentes V, Baghetti Hernández R, et al. Early Cytokine Removal in Critical COVID-19 Patients with Extracorporeal Therapies (HA-380 plus High Volume Hemofiltration) May Prevent Progression of Acute Respiratory Distress Syndrome: Case Report. Blood Purificat, 2020: 1-3.
[24] Ma J, Xia P, Zhou Y, et al. Potential effect of blood purification therapy in reducing cytokine storm as a late complication of critically ill COVID-19. Clin Immunol, 2020, 214: 108408.
[25] Honore PM, Hoste E, Molnar Z, et al. Cytokine removal in human septic shock: Where are we and where are we going? Ann Intensive Care, 2019, 9(1): 56.
[26] Brandtzaeg P, Osnes L, Ovstebo R, et al. Net inflammatory capacity of human septic shock plasma evaluated by a monocyte-based target cell assay: identification of interleukin-10 as a major functional deactivator of human monocytes. J Exp Med, 1996, 184(1): 51-60.
[27] Kumar A, Thota V, Dee L, et al. Tumor necrosis factor alpha and interleukin 1beta are responsible for in vitro myocardial cell depression induced by human septic shock serum. J Exp Med 1996, 183(3): 949-958.

第四节　创伤性急性肾损伤免疫与病理生理机制

创伤是一个全球性的公共卫生问题，是造成 40 岁以下人群死亡的最主要原因。WHO 估计创伤可造成全球每年 510 万人死亡，8000 多万人残疾。多器官功能障碍综合征（multiple organ dysfunction syndrome，MODS）仍是创伤患者死亡的第三大原因，仅次于出血和创伤性脑损伤。严重创伤引起的急性肾损伤（acute kidney injury，AKI）在创伤患者中与凝血功能障碍一样普遍，24% 需要重症监护的创伤患者可发生 AKI，其中约 10% 需要肾脏替代治疗。有研究表明，创伤性 AKI（traumatic acute kidney injury，TRAKI）的发生可增加创伤患者的死亡率、重症监护病房（ICU）住院时间、总住院时间等，然而存活的 TRAKI 患者中有 96% 的患者的肾功能可恢复良好。由于 TRAKI 的免疫与病理生理机制非常复杂，故此研究结论尚存争议。

除已明确的肾直接损伤、缺氧、微循环障碍、缺血再灌注损伤，挤压综合征以及病原体、毒素等机制外，严重创伤的治疗过程本身即可加重肾损伤风险。包括：机械通气可增加胸腔内压，减少静脉回心血量和心输出量，造成肾静脉淤血；容量控制中的高灌注或低灌注状态也可导致肾脏充血或低灌注损伤；输血过程中红细胞的输注可造成肾脏炎症及肾小管损伤；以去甲肾上腺素为代表的缩血管药物的使用也会降低肾灌注；在创伤患者检查的过程中，造影剂的使用也是一个隐患；重症创伤患者非甾体抗炎药（nonsteroidal anti- inflammatory drug，NSAID）的使用也会加重 AKI。除此之外，严重创伤后的全身炎症反应，交感神经兴奋，补体系统、凝血系统的激活都可能加重肾损伤。

一、创伤性急性肾损伤期间的全身免疫反应

在创伤后的数分钟内，神经免疫和体液免疫即可激活，在伤口周围快速形成血栓，减轻了进一步失血和感染的风险。在此过程中，受损伤的肾组织和肾外组织释放新抗原和损伤相关分子模式（damage-associated molecular patterns，DAMPs），包括核小体、组蛋白、核糖核酸（ribonucleic acid，RNA）、高迁移率族蛋白 B1（high mobility group proteins B1，HMGB1）、腺苷三磷酸（adenosine triphosphate，ATP）、腺苷二磷酸（adenosine diphosphate，ADP）、线粒体 DNA 和尿酸。DAMPs 可激活交叉表达的蛋白酶级联，包括凝血和补体系统，可导致多发性创伤后酶源因子的快速激活和消耗。固有细胞和炎症细胞感知这些危险因素，从而触发同步的促炎性细胞因子、抗炎细胞因子和趋化因子反应。在非感染性创伤患者中，与非 AKI 患者相比，AKI 患者在损伤早期血浆中白介素（interleukin，IL）-1 受体拮抗剂（IL- 1Ra）和 IL-6、IL-8 和 CC 趋化因子配体 2（CCL2，也称 MCP1）的浓度更高。趋化白细胞的快速预编程细胞反应不仅包括细胞因子的产生，还包括吞噬、呼吸爆发、蛋白酶释放和细胞外陷阱（例如中性粒细胞胞外诱捕网和巨噬细胞胞外诱捕网），都在清除受损组织、病原体以及诱导再生过程中发挥作用。

创伤后，血小板在受损的内皮屏障处发生快速黏附、聚集和活化，其中通常隐藏的内皮下结构（包括胶原和组织因子）可暴露于循环中。凝血级联可在凝血酶和纤维蛋白的作用下触发，进一步激活和介导血小板黏附，达到修补伤口、止血的效果。然而，在严重的组织创伤和失血性休克后，血小板和凝血因子可能过度活化、功能失调或耗竭，临床表现为血小板计数减少、组蛋白依赖的血小板气球样变和危及生命的急性创伤性凝血病。即使在未受损的内皮细胞中，炎症介质也能诱导血小板和凝血因子向促炎、氧化、黏附的内皮表型转变。

二、创伤性急性肾损伤期间的肾小球变化

创伤后除全身免疫反应外，肾损伤还可直接促进肾小球的炎性改变。在肾小球内皮细胞中，由肾脏热缺血性再灌注损伤（ischaemia-reperfusion injury，IRI）模拟的肾血流量减少导致 P 选择素水平在 24h 内急剧升高。在啮齿动物 IRI 中，肾脏组织内皮型一氧化氮合酶（NOS）活性降低，导致一氧化氮（NO）水平降低，从而可致血管收缩及抗氧化活性降低。创伤还能诱导内源性儿茶酚胺产生以

及血栓素 A2（TXA2）形成，促进肾小动脉收缩，从而导致肾小球的血流动力学改变。肾小球内皮细胞也可被创伤和失血性休克强烈激活，从而导致依赖核因子 κB（NF-κB）表达的炎症介质和黏附分子激活，包括 E 选择素和血管细胞黏附蛋白 1，诱导炎症细胞。脂多糖（LPS）诱导的 AKI 早期，肾小球中性粒细胞增多，但增多的确切作用尚未明确。

补体激活也可能在 TRAKI 中起重要作用。肾小球和肾小管细胞表达关键的补体因子为 C1q 和 C3。体外实验发现，在创伤后将肾小球系膜细胞暴露于过敏毒素 C3a 的环境中，可诱导肾小球系膜细胞从收缩型向分泌型转变，从而促进肾纤维化并伴血流调节功能丧失。系膜细胞与非裂解浓度的 C5b-9 复合物接触后，可产生生长因子和扩血管性前列腺素。在人足细胞中，C5b-9 的沉积也可诱导促纤维因子和胶原的合成。此外，在脓毒症诱导的 AKI 过程中，全身 C5a 升高可致足细胞足突融合，从而影响肾小球滤过率（glomerular filtration rate，GFR）。在肾脏热 IRI 中，也可见足细胞足突融合，肾小球基底膜脱落、暴露等，这些变化取决于损伤的严重程度。

三、创伤性急性肾损伤期间肾小球的固有免疫反应

创伤可使交感神经活动增多，促进先天固有免疫系统激活并减少肾血流量。在肾小球中，DAMPs 的释放以及凝血和补体系统的激活，均可诱导内皮细胞发生变化，以创造一个促凝、促黏和促炎平台。补体激活产物可进一步诱导系膜细胞和足细胞的促纤维化表型。缺氧和缺血所致的活性氧（ROS）产生可导致肾小球滤过器的形态学发生改变和肾小球功能障碍。另外，失血性休克加剧了内皮改变和炎症，包括黏附分子上调。在挤压综合征的情况下，肌肉骨骼区域的严重压迫可使过量的碎片、肌红蛋白、游离血红蛋白和钾在肾小球堆积，导致血栓形成。凋亡或坏死的上皮细胞释放到肾小球囊和肾小管系统，增加腔内压力，与微灌注紊乱相结合，可降低 GFR。

四、创伤性急性肾损伤期间肾小管的固有免疫反应

创伤后肾小管系统的先天免疫反应是多维的。创伤引起的内皮病变包括糖被结构如糖胺聚糖（GAGs）的脱落、内皮下促凝血蛋白如组织因子（TF）的暴露、血小板和凝血系统的激活，都可导致血管周围系统血栓形成。随后血流减少会加重肾小管缺血缺氧。活化的白细胞迁移至肾小管间质，与活化的常驻巨噬细胞结合，通过释放细胞因子、ROS、蛋白酶和细胞外陷阱引起炎症反应。炎症液相和细胞反应可促进可溶性介质和细胞碎片的清除，但也可能进一步损害肾小管上皮细胞（renal tubular epithelial cell，RTEC）。RTEC 本身通过产生 DAMPs 和释放细胞因子来促进炎症反应，凋亡和坏死 RTEC 进入肾小管腔可导致肾小管充血，从而导致进一步损伤，最终尿量减少。血 - 尿屏障紊乱也可能由于炎症反应而发展，并可能导致肾水肿。常驻的树突状细胞（DC）可以感知 DAMPs 和病原体相关分子模式（PAMPs），并通过肾脏淋巴管迁移，激活适应性免疫系统。这些急性炎症改变是激活后续肾脏修复机制所必需的。

五、创伤性急性肾损伤期间的神经炎症反应

在创伤事件发生后的几毫秒内，受损区域会产生神经反应，引起疼痛，诱导应激激素释放，触发血流动力学适应反应，以及兴奋性和抑制性的脑 - 肾交互和肾 - 肾神经元连接。交感神经传出直接与

肾血管、肾小管和肾小球旁颗粒细胞相互作用。组织损伤、缺氧和创伤相关的细胞因子，包括IL-1β、IL-6等，能激活大脑中的髓质神经元，从而增强对肾脏的交感传出驱动。这导致肾脏中去甲肾上腺素和肾素的生成增加，水、钠重吸收增加，肾血流量、GFR和尿量减少。因此，阻断肾交感神经活动可改善啮齿动物IRI的组织形态学损伤。肾脏的传入感觉神经元具有机械敏感性和化学敏感性，主要从肾盂投射到脑干和下丘脑。在输尿管或腹膜后损伤后，或在创伤后腹腔间室综合征期间，上述神经元可感觉到尿液成分和骨盆伸展的改变。然而，这些神经元在创伤后的确切功能尚未明确。

在创伤和失血性休克中，迷走神经系统对各种器官的炎症反应和迷走神经刺激对内脏器官的保护作用均有报道。然而，肾脏迷走神经传出活动的存在和潜在功能仍不确定。迷走神经驱动可以间接调节肾脏的免疫病理生理反应，刺激迷走神经的传出神经可诱导脾脏 $CD4^{+}$ 调节性T细胞分泌乙酰胆碱，刺激脾脏和腹腔巨噬细胞的抗炎反应。值得注意的是，该通路的激活对IRI诱导的AKI也有保护作用。此外，严重创伤会激活下丘脑-垂体-肾上腺轴（HPA），导致皮质类固醇水平升高，从而抑制炎症反应。然而，在创伤后，人类的皮质类固醇水平无法持续升高24h。在横纹肌溶解症诱导的AKI研究中，全身和尿液皮质醇浓度也可增加。在小鼠肾脏IRI中，腹腔注射转录激活因子（activating transcription factor，ATF）-糖皮质激素诱导的亮氨酸拉链（GILZ）肽可导致从促炎性向抑制性中性粒细胞表型转变，并促进调节性T细胞发育。这些变化与改善肾脏灌注和线粒体功能，以及减少肾水肿和细胞坏死有关。上述研究提示糖皮质激素可能具有一定的肾保护作用，还需进一步的研究来确定创伤后HPA和糖皮质激素在肾脏的作用。

六、创伤性急性肾损伤期间肾对其他器官的影响

肾脏几乎与所有器官、系统都是相互联系的。然而，目前还缺乏关于创伤和IRI中肾脏与远端器官相互作用的研究数据。主要来自IRI模型的证据表明，在几乎所有实质器官中，AKI增加了白细胞浸润、ROS生成和其他与肾脏炎症、屏障功能障碍和充血相关的结果。

（重庆市急救医疗中心　艾山木
中国人民解放军陆军特色医学中心　蒋东坡　敬慧丹）

参 考 文 献

[1] Haagsma JA, Graetz N, Bolliger I, et al. The global burden of injury: incidence, mortality, disability-adjusted life years and time trends from the Global Burden of Disease study 2013. Inj Prev, 2016, 22(1): 3-18.

[2] Søvik S, Isachsen MS, Nordhuus KM, et al. Acute kidney injury in trauma patients admitted to the ICU: a systematic review and meta-analysis. Intensive Care Med, 2019, 45(4): 407-419.

[3] Kuiper JW, Groeneveld AB, Slutsky AS, et al. Mechanical ventilation and acute renal failure. Crit Care Med, 2005, 33(6): 1408-1415.

[4] Harrois A, Libert N, Duranteau J. Acute kidney injury in trauma patients. Curr Opin Crit Care, 2017, 23(6): 447-456.

[5] Ronco C, Bellomo R, Kellum JA. Acute kidney injury.

Lancet, 2019, 394(10212): 1949-1964.

[6] Spahn DR, Bouillon B, Cerny V, et al. The European guideline on management of major bleeding and coagulopathy following trauma: fifth edition. Crit Care, 2019, 23(1): 98.

[7] Van Avondt K, Nur E, Zeerleder S. Mechanisms of haemolysis-induced kidney injury. Nat Rev Nephro, 2019, 15(11): 671-692.

[8] Fähling M, Seeliger E, Patzak A, et al. Understanding and preventing contrast-induced acute kidney injury. Nat Rev Nephrol, 2017, 13(3): 169-180.

[9] Hatton GE, Bell C, Wei S, et al. Do early non-steroidal anti-inflammatory drugs for analgesia worsen acute kidney injury in critically ill trauma patients? An inverse probability of treatment weighted analysis. J Trauma Acute Care Surg, 2020, 89(4): 673-678.

[10] Messerer DAC, Halbgebauer R, Nilsson B, et al. Immunopathophysiology of trauma-related acute kidney injury. Nat Rev Nephrol, 2021, 17(2): 91-111.

[11] Engelmann B, Massberg S. Thrombosis as an intravascular effector of innate immunity. Nat Rev Immunol, 2013, 13(1): 34-45.

[12] Aswani A, Manson J, Itagaki K, et al. Scavenging circulating mitochondrial DNA as a potential therapeutic option for multiple organ dysfunction in trauma hemorrhage. Front Immunol, 2018, 9: 891.

[13] Burk AM, Martin M, Flierl MA, et al. Early complementopathy after multiple injuries in humans. Shock, 2012, 37(4): 348-354.

[14] Bihorac A, Baslanti TO, Cuenca AG, et al. Acute kidney injury is associated with early cytokine changes after trauma. J Trauma Acute Care Surg, 2013, 74(4): 1005-1013.

[15] Vulliamy P, Gillespie S, Armstrong PC, et al. Histone H4 induces platelet ballooning and microparticle release during trauma hemorrhage. Proc Natl Acad Sci USA, 2019, 116(35): 17444-17449.

[16] Zhou HL, Zhang R, Anand P, et al. Metabolic reprogramming by the S-nitroso-CoA reductase system protects against kidney injury. Nature, 2019, 565(7737): 96-100.

[17] Moss NG, Vogel PA, Kopple TE, et al. Thromboxane-induced renal vasoconstriction is mediated by the ADP-ribosyl cyclase CD38 and superoxide anion. Am J Physiol Renal Physiol, 2013, 305(6): F830-F838.

[18] Li R, Aslan A, Yan R, et al. Histone deacetylase inhibition and IκB Kinase/Nuclear Factor-κB blockade ameliorate microvascular proinflammatory responses associated with hemorrhagic shock/resuscitation in mice. Crit Care Med, 2015, 43(12): e567-e580.

[19] Ehrnthaller C, Schultze A, Wakileh G, et al. Hemorrhagic shock induces renal complement activation. Eur J Trauma Emerg Surg, 2021, 47(2): 373-380.

[20] Chen Y, Lin L, Tao X, et al. The role of podocyte damage in the etiology of ischemia-reperfusion acute kidney injury and post-injury fibrosis. BMC Nephrol, 2019, 20(1): 106.

[21] Kurts C, Ginhoux F, Panzer U. Kidney dendritic cells: fundamental biology and functional roles in health and disease. Nat Rev Nephrol, 2020, 16(7): 391-407.

[22] Tang PM, Nikolic-Paterson DJ, Lan HY. Macrophages: versatile players in renal inflammation and fibrosis. Nat Rev Nephrol, 2019, 15(3): 144-158.

[23] Okusa MD, Rosin DL, Tracey KJ. Targeting neural reflex circuits in immunity to treat kidney disease. Nat Rev Nephrol, 2017, 13(11): 669-680.

[24] Hering D, Winklewski PJ. Autonomic nervous system in acute kidney injury. Clin Exp Pharmacol Physiol, 2017, 44(2): 162-171.

[25] Inoue T, Abe C, Kohro T, et al. Non-canonical cholinergic anti-inflammatory pathway-mediated

activation of peritoneal macrophages induces Hes1 and blocks ischemia/reperfusion injury in the kidney. Kidney Int, 2019, 95(3): 563-576.

[26] Brorsson C, Dahlqvist P, Nilsson L, et al. Adrenal response after trauma is affected by time after trauma and sedative/analgesic drugs. Injury, 2014, 45(8): 1149-1155.

[27] Zager RA, Johnson ACM. Acute kidney injury induces dramatic p21 upregulation via a novel, glucocorticoid-activated, pathway. Am J Physiol Renal Physiol, 2019, 316(4): F674-F681.

[28] Baban B, Marchetti C, Khodadadi H, et al. Glucocorticoid-Induced Leucine Zipper Promotes Neutrophil and T-Cell Polarization with Protective Effects in Acute Kidney Injury. J Pharmacol Exp Ther, 2018, 367(3): 483-493.

[29] Faubel S, Edelstein CL. Mechanisms and mediators of lung injury after acute kidney injury. Nat Rev Nephrol, 2016, 12(1): 48-60.

第五节　脓毒症急性肾损伤——微循环异常或线粒体功能障碍

脓毒症急性肾损伤（acute kidney injury，AKI）是由脓毒症引起的急性肾功能损伤，发病率和病死率较高。据欧洲的多中心研究显示，重症监护病房（intensive care unit，ICU）脓毒症 AKI 发病率为 51%，死亡率高达 41%。多项临床研究表明，积极处理原发感染灶、早期使用抗生素等治疗措施，有利于降低脓毒症 AKI 的发病率；其次，减少肾毒性药物及静脉造影剂的使用，也是预防或降低脓毒症 AKI 发生的关键举措。

脓毒症 AKI 的发病机制较复杂，已引起广泛关注。既往研究认为，缺血再灌注损伤是发生脓毒症 AKI 的主要病理生理机制；但越来越多的研究发现，血流动力学稳定和肾脏血流灌注正常的脓毒症患者仍可发生 AKI，表明过度的炎症反应、组织水肿、微循环障碍、线粒体功能障碍都可能导致脓毒症 AKI。本文拟从微循环障碍、线粒体功能障碍来阐述脓毒症 AKI 发生发展的可能机制。

一、微循环与脓毒症急性肾损伤

（一）脓毒症 AKI 常伴微循环障碍

脓毒症可致全身血流重新分布，微血管的血流也常受影响，表现为流动的不均质性。具有“营养”或持续血流的毛细血管比例减少，伴随着无血流或不连续血流的毛细血管比例增加。Wu 等在内毒素干预的小鼠体内使用活体视频显微镜观察发现，内毒素干预 2h 后毛细血管灌注就明显受损，血流信号连续的血管床从 89%±4% 减至 57%±5%。

（二）微循环障碍在脓毒症 AKI 发生、发展中的作用

微循环障碍是脓毒症的重要病理生理表现，可累及心脏、肠道、肾脏、肝脏及大脑等多个器官。机体中重要的代谢过程，如氧气交换、向组织输送营养物质和调节液体进入间质等都在微循环中发生。既往研究认为，脓毒症时肾血管收缩和肾血流量下降是肾缺血缺氧的根本原因，也是导致肾功能障碍的首要因素。然而，后续研究发现严重脓毒症或脓毒性休克时肾血流量并未减少，但却发生 AKI。

脓毒症时，肾微循环的改变可能导致 AKI 的发生。研究显示，肾脏微循环的改变可致白细胞通过肾脏的时间延长，从而可能加剧炎症反应。首先，炎性细胞因子可致黏附分子的表达、白细胞趋化以及黏附增加，从而导致微血栓形成和毛细血管栓塞，继而影响微循环血流灌注量。其次，内源性血管活性物质的合成紊乱（局部增多或减少）也可导致脏器局部血管不均一性的扩张、收缩以及缺血缺氧区的形成，进而影响微循环血流灌注量。此外，脓毒症还可致糖萼损伤和血管内皮细胞屏障破坏，导致毛细血管渗漏和间质水肿，进而导致微循环网减少，氧气扩散距离延长。微循环血流灌注量减少，引起肾髓质缺血缺氧，可致肾损害，从而引发一个恶性循环，导致氧化应激和炎症反应，以及线粒体功能障碍、细胞损伤，进而引起肾损伤。

（三）针对微循环障碍可能有效的治疗方法

针对微循环障碍，目前未有明确有效的治疗方法，但早期若能针对性地保护微循环，可能有助于减少脓毒症 AKI 发生。潘盼等针对微循环保护方面提出了以下建议。

1. 液体复苏的终点　基于液体反应性、床旁超声监测下腔静脉宽度及变异性，同时结合肺、肾超声为指导，以微循环保护为主的精确液体复苏，不仅可实现合适的组织灌注，还可减少并发症。临床中一旦液体复苏完成或组织灌注已满足，应立即采取措施降低中心静脉压（central venous pressure，CVP），第一时间找到最低且合适的 CVP。保持低 CVP 可改善器官微循环，通过降低静脉回流阻力，可避免器官损伤并发症的发生，起到微循环保护作用，从而可改善患者预后。

2. 液体复苏的种类　在微循环保护方面，液体复苏使用胶体溶液较晶体溶液更具优势。研究表明，白蛋白可减少液体复苏量，维持脓毒性休克时的循环能力，改善毛细血管通透性，进而起到保护肾和肝功能的作用。

3. 平均动脉压的管理　《2016 年脓毒症新指南 Sepsis 3.0》推荐感染性休克恢复初期的平均动脉压（mean arterial pressure，MAP）目标值为 65mmHg，但并不适用于所有患者。有研究发现，针对慢性高血压患者，MAP 为 75～85mmHg 时可降低感染性休克伴 AKI 的发生率，而 MAP 过高可对机体造成损害。因此，在临床治疗中，液体复苏选择灌注压时应结合组织和器官灌注的情况综合考虑。

4. β 受体阻滞剂的应用　在脓毒症休克时，过度的炎症反应、血容量相对缺乏均可致交感神经激活，引起“交感风暴”。机体可表现为心跳加速、血管收缩，以确保组织和器官灌注，然而此时常伴心脏的无效做功，心肌的缺血缺氧。目前多项研究表明，输注艾司洛尔能有效控制心率，保证心脏每搏量，并减少无效的心脏活动，从而确保血管顺应性和微循环灌注。

二、线粒体与脓毒症急性肾损伤

（一）脓毒症 AKI 常伴线粒体损伤

线粒体作为真核细胞内最复杂和最重要的细胞器之一，为细胞活动提供必需的能量，其功能障碍往往伴随大量的病理改变和疾病。研究发现，脓毒症可导致肾小管上皮细胞线粒体 DNA 损伤，线粒体量减少。通过研究以金黄色葡萄球菌诱导的脓毒症小鼠，发现肾线粒体 DNA 氧化损伤的标志物 8- 羟基 -2- 脱氧鸟苷（8-hydroxy-2-deoxyguanosine，8-OHDG）水平明显升高。通过对脓毒症 AKI 小鼠肾脏在不同时间点的线粒体动力学及线粒体凋亡进行研究，发现线粒体动力学以分裂—融合平衡异常，且倾向于分裂为特征，线粒体相关凋亡也呈明显升高趋势。Elisabeth 等对 ICU 中死于脓毒症 AKI

的成人患者及接受肾切除术肿瘤患者的肾组织进行对比研究，对相关指标进行检测发现，脓毒症 AKI 患者线粒体质量标志物 TFAM、PINK1 和 PARKIN 出现低表达，肾小管上皮细胞胞质中存在氧化性 DNA 损伤，但对照受试者未发现此改变。同时，该研究者采用体外细胞模型实验也有类似发现。

（二）线粒体在脓毒症 AKI 发病机制中的作用

脓毒症 AKI 的特点是亚致死性和致死性肾小管损伤。损伤后存活的肾小管细胞经历去分化、增殖、迁移，最终分化为完全成熟的管状细胞，进而修复受损肾小管细胞。肾脏轻度损伤后的修复可使其功能完全恢复；而严重或反复发作的阵发性的 AKI 时，肾脏的修复是不完全的，可导致肾单位丢失、肾小管间质纤维化，最终发展成慢性肾病。在脓毒症 AKI 患者的肾脏损伤与修复过程中，线粒体扮演着重要的角色。线粒体是促炎信号的中枢枢纽，线粒体活性氧（mitochondrial reactive oxygen species，mtROS）自由基作为炎症的激活体可促进促炎性细胞因子的表达，如激活核因子 κB（NF-κB）信号通路和 NACHT，LRR 和 PYD 结构域蛋白 3（NLRP3）炎症小体。源于线粒体损伤相关分子的甲酰肽及线粒体 DNA 能结合 Toll 样受体或核苷酸结合寡聚化结构域蛋白样受体，进而促进炎症反应。

（三）线粒体可作为脓毒症 AKI 治疗的靶点

1. 直接作用于线粒体的可能治疗靶点　解偶联蛋白 2（uncoupling protein 2，UCP2）可能通过改善线粒体功能紊乱、抗炎、抗氧化等对脂多糖（lipopolysaccharide，LPS）诱导的 AKI 起保护作用，并具有抗氧化活性，最终抑制肾小管上皮细胞凋亡，从而增加线粒体中 UCP2 的含量，是治疗脓毒症 AKI 的新途径。mtROS 通过抑制线粒体转录因子 A（mitochondrial transcription factor A，TFAM）介导的线粒体 DNA 转录激活而导致肾损伤，导致线粒体能量代谢减少和细胞因子释放增加。TFAM 可能是 AKI 后肾脏修复的一个治疗靶点。另有研究显示，TFAM 通过炎症细胞 TLR4/ROS/P38MAPK 信号通路可以修复线粒体 DNA，从而修复 LPS 诱导的脓毒症小鼠肾小管上皮细胞，提示 TFAM 有希望作为脓毒症治疗的新靶点。

2. 间接作用于线粒体的可能治疗靶点　肾小管细胞的重吸收和分泌过程是逆化学梯度的，会消耗大量腺苷三磷酸（adenosine triphosphate，ATP），极易导致线粒体在应激状态下发生紊乱和损伤。损伤的线粒体最终通过有丝分裂吞噬作用降解，而有丝分裂吞噬功能的紊乱与 AKI 的发病机制有关。通过对脓毒症 AKI 小鼠肾脏不同时期有丝分裂吞噬功能和线粒体动力学的测定，发现线粒体动力学分裂—融合失衡，即以分裂增多、融合减少为特征，进而线粒体凋亡也呈明显升高趋势。此外，该研究发现，脓毒性 AKI 早期有丝分裂吞噬功能增强，而后期有丝分裂吞噬功能受损，提示加强脓毒症 AKI 期间的有丝分裂吞噬功能可能是治疗的新策略。另外，Sureshbabu 等发现受体相互作用蛋白激酶 3（receptor-interacting protein kinase 3，RIPK3）通过线粒体功能障碍促进肾小管损伤，独立于经典的细胞坏死通路即混合系激酶区域样蛋白（mixed-lineage kinase domain-like protein，MLKL）依赖性细胞坏死，这可能也是脓毒症 AKI 的治疗靶点之一。

3. 天然药物治疗脓毒症 AKI 的新发现　研究发现，中药虎杖的提取物虎杖苷可改善脓毒症 AKI 小鼠的肾脏组织学表现，抑制 NLRP3 炎性体激活，同时可增加脓毒症引起的线粒体质量下降，提示该药物可能提升有丝分裂吞噬功能。然而，上述作用可被 Parkin 介导的有丝分裂吞噬的抑制作用所阻断，提示虎杖苷可通过调节 Parkin 介导的有丝分裂吞噬对脓毒症 AKI 小鼠的肾脏起保护作用。另有研究发现，绿色蜂胶能减少脓毒症 AKI 小鼠肾脏线粒体双膜系统损伤，减轻线粒体肿胀。

三、总结

循环性休克可导致微循环和线粒体发生改变，并与较差的临床预后相关。微循环障碍常可致线粒体缺氧，从而引起功能障碍。然而，微循环障碍并非线粒体功能障碍的唯一因素。尽管肾脏有足够的组织灌注和氧合，但线粒体功能障碍仍可能导致脓毒症AKI的发生。目前，在改善微循环方面应注重预防，通过以临床目标为导向的个体化液体复苏以及相关药物的使用，能在一定程度上保护肾脏微循环。关于以线粒体为靶向性的治疗方法时有报道，希望能转化为临床实践。

（福建中医药大学附属人民医院　李　玮　林名瑞）

参考文献

[1] Peerapornratana S, Manrique Caballero CL, Gómez H, et al. Acute kidney injury from sepsis: current concepts, epidemiology, pathophysiology, prevention and treatment. Kidney Int, 2019, 96(5): 1083-1099.

[2] Luther MK, Timbrook TT, Caffrey AR, et al. Vancomycin plus piperacillin-tazobactam and acute kidney injury in adults: a systematic review and meta-analysis. Crit Care Med, 2018, 46(1): 12-20.

[3] Montomoli J, Donati A, Ince C. Acute kidney injury and fluid resuscitation in septic patients: are we protecting the kidney? Nephron, 2019, 143(3): 170-173.

[4] Wu L, Tiwari MM, Messer KJ, et al. Peritubular capillary dysfunction and renal tubular epithelial cell stress following lipopolysaccharide administration in mice. Am J Physiol Renal Physiol, 2007, 292(1): F261-F268.

[5] Post EH, Kellum JA, Bellomo R, et al. Renal perfusion in sepsis: from macro-to microcirculation. Kidney Int, 2017, 91(1): 45-60.

[6] Prowle JR, Bellomo R. Sepsis-associated acute kidney injury: macrohemodynamic and microhemodynamic alterations in the renal circulation. Semin Nephrol, 2015, 35(1): 64-74.

[7] John S. Lessons learned from kidney dysfunction: preventing organ failure. Med Klin Intensivmed Notfmed, 2020, 115(Suppl 1): 21-27.

[8] Gomez H, Ince C, Backer DD, et al. A unified theory of sepsis-induced acute kidney injury: inflammation, microcirculatory dysfunction, bioenergetics, and the tubular cell adaptation to injury. Shock, 2014, 41(1): 3-11.

[9] Alves-Filho JC, Sônego F, Souto FO, et al. Interleukin-33 attenuates sepsis by enhancing neutrophil influx to the site of infection. Nat Med, 2010, 16(6): 708-712.

[10] Zafrani L, Payen D, Azoulay E, et al. The microcirculation of the septic kidney. Semin Nephrol, 2015, 35(1): 75-84.

[11] Chelazzi C, Villa G, Mancinelli P, et al. Glycocalyx and sepsis-induced alterations in vascular permeability. Crit Care, 2015, 19(1): 26.

[12] Manrique-Caballero CL, Rio-Pertuz GD, Gomez H. Sepsis-associated acute kidney injury. Crit Care Clin, 2021, 37(2): 279-301.

[13] Pan P, Su LX, Liu D, et al. Microcirculation-guided protection strategy in hemodynamic treatment. Clin Hemorheol Microcirc, 2020, 75(2): 243-253.

[14] Codes L, de Souza YG, D'Oliveira RAC, et al.

Cumulative positive fluid balance is a risk factor for acute kidney injury and requirement for renal replacement therapy after liver transplantation. World J Transplant, 2018, 8(2): 44-51.

[15] Lima A, van Rooij T, Ergin B, et al. Dynamic contrast-enhanced ultrasound identifies microcirculatory alterations in sepsis-induced acute kidney injury. Crit Care Med, 2018, 46(8): 1284-1292.

[16] Wang XT, Yao B, Liu DW, et al. Central venous pressure dropped early is associated with organ function and prognosis in septic shock patients: a retrospective observational stud. Shock, 2015, 44(5): 426-430.

[17] Vincent JL, De Backer D, Wiedermann CJ. Fluid management in sepsis: The potential beneficial effects of albumin. J Crit Care, 2016, 35: 161-167.

[18] Leone M, Asfar P, Radermacher P, et al. Optimizing mean arterial pressure in septic shock: a critical reappraisal of the literature. Crit Care, 2015, 19(1): 101.

[19] Morelli A, Ertmer C, Westphal M, et al. Effect of heart rate control with esmolol on hemodynamic and clinical outcomes in patients with septic shock: a randomized clinical trial. JAMA, 2013, 310(16): 1683-1691.

[20] Liu D, Gao YS, Liu J, et al. Intercellular mitochondrial transfer as a means of tissue revitalization. Signal Transduct Target Ther, 2021, 6(1): 65.

[21] Fani F, Regolisti G, Delsante M, et al. Recent advances in the pathogenetic mechanisms of sepsis-associated acute kidney injury. J Nephrol, 2018, 31(3): 351-359.

[22] Tang CY, Cai J, Yin XM, et al. Mitochondrial quality control in kidney injury and repair. Nat Rev Nephrol, 2021, 17(5): 299-318.

[23] Liu JX, Yang C, Zhang WH, et al. Disturbance of mitochondrial dynamics and mitophagy in sepsis-induced acute kidney injury. Life Sci, 2019, 235: 116828.

[24] van der Slikke EC, Star BS, van Meurs M, et al. Sepsis is associated with mitochondrial DNA damage and a reduced mitochondrial mass in the kidney of patients with sepsis-AKI. Crit Care, 2021, 25(1): 36.

[25] Scholz H, Boivin F, Schmidt Ott K, et al. Kidney physiology and susceptibility to acute kidney injury: implications for renoprotection. Nat Rev Nephrol, 2021, 17(5): 335-349.

[26] Ding Y, Zheng YJ, Huang J, et al. UCP2 ameliorates mitochondrial dysfunction, inflammation, and oxidative stress in lipopolysaccharide-induced acute kidney injury. Int Immunopharmacol, 2019, 71: 336-349.

[27] Zhao M, Wang YZ, Li L, et al. Mitochondrial ROS promote mitochondrial dysfunction and inflammation in ischemic acute kidney injury by disrupting TFAM-mediated mtDNA maintenance. Theranostics, 2021, 11(4): 1845-1863.

[28] Dai XG, Li T, Huang WB, et al. Upregulation of mitochondrial transcription factor a promotes the repairment of renal tubular epithelial cells in sepsis by inhibiting reactive oxygen species-mediated toll-like receptor 4/p38MAPK signaling. Pathobiology, 2019, 86(5-6): 263-273.

[29] Dai XG, Xu W, Li T, et al. Involvement of phosphatase and tensin homolog-induced putative kinase 1-parkin-mediated mitophagy in septic acute kidney injury. Chin Med J, 2019, 132(19): 2340-2347.

[30] Sureshbabu A, Patino E, Ma K, et al. RIPK3 promotes sepsis-induced acute kidney injury via mitochondrial dysfunction. JCI Insight, 2018, 3(11): e98411.

[31] Gao YG, Dai XG, Li YF, et al. Role of parkin-mediated mitophagy in the protective effect of polydatin in sepsis-induced acute kidney injury. J Transl Med, 2020, 18 (1): 114.

[32] Silveira MAD, Capcha JMC, Sanches TR, et al. Green propolis extract attenuates acute kidney injury and lung injury in a rat model of sepsis. Sci Rep, 2021, 11(1): 5925.

[33] Merz T, Denoix N, Huber Lang M, et al. Microcirculation vs. mitochondria-what to target? Front Med, 2020, 7: 416.

第六节　治疗性血浆置换降低新型冠状病毒肺炎患者血栓风险

在新型冠状病毒肺炎（coronavirus disease 2019，COVID-19）患者中，凝血功能障碍导致的血液高凝及血管内微血栓形成是表征疾病恶化的重要节点，已成为当前临床治疗亟待解决的问题。为预防和治疗血栓形成，目前临床常用药物为普通肝素（unfractionated heparin，UFH）和低分子肝素（low molecular weight heparin sodium，LMWH），虽然这些药物可通过抑制凝血因子Ⅹa和Ⅱ因子从而降低纤维蛋白降解产物（fibrin degradation products，FDPs）的产生，但不能促进现有FDPs的代谢。尽管在积极支持治疗的情况下，COVID-19重症患者由于血栓风险导致的死亡率仍然很高。

治疗性血浆置换（therapeutic plasma exchange，TPE）是一种体外血液净化技术，包括将患者血液经血泵引出、将其分离成组分、然后去除患者的血浆、并将患者的其他血液成分与替代液（如5%白蛋白、新鲜冷冻血浆）返回患者体内4个阶段，旨在快速去除有害血浆成分或降低抗体和免疫复合物的浓度。研究发现，通过TPE可以去除FDPs，同时TPE也可以减弱细胞因子释放综合征（cytokine release syndrome，CRS），稳定内皮细胞膜，调节凝血通路中的突变。因此，目前对于具有血栓形成高风险的COVID-19患者，TPE可作为治疗的重要组成部分。本文对采用TPE影响COVID-19患者血栓发生的相关文献进行了总结。

一、新型冠状病毒肺炎患者凝血异常、血栓形成及防治

严重急性呼吸综合征冠状病毒2型（severe acute respiratory syndrome coronavirus 2，SARS-CoV-2）诱导的凝血功能异常和静脉血栓栓塞症（venous thrombo-embolism，VTE）与COVID-19患者的疾病进展及不良预后之间的关系逐渐引起研究者关注。研究发现，SARS-CoV-2感染、基础疾病以及肺炎对肺血管内皮的损害成为COVID-19患者血栓形成的主要原因。

1. COVID-19与凝血功能异常　COVID-19患者中凝血功能检查常提示高凝状态，其中最显著的变化是D-二聚体水平升高。D-二聚体是交联纤维蛋白的降解产物，它是体内反映纤维蛋白溶解和凝血活性的分子标志物，在血栓性疾病筛选诊断中具有较大的临床价值。虽然目前D-二聚体在疾病诊疗过程中的作用机制尚未明确，但大量研究结果显示，D-二聚体可作为预测COVID-19患者病情进展的重要因子。Guan等的研究将D-二聚体升高的标准定为浓度≥500μg/L，共纳入1099例COVID-19患者发现：59.6%的重症患者和43.2%非重症患者均出现D-二聚体浓度升高。此外，D-二聚体浓度升高也是患者死亡风险增加的预测因子。

其他凝血指标如纤维蛋白原水平、凝血酶原时间（prothrombin time，PT）和活化部分凝血酶原时间（activated partial prothrombin time，APTT）的变化也可提示COVID-19患者血栓形成的趋势，而血栓形成可导致病死率升高。因此，纤维蛋白原以及D-二聚体可作为预测COVID-19患者病情加重的因素。多项研究表明，COVID-19死亡患者的D-二聚体和FDPs水平明显更高，PT时间较入院时更长，

提示多数COVID-19患者死亡之前，凝血过程的激活在弥散性血管内凝血（disseminated intravascular coagulation，DIC）中已达到峰值，同样D-二聚体浓度也相应地显著升高。事实上，此类患者很可能已发展为脓毒症，这也是导致DIC最常见的原因之一。

2. SARS-CoV-2感染诱导血栓形成可能的相关机制　SARS-CoV-2感染现已被认为是血栓形成的重要原因之一，但其相关机制尚未完全明确。目前研究结果表明，COVID-19患者并发血栓形成的机制可能与内皮细胞直接损伤、广泛的炎症反应以及肾素-血管紧张素-醛固酮系统（renin-angiotensin-aldosterone system，RAAS）的异常有关。

S蛋白的受体结合域（receptor binding domain，RBD）和宿主细胞表面血管紧张素转换酶2（angiotensin-converting enzyme 2，ACE2）在识别SARS-CoV-2后，可介导其入侵细胞。研究表明，SARS-CoV-2对于表达ACE2的细胞所造成的损伤较ACE2低表达的细胞更严重，原因在于其对ACE2的亲和力更强。

早期研究发现，COVID-19重症患者铁蛋白、红细胞沉降率（erythrocyte sedimentation rate，ESR）、C反应蛋白（C-reactive protein，CRP）、乳酸脱氢酶（lactate dehydrogenase，LDH）、肿瘤坏死因子（tumor necrosis factor，TNF）、白介素（interleukin，IL）-1、IL-6等血清指标升高，提示CRS与疾病的不良预后之间存在相关性。促炎性细胞因子，如IL-1β、IL-6和TNF可促进血管性血友病因子（von Willebrand factor，vWF）多聚体的释放，从而导致凝血系统激活，最终在内皮细胞、血小板、先天性免疫系统和凝血系统之间的广泛相互作用下导致高凝状态，促进静脉血栓形成。

当体内SARS-CoV-2与ACE2结合后，会降低ACE2酶活性，从而使血管紧张素Ⅱ水平升高，进一步影响血管内皮正常功能、血管收缩和炎症反应。研究表明，RAAS与凝血系统之间存在相关性，血管紧张素Ⅱ可导致机体高凝状态形成，从而促进血栓形成，但其具体分子机制尚不清楚。

3. COVID-19与抗凝治疗　由于COVID-19患者发生血栓风险较高，UFH和LMWH都可以通过抑制凝血因子Ⅹa和Ⅱ降低FDPs的产生，但LMWH对凝血因子Ⅹa的抑制作用强，对凝血因子Ⅱ抑制作用弱，因此，抗凝作用更强，出血的不良反应更小。在排除禁忌证的情况下，对需要住院的COVID-19患者，建议尽早应用LMWH预防性抗凝治疗，以预防血栓事件和器官损伤。但UFH以及LMWH都没有促进现有FDPs代谢的作用，因此，为防止COVID-19患者血栓形成，更理想的抗凝治疗措施仍需进一步探究。

二、治疗性血浆置换在降低新型冠状病毒肺炎患者血栓形成风险时的应用

TPE通过清除有害物质来恢复体内平衡，并在置换液为血浆时替换不足的血液成分，主要应用于免疫和代谢两大类疾病，涉及神经、血液、皮肤、风湿、肾脏病等多个领域。近年来，TPE的临床应用愈来愈广泛，已涉及脓毒症、多脏器衰竭等重症医学领域。另外，TPE辅助治疗时机的选择也非常重要，直接关系到疾病的疗效及预后。《新型冠状病毒肺炎诊疗方案（试行第八版）》中将血浆置换等血液净化方式用于重症COVID-19患者早中期的治疗，能清除炎症因子，阻断细胞因子风暴。TPE的早期应用可针对其他治疗无效的病毒感染，如流行性感冒病毒、腺病毒感染，严重发热伴血小板减少症患者等，并且TPE辅助治疗通常不是针对病毒本身，而是用来治疗或改善与感染相关的炎症或并发症，即通过血浆置换降低血浆成分，如自身抗体和同种异体抗体、血浆蛋白和炎症介质。Liu等

应用连续性肾脏替代治疗（continuous renal replacement therapy，CRRT）和TPE治疗由禽流感病毒（H7N9）引起的16例急性呼吸窘迫综合征（acute respiratory distress syndrome，ARDS）患者，16例中10例存活。应用TPE和CRRT的主要目的是减轻容量负荷、改善酸碱代谢紊乱和清除炎症介质。目前，国内外临床医疗机构通过对COVID-19致病机制深入研究发现，COVID-19是一种多系统高炎症反应综合征，很可能是感染病毒后免疫介导发病，而不是感染病毒后直接损伤。因此，TPE被许多专家建议作为COVID-19的常规辅助疗法。

TPE不仅可用于治疗COVID-19等呼吸道疾病，还可用于治疗其他器官功能损伤，如神经系统或胃肠道并发症。Hua等研究发现，对COVID-19患者使用TPE和静脉注射免疫球蛋白治疗可改善呼吸衰竭、休克和持续性腹泻等症状。另有研究使用TPE治疗重症COVID-19 ARDS合并多器官功能衰竭和（或）感染性休克的患者，对于机体炎症状态改善具有一定的临床疗效。此外，脓毒症的发病机制包括全身性炎症反应和凝血功能的改变，血管损伤导致组织因子启动外源性凝血途径，白细胞在多种细胞因子的作用下发生血管黏附，导致血管内皮细胞通透性增加、内皮下基底膜和胶原暴露，启动内源性凝血途径。但由于感染因素造成大量凝血因子消耗，导致凝血因子活性并未显著升高，甚至降低。患者血栓形成的高风险主要与纤维蛋白溶解系统功能降低有关。因此，TPE可以作为脓毒症的重要治疗手段。Stegmayr等对76例COVID-19患者进行回顾性分析发现，接受TPE的DIC和多器官衰竭成人患者的存活率为82%，而对照组的存活率不到20%。另外，对于高龄、基础疾病较多的重症COVID-19患者，在行TPE时需密切关注患者病情变化，一旦发生不良反应，须立即采取有效应对措施，如降低流速、及时补液等。若出现以下情况需谨慎使用TPE：①严重活动性出血或DIC；②对治疗过程中所用血制品或药品如血浆、肝素和鱼精蛋白等严重过敏；③急性脑血管意外或严重颅脑损伤；④慢性心功能不全，分级为Ⅲ级及以上；⑤尚未纠正的低血压、休克；⑥严重心律失常。

三、治疗性血浆置换在新型冠状病毒肺炎患者血栓治疗机制中价值讨论

首先，TPE通过减弱COVID-19患者CRS、有效清除大量有害的炎症介质，从而改善疾病的预后。有学者担心TPE非选择性地去除人体的血浆蛋白，有可能去除保护宿主的防御蛋白和抗炎介质，造成免疫麻痹。但通过积极应用血液吸附技术、持续补充消耗的免疫球蛋白和补体成分等，TPE的总疗效已得到广泛证实和认可。

其次，TPE通过有效去除FDPs和恢复凝血状态，降低COVID-19患者血栓风险的结论仍待进一步研究。有学者认为，抗纤维蛋白溶解介质、自由基损伤和高黏滞性尚未被确定为重症COVID-19病理过程的一部分，因此TPE改善COVID-19患者血栓形成风险的意义不大。但Gucyetmez等采用回顾性分析研究TPE对COVID-19患者预后的影响发现，虽然FDPs的分子量较大（最小为240×10^3），无法经代谢排出，也不能被已知的细胞因子过滤器进行过滤，但通过TPE可以去除，降低D-二聚体浓度值。该研究是基于倾向得分匹配法分析，结果显示TPE能够降低高D-二聚体水平患者的死亡率。上述研究提示，COVID-19患者的血栓形成很大程度上能加剧病情恶化，积极动态监测D-二聚体浓度具有重要的临床价值。

值得提出的是，COVID-19患者的血液高黏滞性与血栓形成倾向和疾病严重程度之间存在相关性，但内在驱动因素尚不清楚，多数研究认为是由全身炎症介质刺激的急性期蛋白引起。主要作用

机制是血浆黏度升高，可能导致 COVID-19 血管内皮损伤和多器官衰竭。此外，纤维蛋白原在一些 COVID-19 患者中显著升高，通过进一步加强黏滞度和提供血凝块形成的底物来增加血栓形成的风险。所以，从理论上讲，TPE 通过稳定内皮膜、调整凝血途径中的畸变、清除抗纤维蛋白溶解介质和 FDPs、降低导致高黏滞性的有害自由基和黏性成分水平，从而尽可能改善和恢复机体的凝血状态，进一步降低 COVID-19 患者血栓形成的风险。

四、总结和展望

虽然国内外对 COVID-19 发病机制的研究已取得了很大进步，但目前仍无针对 COVID-19 的特异性治疗手段。TPE 作为一种成熟、高效的血液净化技术，可较安全地减缓细胞因子风暴、降低血栓风险，尽管存在争议和不足，TPE 仍可作为治疗的一部分，且未来需要继续深入研究 TPE 辅助治疗重症或危重症 COVID-19 患者的长期疗效，探索血栓风险降低的潜在病因，从而更加科学、合理地指导 COVID-19 患者血栓形成的预防和治疗。

（复旦大学附属华山医院　宫　晔）

参 考 文 献

[1] Haimei MA. Pathogenesis and treatment strategies of COVID-19-related hypercoagulant and thrombotic complications. Clin Appl Thromb Hemost, 2020, 26: 107602962094447.

[2] Gucyetmez B, Atalan HK, Sertdemir I, et al. Therapeutic plasma exchange in patients with COVID-19 pneumonia in intensive care unit: a retrospective study. Crit Care, 2020, 24(1): 492.

[3] Ba JH, Wu BQ, Wang YH, et al. Therapeutic plasma exchange and continuous renal replacement therapy for severe hyperthyroidism and multi-organ failure: A case report. World J Clin Cases, 2019, 7(4): 500-507.

[4] Swol J, Lorusso R. Additive treatment considerations in COVID-19-The clinician's perspective on extracorporeal adjunctive purification techniques. Artif Organs, 2020, 44(9): 918-925.

[5] Keith P, Day M, Perkins L, et al. A novel treatment approach to the novel coronavirus: an argument for the use of therapeutic plasma exchange for fulminant COVID-19. Crit Care, 2020, 24(1): 128.

[6] Zhang L, Zhai H, Ma S, et al. Efficacy of therapeutic plasma exchange in severe COVID-19 patients. Br J Haematol, 2020, 190(4): e181-e183.

[7] Baay M, Lina B, Fontanet A, et al. SARS-CoV-2: Virology, epidemiology, immunology and vaccine development. Biologicals, 2020, 66: 35-40.

[8] Colling ME, Kanthi Y. COVID-19-associated coagulopathy: An exploration of mechanisms. Vasc Med, 2020, 25(5): 471-478.

[9] Guan WJ, Ni ZY, Hu Y, et al. Clinical Characteristics of Coronavirus Disease 2019 in China. N Engl J Med, 2020, 382(18): 1708-1720.

[10] Tian W, Jiang W, Yao J, et al. Predictors of mortality in hospitalized COVID-19 patients: a systematic review and meta-analysis. J Med Virol, 2020, 92(10): 1875-1883.

[11] Connors JM, Levy JH. COVID-19 and its implications for thrombosis and anticoagulation. Blood, 2020,

135(23): 2033-2040.

[12] Arachchillage DRJ, Laffan M. Abnormal coagulation parameters are associated with poor prognosis in patients with novel coronavirus pneumonia. J Thromb Haemost, 2020, 18(5): 1233-1234.

[13] 杨逸成，叶凯雁，林凡，等. 新型冠状病毒肺炎患者静脉血栓形成的研究进展. 实用医学杂志，2020，36（22）：3038-3042.

[14] Wiersinga WJ, Rhodes A, Cheng AC, et al. Pathophysiology, Transmission, Diagnosis, and Treatment of Coronavirus Disease 2019 (COVID-19): A Review. JAMA, 2020, 324(8): 782-793.

[15] Wrapp D, Wang NS, Corbett KS, et al. Cryo-EM structure of the 2019-nCoV spike in the prefusion conformation. Science, 2020, 367(6483): 1260-1263.

[16] Berlin DA, Gulick RM, Martinez FJ. Severe COVID-19. N Engl J Med, 2020, 383(25): 2451-2460.

[17] Ruan Q, Yang K, Wang W, et al. Clinical predictors of mortality due to COVID-19 based on an analysis of data of 150 patients from Wuhan, China. Intensive Care Med, 2020, 46(5): 846-848.

第七节 肾脏替代治疗能否用于治疗 CAR-T 相关细胞因子释放综合征

免疫治疗使肿瘤治疗发生革命性改变，并使肿瘤免疫焕发出新活力，但随之而来的是多种不良反应的出现，其中之一，即细胞因子释放综合征（cytokine release syndrome，CRS），与嵌合抗原受体修饰 T 细胞（chimeric antigen receptor-transduced T cell，CAR-T）免疫治疗密切相关。CRS，也称为细胞因子相关毒性，是一种致命的失控全身炎症反应，如果不进行相应的诊断和治疗，可能会导致多器官衰竭，危及生命。目前针对 CRS 的治疗策略以抗细胞因子治疗和皮质类固醇为代表。根据 CRS 病理生理学及其与脓毒症的相似之处，近年来不少学者针对常规治疗不能有效控制的 CRS 或有高炎症反应的重危患者进行肾脏替代治疗（renal replacement therapy，RRT）的研究，为这些患者辅助治疗的可行性提供了参考。

一、CRS 的定义及病理生理学

根据美国移植和细胞治疗学会共识，CRS 被定义为任何会导致内源性或注入性 T 细胞和（或）其他免疫效应细胞激活或参与的免疫治疗后的超生理反应，并排除免疫效应细胞相关神经毒性。值得注意的是，CRS 可能发生于任何免疫效应细胞参与的治疗，而不仅仅是 CAR-T。Fitzgerald 等报道了 92% 的急性淋巴细胞白血病（acute lymphoblastic leukemia，ALL）患者使用 CD19 抗体 CAR-T 治疗后出现了可归因于 CRS 的症状，46%（18 例）发展为急性肾损伤（acute kidney injury，AKI），与 3～4 级 CRS 相关。Buechner 等报道了在美国的多中心试验中，复发或难治性急性 B 淋巴细胞白血病（B-acute lymphoblastic leukemia，B-ALL）患者接受 CAR-T 治疗后，79% 出现 CRS，其中 42% 达 3～4 级。Suntharalingam 等研究发现，所有接受低剂量 TGN1412（CD28 的超级激动剂单克隆抗体）的 6 名健康年轻男性志愿者都迅速出现多器官功能衰竭，回顾性分析发现，所有志愿者均出现 C 反应蛋白（C-reactive protein，CRP）、γ 干扰素（interferon，INF-γ）、肿瘤坏死因子 -α（tumor necrosis factor-α，

TNF-α）、白介素（interleukin，IL）-6、IL-10、IL-2 和 IL-1β 等细胞因子明显升高；相似的毒性在接受治疗的 ALL 患儿中也被观察到，超生理细胞因子升高是绝大多数症状的原因，提示这些毒性是 CRS 的结果。

当活化的 T 细胞分泌的 IFN-γ 将巨噬细胞极化为 M1 型，导致它们分泌多种促炎细胞性因子时，就会出现 CRS，其中大量文献涉及毒性的中心介质 IL-6。IL-6 是一种细胞因子，主要由巨噬细胞、T 细胞和肝组织的多种细胞和组织产生。IL-6 信号传导通过两种不同的机制发生。首先 IL-6 需要结合广泛表达的细胞相关 gp130（CD130）及膜结合性 IL-6 受体（IL-6R；CD126）。IL-6R 分布于巨噬细胞、中性粒细胞、肝细胞和某些 T 细胞，介导经典的 IL-6 信号传导，在 IL-6 水平低时占主导地位。然而，当 IL-6 水平升高时，可溶性 IL-6R（sIL-6R；反式 IL-6 信号）也可以启动反式信号传导，这种信号传导可发生在更广泛的细胞阵列上，导致 JAK/STAT 通路激活。目前研究发现，IL-6 的抗炎特性是由经典的 IL-6 信号传导通路介导的，而促炎反应是通过可溶性受体介导的反式 IL-6 信号发生的。在 CRS 中，高水平的 IL-6 最有可能引发促炎性 IL-6 介导的信号级联反应，结合至 sIL-6R 的 IL-6 可与膜结合性 gp130 结合，导致 JAK/STAT 通路激活。由于 gp130 在许多效应细胞中广泛表达，因此高 IL-6 水平会导致更强的免疫激活作用。此外对于 T 细胞、IL-2 自分泌信号传导的中心作用也不容忽视，这会导致正向调节环，使更多的 T 细胞活化。表 13-7-1 列出了 CRS 患者血清中升高的细胞因子。

表 13-7-1　CRS 患者血清中上升的细胞因子

细胞因子	分子质量	作用
IL-6	26×10^3	促炎
IL-10	18×10^3	抗炎
IFN-γ	35×10^3	促炎
TNF-α	17×10^3	促炎
IL-1β	17×10^3	促炎
IL-2	17×10^3	促炎
IL-2R		促炎
IL-8、MCP-1、MIP-1β	IL-8：8×10^3	在接受 CAR-T 和博纳吐单抗治疗的患者表达

注：CRS. 细胞因子释放综合征；IL. 白介素；INF-γ.γ 干扰素；TNF-α. 肿瘤坏死因子 -α；IL-2R. 白介素 -2 受体；MCP-1. 单核细胞趋化蛋白 -1；MIP-1β. 巨噬细胞炎症蛋白 -1β

二、CRS 临床表现及鉴别

临床上，CRS 表现多样，从轻度流感样症状到在几分钟至几小时内发作的严重危及生命的并发症，具体取决于诱导剂和免疫系统的激活。非 CRS 特有的轻度症状包括发热、乏力、头痛、皮疹、关节痛和肌肉痛等。重度 CRS 的特征是超过 40℃的高热并伴有多器官功能衰竭和弥散性血管内凝血。涉及的主要器官或系统包括呼吸系统（从呼吸急促、呼吸困难、咳嗽到严重的呼吸窘迫综合征，伴有严重的通气和换气功能障碍，需要镇静、气管插管和机械通气）、心脏（心力衰竭伴肺水肿）、肾脏（AKI/ 肾衰竭）、肝脏（肝衰竭）及神经系统（精神错乱、失语、偏瘫、脑神经麻痹、癫痫发作和昏迷）。神经毒性是 CAR-T 治疗后被称为“CAR-T 细胞相关性脑病综合征（CAR-T cell-related encephalopathy syndrome，CRES）”的第二大最常见不良事件，目前被认为是独立不良事件。CRS 患者常见的实验室异常包括血细胞减少，肌酐和氨基转移酶升高，凝血功能紊乱和 CRP 升高等。根据美国移植和细胞治疗学会共识，CRS 分级标准见表 13-7-2。

表 13-7-2　CRS 分级标准

分级	分级标准
1 级	发热（≥38.0℃），有或无症状。注意：CRS 的客观症状（如肌肉痛、关节痛等）本身并不具有特异性。但是，如果在预期时间范围内与发热同时发生，则更可能发生 CRS
2 级	发热（≥38.0℃）伴低血压（不需要血管升压药）和（或）缺氧，需要低流量鼻导管吸氧（≤6L/min）或辅助通气
3 级	发热（≥38.0℃），低血压（可能需要 1 种血管升压药）和（或）缺氧，排除其他原因，需要高流量鼻导管（>6L/min）、面罩、无呼吸阀面罩或文丘里面罩吸氧
4 级	发热（≥38.0℃）伴低血压（需要多种血管升压药，但不包括血管升压素），和（或）缺氧，排除其他原因，需要正压通气（如持续气道正压通气、双相气道正压、插管、机械通气）
5 级	死亡

注：CRS. 细胞因子释放综合征

极少数情况下，CRS 可能与噬血细胞性淋巴组织细胞增多症（hemophagocytic lymphohistiocytosis，HLH）/ 巨噬细胞活化综合征（macrophage activation syndrome，MAS）存在临床症状和实验室异常的重叠，在这些情况下，起主要作用的细胞因子以 IL-6、IFN-γ 及 IL-10 为代表，这与经典的 CRS 一致。CRS 相关的 HLH 患者表现出 HLH/MAS 的典型临床症状和实验室检查结果，例如高热、脾大、铁蛋白水平明显升高、凝血功能异常和高甘油三酯血症。此外，由于 CRS 和脓毒症之间的临床症状重叠，病理生理存在相关性，并且由于接受 CAR-T 治疗或 T 细胞结合双特异性抗体的患者人群罹患 CRS 和脓毒症的风险较高，因此必须进行鉴别诊断（表 13-7-3）。

表 13-7-3　CRS、HLH/MAS、脓毒症等疾病的鉴别诊断

		家族性 HLH	继发 HLH/MAS	HLH 或 MAS 相关 CRS	脓毒症
病因		基因纯合突变	有病例报道的杂合突变	无报道	无报道
生物标志物	IL-10	非常高	非常高	高	高
	IFN-α	非常高	非常高	非常高	正常
	IL-6	高	高	非常高	非常高
	铁蛋白	非常高	非常高	非常高	高
	CD163	非常高	非常高	高	无报道

注：CRS. 细胞因子释放综合征；HLH. 噬血细胞性淋巴组织细胞增多症；MAS. 巨噬细胞活化综合征；IL. 白介素；IFN. 干扰素

三、CRS 管理

1. 药物治疗　发展为 CRS，尤其是 3～4 级的 CRS 患者，应在重症监护病房（ICU）或高依赖性病房中进行监测。当前针对 CRS 的治疗策略以抗细胞因子治疗和皮质类固醇为代表，治疗药物以托珠单抗为代表，可采用单药治疗或单药与皮质类固醇联合治疗，此外，部分中心也采用抗 IL-6

抗体西妥昔单抗进行 CRS 早期治疗。除上述方法外，临床还使用 IL-2R、IL-1R 和 TNF-α 靶向治疗 CRS。单核细胞趋化蛋白 -1（monocyte chemoattractant protein-1，MCP-1）和巨噬细胞炎症蛋白 -1β（macrophage inflammatory protein-1β，MIP-1β）抑制剂，目前也在临床试验中。

2. RRT　RRT 应用范围已从单纯的肾脏替代拓展至危重症领域，包括非肾性疾病的救治，同时，血液净化的其他模式如血浆置换、血液灌流及杂合模式等也在连续性肾脏替代治疗（continuous renal replacement therapy，CRRT）基础上拓展应用于危重症的治疗，包括脓毒症 AKI 和脓毒症休克导致的多器官功能衰竭，对中分子量循环炎症介质（如细胞因子，分子质量＜40×10^3）、趋化因子及补体进行去除，使整体发病率和死亡率得到改善。通过从血流中消除炎症介质，如 IL-1、IL-6、TNF-α，可以限制它们的细胞毒活性，改善白细胞的迁移并可能改变免疫细胞表型，从而起到免疫调节作用。研究发现，低水平的促炎性细胞因子与低 CRS 死亡率有关。

由于 CRRT 可以消除血液中的促炎性细胞因子，同时可以促进循环稳定，减少血管活性药物的剂量，调节免疫功能和总体温度，因此可用于托珠单抗和皮质类固醇难治的 CRS 病例。Liu 等报道了 1 例接受 CD19 CAR-T 疗法后发生严重 CRS 的复发 / 难治性（R/R）B-ALL 患者。该患者接受了托珠单抗和糖皮质激素治疗无效，尽管未出现明显的肾损伤，但亦使用 CRRT，IL-6 水平迅速下降并成功治疗 CRS。Constantinescu 等也持类似观点，认为重复使用托珠单抗可能会加重感染，血液滤过可用于严重 CRS，即使不合并 AKI，但持续高热（＞40℃）、肝功能异常、脓毒症及 MAS 的临床和实验室检查结果异常的出现，均可以在 24h 内尝试通过 CRRT 解决。血浆置换可以去除细胞因子，降低循环中炎性标志物水平，避免脓毒症发生器官衰竭。Xiao 等报道了 1 例输注抗 CD19 CAR-T 后发展为危及生命的 CRS 的复发 / 难治（R/R）ALL 患者，结合糖皮质激素，连续 3 天进行血浆置换治疗后，患者的炎症因子几乎恢复到基线水平，CRS 相关症状得到缓解，最终康复出院。类似研究发现，血浆 / 全血吸附技术对于 IL-6 等细胞因子水平的降低也有影响，关于不同吸附剂对于 CRS 中细胞因子的清除，目前还在研究中。对于严重 CRS，CRRT 可作为另一种治疗手段，而以 CRRT 为基础的多种血液净化技术联合使用，可以作为血流动力学稳定的患者的下一步尝试，以进一步增加对炎症因子的清除。

不同的 CAR-T 结构具有不同的 CRS 发生率，这与其不同的共刺激域导致不同的细胞扩张和激活率有关。最近的 2 项研究报道了 CAR-T 疗法后 CRS 及 AKI 的发生率。Gutgarts 等研究发现，46 例成人非霍奇金淋巴瘤患者中 CAR-T 治疗后 AKI 的发生率为 30%（14 例）。CRS 的总体发生率为 78.3%，其中 13% 发展为 3～4 级 CRS，AKI 的发生率较高。另一项研究是 Gupta 等报道了 78 例接受 CAR-T 治疗的弥漫性大 B 细胞淋巴瘤患者，85% 出现 CRS，接受托珠单抗和地塞米松治疗，其中 15 例（19%）发生 AKI。AKI 的发生随着个体差异及 CAR-T 产品的不同而有所不同。此外，化学药物治疗、静脉造影剂的使用、合并使用肾毒性药物、肿瘤溶解综合征、尿路梗阻、脓毒症及治疗不当等均会导致 AKI 和其他器官衰竭，需要 RRT 作为挽救性治疗。但由于目前研究尚不完整，CRS 中启动 RRT 的最佳时机、治疗模式、过滤器更换时间、治疗持续时间及是否需要使用峰值升高作为起点来测量细胞因子浓度等，还有待后续研究。

综上所述，CRS 是免疫疗法或细胞疗法后的一种严重不良事件，以细胞因子风暴为核心，治疗策略尚不完善，对于托珠单抗及皮质类固醇不敏感的难治性 CRS，死亡率仍较高。目前研究提示，

CRRT 可以消除血液中的促炎性细胞因子，调节免疫功能，可用于 CRS 的治疗。

（天津医科大学肿瘤医院　裴瑞君　王东浩）

参考文献

[1] Bonifant CL, Jackson HJ, Brentjens RJ, et al. Toxicity and management in car T-cell therapy. Molecular Therapy-Oncolytics, 2016, 3: 16011.

[2] Murthy H, Iqbal M, Chavez JC, et al. Cytokine release syndrome: current perspectives. Immunotargets Ther, 2019, 8: 43-52.

[3] Lee DW, Santomasso BD, Locke FL, et al. ASTCT consensus grading for cytokine release syndrome and neurologic toxicity associated with immune effector cells. Biol Blood Marrow Transplant, 2019, 25(4): 625-638.

[4] Fitzgerald JC, Weiss SL, Maude SL, et al. Cytokine release syndrome after chimeric antigen receptor T cell therapy for acute lymphoblastic leukemia. Crit Care Med, 2017, 45(2): e124-e131.

[5] Buechner J, Grupp SA, Hiramatsu H, et al. Practical guidelines for monitoring and management of coagulopathy following tisagenlecleucel CAR T-cell therapy. Blood Adv, 2021, 5(2): 593-601.

[6] Suntharalingam G, Perry MR, Ward S, et al. Cytokine storm in a phase 1 trial of the anti-CD28 monoclonal antibody TGN1412. N Engl J Med, 2006, 355(10): 1018-1028.

[7] Grupp SA, Kalos M, Barrett D, et al. Chimeric antigen receptor-modified T cells for acute lymphoid leukemia. N Engl J Med, 2013, 368(16): 1509-1518.

[8] Rosenbaum L. Tragedy, perseverance, and chance—the story of CAR-T therapy. N Engl J Med, 2017, 377(14): 1313-1315.

[9] Riegler LL, Jones GP, Lee DW. Current approaches in the grading and management of cytokine release syndrome after chimeric antigen receptor T- cell therapy. Ther Clin Risk Manag, 2019, 15: 323-335.

[10] Tanaka T, Narazaki M, Kishimoto T. Immunotherapeutic implications of IL-6 blockade for cytokine storm. Immunotherapy, 2016, 8(8): 959-970.

[11] Rose John S. IL-6 trans- signaling via the soluble IL-6 receptor: importance for the pro- inflammatory activities of IL-6. Int J Biol Sci, 2012, 8(9): 1237-1247.

[12] Norelli M, Camisa B, Barbiera G, et al. Monocyte-Derived IL-1 and IL-6 are differentially required for cytokine-release syndrome and neurotoxicity due to CAR T cells. Nat Med, 2018, 24(6): 739-748.

[13] Lee DW, Gardner R, Porter DL, et al. Current concepts in the diagnosis and management of cytokine release syndrome. Blood, 2014, 124(2): 188-195.

[14] Constantinescu C, Pasca S, Tat T, et al. Continuous renal replacement therapy in cytokine release syndrome following immunotherapy or cellular therapies? J Immunother Cancer, 2020, 8(1): e000742.

[15] Villa G, Neri M, Bellomo R, et al. Nomenclature for renal replacement therapy and blood purification techniques in critically ill patients: practical applications. Crit Care, 2016, 20(1): 283.

[16] Wang HJ, Wang P, LiN, et al. Effects of continuous renal replacement therapy on serum cytokines, neutrophil gelatinase-associated lipocalin, and prognosis in patients with severe acute kidney injury after cardiac surgery. Oncotarget, 2017, 8(6): 10628-10636.

[17] Liu Y, Chen X, Wang D, et al. Hemofiltration successfully eliminates severe cytokine release syndrome following CD19 CAR-T-Cell therapy. J Immunother, 2018, 41(9): 406-410.

[18] Xiao X, He X, Li Q, et al. Plasma exchange can be an alternative therapeutic modality for severe cytokine release syndrome after chimeric antigen Receptor- T cell infusion: a case report. Clin Cancer Res, 2019, 25(1): 29-34.

[19] The Therapy [Internet]. CytoSorbents Europe GmbH. https:// cytosorb- therapy. com/ en/ the- therapy/. Accessed 14 Feb 2020.

[20] Schädler D, Pausch C, Heise D, et al. The effect of a novel extracorporeal cytokine hemoadsorption device on IL-6 elimination in septic patients: a randomized controlled trial. PLoS One, 2017, 12(10): e0187015.

[21] Gutgarts V, Jain T, Zheng J, et al. Acute kidney injury after CAR- T cell therapy: low incidence and rapid recovery. Biol blood Marrow Transplant, 2020, 26(6): 1071-1076.

[22] Gupta S, Seethapathy H, Strohbehn IA, et al. Acute kidney injury and electrolyte abnormalities after chimeric antigen receptor T-cell (CAR-T) therapy for diffuse large B- cell lymphoma. Am J Kidney Dis, 2020, 76(1): 63-71.

第八节　STARRT-AKI 研究与 AKIKI 2 研究：肾脏替代治疗启动时机能否别有洞天

在重症监护病房（intensive care unit，ICU）患者中，合并严重急性肾损伤（acute kidney injury，AKI）的患者非常多见，且严重的 AKI 常常与更高的死亡率相关。不管是在原发还是继发肾功能损伤的患者中，肾脏替代治疗（renal replacement therapy，RRT）的出现无疑挽救了很多人的生命。虽然 RRT 是器官替代治疗的重要手段，但仍伴随着一些相关并发症，且费用相对较高。因此，当 AKI 患者不存在危及生命的严重并发症时，何时启动 RRT 一直是血液净化领域研究及争论的热点。

尽早启动 RRT 可能延迟肾脏恢复，甚至导致肾脏损伤加重，增加住院费用等；延迟 RRT 可能导致危及生命的严重并发症发生率上升，可能错失最佳治疗时机等，如何选择在适当的时候启动 RRT 一直未能明确。

在早期的大部分观察性研究中，大部分研究结论均认为在 AKI 患者中，尽早启动 RRT 比晚启动 RRT 更具有潜在的益处。但这些早期研究，观察对象仅限于接受过 RRT 的患者，均未纳入从未接受过 RRT 的 AKI 患者。因此，这些早期观察性研究结论在早期启动还是晚期启动 RRT 的决策中参考意义很有限。

2016 年发表的 AKIKI 研究中，纳入了法国 31 个 ICU 的 620 例患者，这些患者按照国际肾脏病组织“肾脏病：改善全球预后”（KDIGO）标准，均为 AKI 3 级，且不存在危及生命的严重并发症，均需使用机械通气及血管活性药物。这些患者随机分为两组，早期 RRT 组（入组后立即接受 RRT 治疗），延迟 RRT 组［入组后直到出现强烈 RRT 指征，或少尿＞72h，或血尿素氮＞18.6mmol/L（112mg/dl）时开始启动 RRT］，两组患者的 60 天死亡率无统计学差异（48.5% *vs.* 49.7%，P=0.79）。同年，德国的 ELAIN 研究得到了不同的结论。ELAIN 研究为德国单中心的随机对照试验（RCT）研究，纳入对象为外科 ICU 患者，按照 KDIGO 标准为 AKI 2 级的患者，且至少合并 1 个脏器功能不全，共 231 例患者随机分配至早期 RRT 组（诊断 AKI 2 级后，8h 内启动 RRT）和延迟 RRT 组（诊断 AKI 2 级后，直到出现强烈 RRT 指征时才启动 RRT）。研究发现，早期 RRT 组与延迟 RRT 组相比较，明显减少了患者 90 天死亡率（39.3% *vs.* 54.7%，$P=0.03$）。两个高质量 RCT 研究为什么会得出相反的结论？原因可能在于两项研究的纳入对象不同，AKIKI 研究中大部分为 AKI 3 级的内科患者，而 ELAIN 研究中大部分为 AKI 2 级的外科患者，这导致 AKI 的发生机制可能有所差异。此外，在 ELAIN 研究中，延迟 RRT 组中最终有 90% 的患者接受了 RRT；而 AKIKI 研究中，延迟 RRT 组中最终仅有 51% 的患者接受了 RRT。ELAIN 研究中，RRT 的方式仅为连续性静脉 - 静脉血液透析滤过（CVVHDF）。而 AKIKI 研究中，有间歇性血液透析（IHD）和 CRRT 两种方式。以上因素均造成了两项研究结论相悖。

2018 年法国的 IDEAL-ICU 研究表明，积极早期启动 RRT 与延迟启动 RRT 相比，并不能降低脓毒症休克合并 AKI 患者的 90 天死亡率（早期 RRT 组 58% *vs.* 延迟 RRT 组 54%，$P=0.38$）。该研究纳入法国 29 个 ICU 中脓毒症休克合并 AKI（符合 RIFLE 标准 Failure 期）的患者共 488 例，随机分配至早期 RRT 组（入组 12h 内启动 RRT）和延迟 RRT 组（入组后若无强烈指征，且肾功能未自行恢复，则在 48h 后启动 RRT）。两组在 28 天、90 天及 180 天死亡率上无明显统计学差异。但值得注意的是，延迟 RRT 组最终接受 RRT 的患者仅 62%，其中有 29% 的患者因肾脏功能自行恢复而避免启动 RRT，8% 的患者在启动 RRT 之前已死亡，有 17% 的患者因出现紧急指征于入组后 48h 内接受了 RRT。该研究组认为，只要无紧急 RRT 指征，可在 AKI 确诊后 48h 再启动 RRT，其不会增加患者的死亡风险。同时，延迟 RRT 启动时机，部分患者可能因肾脏功能自主恢复而避免 RRT。

Stéphane 等在 2020 年 4 月公布了关于 AKI 患者启动 RRT 时机的系统综述及随机临床试验中个体患者资料的荟萃分析结果，当合并 AKI 的重症患者不具备紧急启动 RRT 指征时，RRT 启动时机的早晚，对 28 天病死率并无明显差异。该研究是目前唯一一项关于 RRT 启动时机对个体患者资料进行荟萃分析的研究。该研究最终纳入 8 个研究项目进行个体患者资料的荟萃分析，共 1664 例患者（KDIGO 标准 AKI 2 级以上，无强烈 RRT 指征）随机分配至早期 RRT 组（827 例）和延迟 RRT 组（837 例），两组患者基线水平无明显差异。分析发现，两组患者 28 天、60 天、90 天死亡率均无显著差异；两组患者在机械通气时间、血管活性药物使用时间、出院时 RRT 依赖率，以及 RRT 相关不良事件发生率等方面也无明显差异。但延迟 RRT 组有 42% 的患者最终未接受 RRT。因此，该研究组认为在不具有紧急启动 RRT 指征时，延迟 RRT 启动是安全的，还能使部分患者避免启动 RRT，由此还可节约医疗资源。但该项分析中，不同研究项目对“早”和“晚”的标准并不统一。大部分研究项目中，早期 RRT 组在入组后 2～8h 开始启动 RRT，而延迟 RRT 组启动 RRT 的时间及标准各不相同。

另一项包括 15 个国家、168 家医学中心的国际多中心随机对照研究——STARRT-AKI，在 2020 年 7 月公布的研究结果显示，早期启动 RRT 并不能降低 AKI 患者 90 天死亡风险。相比以往的研究，该研究规模巨大，设计也更加严谨。最终纳入分析的患者为 2927 例（均为 KDIGO 标准 AKI 2 级及以上），随机分配 1465 例为早期 RRT 组（入组后 12h 内启动 RRT），1462 例为标准组（出现紧急指征或 AKI 持续时间超过 72h 后启动 RRT），两组患者之间的基线水平基本一致。研究结果表明，早期 RRT 组有 96.8% 的患者接受 RRT，标准组有 61.8% 的患者接受 RRT；28 天死亡率早期 RRT 组为 43.9%，标准组为 43.7%，经 x^2 检验后提示两者无显著差异。此外，在基线估计肾小球滤过率（eGFR）水平、简化急性生理评分（SAPS）Ⅱ评分、是否脓毒症，以及内科、外科ICU来源等亚组分析中，早期RRT组与标准组在90天死亡率方面也无显著差异；ICU内28天死亡率、总住院时长、肾脏相关不良事件发生率间无显著差异。但早期RRT组患者90天时RRT依赖率（10.4%）高于标准组（6.0%），相对危险度为1.74；早期RRT组ICU住院时间短于标准组，但再次入院的风险高于标准组（相对危险度为1.23）。

基于AKIKI研究结果，延迟启动RRT与早期启动RRT对AKI患者60天死亡率无影响，该研究组进一步对延迟启动RRT和更长时间延迟启动RRT之间进行了深入对比，即AKIKI 2研究。该研究共纳入278例患者，均为KDIGO标准AKI 3级，且存在少尿＞72h，或血尿素氮＞18.6mmol/L（112mg/dl）。随机分配137例纳入延迟组（入组后立即启动RRT），141例纳入更延迟组［有强烈RRT指征，或血尿素氮≥23.3mmol/L（140mg/dl）时启动RRT］，两组患者基线水平无明显差异；在分组44h内（中位数），延迟组有98%的患者接受RRT；在分组94h内（中位数），更延迟组有79%的患者接受了RRT。研究结果表明，延迟组未使用RRT天数的中位数为12天，更延迟组为10天，两组无统计学差异（P=0.93）；延迟组60天的死亡率为44%，更延迟组为55%，两组同样无统计学差异（P=0.071）。但是在多变量分析中，更延迟组60天的死亡风险更高(危害比1.65)。因此，该研究表明，更长时间延迟启动RRT，并不会降低RRT使用时间，且可能导致60天死亡风险增加；因此，当少尿＞72h，或血尿素氮＞18.6mmol/L（112mg/dl）时，就应该启动RRT。

在AKI患者中，当存在危及生命的严重并发症或强烈RRT指征时，应尽早启动RRT是毫无疑问的。但是当不存在危及生命的严重并发症或强烈RRT指征时，何时启动RRT仍是一个未知的答案。多项研究支持，延迟RRT启动时机不会增加患者死亡率，且可能会使部分患者避免启动RRT，节约医疗资源。但更长时间的延迟启动RRT，可能会增加潜在的风险。在实际临床工作中，更需要临床医师针对个体化的患者进行精准评估，选择恰当的时机启动RRT。

（重庆西南医院　丁　曼　熊建琼）

参考文献

［1］Hoste EAJ, Bagshaw SM, Bellomo R, et al. Epidemiology of acute kidney injury in critically ill patients: the multinational AKI-EPI study. Intensive Care Med, 2015, 41(8): 1411-1423.

［2］Gaudry S, Hajage D, Schortgen F, et al. Initiation strategies for renal-replacement therapy in the intensive care unit. N Engl J Med, 2016, 375(2): 122-133.

［3］Zarbock A, Kellum JA, Schmidt C, et al. Effect of early vs delayed initiation of renal replacement therapy on mortality in critically ill patients with acute kidney injury: the ELAIN randomized clinical trial. JAMA, 2016, 315(20): 2190-2199.

［4］Barbar SD, Clere Jehl R, Bourredjem A, et al. Timing of renal-replacement therapy in patients with acute kidney injury and sepsis. N Engl J Med, 2018, 379(15): 1431-1442.

［5］Gaudry S, Hajage D, Benichou N, et al. Delayed versus early initiation of renal replacement therapy for severe acute kidney injury: a systematic review and individual patient data meta-analysis of randomised clinical trials.

Lancet, 2020, 395(10235): 1506-1515.
[6] STARRT-AKI Investigators. Timing of initiation of renal-replacement therapy in acute kidney injury. N Engl J Med, 2020, 383(3): 240-251.
[7] Gaudry S, Hajage D, Martin-Lefevre L, et al. Comparison of two delayed strategies for renal replacement therapy initiation for severe acute kidney injury (AKIKI 2): a multicentre, open-label, randomised, controlled trial. Lancet, 2021, 397(10281): 1293-1300.
[8] Wald R, Adhikari NKJ, Smith OM, et al. Comparison of standard and accelerated initiation of renal replacement therapy in acute kidney injury. Kidney Int, 2015, 88(4): 897-904.
[9] Vaara ST, Reinikainen M, Wald R, et al. Timing of RRT based on the presence of conventional indications. Clin J Am Soc Nephrol, 2014, 9(9): 1577-1585.
[10] Bagshaw SM, Uchino S, Bellomo R, et al. Timing of renal replacement therapy and clinical outcomes in critically ill patients with severe acute kidney injury. J Crit Care, 2009, 24(1): 129-140.
[11] Liu KD, Himmelfarb J, Paganini E, et al. Timing of initiation of dialysis in critically ill patients with acute kidney injury. Clin J Am Soc Nephrol, 2006, 1(5): 915-919.
[12] Schneider AG, Uchino S, Bellomo R. Severe acute kidney injury not treated with renal replacement therapy: characteristics and outcome. Nephrol Dial Transplant, 2012, 27(3): 947-952.
[13] Gaudry S, Ricard JD, Leclaire C, et al. Acute kidney injury in critical care: experience of a conservative strategy. J Crit Care, 2014, 29(6): 1022-1027.

第九节　肾脏替代治疗的体外血流动力学与管路衰竭

连续性肾脏替代治疗（continuous renal replacement therapy，CRRT）是重症患者器官支持的重要形式。虽然经过多年发展，CRRT 的技术越发成熟，但其仍是一个复杂的过程，即使给予肝素或枸橼酸等充分抗凝治疗，血液净化管路的平均使用时间仍可在 13～125h 之间波动，甚至在治疗初始的 10h 内也经常发生血液净化管路的“阻塞”，亦可称之为“人工肾衰竭（artificial kidney failure，AKF）”。导致 AKF 发生的原因目前并不明确，现代 CRRT 机器可以在体外回路的不同点提供持续压力监测，对大量回路压力的持续监测可以更清楚地识别出 AKF 在何处发生及如何发生。研究分析显示，CRRT 回路内的血流动力学变化是从全新的角度评估其与循环回路使用寿命的关系。以下将介绍近几年该方面的最新进展。

一、体外血流动力学的主要参数

CRRT 的体外血流动力学参数包括直接监测指标和计算指标。直接监测指标包括引血压力（access outflow pressure，AOP）、回血压力、滤器前压力、滤出液压力；计算指标包括滤器压力降、跨膜压。

（一）引血压力

引血压力是测量引血导管与引血泵之间的压力，该值通常为负值，正常波动于－50～－200mmHg 之间，但当患者同时进行体外膜氧合（extracorporeal membrane oxygenation，ECMO），部分患者的引血端直接连接在 ECMO 管路上时该值可为正值。

（二）回血压力

回血压力是体外循环管路血液流回体内的压力，该值通常为正值，正常波动于 50～200mmHg 之间。

（三）滤器前压力

滤器前压力是测量引血泵与血液滤过器之间的压力，它反映血液滤过器的功能状态及中空纤维膜的渗透性，为正常运行的 CRRT 体外循环的压力最高处；其受回血压力传导影响，在回血压力升高时滤器前压力亦会升高。因此，在回血压力升高时需结合滤器压力降评估中空纤维膜的渗透性。

（四）滤出液压力

滤出液压力是测量血液滤过器与超滤液泵之间的压力，反映产生所需超滤需要的压力，在治疗过程中随着血液滤过器中空纤维膜孔的“堵塞”，产生所需超滤需要的负压越高。

（五）滤器压力降

滤器压力降为计算值，是滤器前压力与回血压力的差值，反映血液滤过器阻塞的指标。

（六）跨膜压

跨膜压（trans-membrane pressure，TMP）为计算值，反映血液滤过器膜两侧的压力梯度，是引血泵对血流的挤压作用及超滤液泵的抽吸作用的加合，其计算公式为：$TMP=[(P_{PRE}+P_{OUT})/2-P_{EFF}]$，其中 P_{PRE} 为滤器前压力，P_{OUT} 为回血压力，P_{EFF} 为滤出液压力。

二、体外血流动力学的优化

近几年，随着对 CRRT 体外回路不同压力点的持续监测，数项研究发现，当 AOP 低于－200mmHg 时，其可引起滤器前压力、滤出液压力、跨膜压等的动态变化，导致整个回路运行不良，因此称之为引血功能障碍（access outflow dysfunction，AOD）。

Ling Zhang 等将 AOD 分为重度（AOP＜－200mmHg 且持续≥1h 或无血液引出）、中度（AOP＜－200mmHg 且＞5min 但＜1h）、轻度（AOP＜－200mmHg 且≤5min），亦将 AKF 分为早期（≤10h）、中期（10～24h）、晚期（≥24h）。其研究结果发现，AOD 是 AKF 发生的独立危险因素，在 CRRT 治疗初始 4h 内，无论发生何种程度的 AOD，预测发生中早期 AKF 的敏感性为 53.4%，特异性为 94.4%；而且，中重度 AOD 可以显著缩短 CRRT 管路的使用时间，同时高 AOP 变异率（＞10mmHg）也会显著缩短 CRRT 管路的使用时间。研究同时发现，虽然 3 组 AKF 患者的 TMP 基线类似，但中重度 AKF 组 TMP 的变化速度更快、上升曲线的斜率更陡峭；中重度 AKF 组的滤器前压力与滤出液压力均有类似改变，但回血压力在 3 组 AKF 患者中无论基线水平、均值还是变化率均无显著差异。

Benjamin 等的研究未将 AOD 的严重程度进行分级，将 AKF 分为早期（＜12h）、中期（12～24h）、晚期（＞24h），管路平均使用时间为 16.8h（8.5～28.7h）。该研究再次证实：在 CRRT 治疗初始 2h 内发生 AOD 是 AKF 的独立危险因素；当 AOP 在治疗初始 2h 内＜－110mmHg 时，预测 24h 内发生 AKF 的敏感性为 41%、特异性为 75%，治疗初始 4h 内敏感性为 53%、特异性为 69%；当 AOP 在治疗初始 2h 内<－200mmHg 时，预测 24h 内发生 AKF 的敏感性为 25%、特异性为 86%，治疗初始 4h 内敏感性为 33%、特异性为 84%。决策树分析发现：AOP<－91mmHg、TMP 变异率更高及回血压力变化更陡峭与早期 AKF 相关。该结论与 Ling Zhang 等的研究结果高度一致，仅在回血压力对 AKF 的影响方面略有差异。

上述研究均证实，AKF 的发生不是单一的管路或血液净化器阻塞所致，识别 AOD 与管路或血液净化器缓慢阻塞有重要意义，可避免不恰当的处置，如出现 AOD 时却加强循环回路抗凝；研究亦证明：持续的 CRRT 压力监测与分析有助于改善 CRRT 的体外血流动力学，这对于优化治疗方案、延长体外循环管路使用时间具有积极意义。

AOD 发生的可能原因包括过高的血流速、突发的导管位置改变、导管弯曲、导管内血栓形成、中心静脉塌陷，以及温度升高导致导管柔韧性增加所致导管阻塞的概率增加等，通过纠正上述因素可能降低 AOD 发生概率及持续时间。Wendy 等的研究发现：当血液流速<200ml/min 时，血液净化器的使用时间显著少于血液流速>200ml/min 时，当血液流速进一步增加至>300ml/min 时，易导致 AOD 的发生，从而降低血液净化器使用时间。因此，推荐血液流速为 250～300ml/min 但不<200ml/min。然而，Nigel 等研究发现：血液流速 150ml/min 与 250ml/min 时血液净化器使用时间无显著差异。目前，血液流速的设定主要参考治疗模式、效率和剂量，以及患者血流动力学情况和抗凝等方面。结合上述研究，AOD 的发生及血液净化器使用时间亦应纳入设定血液流速时重点参考的方面。其他可能降低 AOD 发生概率的措施还包括：置管位置首选右颈内静脉（弯曲度更小、距离更短），选择尾端弯头导管（鹅颈血液净化导管）可以减少导管对患者头颈部活动的限制，从而可能减少突发体位改变所致的 AOD。根据置管位置确定导管长度，以便于导管引血端位于高血流量区域，右颈内静脉留置导管深度一般为 15cm，股静脉通常为 25cm。有单中心研究发现，导管尖端置于右心房可提供更充足的血液流量且不增加房性及室性心律失常的发生概率。血液净化导管外径 12Fr（French，Fr）可以提供平均约 250ml/min 的血液流速，因此，12～16Fr 的血液净化导管可适用于绝大多数重症患者的血液净化治疗。目前推荐使用聚氨酯与聚乙烯材质的导管，相较于其他材质其具有更高的生物相容性及柔韧性，当留置时间不超过 2～3 周时，这两种材质的导管使用时间无显著差异。导管管腔形状推荐使用肾形，可最大程度减少湍流，减少导管内血栓形成。在治疗过程中应及时发现导管所致的 AOD，必要时尽早更换导管减少 AKF 的发生。

三、血液净化管路使用时间的延长

血液净化器与管路缓慢阻塞的原因中非常重要的环节即凝血，Aadil 等的研究再次证实：维持更高的激活全血凝固时间，即 ACT，可以降低血液净化体外管路的凝血风险。当 CRRT 与 ECMO 同时进行时，将血液净化管路连接于 ECMO 管路上可提供充足的血液流量、延长血液净化管路使用时间。认真做好管路及血液净化器的预充，充分排净体外循环系统中的气体亦可延长血液净化管路的使用时间。合理选择治疗模式及设置治疗参数：连续性血液透析滤过［continuous venous（arterio）-venous hemodiafiltration，CVVHD］模式下体外循环管路的使用时间一般长于连续性静脉 - 静脉血液滤过（continuous veno-venous hemofiltration，CVVH）。在进行 CVVH 治疗时合理分配前稀释与后稀释。在保证治疗剂量的前提下尽可能保持低的滤过分数（filtration fraction，FF）（按血浆计算应<25%）。同时，

要加强血液净化医护团队的建设，选用经过严格培训及有经验的护理人员看护设备及患者，及时处理各种机器报警，建议有条件的单位建立专业的重症血液净化护理团队。另外，血液净化治疗期间应尽量避免快速输注血小板及凝血因子，减少不必要的管路凝血。

四、报警处置

现代 CRRT 机器可以在体外回路的不同点提供连续的压力监测，具体介绍如前述，当各种原因所致压力高于或低于正常范围时机器均会发生报警，为保证患者安全，引血泵会停止运行，此时体外管路内的血流静止，导致凝血机会增加，进而耗材增加、治疗费用增加。同时，治疗效果会显著下降并可能产生严重并发症，甚至危及患者生命。因此，当机器发生报警时应尽快明确原因并正确处理。

（一）引血压力低报警

1．原因　①患者自身病理因素：低心输出量、低血容量；②导管因素：引血端贴血管壁、导管内血栓形成；③血液净化管路原因：引血端管路夹闭、受压、弯折。

2．处理方法　①调整患者自身血流动力学状态，提高血容量，增加心输出量，若患者状态难以迅速调整，必要时可降低引血泵转速。②调整导管位置，可旋转导管尖端、调整导管置入深度、变换患者体位。在旋转导管及调整导管置入深度时应先下调引血泵转速或暂停引血泵，必要时由引血端输注适量液体降低导管尖端负压，以免导管尖端负压过大、调整导管位置时造成血管壁损伤，必要时可更换导管。③再次检查引血端管路，打开引血端夹子、避免管路受压及弯折。

（二）回血压力高报警

1．原因　①导管因素：回血端贴血管壁，导管内血栓形成；②静脉壶血栓形成；③血液净化管路原因：回血端管路夹闭、受压、弯折。

2．处理方法　主要是解除堵塞，如为血凝块堵塞，应清除血凝块或更换新管路。同时需明确血凝块形成的原因，如抗凝不足、CRRT 治疗过程中快速输注血小板及血浆等。需根据具体原因调整治疗方案，如管路弯折或受压，应予以解除，同时注意调整体位及周围器械设备装置等的摆放，以免再次发生。

（三）回血压力低报警

1．原因　①血液净化器凝血致血液净化器后血流量减少；②血液净化器与回血压力监测器之间的管路受压或扭曲等导致回血压力监测器前血流不畅；③外循环漏血，如管路破损、管路连接处不紧、血液净化导管滑脱等。

2．处理方法　①更换血液净化器，或条件允许可适当增加血流量；②如为管路受压或扭曲则需解除管路受压、扭曲状态；③上机前、治疗过程中均要密切关注管路是否破损、管道连接处是否紧密，如有管路破损或连接不紧密处，应更换管路或拧紧连接处；④若血液净化导管滑脱应立即停止引血泵，可使管路自循环，待重新留置导管后再启动治疗，同时应明确导管滑脱原因，注意导管固定，防止再次滑脱。

（四）滤器压力降高报警

1．原因　主要为血液净化器凝血。

2．处理方法　优化抗凝治疗方案；在连续血液滤过治疗时可增加前稀释、优化滤过分数；于引血端快速输注 0.9% 氯化钠溶液 100～300ml 冲洗血液净化器，必要时需更换血液净化器。

（五）TMP 报警

1. 原因　血液净化器凝血；血液净化器滤膜阻塞；回血压力过高。

2. 处理方法　同滤器压力降高报警及回血压力高报警的处理方法。

（六）特殊报警

当 CRRT 与 ECMO 同时进行时，可选择将血液净化管路连接于 ECMO 管路上，引血端与回血端连接于 ECMO 管路不同位置时会产生不同的报警。当引血端、回血端连接于 ECMO 血泵前时会出现压力低报警；当引血端、回血端连接于 ECMO 血泵后时会出现压力高报警。需根据具体情况决定连接位置，适当调整报警范围。对于新一代血液净化器可经编程自动识别与 ECMO 管路连接，并自动调整报警压力范围。需要注意的是：当报警压力范围改变后，CRRT 治疗过程本身出现问题时有时难以识别，可能造成严重后果，需密切监测、认真识别、尽早纠正。

五、总结

目前研究证实，肾脏替代治疗的体外动力学研究有助于识别及预测 AKF 的发生，通过识别相关因素并及时纠正可延长血液净化管路使用时间、降低医疗成本。尽早识别及纠正血液净化设备报警，亦可延长血液净化管路使用时间、降低医疗成本，但此仅局限于“头痛医头、脚痛医脚”，“为何痛、如何防”才是核心问题。因此，肾脏替代治疗的体外动力学研究将与抗凝、治疗模式与剂量等共同成为未来研究的热点。

（大连市中心医院　葛　冬　杨荣利）

参 考 文 献

[1] Ling Z, Tanaka A, Zhu G, et al. Patterns and mechanisms of artificial kidney failure during continuous renal replacement rherapy. Blood Purif, 2016, 41(4): 254-263.

[2] Michel T, Ksouri H, Schneider AG. Continuous renal replacement therapy: understanding circuit hemodynamics to improve therapy adequacy. Curr Opin Crit Care, 2018, 24(6): 455-462.

[3] Sansom B, Sriram S, Presneill J, et al. Circuit hemodynamics and circuit failure during continuous renal replacement therapy. Crit Care Med, 2019, 47(11): e872-e879.

[4] Dunn WJ, Sriram S. Filter lifespan in critically ill adults receiving continuous renal replacement therapy: the effect of patient and treatment-related variables. Crit Care Resusc, 2014, 16(3): 225-231.

[5] Fealy N, Aitken L, Toit ED, et al. Faster blood flow rate does not improve circuit life in continuous renal replacement therapy. Crit Care Med, 2017, 45(10): e1018.

[6] Huriaux L, Costille P, Quintard H, et al. Haemodialysis catheters in the intensive care unit. Anaesth Crit Care Pain Med, 201736(5): 313-319.

[7] Brain M, Winson E, Roodenburg O, et al. Non anti-coagulant factors associated with filter life in continuous renal replacement therapy(CRRT): a systematic review

and meta-analysis. BMC Nephrology, 2017, 18(1): 69.

[8] Kakajiwala A, Jemielita T, Hughes JZ, et al. Membrane pressures predict clotting of pediatric continuous renal replacement therapy circuits. Pediatric Nephrology, 2017, 32(7): 1-11.

[9] Murugan R, Hoste E, Mehta R L, et al. Supplementary material for: precision fluid management in continuous renal replacement therapy. FigShare(online), 2016.

[10] 刘大为，杨荣利，陈秀凯. 重症血液净化. 北京：人民卫生出版社，2017.

[11] Selewski DT, Wille KM. Continuous renal replacement therapy in patients treated with extracorporeal membrane oxygenation. Semin Dial, 2021, 10. 1111/sdi. 12965.

第十四章　体外生命支持

第一节　体外膜氧合在新型冠状病毒肺炎救治中的地位和作用

自新型冠状病毒肺炎（coronavirus disease 2019，COVID-19）暴发以来，COVID-19 疫情已成为全球性公共卫生事件。5%～15% COVID-19 患者可发展为重型或危重型而需要呼吸支持治疗。近年来的研究显示，体外膜氧合（extracorporeal membrane oxygenation，ECMO）可降低重症急性呼吸窘迫综合征（acute respiratory distress syndrome，ARDS）患者的病死率。下文主要阐述 ECMO 在危重症 COVID-19 患者救治中的地位和作用。

一、ECMO 是救治 COVID-19 患者的有效支持手段

ECMO 可改善重症 ARDS 患者预后。静脉 - 静脉体外膜氧合（VV-ECMO）用于重度 ARDS 基于 2 个机制：①可提供足够的气体交换以防止或逆转组织缺氧，保证氧供；②降低机械通气条件和机械能，避免机械通气相关性肺损伤的发生。CESAR 和 2009 年一项有关 H1N1 流感的观察性研究均显示，ECMO 可降低重症 ARDS 病死率。EOLIA 研究中 ECMO 组的重症 ARDS 死亡率较低（35% *vs.* 46%），虽然差异无统计学意义（$P=0.09$），但后续的贝叶斯分析和荟萃分析结果均提示 ECMO 可显著降低重症 ARDS 患者的病死率。ECMO 在病因可逆、年龄更小、合并症更少的重症 ARDS 患者中及成熟医疗中心应用效果更好。

ECMO 支持的 COVID-19 患者与非 COVID-19 患者相比，生存率相似。早期病例报道显示 ECMO 救治重症 COVID-19 患者的生存率不高，预后不理想。但随着对疾病认识的不断深入、医疗资源供给的不断加大及医务人员临床经验的不断积累，ECMO 支持的 COVID-19 患者的生存率与以往 ECMO 支持的重症 ARDS 患者的生存率持平。表 14-1-1 列出了有关 ECMO 支持的 COVID-19 患者的临床研究及结果报告。另一项法国研究显示，ECMO 支持的重症 COVID-19 患者 60 天死亡率为 31%，COVID-19 患者 ECMO 平均上机时间为 14 天，而其他原因所致 ARDS 患者 ECMO 平均上机时间为 16 天。一项纳入了 22 个临床研究的 meta 分析显示，ECMO 支持的 COVID-19 患者住院病死率为 37.1%。就远期预后来说，ECMO 支持对 COVID-19 患者造成潜在生理和心理影响仍需长期观察。

二、ECMO 支持下 COVID-19 患者的综合管理

ECMO 仅为支持患者器官功能的手段，患者的预后取决于原发病的控制、损伤器官功能的恢复、各器官功能的维护、并发症的防治等，综合管理是 ECMO 患者预后的保障。

表 14-1-1　COVID-19 患者 ECMO 支持的临床研究

作者	研究类型	病例纳入时间	病例数（例）	临床预后
Yang X，Yu Y，Xu J，et al.	回顾性观察研究	2019 年 12 月—2020 年 1 月 26 日	6	截至 2020 年 2 月 9 日，5/6 患者死亡，病死率为 83%
Yang X，Cai S，Luo Y，et al.	回顾性观察研究	2020 年 1 月 8 日—2020 年 3 月 31 日	21	截至 2020 年 4 月 7 日，12 名 ECMO 患者死亡，病死率为 57.1%
Osho AA，Moonsamy P，Hibbert KA，et al.	前瞻性观察研究	2020 年 3 月	6	截至发稿前，1 例患者死亡
Schmidt M，Hajage D，Lebreton G，et al.	回顾性观察研究	2020 年 3 月 8 日—2020 年 5 月 2 日	83	60 天病死率和 EOLIA 研究相似
Falcoz PE，Monnier A，Puyraveau M，et al.	回顾性观察研究	2020 年 3 月 3 日—2020 年 4 月 1 日	17	60 天病死率为 38%
Mustafa AK，Alexander PJ，Joshi DJ，et al.	回顾性观察研究	2020 年 3 月 17 日—2020 年 6 月 17 日	40	6 例（15%）死亡，29 例（73%）出院
Barbaro RP，MacLaren G，Boonstra PS，et al.	回顾性观察研究	2020 年 1 月 16 日—2020 年 5 月 1 日	1035	90 天病死率为 39%
Lebreton G，Schmidt M，Ponnaiah M，et al.	回顾性观察研究	2020 年 3 月 8 日—2020 年 6 月 3 日	302	90 天病死率为 54%
Shaefi S，Brenner SK，Gupta S，et al.	回顾性观察研究	2020 年 3 月 1 日—2020 年 7 月 1 日	190	60 天病死率为 33.2%
Saeed O，Tatooles AJ，Farooq M，et al.	回顾性观察研究	2020 年 3 月 1 日—2020 年 9 月 30 日	292	90 天病死率为 42%

1. ECMO 支持 COVID-19 患者的肺保护策略　ECMO 支持的 COVID-19 患者需要采用保护性机械通气策略。通过控制驱动压在 15cmH$_2$O 及电阻抗断层成像（electrical impedance tomography，EIT）等影像学方法来设定合适的呼气末正压（positive end expiratory pressure，PEEP）和潮气量。COVID-19 患者发生呼吸衰竭存在 2 种临床表型，即低弹性阻力型（L 型）和高弹性阻力型（H 型）。H 型患者肺顺应性较低，大量肺泡塌陷，分流明显增加，通气 / 血流比例失调，易发生严重缺氧，类似经典 ARDS 表现，此类患者对高 PEEP 俯卧位通气反应较好。80% 的 COVID-19 患者在 ECMO 前接受过俯卧位通气，ECMO 联合俯卧位通气可能会改善患者的预后。

2. COVID-19 患者 ECMO 的抗凝策略　COVID-19 患者存在明显的凝血功能紊乱。抗凝治疗前需评估血小板计数及功能、纤维蛋白原含量、抗凝血酶Ⅲ水平、激活全血凝固时间（activated clotting time of whole blood，ACT）、活化部分凝血活酶时间（activated partial thromboplastin time，APTT）等。最常用的抗凝药物为肝素，置管后根据基础凝血给予负荷量肝素，根据 ACT 和 APTT 调整抗凝强度。对肝素不适用的患者可以考虑采用阿加曲班等新型抗凝药物。

3. COVID-19 患者的肾脏替代治疗　肾脏替代治疗是 COVID-19 患者的多器官功能支持手段之一。研究发现，COVID-19 患者仅有 0.5% 合并急性肾损伤而需要肾脏替代治疗。采用细胞因子吸附器不能降低 COVID-19 患者 72h 后 IL-6 的浓度，反而观察到细胞因子吸附治疗与启动 ECMO 后的 30 天死亡风险增加相关，因此，目前暂不支持该方法应用于临床。

4. 感染管理和感染防控　危重症 COVID-19 患者可合并呼吸机相关肺炎、血源性感染等，院内感染感控措施尤为重要。

三、医疗资源是对 COVID-19 患者采用 ECMO 支持的保障

体外生命支持组织（ELSO）发布了不同医疗资源情况下 ECMO 在 COVID-19 患者中应用的推荐意见和管理共识，此后又根据临床证据更新了共识。在医疗资源充足，ECMO 相关人员、设备、设施齐全，以及医疗系统有效组织的情况下，对气管插管、正压通气、深度镇静、肌肉松弛、俯卧位通气等方法无反应的严重呼吸衰竭患者，可根据临床标准考虑实施 VV-ECMO　。

根据 ELSO 发布的有关 COVID-19 诊治专家共识，COVID-19 患者合并重症 ARDS 需要 ECMO 辅助治疗时，常采用 VV-ECMO。高条件机械通气下（呼吸频率>35 次 / 分，呼吸平台压<32cmH_2O），患者如发展为 COVID-19 相关心肌炎而致难治性心源性休克时，需考虑静脉 - 动脉体外膜氧合（VA-ECMO）。若患者同时存在肺功能和心功能不全，ECMO 的支持就相对复杂些，需要临床医师仔细评估并选择合适的模式，如需要静脉 - 动脉 - 静脉模式同时进行心功能和肺功能支持。ECMO 辅助心肺复苏可用于心搏骤停的 COVID-19 患者。高龄（年龄>65 岁）、存在合并症、肺外器官功能障碍、高炎症状态（C 反应蛋白或 IL-6 升高）、凝血功能障碍（D- 二聚体升高）、白细胞减少、心肌损伤等与 ECMO 支持患者的高病死率相关。

国家卫生健康委员会发布的《新型冠状病毒肺炎诊疗方案（试行第八版）》中，ECMO 支持的适用指征为危重型 COVID-19 患者在常规治疗下病情恶化，在最优的机械通气条件下（FiO_2≥80%，潮气量为 6ml/kg 理想体重，PEEP≥5cmH_2O，且无禁忌证），保护性通气和俯卧位通气效果不佳，并符合如下条件之一，应尽早考虑评估并实施 ECMO：① PaO_2/FiO_2<50mmHg，超过 3h；② PaO_2/FiO_2<80mmHg，超过 6h；③动脉血 pH<7.25 且 $PaCO_2$>60mmHg，超过 6h，且呼吸频率>35 次 / 分；④呼吸频率>35 次 / 分时，动脉血 pH<7.2 且呼吸平台压>30cmH_2O；⑤合并心源性休克或心脏停搏。对符合 ECMO 指征且无禁忌证的危重症患者，应尽早启动 ECMO 治疗。

四、COVID-19 患者 ECMO 支持的组织管理

世界卫生组织的相关指南和 ELSO 共识均建议为具有临床指征的 COVID-19 患者提供 ECMO 支持。详细的规划、精心的资源分配和人员培训储备，以及严格的感染控制措施，都是 COVID-19 疫情下临床应用 ECMO 的必要因素，因此，ECMO 的准备组织管理工作非常重要。

首先，ECMO 的实施需要进行详细的资源规划和分配。将 ECMO 纳入国家卫生健康疾病防控战略；明确和筹备 ECMO 区域性治疗中心，并建立区域化管理和跟踪机制；为各种需要 ECMO 的重症患者数量激增做好准备；制定医院间和医院内转运的标准流程，做到资源共享；确保有效的沟通和协调。其次，需要做好 ECMO 专业人员的培训和储备。ECMO 的实施需要多学科、多系统合作，进行 ECMO 专业人员培训和物资储备，组建区域性 ECMO 应急队伍，进行日常相关培训和情景模拟演练，定期组织病例分析和讨论，提高医务人员 ECMO 综合专业管理水平。最后，ECMO 支持 COVID-19 患者的相关研究不容忽视，数据的收集和共享对 ECMO 质量管理和合作研究非常重要。

综上所述，ECMO 是危重症 COVID-19 患者的有效支持手段，可改善其临床预后。建立 ECMO

中心网络，集中优质医疗资源，实施专业团队管理和中心化管理，都将有利于改善 COVID-19 患者的预后。

（东南大学附属中大医院　刘松桥　邱海波）

参考文献

［1］Grasselli G, Zangrillo A, Zanella A, et al. Baseline characteristics and outcomes of 1591 Patients infected with SARS-CoV-2 admitted to ICUs of the Lombardy region, Italy. JAMA, 2020, 323(16): 1574-1581.

［2］Richardson S, Hirsch JS, Narasimhan M, et al. Presenting characteristics, comorbidities, and outcomes among 5700 patients hospitalized with COVID-19 in the New York city area. JAMA, 2020, 323(20): 2052-2059.

［3］Wang D, Hu B, Hu C, et al. Clinical characteristics of 138 hospitalized patients with 2019 novel coronavirus-infected pneumonia in Wuhan, China. JAMA, 2020, 323(11): 1061-1069.

［4］Guan WJ, Ni ZY, Hu Y, et al. Clinical characteristics of coronavirus disease 2019 in China. N Engl J Med, 2020, 382(18): 1708-1720.

［5］Davies A, Jones D, Bailey M, et al. Extracorporeal membrane oxygenation for 2009 Influenza A(H1N1) acute respiratory distress syndrome. JAMA, 2009, 302(17): 1888-1895.

［6］Peek GJ, Mugford M, Tiruvoipati R, et al, Efficacy and economic assessment of conventional ventilatory support versus extracorporeal membrane oxygenation for severe adult respiratory failure (CESAR): a multicentre randomised controlled trial. Lancet, 2009, 374(9698): 1351-1363.

［7］Combes A, Hajage D, Capellier G, et al, Extracorporeal membrane oxygenation for severe acute respiratory distress syndrome. N Engl J Med, 2018, 378(21): 1965-1975.

［8］Fan E, Brodie D, Slutsky AS. Acute respiratory distress syndrome: advances in diagnosis and treatment. JAMA, 2018, 319(7): 698-710.

［9］Goligher EC, Tomlinson G, Hajage D, et al. Extracorporeal membrane oxygenation for severe acute respiratory distress syndrome and posterior probability of mortality benefit in a post hoc bayesian analysis of a randomized clinical trial. JAMA, 2018, 320(21): 2251-2259.

［10］Munshi L, Walkey A, Goligher E, et al. Venovenous extracorporeal membrane oxygenation for acute respiratory distress syndrome: a systematic review and meta-analysis. Lancet Respir Med, 2019, 7(2): 163-172.

［11］Brodie D, Slutsky AS, Combes A. Extracorporeal life support for adults with respiratory failure and related indications: a review. JAMA, 2019, 322(6): 557-568.

［12］Fang J, Li R, Chen Y, et al, Extracorporeal membrane oxygenation therapy for critically ill coronavirus disease 2019 patients in Wuhan, China: a retrospective multicenter cohort study. Curr Med Sci, 2021, 41(1): 1-13.

［13］Hu BS, M ZH, Jiang LX, et al. Extracorporeal membrane oxygenation (ECMO) in patients with COVID-19: a rapid systematic review of case studies. Eur Rev Med Pharmacol Sci, 2020, 24(22): 11945-11952.

[14] Barbaro RP, MacLaren G, Boonstra PS, et al, Extracorporeal membrane oxygenation support in COVID-19: an international cohort study of the extracorporeal life support organization registry. Lancet, 2020, 396(10257): 1071-1078.
[15] Shaefi S, Brenner SK, Gupta S, et al. Extracorporeal membrane oxygenation in patients with severe respiratory failure from COVID-19. Intensive Care Med, 2021, 47(2): 208-221.
[16] Saeed O, Tatooles AJ, Farooq M, et al. Characteristics and outcomes of patients with COVID-19 supported by extracorporeal membrane oxygenation: a retrospective multicenter study. J Thorac Cardiovasc Surg, 2021: S0022-5223(21) 00801-1.
[17] Lebreton G, Schmidt M, Ponnaiah M, et al. Extracorporeal membrane oxygenation network organisation and clinical outcomes during the COVID-19 pandemic in Greater Paris, France: a multicentre cohort study. Lancet Respir Med, 2021, S2213-600(21)00096-5.
[18] Ramanathan K, Shekar K, Ling RR, et al. Extracorporeal membrane oxygenation for COVID-19: a systematic review and meta-analysis. Crit Care, 2021, 25(1): 211.
[19] Tabatabai A, Galvagno SM Jr, O'Connor JV, et al. Extracorporeal life support (ECLS): a review and focus on considerations for COVID-19. Shock, 2021, 55(6): 742-751.
[20] Gattinoni L, Chiumello D, Caironi P, et al. COVID-19 pneumonia: different respiratory treatments for different phenotypes? Intensive Care Med, 2020, 46(6): 1099-1102.
[21] Supady A, Weber E, Rieder M, et al. Cytokine adsorption in patients with severe COVID-19 pneumonia requiring extracorporeal membrane oxygenation (CYCOV): a single centre, open-label, randomised, controlled trial. Lancet Respir Med, 2021, 9(7): 755-762.
[22] Badulak J, Antonini MV, Stead CM, et al. Extracorporeal membrane oxygenation for COVID-19: updated 2021 guidelines from the extracorporeal life support organization. ASAIO J, 2021, 67(5): 485-495.
[23] Shekar K, Badulak J, Peek G, et al. Extracorporeal life support organization coronavirus disease 2019 interim guidelines: a consensus document from an international group of interdisciplinary extracorporeal membrane oxygenation providers. ASAIO J, 2020, 66(7): 707-721.
[24] Leow L, Papadimas E, Subbian SK, et al. Organization of extracorporeal membrane oxygenation services for COVID-19. Asian Cardiovasc Thorac Ann, 2021, 29(3): 165-169.
[25] Ramanathan K, Antognini D, Combes A, et al. Planning and provision of ECMO services for severe ARDS during the COVID-19 pandemic and other outbreaks of emerging infectious diseases. Lancet Respir Med, 2020, 8(5): 518-526.
[26] Yang X, Yu Y, Xu J, et al. Clinical course and outcomes of critically ill patients with SARS-CoV-2 pneumonia in Wuhan, China: a single-centered, retrospective, observational study. Lancet Respir Med, 2020, 8(5): 475-481.
[27] Yang X, Cai S, Luo Y, et al. Extracorporeal membrane oxygenation for coronavirus disease 2019-induced acute respiratory distress syndrome: a multicenter descriptive study. Crit Care Med, 2020, 48(9): 1289-1295.
[28] Osho AA, Moonsamy P, Hibbert KA, et al. Veno-venous extracorporeal membrane oxygenation for respiratory failure in COVID-19 patients: early experience from a major academic medical center in North America. Ann Surg, 2020, 272(2):

e75-e78.

[29] Schmidt M, Hajage D, Lebreton G, et al. Extracorporeal membrane oxygenation for severe acute respiratory distress syndrome associated with COVID-19: a retrospective cohort study. Lancet Respir Med, 2020, 8(11): 1121-1131.

[30] Falcoz PE, Monnier A, Puyraveau M, et al, Extracorporeal membrane oxygenation for critically ill patients with COVID-19-related acute respiratory distress syndrome: worth the effort? Am J Respir Crit Care Med, 2020, 202(3): 460-463.

[31] Mustafa AK, Alexander PJ, Joshi DJ, et al, Extracorporeal membrane oxygenation for patients with COVID-19 in severe respiratory failure. JAMA Surg, 2020, 155(10): 990-992.

第二节　规范化开展体外膜氧合技术，一直在路上

2020 年，新型冠状病毒肺炎（coronavirus disease 2019，COVID-19）席卷全球，对人类健康造成严重威胁，严重急性呼吸综合征冠状病毒 2 型（severe acute respiratory syndrome coronavirus 2，SARS-CoV-2）病毒可导致少数感染者短时间内出现呼吸衰竭，并合并不同程度的其他器官功能损伤，对各国医疗体系应对急性突发公共卫生事件的救治能力提出了严峻挑战。我国重症医护人员临危受命，团结一心，对高危患者实施一系列治疗措施，如鼻导管吸氧、呼吸机辅助通气、俯卧位通气，并积极在全国范围内布局对部分重症患者行体外膜氧合（extracorporeal membrane oxygenation，ECMO）辅助治疗。ECMO 技术作为重症 COVID-19 患者生命最后一道防线广为人知，被人们称为“救命神器”。尽管我国开展 ECMO 技术已有十余年历史，但 ECMO 技术本身具有高创伤性、高消耗性、高专业性等特点，我国不同区域 ECMO 技术的开展情况存在较大的不均衡性，急需规范化、流程化和标准化。本文主要就 ECMO 辅助治疗的临床适应证、辅助期间管理、并发症防控和我国 ECMO 技术规范化开展相关探索进行叙述，为规范开展 ECMO 技术提供依据。

一、严格把控 ECMO 临床应用适应证和禁忌证

ECMO 能够暂时替代人体心和（或）肺功能，起到维持血液循环和气体交换的作用，为病变的心或肺功能恢复争取宝贵时间。重症患者经多种常规治疗手段仍然难以维持循环稳定或有效气体交换，且本身心或肺功能又具有可恢复性时，应积极考虑行 ECMO 辅助治疗。严格把控 ECMO 辅助治疗临床适应证和禁忌证是取得较好临床预后的前提和基础（表 14-2-1～表 14-2-3）。近年来，随着器官移植技术的进步，部分重症患者接受 ECMO 辅助治疗期间，自身心和（或）肺功能恢复可能性较小时，将患者转诊至较大的具有心和（或）肺移植能力的 ECMO 救治中心也是挽救患者生命的有效途径之一。

二、加强 ECMO 辅助期间患者的监测与管理

ECMO 中心的项目管理决策者组织 ECMO 团队对重症患者进行评估，对符合 ECMO 临床适应

表 14-2-1　成人 ECMO 循环辅助临床适应证和禁忌证

适应证	绝对禁忌证	相对禁忌证
急性心肌梗死合并心源性休克	严重不可逆性其他器官功能衰竭（如严重缺氧性脑损伤）	严重凝血功能障碍或存在抗凝禁忌
急性暴发性心肌炎	不可逆性心功能衰竭又不适合行心移植术或长期心室辅助装置	外周动脉血管严重狭窄病变
脓毒症致循环衰竭		活动性出血
慢性充血性心力衰竭急性失代偿		主动脉瓣关闭不全（重度）
心脏外科术后难治性低心排血量综合征		急性主动脉夹层
左心室辅助装置患者出现右心功能衰竭		
等待心室辅助装置或心脏移植术		
器官移植术术后（心、肺或心肺移植）		
心搏骤停复苏后心源性休克		
难治性室性心律失常		
肺动脉高压致右心功能衰竭		
急性大面积肺栓塞		
药物或食物中毒		

表 14-2-2　成人呼吸衰竭 ECMO 辅助临床适应证与禁忌证

适应证	绝对禁忌证	相对禁忌证
急性呼吸衰竭	合并其他器官功能衰竭	呼吸机辅助通气时间＞7～10 天
病毒或细菌性肺炎导致的急性呼吸窘迫综合征	长时间心搏骤停	合并存在抗凝禁忌
肺移植术后移植物功能衰竭	严重缺氧性脑损伤	严重凝血功能障碍
外伤致多发性肺挫伤	大面积颅内出血	高龄
急性肺栓塞致呼吸衰竭	慢性呼吸功能衰竭又不适合行肺移植手术	
肺出血	合并晚期恶性肿瘤（全身多处转移）	
重症哮喘		
支气管痉挛		

表 14-2-3　成人 ECMO 辅助心肺复苏临床适应证和禁忌证

适应证	绝对禁忌证	相对禁忌证
有目击人见证的心搏骤停	合并存在急性主动脉夹层或主动脉瓣反流（重度）	高龄
发生心搏骤停后能够及时开始传统心肺复苏	合并终末期心脏疾病且不适合行心脏移植术	自心搏骤停至开始传统心肺复苏的时间较长或时间间隔未知
传统心肺复苏＞15min 仍难以恢复自主循环	合并其他器官功能损伤或衰竭，如不可逆性脑损伤或恶性肿瘤等	

证、无临床禁忌证的患者迅速采取合适的插管路径和 ECMO 辅助模式，高效且安全地建立 ECMO 辅助之后，即进入重症患者 ECMO 辅助期间的管理流程。超声技术在 ECMO 辅助的建立与辅助期间的管理中发挥越来越重要的作用，应加强临床普及和应用。患者 ECMO 辅助期间应由以专业 ECMO 团

队为核心的多学科协作管理（表 14-2-4），及时相互交流与沟通，共同维持 ECMO 环路和患者自身心肺循环稳定。

表 14-2-4　以专业 ECMO 团队为核心的多学科协作管理理念

人员组成	分工与协作
心血管外科医师	建立 ECMO 辅助（外周插管或中心插管）；纠正心血管畸形、冠状动脉旁路移植术或心脏移植操作
重症医师	外周插管建立 ECMO 辅助，负责 ECMO 辅助期间患者管理
ECMO 专业护师	接受专业的 ECMO 技术培训，定期床旁 Checklist 核查 ECMO 环路和患者全身情况，并具备 ECMO 辅助期间各种意外应急处理能力
体外循环灌注医师	维护 ECMO 相关设备，预充 ECMO 环路，负责患者辅助期间 ECMO 环路相应部件或整个环路的更换
心血管内科医师	协助寻找导致患者心功能衰竭的致病原因，如冠状动脉造影检查等
血液科医师	协助处理患者辅助期间出现严重出血或凝血功能障碍等并发症
感染科医师	协助感染的防控，指导抗生素的使用
呼吸科医师	协助处理呼吸系统并发症

ECMO 辅助期间应加强病变心和（或）肺功能监测，尽可能降低常规治疗手段对心和（或）肺带来的进一步损伤（如循环衰竭患者使用大剂量正性肌力药物增加心肌氧耗；呼吸衰竭患者呼吸机辅助通气时，较高的呼吸机条件增加呼吸机相关肺损伤），为病变器官功能恢复营造良好条件，同时也要维持机体其他器官、组织和微循环能够得到足够氧供。

三、ECMO 辅助患者临床预后与相关并发症的防控

根据国际体外生命支持组织（extracorporeal life support organization，ELSO）和中国医师协会体外生命支持专业委员会统计数据，ECMO 辅助重症患者的不同临床适应证和住院存活率见表 14-2-5。与 ELSO 报道数据相比，我国成人 ECMO 辅助总体结果与 ELSO 基本保持一致，我国新生儿 ECMO 辅助住院存活率稍低。

表 14-2-5　不同临床适应证 ECMO 辅助患者比例与临床预后

患者 / 适应证	2019 年专业委员会调查数据（我国情况）		ELSO 全球注册数据（国际情况）	
	例数（百分比）	住院生存率（%）	例数（百分比）	住院生存率（%）
成人				
呼吸	1847（31.8%）	53.6	24 395（42.1%）	60.3
心脏	3121（53.8%）	51.3	25 488（44.0%）	43.9
ECPR	835（14.4%）	24.4	8075（13.9%）	29.6
儿童				
呼吸	217（33.3%）	57.6	10 346（37.2%）	59.9
心脏	323（49.6%）	53.6	12 538（45.1%）	53.2
ECPR	111（17.1%）	33.3	4945（17.8%）	42.2
新生儿				

（待　续）

（续　表）

患者 / 适应证	2019 年专业委员会调查数据（我国情况）		ELSO 全球注册数据（国际情况）	
呼吸	26（36.1%）	46.2	32 385（74.9%）	73.1
心脏	39（54.2%）	30.8	8830（20.4%）	43.2
ECPR	7（9.7%）	42.9	2035（4.7%）	42.3

注：ELSO 数据为截至 2020 年 1 月总例数；ELSO. 国际体外生命支持组织；ECPR.ECMO 辅助心肺复苏

ECMO 辅助并发症包括 ECMO 环路机械并发症和患者相关并发症两大类，成人 ECMO 辅助相关并发症的发生率见表 14-2-6，严重时直接影响 ECMO 辅助效果。因此，患者接受 ECMO 辅助期间应定期检查 ECMO 环路运行情况和患者全身状况，尽早发现并发症，并积极给予相应处理。

表 14-2-6　成人 ECMO 辅助相关并发症及其发生率（%）

名称	VV-ECMO 呼吸辅助	VA-ECMO 循环辅助
患者相关并发症		
中枢神经系统		13.9
脑出血	3.4	2.9～5.9
脑梗死	1.8	3.7
脑死亡	1.3	
癫痫	1.2	0.6
肺部		
气胸	5.8	
肺出血	3.9	3.7
心脏与循环系统		
心律失常	7.9	
心搏骤停需心肺复苏	4.1	2.9
心脏压塞	1.0	5.2
肾脏		
肌酐升高	20.6	55.6
接受肾替代治疗	3.0	46.0
感染（培养阳性）	11.1	30.4
血液系统		
溶血	4.8	6.8
弥散性血管内凝血	2.0	
出血并发症		
插管部位	7.8	12.6～23.5
外科手术切口	6.8	20.8
消化道	5.5	6.0
插管侧下肢缺血		

（待　续）

（续 表）

名称	VV-ECMO 呼吸辅助	VA-ECMO 循环辅助
下肢缺血	1.7	4.7～16.9
严重缺血需外科干预	0.6	0.6～3.3
ECMO 环路机械并发症		
环路发现血栓	13.1	18.4
膜肺失	5.9	2.8
泵失效	1.0	3.8
更换整套 ECMO 环路	2.4	
血液滤器出现血栓	1.3	
ECMO 环路气栓	1.2	

注：VV-ECMO. 静脉 - 静脉体外膜氧合；VA-ECMO. 静脉 - 动脉体外膜氧合

四、我国 ECMO 技术规范化道路的积极探索

近年来，全球范围内各种重症循环和（或）呼吸衰竭患者接受 ECMO 辅助例数不断增加，临床应用适应证不断扩展。截至 2020 年 7 月，共计有 463 家 ECMO 中心向 ELSO 上报患者相关数据，累计超过 10 万次 ECMO 辅助，仅 2019 年就有 15 875 次 ECMO 辅助。据中国医师协会体外生命支持专业委员会统计数据显示，2019 年，我国共 365 家医疗单位开展了 6526 例 ECMO 辅助，其中已有 30 家 ECMO 中心加入 ELSO。虽然我国 ECMO 技术总体辅助效果与 ELSO 报道结果已非常接近（表 14-2-5），但不同地域开展情况差异仍较大。经验较为丰富（年开展 ECMO 超过 30 例）的 ECMO 中心占 18%，经验较少（年开展 ECMO 低于 10 例）的 ECMO 中心仍然占半数以上（57%），而且较大的 ECMO 救治中心呈现出依靠其相关设备和专业人才技术优势逐渐建立区域性 ECMO 转诊中心的态势。

2017 年，由首都医科大学附属北京安贞医院牵头和作为主委单位成立的中国医师协会体外生命支持专业委员会，2019 年，中华医学会重症医学分会筹建的体外生命支持学组和中国生物医学工程学会体外循环分会等组织，主要通过以下几方面举措（搭建平台）致力于我国重症患者接受 ECMO 辅助治疗的规范化、流程化和标准化临床应用。

1. 中国 ECMO 技术相关专家共识的制定和发布　目前，ECMO 技术已逐渐应用于各种重症患者的辅助性治疗，包括急性突发公共卫生事件，如急性传染性疾病等。中华医学会能够快速整合全国范围内 ECMO 专家意见，制定和发布 ECMO 技术相关专家共识，为我国 ECMO 技术从业者提供指导和依据。

2. 中国体外生命支持年会　近年来，以 ECMO 技术为核心形成的医学多学科交叉诊疗理念在处理各种危重疑难疾病中显示出较大优势。在 ECMO 辅助和支持下，传统医学诊疗技术也在不断扩大临床适应证。体外生命支持年会邀请国际 ECMO 领域知名专家进行学术交流，同时也向世界展示我国 ECMO 工作开展情况，互通有无，共同进步。

3. 中国重症患者 ECMO 辅助多中心注册数据库系统　千里之行，始于足下。只有真正熟悉我国各医疗单位开展 ECMO 辅助治疗情况，才能做到进一步规范化。建立我国重症患者 ECMO 辅

助治疗数据库，不仅可对不同中心的技术规范和辅助效果进行比较和评价，也是目前进行医疗技术质量控制最重要的手段。中国医师协会体外生命支持专业委员会以ELSO数据库为参考，结合我国ECMO技术特点建立了完整的中国体外生命支持多中心注册数据库，涵盖了我国大部分开展ECMO技术的医疗单位，收集包括所在医疗单位整体技术水平、ECMO团队人员组成情况及救治ECMO患者特点等信息。从这些具体的真实世界数据就可了解目前我国ECMO技术的开展情况，并可定期进行ECMO技术相关医疗质量控制，用具体数据来指导不同医疗单位ECMO技术的开展。该多中心注册数据库也同时为我国开展ECMO相关前瞻性多中心随机对照临床研究打下了坚实的基础。

4. ECMO专业人才的培养　从中华医学会发布的我国ECMO技术年度报告可以看出，接受ECMO辅助治疗的患者及开展ECMO辅助治疗的医疗单位均迅速增加，直接导致了ECMO专业人才缺乏更加突出。目前，中国医师协会体外生命支持专业委员会、中华医学会重症医学分会和中国生物医学工程学会体外循环分会主要采取ECMO技术模拟培训（2～3天短期强化模拟训练）和ECMO技术临床进修学习（3个月或6个月）相结合的方式培养人才，但还远远不够。在充分保障ECMO学员技术培训质量的前提下，中华医学会授权了更多的临床经验较为丰富的ECMO中心招收ECMO技术进修学员，以缓解ECMO技术专业人才缺乏的现象。

总之，ECMO技术已成为各种重症患者生命的最后一道屏障，该技术已渗透到现代重症医学领域的方方面面。重症医务人员如何正确地用好ECMO技术，挽救更多重症患者的生命，进一步规范化开展ECMO仍有很长的路要走。

（首都医科大学附属北京安贞医院　侯晓彤　杨　峰）

参考文献

[1] Wang D, Hu B, Hu C, et al. Clinical characteristics of 138 hospitalized patients with 2019 novel coronavirus-infected pneumonia in Wuhan, China. JAMA, 2020, 323(11): 1061-1069.

[2] Xie J, Wu W, Li S, et al. Clinical characteristics and outcomes of critically ill patients with novel coronavirus infection disease (COVID-19) in China: a retrospective multicenter study. Intensive Care Med, 2020, 46(10): 1863-1872.

[3] MacLaren G, Fisher D, Brodie D. Preparing for the most critically ill patients with COVID-19: the potential role of extracorporeal membrane oxygenation. JAMA, 2020, 323(13): 1245-1246.

[4] Li C, Hou X, Tong Z, et al. Extracorporeal membrane oxygenation programs for COVID-19 in China. Crit Care, 2020, 24(1): 317.

[5] 李呈龙，侯晓彤，黑飞龙，等. 2018年中国体外生命支持情况调查分析. 中华医学杂志，2019，99（24）：1911-1915.

[6] Bréchot N, Hajage D, Kimmoun A, et al. Venoarterial extracorporeal membrane oxygenation to rescue sepsis-induced cardiogenic shock: a retrospective, multicentre, international cohort study. Lancet, 2020, 396(10250): 545-552.

[7] Combes A, Price S, Slutsky AS, et al. Temporary circulatory support for cardiogenic shock. Lancet,

2020, 396(10245): 199-212.

[8] Moonsamy P, Axtell AL, Ibrahim NE, et al. Survival after heart transplantation in patients bridged with mechanical circulatory support. J Am Coll Cardiol, 2020, 75(23): 2892-2905.

[9] 朱英，王小亭，胡炜. 重症超声引领体外膜肺氧合从技术迈向精准管理. 中华内科杂志，2020，59（06）：414-418.

[10] Keller SP. Management of peripheral venoarterial extracorporeal membrane oxygenation in cardiogenic shock. Crit Care Med, 2019, 47(9): 1235-1242.

[11] DellaVolpe J, Barbaro RP, Cannon JW, et al. Joint society of critical care medicine-extracorporeal life support organization task force position paper on the role of the intensivist in the initiation and management of extracorporeal membrane oxygenation. Crit Care Med, 2020, 48(6): 838-846.

[12] Brodie D, Slutsky AS, Combes A. Extracorporeal life support for adults with respiratory failure and related indications: a review. JAMA, 2019, 322(6): 557-568.

[13] Chung M, Cabezas FR, Nunez JI, et al. Hemocompatibility-related adverse events and survival on venoarterial extracorporeal life support: an ELSO registry analysis. J Am Coll Cardiol HF, 2020, 8(11): 892-902.

[14] Jia D, Yang IX, Ling RR, et al. Vascular complications of extracorporeal membrane oxygenation: a systematic review and meta-regression analysis. Crit Care Med, 2020, 48(12): e1269-e1277.

[15] Cavayas YA, Munshi L, Del Sorbo L, et al. The early change in Pa(CO(2)) after extracorporeal membrane oxygenation initiation is associated with neurological complications. Am J Respir Crit Care Med, 2020, 201(12): 1525-1535.

[16] 中国医师协会体外生命支持专业委员会. 成人体外膜氧合循环辅助专家共识. 中华医学杂志，2018，98（12）：886-894.

第三节　静脉－动脉体外膜氧合能否改善感染性休克患者预后

脓毒症是致病微生物导致失控的宿主反应，引起危及生命的器官功能障碍的临床综合征。脓毒症伴有血流动力学障碍即感染性休克时，病死率超过 40%，感染性休克合并心肌抑制的患者病死率可高达 70%～90%。近年来，静脉 - 动脉体外膜氧合（venoarterial extracorporeal membrane oxygenation，VA-ECMO）在感染性休克中的应用备受关注，感染性休克患者是否可以从 VA-ECMO 支持中获益、受益的目标人群及在临床决策中的启动时机仍存在争议。本节就感染性休克患者接受 ECMO 治疗的研究、潜在的适应证及存在的问题等证据进行讨论，以期为 VA-ECMO 在感染性休克治疗中的应用提供新的思路。

一、VA-ECMO 支持对感染性休克心肌抑制的血流动力学影响

感染性休克患者心肌抑制是感染性休克导致的左、右心收缩和舒张功能障碍，心脏超声检查常可见左室射血分数（left ventricular ejection fraction，LVEF）＜45 % 或右心室扩张。由于心输出量显著下降，使其失去感染性休克典型“高排低阻”的血流动力学表现，而表现为“低排低阻”。脓毒症或感染性休克合并心肌抑制在外周血管降低的情况下合并心输出量减少，使有效循环血量进一步降低，

氧输送障碍，加重组织灌注不足。

VA-ECMO 可通过减轻感染性休克心肌抑制患者心脏的前负荷，为全身器官提供氧合支持使患者受益。VA-ECMO 通过将静脉血引出体外，减轻心脏前负荷及肺血管系统压力，血液经膜氧合后重新进入体内，代替心脏及肺为全身器官、组织提供氧合，使心肺得以休息，是呼吸及循环功能支持的重要手段。VA-ECMO 静脉插管通过从中心静脉系统引流减轻右心系统的前负荷，而动脉插管的血流可引起左心系统压力增加，可能使心室壁的应力和心肌耗氧量增加，进而加重左心室扩张、左心衰竭。当脓毒症 / 感染性休克引起心肌抑制时，理论上，VA-ECMO 一方面可减轻心脏前负荷，让心肌细胞充分休息，另一方面，可通过膜肺为全身其他脏器提供氧合支持从而使患者获益。

二、VA-ECMO 在感染性休克中的应用现状

在脓毒症 / 感染性休克致严重心功能抑制中，应用 VA-ECMO 能够改善组织灌注、减少儿茶酚胺药物用量；此外，VA-ECMO 治疗脓毒症休克能提高脓毒症患儿存活率，因而被写入儿科指南，但 VA-ECMO 在成人感染性休克中的应用仍存在争议。

VA-ECMO 的早期应用与感染性休克心肌抑制患者预后的改善存在相关性。2020 年，Bréchot 等的临床回顾性多中心队列研究纳入来自 5 所 ECMO 中心的 82 例接受 VA-ECMO 治疗的感染性休克患者作为研究组，通过倾向性评分系统，选取来自 3 个感染性休克数据库中未接受 VA-ECMO 治疗的 130 例感染性休克患者作为对照组进行研究。与对照组相比，研究组患者基线水平心肌功能障碍更加明显［平均心指数：1.5L/（min・m²）*vs.* 2.2L/（min・m²）；左室射血分数（left ventricle ejection fraction, LVEF）：17% *vs.* 27%］，血流动力学障碍更为严重［血管活性药物使用剂量：279μg/（kg・min）*vs.* 145μg/（kg・min），乳酸水平：8.9mmol/L *vs.* 6.5mmol/L］，器官功能障碍也更明显［序贯器官衰竭估计（sequential organ failure assessment，SOFA）评分：17 分 *vs.* 13 分］，研究结果提示，VA-ECMO 治疗可显著改善感染性患者的 90 天预后（51% *vs.* 14%），血管活性药物使用及乳酸水平均显著降低。毋庸置疑，该项研究结果的发布为难治性感染性休克中 VA-ECMO 的应用价值带来了曙光，在感染性休克引起的心肌抑制患者中，VA-ECMO 的早期应用与预后改善存在相关性。但该研究作为回顾性队列研究存在一定局限性，尽管采用了倾向性评分系统，研究组和对照组来自不同数据库而引起的混杂因素仍值得关注。

单中心、样本量少、ECMO 运行管理质量等混杂因素和偏倚成为 VA-ECMO 在感染性休克中研究价值的解读及结果的应用推广的限制因素。2013 年，一项队列研究收集了 52 例接受 VA-ECMO 治疗的难治性感染性休克患者，住院存活率仅为 15%，值得注意的是，研究中死亡组患者年龄超过 60 岁的比例显著超过存活组（45% *vs.* 0，$P=0.017$），无论是死亡或存活组，在纳入病例时 SOFA 评分>15，有超过 75% 的患者合并 3 个或以上器官功能障碍，提示纳入人群疾病严重程度极高，同时，在 VA-ECMO 运行过程中，出血及机械性并发症的发生率分别高达 23% 及 50%。2013—2018 年，多项临床回顾性、单 / 多中心研究陆续发表，报道的难治性感染性休克患者接受 VA-ECMO 治疗的存活率均在 30% 以下，VA-ECMO 相关并发症的发生率为 10%～93%（表 14-3-1）。相反，在 Bréchot 等和 Vogel 等团队的研究中报道了接受 VA-ECMO 及静脉 - 动脉 - 静脉 ECMO（veno-arterio-venous ECMO，VAV-

ECMO）治疗患者的生存率可达 70% 以上，但其纳入的研究样本量分别仅为 14 例和 12 例，研究中未提供关于病情严重程度的信息或依据 SOFA 评分进行比较，其病情严重程度低于其他研究。近期，一项单中心研究观察到感染性休克患者采用 ECMO 支持，住院病死率为 78.4%，随访 46.1 个月（中位数）生存率为 59.5%，其中合并心肌抑制、LVEF 降低的感染性休克患者出院存活率可达到 90%。因此，在未来的前瞻性、多中心研究设计中，应根据不同病因、病程和病情严重程度进行设置及分析，进一步探索、验证 VA-ECMO 在感染性休克中的应用价值。

三、VA-ECMO 在感染性休克中应用面临的问题

探索 VA-ECMO 治疗在感染性休克中的目标人群和应用时机是目前研究的难点及方向，尽管针对 VA-ECMO 在难治性感染性休克中的应用仍有待进一步探索，但既往研究对其应用的潜在适用人群仍有一定提示。Park 等研究中对接受 VA-ECMO 治疗的感染性休克患者的预后进行多因素分析发现，接受心肺复苏（校正危险比 4.60）、心肺复苏持续时间（min，校正危险比 1.02）、SOFA 评分（校正危险比 1.35）是死亡的独立危险因素，而肌红蛋白峰值＞15ng/ml 是预后的保护性因素（校正危险比 0.34）。Cheng 等研究也发现接受心肺复苏（校正危险比 2.74）、透析治疗（校正危险比 3.62）、年龄＞75 岁（校正危险比 1.90）、入院至开始 ECMO 治疗间隔天数（校正危险比 1.22）及与感染相关指标是死亡的独立危险因素。同样，纵观目前已经发表的研究，在至少 3 项研究中，接受 VA-ECMO 治疗的感染性休克患者中，存活者在休克发生后启动 VA-ECMO 治疗时间显著早于死亡者（表 14-3-1），提示早期 VA-ECMO 的应用可改善难治感染性休克伴有心肌抑制患者。

心肌抑制导致的心源性因素可能是 VA-ECMO 使难治性感染性休克患者获益的关键。Bréchot 等的临床回顾性队列研究证实，在感染性休克引起心肌抑制的患者中应用 VA-ECMO 可显著改善预后，分析该研究的纳入对象特点，发现接受 VA-ECMO 治疗的感染性休克患者，病情相对较重，心功能抑制明显，伴有严重的血流动力学障碍，器官功能障碍也更明显，提示 VA-ECMO 治疗可能使这一类人群中获益，但由于接受 VA-ECMO 治疗及未接受 VA-ECMO 治疗对照队列在心功能、血流动力学及病情严重程度等基线水平存在差异，尚不能完全肯定 VA-ECMO 在这一类人群中的应用，未来研究急需针对心功能抑制明显、伴有严重血流动力学障碍的难治性感染性休克患者展开设计严谨的多中心、随机、对照研究进行深入探索。

四、总结

综上所述，VA-ECMO 的早期应用与难治性感染性休克合并心肌抑制患者临床预后的改善相关。高龄、疾病严重程度、延迟启动 ECMO 时间及治疗过程中接受心肺复苏是预后不佳的风险因素。未来设计更加严谨的临床前瞻性、多中心、随机对照研究将有助于探索 VA-ECMO 在感染性休克中适用人群和最佳时机，为其临床应用提供更多证据。

（东南大学附属中大医院　薛　明　黄英姿）

表 14-3-1 VA-ECMO 在感染性休克中应用的临床研究

研究	例数（n）	休克 -ECMO 启动间隔（h）	疾病严重程度				预后及不良事件 n（%）		
			年龄（岁）	SOFA 评分	左室射血分数（%）/ 心脏指数［L/（min · m^2）］	等效血管活性药物［mg/（kg · min）］			
Huang 等，2013	52		≥60（%）					ECMO 并发症	
存活	8	20.8	0*	15	56.5	52.8	ICU 生存率 15%	4（50%）	
死亡	44	15.0	45%	17	55.5	56.0		10（23%）	
Bréchot 等，2013	14				7 例接受心脏超声检查，4 例正常，3 例 LVEF：18.3%±10.4%		ICU 生存率 71%		
存活	10	—	46	—		—		6（60%）	
死亡	4	—	54	—		—		2（50%）	
Park 等，2015	32							ECMO 并发症	
存活	7	21.1（14～19）	53（47～60）	13（12～16）	23.0（20.0～27.0）	—	ICU 生存率 22%	1（14%）	
死亡	25	24.9（12～19）	56（39～64）	16（15～18）	25.0（20.5～42.0）	—		4（16%）	
Cheng 等，2016 接受 VA-ECMO n=101（66.9%）	151						住院生存率 30%	管路血栓	出血
存活	45	8.1±15.1*	43（29～55）*	12.3±4.3	1.0±0.2	—		22（49%）	9（20%）
死亡	106	20.0±25.0	55（41～66）	13.3±4.5	4.24±2.00	—		42（93%）	16（15%）
Ro 等，2018	71						住院生存率 7.0%		
存活	5	4.0（3.7～4.2）	58（58～63）*	18（13～20）	—	—		—	
死亡	66	18.0（6.7～53.7）	58（48～65）	19（15～22）	—	—		—	
Vogel 等，2018	12						住院生存率 75%		
	12		40（24～50）	10（7.5～11.3）	16.3（13.1～17.5）	—		—	
Falk 等，2019									
	37	5.75	54.7	16	左心功能抑制患者 25%（20%～30%）；无左心功能抑制患者 52.5%（40%～60%）		住院病死率 78.4%，随访 46.1 月（中位数）生存率 59.5%	38%	
Bréchot 等，2020	82								
接受 VA-ECMO	82		48±15	16.6±2.9*	17±7.3#	279±247#	ICU 生存率 60%	ECMO 并发症	
存活	49	26.4±21.6	—	16.9±2.7	—	—		22（45%）	
死亡	33		—	16.4±2.8	—	—		13（39%）	

注：表中数据采用均值、中位数、均值 ± 标准差或中位数（25%，75%）表示；*P<0.05，与死亡组相比；#P<0.05，与原始研究中对照组相比

参考文献

[1] Singer M, Deutschman CS, Seymour CW, et al. The third international consensus defnitions for sepsis and septic shock (sepsis-3). JAMA, 2016, 315(8): 801-810.

[2] Beesley SJ, Weber G, Sarge T, et al. Septic cardiomyopathy. Crit Care Med, 2018, 46(4): 625-634.

[3] Ravikumar N, Sayed MA, Poonsuph CJ, et al. Septic cardiomyopathy: from basics to management choices. Curr Probl Cardiol, 2021, 46(4): 100767.

[4] Falk L, Hultman J, Broman LM. Extracorporeal membrane oxygenation for septic shock. Crit Care Med, 2019, 47(8): 1097-1105.

[5] Davis AL, Carcillo JA, Aneja RK, et al. American college of critical ccare medicine clinical practice parameters for hemodynamic support of pediatric and neonatal septic shock. Crit Care Med, 2017, 45(6): 1061-1093.

[6] Myers LC, Lee C, Thompson BT, et al. Outcomes of adult patients with septic shock undergoing extracorporeal membrane oxygenation therapy. Ann Thorac Surg, 2020, 110(3): 871-877.

[7] Huang CT, Tsai YJ, Tsai PR, et al. Extracorporeal membrane oxygenation resuscitation in adult patients with refractory septic shock. J Thorac Cardiovasc Surg, 2013, 146(5): 1041-1046.

[8] Park TK, Yang JH, Jeon K, et al. Extracorporeal membrane oxygenation for refractory septic shock in adults. Eur J Cardiothorac Surg, 2015, 47(2): e68-e74.

[9] Cheng A, Sun HY, Tsai MS, et al. Predictors of survival in adults undergoing extracorporeal membrane oxygenation with severe infections. J Thorac Cardiovasc Surg, 2016, 152(6): 1526-1536.

[10] Ro SK, Kim WK, Lim JY, et al. Extracorporeal life support for adults with refractory septic shock. J Thorac Cardiovasc Surg, 2018, 156(3): 1104-1109.

[11] Bréchot N, Luyt CE, Schmidt M, et al. Venoarterial extracorporeal membrane oxygenation support for refractory cardiovascular dysfunction during severe bacterial septic shock. Crit Care Med, 2013, 41(7): 1616-1626.

[12] Vogel DJ, Murray J, Czapran AZ, et al. Veno-arterio-venous ECMO for septic cardiomyopathy: a single-centre experience. Perfusion, 2018, 33(1_suppl): 57-64.

[13] Bréchot N, Hajage D, Kimmoun A, et al. Venoarterial extracorporeal membrane oxygenation to rescue sepsis-induced cardiogenic shock: a retrospective, multicentre, international cohort study. Lancet, 2020, 396(10250): 545-552.

第四节　心脏术后患者静脉－动脉体外膜氧合

体外膜氧合（extracorporeal membrane oxygenation，ECMO）是能够为急性心肺衰竭、经传统治疗无效的患者提供生命支持的技术。ECMO 分为静脉 - 静脉体外膜氧合（veno-venous extracorporeal membrane oxygenation，VV-ECMO）和静脉 - 动脉体外膜氧合（veno-arterial extracorporeal membrane oxygenation，VA-ECMO）。我国自 21 世纪初开始使用 ECMO 救治，从最初只在以心血管病诊治为特色的几个大医院或中心开展，发展到 2019 年，已有 365 个医院或中心开展，为国际体外生命支持组织（Extracorporeal Life Support Organization，ELSO）数据库增添了数据，也积累了自己的经验。

ELSO 的全球统计显示，迄今为止，成人 VA-ECMO 辅助例数多于 VV-ECMO 辅助例数，因心脏术后发生低心排血量综合征（包括不能脱离体外循环）或心搏骤停使用 VA-ECMO 辅助的成人患者约占全部 VA-ECMO 辅助成人患者的 1/3，是接受辅助的主要人群。本节将着重总结来自这部分患者的经验。

一、近年我国心脏术后 ECMO 支持的发展

中国生物医学工程学会每年进行全国心脏外科手术和 ECMO 数量调查。2016 年，722 家医院上报的心血管外科手术总例数为 218 667 例，同比 2015 年增长 2.76%。2019 年，724 家医院心血管外科手术总例数为 253 867 例，同比 2018 年增长 5.5%。随着我国心脏手术年例数的增加、手术复杂度的增大、ECMO 操作技术水平的提高及适应证的放开，VA-ECMO 辅助的患者例数也迅速增长。2000—2010 年，心外科相关科室汇总的 ECMO 总例数（包括小儿患者）＜1000 例。2016 年，经心外科相关科室汇总的 ECMO 年例数为 1234 例，同比 2015 年增长 26.7%。2019 年，经心外科相关科室汇总的 ECMO 年病例数达到 4085 例，同比 2018 年增长 35.0%。

二、心脏术后 ECMO 患者的特点

心脏手术创伤大，术后 VA-ECMO 行外周动、静脉插管（主要选择股动静脉），或者在右心房、主动脉行中心插管，还可能增加左心减压管或左心减压装置，患者须承受的操作多，出血风险大。因而，患者多器官功能衰竭的发生率高，死亡率更高。

对 ELSO 数据进行的研究显示，2010—2018 年，成人心脏术后 VA-ECMO 辅助 7185 例，撤机成功 4051 例（撤机成功率为 56.4%），出院存活 2997 例（出院存活率为 41.7%），与笔者团队早期的研究结果和 ELSO 历年统计相似。成人心脏外科手术后 VA-ECMO 辅助患者出院存活率多年来无明显提高，大部分中心的患者存活率约为 40%，除了与前述的手术选择相关，还与术中心肌保护、手术时间、手术结果、输血及 ECMO 并发症密切相关。以手术结果为例，当冠状动脉旁路移植术（coronary artery bypass graft，CABG）的再血管化不充分、围手术期心肌梗死、瓣膜或先天性心血管病手术解剖畸形纠正不适当、心脏破裂等，如果患者不能耐受或未再次手术进行纠正，ECMO 辅助几乎没有治疗结局。而仍有 26% 撤机患者在住院期间死亡，提示 ECMO 撤机、撤机后患者管理仍存在进步空间。

心脏术后 ECMO 循环辅助还有 2 个特点：①如果心功能恢复，通常发生于术后早期；②虽然严重和不可逆转的并发症常见，但一般发生于 ECMO 辅助短时间内。所以，心脏术后 VA-ECMO 辅助时间普遍不长。

三、减少 ECMO 并发症是提高存活率的重要途径

1. 管理心脏术后 VA-ECMO 患者的常见问题　凝血功能障碍和出血是最常见的并发症，除了术中应用大量肝素外，“类肝素效应”也是重要原因，可见于 56% 的患者。“类肝素效应”的原因可能包括：① ECMO 环路非生物界面引起炎症反应，干扰凝血功能；②血管内皮细胞糖萼或血液中肥大细胞释放肝素类似物，继而影响凝血功能。甚至很多国内外学者主张，在使用 ECMO 最初的 12～48h 不使用肝素，保持比较高的流量防止血栓形成即可，对出血严重的患者，更要延迟给予肝素。

中枢神经系统并发症见于30%的心脏术后VA-ECMO患者，但高龄不是风险因素，70岁以上的患者并未发生更多的中枢神经系统并发症。神经系统并发症治疗较为困难，甚至出现治疗矛盾（如ECMO需要抗凝治疗，而脑出血是抗凝治疗的禁忌证），故中枢神经系统并发症的预防大于治疗。ECMO转机期间应严密监护、系统评估、多学科合作和及时撤机都是降低心脏术后VA-ECMO并发神经系统损害并带来不良预后的方法。

2. 心肌顿抑、左心室扩张的处理　VA-ECMO增加左心室后负荷，严重左心功能衰竭的患者可能出现左心心肌顿抑/胀满、主动脉瓣开放受限、左心室血栓形成及肺水肿等。治疗方法包括房间隔造瘘、Impella置入及左心室辅助装置左心室转流等，称为“左心室去负荷”或“左心室减负”，但这些方法创伤较大、花费较多。我国学者早在2013年就提出主动脉内球囊反搏（intra-aortic balloon pump，IABP）是ECMO运行期间有效且创伤最小的左心室减压方法。联合应用IABP时，IABP在收缩期前瞬间放气，主动脉根部压力降低，左心室后负荷下降，有助于心功能恢复，ECMO患者存活率提高。笔者团队曾在ECMO病例中比较IABP对心肌顿抑的影响，IABP未启动时，心脏多普勒超声主动脉瓣上流速为15cm/s，IABP开启后，主动脉瓣上流速可增至105cm/s（未发表数据）。

目前，12%～100%全球心脏术后VA-ECMO辅助的患者联合应用IABP，有研究结果显示IABP可提高存活率，也有研究结果显示IABP不能提高存活率。但是，各项研究结果一致发现，联合应用IABP并不增加下肢缺血的发生率。

3. 预防远端肢体缺血（尤其下肢缺血）　心脏手术患者常伴有全身动脉硬化，以及动脉迂曲、狭窄，且在使用ECMO前的抢救时会应用大量缩血管药物，动脉收缩严重，加上国人的股动脉直径较小，当采用外周插管时，股动脉插管自然阻挡肢体远端血流，严重者并发骨筋膜隔室综合征，导致肢体坏死、截肢，甚至危及生命，这些问题曾影响ECMO在我国的开展。随着经验的积累，近年来，超声引导和预防性远端灌注策略逐渐形成。首先，动脉置管前应进行血管超声，避开斑块严重的肢体，选择利于操作的部位。其次，预防性放置股浅动脉远端插管，即从ECMO动脉插管引出侧支与在股浅动脉放置的6Fr动脉鞘管相连接，以供给股动脉远端血流（图14-4-1），可提供插管侧下肢

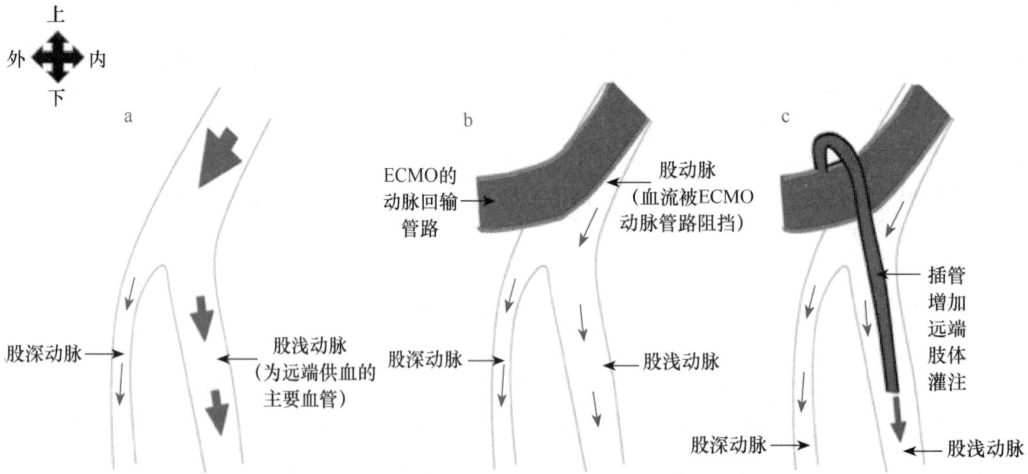

图14-4-1　VA-ECMO下肢缺血和预防性股浅动脉远端插管示意图

注：a. 正常股动脉供血；b. ECMO股动脉插管阻碍远端肢体血供；c. 应用预防性远端肢体灌注后股浅动脉远端血流增加，保障远端肢体灌注；VA-ECMO. 静脉-动脉体外膜氧合；ECMO. 体外膜氧合

300ml/min 左右的氧合血液。依此策略，下肢缺血发生率降为 5.6%。

四、心脏术后 ECMO 支持患者死亡风险预测模型

1. 死亡风险评估　对于心脏移植术后心功能不全，ECMO 的辅助效果比其他心室辅助装置的效果更好，生存率也较其他心外术后 VA-ECMO 辅助的高；而与心脏术后低心排血量综合征或不能脱离体外循环这类适应证相比，ECMO 辅助心肺复苏（extracorporeal cardiopulmonary resuscitation，ECPR）患者生存率更低。造成预后不良的风险因素包括肝肾衰竭、呼吸衰竭及长时间不能脱离 ECMO。笔者团队利用回顾性资料研究发现，ECMO 转机 12h 的乳酸平均浓度高和清除率低是心脏术后 ECMO 辅助住院死亡的独立预测因素，可以在早期识别预后不良的患者。同时，转机 12h 的乳酸平均浓度和清除率对于 ECMO 是否可以成功撤机具有预测价值。

CABG 是最常见的心脏外科手术，REMEMBER 评分是目前第 1 个关于 CABG-ECMO 住院死亡的风险预测模型，其预测能力优于序贯器官衰竭评估（sequential organ failure assessment，SOFA）、欧洲心脏手术危险评估系统（European system for cardiac operative risk evaluation，EuroSCORE）、ECMO 治疗预后评估评分（survival after veno-arterial ECMO，SAVE）和 AMI 拟用 ECMO 辅助患者的死亡风险评分（prEdictioN of cardiogenicshock outcome for acute myocardial infarction patients salva Ged by VA-ECMO，ENCOURAGE）等评分。REMEMBER 评分简单、准确，它的 6 个 ECMO 前变量：高龄、左主干病变、正性肌力药物评分＞75、CK-MB＞130U/L、血肌酐＞150μmol/L 及血小板计数＜100×10^9/L 是 CABG-ECMO 住院患者死亡的独立风险因素。REMEMBER 评分分为 0～13 分、14～19 分、20～25 分和＞25 分 4 个风险等级，其相应的死亡率分别为 13%、55%、70% 和 94%（表 14-4-1）。从伦理角度来看，评分不能用于选择患者，但医师可以利用评分进行医患沟通和指导临床决策。

表 14-4-1　REMEMBER 评分

变量	β 系数	*OR*（95%*CI*）	*P* 值	分数
年龄（岁）				
＜54	0	1		0
54～67	1.783	5.95（2.08～17.06）	0.001	8
＞67	2.384	10.85（2.71～43.41）	0.001	11
左主干病变	1.625	5.08（2.05～12.57）	＜0.001	7
正性肌力药物评分	1.126	3.08（1.32～7.21）	0.009	5
CK-MB＞130U/L	1.145	3.14（1.36～7.24）	0.007	5
血肌酐＞150μmol/L	1.496	4.46（1.73～11.53）	0.002	7
血小板计数＜100×10^9/L	1.271	3.56（1.50～8.50）	0.004	6

2. ECMO 撤机后死亡的风险因素　ECMO 撤机率是仅次于存活率的一个重要结局评价。在 VA-ECMO 的实际操作中，不同中心的撤机试验存在差异，缺乏质量控制。有些人认为可重复的系统撤机流程比检验或检查达到某个具体数字更可靠。有些单位在超声评估的基础上进行微循环监测，有些单位选择建立侧支循环或泵控逆流撤机法，以保证撤机成功。

除了撤机成功，还要争取更多的撤机患者存活。研究发现，撤机时正性肌力药物评分高、左室射血分数低、中心静脉压和 SOFA 评分高是成功撤机患者死亡的独立风险因素，撤机前 SOFA≥7 分的患者为高风险，撤机需要十分谨慎。但是，因为纳入研究的病例数（65 个事件和 11 个候选变量）较少，缺乏内部或外部验证，上述研究可能存在偏倚，在未来的 ECMO 实践和探索中，需要更多的数据积累。

近年来，国外研究提出了“撤机后相关休克”的概念，认为撤机后相关休克发生在 ECMO 撤机后 4 天内，且 73% 发生于撤机当天，22% 的患者需要再次 ECMO 辅助或因此死亡。多数患者的休克源于脓毒症（53%）[肺炎（75%）、菌血症（46%）、置入部位感染（32%）、导管相关性感染（20%）]，多于右心衰竭（11%）、心律失常（7%）、出血（4%）或其他不明原因（16%）。ECMO 相关感染应引起足够的重视。上述研究在阐述局限性时，也暴露了没有规范的撤机试验的缺点。

综上所述，我国心脏术后 VA-ECMO 辅助的患者例数正在迅速增长。虽然心脏术后 ECMO 支持的结局与心脏手术密不可分，但 ECMO 指征、时机尤其是管理也非常重要。减少 ECMO 并发症、用更精准的方法评价治疗和预测结局，以及争取更多的撤机患者存活是当务之急。中国经验将带动世界范围内 ECMO 管理方法的进步，期待我国学者在未来发表更多的高质量研究，推动共识和指南的更新及更规范的管理流程的形成。

（首都医科大学附属北京安贞医院　王　红　侯晓彤）

参考文献

[1] ECLS. Ecls registry report international summary, 2021.

[2] 中国生物医学工程学会体外循环分会. 2019 年中国心外科手术和体外循环数据白皮书. 中国体外循环杂志，2020，18（4）：193-196.

[3] 中国生物医学工程学会体外循环分会. 2016 年中国心外科手术和体外循环数据白皮书. 中国体外循环杂志，2017，15（2）：65-67.

[4] Kowalewski M, Zieliński K, Brodie D, et al. Venoarterial extracorporeal membrane oxygenation for postcardiotomy shock—analysis of the extracorporeal life support organization registry. Crit Care Med, 2021, 49(7): 1107-1117.

[5] 王红，侯晓彤. 指导体外生命支持，让重器发挥应有的作用. 中华医学杂志，2018，98（12）：881-882.

[6] Li CL, Wang H, Jia M, et al. Early dynamic behaviour of lactate is linked to mortality in post-cardiotomy patients with extracorporeal membrane oxygenation support: a retrospective observational study. J Thorac Cardiovasc Surg, 2015, 149(5): 1445-1450.

[7] Lorusso R, Raffa GM, Alenizy K, et al. Structured review of post-cardiotomy extracorporeal membrane oxygenation: part 1-Adult patients. J Heart Lung Transplant, 2019, 38(11): 1125-1143.

[8] Wang JG, Han J, Jia YX, et al. Outcome of veno-arterial extracorporeal membrane oxygenation for patients undergoing valvular surgery. PLoS One, 2013, 8(5): e63924.

[9] Yang F, Hou D, Wang J, et al. Vascular complications in adult postcardiotomy cardiogenic shock patients receiving venoarterial extracorporeal membrane

oxygenation. Ann Intensive Care, 2018, 8(1): 72.
[10] 侯晓彤．体外生命支持理论与实践．北京：科学出版社，2017.
[11] Wang L, Yang F, Wang X, et al. Predicting mortality in patients undergoing VA-ECMO after coronary artery bypass grafting: the REMEMBER score. Crit Care, 2019, 23(1): 11.
[12] Xie H, Yang F, Hou D, et al. Risk factors of in-hospital mortality in adult postcardiotomy cardiogenic shock patients successfully weaned from venoarterial extracorporeal membrane oxygenation. Perfusion, 2020, 35(5): 417-426.
[13] Hou X. Predicting short-term outcomes in patients supported with venoarterial extracorporeal membrane oxygenation. Perfusion, 2020, 35(5): 369-370.
[14] Hessel EA, Betz AC. The Challenges of venoarterial ECMO for postcardiotomy shock. J Cardiothorac Vasc Anesth, 2021, 35(1): 48-50.

第五节　体外膜氧合的抗凝治疗管理

体外膜氧合（extracorporeal membrane oxygenation，ECMO）抗凝治疗管理的核心目的是通过全身抗凝避免 ECMO 体外环路内血栓形成，控制凝血激活导致凝血因子消耗，同时避免因抗凝治疗过度导致机体出血并发症的发生。因此，维持凝血系统的相对功能完整和控制抗凝强度直接涉及 ECMO 主要并发症，即出血和血栓形成的发生与严重程度对患者的预后形成直接影响。以往将出血列入 ECMO 相对禁忌证，然而，随着 ECMO 技术的发展，ECMO 低抗凝技术和无抗凝技术的有条件应用使得出血不再是个禁区，其使用安全性问题也随着临床研究的积累获得了新的证据。新型抗凝药在出现肝素诱导血小板减少症的情况下是否可以安全有效地替代普通肝素维持 ECMO 抗凝效果也获得了更多的经验积累。

一、ECMO 患者出凝血功能障碍并发症和对患者预后的影响

与呼吸 ECMO 支持相比，静脉 - 动脉体外膜肺氧合（veno-arterial extracorporeal membrane oxygenation，VA-ECMO）进行循环和呼吸与循环支持患者出血和血栓形成风险较高。Chung 等通过对国际体外生命支持组织（Extracorporeal Life Support Organization，ELSO）数据库中 2010—2017 年的 11 984 例患者数据回顾性分析得出结论，得益于设备与耗材的持续优化，以及 ECMO 技术培训的推进和各中心 ECMO 团队多维度 ECMO 临床精细化管理的整体进步，VA-ECMO 患者出血和血栓形成事件发生率较以往有所降低。临床 VA-ECMO 出血事件发生率降低主要是由于更多的患者由以往外科切开置管转为穿刺置管，以及外科止血和处理出血方法的优化。血栓形成事件发生率的降低可归因于 ECMO 耗材表面生物相容性的改进，如氧合器采用 PMP 材料和表面涂层技术的进步等。但医源性出血和缺血性脑卒中发生率仅有少许降低也反映临床管理的难度仍较大。目前，出血的发生率仍高于血栓形成性事件发生率（患者发生率 32.8% *vs.* 17.2%，事件发生率 62.1% *vs.* 37.8%）。较高的出血发生率与死亡率相关，使得是否采用降阶梯抗凝治疗策略以改善患者生存率成为重要临床研究命题。

通过细化分析出血与血栓形成的发生部位，对患者预后的影响具有显著异质性。如缺血性脑卒中和出血性脑卒中对于 ECMO 支持患者预后造成最重大影响（校正 *OR* 为 7.71），而肺出血和消化道

出血次之（校正 *OR* 为 3.08 *vs*. 1.95）对患者预后产生显著影响；外科创面出血和插管部位出血（校正 *OR* 为 1.31 *vs*. 1.05），以及氧合器内和 ECMO 管道内血栓形成（校正 *OR* 为 1.04 *vs*. 0.92）则对患者预后影响不大。出血与血栓形成的风险因素具有异质性。如年轻患者易出现血栓形成，而年长患者出血风险较高；男性患者较易发生血栓形成，而女性患者较易发生出血。其他如 ECMO 建立前酸中毒程度、人种差异等均对出血和血栓形成的影响具有异质性，而这些异质性的存在对 ECMO 抗凝个体化管理提出了新的要求。

在 VA-ECMO 支持的患者中，心外科术后心源性休克患者由于经历了创伤较大的手术过程和体外循环，出血和血栓形成风险更高。Melehy 等的回顾性研究发现，出血风险较高的心外科术后 VA-ECMO 支持患者血栓形成的发生率也较高，其原因与短时间降低抗凝治疗强度或无抗凝治疗相关。活化部分凝血活酶时间（activated partial thromboplastin time，APTT）＞60s 的患者出血风险增高。需要左心室减压或中心插管的患者发生血栓形成的风险增高，其原因是需要左心室减压或中心插管的患者均为左心室功能严重降低的患者，其本身存在心腔内血流淤滞，大大增加了血栓形成风险。当前关于心外科术后患者 ECMO 支持的抗凝治疗仍缺乏指南或共识指导，有建议此类患者术后出血风险较高采取无抗凝治疗策略时，如胸腔引流管的引流量降至＜100ml/h，即可恢复全身抗凝治疗。

二、ECMO 采用常规低强度抗凝治疗策略临床评价

大多数中心在对于建立 ECMO 时出血风险不大的患者多采用普通肝素进行抗凝治疗，其抗凝治疗强度监测控制范围多采用维持激活全血凝固时间（activated clotting time of whole blood，ACT）180～220s 和 APTT 基础值 1.5 倍（或 40～80s）的标准范围。根据此抗凝治疗策略，ELSO 数据库追踪 ECMO 过程中出血并发症发生率可达 50%，因此，是否能在降低抗凝治疗强度可减少出血的同时，又可维持体外 ECMO 环路不至于因血栓事件增多而影响其功能发挥和环路安全成为关注热点。目前，对于出血风险较大的 ECMO 支持状态可采用短时间降低抗凝治疗强度，甚至不采取抗凝治疗来控制可能由出血造成的更大风险。以往有小样本临床实践针对急性呼吸窘迫综合征（acute respiratory distress syndrome，ARDS）患者采用静脉 - 静脉体外膜肺氧合（veno-venous extracorporeal membrane oxygenation，VV-ECMO）尝试采用低强度抗凝治疗策略管理，该研究结果认为，采用低强度抗凝治疗可能并不增加血栓形成事件造成的严重后果，但样本量过小使得其结果评价受限。Seeliger 等的双中心临床回顾性队列研究，针对 ARDS 行 VV-ECMO 支持超过 24h 的 228 例患者，采用抗凝治疗目标为 APTT 35～40s 低强度抗凝治疗策略，与常规 ECMO 抗凝治疗强度相比，低强度抗凝治疗组具有较高的氧合器更换率（15 天免更换氧合器率 73% *vs*. 55%，*HR* 3.34，*P*＝0.023）和血栓事件发生率。低强度抗凝治疗组更换氧合器的主要原因是氧合器氧合效力下降、血栓形成、D- 二聚体升高和溶血均较常规 ECMO 抗凝治疗组频繁，但低强度抗凝治疗组具有较低的出血并发症发生率和颅内出血事件发生率。从临床管理角度来看，虽然有经验的 ECMO 团队具有快速更换氧合器的能力，但增加医疗资源消耗，并且对完全依赖 ECMO 的危重 ARDS 患者来说，更换氧合器的过程仍可能危及生命。虽然，缺乏完全统一的抗凝治疗方法使得组织相关临床研究具有很大难度，但采用低强度抗凝治疗策略对于需长时间运转的 ECMO 支持患者获益与风险的平衡还需要更优化设计的临床研究以进一步验证。目前，医师对于非外伤或严重出血风险的 ECMO 支持患者是否尝试低强度抗凝治疗应持审慎态度。

三、合并活动性出血患者的体外生命支持

ECMO 支持患者全身抗凝治疗是 ECMO 技术的基石之一。尽管 ECMO 设备和耗材的发展不断进步，精细化个体化抗凝治疗管理也已成为共识，但在 ECMO 支持过程中，出血和凝血功能异常仍是 ECMO 最常见的并发症，因其可能导致患者出血加重或再次出血，甚至大量失血导致低血容量性休克，此类患者以往被列入 ECMO 技术的相对禁忌证。近年来，已有多个呼吸和循环衰竭合并活动性出血患者 ECMO 救治成功的病例报道。活动性出血患者因急性失血可导致低体温、低灌注及组织酸中毒，继而凝血功能障碍加重，而在采取一系列止血措施和调整 ECMO 管理策略的前提下，可通过建立有效 ECMO，恢复有效组织灌注和氧供，同时给予机体复温，从而打破失血性休克 - 凝血功能障碍的恶性循环。Willers 等的系统性文献回顾总结指出，对于存在活动性出血的患者，如外伤、肺出血、肺动脉内膜剥脱术后、气道出血、产后出血甚至颅内出血患者，通过暂时性降低抗凝治疗强度或短时间无抗凝治疗，以及夹闭气管插管等其他可能具有潜在获益的 ECMO 管理策略。如果在建立 ECMO 后立即进行外科止血或给予有效介入手段止血，患者仍有望通过 ECMO 技术暂时性从呼吸和循环支持获益。因此，对于有合并活动性出血患者，能否实施有效止血措施并相应调整 ECMO 管理策略，是此类患者是否具有 ECMO 适应证的重要决策因素。

四、可替代肝素的其他全身抗凝药物进展

如果确诊或怀疑肝素诱导血小板减少症，以及发生获得性抗凝血酶缺乏，采用凝血酶抑制剂（如阿加曲班或比伐卢定）替代肝素作为全身抗凝药物已成为国内各 ECMO 中心的临床选择。由于比伐卢定半衰期为 25min，对可能存在血流淤滞的部位（如 VA-ECMO 支持需要左心室卸负荷的患者）有加重心腔内血栓形成的风险；而阿加曲班的半衰期为 45min，且药代动力学受性别、年龄及肾功能影响较小，故目前选择阿加曲班应用在 ECMO 中全身抗凝治疗相对较多。但在目前临床实践中发现，阿加曲班抗凝量效关系差异较大。大多数单位采用阿加曲班连续输注，无须首剂负荷剂量，输注速度为 0.05～2μg/（kg・min），通过滴定调节达到抗凝治疗的目标区间。多数单位选择 APTT 作为抗凝治疗的目标指标，也有单位采用 ACT 作为抗凝治疗的目标。目标抗凝范围也不尽相同，APTT 范围从 43～70s 至 60～100s，而 ACT 目标范围有选择 150～210s，也有选择 180～230s。选择不同的抗凝目标范围的原因既存在控制出血并发症等考量，也受传统习惯等影响。还需要更多临床研究对阿加曲班等直接凝血酶抑制剂应用于 ECMO 中的安全性和有效性进一步验证。

除了凝血酶抑制剂，近年有尝试使用甲磺酸萘莫司他（nafamostat mesilate）替代肝素进行 ECMO 全身抗凝治疗。甲磺酸萘莫司他是一种合成丝氨酸蛋白酶抑制剂，以往多用于血液净化治疗。Lim 等的临床回顾性研究将其与常规肝素抗凝治疗作为对照研究发现，采用甲磺酸萘莫司他起始剂量为 20mg/h，根据 ACT 160～200s 和 APTT 50～70s 设定抗凝目标滴定。与常规肝素抗凝治疗组相比，甲磺酸萘莫司他组具有较高的出血事件发生率（16.4% *vs.* 7.1%，$P=0.037$）。在针对新型冠状病毒肺炎危重型患者呼吸 ECMO 支持联合的病例报道中，应用肝素和甲磺酸萘莫司他抗凝治疗可减少 ECMO 环路血栓形成，但增加了出血事件发生率。因此，甲磺酸萘莫司他用于 ECMO 抗凝治疗获益与风险

尚不明确，需进一步关注其出血风险。

（复旦大学附属中山医院　李　欣）

参 考 文 献

[1] Aubron C, DePuydt J, Belon F, et al. Predictive factors of bleeding events in adults undergoing extracorporeal membrane oxygenation. Ann Intensive Care, 2016, 6(1): 97.

[2] Mazzeffi M, Greenwood J, Tanaka K, et al. Bleeding, transfusion, and mortality on extracorporeal life support: ECLS working group on Thrombosis and Hemostasis. Ann Thorac Surg, 2016, 101(2): 682-689.

[3] Xie A, Phan K, Tsai YC, et al. Venoarterial extracorporeal membrane oxygenation for cardiogenic shock and cardiac arrest: a meta-analysis. J Cardiothorac Vasc Anesth, 2015, 29: 637-645.

[4] Sy E, Sklar MC, Lequier L, et al. Anticoagulation practices and the prevalence of major bleeding, thromboembolic events, and mortality in venoarterial extracorporeal membrane oxygenation: a systematic review and meta-analysis. J Crit Care, 2017, 39: 87-96.

[5] Aubron C, Cheng AC, Pilcher D, et al. Factors associated with outcomes of patients on extracorporeal membrane oxygenation support: a 5- year cohort study. Crit Care, 2013, 17(2): R73.

[6] Lorusso R, Barili F, Mauro MD, et al. In-hospital neurologic complications in adult patients undergoing venoarterial extracorporeal membrane oxygenation: results from the Extracorporeal Life Support Organization registry. Crit Care Med, 2016, 44(10): e964-972.

[7] Chung M, Cabezas FR, Nunez JI, et al. Hemocompatibility-related adverse events and survival on venoarterial extracorporeal life support: an ELSO registry analysis. JACC Heart Fail, 2020, 8(11): 892-902.

[8] Melehy A, Ning Y, Kurlansky P, et al. Bleeding and thrombotic events during extracorporeal membrane oxygenation for postcardiotomy shock. Ann Thorac Surg, 2021, S0003-4975 (21) 00300-3.

[9] Truby LK, Takeda K, Mauro C, et al. Incidence and implications of left ventricular distentino during venoarterial extracorporeal membrane oxygenation support. ASAIO J, 2017, 63(3): 257-265.

[10] Herbert DG, Buscher H, Nair P. Prolonged venovenous extracorporeal membrane oxygenation without anticoagulation: a case of Goodpasture syndrome-related pulmonary haemorrhage. Crit Care Resusc, 2014, 16(1): 69-72.

[11] Seeliger B, Stahl K, Schenk H, et al. Extracorporeal membrane oxygenation for severe ARDS due to immune diffuse alveolar hemorrhage: a retrospective observational study. Chest, 2020, 157(3): 744-747.

[12] Takagaki M, Yamaguchi H, Ikeda N, Takeda K, Kasai F, Yahagi K, et al. Postcardiotomy venovenous extracorporeal membrane oxygenation without heparinization. Gen Thorac Cardiovasc Surg, 2019, 67(11): 982-986.

[13] Muellenbach RM, Kredel M, Kunze E, et al. Prolonged heparin-free extracorporeal membrane oxygenation in multiple injured acute respiratory distress syndrome patients with traumatic brain injury. J Trauma Acute Care Surg, 2012, 72(5): 1444-1447.

[14] Mazzeffi MA, Tanaka K, Roberts A, et al. Bleeding,

thrombosis, and transfusion with two heparin anticoagulation protocols in venoarterial ECMO patients. J Cardiothorac Vasc Anesth, 2019, 33(5): 1216-1220.

[15] Raman J, Alimohamed M, Dobrilovic N, et al. A comparison of low and standard anti-coagulation regimens in extracorporeal membrane oxygenation. J Heart Lung Transpl, 2019, 38(4): 433-439.

[16] Aubron C, McQuilten Z, Bailey M, et al. Low-dose versus therapeutic anticoagulation in patients on extracorporeal membrane oxygenation: a pilot randomized trial. Crit Care Med, 2019, 47(7): e563-e571.

[17] Seeliger B, Döbler M, Friedrich R, et al. Comparison of anticoagulation strategies for veno-venous ECMO support in acute respiratory failure. Crit Care, 2021, 24(1): 701-711.

[18] Cevasco M, Takayama H. Extracorporeal membrane oxygenation: a bleeding patient's best friend? J Thorac Cardiovasc Surg, 2018, 155(2): 651-652.

[19] Willers A, Swol J, Kowalewski M, et al. Extracorporeal life support in hemorrhagic conditions: a systematic review. ASAIO J, 2021, 67(5): 476-484.

[20] Geli J, Capoccia M, Maybauer DM, et al. Argatroban anticoagulation for adult extracorporeal membrane oxygenation: a systematic review. J Intensive Care Med, 2021, 885066621993739.

[21] Lim JY, Kim JB, Choo SJ, et al. Anticoagulation during extracorporeal membrane oxygenation; nafamostat mesilate versus heparin. Ann Thorac Surg, 2016, 102(2): 534-539.

[22] Doi S, Akashi YJ, Takita M, et al. Preventing thrombosis in a COVID-19 patient by combinatorial therapy with nafamostat and heparin during extracorporeal membrane oxygenation. Acute Med Surg, 2020, 7(1): e585.

第十五章　重 症 超 声

第一节　全呼吸肌的超声评估与临床实践关键点

呼吸系统由呼吸中枢、呼吸肌、胸廓、肺和气道共同构成，在各部分的协调作用下产生气流的进出，当气血在肺部匹配良好时，呈现正常的通气和换气效果。呼吸肌位于呼吸驱动系统的下位，由吸气肌和呼气肌构成，是躯体运动神经的直接效应器。吸气肌收缩使胸廓扩张、气道和肺内压力下降，通过这种肌肉泵的作用使气流进入肺泡。多种呼吸疾病可导致呼吸肌功能障碍或者效率降低，如重症患者呼吸肌肌肉功能障碍会导致咳痰无力、肺不张、呼吸衰竭、困难脱机等，加剧对患者预后的影响。有研究显示，应该重视对重症患者的全部吸气肌和呼气肌进行评估，从而获取呼吸系统的全面病理生理信息。更广泛的全呼吸肌评估理念还应涵盖呼吸康复时针对全身骨骼肌的评估，比如肱二头肌、股四头肌、腓肠肌等。

一、全呼吸肌超声评估的内容及临床意义

1. 膈肌厚度　以线性高频探头在腋中线或腋前线处可测得膈肌的厚度。通过监测患者的膈肌绝对厚度随时间变化可发现呼吸肌肉萎缩的发生和发展。

2. 膈肌厚度差和膈肌增厚分数　膈肌厚度差指膈肌厚度在吸气末和呼气末的差值，膈肌增厚分数指膈肌厚度差占膈肌呼气末厚度的百分比，这两个指标都用于评估膈肌的收缩能力。膈肌增厚分数可用于评估无创通气时呼吸肌做功能力，也用于预测机械通气的脱机成功率和再插管率。

3. 膈肌运动形式及膈肌位移　应用心脏探头或腹部探头在锁骨中线和腋前线之间探查，可以监测膈肌的运动形式以及膈肌的吸气相位移。膈肌反常运动与膈肌瘫痪时辅助呼吸肌参与呼吸运动有关。平静呼吸时膈肌位移＜14mm 和最大用力吸气时膈肌位移＜25mm 可用于诊断膈肌功能障碍。

4. 膈肌收缩速度（M 型超声测量）　应用 M 型超声测量膈肌吸气相位移能同时得出膈肌位移对应的时间，从而可计算膈肌收缩的平均速度。更快的膈肌收缩速度和更大的膈肌收缩幅度都代表更高的膈肌的收缩效率。

5. 膈肌位移达峰时间　应用 M 型超声测量膈肌吸气相位移还能同时得出膈肌位移达峰时间。膈肌位移达峰时间的长短和撤机成功率相关。

6. 膈肌浅快呼吸指数　将传统浅快呼吸指数中的潮气量替换为膈肌位移即为膈肌浅快呼吸指数。后者较前者能够更好地预测撤机成功率。

7. 膈肌收缩及舒张速度（组织多普勒测量） 组织多普勒可以评价膈肌的收缩速度及舒张速度，有助于判断膈肌功能及撤机成功率。

8. 膈肌应变成像　以斑点追踪成像方式量化运动和变形的解剖结构，具有更广阔的应用前景。膈肌应变成像可以在不同方向上对膈肌的运动进行评估。

9. 膈肌僵硬度（剪切波弹性成像） 剪切波弹性成像可以用来评估肌肉僵硬度的变化，后者可反映肌肉生理状态的改变，进而反映膈肌压力的变化，以全新的角度评估膈肌做功。

10. 整合膈肌超声的流程化评估　整合心、肺、膈肌超声的系统化超声评估可最大限度地避免撤机失败，并有助于早期发现需要进一步处理的临床问题。

11. 辅助吸气肌评估　在第 2 肋间距胸骨 3～5cm 处，以线性探头评估矢状面吸气末肋间肌厚度和吸气末增厚分数，有助于判断辅助吸气肌是否参与呼吸运动，从而判断呼吸负荷和呼吸储备能力。

12. 呼气肌评估　以线性探头垂直置于脐上 3cm 和腹中线外 3cm 处的腹壁，可观察到腹外斜肌、腹内斜肌、腹横肌的 3 层结构，通过评估肌肉厚度和增厚率可以量化呼气肌的活动。呼气肌虚弱的患者无法建立有效的咳嗽和气道保护，在吸气相出现呼气肌的活动提示呼吸负荷过大，在脱机过程中出现这种现象有助于预测脱机失败。呼气肌活动在部分患者中能降低功能残气量和内源性呼气末正压（PEEP），而在另一部分患者中则加重小气道陷闭，从而影响通气。因此，在进行呼吸力学测定的时候，需要把呼气肌的活动考虑进去。

二、呼吸肌超声评估的临床实施要点

（一）临床实施要点

1. 呼吸肌的评估要全面，包括主要吸气肌、辅助吸气肌及呼气肌；不同吸气及呼气时相、不同吸气进而呼气负荷下的全呼吸肌评估能够提供更全面的临床信息。

2. 掌握不同呼吸肌的解剖定位，这是应用超声分析呼吸肌形态结构和功能状态的基础。

3. 可应用超声发现呼吸肌厚度在机械通气时的变化。

4. 需注意肌肉对称性的问题，尤其是膈肌，可能存在单侧膈肌瘫痪。

5. 超声监测呼吸肌收缩能力及位移改变与很多因素有关，不能用超声监测指标直接代替吸气及呼气潮气量或胸腔容积变化。患者的胸腹腔形态特点、呼吸负荷、呼吸模式、机械通气支持力度、体位等都会对超声测量结果产生影响，如膈肌相关动态指标的监测多是在自主呼吸的前提下进行测量。

6. 呼吸肌的能力体现在维度、力量、爆发力、耐力、做功等多方面，前三者在超声评估肌肉形态、厚度、收缩增厚率、位移，以及最大吸气和做嗅、咳动作时有所反映，和即时做功有关，比如能否脱机；而后二者往往需要增加时间变量，不易评估，比如预测拔管后短期内能否再插管。

7. 肌肉评估本质上是一种能力评估，多模态、多维度、多场景评估更有助于全面获取呼吸肌功能的信息。比如将呼吸肌超声和膈肌电位、呼吸力学、肺部超声、机械通气支持、呼吸负荷设置等信息进行整合，将形态学、运动功能学以及呼吸功能学相结合，将平静呼吸、负荷呼吸和长时间负荷呼吸的评估相结合等。

（二）注意呼吸肌评估的不同临床场景

1. 呼吸衰竭与膈肌功能障碍　当导致呼吸衰竭的常见因素被排除，需要考虑呼吸肌无力的可能性。超声发现单侧或双侧的膈肌运动异常，如无位移、反向位移、代偿位移增加，都是临床判断膈肌功能异常的证据。在不同的疾病中，如在慢性阻塞性肺疾病急性加重期（AECOPD）患者中，膈肌位移下降还能反映肺部气流陷闭或功能残气量增加；膈肌位移增加与无创机械通气（NIV）获得成功，以及 1h 后动脉血二氧化碳分压（$PaCO_2$）下降有关。

2. 膈肌保护性通气　过度负荷而辅助不足或者过度辅助都会导致膈肌损伤，根据膈肌活动来滴定恰当的支持水平有助于减少膈肌损伤。在部分支持通气时，膈肌增厚率＜15% 提示存在呼吸肌过度辅助的可能性；膈肌增厚率＞30% 还需要结合其他指标，如食管压波动等，以进一步判断是否需要增加呼吸机的支持力度。

3. 预测脱机失败　超声评估膈肌活动来指导脱机的能力更多取决于超声评估的时机，并需将膈肌活动与呼吸效率结合进行分析。比如在自主呼吸试验（spontaneous breathing trial，SBT）开始前和 SBT 2h 后观察膈肌增厚率，后者能更好地预测脱机失败；结合呼吸参数在内的膈肌呼吸浅快指数对于脱机失败的预测率也更为理想。脱机过程需要动用心肺储备，脱机失败更多与心、肺、呼吸肌储备不足有关。因此，系统化超声评估更有助于分辨脱机失败的原因并进行干预。

4. 人机协调性　患者与呼吸机的不协调反映了需求和供应之间的不匹配，当出现人机不协调时，患者会改变呼吸频率、呼吸切换、呼吸努力，以及动员辅助呼吸肌参与呼吸过程。监测呼吸周期内呼吸肌的活动是发现人机不协调性的基础。超声可以分别针对膈肌、辅助吸气肌、呼气肌的活动性进行评估，有助于发现效应肌肉和呼吸周期之间的匹配度，进一步判断人机是否协调。

5. 评估呼吸驱动　过强或过弱的呼吸驱动会对患者造成通气相关损伤或导致撤机困难。呼吸驱动的监测位点和替代指标较多，当神经 - 肌肉耦联良好时，呼吸努力能够直接反映呼吸驱动的水平。应用床旁膈肌超声可以比较直接地获得呼吸驱动监测指标，和食管压乘积有很好的相关性。

6. 康复治疗　应用超声对慢性阻塞性肺疾病（COPD）患者 12 周康复锻炼前后进行膈肌和骨骼肌的评估，有助于确定 COPD 患者肺功能以及预后的改善。这对重症患者开展重症康复的效果评价具有一定的提示意义。

（三）掌握并弱化超声评估的局限性

1. 声窗限制　对全呼吸肌的超声检查需要在多声窗位点进行信息整合，膈肌的检测以肝脾作为声窗对比。左侧膈肌检查经常会受到腹腔气体的影响，而声窗也经常会受到患者肥胖的影响。

2. 超声测量可重复性　优化超声帧频从而匹配呼吸周期，测量多个呼吸周期以获取平均值，保证每次测量时的患者状态、负荷水平及支持力度不变。根据呼吸肌超声的学习曲线进行操作数据的积累，将呼吸肌超声与呼吸力学、呼吸生理结合将是学习曲线上升的限速位点。

3. 超声测量的准确性　需要注意肌肉厚度的绝对值会影响测量的精准度。膈肌增厚对收缩的时程和频率不敏感，不能反映辅助吸气肌和呼气肌的参与。因此，除提高操作技术的准确性以外，还需结合不同的超声模式和测量参数进行多维度评估。

总之，呼吸肌超声评估是一种无创、实时、动态的手段，建立全呼吸肌超声评估的理念和系统化全身超声的评估流程有助于形成重症呼吸相关问题的正确临床思维。目前关于呼吸肌超声评估的研究存在较大的异质性，应用人群、应用指标、应用时机、应用场景都不尽一致，仍待未来进一步验证。在临床工作中，采用目标化超声评估，不断衍生和呼吸功能相关的动态或功能学超声指标，结合其他多模态评估，关注并评估呼吸肌的储备功能将是未来呼吸肌超声发展的方向。

（中国医科大学附属第一医院 朱 然）

参考文献

[1] Soilemezi E, Vasileiou M, Spyridonidou C, et al. Understanding patient-ventilator asynchrony using diaphragmatic ultrasonography. Am J Respir Crit Care Med, 2019, 200(4): e27-e28.

[2] Spinelli E, Mauri T, Beitler JR, et al. Respiratory drive in the acute respiratory distress syndrome: pathophysiology, monitoring, and therapeutic interventions. Intensive Care Med, 2020, 46(4): 606-618.

[3] Tuinman PR, Jonkman AH, Dres M, et al. Respiratory muscle ultrasonography: methodology, basic and advanced principles and clinical applications in ICU and ED patients-a narrative review. Intensive Care Med, 2020, 46(4): 594-605.

[4] Vorona S, Sabatini U, Al-Maqbali S, et al. Inspiratory muscle rehabilitation in critically ill adults. A systematic review and meta-analysis. Ann Am Thorac Soc, 2018, 15(6): 735-744.

[5] Shi ZH, Jonkman A, de Vries H, et al. Expiratory muscle dysfunction in critically ill patients: towards improved understanding. Intensive Care Med, 2019, 45(8): 1061-1071.

[6] Crimi C, Heffler E, Augelletti T, et al. Utility of ultrasound assessment of diaphragmatic function before and after pulmonary rehabilitation in COPD patients. Int J Chron Obstruct Pulmon Dis, 2018, 13: 3131-3139.

[7] Vivier E, Muller M, Putegnat JB, et al. Inability of diaphragm ultrasound to predict extubation failure: a multicenter study. Chest, 2019, 155(6): 1131-1139.

[8] McCool FD, Oyieng'o DO, Koo P. The utility of diaphragm ultrasound in reducing time to rxtubation. Lung, 2020, 198(3): 499-505.

第二节 右心功能不全是否影响脓毒症预后

脓毒症是指由宿主对感染的反应失调引起危及生命的器官功能障碍。虽然脓毒症的死亡率已逐年下降，但其住院死亡率仍高达20%～30%。近年来，脓毒症合并心血管功能障碍，包括难治性血管舒张性休克、心肌损伤、房性心律失常和脓毒症心肌病越来越受到重视。脓毒症心肌病与脓毒症死亡率密切相关，并进一步加重器官功能障碍。在脓毒症心肌病中，关于左心收缩和舒张功能障碍的研究较为常见，而关于脓毒症右心功能障碍的研究较少见。然而越来越多的证据表明，右心功能不全在脓毒症心肌病中也发挥了重要作用。

一、脓毒症右心功能不全的病理生理机制

右心室同左心室通过共用室间隔形成心室联动。在正常状态下，右心同左心相匹配，能够保证左心充盈及有效心输出量。而在脓毒症状态下，各种因素可导致右心功能障碍，包括直接心肌抑制或

各种原因所致的右心后负荷增加，如低氧血症、高碳酸血症，以及机械通气的应用。有研究表明，在脓毒症休克的早期阶段，为了适应急剧增加的后负荷，右心收缩功能和舒张期末容积增加，从而保留右心室输出功能。然而，短期内后负荷的持续增加可导致右心泵故障。此外，随着脓毒症的液体复苏治疗，右心容量负荷逐渐升高，右心张力增加，可引起右心顺应性下降，从而导致右心和左心不匹配。此外，在上述研究中仍需关注接受强心药物和（或）血管升压素，以及接受机械通气的脓毒症患者的比例，这些因素均可能会影响右心功能。

由于右心对前后负荷的耐受性较差，右心功能不全在脓毒症的早期较为常见。有研究显示，脓毒症患者右心功能不全的发生率占 34%～48%，其中有 71% 同时合并左心功能不全，29% 可单独存在。而越来越多的研究表明，右心功能不全与脓毒症患者的预后密切相关。在预后不佳的患者中，合并右心功能不全的比例较幸存者更多，且合并右心功能不全的患者死亡率较不合并右心功能不全的患者更高。右心功能不全是脓毒症心肌病患者 28 天预后的独立危险因素，并且在孤立性右心功能不全，即不合并左心功能不全的患者中同样能够观察到同预后密切相关。右心功能不全与脓毒症短期和长期预后的相关性均有显著性差异。右心功能障碍可能代表一种独特的临床表现型，与脓毒症中左心功能障碍的表现不同。此外，右心功能不全可能与静脉回流障碍和脉压变异率的假阳性有关，这可能影响脓毒症患者的液体负荷，从而影响患者的预后。最后，右心室功能障碍患者心输出量较低，对血管活性药物的需求较不合并右心功能不全的患者更高，这些都可能影响急性肾损伤的发病率。

二、脓毒症右心功能不全的临床表现

目前关于脓毒症右心功能不全的研究存在标准不统一的问题，如对右心功能障碍的定义采用的标准并不相同，包括经胸超声心动图（transthoracic echocardiography，TTE）、经食管超声心动图和肺动脉导管等评估手段。早期的研究多使用热稀释和放射性核苷酸脑室造影术来评估脓毒症右心功能障碍，结果显示脓毒症，特别是脓毒症休克患者的右心室射血分数减低，且与生存率无明显相关性。更多的研究已转向利用 TTE 来描述右心功能不全。然而与左心相比，右心的描绘更具挑战性。TTE 描述右心功能的指标包括右心室面积变化分数（fractional area change，FAC）、三尖瓣环收缩期位移（tricuspid annular plane systolic excusion，TAPSE）。最近的几项研究尝试使用各种功能和多维测量来评估脓毒症的右心功能。有研究发现，脓毒性休克患者的右室壁厚度、脉冲多普勒心肌功能指数和右心舒张早期二尖瓣血流流速与二尖瓣环组织运动速度之比（E/e′）显著异常，但幸存者与非幸存者无显著差异。还有研究使用组织多普勒测量脓毒症和脓毒症休克患者的右心功能，发现通过组织多普勒获得的右心功能不全指标与脓毒症的严重程度和住院死亡率相关。纵向应变测量是一种相对较新的超声心动图测量方式，与传统的二维超声心动图相比，纵向应变测量不易受心室负荷条件变化的影响。

右心功能不全往往合并右心充盈压升高和室间隔压迫，从而影响左心的收缩和舒张功能，并可导致心输出量显著降低。右心功能不全的治疗策略主要包括改善右心的负荷，即减少右心的前负荷和后负荷。前负荷可通过临床容量管理得到解决，后负荷则需降低肺血管阻力，如减少肺血管损伤、治疗肺部感染和急性呼吸窘迫综合征，以及尽快停止正压通气。在调整前负荷和后负荷的过程中，右冠状动脉灌注也是影响右心功能的重要因素。

三、总结

在脓毒症患者中，右心功能不全较为常见，并与预后具有相关性。即使排除疾病严重程度及左心功能的影响因素，依然能够得到一致的结论。临床医师应当更加重视这一现象，通过更广泛的研究进一步揭示其中的机制及相应的治疗策略，从而改善脓毒症的预后。

（北京协和医院　毛佳玉　李冬凯　王小亭）

参 考 文 献

[1] Vallabhajosyula S, Shankar A, Vojjini R, et al. Impact of right ventricular dysfunction on short-term andlong-term mortality in sepsis: a meta-analysis of 1,373 patients. Chest, 2021, 159(6): 2254-2263.

[2] Kotecha AA, Vallabhajosyula S, Apala DR, et al. Clinical outcomes of weight-based norepinephrine dosing in underweight and morbidly obese patients: a propensity-matched analysis. J Intensive Care Med, 2020, 35(6): 554-561.

[3] Vallabhajosyula S, Jentzer JC, Geske JB, et al. New-onset heart failure and mortality in hospital survivors of sepsis-related left ventricular dysfunction. Shock, 2018, 49(2): 144-149.

[4] Beesley SJ, Weber G, Sarge T, et al. Septic cardiomyopathy. Crit Care Med, 2018, 46(4): 625-634.

[5] Winkelhorst JC, Bootsma IT, Koetsier PM, et al. Right ventricular function and long-term outcome in sepsis: a retrospective cohort study. Shock, 2020, 53(5): 537-543.

[6] Vallabhajosyula S, Ahmed AM, Sundaragiri PR. Role of echocardiography in sepsis and septic shock. Annals of translational medicine, 2020, 8(5): 150.

[7] Vallabhajosyula S, Gillespie SM, Barbara DW, et al. Impact of new-onset left ventricular dysfunction on outcomes in mechanically ventilated patients with severe sepsis and septic Shock. J Intensive Care Med, 2018, 33(12): 680-686.

[8] Vallabhajosyula S, Rayes HA, Sakhuja A, et al. Global longitudinal strain using speckle-tracking echocardiography as a mortality predictor in sepsis: a systematic review. J Intensive Care Med, 2019, 34(2): 87-93.

[9] Cirulis MM, Huston JH, Sardar P, et al. Right-to-left ventricular end diastolic diameter ratio in severe sepsis and septic shock. Journal of Critical Care, 2018, 48: 307-310.

[10] Wang J, Wang XT, Liu DW, et al. Induction and deduction in sepsis-induced cardiomyopathy: five typical categories. Chinese Medical Journal, 2020, 133(18): 2205-2011.

[11] Kim JS, Kim YJ, Kim M, et al. Association between right ventricle dysfunction and poor outcome in patients with septic shock. Heart, 2020, 106(21): 1665-1671.

[12] Innocenti F, Palmieri V, Stefanone VT, et al. Epidemiology of right ventricular systolic dysfunction in patients with sepsis and septic shock in the emergency department. Intern Emerg Med, 2020, 15(7): 1281-1289.

[13] Lanspa MJ, Cirulis MM, Wiley BM, et al. Right ventricular dysfunction in early sepsis and septic shock. Chest, 2021, 159(3): 1055-1063.

[14] Geri G, Vignon P, Aubry A, et al. Cardiovascular

clusters in septic shock combining clinical and echocardiographic parameters: a post hoc analysis. Intensive Care Medicine, 2019, 45(5): 657-667.

[15] Vallabhajosyula S, Geske JB, Kumar M, et al. Doppler-defined pulmonary hypertension in sepsis and septic shock. J Crit Care, 2019, 50: 201-206.

[16] Vallabhajosyula S, Jentzer JC, Kotecha AA, et al. Development and performance of a novel vasopressor-driven mortality prediction model in septic shock. Ann Intensive Care, 2018, 8(1): 112.

第三节　基于重症超声的休克治疗：早期分型与分期管理

休克是氧输送不足和（或）细胞氧利用障碍导致的急性循环衰竭，是重症患者最常见的临床综合征之一。休克可以累及全身多个器官，在病情发展过程中各器官、各系统关系密切，互相影响、互相促进病情改变。休克分为多种类型，不同类型的休克在血流动力学上的表现不同，治疗也不相同。近年来，越来越多的研究表明，用指南推荐的群体化治疗方案无法解决所有患者的问题，也无法进一步提高患者的生存率。个体化治疗甚至是器官化治疗已成为休克治疗的主流方向。

在过去的 20 多年里，重症超声的应用革新了重症患者的诊断治疗流程，成为重症医学临床实践的一个重要进展。重症超声可以对心脏结构功能、血管结构功能、血流运动等休克的关键指标进行评估，有助于休克的早期诊断与分型；还可以对心脏、脑、肾脏、胃肠道等多个器官的灌注进行评估，为休克的器官化治疗提供有力的依据。而近年来超声造影技术的迅速发展使器官微循环的灌注更加可视化。不难看出，重症超声技术优势与血流动力学征象天然切合，贯穿血流动力学治疗的全过程。本文将从重症超声对于休克的早期分型、病因诊断及分期管理等多个方面，阐述重症超声在休克治疗中所发挥的关键作用。

一、重症超声与休克的早期分型

休克是由 4 种潜在的病理生理机制引起的：低血容量（内源性或外源性的液体丢失）、心源性因素（如急性心肌梗死、终末期心肌病、晚期瓣膜性心脏病，心肌炎或心律失常）、梗阻（如肺栓塞、心脏压塞或张力性气胸）或分布因素（如严重脓毒症或炎症介质释放引起的过敏反应）。在 ICU 患者中，分布性休克最为常见，其次为心源性休克和低血容量休克，梗阻性休克相对较少见。临床上，询问病史、查体、实验室检查等手段有助于评估患者休克的类型，而重症超声可以对心包积液、左心室和右心室的大小与功能、下腔静脉内径及呼吸变化等征象进行评估，发现不同类型休克的不同超声表现，从而在第一时间可对休克进行分型。

（一）分布性休克

超声表现为左心室舒张末期面积（left ventricular end-diastolic area，LVEDA）正常，左心室呈高动力状态，但左心室收缩末期面积（left ventricular end-systolic area，LVESA）缩小。相比低血容量状态，舒张期至收缩期整个心动周期左心室腔均大幅缩小。一般来说，分布性休克是个排除性的诊断，如果超声表现除外低血容量性休克、心源性休克和梗阻性休克，诊断考虑分布性休克。

（二）心源性休克

超声可见左心室扩张，左心室短轴缩短率（fraction shortening，FS）缩短，下腔静脉直径>2cm，呼吸变异度消失。左心室收缩功能根据心肌受累范围可分为节段性室壁运动异常和弥漫性收缩减弱，分别对应着不同的病因。左心室收缩功能可以通过量化指标来评估，例如通过改良 Simpson 双平面法测量的 FS、左心室射血分数（left ventricle ejection fraction，LVEF），但上述方法均要求能很好地显示左心室图像和清晰的心内膜轮廓。紧急情况下无法获得最佳的左心室图像时，可以考虑使用目测法来评估。

（三）低血容量性休克

超声可见左心室变小，LVEDA<10cm^2，甚至可见左室腔消失和室壁的乳头肌亲吻征，下腔静脉塌陷、直径<1cm 且呼吸变异度>50%，左心室呈高动力状态，射血分数正常或增高，心肌厚度正常。

（四）梗阻性休克

任何原因导致血液流经途径的受阻均可致梗阻性休克，例如心脏压塞、急性肺动脉高压、主动脉夹层、急性瓣膜毁损、流出道梗阻等。不同原因导致的梗阻性休克有着其典型的超声表现。当超声可见心包积液，且伴右心房塌陷、右心室舒张期塌陷、下腔静脉扩张、心脏钟摆征、二尖瓣血流流速变异度随呼吸运动增大等典型征象时，需考虑心脏压塞的可能。急性右心功能不全最常见的原因是大面积肺栓塞，超声表现为右心室扩张、右心室舒张末期面积 / 左心室舒张末期面积>0.6、胸骨旁短轴切面可见室间隔矛盾运动和“D”字征、下腔静脉扩张伴呼吸变异度极小或消失，有时在右心和下腔静脉内可见漂动的血栓回声。主动脉夹层超声表现为动脉管腔内内膜摆动，还能发现夹层的并发症，如主动脉的破裂、出血等。若夹层逆行剥离至心包可引起心包积液和心脏压塞，偶尔还可见心包积液和血凝块的回声。

重症超声可迅速地缩小休克的病因诊断范围，判断休克的类型，从而缩短急诊休克患者的收治时间，是目前公认的休克分型首选评估方法。血流动力学不稳定的患者常伴有呼吸困难，单纯以心脏为核心的超声评估已经无法满足临床医师对休克分型评估的需求，肺部超声在休克的血流动力学评估中也发挥了重要的作用。“心肺为核心、器官为导向、多目标整合”的超声评估流程是临床的需求，中国重症超声研究组将肺部超声与心脏评估相结合形成重症超声快速管理（critical care ultrasonic examination，CCUE）方案，进一步将肺部评估纳入流程，更有助于评估不同休克类型的病因。欧洲重症医学会对于急性呼吸窘迫综合征（acute respiratory distress syndrome，ARDS）患者的血流动力学监测也首先推荐应用心肺联合超声系统评估。

二、重症超声在休克病因诊断方面的作用

休克的早期分型不仅有利于休克的早期复苏与治疗，更为进一步明确休克的病因提供了方向。不同类型的休克形成的病因各不相同，如低血容量性休克可能是出血或血管外的体液丢失引起，而梗阻性休克的常见病因为肺栓塞、气胸、心脏压塞等。休克病因的明确和处理是保证休克复苏成功的重要环节，其中重症超声发挥着巨大的作用。

（一）分布性休克

最典型的分布性休克为感染性休克。感染灶的筛查与判断是感染性休克治疗的最重要的环节，

在《拯救脓毒症运动：脓毒症与脓毒性休克处理国际指南（2016）》中，感染灶的清除和抗生素的应用是保证感染性休克复苏的重要措施。重症超声可在床旁快速筛查识别感染灶，例如可以迅速地识别肺部、胸膜、腹腔、皮肤软组织、心脏瓣膜和中枢神经系统的感染灶。基于重症超声的感染灶筛查不仅可明显缩短诊断时间，还具有较高的敏感性与特异性。研究显示，重症超声可在 10min 之内识别相应的感染原，且诊断准确率较常规检查高 22.5% 左右。

（二）心源性休克

主要特点是心室收缩功能下降，可能是心脏本身的病变（如冠状动脉、心肌病变）导致，也可能是受全身因素（如应激、脓毒症、药物）的影响。重症超声可以评估心肌受累的范围与特点，从而为病因的判断提供初步的线索。根据心肌受累的范围，可以分为弥漫性收缩功能障碍和节段性收缩功能障碍。弥漫性收缩功能障碍通常是由全身因素导致的，此时，寻找其他疾病或者治疗对心脏的影响成为病因筛查的主要方向，如脓毒症、负性肌力药物、心肺复苏等。节段性室壁运动障碍常见于急性心肌梗死与应激性心肌病，两者又各有特点。急性心肌梗死的心肌受累与冠状动脉供血的区域一致，结合心电图和心肌酶的结果，不难诊断；而应激性心肌病主要表现为心尖球形综合征，主要与应激因素相关，冠状动脉受累不明显。

（三）低血容量性休克

常见病因包括出血、血管外体液丢失（例如经胃肠道、皮肤、肾脏丢失）及第三间隙丢失等，而判断患者是否存在活动性出血显得格外重要。重症超声可以通过扩大创伤重点超声评估法（extended focused assessment with sonography for trauma，E-FAST）方案，对患者的心包、胸腔、腹腔等多个部位进行筛查，判断各个腔隙是否存在积液，以初步判断是否有出血的迹象；而反复、动态的评估还可提供患者是否有活动性出血的证据，以协助临床判断是否需要进行手术干预。此外，重症超声对于胃肠道内容物、重要脏器周围渗液的评估，还可为是否通过血管外途径丢失液体提供证据。

（四）梗阻性休克

梗阻性休克的解除更依赖于病因的快速诊断。心脏压塞、肺栓塞、张力性气胸和主动脉夹层是最常见的病因。

1. 心脏压塞　重症超声发现心包积液及临床上明确存在相应的血流动力学改变是诊断心脏压塞的重要证据。

2. 肺栓塞　重症超声很难直接诊断肺栓塞，但是联合应用心脏超声、肺部超声和血管超声可以明显提高诊断肺栓塞的敏感性。心脏超声可见急性右心室扩张、室间隔矛盾运动；肺部超声以 A 线为主，伴有局部梗死的表现；血管超声可见下肢深静脉血栓，这些征象都有助于肺栓塞的诊断。

3. 气胸　肺部超声诊断气胸的准确性已经得到了广泛的认可，胸膜滑动征、B 线、肺点及肺搏动征等征象有助于明确或者除外气胸。

4. 主动脉夹层　主动脉管腔内内膜摆动是提示患者出现主动脉夹层的典型征象，经食管心脏超声能进一步提高主动脉夹层诊断的准确性。

三、重症超声在休克治疗不同阶段的作用

休克的治疗可分为 4 个阶段：抢救阶段、优化阶段、稳定阶段和恢复阶段。每个阶段的治疗目

标各不相同，需要根据患者当时的病理生理状态来进行判断。如何去评估患者处于哪一阶段，如何在不同的阶段进行精确的治疗，是休克精细化治疗的关键。重症超声在休克治疗的不同阶段都有着重要的作用，能够真正意义上实现休克的分期管理。

（一）抢救阶段

本阶段的特点为病情急、时间紧，需要立刻提供正确抢救生命的支持方式，第一时间确定正确的治疗方向。一方面，重症超声可以实现休克的早期分型，指导休克复苏的方向。重症超声可通过检测腔静脉直径和呼吸变异度迅速判断患者的容量状态，以目测估计和半定量的方法评估心脏的收缩功能，同时，可根据心室收缩功能受累的特点（弥漫性或者节段性）明确是否有非药物干预的指征。另一方面，重症超声可以迅速提供有关严重血流动力学紊乱的病因线索，从而能迅速处理活动性失血、肺栓塞、心脏压塞、急性心肌梗死等引起严重血流动力学紊乱的因素，可避免休克进一步恶化。在严重血流动力学紊乱的抢救治疗中，重症超声不仅可以第一时间识别病因、指导和监测相应治疗，还可使血流动力学快速稳定。

（二）优化阶段

优化阶段的主要治疗目标是优化心输出量、混合静脉血氧饱和度和组织灌注状态，为组织提供充足的氧供。其中，心输出量优化是本阶段治疗的核心。心输出量优化治疗首选容量状态与容量反应性的评估。重症超声独特的体现心肺相互关系的容量反应性指标，如上腔静脉塌陷率、下腔静脉扩张率及主动脉流速变异率等，具有无创、床旁、可快速重复的优势，在临床上已经得到了广泛的应用。在存在自主呼吸和心律失常的患者中，超声指导的被动抬腿试验及微量容量负荷试验等均可强有力地诊断和评估容量反应性，以达到前负荷最佳化。

重症超声能在床旁实时提供有关心脏结构和功能的信息，同时通过多普勒技术测量心输出量、肺动脉压、左心室充盈压等相关指标，指导临床进行更精确的心脏功能调整和治疗。另外，重症超声还可以分别评估左右心的功能，从而能及时发现左右心不匹配的情况，有助于临床对传统的血流动力学指标如中心静脉压（central venous pressure，CVP）等重新认识和评估，从而实现血流动力学的精确调整。

（三）稳定阶段

稳定阶段的主要治疗目标是提供器官支持，最小化相关并发症。不同的器官之间可相互影响，而不恰当的血流动力学治疗可能会加重各个脏器的损伤。因此，以器官灌注为导向的血流动力学治疗在稳定阶段对于维持患者整体和局部的平衡有着重要的意义，而重症超声的发展使得床旁器官评估成为了现实。在颅脑的评估中，重症超声首先从结构上可通过观察中线位移、测量视神经鞘直径了解颅内压；其次可通过经颅多普勒 / 经颅彩色多普勒（TCD/TCCD）监测颅内动脉血流速度和脑灌注指数，结合脑动脉血流频谱形态、压颈试验和二氧化碳改变对血流速度的影响间接了解颅内压、脑灌注情况和脑血流调节功能，从而找出对于颅脑灌注最佳的血压水平和容量状态。在肾脏的评估方面，越来越多的研究发现，肾动脉阻力指数的应用可快捷、动态地反映肾脏灌注的情况，有助于指导液体治疗和维持理想的压力水平。随着肾脏造影、肾脏能量多普勒及动态超声技术的发展，可以实现肾脏灌注的动态监测，从而可更好地指导血流动力学治疗。肺部超声通过监测不同部位的 B 线数量，可半定量肺水含量，在重症患者液体治疗过程中发挥一定的指导作用。

（四）恢复阶段

恢复阶段的主要治疗目标是脱离血管活性药物，实现液体负平衡。近年来，越来越多的研究提示休克患者的液体正平衡量和死亡率呈正相关。如何早期实现液体负平衡，并且在不影响器官组织灌注的前提下尽快实现液体负平衡，降低 CVP，减少组织间质水肿是本阶段治疗的关键点。重症超声能够帮助临床医师及时把握降阶梯治疗的时机，多项研究证明了吸气肺活量（inspiratory vital capacity，IVC）、血管外肺水、氧合指数之间具有相关性，可以通过腔静脉管腔直径的变化指导应用药物或连续性肾脏替代治疗（continuous renal replacement therapy，CRRT）进行脱水治疗；同时重症超声还可通过评估舒张早期二尖瓣血流速度与舒张早期二尖瓣环运动速度的比值（E/E′）较好地预测负平衡的耐受性，在休克的恢复阶段有着重要的作用。

总之，休克是一个由中心开始到外周器官受累、由大循环到微循环受累的疾病。重症超声是以心肺为核心、以问题为导向、多目标整合的全身评估，两者在本质上天然切合。重症超声有助于休克的早期诊断与分型，可第一时间明确休克的病因，并能准确指导休克不同治疗阶段的血流动力学调整，是休克诊疗的“利器”。

（北京协和医院　丁　欣）

参 考 文 献

［1］Schmidt GA, Koenig S, Mayo PH. Shock: ultrasound to guide diagnosis and therapy. Chest, 2012, 142(4): 1042-1048.

［2］Vincent JL, De Backer D. Circulatory shock. The N Engl J Med, 2013, 369(18): 1726-1734.

［3］Gonzalez JM, Ortega J, Crenshaw N, de Tantillo L. Rapid ultrasound for shock and hypotension: a clinical update for the advanced practice provider: part 1. Adv Emerg Nurs J, 2020, 42(4): 270-283.

［4］Lichtenstein D. FALLS-protocol: lung ultrasound in hemodynamic assessment of shock. Heart Lung Vessels, 2013, 5(3): 142-147.

［5］Wang XT, Liu DW, Zhang HM, Chai WZ. Integrated cardiopulmonary sonography: a useful tool for assessment of acute pulmonary edema in the intensive care unit. J Ultrasound Med, 2014, 33(7): 1231-1239.

［6］Nazerian P, Vanni S, Volpicelli G, et al. Accuracy of point-of-care multiorgan ultrasonography for the diagnosis of pulmonary embolism. Chest, 2014, 145(5): 950-957.

［7］Volpicelli G. Sonographic diagnosis of pneumothorax. Intensive Care Med, 2011, 37(2): 224-322.

［8］Rhodes A, Evans LE, Alhazzani W, et al. Surviving sepsis campaign: international guidelines for management of sepsis and septic shock: 2016. Crit Care Med, 2017, 45(3): 486-552.

［9］尹万红，王小亭，刘大为，等．重症超声临床应用技术规范．中华内科杂志，2018，57（6）：397-417.

第四节 肺部超声助力急性呼吸窘迫综合征亚型诊断

全身损害是重症的主要特征，全身炎症反应及过度应激等全身功能紊乱常贯穿重症的整个过程。而肺作为重症的窗口脏器，因其富含内皮、上皮而极易受到炎症及各种紊乱的影响，进而出现渗漏性水肿。因此，肺是重症继发性损害的重要靶器官。急性呼吸窘迫综合征（acute respiratory distress syndrome，ARDS）作为肺部继发性损害的代表性综合征，在重症患者中非常常见。也正是因为 ARDS 是一种综合征，故 ARDS 患者之间疾病的发生、发展既有相同点又有差异性，对治疗的反应也有很大差异，表现出不同的表型。所以近年来，人们尝试对 ARDS 患者进行鉴别，根据其特征进行亚型分析，推动更精准的病因诊断及精确的支持和保护治疗。此次新型冠状病毒肺炎（coronavirus disease 2019，COVID-19）重症患者救治经历，更加坚定了对 ARDS 深入分型的必要性。

Gattinoni 等将 COVID-19 患者根据其肺部 CT 反映出来的肺质量、弹性等特征的不同分为 L 型和 H 型。2 种类型的患者除了肺部特征不同，对俯卧位、机械通气等治疗的反应也有区别，病死率也存在差异。

根据 ARDS 的特征类别又有不同的分型依据。经典方法是通过低氧严重度进行分型，以氧合指数（PaO_2/FiO_2）为 150mmHg［呼气末正压（PEEP）＝5cmH_2O］作为截点，将中度 ARDS 患者分为轻中度和中重度组，2 个亚组之间的解剖学与生理学特征有所不同：中重度较轻中度气道峰压和动脉血二氧化碳分压（$PaCO_2$）更高，肺重量更大，未充气肺组织和不均一性更明显，可复张性更高，但死亡率无差异。此外，还有根据病因进行分型，直接肺损伤（肺内源性 ARDS）主要见于肺炎、误吸、肺挫伤等，间接肺损伤（肺外源性 ARDS）主要见于脓毒症（非肺部因素）、非胸部创伤、输血等；也可通过炎症表达水平分为低炎症表型和高炎症表型；更常见的是通过 CT 进行形态学分型。这些分型各有优缺点，整体而言，ARDS 是以肺的异质性改变作为特征，所以，利用影像学如 CT 进行形态学分型具有很高价值。根据 CT 上的形态学表现，可以将 ARDS 分为“局限型”和“弥漫型”；“弥漫型”ARDS 具有死亡率更高、肺顺应性更低、更常见于间接性肺损伤、P-V 曲线拐点更低、肺复张效果更好等特点。CT 分型不仅简单易行，而且能够指导治疗，具有很强的实用性。Gattinoni 等对于 COVID-19 的分型就是以 CT 作为基础。但由于 CT 不能床旁完成，而且检查频率受到限制，不能动态成像，故临床使用具有很高的局限性。

近年来，肺部超声逐渐成熟，并广泛用于重症患者的肺部情况检查。肺部超声的成像原理与 CT 具有很高的类比性。肺过度充气区域在肺部超声上表现为胸膜滑动减弱的 A 模式；肺间质炎症或水肿区域在肺部超声上主要表现为 B 模式，对应 CT 上的间隔增厚及磨玻璃样改变，称为“间质性失充气”；肺实变或不张在肺部超声上主要表现为组织样征及肝样变，对应 CT 上的肺实变或不张，称为“实质性失充气”。将胸部体表区域进一步细化，划分为 12 个区，将有助于对气水分布状态进行描述并分型。每侧前胸壁进行平分，头侧、足侧依次为 1、2 区；侧胸壁平分为 3、4 区，背部平分为 5、6 区（重力依赖区）。通过对整个肺体表区域的检查，可全面地了解不同胸壁部位对应的肺充气情况，这就是肺部超声影像学检查。通过不同区域的肺部超声征象的对比，可掌握整个肺的气水分布状态，进而掌握肺的不均一性模式、程度及其是否存在重力依赖情况等病理生理状态。因此，肺部超声用于

ARDS 分型具有很好的基础和很大的优势。加之其能进行床旁无创重复性检查，所以依赖于肺部超声进行分型具有很好的前景。

华西医院重症团队在 COVID-19 早期前线救治中就采用肺部超声表现进行分型。他们将背部区域存在实质性失充气、非重力依赖区间质性失充气、整体呈重力依赖性水分布的患者归为经典 ARDS 型，这类患者往往肺的顺应性低，右心功能不全发生率较高，对俯卧位治疗的效果较好，同时需要进行小潮气量肺保护性通气。而双肺弥漫性间质性失充气、重力依赖现象不显著的这类患者归为另外的亚型，这类患者包括经典 ARDS 型的早期阶段或不发展为经典 ARDS 型，其往往肺顺应性较好，对俯卧位的效果差，不需要小潮气量肺保护性通气；因为强行进行小潮气量肺保护性通气反而可能加重肺不张。这些特征与 Gattinoni 等对 COVID-19 的分型和描述具有较高的重合性。

实际上，肺部超声能够参与 ARDS 诊断、分型和引导治疗的全过程。就诊断而言，肺部超声提供的影像学依据可作为 ARDS 诊断的影像学标准。同时，肺部超声还具有鉴别诊断的作用。根据 ARDS 以内皮损伤为起始、渗漏性水肿逐渐形成重力依赖的“海绵样”模型的病理生理过程，以及形成 ARDS 后肺的充气容积减低、肺异质性改变的特征，典型的 ARDS 超声表现为非重力依赖区的胸膜滑动减弱的 A 模式和（或）B 模式，重力依赖区的不张和（或）实变；这些表现区别于急性心源性肺水肿的双肺对称弥漫 B 线、胸膜滑动良好等特点，有助于两者的鉴别诊断。心脏超声检出的左心房压力升高更加有助于心源性肺水肿的诊断。因此，肺的重力依赖性水分布、B 线分布不对称及无规律是 ARDS 的关键特点。

在完成诊断后，根据不同区域的气水分布情况进行模块化检查和鉴别。每个区域的肺部超声征象均可以有新的分型，这在一定程度上涵盖上述几类分型方式。例如，双侧 1/2 区 A 模式伴胸膜滑动减弱，3/4 区 B 模式，5/6 区是实变或不张，是典型的 ARDS 表现，对应“弥漫型”ARDS。若仅 5/6 区不张、实变，而其他区域相对正常者，对应的是“局限型”ARDS；实际上“局限型”ARDS 的表现可以是多样的，在重力依赖区实质性失充气的基础上可以表现为不同区域的 A 或 B 模式。除此之外，非重力依赖区局限型实变常提示肺内源性 ARDS。这些分型都有助于推进原发病因治疗、镇痛镇静、体位及机械通气方案。

需要指出的是，所谓的不同亚型，其实也可能是 ARDS 发展的不同阶段。当继发损害没有得到控制，随着病情的进展，经典 ARDS 的各种特征就会愈加突出。所以，所谓“分型”更高的价值在于提醒医师加强管理，减少继发损害程度，中止 ARDS 过程。而动态检查导向这种滴定式治疗也正是重症超声的强项。

总之，ARDS 作为重症继发性损害综合征，分型是必要的；其目的在于鉴别不同的病因，明确肺部继发损害的特征和程度、对不同治疗措施的反应和预后等。肺部超声因其与 CT 高度相似的成像原理、对肺部不同区域的模块化评价、气水分布状态的监测，以及无创、无伤害的优势，在分型上具有很高的价值。肺部超声可以区分 ARDS 的“局限型”和“弥漫型”，并能在一定程度上鉴别肺内源性和肺外源性 ARDS，这将有助于引导更加精准的治疗。

（四川大学华西医院　尹万红
北京协和医院　王小亭）

参 考 文 献

[1] Yadav H, Thompson BT, Gajic O. Fifty years of research in ARDS. Is acute respiratory distress syndrome a preventable disease? Am J Respir Crit Care Med, 2017, 195(6): 725-736.

[2] Reilly JP, Calfee CS, Christie JD. Acute respiratory distress syndrome phenotypes. Semin Respir Crit Care Med, 2019, 40(1): 19-30.

[3] Majumder J, Minko T. Recent developments on therapeutic and diagnostic approaches for COVID-19. AAPS J, 2021, 23(1): 14.

[4] Gattinoni L, Chiumello, D, Caironi P, et al. COVID-19 pneumonia: different respiratory treatments for different phenotypes?Intensive Care Med, 2020, 46(6): 1099-1102.

[5] Maiolo G, Collino F, Vasques F, et al. Reclassifying acute respiratory distress syndrome. Am J Respir Crit Care Med, 2018, 197(12): 1586-1595.

[6] Calfee CS, Delucchi K, Parsons PE, et al. Subphenotypes in acute respiratory distress syndrome: latent class analysis of data from two randomised controlled trials. Lancet Respir Med, 2014, 2(8): 611-620.

[7] Constantin JM, Grasso S, Chanques G, et al. Lung morphology predicts response to recruitment maneuver in patients with acute respiratory distress syndrome. Crit Care Med, 2010, 38(4): 1108-1117.

[8] Istvan Adorjan S, Ágoston G, Varga A, et al. Pathophysiological background and clinical practice of lung ultrasound in COVID-19 patients: a short review. Anatol J Cardiol, 2020, 24(2): 76-80.

[9] Zou T, Yin W, Kang Y. Application of critical care ultrasound in patients with COVID-19: our experience and perspective. IEEE Trans Ultrason Ferroelectr Freq Control, 2020, 67(11): 2197-2206.

[10] Storti E, Nailescu A, Villani PG. Lung ultrasound in COVID-19 critically ill patients with acute respiratory distress syndrome. J Cardiovasc Echogr, 2020, 30(Suppl 2): S11-S17.

第五节　重症超声如何推进器官化治疗

一、重症治疗的器官化发展

近年来，随着重症医学的蓬勃发展，重症治疗也有了长足进步，研究的广度和深度不断拓展，其中重要的表现为重症治疗更加系统化和规范化。重症患者的治疗从疾病最初复苏抢救的急性期到僵持阶段再到恢复期，均需要血流动力学的评估和调整，血流动力学治疗贯穿始终。血流动力学治疗是以血流动力学理论为基础，将血流动力学的诸多特点和规律与临床诊疗相结合，根据机体的实时状态和反应进行目标导向的定量治疗的过程，最终目的是改善组织灌注。临床血流动力学治疗不只局限于循环系统疾病的治疗，还涉及机体的每一个器官。若从循环系统内部开始，包括静脉、心脏、动脉、微循环，直至每一个细胞，甚至到耗氧的细胞器——线粒体；循环系统又将众多器官（如脑、肺、肝、肾等）紧密地连接在一起，重症患者若某一器官功能出现异常，同时也会对其他器官造成影响。如今，重症患者的治疗已从群体化、个体化治疗时代迈向器官化治疗时代，即以改善具体器官功能为目的，以导致器官功能改变的特点和原因为目标进行针对性治疗。因此，在血流动力学治疗中，医师应快速选定目标器官，积极解除器官间的相互影响，从机制上缓解治疗中可能出现的矛盾，有利于器官功能的及早恢复。以个体器官功能作为治疗目的，将重症治疗器官化，不仅丰富了重症个体化治疗的理论内涵，且大大提高了临床可操作性。

超声作为一种无创、快速、可重复的检查工具已广泛应用于临床。而重症超声是在重症医学理论的指导下，运用超声技术，针对重症患者，以问题为导向的、多目标整合的动态评估过程，是确定重症治疗，尤其是血流动力学治疗方向和调整精细治疗的重要手段。重症超声作为重症患者治疗的重要监测和评估方式，可以对心脏结构和功能、血管结构和功能、血流运动、容量状态及外周张力等情况进行评估，且重症超声在器官化治疗方面更是发挥着不可替代的作用。重症超声的发展不仅革新了人们对全身氧输送的认知，深化了对心脏、肺及其他重要器官血流动力学的理解，同时推动了重症患者的器官化诊治。

二、不同器官的血流动力学特征

不同的器官具有不同的血流动力学特征和自我调节能力，且重症患者的器官功能损伤也有明确的特征性，每例患者的受累器官不同，受损原因和程度亦不同。而器官间的相互关系既有邻近器官间的相互影响，又有远隔器官间的相互牵连。因此，不同个体、不同器官对血流动力学目标的内在需求也不相同，在重症患者的治疗过程中，医师应对不同器官维护功能所需的不同灌注压力和流量加以重视，也应采取不同的评估方法和评估指标。

器官的自我调节广泛存在于多个器官，包括脑、脊髓、心脏、肾、骨骼肌及其他内脏器官，但存在明确的异质性。不同器官的自我调节能力不同，脑、心脏、肾等有着较强的自我调节能力，而内脏器官（如胃、肠道、肝、胰腺等）的自我调节能力较差，骨骼肌是处于两者间的中度自我调节能力器官。

1. 心脏和肺　心脏和肺作为全身的“氧输送器官”，当出现功能障碍时，将直接影响全身器官的氧供，且影响组织、器官灌注。

2. 大脑　大脑是机体代谢率最高的器官，对能量的需求巨大。虽然脑的重量仅占体重的2%，但人体在静息状态下脑血流灌注量约占心输出量的14%，脑氧耗量却占全身基础氧耗量的20%。而且，脑的能量储备又非常有限。和肾相似，当脑灌注压在50～140mmHg内变化时，脑血管也可通过自我调节将脑血流维持在相对恒定的水平。在灌注压的生理范围内，自我调节既可以避免由于灌注压降低造成的神经元缺血，也可以避免由于灌注压升高导致充血所造成的毛细血管损伤和水肿。当患者存在颅内病理学改变时，自我调节性血管扩张可能会进一步升高颅内压。脑灌注压的进一步下降将导致脑血流成比例减少，脑氧摄取率升高以代偿脑氧输送的不足。当氧摄取升高的能力耗竭、脑灌注压降低至缺血阈值以下时，机体会出现神经系统的表现。超过自我调节的上限后，脑灌注压进一步升高将导致脑血管扩张，脑血流量升高，机体出现脑充血、脑血容量增加、血脑屏障破坏及血管源性脑水肿。

3. 肾　肾是人体的一个重要器官，肩负着排出体内代谢产物和有毒物质，维持水、电解质和酸碱平衡的重要任务。肾的血液供应非常丰富，正常成人安静时每分钟有1200ml的血液流过两侧肾，相当于心输出量的 1/5～1/4。肾血流量具有较强的自我调节能力，当肾灌注压在 80～180mmHg 内变动时，肾血流量可以保持在一个稳定的水平不变。而当肾灌注压超出这个范围时，肾血流的自我调节便不能维持，肾血流将随肾灌注压的变化而变化。在很多疾病状态下，致病因素先引起全身血流动力学（如血压、血容量、心输出量等）的变化，全身血流动力学改变又会使肾血流动力学发生变化，从而引起肾小球滤过率下降、肾功能受损。当各种原因引起肾低灌注时，肾分泌的激素的变化也会直接影响机体全身的血流动力学状态。肾自身的血流动力学（如肾灌注压、肾血流量、肾血管阻力）改变在肾损伤的发病中也起重要作用。因此，当肾前向灌注降低、回流阻力增加、间质水肿等超过器官自我调节能力或器官自我调节能力丧失等，均可导致肾血流减少，引起急性肾损伤。

4. 胃肠道　胃肠道的动脉血供由腹腔动脉及其分支供应。与肾及颅脑不同的是，胃肠道的血流基本无自主调节能力，且在出现血流动力学波动时，胃肠道血管往往处于收缩状态，以保证其他重要器官的灌注。同时，腹内压、中心静脉压均可能会导致胃肠道灌注压下降，从而导致胃肠道缺血、缺氧，甚至坏死、穿孔。因此，对于胃肠道的结构、功能、血流的监测尤为重要。

三、重症超声助力器官化评估和治疗

1. 心脏超声　重症超声的出现和发展已彻底改变了以实验室指标、单一左心室功能评价代替对心脏整体功能评价的过往。重症超声可以从结构、功能及血流方面对心脏进行全面评估。超声造影可以清晰地显示左心室心内膜的边界，极大地提高了测量左心室射血分数的准确性，并在判断心内分流、心内占位、心室室壁运动、心脏解剖结构及心肌血流灌注等方面为临床提供了重要的诊断信息，将心脏的评估从结构、功能及血流推进到微循环灌注层面。

2. 肺部超声　肺部超声对肺部气化程度的评估与胸部 CT 具有很强的一致性。肺部损伤的重症代表——急性呼吸窘迫综合征（ARDS），由于重症超声的应用，使得重症医师对其认识得更加深入。ARDS 的肺部病变呈典型的非均一分布，即正常肺、水肿肺、实变肺同时存在，肺部超声可以对肺进行定性的影像学评估，以利于 ARDS 的早期诊断。另外，肺部超声还可以评估肺复张和俯卧位操作的潜能，动态监测并指导肺复张及俯卧位操作。在 ARDS 患者中，微血栓、动脉重构、低氧血症、酸中毒及炎症因子等多种因素均可导致肺血管阻力增加，引起肺动脉压升高；而机械通气又会通过增加跨肺压、驱动压、肺应力等来增加右心后负荷，这些肺内、肺外因素协同导致右心功能障碍，称为急性肺源性心脏病（ACP），而 ACP 的出现与 ARDS 的病死率升高相关。为此，专家提出了右心保护通气策略，医师在实施该策略的过程中，应实时监测右心功能，临床上主要采用重症心脏超声来实现。医师可通过右心室舒张末期面积（RVEDA）/ 左心室舒张末期面积（LVEDA）>0.6 及室间隔是否存在矛盾运动（“D”字征）等征象发现 ACP，并通过三尖瓣反流速度估算肺动脉压，以评估 ACP 的严重程度，可以对比治疗（如俯卧位）前后超声的改变来滴定治疗。而且，肺部超声也可以快速、简便、准确地评估血管外肺水，预测重症患者的脱机失败等。Estelle 等的研究发现，斑点追踪技术定量肺滑动可提高超声诊断气胸的准确性，且操作者间的一致性很好。

3. 颅脑超声　脑血流动力学的自我调节能将脑血流维持在相对恒定的水平以保证足够的灌注。各种原因可能会导致颅脑自我调节能力受损，从而导致不良结局。Mitsunori 等观察了 134 例心脏外科手术患者，并于术中及术后入住 ICU 期间监测每例患者的脑血流自我调节及平均动脉压。结果表明，与 ICU 相比，手术室中整体自我调节受损的发生率更高（40% *vs.* 13%，$P<0.001$）。手术室和 ICU 中超出自我调节范围的平均动脉压是相似的（16.9mmHg *vs.* 16.9mmHg，$P=0.20$）。而且，患者在 ICU 期间自我调节整体受损与术后的谵妄密切相关。手术室和 ICU 中超出自我调节范围的平均动脉压的高低也与术后的谵妄有关。因此，脑血流动力学的监测和评估尤为重要。颅脑超声在颅脑血流动力学及急性颅内病变的诊断中发挥重要作用，如对于脑血管疾病的评估和无创颅内压的测量。经颅多普勒（TCD）通过测量大脑主要动脉的血流速度以评估和随访脑血管痉挛、脑灌注压、脑自我调节及颅内高压。经颅彩色双功能超声（TCCS）的引入不仅为神经重症患者，也为普通 ICU 和急诊室患者的大脑解剖评估打开了一扇新的窗户。颅内压监测是重症神经外科的重要监测手段之一，颅脑超声可以提供有价值的颅内压和脑灌注压信息，包括：①流速波形变化分析，颅内压变化时将影响脑血管的血流速度。由于大脑中动脉起到生物压力传感器的作用，其顺应性和跨壁压力代表了影响血液流速（FV）的主要变量。当患者颅内压升高时，医师通常可以观察到舒张期脑血流速度（舒张 FV）下降、峰值波形及搏动指数（PI）增加。②视神经鞘直径（ONSD），其与颅内高压有一定相关性。当颅内压升高时，蛛网膜下腔的神经也会受到影响，故视神经鞘会被拉伸，从而导致 ONSD 增大。有文献描述了视神经周围脑脊液压力和颅内压间的线性关系，且增宽的 ONSD 会随着已升高的颅内压降低而缩窄，故 ONSD 可以动态地评估颅内压的变化。Robba 等进行的荟萃分析表明，ONSD 诊断颅内出血（ICH）的准确性高。③脑中线移位（MLS），MLS 是许多急性脑损伤患者危及生命的并发症，需要医师迅速进行诊断和治疗。MLS 在颅脑 CT 上超过 0.5cm 时被认为有意义，并预示不良的神经预后。由于颅脑超声可以显示第三脑室，故其可以作为超声解剖学中线结构的参考点。与“金标准”测定相比，超声（US）-MLS 与计算机体层成像（CT）-MLS 呈正相关。通过联合应用 TCCS、ONSD 及 MLS，将颅脑超声引入 FAST 程序可能可以提供 ICH 的一些信息；此外，在某些情况下，颅脑超声还可以显示硬膜下或硬膜外血肿和挫伤。

4. 肾超声　肾前向灌注降低、回流阻力增加及间质水肿等超过器官自我调节能力或器官自我调节能力丧失等均可导致肾血流减少，引起急性肾损伤。重症超声对急性肾损伤的管理包括对整个循环的优化以保证肾需要的容量和压力、对肾前性或肾后性病理状态原因的筛查及治疗效果的评估。肾超声可以直接评估肾的血流灌注情况，滴定选择合适肾的灌注压，在器官水平评估血流动力学改变；其中，肾血管阻力指数是目前临床应用最广泛的指标，正常的肾血管阻力指数为 0.58 ± 0.10，>0.70 即为异常。有研究发现，当机体的中心静脉压自 8mmHg 上升至 16mmHg 时，肾血流明显减少，肾血管阻力指数从 0.50 上升至 0.73。使用超声获取肾血管阻力指数，同时利用尿氧分压水平改变，可较好地预测感染性休克患者发生急性肾损伤的风险，而且可以检测危重症患者的早期肾功能不全或预测急性肾损伤的短期可逆性。近期的一项荟萃分析表明，肾血管阻力指数可能是重症患者发生持续性急性肾损伤的预测因子，其敏感性和特异性分别为 0.83（95%*CI* 0.77～0.88）和 0.84（95%*CI* 0.79～0.88）。肾血管肾阻力指数升高是心血管和肾功能预后不良的独立预测因素，特别是当肾小球滤过率降低时，可为此类患者的肾功能评估提供了一个有用的补充诊断手段。肾阻力指数升高也与高血压和动脉粥样硬化引起的器官损害相关。2017 年，一项动物实验通过使用超声弹性成像技术证实，超声弹性成像技术的波速与经导管测得的肾小囊内压具有良好的相关性。肾多普勒超声还可以通过肾内静脉血流（intra renal venous flow，IRVF）评估肾静脉淤血，Iida 等对心力衰竭患者进行研究，发现 IRVF 与右心房压（RAP）和患者的临床结局相关。Beaubien 等开发了一种床旁超声分级系统，通过采集门静脉、肝静脉及肾内静脉的多普勒图像和下腔静脉直径来评估接受心脏手术的患者的全身静脉充血情况，当下腔静脉的直径超过 2cm 且上述静脉在多普勒检查中出现了严重的血流异常，与后续急性肾损伤的发生显著有关（HR 3.69，95%CI 1.65～8.24，P=0.001）。另外，超声造影（CEUS）技术可以很好地评估肾微血管异常，且可以预测脓毒症患者的急性肾损伤、肾脏替代治疗（RRT）的启动及肾功能的恢复。

5. 胃肠道超声　胃肠道超声通过检查胃肠壁的厚度、胃肠腔的大小和内容物及胃肠的运动等动态改变为临床治疗提供一定信息。正常小肠的直径＜20mm，结肠直径＜50mm，肠道厚度＜4mm。超声高频探头可以准确地显示胃肠的 5 层结构，并评估肠壁的增厚程度和局灶性病变。超声发现，胃窦横截面积（CSA）与胃残余容积有较好的相关性，CSA＞15～25cm^2 对应的胃残余容积（GRV）＞300ml。而且，超声测量 CSA 还可以用于预测重症患者喂养不耐受的发生。另外，超声还可以评估胃肠道大循环及微循环的灌注情况。多普勒成像可检测到腹腔主干、肠系膜上动脉（SMA）及肠系膜下动脉（IMA）的狭窄、栓塞和血栓形成。收缩期速度＞250～300cm/s 是严重肠系膜动脉狭窄的敏感指标。来自胃肠供血动脉和静脉的多普勒信号的频谱分析可以用于估计肠道灌注。Adrian 等从胃肠道功能、胃肠道内径和厚度、腹腔内容物及灌注情况 4 个方面将胃肠道超声结合腹腔器官血流对急性胃肠道损伤进行分级。此外，重症超声还可以引导鼻空肠营养管的置入、辅助急腹症诊断及评估腹腔积液穿刺等。已有研究证明，超声可辅助腹内高压（IAH）的管理，具有较好的应用前景。

四、总结

随着重症患者的治疗从群体化、个体化治疗转向器官化治疗，重症患者的器官功能及灌注情况评估已成为血流动力学评估的核心。重症超声具有独特的可视化显像功能，可以评估心、肺、胃肠、肾等重要器官的结构、功能及血流等情况。近年来超声造影、弹性成像、斑点追踪等新技术在重症患者中的应用逐渐增多，进一步推进了对重症患者在器官水平及微循环灌注层面的评估，为探索重症患者的治疗向器官化转变指引了新的方向。

（四川大学华西医院　邹同娟　尹万红
首都医科大学附属北京同仁医院　何　伟）

参考文献

［1］ Gattupalli V, Jain K, Samra T. Lung ultrasound as a bedside tool for assessment of extravascular lung water in critically ill head injured patients: an observational study. Indian J Crit Care Med, 2019, 23(3): 131-134.

［2］ Volpicelli GA, Leone M, Zieleskiewicz L. Speckle tracking quantification of lung sliding for the diagnosis of pneumothorax: a multicentric observational study. Intensive Care Med, 2019, 45(9): 1212-1218.

［3］ Kashani KB, Mao SA, Safadi S, et al. Association between kidney intracapsular pressure and ultrasound elastography. Crit Care, 2017, 21(1): 251.

［4］ Suarez J, Busse LW. New strategies to optimize renal haemodynamics. Curr Opin Crit Care, 2020, 26(6): 536-542.

[5] Lima A, van Rooij T, Ergin B, et al. Dynamic contrast-enhanced ultrasound & identifies microcirculatory alterations in sepsis-induced acute kidney injury. Crit Care Med, 2018, 46: 1284-1292.

[6] Qi R, Yang C, Zhu T. Advances of contrast-enhanced ultrasonography and elastography in kidney transplantation: from microscopic to microcosmic. Ultrasound Med Biol, 2021, 47(2): 177-184.

[7] de Azevedo DS, Salinet ASM, de Lima Oliveira M, et al. Cerebral hemodynamics in sepsis assessed by transcranial Doppler: a systematic review and meta-analysis. J Clin Monit Comput, 2017, 31(6): 1123-1132.

[8] Nakano M, Nomura Y, Whitman G, et al. Cerebral autoregulation in the operating room and intensive care unit after cardiac surgery. Br J Anaesth, 2021, 126(5): 967-974.

[9] Wong A, Yusuf GT, Malbrain MLNG. Future developments in the imaging of the gastrointestinal tract: the role of ultrasound. Curr Opin Crit Care, 2021, 27(2): 147-156.

[10] Bertuetti R, Gritti P, Pelosi P, et al. How to use cerebral ultrasound in the ICU. Minerva Anestesiol, 2020, 86(3): 327-340.

[11] 刘大为，王小亭，张宏民，等．重症血流动力学治疗——北京共识．中华内科杂志,2015,54(3)：248-271.

[12] 邹同娟，冉启芳，尹万红，等．床旁超声测量胃窦横截面积对重症患者喂养不耐受的预测价值．四川大学学报（医学版），2019，50（6）：815-820.

第十六章　重 症 康 复

第一节　早期靶向康复治疗对脓毒症患者的益处

脓毒症 3.0（sepsis 3.0）将脓毒症定义为机体由于感染引起的全身免疫失调所致的威胁生命的多器官功能障碍。目前，大量的文献及指南仅强调了降低住院患者短期死亡率的治疗措施，随着脓毒症存活率的逐渐提高，幸存患者所遗留的功能障碍、长期残疾和慢性健康状况恶化等问题亟待解决。全世界每年约有 1940 万人罹患脓毒症，其中幸存者约为 1410 万人。最新研究表明，仅有近 50% 的幸存者恢复至接近发病前的健康状态，而其中 1/3 在第 2 年死亡，1/6 患者遗留严重持续性身体残疾或认知障碍。近年来，早期靶向康复在缩短重症监护病房（intensive care unit，ICU）住院时间、减少疾病相关并发症中的作用被逐渐认可，这或许是能够改善脓毒症幸存者出院后生存质量的一种策略。

一、脓毒症后障碍

最新研究表明，脓毒症患者的早期死亡率有所下降，但脓毒症患者住院期间乃至出院后每人平均出现 1～2 个新的功能障碍，10%～40% 的脓毒症幸存者会出现新的认知障碍，焦虑、抑郁和创伤后应激障碍的发生率也超过了普通人群水平；此外，脓毒症幸存者还容易发生进一步的健康问题。

1. 躯体功能障碍　ICU 中的脓毒症患者有 50%～100% 存在肌萎缩，并且脓毒症幸存者中 25%～75% 会发生 ICU 获得性衰弱（intensive care unit acquired weakness，ICU-AW），ICU-AW 是指除外其他神经系统疾病，由危重病导致的肌无力，其主要表现为四肢肌力的下降，以下肢为主。相比其他患者，ICU-AW 的人群更容易出现脱机困难、多器官衰竭甚至死亡等不良结局。这些患者即使在好转出院后的数年内多数仍处于残疾或独立生活能力差的状态。目前，尚未有研究显示，包括神经肌肉电刺激、营养支持、抗氧化剂、激素和免疫球蛋白治疗在内的特定疗法可降低 ICU-AW 的发生率和改善预后。

脓毒症后功能障碍和肌肉质量下降的机制是复杂且多因素的。危险因素主要有制动、线粒体功能下降、肌卫星细胞功能障碍等；在 ICU 入住期间，由于长期卧床所导致的肢体活动缺乏，可能导致了肌肉的萎缩和肌肉质量的下降。有研究显示，脓毒症患者还存在线粒体功能的破坏，在肌肉中，持续的内在组织炎症可导致线粒体功能障碍，从而发展为脓毒症后肌肉质量的下降和力量的丧失。此外，肌卫星细胞的再生能力是骨骼肌对损伤、疾病的自我更新和可塑性的关键因素，肌卫星细胞是位于肌细胞膜和肌膜之间的肌源性专能干细胞。已有研究显示，在脓毒症肌无力患者中，肌卫星细胞的含量降低且骨骼肌的再生能力受损，肌卫星细胞的功能障碍可能是脓毒症后肌肉功能丧失的重要因素之一。

吞咽障碍在脓毒症患者中也较为常见，有研究显示在ICU幸存者中，脓毒症患者比非脓毒症患者接受纤维内镜下吞咽功能检查（FEES）的概率更高，可能是由于膈肌无力或神经系统损害所致。

2. 认知障碍　脓毒症患者在住院期间可能会出现神经损伤，机制是复杂多样的，包括脑缺血、代谢紊乱和神经炎症。脓毒症患者经常出现意识障碍，是一种常见于感染相关器官功能障碍患者的脑部表现，目前认为是由于神经炎症、脑灌注下降，以及血脑屏障破坏和神经传递障碍所致。有研究显示，脓毒症患者在住院治疗后，可能在记忆力、注意力、语言流畅性和执行功能方面存在长期的障碍。新近发表的一项关于脓毒症认知功能障碍的大型前瞻性研究结果显示，≥45岁的脓毒症患者，与患脓毒症前相比，认知能力的下降速度加快了近7倍；脓毒症幸存者每年发生认知功能障碍的概率也增加了8%。然而，针对脓毒症患者的认知障碍并没有特定的治疗方法，目前仍依赖于脓毒症的早期识别和管理，这对临床医师和患者都是一项艰难的挑战。

3. 精神障碍　一项关于脓毒症后应激障碍的前瞻性研究结果显示，脓毒症是重症患者出院3个月后随访时发生创伤后应激障碍症状的重要预测指标。在一项对821例呼吸衰竭、心源性或感染性休克患者（脓毒症患者占30%）的前瞻性观察研究中，3个月后幸存者中有30%被诊断为抑郁症，而12个月后幸存者中有29%被诊断为抑郁症。既往研究发现，脓毒症幸存者精神障碍的发生率较高，因此，患者在住院期间及出院后识别和治疗心理障碍非常重要。

4. 继发新的健康问题　脓毒症患者出院后很容易出现进一步的健康问题，在一项纳入2617例脓毒症患者的研究中，40%的患者在90天内重新入院，最常见的再入院诊断是感染，其中11.9%的患者因脓毒症、肺炎、尿路感染、皮肤或软组织感染重新入院，8.0%的患者因其他急性疾病住院。在一项关于脓毒症患者再住院的高质量研究中发现，65岁以上的脓毒症患者，出院后90天因吸入性肺炎再住院的风险为1.8%，而因其他疾病再住院的风险为1.2%。研究表明，脓毒症不仅仅严重威胁患者生命健康和生活质量，还给患者的家庭和整个社会带来持续的负担，因此，在急性期治疗的基础上对患者进行早期康复治疗是有益的。

二、早期康复治疗在脓毒症治疗中的研究进展

近些年来，危重症康复治疗已成为重症医学的重要领域，关于康复治疗对脓毒症患者作用的研究也备受临床医师和科研工作者的关注。

早期运动康复对脓毒症患者功能恢复的前瞻性病例对照研究，干预组为早期康复组，即入住ICU 48h内进行康复；对照组为常规康复组，在入组时、出院时和入组后6个月对参与者进行评估。结果显示，早期的运动康复可能会改善出院时的功能恢复，特别是对于初始疾病严重程度评分较高的患者。

脓毒症患者1年死亡率与肌肉质量和康复相关性的回顾性分析中发现，低骨骼肌质量和ICU康复都是影响脓毒症患者长期预后的重要因素，对于低骨骼肌质量的脓毒症患者，ICU康复与1年死亡率的降低独立相关。

在一项有关脓毒症患者机械通气期间针对急性胃肠道损伤的早期物理治疗有效性和安全性的随机对照研究中，干预组在脓毒症标准化治疗的基础上，进行早期康复治疗，将3项措施组成集束化方

案：下肢蹬车运动、中频电刺激和腹部按摩。研究结果显示，早期胃肠康复不能降低急性胃肠道损伤发生率，但能降低急性胃肠道损伤评分，改善胃肠道症状，且安全性好。

脓毒症早期康复的系统性分析中提到，康复治疗可以减少重症患者谵妄的发生，并改善 ICU 患者的机体功能、日常生活活动能力和认知功能。研究认为，身体康复是促进重症患者恢复的重要策略。

随机对照研究结果显示，脓毒症患者早期身体康复不仅可以显著改善患者的生活质量、身体功能和出院 6 个月后的身体机能，缓解患者的焦虑情绪，而且还可以明显增加抗炎细胞因子白介素 -10（IL-10）的表达。该研究认为，早期康复具有抗炎作用，具有减少局部细胞因子表达并增强抗凋亡因子表达的潜力。

三、早期康复治疗的方法

近些年，脓毒症治疗虽然取得了显著的成果，但在康复治疗方面尚没有具体的标准和具体方法。全球脓毒症联盟的治疗目标之一是“确保患者获得充分康复治疗的机会”。脓毒症治疗的目的之一是在良好的脓毒症标准化治疗的基础上，努力为患者获得进行康复治疗的机会，以提高甚至恢复其生活质量。

1. 脓毒症基础治疗　脓毒症的基础治疗重点在于脓毒症的快速识别、使用抗生素治疗感染，以及为脓毒症休克患者进行充分的液体复苏或者血管活性药物的应用。一项大型的观察性研究发现，脓毒症基础治疗的及时实施与院内存活率的提高相关，并且通过使宿主 - 病原体相互作用的持续时间最小化，来减少短期后遗症和长期障碍的发生。

2. 脓毒症住院期间的谵妄及情绪相关障碍的康复措施　在脓毒症重症患者中，疼痛、躁动和谵妄是常见的并发症，与死亡、认知障碍和创伤后应激障碍的发生相关，因此，应尽一切努力，来控制患者在疾病早期阶段认知障碍的持续时间，最大限度地减轻患者的长期疼痛症状。为了协助美国重症医学会（SCCM）的疼痛、躁动、谵妄指南的实施，一项多成分且专业的团队管理策略，包含评估、预防和管理疼痛；自发觉醒试验和自发呼吸试验；注意镇痛和镇静的选择；谵妄监测与管理；早期活动和锻炼；家庭参与和授权的 ABCDEF 集束化策略已在数千个 ICU 中开发和实施。一项多中心前瞻性研究显示，ABCDEF 集束化策略在 7 个社区医院 ICU 中成功实施，较高的顺应性与存活率的改善和无谵妄及昏迷的天数独立相关。

3. 脓毒症早期活动康复措施　关于脓毒症患者功能障碍的早期康复研究，不同研究者使用的具体康复方案不同，因此，早期康复的结果也不尽相同。

早期康复的多中心研究，对机械通气＜72h 的患者开始活动和康复，其中干预组的 14% 和对照组的 16% 是脓毒症患者；干预措施包括镇静期间的被动运动，在镇静中断后，继续进行从仰卧位开始的主动辅助和主动运动练习。运动逐渐发展为直立坐姿、床上活动、坐姿平衡、日常生活活动，坐姿到站姿的转移、行走前的锻炼和最终的步行，进展取决于患者的耐受性和病情稳定性。结果显示，干预组出院时各种功能活动结局均得到较好的改善。

关于 ICU 脓毒症患者的早期身体康复的随机对照试验中，由 ICU 物理治疗师制订早期物理个体化康复计划，物理康复策略包括肌电刺激、关节被动活动、关节主动活动、下床坐、转移、下床活动，以及其他适当的康复技术，每天 1～2 次，每次持续 30min，直到出院。结果显示，ICU 脓毒症患者的早期身体康复可显著改善患者出院时和出院 6 个月后的身体功能及生活质量。

关于 ICU 康复的病例对照研究中，每例患者的康复方案由多学科医师参与制订和发起，团队包括康复医师、专科医师、物理治疗师或者职业治疗师，康复小组的成员在入住 ICU 48h 内，筛选患者并对其进行早期康复治疗直至出院。根据疾病的严重程度和镇静水平将患者分为四级：1 级包括无法参与主动康复的昏迷患者，这些患者只允许被动进行上下肢关节运动；2 级患者包括上肢和下肢运动功能等级低于正常的清醒患者，允许辅助进行坐姿训练的运动练习；3 级患者包括上肢运动功能分级大于正常的清醒患者，对所有的关节都进行了活动范围内的悬空运动；4 级患者的上肢和下肢运动功能分级均大于正常级，这些患者在辅助下进行悬垂和站立练习。患者的康复内容包括伸展运动、加强锻炼和神经肌肉电刺激，康复小组成员每天在 ICU 内对每位患者进行 30min 的康复治疗，注意避免干扰插管、导管和呼吸机管道，有吞咽功能障碍的患者通过鼻胃管进食，无吞咽功能障碍的患者口服进食，对有吞咽困难的清醒患者进行吞咽困难治疗。该研究的结果显示，早期康复可以降低脓毒症患者的 1 年死亡率。

床上自行车被动活动被认为是一种安全、可行的早期活动技术。一项探讨床上自行车被动活动对患者身体恢复作用的临床随机试验中，对照组接受常规物理治疗，干预组除接受常规物理治疗外，每周进行 5 天的被动自行车活动，每天以 20 个周期 / 分钟的固定速率进行 20min 的被动循环运动。研究结果表明，周期性的持续被动活动有助于 ICU 患者的外周肌肉肌力的恢复。

然而，不同强度的床上自行车被动活动对易缺血器官的灌注和功能的影响尚不清楚。一项前瞻性研究评估了脓毒症患者的分级、被动活动方案对脓毒症患者的血流动力学、脑血流和心脏功能的影响，该研究测量了患者的血流动力学指数、大脑中动脉血流速度和心脏功能，以应对被动循环节奏的分级增加。方案包括 8 个阶段，每个阶段持续 5min 并且被动循环的节奏依次递增。结果显示，在 25～45 转 / 分钟的循环周期中，患者的大脑中动脉血流速度较基线下降了 5.2%，且大脑中动脉血流速度的下降是剂量依赖性的。在循环周期为 55 转 / 分钟时，总外周阻力比基线值增加了 16%，其他血流动力学参数没有变化。研究结果证明，在脓毒症患者中，分级被动循环与脑血流的剂量依赖性减弱、总外周阻力的增加有关。因此，将床上自行车被动活动应用于脓毒症重症患者时必须考虑个体反应的差异，并对患者量身定制床上自行车活动量。

四、总结

大量研究显示，早期靶向康复治疗在预防脓毒症患者发生新的功能障碍中是有益处的，其策略主要集中在以下 3 个方面：①脓毒症早期的高质量治疗和护理；②及时处理疼痛、谵妄和躁动；③早期活动以预防或最小化肌肉萎缩。美国国立卫生研究院的《危重病康复指南》建议脓毒症重症患者从入住 ICU 开始，在病房和出院后均应当持续进行康复治疗。尽管缺乏高质量的证据，但专家小组认为，物理疗法、职业疗法和言语疗法的康复治疗，有助于避免脓毒症患者发生新的功能障碍。

（河南省人民医院　丁明月　董　鑫　秦秉玉）

参考文献

[1] Singer M, Deutschman CS, Seymour CW, et al. The third international consensus definitions for sepsis and septic shock(sepsis-3). JAMA, 2016, 315(8): 801-810.

[2] Fleischmann C, Scherag A, Adhikari NK, et al. Assessment of global incidence and mortality of hospital-treated sepsis. Current estimates and limitations. Am J Respir Crit Care Med, 2016, 193(3): 259-272.

[3] Prescott HC, Langa KM, Liu V, et al. Increased 1-year healthcare use in survivors of severe sepsis. Am J Respir Crit Care Med, 2014, 190(1): 62-69.

[4] Prescott HC, Iwashyna TJ, Blackwood B, et al. Understanding and enhancing sepsis survivorship. Priorities for research and practice. Am J Respir Crit Care Med, 2019, 200(8): 972-981.

[5] Herridge MS, Batt J, Santos CD. ICU-acquired weakness, morbidity, and death. Am J Respir Crit Care Med, 2014, 190(4): 360-362.

[6] Stevens RD, Marshall SA, Cornblath DR, et al. A framework for diagnosing and classifying intensive care unit-acquired weakness. Crit Care Med, 2009, 37(10 Suppl): S299-S308.

[7] Chao PW, Shih CJ, Lee YJ, et al. Association of postdischarge rehabilitation with mortality in intensive care unit survivors of sepsis. Am J Respir Crit Care Med, 2014, 190(9): 1003-1011.

[8] Jessica AP, John PR, William DS, et al. Quantitative peripheral muscle ultrasound in sepsis: muscle area superior to thickness. Journal of Critical Care, 2018, 47: 324-330.

[9] Parry SM, Puthucheary ZA. The impact of extended bed rest on the musculoskeletal system in the critical care environment. Extrem Physiol Med, 2015, 4: 16.

[10] Picca A, Lezza A, Leeuwenburgh C, et al. Circulating mitochondrial DNA at the crossroads of mitochondrial dysfunction and inflammation during aging and muscle wasting disorders. Rejuvenation Res, 2018, 21(4): 350-359.

[11] Chatre L, Verdonk F, Rocheteau P, et al. A novel paradigm links mitochondrial dysfunction with muscle stem cell impairment in sepsis. Biochim Biophys Acta Mol Basis Dis, 2017, 1863(10 Pt B): 2546-2553.

[12] Rocheteau P, Chatre L, Briand D, et al. Sepsis induces long-term metabolic and mitochondrial muscle stem cell dysfunction amenable by mesenchymal stem cell therapy. Nat Commun, 2015, 6: 10145.

[13] Zielske J, Bohne S, Brunkhorst FM, et al. Acute and long-term dysphagia in critically ill patients with severe sepsis: results of a prospective controlled observational study. Eur Arch Otorhinolaryngol, 2014, 271(11): 3085-3093.

[14] Atterton B, Paulino MC, Povoa P, et al. Sepsis associated delirium. Medicina(Kaunas), 2020, 56(5): 240.

[15] Annane D, Sharshar T. Cognitive decline after sepsis. Lancet Respir Med, 2015, 3(1): 61-69.

[16] Wang HE, Kabeto MM, Gray M, et al. Trajectory of cognitive decline after sepsis. Crit Care Med, 2021, 49(7): 1083-1094.

[17] Wintermann GB, Brunkhorst FM, Petrowski K, et al. Stress disorders following prolonged critical illness in survivors of severe sepsis. Crit Care Med, 2015, 43(6): 1213-1222.

[18] Jackson JC, Pandharipande PP, Girard TD, et al. Depression, post-traumatic stress disorder, and functional disability in survivors of critical illness in the BRAIN-ICU study: a longitudinal cohort study. Lancet Respir Med, 2014, 2(5): 369-379.

[19] Prescott HC, Langa KM, Iwashyna TJ. Readmission diagnoses after hospitalization for severe sepsis and other acute medical conditions. JAMA, 2015, 313(10): 1055-1057.

[20] Prescott HC, Langa KM, Iwashyna TJ. Readmission diagnoses after hospitalization for severe sepsis and other acute medical conditions. JAMA, 2015, 313(10): 1055-1057.

[21] Ahn JY, Song JE, Ann HW, et al. Effects of early exercise rehabilitation on functional recovery in patients with severe sepsis. Yonsei Med J, 2018, 59(7): 843-851.

[22] Kim T, Huh S, Kim SY, et al. ICU rehabilitation is associated with reduced long-term mortality from sepsis in patients with low skeletal muscle mass: a case control study. Ann Transl Med, 2019, 7(18): 430.

[23] Liu D, Xu Z, Qu C, et al. [Efficacy and safety of early physical therapy for acute gastrointestinal injury during mechanical ventilation in patients with sepsis: a randomized controlled pilot trial]. Nan Fang Yi Ke Da Xue Xue Bao, 2019, 39(11): 1298-1304.

[24] Taito S, Taito M, Banno M, et al. Rehabilitation for patients with sepsis: a systematic review and meta-analysis. PLoS One, 2018, 13(7): e201292.

[25] Kayambu G, Boots R, Paratz J. Early physical rehabilitation in intensive care patients with sepsis syndromes: a pilot randomised controlled trial. Intensive Care Med, 2015, 41(5): 865-874.

[26] Shukri K. The burden of sepsis; a call to action in support of world sepsis day 2013. Bull Emerg Trauma, 2013, 1(2): 52-55.

[27] Rhodes A, Evans LE, Alhazzani W, et al. Surviving sepsis campaign: international guidelines for management of sepsis and septic shock: 2016. Crit Care Med, 2017, 45(3): 486-552.

[28] Seymour CW, Gesten F, Prescott HC, et al. Time to treatment and mortality during mandated emergency care for sepsis. N Engl J Med, 2017, 376(23): 2235-2244.

[29] Girard TD, Thompson JL, Pandharipande PP, et al. Clinical phenotypes of delirium during critical illness and severity of subsequent long-term cognitive impairment: a prospective cohort study. Lancet Respir Med, 2018, 6(3): 213-222.

[30] Morandi A, Piva S, Ely EW, et al. Worldwide survey of the "assessing pain, both spontaneous awakening and breathing trials, choice of drugs, delirium monitoring/management, early exercise/mobility, and family empowerment" (ABCDEF)bundle. Crit Care Med, 2017, 45(11): e1111-e1122.

[31] Barnes Daly MA, Phillips G, Ely EW. Improving hospital survival and reducing brain dysfunction at seven california community hospitals: implementing PAD guidelines via the ABCDEF bundle in 6, 064 patients. Crit Care Med, 2017, 45(2): 171-178.

[32] Schweickert WD, Pohlman MC, Pohlman AS, et al. Early physical and occupational therapy in mechanically ventilated, critically ill patients: a randomised controlled trial. Lancet, 2009, 373(9678): 1874-1882.

[33] Machado A, Pires-Neto RC, Carvalho M, et al. Effects that passive cycling exercise have on muscle strength, duration of mechanical ventilation, and length of hospital stay in critically ill patients: a randomized clinical trial. J Bras Pneumol, 2017, 43(2): 134-139.

[34] Chen J, Martin C, Ball I M, et al. Impact of graded passive cycling on hemodynamics, cerebral blood flow, and cardiac function in septic ICU patients. Front Med(Lausanne), 2020, 7: 569679.

[35] Marra A, Ely EW, Pandharipande PP, et al. The ABCDEF bundle in critical care. Crit Care Clin, 2017, 33(2): 225-243.

[36] 2018 surveillance of rehabilitation after critical illness in adults(NICE guideline CG83) [internet]. London: National Institute for Health and Care Excellence(UK), 2018.

[37] Major ME, Kwakman R, Kho ME, et al. Surviving critical illness: what is next? An expert consensus statement on physical rehabilitation after hospital discharge. Crit Care, 2016, 20(1): 354.

第二节　新型冠状病毒肺炎康复：从英国共识谈起

截至 2021 年 5 月底，新型冠状病毒肺炎（coronavirus disease 2019，COVID-19）在全球范围内已导致近 1.6 亿确诊病例和 300 多万死亡病例。有证据表明，COVID-19 患者痊愈后会有长期延迟伤害，被称为“COVID-19 后综合征”，这种综合征的发生严重影响生存者的生活质量，已逐渐受到人们的关注，而早期康复治疗可以减少或减轻这些症状。英国国防医疗康复中心的团队通过检索数据库提取了相关康复经验，对其进行总结并提出共识。本文结合此共识对 COVID-19 患者的康复治疗进行概述，以强调康复治疗对 COVID-19 患者的必要性。

一、COVID-19 患者的整体康复建议

COVID-19 是一种具有潜在严重并发症的传染性疾病，英国国家健康与临床优化研究所（National Institute for Health and Care Excellence，NICE）建议，最好在患病后 30 天（急性期后）内开始渐进式康复计划，以得到最大的康复效益。康复过程中医务人员应密切监测患者的病情变化并根据当地政策使用个人防护装备，采取一切措施减低或避免活动过程中产生病毒气溶胶的风险。COVID-19 现有病例报告中的“后遗症状”表现多样，包括慢性咳嗽、呼吸急促、胸闷、认知功能障碍、极度疲劳等。这就要求康复治疗必须针对 COVID-19 的“后遗症状”，开展跨部门、多机构的康复工作，以应对疾病流行过后的康复需求。

二、肺部后遗症及康复建议

COVID-19 是一种全新的疾病，其对肺实质和肺功能的长期影响仍是悬而未决的问题。疫情初期，许多医师担心 SARS-COV-2 会对幸存者造成永久性肺损伤，因为引起严重急性呼吸综合征（severe acute respiratory syndrome，SARS）与中东呼吸综合征的两种冠状病毒都已被证实对肺部有长期破坏作用。事实证明，这样的担忧不无道理。一些 COVID-19 幸存者存在严重的肺部后遗症（如肺实变、肺纤维化等），常表现为死腔样通气和弥散功能异常，而肺部康复治疗的早期介入可减少这类情况的发生。

肺康复是一种基于个性化评估和治疗的多学科干预手段，包括但不限于运动训练、宣传教育及行为矫正，旨在改善呼吸系统疾病患者的身体和心理状况。肺康复可以针对每个患者特有的问题和需求提供全面护理和改善功能的方法，目的在于减轻呼吸系统症状，提高呼吸功能并改善生活质量，甚至对存在不可逆肺损伤的患者也可实施。肺康复的治疗不是针对呼吸系统疾病，而是继发性疾病，COVID-19 的继发性疾病主要有外周肌功能障碍（与消瘦、神经病变和低氧血症有关）、呼吸

肌功能障碍（如呼吸模式紊乱、运动诱发性喉梗阻等）、心脏损伤、心理疾病（如焦虑症、抑郁症、睡眠障碍等）等。肺康复早期阶段可在医院门诊、家庭甚至远程监督下进行，持续时间从6周到9周不等。鉴于肺康复对肺部疾病已有良好的康复效果，可考虑将肺康复作为改善COVID-19幸存者肺功能的辅助疗法。

三、心脏后遗症及康复建议

有20%～30%的COVID-19住院患者出现心肌受累（肌钙蛋白升高）的情况。有研究指出，在COVID-19患病期间出现急性心肌损伤的患者机械通气比例较高且预后较差。因此，心脏功能康复应引起重视。

COVID-19相关心脏并发症是多重因素引起的。病毒会弱化保护心脏的血管紧张素转换酶2受体功能，从而引发炎症反应直接造成心肌损伤，而机体在抗击病毒过程中也会分泌大量肾上腺素，这种异常分泌会使心肌受损，引起血管炎、心肌炎、心律失常等并发症。其他病毒引起的心肌炎可发展为显性或亚临床心肌功能障碍，而COVID-19引发的急性心肌损伤是否会演变成为长期后遗症尚不明确。心功能恢复的患者仍存在再次罹患心肌病和心律失常的风险，这就需要临床医师针对这些患者的最初症状，进行个性化评估和进一步筛查，筛查内容包括实验室检查、静息心电图、24h心电图、超声心动图、心肺运动测试、心血管磁共振成像等。筛查结果阳性的患者应及时接受心脏康复治疗。

心脏康复被广泛应用于心血管疾病患者的后续治疗中，它可以提高患者的运动能力、改善生活质量及促进心理健康，并降低死亡率和意外住院率。英国心血管预防和康复协会规定了6个核心理念作为心脏康复的主要内容，即健康行为教育、生活方式风险因素管理、社会心理健康干预、医疗风险管理、长期监督及评价。正式的心脏康复通常在心血管事件后几周或几个月开始，而前期准备工作（教育、保护、动员和保障）要更早，最终目的是让患者在身心健康的状态下重返工作岗位。面对COVID-19，传统心脏康复迫切需要调整，以适应大量出现的患者群体，这对临床医师和相关管理者来说，都将是巨大的挑战。

四、运动耐量下降及康复建议

运动耐量的下降是COVID-19患者出院后4个月内最常见的后遗症。有研究显示运动耐量的减低极有可能与心肺功能受损有直接关系。因此，应该对出现运动耐量异常的患者早期制订全面而有计划的康复策略。

近些年对骨骼肌的运动研究也证实，耐力运动诱导产生的骨骼肌细胞外超氧化物歧化酶可以通过循环重新分布到外周组织，从而对多种疾病状况下的氧化应激和损伤组织提供保护作用。因此，适当的运动康复可增强免疫系统，将病毒的有害影响降到最低，以改善患者症状，加速患者康复并降低疾病的传染性。一项病例对照研究将某高校羽毛球俱乐部成员纳入常规运动组，将健康久坐学生作为久坐对照组，观察两组成员外周血单核细胞亚群分布及功能。结果显示，在非微生物抗原（α-半乳糖神经酰胺）刺激后，常规运动组肿瘤坏死因子-α和白介素-6分泌水平低于久坐对照组；在乙肝表面抗原和化脓性链球菌刺激后，常规运动组辅助性T细胞1和辅助性T细胞2水平增加更为明显。这说明适度运动会促进健康的免疫反应，并可能在机体无感染时抑制自身免疫活性，而缺乏运动则损害机体对感染的免疫应答。

以上研究证明了运动康复的必要性，但参考关于 SARS 出院患者的运动康复建议，发现建议显得更谨慎，包括在锻炼前需监测体温、每天清洗运动服、在正式运动前适当进行肌肉拉伸等准备工作等。鉴于 COVID-19 对运动与免疫系统的影响尚不确定，在出现更多早期运动有益康复的证据之前，在进行 COVID-19 康复锻炼时也应适当保守。

五、心理后遗症及康复建议

COVID-19 患者由于本身专业知识有限，容易受到恐慌情绪的影响而出现严重心理问题。NICE 建议对所有可能经历心理创伤的患者进行评估，对阈下抑郁症状进行主动监测，并对疾病急性期后和中期出现症状的患者提供认知行为治疗、认知心理治疗或眼动脱敏与再加工治疗。

2003 年，北京大学精神卫生研究所和海淀区疾病预防控制中心对 286 例 SARS 幸存者出院后 3 个月的心理状况进行随访评估，结果显示，抑郁状态和焦虑状态的检出率分别为 16.4% 和 10.1%，而创伤后应激障碍的发生率为 9.79%。造成这种现象的原因有很多，包括患者对病情的恐惧、对家庭成员的担忧，以及自身的病耻感、自卑感等。这些因素同样广泛存在于 COVID-19 患者中，因此，患者痊愈后的心理康复值得重视。

医务人员作为疫情防控和救治患者的主力军，经常超负荷工作，处于身心双重高压之下，也极易出现心理障碍。一项发表于 2021 年的关于流行病期间一线医务人员心理负担的系统回顾和荟萃分析（共纳入 86 项研究）研究分析了 75 991 名参与者的数据，结果显示一线工作人员表现出广泛的心理症状，轻者出现睡眠困难（39.88%）、倦怠（31.81%）、抑郁症状（25.72%）等，严重者则会出现创伤后应激障碍症状（24.51%）、躯体化症状（14.68%）等。由此可见，大规模疫情对一线医务人员的心理健康具有普遍而深远的影响。随着 COVID-19 危机的持续发展，确保医务人员群体能方便地获得心理支持至关重要。

六、肌肉骨骼后遗症及康复建议

ICU 获得性衰弱近年来备受关注。COVID-19 患者长时间的机械通气和约束状态会导致肌肉骨骼发生改变，出现与原发疾病过程无关的虚弱状态和身体损伤。研究发现，SARS 和非 SARS 急性呼吸窘迫综合征的幸存者在 ICU 住院期间体重减轻了 9%～18%。急性呼吸窘迫综合征的幸存者在出院 1 年后有持续性功能障碍，其中以消瘦和虚弱最为突出。因此，对 COVID-19 患者的骨骼肌康复应予以重视。

当患者的肌肉和骨骼已经发生器质性损伤时，常规运动规划并不能满足患者的康复需求。COVID-19 所致的 ICU 获得性衰弱患者的康复需要多学科的整体介入，物理治疗策略主要集中在 3 个领域：①采取以运动为基础的干预措施，如肌肉拉伸和关节活动等，可避免肌肉萎缩和压疮；②疼痛管理，应以患者为中心，采取教育及药物和非药物干预措施；③门诊物理康复方案，虽然形式各不相同，但通常时间跨度为出院后的 6～12 周，可包括患者的自主锻炼、家庭治疗师参与的治疗及远程指导治疗。此外，因 COVID-19 幸存者包含更多的年轻群体，以职业为中心的目标设定可以更好地解决其心理问题，为改善这些群体的生活质量提供希望。与传统康复模式相比，以职业为中心的强化住院患者康复模式可以给患者带来更大的功能改善。另外，SARS 所致的肌肉骨骼并发症极有可能是类固醇激素引起的，因此，世界卫生组织建议针对 COVID-19 的激素疗法更应兼顾利弊，这样才有可能降低骨坏死和肌萎缩的风险。

七、神经后遗症及康复建议

COVID-19 患者的神经系统症状亦较为常见，相当多的病例报告描述了 COVID-19 神经系统并发症状。一项回顾性观察研究结果显示，36.4% 的 COVID-19 患者存在神经系统症状，重症患者比非重症患者发生率更高（45.0% *vs.* 30.2%）。总体来说，患者出现的神经系统症状主要表现在 3 个方面：①中枢神经系统症状或疾病，包括头痛（13.1%）、头晕（16.8%）、意识障碍（7.5%）、急性脑血管病（2.8%）、癫痫（0.5%）；②周围神经系统症状，包括味觉减退或丧失（5.6%）、嗅觉减退或丧失（5.1%）、神经痛（2.3%）；③肌肉骨骼症状（10.7%）。

在 COVID-19 引起的神经认知后遗症中，比较令人困扰的是“新冠脑雾”（COVID brain fog）。“新冠脑雾”并不是医学或科学术语，不同于上述的后遗症有明确的诊断方式，而更倾向于一种主观的感受，包括思维呆滞或混乱、失忆、注意力难以集中、头晕、遗忘日常词汇等令人困扰的症状。“新冠脑雾”的发病机制尚不清楚，可能是微小血管炎症导致蛋白质泄漏至脑细胞间隙中，募集小胶质细胞从而诱发自身免疫反应所致。为了帮助出现神经系统症状的 COVID-19 患者恢复正常生活，哈佛大学医学院提出了一些治疗建议，如有氧运动、摄入地中海式富含具有生物活性的多酚类食物、保证充足睡眠等。

综上所述，为大量 COVID-19 生存者制定急、慢性康复规划迫在眉睫。遗憾的是，目前能够指导 COVID-19 患者康复的循证医学证据还很少，研究者所提出的建议往往是基于对以往冠状病毒流行后康复管理经验进行总结后的推断。因此，大规模前瞻性随机对照试验需要逐步按计划推进。只有这样才能确定这些康复建议的有效性，并以此为基础优化未来的医疗保健服务。

（哈尔滨医科大学附属第二医院　李嘉柔　王洪亮）

参考文献

[1] YC Wu, CS Chen, YJ Chan. The outbreak of COVID-19: an overview. J Chin Med Assoc, 2020, 83(3): 217-220.

[2] Huang C, Wang Y, Li X, et al. Clinical features of patients infected with 2019 novelcoronavirus in Wuhan, China. Lancet, 2020, 395(10223): 497-506.

[3] Barker Davies RM, O’Sullivan O, Senaratne KPP, et al. The stanford hall consensus statement for post-COVID-19 rehabilitation. Br J Sports Med, 2020, 54(16): 949-959.

[4] Zhao HM, Xie YX, Wang C. Recommendations for respiratory rehabilitation in adults with COVID-19. Chin Med J, 2020, doi: 10. 1097/CM9. 0000000000000848.

[5] Cortinovis M, Perico N, Remuzzi G. Long-term follow-up of recovered patients with COVID-19. Lancet, 2021, 397(10270): 173-175.

[6] Rice H, Harrold M, Fowler R, et al. Exercise training for adults hospitalized with an acute respiratory

condition: a systematic scoping review. Clin Rehabil, 2020, 34(1): 45-55.
[7] Cheng HH, Chou W. Rehabilitation can reduce mortality rate in patients who were intubated due to pneumonia. Ann Phys Rehabil Med, 2018, 61(1): e280-e281(2).
[8] Liu K, Zhang W, Yang Y, et al. Respiratory rehabilitation in elderly patients with COVID-19: a randomized controlled study. Complement Ther Clin Pract, 2020, 39: 101166.
[9] Lu R, Zhao X, Li J, et al. Genomic characterisation and epidemiology of 2019 novel coronavirus: implications for virus origins and receptor binding. Lancet, 2020, 395(10224): 565-574.
[10] Wang D, Hu B, Hu C, et al. Clinical characteristics of 138 hospitalized patients with 2019 novel coronavirus-infected pneumonia in Wuhan, China. JAMA, 2020, 323(11): 1061-1069.
[11] Cowie A, Buckley J, Doherty P, et al. Standards and core components for cardiovascular disease prevention and rehabilitation. Heart, 2019, 105(7): 510-515.
[12] Yan Z, Spaulding HR. Extracellular superoxide dismutase, a molecular transducer of health benefits of exercise. Redox Biol, 2020, 32: 101508.
[13] Woods J, Hutchinson NT, Powers SK, et al. The COVID-19 pandemic and physical activity. Sports Medicine and Health Science, 2020, 2(2): 55-64.
[14] Zhu W. Should, and how can, exercise be done during a coronavirus outbreak? An interview with Dr. Jeffrey A. woods. J Sport Health Sci, 2020, 9(2): 105-107.
[15] Gardner PJ, Moallef P. Psychological impact on SARS survivors: critical review of the English language literature. Canadian Psychology/Psychologie Canadienne, 2015, 56: 123-135.
[16] Busch IM, Moretti F, Mazzi M, et al. What we have learned from two decades of epidemics and pandemics: a systematic review and meta-analysis of the psychological burden of frontline healthcare workers. Psychother Psychosom, 2021, 90(3): 178-190.
[17] Mart MF, Ware LB. The long-lasting effects of the acute respiratory distress syndrome. Expert Rev Respir Med, 2020, 14(6): 577-586.
[18] Mao L, Wang M, Chen S, et al. Neurological manifestations of hospitalized patients with COVID-19 in Wuhan, China: a retrospective case series study. SSRN Journal, 2020, 77(6): 683-690.
[19] Theoharides TC, Cholevas C, Polyzoidis K, et al. Long-COVID syndrome-associated brain fog and chemofog: Luteolin to the rescue. Biofactors, 2021, 47(2): 232-241.
[20] Angelidi AM, Kokkinos A, Katechaki E, et al. Mediterranean diet as a nutritional approach for COVID-19. Metabolism, 2021, 114: 154407.

第三节　拔管后吞咽障碍的研究进展及治疗现状

气管插管拔管后的吞咽困难被定义为拔管后吞咽障碍（post-extubation dysphagia，PED）。相比手术中插管引起的喉部损伤，重症监护病房（intensive care unit，ICU）插管的危重患者由于插管时间较长，导致喉损伤更普遍、更严重。对于重症患者，PED 易导致误吸、吸入性肺炎、营养不良、呼吸窘迫综合征等并发症，导致住院费用增加、住院时间延长、发病率和死亡率增加，严重影响患者生活质量及疾病预后。目前，此类研究多集中于脑卒中和神经肌肉疾病所致的吞咽困难，并且尚无有关拔管后喉部功能评估及拔管后吞咽功能康复的相关指南，本文旨在描述重症患者 PED 的研究进展，探讨 PED 患者吞咽功能康复的方法，以提高临床对于重症患者拔管后吞咽功能恢复情况的重视。

一、拔管后吞咽障碍的发病情况

目前，拔管后吞咽困难的具体发病率尚不明确。McIntyre 等近期发表了一篇系统评价，纳入了 38 项共计 5798 例患者的 PED 研究，发现 41% 的危重症患者气管插管后可能出现 PED。结合世界卫生组织的全球疾病数据，推算出全球每年约 820 万人患有 PED。先前的研究认为，PED 发病率可能因评估方法、患者群体、参与者招募方法、吞咽困难评估的时间、插管的中位数时间等不同而存在差异，但 McIntyre 等的研究未发现上述因素对 PED 发病率有明显影响。Brodsky 等对 ICU 气管插管患者拔管后进行喉部检查，发现患者的平均气管插管天数为 8.2±6.0 天，喉部损伤的发生率为 83%。在所有研究中，拔管后最常见的临床症状有发音困难（76%）、疼痛（76%）、声音嘶哑（63%）和吞咽困难（49%）。由此可见，虽然没有统计 PED 发病率的准确数字，但是吞咽困难在拔管患者中很常见，需要我们引起重视。

有研究显示，年龄可能是 PED 形成的重要影响因素。由于老年人存在机体结构衰老和机体功能减退，吞咽时间明显较年轻者长，在气管插管的刺激、自身免疫功能较差、原发疾病等因素的共同作用下，更易导致 PED 的发生。Tsai 等评估了 151 例插管 48h 以上、无神经肌肉疾病或之前无吞咽功能障碍的 ICU 患者的吞咽功能。结果显示，92 例（61.7%）患者出现 PED。拔管后 21 天，仍有 17 例（15.5%）患者未能恢复正常吞咽功能，并依赖于管饲。与年轻患者相比，年龄较大的患者床旁吞咽时间（5.0 天 *vs*. 3.0 天，P=0.006）和总口服摄入量恢复时间（5.0 天 *vs*. 3.0 天，P=0.003）明显更长。年龄较大的患者对管饲的依赖率也明显高于年龄较小的患者（24.1% *vs*. 5.8%，P=0.008）。但考虑到各研究的样本量差异大，采用的纳入和排除标准不同，研究设计和统计分析存在固有的缺点和偏倚，也有较多的文献显示，年龄与 PED 的发生无相关性，两者相关性有待更高质量的研究加以证实。

二、拔管后吞咽障碍的病理生理学机制

现有研究中，PED 的病理生理学机制有 6 种，分别是口和咽喉外伤、ICU 获得性肌无力、感觉减弱、认知障碍和意识减退、呼吸 - 吞咽同步障碍和胃食管反流。PED 通常不是由单一的机制引起，往往是多种机制共同导致。

（一）口和咽喉外伤

气管插管和气管切开本身会对正常的解剖结构造成直接损伤，气管插管压迫喉返神经可能会导致声带麻痹和瘫痪，插管期间嘴唇和牙齿的损伤可能会影响咀嚼能力，这些都会直接影响患者的吞咽功能。

（二）重症监护病房获得性肌无力

在接受长时间气管插管的患者中，没有频繁的吞咽可能会导致舌、咽和喉部肌肉的失用性萎缩。

（三）感觉减弱

咽喉部感觉减弱可导致吞咽延迟，Borders 等的研究显示，患者喉内收肌反射缺失与吞咽困难相关（P=0.004）。

（四）认知障碍和意识减退

认知障碍和意识减退是 PED 的另一个重要因素。在 ICU 中，许多因素可能导致患者的意识下降，如镇静药的应用和创伤性脑损伤。有研究显示，格拉斯哥昏迷指数（Glassgow coma index，GCI）评分越低，吞咽障碍越严重。存在认知障碍的脑外伤患者吞咽障碍的发生率明显高于认知功能正常的患者。

（五）呼吸 - 吞咽同步障碍

健康的成年人在吞咽过程中呼吸 - 吞咽功能协调，但 ICU 患者的呼吸 - 吞咽功能协调性可能会因插管和肌无力而受到影响。

（六）胃食管反流

ICU 重症患者常通过鼻饲管维持营养，鼻饲管可导致食管上下括约肌开放，增加胃食管反流，容易存在误吸等风险。有研究显示，胃食管反流会损伤喉括约肌功能，导致拔管患者吞咽困难。

三、拔管后吞咽障碍的诊断

（一）评估方法

1. 仪器评估法　吞咽造影录像检查（video fluoroscopic swallowing study，VFSS）和纤维内镜下吞咽功能检查法（fiberoptic endoscopic evaluation of swallowing ，FEES）是评估吞咽功能常用的方法，目前被认为是吞咽障碍检查和诊断的“金标准”。应用这些检查设备能更直观、准确地评估吞咽情况。VFSS 是在模拟生理进食时，在 X 线透视下，针对口、咽、喉、食管的吞咽运动所进行的特殊造影，可以动态记录所看到的影像，观察有无异常，并加以定性和定量分析。VFSS 虽然可从不同角度直视分析完整的吞咽过程，但检查费用昂贵、费时，且需要搬运患者到指定放射科室，以固定姿势通过专用仪器设备进行专家评估，增加重症患者风险和医院配置负担，导致其临床实际应用并不理想。FEES 通过纤维喉镜，在监视器直视下观察患者基本自然状态下平静呼吸、用力呼吸、咳嗽、说话和食物吞咽过程中鼻、咽部、喉部各结构功能情况。FEES 的优点在于没有辐射，可反复进行，但如果吞咽的量太大，食物可能盖住喉镜镜头，此时喉镜将不能成像。

2. 床旁评估方法　由于仪器评估法的设备、时间及人员限制，往往会耽误评估时机，如何进一步推动床旁吞咽检查非常重要。目前，经常采用的床旁吞咽检查评估量表有以下几种。

（1）标准吞咽功能评定量表（SSA）：SSA 是由 Ellul 等于 1996 年经科学设计专门用于评定患者的吞咽功能的量表，分为 3 个部分：①临床检查，包括意识、头与躯干的活动能力、呼吸、唇的闭合、软腭运动、喉功能、咽反射和自主咳嗽，总分 8～23 分；②让患者吞咽 5ml 水 3 次，观察有无喉运动、重复吞咽、吞咽时喘鸣及吞咽后喉功能等情况，总分 5～11 分；③如上述无异常，让患者吞咽 60ml 水，观察吞咽需要的时间、有无咳嗽等，总分 5～12 分。该量表的最低分为 18 分，最高分为 46 分，分数越高，说明吞咽功能越差。如果试验中的任何 1 个项目出现异常，则提示评估阳性，立即终止试验。SSA 在临床应用较为广泛，具有较高的敏感性和特异性。

（2）吞咽功能评估量表（GUSS）：GUSS 分间接吞咽测试和直接吞咽测试两个部分依次进行。间接测试首先要判断患者意识程度，咳嗽和清嗓能力，唾液吞咽情况。如上述过程正常，则进行直接吞咽试验：按糊状食物、液体食物、固体食物顺序进行测试，结果所得分数越低，说明吞咽障碍越严重。

（3）饮水吞咽测试（WST）：①先让患者喝 5～10ml 水，如果患者在此阶段即发生明显呛咳，则直接判断测试异常；②如第一阶段无明显呛咳，则让患者采取坐位姿势，将 30ml 温水一口咽下，根据几口喝完、有无呛咳等情况，进行严重程度分级。

（4）容积 - 黏度吞咽测试（V-VST）：能辅助早期诊断识别存在吞咽障碍危险因素的患者，可从以下 2 个定义特征评估：①功能，患者摄取使其营养和水合状态良好所需热量、营养和水分的能力；②安全性，患者摄食期间避免呼吸道并发症风险的能力。

（二）评估时机

目前尚无有循证依据的指南指导何时评估 PED 患者。在美国，语言病理学家（speech-language pathologist，SLP）常常作为 PED 主要筛查者，但其筛查、评估的时间和过程各不相同，通常从拔管后 24h 开始。但并非所有的研究者都选择在拔管后 24h 开始评估，Joerg 等对拔管后的 ICU 患者立即进行吞咽功能评估，有 12.4% 的患者出现吞咽困难。为了确定是否有必要等待拔管后 24h 再做筛查，Leder 等做了一项研究，共纳入了心脏科、心胸外科、内科、外科、神经外科 5 个不同专科 ICU 的 202 例成年患者，分别在患者拔管后 1h、4h 和 24h 进行了吞咽功能评估。研究显示，大多数患者（166 例，82.2%）在拔管后 1h 通过了吞咽困难筛查，4h 后增加了 11 例（177 例，87.6%）通过吞咽困难筛查，24h 后增加了 8 例（185 例，91.6%），如果更早地发现患者有吞咽困难症状，可以更早地给予临床关注和干预。由于患者人群具有多样性，目前缺乏大样本、高质量研究探讨 PED 评估时机，有关 PED 评估的最佳时机还需进一步证实。

四、拔管后吞咽障碍患者的康复治疗

PED 的治疗不仅能改善个体的进食状况，也能改善其营养状况，预防 PED 相关并发症。目前 PED 的治疗包括口腔感觉刺激、运动训练、代偿性治疗、神经电刺激治疗等。

（一）口腔感觉刺激

对于口腔感觉较差的患者，可以采用冰棉棒刺激或者冰水漱口，或将不同味道的食物放置在舌头相应的味蕾感应敏感区域，增加外周感觉的传入，兴奋大脑吞咽皮质，从而起到改善吞咽功能的作用。

（二）运动训练

对于那些接受过长时间气管插管、之前没有吞咽困难或已知罹患卒中、神经肌肉疾病的患者，运动训练似乎可以起到较好的康复作用。常见的口腔运动训练包括：

1. 舌压抗阻反馈训练　增强舌活动能力。

2. Masaco 训练　吞咽时通过对舌的制动，使咽后壁向前运动与舌根部相贴近，增加咽的压力，加快食团推进，可增加舌根的力量，延长舌根与咽喉壁的接触时间，减少咽部食物残留。

3. Shaker 训练　又被称为抬头训练，可提高食管上括约肌开放的时间和宽度。Wu 等提出了一种由护士管理的、基于医院的吞咽和口腔护理（SOC）干预，包括刷牙、唾液腺按摩、口腔运动和吞咽安全教育（表 16-3-1）。在连续进行 14 天 SOC 干预后，接受干预的患者比对照组更快恢复吞咽功能。

表 16-3-1 吞咽和口腔护理干预方案

吞咽和口腔护理干预方案
刷牙 • SOC 护士用蒸馏水冲洗患者的口腔，软化牙菌斑；用柔软的牙刷刷牙齿、牙龈、舌头和腭部；用湿纱布擦拭菌斑；用一层薄薄的凡士林润湿患者的嘴唇
唾液腺按摩 • SOC 护士轻轻按摩患者耳朵前的脸颊区域，沿着下颌移动，并用两个手指轻轻按压颧下区域 5～10 次，按摩腮腺、颌下腺和舌下腺
嘴唇、舌头、下巴和脸颊的口腔运动训练 • 要求患者收紧嘴唇并将其张开至脸部两侧，将舌头向前、向右、向左、移出口腔，并向后缩回口腔；张开嘴巴，鼓起和收紧脸颊；发音“sh——sh——sh——”，并尽可能延长最后一个“sh”的发音时间。每次重复 3 次、5 次或 10 次，具体取决于患者的耐受情况 • 要求患者将嘴唇向外推，对抗压舌器的力量；将舌头推到左右脸颊，并对抗 SOC 护士对他们脸颊的压力；最大程度地张开嘴巴，对抗护士的压力；鼓起脸颊，对抗护士的压力。每次重复 3 次、5 次或 10 次，具体取决于患者的耐受情况
安全吞咽教育 • 向患者解释不安全吞咽的体征和症状 • 给予安全的吞咽指导，包括坐位口服，意识障碍时不进食等，改变饮食结构和黏度

（三）代偿性治疗

对于拔管后确诊吞咽障碍的患者，应尽快给予营养支持治疗，优先考虑肠内营养，先提供短肽型肠内营养制剂，逐步训练转为经口进食。通过评估患者吞咽困难的严重程度，给予相应的饮食种类。Joerg 等在根据以往的临床评估和功能性吞咽困难治疗的一般原则下，使用了代偿性治疗，包括：①改变体位；②采取适应性措施，包括饮食质地改变，使用勺子等辅助工具；③功能练习，以恢复舌头和嘴唇的运动和感觉。该研究结果显示，33%（32/96）的吞咽困难患者在出院时已康复。

（四）神经电刺激治疗

神经刺激治疗多被证实用于脑卒中患者吞咽障碍的康复治疗，常见的神经电刺激治疗包括重复经颅磁刺激（rTMS）、经颅直流电刺激（tDCS）和咽部电刺激（PES）。Ivy 等从 26 项随机对照试验（RCT）中收集了 852 例卒中患者的数据，评估神经刺激，对卒中后吞咽障碍的影响。rTMS 总体上表现出最大效应，其次是 PES 和 tDCS。在所分析的研究中，没有重大不良反应的报道。rTMS、tDCS 和 PES 在治疗的前 2 个月内效果最为显著。Dziewas 等在一项大规模试验中，对有神经源性吞咽障碍的卒中患者早期拔管进行 PES 试验。结果显示，PES 可以安全有效地治疗神经源性吞咽障碍，且越早开始治疗越能取得更好的疗效。

神经源性吞咽障碍的主要病因，是感觉反馈机制出现了问题，康复治疗以中枢或外周感觉刺激为主，而 PED 多因插管或气管切开导致神经肌肉损伤、感觉损伤、肌肉萎缩，单纯的感觉刺激疗法可能疗效一般。在多项研究证明 PES 可以改善气道保护和缩短拔管时间后，Koestenberger 等为了探究 PES 治疗与吞咽障碍并发症的相关性进行了一项 RCT 研究，结果显示，与对照组相比，接受 PES 治疗的患者肺炎患病率分值（4 *vs.* 21，$P=0.000\ 46$）和再插管频率分值（0 *vs.* 6，$P=0.046$）显著降低。在最近发表的一篇个案报道中，一位患有新型冠状病毒肺炎（COVID-19）的白种女性，在 ICU 长期插管后出现了 PED，接受 PES 辅助治疗 5 天后 PED 明显改善。这些研究提示，虽然神经电刺激疗法单纯治疗拔管引起的吞咽困难疗效一般，但或许可以作为一种辅助治疗手段，促进 PED 患者恢复。

五、总结

在急性和重症监护环境中，针对 PED 干预的研究有限，并且缺乏指导这一领域临床实践的指南。为了有效地进行早期筛查和评估 PED，需由多学科临床医师协作。研究工作应继续将重点放在进一步阐明吞咽障碍的病理生理学机制、优化筛选手段和加强个性化治疗方面。

（河南省人民医院　郭孜琦　李兆桢　邵换璋）

参考文献

［1］Dziewas R, Stellato R, van der Tweel I, et al. Pharyngeal electrical stimulation for early decannulation in tracheotomised patients with neurogenic dysphagia after stroke（PHAST-TRAC）: a prospective, single-blinded, randomised trial. Lancet Neurol, 2018, 17(10): 849-859.

［2］Brodsky MB, De I, Chilukuri K, et al. Coordination of pharyngeal and laryngeal swallowing events during single liquid swallows after oral endotracheal intubation for patients with acute respiratory distress syndrome. Dysphagia, 2018, 33(6): 768-777.

［3］Zuercher P, Moret CS, Dziewas R, et al. Dysphagia in the intensive care unit: epidemiology, mechanisms, and clinical management. Critical Care, 2019, 23(1): 103.

［4］Patel DA, Krishnaswami S, Steger E, et al. Economic and survival burden of dysphagia among inpatients in the United States. Diseases of the Esophagus, 2018, 31(1): 1-7.

［5］McIntyre M, Doeltgen S, Dalton N, et al. Post-extubation dysphagia incidence in critically ill patients: a systematic review and meta-analysis. Aust Crit Care, 2021, 34(1): 67-75.

［6］Brodsky MB, Huang M, Shanholtz C, et al. Recovery from dysphagia symptoms after oral endotracheal intubation in acute respiratory distress syndrome survivors. A 5-year longitudinal study. Ann Am Thorac Soc, 2017, 14(3): 376-383.

［7］Daly E, Miles A, Scott S, et al. Finding the red flags: swallowing difficulties after cardiac surgery in patients with prolonged intubation. J Crit Care, 2016, 31(1): 119-124.

［8］Brodsky MB, Levy MJ, Jedlanek E, et al. Laryngeal injury and upper airway symptoms after oral endotracheal intubation with mechanical ventilation during critical care. Critical Care Medicine, 2018, 46(12): 2010-2017.

［9］Tsai M, Ku S, Wang T, et al. Swallowing dysfunction following endotracheal intubation. Medicine, 2016, 95(24): e3871.

［10］Macht M, White SD, Moss M. Swallowing dysfunction after critical illness. Chest, 2014, 146(6): 1681-1689.

［11］Macht M, Wimbish T, Bodine C, et al. ICU-acquired swallowing disorders. Crit Care Med, 2013, 41(10): 2396-2405.

［12］Brodsky MB, Pandian V, Needham DM. Post-extubation dysphagia: a problem needing multidisciplinary efforts. Intensive Care Medicine, 2020, 46(1): 93-96.

［13］Macht M, Wimbish T, Bodine C, et al. ICU-acquired swallowing disorders. Critical Care Medicine, 2013, 41(10): 2396-2405.

［14］Borders JC, Fink D, Levitt JE, et al. Relationship

between laryngeal sensation, length of intubation, and aspiration in patients with acute respiratory failure. Dysphagia, 2019, 34(4): 521-528.

[15] Brodsky MB, Nollet JL, Spronk PE, et al. Prevalence, pathophysiology, diagnostic modalities, and treatment options for dysphagia in critically ill patients. American Journal of Physical Medicine & Rehabilitation, 2020, 99(12): 1164-1170.

[16] Leder SB, Warner HL, Suiter DM, et al. Evaluation of swallow function post-extubation: is it necessary to wait 24 hours?Annals of Otology, Rhinology & Laryngology, 2019, 128(7): 619-624.

[17] Frajkova Z, Tedla M, edlova E, et al. Postintubation dysphagia during COVID-19 outbreak-contemporary review. Dysphagia, 2020, 35(4): 549-557.

[18] Schefold JC, Berger D, Zürcher P, et al. Dysphagia in mechanically ventilated ICU patients (DYnAMICS). Critical Care Medicine, 2017, 45(12): 2061-2069.

[19] Brodsky MB, Mayfield EB, Gross RD. Clinical decision making in the ICU: dysphagia screening, assessment, and treatment. Semin Speech Lang, 2019, 40(3): 170-187.

[20] Wu C, Xu Y, Wang T, et al. Effects of a swallowing and oral care intervention for patients following endotracheal extubation: a pre- and post-intervention study. Critical Care, 2019, 23(1): 350.

[21] Dziewas R, Allescher HD, Aroyo I, et al. Diagnosis and treatment of neurogenic dysphagia - S1 guideline of the German society of neurology. Neurol Res Pract, 2021, 3(1): 23.

[22] Cheng I, Sasegbon A, Hamdy S. Effects of neurostimulation on poststroke dysphagia: a synthesis of current evidence from randomized controlled trials. Neuromodulation, 2020, doi: 10. 1111/ner.

[23] Bath PM, Woodhouse LJ, Suntrup Krueger S, et al. Pharyngeal electrical stimulation for neurogenic dysphagia following stroke, traumatic brain injury or other causes: main results from the PHADER cohort study. E Clinical Medicine, 2020, 28: 100608.

[24] Traugott M, Hoepler W, Kitzberger R et al. Successful treatment of intubation-induced severe neurogenic post-extubation dysphagia using pharyngeal electrical stimulation in a COVID-19 survivor: a case repor. Journal of Medical Case Reports, 2021, 15(1): 148.

[25] Koestenberger M, Neuwersch S, Hoefner E, et al. A pilot study of pharyngeal electrical stimulation for orally intubated ICU patients with dysphagia. Neurocritical Care, 2020, 32(2): 532-538.

第四节　营养治疗在呼吸衰竭患者康复中的难点

在重症监护病房（intensive care unit，ICU）接受机械通气的呼吸衰竭患者行早期康复训练有利于脱机，但无论是主动康复训练或被动康复训练，还是常规护理中的早期运动，均可导致患者热量消耗增加且相应的营养需求增加。尽管早期康复训练可使一部分呼吸衰竭危重症患者的病情有所改善，但仍可能进展为以轻度持续性炎症和蛋白质分解代谢为特征的慢性危重症状态，也被称为持续性炎症分解代谢综合征（persistent inflammatory catabolism syndrome，PICS）。PICS 患者的生活质量可能严重受损、运动功能显著减退（6 分钟步行距离受限）及重新融入住院前生活的能力下降。大量的肌肉丧失、衰弱及肌少症与患者入 ICU 后 6 个月及 12 个月的生活质量下降、器官衰竭及死亡率增加密切相关。如何补给不同成分的营养素及何时补给才能使危重症患者的肌肉损失最小，并同时满足患者早期康复训练中的消耗、避免营养不良造成康复进程缓慢已成为业内近年来高度关注的话题。本节重点讨论呼吸衰竭患者在 ICU 期间和转出 ICU 后逐渐康复过程中为满足其能量需求进行营养治疗的难点所在。

一、如何准确预测静息能量消耗是呼吸衰竭患者康复中营养治疗的难点之一

营养不良和营养过剩均可能导致呼吸衰竭患者的机械通气时间延长、感染概率增加，并可能与器官功能改变甚至死亡率增加密切相关。Zusman 等观察到提供 70%～100% 的实际测量能量消耗与改善患者的生存率密切相关，但能量摄入超过所测能量需求 100% 的患者的死亡率反而增加。因此，准确预测呼吸衰竭患者康复过程中的能量消耗和营养需求对避免营养不良和营养过剩的发生具有重要意义，这也是临床营养治疗的难点所在。

通常情况下，医师无法直接测得危重症患者的能量需求，在给予营养治疗前需要预测患者的静息能量消耗（resting energy expenditure，REE），然后根据患者的活动系数和（或）应激系数来估算。然而，预测模型计算出的预测能量消耗与实际测量的能量消耗的一致性很差。Zusman 等对 1440 例患者的 3573 项 REE 测量数据进行总结和分析后发现，Faisy 方程的平均差最小（90kcal），Harris-Benedict 方程的相关性最高（52%），Jolliet 方程的一致性最高（62%），只有 1/3 的患者通过预测模型计算出的能量消耗与实际测量的能量消耗差异不超过 10%。预测方程在 ICU 患者中表现较差，故预测方程不能完全取代间接测热法来准确估计 ICU 患者的 REE。Tatucu-Babet 等对接受机械通气的危重症成年患者的能量需求和处方情况进行了系统的文献综述，共检索文献 2349 篇，纳入文献 18 篇。其结果显示，在 13 个预测方程的 160 个变量中，38% 的预测模型低估了能量消耗，12% 的预测模型高估了能量消耗超过 10%，其余 50% 的方程得出的预测能量消耗与间接测热法比较，差异在 ±10%，这充分说明个体和群体的预测模型计算出的能量消耗和间接测热法得出的结果存在较大差异。此外，使用这些预测模型可能会导致患者的营养需求被高估或低估 500kcal 甚至更多，从而导致营养过剩或营养不良。

美国肠外肠内营养学会（American Society for Parenteral and Enteral Nutrition，ASPEN）指南（简称 ASPEN 指南）和欧洲肠外肠内营养学会（European Society for Parenteral and Enteral Nutrition，ESPEN）指南（简称 ESPEN 指南）均推荐使用间接测热法指导 REE 的能量需求。Duan 等对 991 例危重症患者进行 meta 分析。其结果表明，与对照组相比，间接测热法指导的能量供给可以显著降低危重症患者的短期死亡率（*RR* 0.77，95% *CI* 0.60～0.98，I^2＝ 3%，*P*＝0.03）。间接测热法被认为是测定能量消耗的“金标准”，是通过测量肺气体交换测定能量消耗的一种非侵入性技术，临床医师可以根据代谢需要制订个体化的营养支持方案以提高临床疗效。然而，由于间接测热法的代谢监测仪的临床普及应用有限，REE 可以更容易地从呼吸机获得的二氧化碳释放量（VCO_2）中获得（REE＝ 8.2×VCO_2），这种测量 REE 的方法虽然不如间接测热法准确，但比使用预测模型更准确。

二、何时补给肠内营养及如何补给蛋白质是呼吸衰竭患者康复中营养治疗的难点之二

早期给予 ICU 内危重症患者肠内营养已在业内形成共识，这同样也适用于呼吸衰竭的机械通气患者。Liu 等给予 ICU 内接受机械通气的脓毒症患者肠内营养，结果显示，早期肠内营养组（入住 ICU＜48h）的 Th17 细胞比例和内毒素水平显著低于晚期肠内营养组（入住 ICU≥48h），而

Treg 细胞的比例显著高于晚期肠内营养组（$P<0.05$）；晚期肠内营养组在机械通气时间、ICU 内时间、ICU 获得性肌无力的发生率等方面均高于早期肠内营养组（$P<0.05$），但 2 组 28 天的病死率比较差异无统计学意义。由此可见，早期肠内营养的给予能够改善呼吸衰竭患者的免疫功能并降低 ICU 获得性肌无力的发生，避免患者继发 PICS，可能为早期康复提供营养支撑。

蛋白质的摄入量建议为 1.3g/（kg・d），并与康复运动计划相结合，蛋白质摄入量的增加与患者生存率的提高有关。然而，这一生存优势并未在前瞻性随机对照试验中得到证实，增加蛋白质摄入量仅可以改善肾功能或肌肉质量。Nakamura 等进行了一项随机对照研究，将 117 例 ICU 患者分为高蛋白组［1.5g/（kg・d）］和非高蛋白组［0.8g/（kg・d）］，2 组患者的总热量供给均约 20kcal/（kg・d）。其结果表明，高蛋白组的免疫抑制和 PICS 的发生率低，患者的股骨肌肉体积损失为 12.9%±8.5%，而非高蛋白组为 16.9%±7.0%，差异有统计学意义（$P=0.0059$），但这仅出现在早期接受肌肉电刺激时。由此提示，ICU 患者只有在积极的早期康复前提下，高蛋白质摄入才可以更好地维持肌肉容积。对蛋白质摄入量的建议取决于患者的临床状态，肌少症患者的肌肉质量显著下降增加了死亡风险，高蛋白饮食可能改善其生存率。然而，在脓毒症患者中，蛋白质摄入量似乎并没有影响患者的临床结局，这在 EAT-ICU 研究中得到证实，该研究没有显示脓毒症患者行高蛋白质摄入［1.4g/（kg・d）］可以改善临床结局，但另一项事后分析显示肾功能正常的高蛋白摄入患者的生存率显著提高。

三、合理的营养途径和营养方案是呼吸衰竭患者康复中营养治疗的难点之三

在脱离有创机械通气后的恢复期，3%～60% 的患者可能出现拔管后吞咽困难。Brodsky 等发现 115 例患者中有 37 例（32%）经口插管的急性呼吸窘迫综合征（acute respiratory distress syndrome，ARDS）幸存者在出院后仍有吞咽困难症状，在 ICU 内时间较长的患者吞咽困难症状的恢复较慢。由于长时间的有创机械通气，许多患者会出现严重的吞咽困难，导致能量、微量元素和蛋白质的摄入减少，以及肺炎、二次插管和死亡的发生率增加。拔管后使用经鼻高流量氧疗（high-flow nasal cannula，HFNC）或其他形式的无创机械通气可能导致肠内营养途径摄入量进一步减少。Zerbib 等对 40 例拔管后或预防气管插管需要 HFNC 治疗的患者进行了一项观察性研究。其结果显示，所有接受 HFNC 治疗的患者获得了 449.5（IQR 312～850）kcal/d（热量）和 19.25（IQR 13.9～33.3）g/d（蛋白质），提示 HFNC 治疗与显著的营养不足有关，为达到最佳的热量和蛋白质摄入，可以考虑肠外营养。由此可见，患者在脱机拔管后通过肠内营养途径获得的热量反而可能不如机械通气期间的热量摄入。因此，当呼吸衰竭患者在脱机拔管后逐渐康复的过程中出现经口进食困难的情况时，医师应考虑通过鼻胃管肠内营养或联合肠外营养途径补充营养供给，以保证患者获得足够的能量和蛋白质供应，且这一策略应与积极的吞咽功能康复训练相结合，期待经口进食途径能够尽早完全满足患者的营养需求。

营养学家或营养师在优化营养支持方面起关键作用，他们通过改善喂养过程来协助重症护理和医疗团队进行食物的获取及运送，帮助制订营养干预方案，旨在实施个体化的营养治疗，即根据患者的营养需求制订明确的营养计划。实施该计划时，ICU 医师应进一步与普通病房的医疗团队、全科医师、患者及其家属沟通，因为他们可能缺乏关于 ICU 存活者复杂需求的专业知识。由营养小组进行的封闭式随访可以帮助 ICU 存活者在康复期间获得足够的营养摄入。患者在从 ICU 转出后的继续住院期间应该由营养小组持续跟踪，若缺乏良好的营养指导和康复运动，患者的住院时间可能会延长，

并可能会经历额外的肌肉和能量损失。由于住院期间虚弱程度的增加会严重影响患者出院后成功康复的能力，故应对 ICU 内的危重症患者实施综合的多学科治疗。Fadeur 等提出 SPICES 概念以优化 ICU 患者的营养支持策略，包括吞咽障碍筛查和管理（swallowing disorders screening and management）、患者的整体状态评估（patient global status overview）、营养学家和营养师的参与（involvement of dieticians and nutritionists）、营养摄入和临床结局的评估（clinical evaluation of nutritional intakes and outcomes）及营养元素的补充（supplementation in macro-or micronutrients）。

四、总结

发生呼吸衰竭的危重症患者需要足够的营养支持来满足早期康复训练的能量需求以避免营养不良的风险，若不能准确预测患者的 REE 以指导营养治疗可能会导致营养不良或营养过剩，间接测热法是目前评估 REE 目标的首选方法。在呼吸衰竭患者的康复过程中，医师应充分重视早期肠内营养的作用及实际达到目标营养量的情况；对于继发吞咽困难和经口进食差的患者，医师要注意改变喂养途径和方式以避免继发营养不良；同时，可由营养师协助重症护理和医疗团队制订营养干预方案，根据 ICU 内呼吸衰竭患者的病因和康复的不同阶段量身定制个体化营养支持方案以提高长期康复的成功率。

（吉林大学白求恩第一医院　李玉婷　张　东）

参 考 文 献

［1］Moore FA, Phillips SM, McClain CJ, et al. Nutrition support for persistent inflammation, immunosuppression, and catabolism syndrome. Nutr Clin Pract, 2017, 32(1 suppl): 121S-127S.

［2］Gardner AK, Ghita GL, Wang Z, et al. The development of chronic critical illness determines physical function, quality of life, and long-term survival among early survivors of sepsis in surgical ICUs. Crit Care Med, 2019, 47(4): 566-573.

［3］Muscedere J, Waters B, Varambally A, et al. The impact of frailty on intensive care unit outcomes: a systematic review and meta-analysis. Intensive Care Med, 2017, 43: 1105-1123.

［4］Dvir D, Cohen J, Singer P. Computerized energy balance and complications in critically ill patients: an observational study. Clin Nutr, 2006, 25(1): 37-44.

［5］Villet S, Chiolero RL, Bollmann MD, et al. Negative impact of hypocaloric feeding and energy balance on clinical outcome in ICU patients. Clin Nutr, 2005, 24(4): 502-509.

［6］Braunschweig C, Sheean PM, Peterson SJ, et al. Intensive nutrition in acute lung injury: a clinical trial (INTACT). J Parenter Enteral Nutr, 2015, 39(1): 13-20.

［7］Zusman O, Kagan I, Bendavid I, et al. Predictive equations predictive equations versus measured energy expenditure by indirect calorimetry: a retrospective validation. Clin Nutr, 2019, 38(3): 1206-1210.

［8］Tatucu-Babet OA, Ridley EJ, Tierney AC. Prevalence of underprescription or overprescription of energy needs in critically ill mechanically ventilated adults as determined by indirect calorimetry: a systematic literature review. J Parenteral Enteral Nutr, 2016, 40(2):

212-225.
[9] Taylor BE, McClave SA, Martindale RG, et al. Guidelines for the provision and assessment of nutrition support therapy in the adult critically ill patient: Society of Critical Care Medicine(SCCM) and American Society for Parenteral and Enteral Nutrition (A. S. P. E. N.). Crit Care Med, 2016, 44(2): 390-438.
[10] Singer P, Reitham Blaser A, Berger MM, et al. ESPEN guidelines: nutrition in the ICU. Clin Nutr, 2019, 38(1): 48-79.
[11] Duan JY, Zheng WH, Zhou H, et al. Energy delivery guided by indirect calorimetry in critically ill patients: a systematic review and meta-analysis. Crit Care, 2021, 25(1): 88.
[12] Delsoglio M, Achamrah N, Berger MM, et al. Indirect calorimetry in clinical practice. J Clin Med, 2019, 8(9): 1387.
[13] Stapel SN, de Grooth HJ, Alimohamad H, et al. Ventilator-derived carbon dioxide production to assess energy expenditure in critically ill patients: proof of concept. Crit Care, 2015, 19: 370.
[14] Liu Y, Zhao W, Chen W, et al. Effects of early enteral nutrition on immune function and prognosis of patients with sepsis on mechanical ventilation. J Intensive Care Med, 2020, 35(10): 1053-1061.
[15] Weijs PJ, Stapel SN, de Groot SD, et al. Optimal protein and energy mortality in mechanically ventilated critically ill patients: a prospective observational cohort study. J Parenter Enteral Nutr, 2012, 36(1): 60-68.
[16] Allingstrup MJ, Esmailzadeh N, Wilkens Knudsen A, et al. Provision of protein and energy in relation to measured requirements in intensive care patients. Clin Nutr, 2012, 31(4): 462-468.
[17] Nicolo M, Heyland DK, Chittams J, et al. Clinical outcomes related to protein delivery in a critically ill population: a multicenter, multinational observation study. J Parenter Enteral Nutr, 2016, 40(1): 45-51.
[18] Allingstrup MJ, Kondrup J, Wijs J, et al. Early goal-directed nutrition versus standard of care in adult intensive care patients: the single centre, randomised, outcome assessor-blinded EATICU trial. Intensive Care Med, 2017, 43(11): 1637-1647.
[19] Doig GS, Simpson F, Bellomo R, et al. Intravenous amino acid therapy for kidney function in critically ill patients: a randomized controlled trial. Intensive Care Med, 2015, 41(7): 1197-1208.
[20] Ferrie S, Allman-Farinelli M, Daley M, et al. Protein requirements in the critically ill: a randomized controlled trial using parenteral nutrition. J Parenter Enteral Nutr, 2016, 40(6): 795-805.
[21] Nakamura K, Nakano H, Naraba H, et al. High protein versus medium protein delivery under equal total energy delivery in critical care: a randomized controlled trial. Clin Nutr, 2021, 40(3): 796-803.
[22] Looijaard WG, Dekker IM, Stapel SN, et al. Skeletal muscle quality as assessed by CT-derived skeletal muscle density is associated with 6-month mortality in mechanically ventilated critically ill patients. Crit Care, 2016, 20(1): 386.
[23] Weijs P, Looijaard W, Beishuizen A, et al. Early high protein intake is associated with low mortality and energy overfeeding with high mortality in non-septic mechanically ventilated critically ill patients. Crit Care, 2014, 18(6): 701.
[24] Zhu R, Allingstrup MJ, Perner A, et al. The effect of Ⅳ amino acid supplementation on mortality in ICU patients may be dependent on kidney function: post hoc subgroup analyses of a multicenter randomized trial. Post Hoc Crit Care Med, 2018, 46(8): 1293-1301.
[25] Macht M, White D, Moss M. Swallowing dysfunction after critical illness. Chest, 2014, 146(6): 1681-1689.
[26] Brodsky MB, Huang M, Shanholtz C, et al. Recovery

from dysphagia symptoms after oral endotracheal intubation in acute respiratory distress syndrome survivors. Ann Am Thorac Soc, 2017, 14(3): 376-383.

[27] Kruser JM, Prescott HC. Dysphagia after acute respiratory distress syndrome: another lasting legacy of critical illness. Ann Am Thorac Soc, 2017, 14(3): 307-308.

[28] Peterson SJ, Tsai AA, Scala CM, et al. Adequacy of oral intake in critically ill patients 1 week after extubation. J Am Diet Assoc, 2010, 110(3): 427-433.

[29] Leder SB, Siner JM, BizzarroMJ, et al. Oral alimentation in neonatal and adult populations requiring high-flow oxygen via nasal cannula. Dysphagia, 2016,31(2): 154-159.

[30] Zerbib O, Rattanachaiwong S, Palti N, et al. Energy and protein intake in critically ill people with respiratory failure treated by high-flow nasal-cannula oxygenation: an observational study. Nutrition, 2021, 84: 111-117.

[31] Fadeur M, Preiser JC, Verbrugge AM, et al. Oral nutrition during and after critical illness: SPICES for quality of care! Nutrients, 2020, 12(11): 3509.

第十七章 重 症 科 研

第一节 重症医学临床研究国际化：现状与挑战

在过去 20 余年里，重症医学加快研究步伐，新增了大量的临床研究，其中不乏国际化的大型多中心随机对照试验（RCT），这些国际化研究也成为临床指南和专家共识更新的主要参考来源，具有非常重要的临床意义。但近年来，针对脓毒症、急性呼吸窘迫综合征等的国际化研究往往呈现阴性结果，究其原因，一方面是因为重症往往是疾病综合征，依靠某种单一治疗方法改善整个综合征预后的可能性不大；另一方面，当研究变为国际化时，往往提示更大规模的患者招募，试验的复杂性升级，持续时间更长，变异性因素更多，面临的挑战也就更多。

一、研究设计的挑战

虽然 RCT 为我们提供了最佳质量的治疗证据，但仍有一些缺陷可能导致试验结果存在不足。特别是样本偏差、无法适当地对患者进行分层、选择的干预时机不合适，以及无法进行盲法控制等。有研究者收集了 10 项在世界顶尖期刊上发表的影响力最高的 RCT 研究并对其进行分析，结果发现，即使是这种影响力很大的研究，也存在受试者背景分布差，无法完全进行盲法控制等问题导致结果偏倚。在重症医学领域，由于疾病的特殊性，患者往往需要立即给予相应的治疗，因为延迟治疗可能会危及生命。而此时患者本人通常没有决策能力，不是因为疾病的严重性导致意识不清，就是因为疾病的治疗需要患者处于镇痛镇静状态，其代理决策者也通常因突发状况无法在短期内进行决策。因此，高达 50% 的患者因延迟同意参与研究而被排除，从而错过最佳治疗时间，并造成抽样偏差。

重症医学临床研究是一个快速发展的领域，各项法规可灵活变通以允许快速引入新方法。其中，一个好的例子就是自适应平台试验（adaptive platform trials，APTs）。APTs 是能够以永久的方式研究一种疾病或状态下的多种干预措施，而干预措施在预定义的决策算法基础上可进出平台。一方面，APTs 更贴近实际临床，研究人员能够为患者分配不同的治疗方案，由于其他变量和不同治疗方案能够均匀分布于所有研究组中，因此，研究者仍能够分析两种不同治疗方法之间的差异。另一方面，APTs 还纳入了自适应随机规则，会根据患者情况，优先分配最有利的干预措施，这意味着患者不太可能被分配到其他干预措施表现不佳的研究组。基于以上特点，APTs 存在重塑临床试验的可能性，也许将是代替 RCT 的更加高质量的研究类型。

二、研究结果判定的挑战

由于研究终点的选择，对重症结果的测量和报告的不一致性，使临床研究的结果在进行系统性回顾和荟萃分析及临床应用时可能出现问题。一般临床终点的选择标准，包括临床重要性、干预的反应性、定义的精确性，以及测定的准确性。同时，试验结果的完整报告也同样重要，然而很多研究却对结果进行选择性报告。因此，对结果测量及报告商定一个统一的、标准化的核心结果集合，有利于结果选择和报告偏倚的最小化，能够保证重症试验的结果最大化提供可靠信息。此外，分层医学作为临床医学的一个重要理念，对临床各领域都有深远的影响，但如何有效地发挥它的作用还需要各部门共同努力。

三、知情同意的挑战

2018 年，欧洲联盟（简称欧盟）发布了《通用数据保护条例》（general data protection regulation on medical research，GDPR），旨在保护所有欧洲公民的隐私，其对欧盟临床研究的影响是深远的。获得道德委员会批准的研究会因不同国家的规定要求，仍需要向国家、地区或地方伦理委员会再次提出申请。这一过程复杂、因地而异，导致申请过程的持续时间差别很大，从 7 天到 10 个月不等。此外，不同国家对数据收集知情同意的要求也不同，以欧盟为例，有一半以上国家需要获得患者同意才能收集数据，而其他国家则没有这样的要求，这种差异性大大削弱了研究人员对国际研究项目的热情。也由于 GDPR 立法的影响，越来越多机构要求研究项目需要签订正式的数据协议，赞助商和每个参与医院的合同也需要法律部门审查，因此，合同的签订通常来回进行数周或数月，直到达成协议，大大延缓了研究进程。

在中国，同样存在这样的问题。不管是干预性研究还是观察性研究，签署知情同意书都是必需的项目。紧张的医患关系、昂贵的医疗费用、不可预期的临床预后都是阻碍知情同意的因素，在多方面压力下，研究者对临床研究，特别是干预性临床研究望而却步。而重症医学领域临床研究因费用高、预后差和病情变化迅速，使知情同意更是难上加难。因此，建议所有预备开展临床研究的单位，挑选合适的人员进行规范化培训，并取得药物临床试验质量管理规范（GCP）证书，以此来全面提升临床研究者的基本素质，提高知情同意书签署的及时性和成功率。

四、研究单位同质性的挑战

为了进行更大规模的研究，有些研究项目组已经创建了由不同的重症医学科组成的研究网络小组。这些网络小组通常属于地区或国家网络，如加拿大重症监护试验小组，大洋洲的 ANZICS 临床试验小组，巴西的 Bricn 网。他们中的许多人在组织观察性和干预性研究方面非常成功，但在有限的时间内，如 12～24 个月，进行更大规模、具有足够动力的研究仍然很困难。通过创建跨国研究网络来加快患者的招募，这是一项新的挑战。虽然针对特定项目某些单位建立了共同合作的组织，但此规模较小，稳定性和长久性还有待检验。如果能够尝试提出一个更持久的国际甚至全球倡议，比如建立公共平台，主办方提供一个注册的研究项目，邀请全球单位加入，通过公平竞争，达到入选机构要求的单位可以申请限时加入，也许资源能更加高效地利用。当然，能够顺利完成项目，可能会有更多困难需要克服。

这类机会可能适合硬件设施配备足够，国际、国内专业影响力大的单位。对于其他研究单位，进行国际多中心临床研究存在各单位的不均一性问题，这会导致研究纳入人群的分布不均，影响研究质量和研究结果的可靠性。从另一方面来说，通过多中心的临床研究实施，也针对某个临床问题或疾病的治疗进行了同质化培训，使大家对临床问题的干预达成了共识，提升了部分单位的医疗质量。

五、受试者保险问题的挑战

不仅干预性研究，观察性研究也经常需要提供保险，一般由赞助商组织提供。研究者为了保护自身免受诽谤或诉讼，也倾向于购买保险。但保险金额各国差别很大，往往会进一步增加项目启动、组织国际研究的成本和行政负担。所有这些都导致了很高的行政和财政负担，增加了国际研究项目的复杂性。克服这些障碍也是一项挑战，比如国际项目在欧洲的开展，迫切需要对 GDPR 的正确解释，以及从欧盟层面对非干预性研究进行协调，包括伦理委员会的申请程序和保险的要求。对于低风险的观察性研究可以考虑免除有关的保险，作为减少流程烦琐的一个方面。

六、总结

综上所述，重症医学迫切需要高质量的国际化临床研究。但因为研究设计偏倚，结果判定标准的不统一，知情同意要求的差异性，以及研究单位的异质性，使国际化研究仍充满困难与挑战，高质量的国际化重症研究还需全球共同努力才能得以实现。

（武汉大学中南医院 王 静 胡 波）

参 考 文 献

[1] Jan J de Waele，Dylan W de Lange. Organising international research in critical care medicine: current challenges and potential solutions. Lancet Respir Med, 2020, 8(3): 245-246.

[2] Auriemma CL, Van den Berghe G, Halpern SD. Less is more in critical care is supported by evidence-based medicine. Intensive Care Med, 2019, 45(12): 1806-1809.

[3] Lafey JG, Kavanagh BP. Negative trials in critical care: why most research is probably wrong. Lancet Respir Med, 2018, 6(9): 659-660.

[4] Yusuf S, Wittes J. Interpreting geographic variations in results of randomized, controlled trials. N Engl J Med, 2016, 375(23): 2263-2271.

[5] Pfeffer M, McMurray J. Lessons in uncertainty and humility-clinical trials involving hypertension. N Engl J Med, 2016, 375(18): 1756-1766.

[6] Alexander Krauss. Why all randomised controlled trials produce biased results. Ann Med, 2018, 50(4): 312-322.

[7] The Adaptive Platform Trials Coalition. Adaptive platform trials: definition, design, conduct and reporting Considerations. Nat Rev Drug Discov, 2019, 18(10): 797-807.

[8] Alexander BM, Cloughesy T F. Platform trials arrive on time for glioblastoma. Neuro Oncol, 2018, 20(6):

723-725.

[9] Stern AD, Mehta S. Adaptive platform trials: the clinical trial of the future? Harvard Business School, 2018. https: //www. hbs. edu/faculty/Pages/ item. aspx?num=53315.

[10] Blackwood B, Marshall J, Rose L. Progress on core outcome sets for critical care research. Curr Opin Crit Care, 2015, 21(5): 439-444.

[11] Marshall JC, Vincent JL, Guyatt G, et al. Outcome measures for clinical research in sepsis: a report of the 2nd Cambridge Colloquium of the International Sepsis Forum. Crit Care Med, 2005, 33(8): 1708-1716.

[12] Dwan K, Gamble C, Williamson PR, et al. Systematic review of the empirical evidence of study publication bias and outcome reporting bias: an updated review. PLoS One, 2013, 8(7): e66844.

[13] Chan AW, Song F, Vickers A, et al. Increasing value and reducing waste: addressing inaccessible research. Lancet, 2014, 383(9913): 257-266.

[14] Williamson PR, Altman DG, Blazeby JM, et al. Developing core outcome sets for clinical trials: issues to consider. Trials, 2012, 13: 132.

[15] Attar SG, Poustie VJ, Smye SW, et al. Working together to deliver stratified medicine research effectively. British Medical Bulletin, 2019, 129(1): 107-116.

[16] General Data Protection Regulation 2016/679: European Union, 2016.

[17] Michael Rumbold JM, Pierscione B. The effect of the general data protection regulation on medical research. J Med Internet Res, 2017, 19(2): e47.

[18] De Lange DW, Guidet B, Andersen FH. Huge variation in obtaining ethical permission for a non-interventional observational study in Europe. BMC Med Ethics, 2019, 20(1): 39.

第二节　2020 年国际重症医学临床研究进展回顾

以重症监护病房（intensive care unit，ICU）患者为考查对象，以比较诊断方法、药物疗效、治疗效果优劣为目的的临床研究，尤其是多中心随机对照研究，既是国内外重症医学循证诊疗指南的依据和基石，也是修正重症医师日常诊疗行为，使其脱离经验医学，提升其科研思维能力的利器与参考。2020 年，国际重症医学界发布了大量高水平临床研究，本文重点介绍这些研究的主要成果和经验教训。

一、脓毒症与脓毒症 1h 集束化治疗策略

1. 集束化治疗策略的反思　“拯救脓毒症运动”国际指南的核心就是集束化治疗策略。2013 年，美国纽约州启动了强制实施脓毒症 3h 和 6h 集束化治疗策略的管理措施（SEP-1 法案）；2015 年，美国医疗保险体系也开始要求全美医院报告对 SEP-1 执行的依从性。这种通过法规的方式推行脓毒症集束化治疗策略的最终效果如何始终是重症医学界关注的焦点问题。Baghdadi 等对美国加州 4 所大学医院 2014—2017 年的回顾性临床数据分析显示，无论是院内获得性脓毒症还是社区获得性脓毒症，完整执行 1h 集束化治疗策略并不能显著降低病死率，这提示以考核 1h 集束化治疗策略执行率为中心的

脓毒症质控指标体系还需要精炼。而 Bourne 等对美国 2011—2015 年实施 1h 集束化治疗策略的住院经济成本进行了回顾性比较，共纳入 520 所医院的 1 026 664 例住院患者，其中纽约州是执行策略组，而其他未推广的 4 个州作为对照组。结果显示，强制实施 1h 集束化治疗策略并未显著降低校正后的单次平均住院费用或校正后的单日平均住院费用。Rhee 等代表美国感染病协会等 6 个学术组织发表的立场文件提出，目前已到了改进 1h 集束化治疗策略的时刻，研究者们的核心建议是取消对所有疑似脓毒症患者都要执行的抗菌药物限时政策，仅将其限用于感染性休克患者。

2. 代谢复苏　2020 年是验证由 Paul Marik 教授提出的“脓毒症代谢复苏”疗法的关键一年，即验证由糖皮质激素（hydrocortisone，下文简称“H”）、大剂量维生素 C（ascorbic acid，下文简称“A”）和维生素 B_1（thiamine，下文简称“T”）组成的代谢复苏 HAT 疗法可否降低感染性休克患者的病死率。遗憾的是，4 项临床研究（各研究中用药剂量与疗程略有差异）均为阴性结果。Moskowitz 等组织的美国多中心研究（205 例患者）显示，与安慰剂组相比，HAT 疗法（H 50mg、A 1.5g、T 100mg，每 6 小时 1 次，持续 4 天）不能显著降低患者入组第 72h 的序贯脏器衰竭评分（sequential organ failure assessment，SOFA），且两组的肾衰竭发生率和 30 天病死率亦无显著差异。Fujii 等组织了澳新地区和巴西的研究（共 216 例患者），其结果同样显示治疗组（H 50mg、A 1.5g，每 6 小时 1 次；T 200mg，每 12 小时 1 次，直至休克逆转或持续 10 天）与对照组（H 50mg，每 6 小时 1 次）在第 7 天生存且免于缩血管药物输注的时间无显著差异。在包括 28 天病死率、90 天病死率等 10 项次级终点指标的比较中，仅有 1 项（第 3 天 SOFA 评分）有显著差异，该研究提示 HAT 疗法不能快速改善感染性休克患者的病情。国内南方医科大学的一项单中心研究（80 例患者）也显示 HAT 疗法（A 1.5g，每 6 小时 1 次，持续 4 天；H 50mg，每 6 小时 1 次，持续 7 天；T 200mg，每 12 小时 1 次，持续 4 天）未能降低脓毒症与感染性休克患者的 28 天全因病死率，该研究因严重高钠血症（血钠＞160mmol/L）发生率过高且疗效不显著，故于中期分析后终止。韩国一项多中心研究（111 例患者）同样显示代谢复苏疗法（A 50mg/kg，最大单次剂量 3g，每 12 小时 1 次；T 200mg，每 12 小时 1 次；共 2 天疗程；未用激素）不能显著改善 72h 的 SOFA 评分，而研究预设的 18 项次级指标也未达到显著差异。除大剂量维生素 C 外，大剂量维生素 D 的治疗也未见显著疗效。美国国立卫生研究院牵头的一项前瞻性、双盲、随机对照的多中心研究，对维生素 D 缺乏的重症患者早期补充大剂量维生素 D_3（540 000U，单剂肠内给药），而对照组服用安慰剂，结果显示，补充大剂量维生素 D_3 并不能显著减低 90 天全因病死率，在其他的临床指标、生理指标及安全性指标上也无明显差别，而且维生素 D 缺乏的程度与治疗分组和病死率无关。以上临床研究充分说明试图以单药治疗并改善脓毒症患者结局的尝试是行不通的，研究失败的原因仍需深入探讨。

二、血管活性药物使用与液体复苏策略

南美学者 Ospina-Tascón 分析了缩血管药物（vasopressors，VP）使用时机对感染性休克患者预后的影响，根据是在首剂液体复苏之前还是复苏后 1h 内启动 VP 治疗，将患者分为早期 VP 和延迟 VP 组；结果提示，早期 VP 组的液体复苏量及 8h 和 24h 的液体正平衡均显著降低，且该组 28 天病死率也显著降低。Bellomo 等的回顾性分析显示，在对儿茶酚胺耐药的血管舒张性休克（catecholamine-resistant vasodilatory shock，CRVS）患者中，76% 的患者基线血清肾素水平高于正常值高限，其中位值

约为正常高限值的 3 倍。使用血管紧张素Ⅱ治疗 3h 后，肾素水平下降 54.3%，而未用药的对照组下降 14.1%。该研究同时发现，对于肾素水平高于研究人群中位数水平者，血管紧张素Ⅱ可显著降低其 28 天病死率，提示肾素可作为预测 CRVS 患者血管紧张素Ⅱ疗效的工具。

三、新型冠状病毒肺炎感染与其他抗感染治疗

1．新型冠状病毒肺炎　迄今为止，新型冠状病毒肺炎（coronavirus disease 2019，COVID-19）极为特殊的“静默型 / 快乐型低氧血症”的成因与潜在的病理生理学机制仍未彻底阐明。在治疗方面，不同治疗措施的结果不尽相同，而对住院重型 COVID-19 患者而言，洛匹那韦 - 利托那韦并未显示出优于标准治疗的收益。同样，对于合并中 - 重度急性呼吸窘迫综合征（acute respiratory distress syndrome，ARDS）的 COVID-19 患者，每日静脉输注地塞米松可显著增加 28 天内的非机械通气天数并显著降低第 7 天的 SOFA 评分。对于轻 - 中度 COVID-19 患者，早期干扰素 -β1b、洛匹那韦 - 利托那韦和利巴韦林的三联疗法在缓解症状、缩短病毒负荷时间和住院时间方面优于单纯使用用洛匹那韦 - 利托那韦。一项荟萃分析显示，与对照组相比，白介素 -6 抗体（托珠单抗）在降低重症 COVID-19 患者全因病死率和需要机械通气的比例方面未达到显著差异。

2．其他抗感染治疗　Dickson 等报道，重症患者（收入 ICU 24h 内）支气管肺泡灌洗标本的微生物组学分析能够预测患者结局，细菌负荷增加或肺部肠道相关菌株的富集则提示患者非机械通气天数会显著降低，且肠道相关菌群也与 ARDS 的出现有关。以上研究提示肺部微生物组学研究可能会成为预防急性呼吸衰竭及治疗呼吸衰竭的目标。

四、急性呼吸窘迫综合征

对欧洲人群的全基因组分析显示，位于 fms 相关酪氨酸激酶 1（fms-related tyrosine kinase 1，*FLT1*）基因上的变异与脓毒症所致 ARDS 易感性显著相关，而 *FLT1* 基因主要编码血管内皮生长因子受体 -1，提示其在 ARDS 发病中的作用，以及可作为潜在的治疗靶点。

在治疗方面，在一项 8 个欧洲国家 74 个 ICU 的多中心随机对照试验研究中，与安慰剂组相比，中 - 重度 ARDS 患者每日输注干扰素 β-1a、连续 6 天的疗法并未显著降低患者 28 天病死率及非机械通气天数的累计得分，因此，不推荐将该药物用于治疗 ARDS。

五、氧疗与机械通气

为减少因为氧疗造成的动脉氧分压（partial pressure of arterial oxygen，PaO_2）过高和潜在的氧化损伤，澳新地区的研究者发现，机械通气患者接受保守氧疗策略——指脉氧（blood oxygen pulse saturation，SpO_2）下限为 90%、上限为 97% [只要 SpO_2 在可接受的低限范围，吸氧浓度（fraction of inspired oxygen，FiO_2）可逐渐降至 21%]，与常规氧疗策略（SpO_2 或 FiO_2 不设限制）相比，两者的 28 天非机械通气天数无明显差异。与之类似，另一项国际多中心随机对照试验中 ARDS 患者使用保守氧疗（目标 PaO_2 为 55～70mmHg，SpO_2 为 88%～92%）与开放氧疗（目标 PaO_2 为 90～105mmHg，SpO_2≥96%）相比，在 28 天和 90 天全因病死率上未显示有显著差异。

高流量吸氧方面，对于拟拔除气管切开管的患者而言，究竟是间断高流量鼻导管吸氧（high-flow

nasal cannula oxygen therapy，HFNC）结合持续 24h 封闭气切管有效，还是持续 HFNC 结合多次吸痰更为有效？西班牙的一项多中心研究结果显示，持续 HFNC 结合多次吸痰显著降低了拔管时间，并显著降低肺炎、气管炎的发生率和住院天数。意大利的一项研究显示，急性低氧性呼吸衰竭患者使用头面罩式无创通气较 HFNC 可显著改善氧合指数，降低吸气努力程度与缺氧状况，而且不影响动脉二氧化碳分压和舒适度。

机械通气方面，一项多国多中心随机多照试验的非劣性研究显示，对预计在通气 24h 内不能撤离气管插管的非 ARDS 患者而言，使用 0～5cmH_2O 低水平呼气末正压（PEEP）与使用 8cmH_2O 高水平 PEEP 比较，在首要结局指标——28 天的非机械通气天数上并无统计学差异，而在 ICU 住院日、28 天和 90 天病死率等次要结局指标上也未显示显著差异，因此，该研究推荐对非 ARDS 患者使用低水平 PEEP。该结论可能会被误以为 PEEP 设置为 0cmH_2O 也是安全的，故需谨慎处置，以免增加肺不张、低氧血症及抢救性治疗的风险。

2020 年，有关机械通气时“肺 - 膈保护性通气（lung and diaphragm protective ventilation，LDPV）”的概念逐渐出现，Goligher 对此进行了详细阐述，机械通气可引起膈肌的急性肌萎缩和损伤，并造成不良的临床预后，因此，有必要提出 LDPV 的概念框架。膈肌保护是以呼吸努力和人机同步性为目标，在膈肌保护与肺保护存在冲突时须优先保护肺。实施 LDPV 需要新的监测方法、呼吸机设置及镇静药滴定治疗的相互配合，体外生命支持技术、膈神经刺激及临床决策支持系统等措施可能对患者的救治发挥重要作用。

六、应激性溃疡

澳新地区研究者比较了质子泵抑制药（proton pump inhibitor, PPI）和组胺受体阻滞药（histamine-2 receptor blockers，H_2RBs）在预防 ICU 机械通气患者应激性溃疡疗效方面的差异，结果发现，两组住院病死率未达到显著差异。但现实是随机分入 PPI 组的患者中，约 4.1% 实际使用了 H_2RBs，而 H_2RBs 组也有 20.1% 的患者实际使用了 PPI，因此，该研究结论被这些混杂偏倚所干扰。同时，该研究还发现 PPI 组中有意义的上消化道出血发生率低于 H_2RBs 组。

七、急性肾损伤

STARRT-AKI 是一项迄今为止规模最大（n=2937）的旨在探讨对重症急性肾损伤（acute kidney injury，AKI）患者启动肾脏替代治疗（renal replacement therapy，RRT）时机的多中心研究。结果显示，在重症患者肾功能指标达到严重 AKI 时的 12h 内积极启动 RRT，与 72h 启动 RRT 治疗的标准方案相比，前者不仅未能显著降低 90 天的死亡风险，而且 90 天后持续依赖 RRT 的患者比例及不良反应也显著高于后者。这是自 2016 年之后有关重症患者启动 RRT 时机的第 4 项阴性结果的多中心随机对照试验研究，这些证据显然基本否定了要对 AKI 患者进行积极的治疗干预。

八、机器学习

基于大数据及深度学习的人工智能已经越来越多地被报道用于重症医学领域。美国学者发现，通过机器学习和算法设置，人工智能模型能准确并快速地鉴别 ARDS 的不同表型，这为 ARDS 的研究提供了新的方向。与之类似，Fleuren 等的荟萃分析（28 篇文章，130 个模型）也显示，各种模型对 ICU 内预测脓毒症的准确率（以操作者工作曲线下面积表示）为 0.68～0.99，其中住院患者为 0.96～0.98，急诊患者为 0.87～0.97，但该研究中脓毒症的定义及研究的异质性限制了对荟萃结果的解析。

九、总结

综合以上各项国际临床研究报道，全球研究者们，尤其是中国重症医学界不辱使命，用丰富的数据和扎实的研究设计为 COVID-19 疫情防控提供了最快、最新的证据，同时，国内重症医学的其他临床研究成果也越来越多地出现在国际舞台。但是，医师们也不无遗憾地看到，在循证医学的年代，全球重症医学仍延续既往趋势，在脓毒症、ARDS 等疾病诊疗方法的验证和创新上仍缺乏足够的阳性证据或里程碑式的临床进展。究其原因，这种现象与脓毒症和 ARDS 是由多种病因引起的有多种临床表现乃至多种治疗混杂的异质性综合征有关，因此，难以用“one for all”的统一标准对其实施诊治。要意识到并突破这种由高度复杂的异质体对诊疗造成的困难，应从亚型分类、表型治疗方面进行探索，也要依托人工智能，从海量的患者数据中快速有效地进行鉴别和预警，只要不断产生新的理念并尝试新的探索，未来必将会有新的突破。

（大连医科大学附属第一医院　黄　伟）

参 考 文 献

［1］Baghdadi JD, Brook RH, Uslan DZ, et al. Association of a Care Bundle for Early Sepsis Management with Mortality Among Patients with Hospital-Onset or Community-Onset Sepsis. JAMA Intern Med, 2020, 180(5): 707-716.

［2］Bourne DS, Davis BS, Gigli KH, et al. Economic Analysis of Mandated Protocolized Sepsis Care in New York Hospitals. Crit Care Med, 2020, 48(10): 1411-1418.

［3］Rhee C, Strich JR, Klompas M, et al. SEP-1 Has Brought Much Needed Attention to Improving Sepsis Care…But Now Is the Time to Improve SEP-1. Crit Care Med, 2020, 48(6): 779-782.

［4］Moskowitz A, Huang DT, Hou PC, et al. Effect of Ascorbic Acid, Corticosteroids, and Thiamine on Organ Injury in Septic Shock: The ACTS Randomized Clinical Trial. JAMA, 2020, 324(7): 642-650.

［5］Fujii T, Luethi N, Young PJ, et al. Effect of Vitamin C, Hydrocortisone, and Thiamine vs Hydrocortisone Alone on Time Alive and Free of Vasopressor Support Among Patients With Septic Shock: The VITAMINS Randomized Clinical Trial. JAMA, 2020, 323(5): 423-431.

［6］Chang P, Liao Y, Guan J, et al. Combined treatment with hydrocortisone, vitamin C, and thiamine for sepsis and septic shock (HYVCTTSSS): A randomized controlled clinical trial. Chest, 2020, 158(1): 174-182.

［7］Hwang SY, Ryoo SM, Park JE, et al. Combination therapy of vitamin C and thiamine for septic shock: a multi-centre, double-blinded randomized, controlled study. Intensive Care Med, 2020, 46(11): 2015-2025.

［8］Ginde AA, Brower RG, et al. National Heart, Lung,

and Blood Institute PETAL Clinical Trials Network, Early High-Dose Vitamin D3 for Critically Ill, Vitamin D-Deficient Patients. N Engl J Med, 2019, 381(26): 2529-2540.

[9] Ospina-Tascón GA, Hernandez G, Alvarez I, et al. Effects of very early start of norepinephrine in patients with septic shock: a propensity score-based analysis. Crit Care, 2020, 24(1): 52.

[10] Bellomo R, Forni LG, Busse LW, et al. Renin and Survival in Patients Given Angiotensin Ⅱ for Catecholamine-Resistant Vasodilatory Shock. A Clinical Trial. Am J Respir Crit Care Med, 2020, 202(9): 1253-1261.

[11] Guan WJ, Ni ZY, Hu Y, et al. Clinical Characteristics of Coronavirus Disease 2019 in China. N Engl J Med, 2020, 382(18): 1708-1720.

[12] Huang C, Wang Y, Li X, et al. Clinical features of patients infected with 2019 novel coronavirus in Wuhan, China. Lancet, 2020, 395(10223): 497-506.

[13] Cao B, Wang Y, Wen D, et al. A Trial of Lopinavir-Ritonavir in Adults Hospitalized with Severe COVID-19. N Engl J Med, 2020, 382(19): 1787-1799.

[14] Tomazini BM, Maia IS, Cavalcanti AB, et al. Effect of Dexamethasone on Days Alive and Ventilator-Free in Patients with Moderate or Severe Acute Respiratory Distress Syndrome and COVID-19: The CoDEX Randomized Clinical Trial. JAMA, 2020, 324(13): 1307-1316.

[15] Hung IF, Lung KC, Tso EY, et al. Triple combination of interferon beta-1b, lopinavir-ritonavir, and ribavirin in the treatment of patients admitted to hospital with COVID-19: an open-label, randomised, phase 2 trial. Lancet, 2020, 395(10238): 1695-1704.

[16] Lan SH, Lai CC, Huang HT, et al. Tocilizumab for severe COVID-19: a systematic review and meta-analysis. Int J Antimicrob Agents, 2020, 56(3): 106103.

[17] Dickson RP, Schultz MJ, van der Poll T, et al. Lung Microbiota Predict Clinical Outcomes in Critically Ill Patients. Am J Respir Crit Care Med, 2020, 201(5): 555-563.

[18] Guillen-Guio B, Lorenzo-Salazar JM, Ma SF, et al. Sepsis-associated acute respiratory distress syndrome in individuals of European ancestry: a genome-wide association study. Lancet Respir Med, 2020, 8(3): 258-266.

[19] Ranieri VM, Pettilä V, Karvonen MK, et al. Effect of Intravenous Interferon β-1a on Death and Days Free From Mechanical Ventilation Among Patients With Moderate to Severe Acute Respiratory Distress Syndrome: A Randomized Clinical Trial. JAMA, 2020, 323(8): 725-733.

[20] Mackle D, Bellomo R, Bailey M, et al. Conservative Oxygen Therapy during Mechanical Ventilation in the ICU. N Engl J Med, 2020, 382(11): 989-998.

[21] Barrot L, Asfar P, Mauny F, et al. Liberal or Conservative Oxygen Therapy for Acute Respiratory Distress Syndrome. N Engl J Med, 2020, 382(11): 999-1008.

[22] Hernández Martínez G, Rodriguez ML, Vaquero MC, et al. High-Flow Oxygen with Capping or Suctioning for Tracheostomy Decannulation. N Engl J Med, 2020, 383(11): 1009-1017.

[23] Grieco DL, Menga LS, Raggi V, et al. Physiological Comparison of High-Flow Nasal Cannula and Helmet Noninvasive Ventilation in Acute Hypoxemic Respiratory Failure. Am J Respir Crit Care Med, 2020, 201(3): 303-312.

[24] Algera AG, Pisani L, Serpa Neto A, et al. Effect of a Lower vs Higher Positive End-Expiratory Pressure Strategy on Ventilator-Free Days in ICU Patients Without ARDS: A Randomized Clinical Trial. JAMA, 2020, 324(24): 2509-2520.

[25] Goligher EC, Dres M, Patel BK, et al. Lung- and Diaphragm-Protective Ventilation. Am J Respir Crit Care Med, 2020, 202(7): 950-961.

[26] Paul J Young, Sean M Bagshaw, Andrew B Forbes, et al. Effect of Stress Ulcer Prophylaxis With Proton Pump Inhibitors vs Histamine-2 Receptor Blockers on In-Hospital Mortality Among ICU Patients Receiving Invasive Mechanical Ventilation: The PEPTIC Randomized Clinical Trial. JAMA, 2020, 323(7): 616-626.

[27] Sean M Bagshaw, Ron Wald, Neill K J Adhikari, et al. Timing of Initiation of Renal-Replacement Therapy in Acute Kidney Injury. N Engl J Med, 2020, 383(3): 240-251.

[28] Sinha P, Churpek MM, Calfee CS. Machine Learning Classifier Models Can Identify Acute Respiratory Distress Syndrome Phenotypes Using Readily Available Clinical Data. Am J Respir Crit Care Med, 2020, 202(7): 996-1004.

[29] Fleuren LM, Klausch TLT, Zwager CL, et al. Machine learning for the prediction of sepsis: a systematic review and meta-analysis of diagnostic test accuracy. Intensive Care Med, 2020, 46(3): 383-400.

第三节　中国新型冠状病毒肺炎重症研究：我们需要总结什么

尽管新型冠状病毒肺炎（coronavirus disease 2019，COVID-19）的起源尚不明确，但其具有传染性且对人类健康产生重大影响。面对这种全新的疾病，中国的病毒学家率先明确了病原，完成了基因序列的测定。之后，世界卫生组织（World Health Organization，WHO）将 SARS-CoV-2 引起的疾病命名为 COVID-19，两者对应的中文分别为“严重急性呼吸综合征冠状病毒 2 号”和“新型冠状病毒病”，因后者的重要表现之一是肺炎，且肺炎为认识新型冠状病毒病多面性的第一面，所以社会普遍接受用“新型冠状病毒肺炎”代替“新型冠状病毒病”。在我国抗击 COVID-19 疫情的过程中，全国人民经过艰苦卓绝的努力，取得了一系列阻击 COVID-19 疫情战疫的胜利。同时，我国科研工作者毫无保留地将 COVID-19 的研究成果快速、及时地与他国分享，为全世界人民抗击 COVID-19 提供了“重要武器”，切实践行了人类命运共同体的理念。下文主要对我国 COVID-19 重症研究进行简要总结，以期给读者带来一些思考。

一、我国重症 COVID-19 研究起步早且意义重大

第一个 COVID-19 的研究成果发表在 *Lancet* 上，该研究向全世界介绍了一种新的感染性疾病，主要描述了当时确诊患者的流行病学规律及一般发病规律，研究纳入了一些重症患者，提示部分 COVID-19 患者可进展至急性呼吸窘迫综合征。此后，*JAMA* 发表了国内重症医师对 COVID-19 的描述性报道，此研究的重点同样为 COVID-19 患者的发病规律。这 2 项研究纳入的患者大多为中、重度 COVID-19 患者，其原因很可能是重症医学科能很快转换为隔离病房。重症医学科本身具备隔离设置，并且这个隔离病房除了能够提供基础治疗之外，还能提供生命支持。笔者发表于 *Lancet Respiratory Medicine* 上的研究为第一个专注于危重症 COVID-19 患者的研究，研究终点关注危重症

COVID-19 患者 28 天病死率及提示病死的重要因素——高龄和急性呼吸窘迫综合征，同时文章讨论了我国采取的“饱和式救援”、按照疾病严重程度分层诊治，以及快速建成火神山医院和雷神山医院以快速扩充重症患者收治能力等措施对降低病死率的积极意义。这 3 项研究均被众多指南包括 WHO 和“拯救脓毒症运动”等针对 COVID-19 的防治指南所引用。

二、我国重症 COVID-19 研究以回顾性研究居多，而前瞻性研究较少

我国重症 COVID-19 研究以回顾性研究居多，包括前述 3 项研究，均为回顾性研究。一些长时间战斗在抗疫一线的知名重症专家也开展了一些重要的回顾性研究，其中包括多中心回顾性研究。

回顾性研究的开展比前瞻性研究容易。当面临一种新的传染性疾病时，病原诊断是确诊所必须的。在我国 COVID-19 疫情暴发的最初期，摸索疾病发病规律和临床表现尤为重要，初步确定病原后方能确定检测方法，从而可逐渐提高检测能力。不少病例先疑诊、隔离，而后再确诊。对这些患者来说，相当一部分信息都是通过回顾性收集而得到的。现在已经明确，对于重症 COVID-19 患者，除了适合所有重症患者的常规支持治疗外，还没有明确可降低病死率的针对性治疗。在医疗资源充足的条件下，美国华盛顿地区最初的重症 COVID-19 患者的病死率高达 67%。对重症 COVID-19 患者，医护人员需要在全套防护的情况下进行诊疗，所花费的时间和精力均比普通危重症患者多。如何更好地救治更多 COVID-19 患者是临床工作的重中之重，能分配到研究上的精力自然只占据很少的部分。

随着对 COVID-19 认识的逐渐深入，隔离和救治 COVID-19 患者需要大量湖北省外医务人员的支援。非本院医务人员对所支援医院的信息系统不太熟悉、传染性疾病所要求的全新工作模式、医院伦理委员会工作人员转为抗疫人员从而导致伦理审查工作无法开展等原因，均使前瞻性研究开展起来困难重重。当然，也有为数不多的前瞻性研究为认识 COVID-19 疫情提供了参考。据统计，重症 COVID-19 患者约占所有 COVID-19 患者的 5%，截至 2021 年 5 月 31 日，全国累计确诊 COVID-19 患者 10 万余例，推算重症患者约 5000 例。我国重症 COVID-19 患者数量较国外少，因此，我国前瞻性 COVID-19 重症研究开展起来的难度要比国外大。

三、COVID-19 病例数量快速下降，我国重症 COVID-19 研究提前结束

由于出色的防控措施，我国 COVID-19 病例快速下降，为数不多的前瞻性研究提前结束，其中典型代表为瑞德西韦研究和恢复期血浆研究。瑞德西韦研究在仅纳入约 22% 的患者后便因再无可纳入的病例而提前结束，与安慰剂对照组相比，研究并未发现瑞德西韦可改善 COVID-19 患者的临床症状。这一研究发现与 ACTT-1 的结论不同，ACTT-1 研究结果于 2020 年 11 月 5 日在 *The New England Journal of Medicine* 上正式发表。造成这一不同的最可能原因为纳入患者基线及有效性终点定义不同；另外，研究在硬终点——能否改善重症 COVID-19 患者病死率这一点上数据不足。其他已发表的有关瑞德西韦的研究具有同样不足之处。因此，在 ACTT-1 研究结果公布后，2020 年 11 月 20 日，WHO 建议不要对 COVID-19 患者使用瑞德西韦。截至 2021 年 5 月 31 日，这一推荐仍未改变。另一项恢复期血浆研究提前结束时，纳入受试者的数量约为计划数量的 1/2，而且研究纳入的受试者中约 40% 为重症患者，似乎表明恢复期血浆可缩短这些患者的临床改善时间，但由于样本量过少，研究结果并不能让人信服。2021 年 2 月 18 日，*The New England Journal of Medicine* 发表了一项仅纳入阿根廷

65 岁以上、起病＜72h 的轻症 COVID-19 患者使用恢复期血浆的研究，研究样本量是 160 例，时间跨度为 2020 年 6 月 4 日至 2020 年 10 月 25 日，研究结果发现恢复期血浆可降低重症转化率。根据 Worldometers 网站统计，截至 2020 年 10 月 25 日，阿根廷确诊 COVID-19 病例超过 100 万例。粗略地估算，我国恢复期血浆研究受试者入组率要高于阿根廷的此项研究。2021 年 5 月 14 日，*Lancet* 在线发表 RECOVERY（Randomised Evaluation of COVID-19 Therapy）研究的恢复期血浆部分研究结果，研究共纳入 11 558 例患者，其中 5795 例患者被纳入恢复期血浆组。研究发现，与常规治疗相比，恢复期血浆不能改善 COVID-19 患者 28 天病死率，也不能提高患者 28 天存活出院率，而且对纳入接受机械通气的患者而言，并不能降低人工气道机械通气或死亡的概率。很显然，RECOVERY 的恢复期血浆部分研究从样本量上绝对超过我国恢复期血浆研究和阿根廷恢复期血浆研究，其结果和结论也自然更可靠。

四、我国重症 COVID-19 研究的深度和广度需要提高

面对一个全新的多器官受累的综合征，我国重症研究的深度和广度还需要提高，但这两个层面都需要前期的积累，不可能一蹴而就。深度方面的研究指的是更多有关发病机制方面的研究，如 COVID-19 感染途径、传播方式、病理、受体、代谢改变等都是值得研究的方面。这些研究要求重症医师具备相关的研究背景，而且已经与关联学科构建过平台或进行过合作，这一点在短期内可能很难改善。我国大部分重症医师日常临床工作十分忙碌，而且在重症医师培养过程中，从临床问题出发找到研究兴趣点且较长时间脱离临床去深入研究一些问题的机会较少。从研究的广度来说，主要指如何集中力量办大事。RECOVERY 研究可提供一些启示。RECOVERY 是由英格兰、威尔士、苏格兰和北爱尔兰的首席医疗官和美国国立卫生研究院（National Institutes of Health，NIH）背书的国际多中心研究项目，研究宗旨是对 COVID-19 患者除一般支持治疗、基础疾病治疗、继发细菌感染治疗之外的所有治疗都应尽可能成为研究的一部分。截至 2021 年 5 月 31 日，RECOVERY 有 181 个在研研究中心，研究多种可能改善 COVID-19 患者预后的药物，包括洛匹那韦 / 利托那韦、糖皮质激素、羟氯喹、阿奇霉素、恢复期血浆、托珠单抗、免疫球蛋白、阿司匹林、秋水仙碱、英夫利昔单抗等。研究尽可能筛选和纳入较多的 COVID-19 患者，纳入条件为住院、临床疑似或实验室确诊 COVID-19，或者基于病史，主诊医师不认为研究组药物会对患者带来严重风险；患者知情同意书的获取首选本人，但若患者病情严重（如急性呼吸衰竭或立即需要机械通气）无法签署知情同意书，可获得其亲属的同意，若无合适的亲属，则由主诊医师作为法律代理人给出是否同意的意见，后期应尽早获得患者或其亲属的同意。对纳入研究的患者采用随机化不分层的基于网络的中央随机分配管理系统。众多研究成果已经发布，可用于指导全世界医务工作者治疗 COVID-19。

综上所述，在 COVID-19 疫情暴发早期，中国重症医务人员敏锐地乘借国家对新发传染病快速反应及透明、开放、果断处理的东风，开展了一些研究，更重要的是切实参照了“救治患者”为第一要务的指导思想，尽力救治每一例 COVID-19 患者。同时，重症医务人员如何修炼内功、医疗管理部门或相关学会又该如何借鉴国外经验也应是值得我们思考和提高的地方。归根结底，我们的共同目的是为构建人类卫生健康共同体而作出更大的贡献。

（华中科技大学同济医学院附属协和医院　尚　游　杨小博）

参考文献

[1] Na Zhu, Dingyu Zhang, Wenling Wang, et al. A novel coronavirus from patients with pneumonia in China, 2019. N Engl J Med, 2020, 382(8): 727-733.

[2] Peng Zhou, Xing Lou Yang, Xian Guang Wang, et al. A pneumonia outbreak associated with a new coronavirus of probable bat origin. Nature, 2020, 579(7798): 270-273.

[3] World Health Organization. Naming the coronavirus disease (COVID-19) and the virus that causes it. Accessed May 31st, 2021. Available from: https://www.who. int/emergencies/diseases/novel-coronavirus-2019/technical-guidance/naming-the-coronavirus-disease-(covid-2019)-and-the-virus-that-causes-it.

[4] Bangura MS, Gonzalez MJ, Ali NM, et al. A collaborative effort of China in combating COVID-19. Glob Heal Res Policy, 2020, 5(1): 47.

[5] Chaolin Huang, Yeming Wang, Xingwang Li, et al. Clinical features of patients infected with 2019 novel coronavirus in Wuhan, China. Lancet, 2020, 395(10223): 497-506.

[6] Dawei Wang, Bo Hu, Chang Hu, et al. Clinical Characteristics of 138 Hospitalized Patients With 2019 Novel Coronavirus-Infected Pneumonia in Wuhan, China. JAMA, 2020; 323(11): 1061-1069.

[7] Xiaobo Yang, Yuan Yu, Jiqian Xu, et al. Clinical course and outcomes of critically ill patients with SARS-CoV-2 pneumonia in Wuhan, China: a single-centered, retrospective, observational study. Lancet Respir Med, 2020, 8(5): 475-481.

[8] WHO. Clinical management of COVID-19: living guidance. Accessed May 31st, 2021. https://www.who.int/publications/i/item/WHO-2019-nCoV-clinical-2021-1.

[9] Alhazzani W, Møller MH, Arabi YM, et al. Surviving Sepsis Campaign: guidelines on the management of critically ill adults with Coronavirus Disease 2019 (COVID-19). Intensive Care Med, 2020, 46(5): 854-887.

[10] Jiao Liu, Sheng Zhang, Xuan Dong, et al. Corticosteroid treatment in severe COVID-19 patients with acute respiratory distress syndrome. J Clin Invest, 2020, 130(12): 6417-6428.

[11] Hui Chen, Jianfeng Xie, Nan Su, et al. Corticosteroid Therapy Is Associated with Improved Outcome in Critically Ill Patients with COVID-19 With Hyperinflammatory Phenotype. Chest, 2021, 159(5): 1793-1802.

[12] Jianfeng Xie, Wenjuan Wu, Shusheng Li, et al. Clinical characteristics and outcomes of critically ill patients with novel coronavirus infectious disease (COVID-19) in China: a retrospective multicenter study. Intensive Care Med, 2020, 46(10): 1863-1872.

[13] Arentz M, Yim E, Klaff L, et al. Characteristics and Outcomes of 21 Critically Ill Patients With COVID-19 in Washington State. JAMA, 2020, 323(16): 1612-1614.

[14] Jianfeng Xie, Zhaohui Tong, Xiangdong Guan, et al. Critical care crisis and some recommendations during the COVID-19 epidemic in China. Intensive Care Med, 2020, 46(5): 837-840.

[15] Yuan Yu, Dan Xu, Shouzhi Fu, et al. Patients with COVID-19 in 19 ICUs in Wuhan, China: a cross-sectional study. Crit Care, 2020, 24(1): 219.

[16] Zunyou Wu, McGoogan JM. Characteristics of and Important Lessons From the Coronavirus Disease 2019 (COVID-19) Outbreak in China: Summary of a Report of 72 314 Cases From the Chinese Center for Disease Control and Prevention. JAMA, 2020, 323(13): 1239-

1242.

[17] Yeming Wang, Dingyu Zhang, Guanhua Du , et al. Remdesivir in adults with severe COVID-19: a randomised, double-blind, placebo-controlled, multicentre trial. Lancet, 2020, 395(10236): 1569-1578.

[18] Beigel JH, Tomashek KM, Dodd LE, et al. Remdesivir for the Treatment of Covid-19 — Final Report. N Engl J Med, 2020, 383(19): 1813-1826.

[19] World Health Organization. WHO recommends against the use of remdesivir in COVID-19 patients. Accessed May 31st, 2021. Available from: https://www. who. int/zh/news-room/feature-stories/detail/who-recommends-against-the-use-of-remdesivir-in-covid-19-patients.

[20] Ling Li, Wei Zhang, Yu Hu, et al. Effect of Convalescent Plasma Therapy on Time to Clinical Improvement in Patients with Severe and Life-threatening COVID-19: A Randomized Clinical Trial. JAMA, 2020, 324(5): 460-470.

[21] Libster R, Pérez Marc G, Wappner D, et al. Early High-Titer Plasma Therapy to Prevent Severe Covid-19 in Older Adults. N Engl J Med, 2021, 384(7): 610-618.

[22] Worldmeters. WORLD/COUNTRIES/ARGENTINA. Accessed May 31st, 2021. Available from: https://www. worldometers. info/coronavirus/country/argentina/.

[23] Abani O, Abbas A, Abbas F, et al. Convalescent plasma in patients admitted to hospital with COVID-19 (RECOVERY): a randomised controlled, open-label, platform trial. Lancet, 2021, 397(10289): 2049-2059.

[24] Fajgenbaum DC, June CH. Cytokine Storm. N Engl J Med, 2020, 383(23): 2255-2273.

[25] RECOVERY. Accessed May 31st, 2021. Available from: https://www. recoverytrial. net/files/professional-downloads/the-importance-of-covid-19-clinical-trials. pdf.

[26] RECOVERY. Accessed May 31st, 2021. Available from: https://www. recoverytrial. net/for-site-staff/randomisation.

[27] RECOVERY. Accessed May 31st, 2021. Available from: https://clinicaltrials. gov/ct2/show/NCT04381936.

[28] RECOVERY. Accessed May 31st, 2021. Available from: https://www. recoverytrial. net/files/recovery-protocol-v15-0-2021-04-12. pdf.

[29] RECOVERY. Accessed May 31st, 2021. Available from: https://www. recoverytrial. net/results.

第十八章　重症大数据

第一节　重症监护病房管理新模式——远程医疗

远程医疗（telemedicine）是指采用电子和信息技术，运用多媒体计算机手段，通过互联网、云平台和生理指标监测传感器，实现医学信息的远程采集、传输、处理、储存、查询，以及远程会诊和监控等全新诊疗模式。目前，越来越多的证据表明远程医疗具有提高患者护理质量、改善患者预后，以及为患者和医疗单位节省开支的作用。

一、远程医疗的历史与发展

早在 1906 年，Wilhelm Einthoven（心电图发明者）就成功地利用电话系统将患者的心电图信息从诊所传到患者家里，这是最早的远程医疗实践。1977 年，“telemedicine”一词第一次在文献中出现。20 世纪 90 年代以来，随着通信技术的迅猛发展，远程医疗迎来了黄金时代，特别是近年来互联网普及、便携式通讯设备出现、通讯媒体承载信息量提高及通讯费用下降等因素，让医师可在任何地点、时间都能实时获取患者的生理、影像及检验信息，互联网技术的不断发展对远程医疗的普及和应用产生了深远影响。2000 年，Rosenfeld 等在 *Critical Care Medicine* 上发表了使用远程医疗的结果：重症监护病房（intensive care unit，ICU）质量大幅改善，标准化病死率下降，住院天数减少，甚至整体的治疗费用降低，再次证明了重症专科医师的价值，更为重症医师不足的地区提供了一个全新的医疗模式。2012 年，《美国医学会杂志》（*JAMA*）的一篇研究显示，接受远程医疗的 ICU 更能遵循治疗准则［消化道溃疡的预防、脓毒症集束化治疗（Bundle）早期达标］，且夜间的照护质量改善最为明显，这是由于远程医疗可以提供 24h 照护，从而缩小白天和夜间照护质量的差距，使每位患者都能及时地接受重症医学专家所建议的治疗。

二、中国远程医疗模式的探索

重症医学能够反映医院整体的医疗救治实力，是现代化医院的重要标志。病情发生的突然性和地点的不可预测性，使得边远地域突发重症的患者无法及时得到专业的重症治疗，而远程医疗是解决 ICU 人力资源短缺和地域差异的有效措施。

西方发达国家的远程医疗起步较早，体制较成熟。远程医疗能显著改善重症患者的预后，一项纳入 351 个 ICU 共 41 374 例重症患者的 meta 分析提示，远程 ICU 可明显降低重症患者的病死率和缩短住院时间，提高重症医学人力资源的利用率。

我国远程ICU的发展还处于起步阶段，尚面临人力资源、技术、伦理等问题，但远程ICU独特的优势是实现重症医学普及化发展的有效途径，将在实现重症医疗的区域性均等化、提高重症医学人力资源使用效率等方面发挥重要作用。

三、新型冠状病毒肺炎疫情期间远程医疗的崛起

新型冠状病毒肺炎（coronavirus disease 2019，COVID-19）疫情使互联网远程医疗逐渐走到历史的前台。而实践也证明远程医疗是一种切实可行、能解决医疗需求的有效方案，且较为安全。在COVID-19流行期间，出于对患者及其医疗保健提供者健康安全保护目的，远程医疗的使用率升高，并正在以前所未有的速度发展。

Christian等对纽约市COVID-19大流行期间虚拟紧急医疗平台（virtual urgent care，VUC）的使用情况进行了回顾性分析，结果显示，共17 730例患者使用了远程医疗平台VUC的医疗服务，而且患者的地理空间分布范围很广，提示远程医疗可以迅速地为不同时间、空间上的患者提供医疗服务。Devin等对COVID-19疫情期间纽约大学朗格尼医学中心远程医疗的利用率进行了研究，结果发现2020年3月2日至4月14日期间，纽约大学朗格尼医学中心远程医疗的访问量从102.4次/天增至801.6次/天。COVID-19大流行推动了远程医疗在紧急医疗服务和非紧急医疗服务访问中迅速发展。

在COVID-19疫情期间，中国远程医疗更是取得了迅速的发展。宋璇等在*Critical Care*上向全世界介绍了COVID-19流行期间山东省远程医疗的经验。

（一）开设COVID-19信息专栏

在远程医疗平台中开设COVID-19信息专栏，实时更新信息，包括居家隔离的方法、个人防护措施及就诊时机等。

（二）开展远程宣教

在远程医疗平台开展对包括孕妇在内的脆弱人群的远程宣教。疫情期间，山东省仅有1例孕产妇病例，且预后良好。

（三）开设在线咨询板块

在远程医疗平台开设在线咨询板块，每天24h专家在线。专家可通过远程会诊进行初步筛查，从而避免医院交叉感染的风险，缓解了定点医院的压力，为COVID-19的早发现、早诊断和早预防提供了有力的支持。有症状的社区居民可通过在线咨询板块进行咨询。专家在线对患者进行初步筛查，并给出居家观察或到医院就诊的建议。患者到达医院发热门诊后，接诊医师确定患者是否为COVID-19疑似患者。在初步筛查后再由专家进行远程会诊，以进一步确定是否是疑似病例。

远程医疗在山东省COVID-19疫情防控方面发挥了重大作用。专家组通过远程医疗平台，将患者、医师、信息连接起来，为社区居民和医务人员提供预防和治疗指导、培训、交流和远程会诊，为远程医疗在突发公共卫生事件中的应用提供了一个较好的模板。

洪桢等在*Journal of Medical Internet Research*分享了四川省在COVID-19大流行期间建立多模式远程医疗网络的经验，提出远程医疗是一种可行、有效的方法，在中国西部地区尤其是ICU资源不足地区具有良好的可接受性。四川省将5G服务、智能手机应用程序和现有的远程医疗系统协同起来，充分体现了3个结合：管理与业务相结合、专业与非专业相结合、同行多学科相结合。远程医疗在

COVID-19疫情中及时、有效地发挥作用，具有重要的社会效益，中国西部地区远程医疗的成功开展，可为世界其他地区提供有益的借鉴。

四、远程医疗的质量控制与管理

目前，关于远程医疗对ICU患者预后的影响尚存争议。2000年，Rosenfeld等第一次报道了远程医疗在ICU中评估有效的研究，指出调整疾病严重程度后ICU死亡率下降了45%，医院死亡率为30%。Breslow等发现，与未实施ICU远程医疗相比，实施ICU远程医疗后ICU患者住院死亡率降低（9.4% *vs.* 12.9%）和ICU住院时间缩短（3.6天 *vs.* 4.3天）。还有研究表明，实施了远程医疗的ICU与未实施远程医疗的ICU相比，重症患者的医疗事故索赔频率和引发的成本显著降低。但多项研究也提出了ICU远程医疗实施存在困难，并对ICU远程医疗的有效性提出了质疑。美国一项纳入2个医学中心4个ICU的研究表明，未发现远程医疗的引入可降低死亡率、缩短住院时间或减少住院费用。Boulos等也发现，综合医疗系统中远程医疗的实施并不能显著降低死亡率或缩短住院时间。

那么，为什么一些ICU远程医疗项目可以改善重症患者预后，有一些却不能？有研究表明，ICU远程医疗的有效性可能与ICU远程医师干预和管理患者的自主程度有关。那些ICU远程医师能更积极地参与到患者的治疗中，并能与床边医疗团队更好地配合的远程医疗项目取得了积极的效果；而那些ICU远程医疗介入较少、缺乏项目的可接受性、在ICU远程医疗团队中缺乏治疗患者的自主权的远程医疗项目的效果改善不明显或没有改善。ICU远程医疗团队与现有床边工作人员和工作流程的有效整合对于项目的成功至关重要。在使用远程医疗后死亡率下降的单位，两组人倾向于组成一个治疗小组，每个人都了解自己的角色和责任，例如，监测数据、与远程医疗单位共同制定治疗方案等。相比之下，在使用远程医疗后死亡率没有下降的单位，两组仍是分开的，远程医疗人员不确定自己的角色，经常被“降级”为“观察员”身份，履行独立于床边医务人员之外的职责，例如，在不参与治疗的情况下收集数据等。为了保证远程医疗和床边医疗团队的有效结合，从而更好地发挥远程医疗的优势，改善重症患者的预后，做好远程医疗的质量控制和管理至关重要。

2018年，Eremy等对美国10个配有远程医疗的医学中心进行了460h远程医疗的直接观察、222次访谈、18个小组讨论，项目的选择是基于采用远程医疗后死亡率的变化（死亡率降低、死亡率不变和死亡率增加），并采用持续的比较方法来指导数据收集和分析。结果显示，影响ICU远程医疗有效性的3个因素为领导能力、感知价值及组织特征。

（一）领导能力

领导能力是指远程医疗、ICU和医院层面的组织管理者如何决定远程医疗的角色和范围。部分医疗单位远程医疗并未改善患者结局的主要原因是领导层面决定采用远程医疗，而一线ICU临床医师没有明确同意，导致远程医疗团队并不能与床边医疗团队更好地整合。这就要求管理层面应与床边医护人员做好沟通，并定期召开会议，及时排除远程医疗运行中的障碍，确保远程医疗发挥最大作用。

（二）感知价值

感知价值是指床边医护人员对远程医疗能够有效改善重症患者临床结局的认知和接受程度。缺乏感知价值，床边医护人员会认为远程医疗增加了工作负担，或者会认为远程医疗并没有优势，从而不主动寻求帮助，导致远程医疗和床边医疗团队的整合性降低。只有床边医护人员能够立即接触远程医疗，并能及时满足他们的需求时，才能感知到远程医疗的价值。

（三）组织特征

组织特征是指远程医疗与目标 ICU 组合的特征，该组合决定了如何提供和接受远程临床治疗，包括人员配备模式、参与模式、是否有共享人员同时在远程医疗设施和目标 ICU 工作。

1. 人员配备模式　关键因素包括参与时间（即 24h 或仅在夜间）、远程医疗人员是否参加日常诊疗等。

2. 参与模式　指根据目标 ICU 临床医师的偏好，为远程医疗提供不同程度的自主权。例如，远程医疗医师将被允许完全管理一些患者，或只被允许在紧急情况下提供帮助。

3. 共享工作人员　这一策略有助于使治疗更恰当和整合，因为一些床边医师认为，如果没有持续的床边经验，他们的远程医疗同行就失去了与临床的联系。

领导能力、感知价值及组织特征 3 个因素相互影响，优化这些因素可增加远程医疗改善 ICU 预后的可能性。

为了给 ICU 远程医疗提供一个概念性和实际的框架，美国重症医学协会联合美国危重症护理协会、美国胸科医师学会、美国胸科学会共同制定了 ICU 远程医疗质量标准。未来远程医疗的质量由 3 个相互关联的部分组成，即结构、流程和结果。不同的医疗单位应有不同的远程医疗模式，ICU 远程医疗医师应具备一定的核心能力来指导和帮助床边医护人员的诊疗。管理层面和一线医护人员有效沟通，优化和改进远程医疗工作流程和可用性。通过诊断的准确性和及时性、患者及家属的满意度、预防或降低医疗错误的发生率、是否降低死亡率等结局指标来评价远程医疗的有效性。

远程医疗的使用在未来几年很可能会扩大范围，进一步的技术创新将改变重症患者的管理方式。通过实践证明，远程医疗可以改善 ICU 患者预后，可成为 ICU 管理的新模式。ICU 远程医疗的关键不在于该技术是否存在，而在于 ICU 临床医师如何正确使用，以及如何优化工作流程、如何改善 ICU 患者预后，这需要更多的研究来证实。

（山东第一医科大学附属省立医院　王春亭　宋　璇）

参考文献

［1］ Gutierrez G. Medicare, the internet, and the future of telemedicine. Crit Care Med, 2001, 29(8 Suppl): N144-N150.

［2］ Harnett B. Telemedicine systems and telecommunications. J Telemed Telecare, 2006, 12(1): 4-15.

［3］ Ekeland AG, Bowes A, Flottorp S. Effectiveness of telemedicine: a systematic review of reviews. Int J Med Inform, 2010, 79(11): 736-771.

［4］ Rosenfeld BA, Dorman T, Breslow MJ, et al. Intensive care unit telemedicine: alternate paradigm for providing continuous intensivist care. Crit Care Med, 2000, 28(12): 3925-3931.

［5］ Kahn JM. The use and misuse of ICU telemedicine. JAMA, 2011, 305(21): 2227-2228.

［6］ Angus DC, Kelley MA, Schmitz RZ, et al. Caring for the critically ill patient. Current and projected workforce requirements for care of the critically ill and patients with pulmonary disease: can we meet the requirements of an aging population? JAMA, 2000, 284(21): 2762-2770.

[7] Hjelm NM. Benefits and drawbacks of telemedicine. J Telemed Telecare, 2005, 11(2): 60-70.

[8] Young LB, Paul S Chan, Xin Lu, et al. Impact of telemedicine intensive care unit coverage on patient outcomes: a systematic review and meta-analysis. Arch Intern Med, 2011, 171(6): 498-506.

[9] Khunlertkit A, Carayon P. Contributions of tele-intensive care unit (Tele-ICU) technology to quality of care and patient safety. J Crit Care, 2013, 28(3): 315. e1-12.

[10] Greenhalgh T, Koh GCH, Car J. Covid-19: a remote assessment in primary care. BMj, 2020, 368: m1182.

[11] Chou E, Yu Lin Hsieh, Jon Wolfshohl, et al. Onsite telemedicine strategy for coronavirus (COVID-19) screening to limit exposure in ED. Emerg Med J, 2020, 37(6): 335-337.

[12] Koziatek CA, Rubin A, Lakdawala V, et al. Assessing the impact of a rapidly scaled virtual urgent care in New York city during the COVID-19 pandemic. J Emerg Med, 2020, 59(4): 610-618.

[13] Mann DM, Chen J, Chunara R, et al. COVID-19 transforms health care through telemedicine: Evidence from the field. J Am Med Inform Assoc, 2020, 27(7): 1132-1135.

[14] Song X, Liu X, Wang C. The role of telemedicine during the COVID-19 epidemic in China-experience from Shandong province. Crit Care, 2020, 24(1): 178.

[15] Hong Z, Li N, Li D, et al. Telemedicine during the COVID-19 pandemic: experiences from western China. J Med Internet Res, 2020, 22(5): e19577.

[16] Breslow MJ, Rosenfeld BA, Doerfler M, et al. Effect of a multiple-site intensive care unit telemedicine program on clinical and economic outcomes: an alternative paradigm for intensivist staffing. Crit Care Med, 2004, 32(1): 31-38.

[17] Lilly CM, Zubrow MT, Kempner KM, et al. Critical care telemedicine: evolution and state of the art. Crit Care Med, 2014, 42(11): 2429-2436.

[18] Thompson DA, Makary MA, Dorman T, et al. Clinical and economic outcomes of hospital acquired pneumonia in intra-abdominal surgery patients. Ann Surg, 2006, 243(4): 547-552.

[19] Nassar BS, Vaughan-Sarrazin MS, Jiang L, et al. Impact of an intensive care unit telemedicine program on patient outcomes in an integrated health care system. JAMA Intern Med, 2014, 174(7): 1160-1167.

[20] Wilcox ME, Adhikari NK. The effect of telemedicine in critically ill patients: systematic review and meta-analysis. Crit Care, 2012, 16(4): R127.

[21] Lilly CM, Shawn C, Huifang Z, et al. Hospital mortality, length of stay, and preventable complications among critically ill patients before and after tele-ICU reengineering of critical care processes. JAMA, 2011, 305(21): 2175-2183.

[22] Kahn JM, Le TQ, Barnato AE, et al. ICU telemedicine and critical care mortality: a national effectiveness study. Med Care, 2016, 54(3): 319-325.

[23] Zawada Jr ET, Herr P, Larson D, et al. Impact of an intensive care unit telemedicine program on a rural health care system. Postgrad Med, 2009, 121(3): 160-170.

[24] Fortis S, Weinert C, Bushinski R, et al. A health system-based critical care program with a novel tele-ICU: implementation, cost, and structure details. J Am Coll Surg, 2014, 219(4): 676-683.

[25] Willmitch B, Golembeski S, Kim SS, et al. Clinical outcomes after telemedicine intensive care unit implementation. Crit Care Med, 2012, 40(2): 450-454.

[26] Kopec IC. Impact of intensive care unit telemedicine on outcomes. Crit Care Clin, 2019, 35(3): 439-449.

[27] Kahn JM, Rak KJ, Kuza CC, et al. Determinants of intensive care unit telemedicine effectiveness. An ethnographic study. Am J Respir Crit Care Med, 2019, 199(8): 970-979.

[28] Lilly CM, McLaughlin JM, Huifang Z, et al. A multicenter study of ICU telemedicine reengineering of adult critical care. Chest, 2014, 145(3): 500-507.

[29] Morrison JL, Qian C, Nancy D, et al. Clinical and economic outcomes of the electronic intensive care unit: results from two community hospitals. Crit Care Med, 2010, 38(1): 2-8.

[30] Kahn JM, Hill NS, Lilly CM, et al. The research agenda in ICU telemedicine: a statement from the critical care societies collaborative. Chest, 2011, 140(1): 230-238.

第二节　多种机器学习模型对重症急性胰腺炎的评估

近年来，经验医学到精准医学的医学模式转变使临床数据的价值得到前所未有的重视。人工智能和大数据技术引领的新一轮科技革命和产业变革方兴未艾，其得天独厚的数据获取、存储及分析与预测技术，在疾病的诊治及监测与管理中逐渐凸显出重要地位，个性化医疗的愿景越来越成为可能。重症急性胰腺炎（severe acute pancreatitis，SAP）是重症医学中诊断及治疗相对较为复杂的疾病，SAP的复杂性为人工智能与医疗大数据的应用带来一定的挑战，同时也带来巨大的发展空间和应用前景。

一、评估现状

我国20%～30%的急性胰腺炎（acute pancreatitis，AP）可发展成SAP，预后较差。目前，对于SAP的评估方法主要分为评分系统、实验室检查、分子标志物。

1. 评分系统　最常用的评价AP严重程度及预后的评分系统包括急性生理学和慢性健康状况评价Ⅱ（acute physiology and chronic health evaluation Ⅱ，APACHE Ⅱ）、Ranson评分、急性胰腺炎严重程度床边指数（bedside index for severity in acute pancreatitis，BISAP）、胰腺炎活动性评分系统（pancreatitis activity scoring system，PASS）、改良Marshall评分（modified Marshall score，MMS）、序贯器官衰竭评分（sequential organ failure assessment，SOFA）及CT严重指数（CT severity index，CTSI）等。

2. 实验室检查　最近多项研究常用的实验室检查指标有中性粒细胞与淋巴细胞比值（neutrophil to lymphocyte ratio，NLR）、血小板与淋巴细胞比值（platelet to lymphocyte，PLR）、红细胞分布宽度、血小板分布宽度、D-二聚体、血清甘油三酯水平、氯离子和强离子隙，这些指标均与AP的严重程度和预后相关。

3. 分子标志物　新型分子标志物也取得了一些进展，如外周血相关的$CD3^+$、$CD16^+$、$CD56^+$、NK细胞、血小板生成素以及内皮损伤相关的标志物、血管性血友病因子、E选择素和内皮细胞蛋白质C受体（endothelial protein C receptor，EPCR）。这些评价指标或评分系统对于预测AP严重程度、并发症或预后有一定价值，但存在及时性较差、操作烦琐、准确性有待进一步验证等局限性。

近年来，人工智能（artificial intelligence，AI）在医疗行业中正成为一股“颠覆”力量，而机器学习（machine learning，ML）是人工智能的核心。ML在医疗领域的应用成果瞩目。面对SAP诊疗过程中产生的海量数据，利用ML对SAP的严重程度和预后进行评估和预测可能成为将来的最佳选择。

二、多种机器学习模型对病情程度的评估

1. 人工神经网络模型评估 SAP 病情程度　Halonen 等回顾性分析 253 例 SAP 患者的住院记录，将 234 例患者纳入测试集，构建了 5 个 Logistic 回归分析和 3 个 ANN 模型。然后建立了一个预测 AP 严重程度的人工神经网络（artificial neural network，ANN）模型，并在 60 例 SAP 患者的独立前瞻性验证集中测试了一个包含 8 个变量的 ANN 模型和一个 Logistic 回归分析模型，与已有的评分系统进行了比较。这个 ANN 模型受试者操作特征曲线（receiver operating characteristic curve，ROC curve）的曲线下面积（area under the curve，AUC）为 0.847，大大优于 Ranson 评分（AUC 为 0.656）、Glasgow-Imrie 评分（AUC 为 0.536）、APACHE Ⅱ评分（AUC 为 0.817）和多器官功能障碍评分（AUC 为 0.781），而 AUC 值最高的（0.862）预测模型是一个包含 4 个变量（年龄，初次入院后 60～72h 内的血清肌酐最高值，机械通气和慢性健康状况）的 Logistic 回归分析模型，但与 ANN 模型 AUC 值无统计学差异（$P=0.744$）。

Mofidi 等研究发现，ANN 模型预测 SAP 进展、器官衰竭的发展和 AP 死亡率的准确率优于改良 Glasgow 评分和 APACHE Ⅱ评分，其敏感性和特异性分别为 89% 和 96%。该研究还发现，ANN 模型预测患者住院第 1 周内发生多器官功能障碍综合征概率和住院期间病死率的准确率均优于 Glasgow 和 APACHE Ⅱ评分。Ding 等从重症监护医学信息数据库 - Ⅲ（medical information mark for intensive care Ⅲ，MIMIC- Ⅲ）提取 337 例 AP 患者数据，通过单变量分析筛选出 12 个变量用于构建 ANN 模型。ANN 模型预测院内死亡率 AUC 为 0.769，而 Logistic 回归分析模型 AUC 为 0.607，Ranson 评分 AUC 为 0.652，SOFA 评分 AUC 为 0.401。

在预测 AP 患者住院时间方面，ML 模型也有良好的应用前景。Keogan 等发现基于影像学和实验室检查数据的 ANN 模型预测 AP 患者住院时间的准确率优于 Balthazar 评分和 Ranson 评分。Pofahl 等发现 ANN 模型提取入院时收集的数据即可预测患者的住院天数是否会超过 7 天，而传统的评分系统（Ranson 评分、APACHE Ⅱ评分）则需要分析入院至少 48h 的数据。

2. 其他 ML 模型评估 SAP 病情程度　Pearce 等对 265 例患者采用核 Logistic 回归分析模型（包含 8 个变量：年龄、C 反应蛋白、呼吸频率、空气中的氧分压、动脉 pH、血清肌酐、白细胞计数和格拉斯哥昏迷评分法）和 APACHE Ⅱ评分预测 AP 的严重程度，发现核 Logistic 回归分析模型的敏感性和特异性高于 APACHE Ⅱ评分。

三、多种机器学习模型对器官衰竭的评估

1. ML 模型对 SAP 并发急性呼吸窘迫综合征的评估　Fei 等采用 ANN 模型对随机提取的 152 例 SAP 并发急性呼吸窘迫综合征（acute respiratory distress syndrome，ARDS）患者数据进行了训练分析，并分别对另外 33 例患者和 32 例患者进行了验证和测试，发现 ANN 模型评估 ARDS 敏感性和准确率分别为 87.50% 和 84.43%，AUC 为 0.859 ± 0.048。以柏林定义作为诊断标准，ANN 模型预测 ARDS 的严重程度的准确率为 73.10%。在急诊科初次评估或入住 ICU 时，ANN 模型将有助于筛查并发 ALI 风险的 SAP 患者，预防进展为 ALI。

2. ML 模型对 SAP 多器官功能障碍综合征的预测　Qiu 等对 263 例 AP 患者的相关数据建立了 3 种 ML 模型，其中 ANN 模型预测患者多器官功能障碍的准确率（71.10%）与 Logistic 回归分析模型（7.95%）、支持向量机（support vector machine，SVM；79.85%）、APACHE Ⅱ评分（69.58%）无显著统计学差异。Qiu 等首先对轻症急性胰腺炎（mild acute pancreatitis，MAP）和 SAP 患者凝血指标的差异进行了 meta 分析，以明确凝血指标是否与 AP 的病情严重程度相关，从而获得凝血指标有助于预测 AP 并发症的证据。然后回顾性分析了 263 例中度重症急性胰腺炎（moderately severe acute pancreatitis，MSAP）和 SAP 患者入院时的血常规、凝血及炎症等指标，建立 SVM、Logistic 回归分析和 ANN 3 种模型预测多器官功能衰竭（multiple organ failure，MOF）发生的风险，分析 3 种模型的预测效能，并与 APACHE Ⅱ评分、BISAP 评分比较预测效能。结果显示，SVM、Logistic 回归分析和 ANN 3 种 AI ML 模型预测 MOF 的准确率均较高（分别为 84.0%、83.2%、83.4%），且 SVM、Logistic 回归分析和 ANN 模型的应用较传统的评分系统更为简便。同时，也证实血栓弹力图和凝血象等反映凝血状态的指标对于预测 MOF 有重要价值，尤其血栓弹力图的参数是预测模型的重要组成部分。因此，所有 MSAP 和 SAP 患者入院后应及时、动态监测血栓弹力图和凝血象以综合判断凝血状态，以指导是否抗凝治疗和准确把握抗凝治疗的时机，且利用 ML 模型进行预测，评估其发生 MOF 的风险，便于早期制定最佳的治疗方案，防止病情进行性加重。Hong 等对 312 例出现症状后 72h 内入院的 AP 患者的数据进行了前瞻性研究，“训练”得到由年龄、血细胞比容、血糖、血尿素氮和血清钙组成的 ANN 模型的 AUC（0.96±0.02）明显高于 Logistic 回归分析模型（0.88±0.03，$P<0.001$）和 APACHE Ⅱ评分（0.83±0.03，$P<0.001$）。ANN 模型对多器官功能衰竭发生预测的敏感性为 81.30%，特异性为 98.90%，能够正确地将 96.20% 的患者进行分类。若患者的 ANN 值≥0.5，发生持续性器官衰竭（organ failure，OF）的可能性从 15.4% 增至 93.0%；若 ANN 值<0.5，则可能性降低至 3.0%。

四、多种机器学习模型对并发症的评估

1. ML 模型对 SAP 血管并发症预测　AP 可能导致门脾静脉血栓形成（portosplenomesenteric vein thrombosis，PSMVT）。AP 并发 PSMVT 可致胃或食管静脉曲张出血、腹水、门脉高压和肝衰竭。Fei 等选取 72 例 AP 患者的临床和实验室检查数据，构建了 ANN 模型和 Logistic 回归分析模型。Fei 等首先采用 ANN 模型和 Logistic 回归分析模型对随机选取的 48 例患者的数据进行训练分析，再对另外 24 例患者的数据进行验证，发现 ANN 模型应用于验证预测 PSMVT 发生的敏感性为 80.0%，特异性为 85.7%，阳性预测值为 77.6%，阴性预测值为 90.7%，准确率为 83.3%，AUC 为 0.849，提示 ANN 模型综合性能优于 Logistic 回归模型。

2. ML 模型对 SAP 并发腹腔感染预测　胰腺感染坏死是决定 AP 预后最重要的因素之一。Qiu 等采用单变量分析法对 263 例 MSAP 和 SAP 患者进行回顾性分析，发现有腹腔感染和无腹腔感染有 16 个参数不同。将上述参数用于构建 ANN 模型和 Logistic 回归分析模型发现，ANN 模型和 Logistic 回归模型的敏感性分别为 80.99% 和 70.25%（$P>0.05$），特异性为 89.44% 和 77.46%（$P<0.05$）；ANN 模型预测腹腔感染的 AUC（0.923）优于 Logistic 回归模型（0.802，$P<0.001$）。上述研究提示 ANN 模型是预测 MSAP 和 SAP 患者并发腹腔感染的较理想工具。

综上所述，ML对SAP的严重程度、并发症等预测效能优于临床评分系统。与临床评分系统相比，ML模型可以使用更少的变量更早地完成AP患者严重程度的评估，有利于医护人员为患者制定更合适的治疗、护理策略。ML对于SAP领域的应用尚处于起步阶段，需要进一步评估ML模型的应用价值。另外，随着ML进一步深入到临床流程，需要统筹电子病历、实验室检查结果等多方大数据，而国内部分医院的电子病历还未在全院推行，存在“信息孤岛”现象，以及缺乏多中心的数据库、数据样本量较小问题。相信未来随着大型数据库的建立，会研发出性能更好的预测模型，更加准确地指导临床实践。

（山东第一医科大学附属省立医院　张继承　王　峰）

参考文献

［1］Ghahramani Z. Probabilistic machine learning and artificial intelligence. Nature, 2015, 521(7553): 452-459.

［2］Hosny A, Parmar C, Quackenbush J, et al. Artificial intelligence in radiology. Nat Rev Cancer, 2018, 18(8): 500-510.

［3］Hekler A, Utikal JS, Enk AH, et al. Deep learning outperformed 11 pathologists in the classification of histopathological melanoma images. Eur J Cancer, 2019, 118: 91-96.

［4］Burt JR, Torosdagli N, Khosravan N, et al. Deep learning beyond cats and dogs: recent advances in diagnosing breast cancer with deep neural networks. Br J Radiol, 2018, 91(1089): 20170545.

［5］Petrov MS, Shanbhag S, Chakraborty M, et al. Organ failure and infection of pancreatic necrosis as determinants of mortality in patients with acute pancreatitis. Gastroenterol, 2010, 139(3): 813-820.

［6］周志华. 机器学习. 北京：清华大学出版社，2016.

［7］Banks PA, Bollen TL, Dervenis C, et al. Classification of acute pancreatitis--2012: revision of the Atlanta classification and definitions by international consensus. Gut, 2013, 62(1): 102-111.

［8］Ranson JHC, Rifkind KM, Roses DF, et al. Prognostic signs and the role of operative management in acute pancreatitis. Surg Gynecol Obstet, 1974, 139(1): 69-81.

［9］Valverde López F, Matas Cobos AM, Alegría Motte C, et al. BISAP, RANSON, lactate and others biomarkers in prediction of severe acute pancreatitis in a European cohort. J Gastroenterol a Hepatol, 2017, 32(9): 1649-1656.

［10］Vasudevan S, Goswami P, Sonika U, et al. Comparison of Various Scoring Systems and Biochemical Markers in Predicting the Outcome in Acute Pancreatitis. Pancreas, 2018, 47(1): 65-71.

［11］Surag KR, Vishnu VH，Muniyappa S, et al. Accuracy and Predictability of PANC-3 Scoring System over APACHE II in Acute Pancreatitis: A Prospective Study. J Clin Diagn Res, 2017, 11(2): PC10-PC13.

［12］Wu BU, Batech M, Quezada M, et al. Dynamic Measurement of Disease Activity in Acute Pancreatitis: The Pancreatitis Activity Scoring System. Am J Gastroenterol, 2017, 112(7): 1144-1152.

［13］Buxbaum J, Quezada M, Chong B, et al. The Pancreatitis Activity Scoring System predicts clinical outcomes in acute pancreatitis: findings from a prospective cohort study. Am J Gastroenterol, 2018, 113(5): 755-764.

[14] Gray R, Cagliani J, Amodu LI, et al. Maximizing the Use of Scoring Systems in the Prediction of Outcomes in Acute Pancreatitis. Digestion, 2019, 99: 166-171.

[15] Yaln MS, Tas A, Kara B, et al. New predictor of acute necrotizing pancreatitis: red cell distribution width. Advances in Clinical and Experimental Medicine, 2018, 27(2): 225-228.

[16] Wang FY, Meng ZB, Li SK, et al. Platelet Distribution Width Levels Can Be a Predictor in the Diagnosis of Persistent Organ Failure in Acute Pancreatitis. Gastroenterol Res Pract, 2017, 2017: 8374215.

[17] Wan JH, Yang XY, He WH, et al. Serum D-dimer levels at admission for prediction of outcomes in acute pancreatitis. BMC Gastroenterol, 2019, 19(1): 67.

[18] Zhou CL, Zhang CH, Zhao XY, et al. Early prediction of persistent organ failure by serum apolipoprotein A-I and high-density lipoprotein cholesterol in patients with acute pancreatitis. Clin Chim Acta, 2018, 476: 139-145.

[19] Mao WJ, Wu JY, Zhang H, et al. Increase in serum chloride and chloride exposure are associated with acute kidney injury in moderately severe and severe acute pancreatitis patients. Pancreatology, 2019, 19(1): 136-142.

[20] Zheng J, Fan J, Huang C, et al. Dynamic Detection of Monocyte Subsets in Peripheral Blood of Patients with Acute Hypertriglyceridemic Pancreatitis. Gastroenterol Res Pract, 2019, 2019: 5705782.

[21] Lupia E, Pigozzi L, Pivetta E, et al. Thrombopoietin as Early Biomarker of Disease Severity in Patients With Acute Pancreatitis. Pancreas, 2017, 46(2): 164-169.

[22] Chen Y, Ke L, Meng L, et al. Endothelial markers are associated with pancreatic necrosis and overall prognosis in acute pancreatitis: a preliminary cohort study. Pancreatology, 2017, 17(1): 45-50.

[23] Halonen KI, Leppäniemi AK, Lundin JE, et al. Predicting fatal outcome in the early phase of severe acute pancreatitis by using novel prognostic models. Pancreatology, 2003, 3(4): 309-315.

[24] Mofidi R, Michael D, Krishna K, et al. Identification of severe acute pancreatitis using an artificial neural network. Surgery, 2007, 141(1): 59-66.

[25] Ding N, Cuirong G, Changluo Li, et al. An Artificial Neural Networks Model for Early Predicting In-Hospital Mortality in Acute Pancreatitis in MIMIC-Ⅲ. Biomed Res Int, 2021, 2021: 6638919.

[26] Pearce CB, Gunn SR, Ahmed A, et al. Machine learning can improve prediction of severity in acute pancreatitis using admission values of APACHE Ⅱ score and C-reactive protein. Pancreatology, 2006, 6(1-2): 123-131.

[27] Keogan MT, Lo JY, Freed KS, et al. Outcome analysis of patients with acute pancreatitis by using an artificial neural network. Acad Radiol, 2002, 9(4): 410-419.

[28] Pofahl WE, Walczak SM, Rhone E, et al. Use of an artificial neural network to predict length of stay in acute pancreatitis. Am surg, 1998, 64(9): 868-872.

[29] Fei Y, Kun G, Li WQ. Prediction and evaluation of the severity of acute respiratory distress syndrome following severe acute pancreatitis using an artificial neural network algorithm model. HBP (Oxford), 2019, 21(7): 891-897.

[30] Qiu Q, Nian YJ, Guo Y, et al. Development and validation of three machine-learning models for predicting multiple organ failure in moderately severe and severe acute pancreatitis. BMC gastroenterol, 2019, 19(1): 118.

[31] Hong WD, Chen XR, Jin SQ, et al. Use of an artificial neural network to predict persistent organ failure in patients with acute pancreatitis. Clinics (Sao Paulo), 2013, 68(1): 27-31.

[32] Fei Y, Hu J, Li WQ, et al. Artificial neural networks predict the incidence of portosplenomesenteric venous

thrombosis in patients with acute pancreatitis. J Thromb Haemost, 2017, 15(3): 439-445.
[33] Qiu Q, Nian YJ, Tang L, et al. Artificial neural networks accurately predict intra-abdominal infection in moderately severe and severe acute pancreatitis. J Dig Dis, 2019, 20(9): 486-494.

第三节　人工智能：实现重症监护病房患者早期预警

重症监护病房（intensive care unit，ICU）为重症患者提供持续的监测和诊疗。医师可以从多个监测系统获得大量临床数据，但医师对复杂信息的处理能力有限，这不仅会阻碍医师对患者病情的早期识别，还会因大量的监测警报而产生警报疲劳，导致治疗延误。随着人工智能技术的完善，人们尝试利用人工智能对多个器官系统测量的数据进行汇总计算，以期对存在风险的患者进行早期预警，从而提高医师的诊治效率。

一、重症患者信息繁杂

重症患者在 ICU 接受持续监测和治疗时，会产生大量的临床数据。这些庞大的临床数据增加了临床医师的诊疗负担，并增加了患者信息不易识别、解释和处理的风险。医护人员通过评估监测到的生命体征，依靠警报系统进行个别生理指标的测量，以确定患者是否存在病情恶化的风险。由于 ICU 医护人员不会对 ICU 患者进行持续的监测和评估，并且 ICU 内的警报系统并非汇总患者的全部信息，而是非特定性的，这些因素使得医师很难快速识别出重要的信息并做出诊疗决策。

二、利用人工智能识别患者信息存在挑战

近年来，已有大量关于人工智能在医学领域上的潜在革命性影响的论文发表，但转化成实际方案应用在重症领域的情况几乎不存在。将人工智能方法转化为临床实践具有挑战性，其主要原因包括：①一些机器学习（machine learning，ML）方法，如强化学习，需要与患者进行前瞻性互动，在早期学习阶段，这可能会导致不良事件的风险显著增加；②电子健康记录（electronic health record，EHR）系统主要的设计目的为记录报告、明确责任和计算费用，而不是用来作为临床信息警报系统；③临床数据通常是跨越各种系统和组织存储的，在用于数据处理之前需要重新集成和协调；④记录在临床信息系统（如生命体征监测、化验值和药物）中的患者数据容易有缺失值、异质性和错误，这可能会给数据决策过程带来严重的影响。

三、利用人工智能处理重症患者信息迎来机遇

人工智能中的 ML 技术擅长在大量数据中分析复杂的信号。发展 ML 的关键是 ICU 中收集的大量数据，以及重症监护医学信息集市（medical information mart for intensive care，MIMIC）- Ⅲ数据库和急诊 ICU（emergency intensive care unit，EICU）数据库等数据库的公开可获得性。患者死亡率和住院时间等终点预测通常使用预测性模型来处理。通过预测 ICU 入院人数、治疗开始时间或近期死亡

率，以及更具体的数据如降压药和血管升压药的使用，来对 ICU 内患者进行预警。ML 是对系统的研究和开发，这些系统可从数据中学习并对其进行预测，而不需要明确编程，在信号和数据产生的速度快于人脑能够解释的速度的情况下，ML 的价值更为突显。ICU 内产生的大量数据对医护团队来说极具挑战性，因此，应用 ML 技术是支持临床决策的最佳选择。

四、人工智能通过处理重症患者信息实现疾病早期预警

1. 对 ICU 患者循环衰竭的早期预测　Hyland 团队利用 ML 开发了一个早期预警系统，该系统使用一个拥有 240 例患者数据的高分辨率数据库，集成了来自多个器官的测量数据。 它预测了测试集中 90% 的循环衰竭事件，其中 82% 提前 2h 以上识别。该系统对每例患者平均每小时发出 0.05 个警报。该模型在一个独立的患者队列中进行了外部验证。Hyland 团队的模型提供了循环衰竭风险患者的早期识别，与传统的基于阈值的系统相比，错误报警率明显降低。

2. 对院外心搏骤停患者 ICU 内接受治疗的早期结局预测　Johnsson 团队旨在建立人工神经网络（artificial neural network，ANN）早期预测预后的模型，并利用该模型研究靶向体温管理对心搏骤停患者病情严重程度的干预效果。该团队利用靶向体温管理试验的队列对来自 36 个中心的 932 例昏迷患者进行了事后分析。使用入院时可用的 54 个临床变量（分类为背景、院前和入院数据），以及受试者操作特征曲线下面积为 0.891 来预测结果。在同一队列中，与基于 Logistic 回归的模型相比，ANN 模型的效果明显更好（$P=0.029$）。ANN 的 ML 模型可以很好地预测神经功能恢复，包括生存期，并且优于基于 Logistic 回归的传统模型。

3. 对 ICU 患者低血压的预测　由于短暂的低血压会增加患者发病率和死亡率，Yoon 团队开发了一个 ML 模型来预测 ICU 患者的初始低血压事件，并设计了一个床旁实施的警报系统。该团队在 MIMIC- Ⅲ数据库中提取患者每分钟的生命体征。低血压事件被定义为在 10min 内至少 5 次测量收缩压≤90mmHg 和平均动脉压≤60mmHg。按照时间顺序，提取数据的前半部分用于训练模型，后半部分用于验证训练后的模型。结果显示，ICU 中临床意义重大的低血压事件可以在首次低血压发作前至少 1h 被预测到。使用 ML 方法，可以根据每分钟的生命体征数据集预测临床上相关的低血压事件。这种预测可以集成到高度敏感的警报传递系统中，错误警报较少，导致的警报疲劳度低，具有潜在的实际应用价值。

4. 对 ICU 内并发症的预测　Meyer 团队应用深度 ML 方法（递归神经网络）实时预测心胸手术后 ICU 患者的严重并发症，包括死亡率、肾衰竭需要肾脏替代治疗及术后出血导致再次手术。该团队对 2000 年 1 月 1 日至 2016 年 12 月 31 日在德国一家三级心血管疾病护理中心接受大型心脏直视手术的成人患者进行了分析，使用阳性预测值、阴性预测值、敏感性、特异性、曲线下面积及 F1 测量值（计算敏感性和阳性预测值的调和平均值）来测量深度 ML 预测的准确率和及时性，从已发表的 MIMIC- Ⅲ数据集中对 5898 例患者的结果进行了外部回顾性验证。该团队仅使用常规收集的临床数据，而不需要任何人工处理。根据特定的患者队列和临床环境，在 ICU 常规收集数据进行实时、高度准确的评分是可行的，并可能给医师的决策过程提供依据。实时事件预测可通过提示医护人员临床中不易被发现的风险，最终提高患者的安全性。

人工智能对 ICU 内患者临床数据的分析和预测，有助于 ICU 医师对复杂数据的利用，抢先预测

和判断患者的病情变化，更加有效地施行每一步治疗策略，实现人工智能对 ICU 患者的早期预警。

（哈尔滨医科大学附属肿瘤医院　彭雅慧　王常松）

参考文献

[1] Wright MC, Dunbar S, Macpherson BC, et al. Toward designing information display to support critical care. Appl Clin Inform, 2016, 7(4): 912-929.

[2] Ruppel H, Vaux LD, Cooper D, et al. Testing physiologic monitor alarm customization software to reduce alarm rates and improve nurses' experience of alarms in a medical intensive care unit. PLoS One, 2018, 13(10): e0205901.

[3] Simpson KR, Lyndon A. False alarms and overmonitoring: major factors in alarm fatigue among labor nurses. J Nurs Care Qual, 2019, 34(1): 66-72.

[4] Krittanawong C, Zhang H, Wang Z, et al. Artificial intelligence in precision cardiovascular medicine. J Am Coll Cardiol, 2017, 69(21): 2657-2664.

[5] Chen JH, Asch SM. Machine learning and prediction in medicine-beyond the peak of inflated expectations. N Engl J Med, 2017, 376(26): 2507-2509.

[6] Johnson AEW, Ghassemi MM, Nemati S, et al. Machine learning and decision support in critical care. Proc IEEE, 2016, 104(2): 444-466.

[7] Obermeyer Z, Emanuel EJ. Predicting the future-big data, machine learning, and clinical medicine. N Engl J Med, 2016, 375(13): 1216-1219.

[8] Obermeyer Z, Lee TH. Lost in thought-the limits of the human mind and the future of medicine. N Engl J Med, 2017, 377(13): 1209-1211.

[9] McKenna J. Big data: big promise. Eur Heart J, 2017, 38(7): 470-471.

[10] Maslove DM, Lamontagne F, Marshall JC, et al. A path to precision in the ICU. Crit Care, 2017, 21(1): 79.

[11] The lancet. Artificial intelligence in health care: within touching distance. Lancet, 2017, 390(10114): 2739.

[12] Verghese A, Shah NH, Harrington RA. What this computer needs is a physician: humanism and artificial intelligence. JAMA, 2018, 319(1): 19-20.

[13] Sutton RS, Barto AG. Reinforcement learning: an introduction. Trends Cogn Sci, 1998, 3: 360.

[14] Krumholz HM. Big data and new knowledge in medicine: the thinking, training, and tools needed for a learning health system. Health Aff, 2014, 33(7): 1163-1170.

[15] Tomašev N, Glorot X, Rae JW, et al. A clinically applicable approach to continuous prediction of future acute kidney injury. Nature, 2019, 572(7767): 116-119.

[16] Johnso AEW, Pollard TJ, Shen L, et al. MIMIC-III, a freely accessible critical care database. Sci Data, 2016, 3: 160035.

[17] Pollard TJ, Johnson AEW, Raffa JD, et al. The eICU collaborative research database, a freely available multi-center database for critical care research. Sci Data, 2018, 5: 180178.

[18] Ghassemi M, Naumann T, Doshi Velez F, et al. Unfolding physiological state: mortality modelling in intensive care units. KDD, 2014, 2014: 75-84.

[19] 2018 IEEE International Conference on Healthcare Informatics(ICHI). IEEE Xplore-Conference Table of Contents. 2018.

[20] Harutyunyan H, Khachatrian H, Kale DC, et al. Multitask learning and benchmarking with clinical time series data. Sci Data, 2019, 6(1): 96.

[21] Ghosh S, Feng M, Nguyen H, et al. Hypotension risk prediction via sequential contrast patterns of ICU blood pressure. IEEE J Biomed Health Inform, 2016, 20(5): 1416-1426.

[22] Wu M, Ghassemi M, Feng M, et al. Understanding vasopressor intervention and weaning: risk prediction in a public heterogeneous clinical time series database. J Am Med Inform Assoc, 2017, 24(3): 488-495.

[23] Hyland SL, Faltys M, Hüser M, et al. Early prediction of circulatory failure in the intensive care unit using machine learning. Nat Med, 2020, 26(3): 364-373.

[24] Johnsson J, Björnsson O, Andersson P, et al. Artificial neural networks improve early outcome prediction and risk classification in out-of-hospital cardiac arrest patients admitted to intensive care. Crit Care, 2020, 24(1): 474.

[25] Yoon JH, Jeanselme V, Dubrawski A, et al. Prediction of hypotension events with physiologic vital sign signatures in the intensive care unit. Crit Care, 2020, 24(1): 661.

[26] Meyer A, Zverinski D, Pfahringer B, et al. Machine learning for real-time prediction of complications in critical care: a retrospective study. Lancet Respir Med, 2018, 6(12): 905-914.

第四节 人工智能：识别急性呼吸窘迫综合征患者表型

急性呼吸窘迫综合征（acute respiratory distress syndrome，ARDS）定义为多种病因引起的以肺泡毛细血管损伤为主要表现的临床综合征，其病理生理学特点为非心源性肺水肿、低氧血症和弥漫性肺实质病变，是重症患者中最为常见的临床综合征。

一项纳入 50 个国家的 459 个重症监护病房（intensive care unit，ICU）的观察性临床研究显示，轻度 ARDS 的发病率为 78.5%，而重度 ARDS 的发病率可高达 51.3%。由于流行性感冒活动的大幅增加，以“流感—肺部感染—重症肺炎—ARDS”的疾病转归模式的患者数量呈现连年增加的趋势。2003 年，我国内地累计报告非典型肺炎临床诊断病例 5327 例，治愈出院 4959 例，死亡 349 例。2014 年，我国 H7N9 感染病例中 58% 的患者从普通呼吸道症状进展至 ARDS，并转入 ICU 进一步治疗，其死亡率可高达 40%。2020 年，全球流行的新型冠状病毒肺炎（coronavirus disease 2019，COVID-19）让我们再次认识到了 ARDS 的危害。据中国疾病预防控制中心发布的数据显示，COVID-19 重症病例占总发病人群的 13.8%，危重病例占 4.7%。其中，危重病例的粗病死率为 49.0%，病死率密度为 0.325（即平均每个危重病例观察 10 天的死亡风险为 0.325）。由于 ARDS 给国家带来严重的社会和经济负担，对 ARDS 的诊断、治疗和相关机制等方面的研究，对于提高我国的医疗水平和卫生保障具有重要意义。

一、急性呼吸窘迫综合征的异质性决定传统诊断和治疗的局限性

ARDS 自 1967 年首次提出至今已有 50 余年，虽然对 ARDS 的认识不断深入，但仍有许多问题有待解决，尤其在近十年，ARDS 的研究逐渐进入瓶颈。

1. 定义和诊断标准　2012 年提出的柏林定义较 1994 年欧美联合会（AECC）标准对 ARDS 有了

更加清晰的认识，基于患者最初发病的临床表现及 PaO_2/FiO_2 进行诊断，敏感性提高，但是对于判断患者预后的曲线下面积仅（AUC）从 0.536 升高至 0.577。而且对于一些“类 ARDS”患者或“快速缓解 ARDS”患者并不能很好地用定义解释和鉴别。

2. 病理学　弥漫性肺泡损伤是诊断 ARDS 的“金标准”。根据目前 ARDS 诊断标准和定义，在早期轻度 ARDS 患者中未发现相关病理学改变，甚至重度 ARDS 在早期也仅有 35% 的患者伴有弥漫性肺泡损伤。这提示我们对 ARDS 的诊断和相关治疗可能无法仅依据某些单一指标或者某个时间点的临床证据来进行。

3. 生物标志物　ARDS 没有特异性生物标志物。主要原因可能是由于 ARDS 患者具有不同的病因、不同的遗传学背景，启动了不同炎症和免疫应答机制，从而导致不同的临床分期和分型，以及在呼吸支持治疗的过程中机械通气对肺产生的不同呼吸力学条件的影响等。可见，由于 ARDS 患者的临床异质性，为诊断和治疗带来了巨大挑战。因此，通过传统的研究方式很难为 ARDS 的未来寻找到可能的解决方案。随着组学技术的发展、大数据技术的完善、生信分析和机器学习技术手段的进步和成熟，将生物学、医学、数学、计算机科学、工程学联合起来解决 ARDS 的医学难题，为解决这一问题迎来了曙光。人工智能可能给 ARDS 的认识提供一些新思路。

二、急性呼吸窘迫综合征临床表型的提出

根据患者的不同死亡风险或有不同的治疗反应和（或）类似的生物机制来识别 ARDS 患者的不同亚型可以更好地进行临床分层和实现精准医疗。有 5 项随机对照试验和 1 项队列研究都初步报告了 ARDS 亚表型。随机对照试验将 ARDS 患者分为低炎症亚型和高炎症亚型，与更常见的低炎症亚型相比，所有随机对照试验都报告了高炎症亚型，其特征是炎症生物标志物的血浆浓度更高、血管升压素使用更多、血清碳酸氢盐浓度更低、脓毒症患病率更高。相比之下，队列研究仅使用聚类分析生物标志物数据来确定 ARDS 亚型——“无炎症”亚型和“反应性”亚型：与“无炎症”亚型相比，“反应性”亚型具有更高的死亡率。上述研究均提示应用更多的表型数据可能为 ARDS 的认识和治疗提供更多的新思路。但有趣的是，队列研究中“反应性”亚型的患病率是随机对照试验中的高炎症亚型的 2 倍。“反应性”亚型患者预后差、易出现多器官衰竭，可能需要给予免疫调节治疗。目前尚不清楚这是随机试验固有的选择偏倚还是生物学差异所致。因此，需要确定“反应性”亚型和高炎症亚型表型和（或）生物学特征是否相似。尤其是 COVID-19 ARDS 患者表现出的异质性与传统 ARDS 明显不同，显示出特有的 ARDS 临床表现，据此提出了两种主要表型：L 型（肺弹性、肺通气 / 血流比、肺重量、肺复张能力均较低）和 H 型（肺弹性、肺通气 / 血流比、右向左分流、肺复张能力均较高）。上述发现引发了学术界对于 ARDS 的新思考。

三、急性呼吸窘迫综合征临床表型的定义

我们认为，广义上表型一词是指生物体的可观察特征。在临床和生物学特征中的观察水平可用于 ARDS 患者的分组，这些称为 ARDS 亚表型。这些亚表型中有些可以通过临床数据直接获取，有些则需要通过某些检测方法间接获取。我们将直接可获取的数据叫外表型，如监护仪的数据、患者的症状和体征、传统临床检测指标（血常规、血生化、凝血功能、血气分析）和影像学

检查以及相关的护理治疗信息；通过间接手段获取的数据叫内表型，如患者相关的遗传背景信息或一些非常规的个体化检测手段，或者说是通过组学的方法测得的数据。人类基因组测序，包括mRNA转录（基因表达）、蛋白组学和代谢组学等新方法的应用以及高灵敏度免疫测定法的发展已将网络生物学应用于ARDS，尤其是在生物信息学的辅助下，这些生物标志物为个性化或精准医学发展提供了潜力。如果将这些信息结合起来，必将向大家展示出一个全新的ARDS的形态。

四、大数据研究对于急性呼吸窘迫综合征临床表型研究的启示

随着大数据和机器学习技术的发展和完善，研究者们试图从一个新的视角结合更多的维度来发现并完善ARDS的临床分型。Sinha等利用不同方法筛选出6个最重要的分类变量（IL-8、IL-6、C反应蛋白、可溶性肿瘤坏死因子受体1、碳酸盐和血管升压素使用）用来预测ARDS表型，试图建立一种能准确、可行地应用于临床表型鉴定的简约模型。从嵌套模型来看，3变量（IL-8、碳酸盐和C反应蛋白）和4变量（3变量基础上＋血管升压素使用）模型表现最好。在验证测试集中，两个模型均显示出良好的准确率（3变量模型的AUC为0.94，4变量模型的AUC为0.95）。通过分类模型识别的高炎症表型与90天的高死亡率[223例患者中87例（39%）*vs.* 492例患者中112例（23%）]和较少的无呼吸机使用天数相关（中位数14天 *vs.* 22天）。在外部验证数据中，证实了该模型的准确率。另外，Sinha等将纳入收集的所有变量使用XGBoost模型进行预测，使用24个变量（人口统计学、生命体征、实验室检查和呼吸变量等）开发分类模型，发现用临床分类模型指定的表型观察到了显著的治疗效果。通过大数据分析发现，在目前海量的外表型数据面前，生物标志物的内表型信息是鉴定ARDS中的关键组成部分。目前，缺乏即时检测是临床实施表型识别的障碍。将基于相关临床数据与基于组学生物学的组学数据相结合，使得我们可更深入地了解ARDS中这些变量之间的相互作用，在设计和进行临床试验以及实现个性化医学的目标方面可取得更大的进展。在目前的背景下，这种跨领域、跨学科研究的相关的技术和时机均已较成熟。Su等选取4009例接受机械通气的重症患者，采用22个变量进行潜在特征分析，评估机械通气表型与疾病严重程度和临床结果之间的相关性，发现5种衍生表型：表型Ⅰ是最常见的亚组（n=2174，54.23%），主要由术后患者组成；表型Ⅱ（n=480，11.97%），提示与患者的重症评分相关；表型Ⅲ（n=241，6.01%），与高呼气末正压和低平均气道压相关；表型Ⅳ（n=368，9.18%），与高驱动压相关；表型Ⅴ（n=746，18.61%），中年轻症患者占很高比例。同时提出表型Ⅳ的死亡率显著高于其他表型，在表型Ⅳ亚组中，序贯器官衰竭评分（9～22分）的患者为198例，其中死亡88例，死亡率44.44%。另外，Su等使用机器学习的方法建立了机械通气患者镇静深度的临床指导模型，根据患者不同的呼吸力学情况选择和实施不同的镇静策略。Pan等使用常规Logistic回归方法和4种机器学习算法构建火神山医院ICU COVID-19患者预后的风险预测模型，提出了8因子XGBoost模型可以很好地预测COVID-19 ICU患者的死亡风险，可实时动态有效地用于预测ICU患者的COVID-19预后。ARDS不同亚型的探索最终目的为解决临床需求，因此未来尚需实施大规模临床试验进行验证。

五、总结

机器学习和人工智能用于临床辅助诊断和决策尚处于起步阶段，不同的算法模式下得出的结论

受制于数据的来源，对于同一个模型是否适用于不同的患者尚待探索。内表型和外表型数据的整合成为了未来大数据处理的方向。机器学习算法与生物信息学相关研究方法的整合，为 ARDS 表型和定义提供了全新的认识。这些将影响我们对 ARDS 诊治的临床决策，从而实现对 ARDS 的早期识别、风险预警和预后评估。

（北京协和医院　苏龙翔　王　郝）

参考文献

[1] Ware LB, Matthay MA. The acute respiratory distress syndrome. N Engl J Med, 2000, 342(18): 1334-1349.

[2] Bellani G, Laffey JG, Pham T, et al. Epidemiology, Patterns of Care, and Mortality for Patients With Acute Respiratory Distress Syndrome in Intensive Care Units in 50 Countries. JAMA, 2016, 315(8): 788-800.

[3] Li Q, Zhou L, Zhou M, et al. Epidemiology of human infections with avian influenza A(H7N9) virus in China. N Engl J Med, 2014, 370(6): 520-532.

[4] 中国疾病预防控制中心新型冠状病毒肺炎应急响应机制流行病学组. 新型冠状病毒肺炎流行病学特征分析. 中华流行病学杂志，2020，41（2）: 145-151.

[5] Force ADT, Ranieri VM, Rubenfeld GD, et al. Acute respiratory distress syndrome: the Berlin Definition. JAMA, 2012, 307(23): 2526-2533.

[6] Thompson BT, Chambers RC, Liu KD. Acute Respiratory Distress Syndrome. N Engl J Med, 2017, 377(6): 562-572.

[7] Thille AW, Esteban A, Fernandez-Segoviano P, et al. Comparison of the Berlin definition for acute respiratory distress syndrome with autopsy. Am J Respir Crit Care Med, 2013, 187(7): 761-767.

[8] Matthay MA, Zemans RL, Zimmerman GA, et al. Acute respiratory distress syndrome. Nat Rev Dis Primers, 2019, 5(1): 18.

[9] Shankar Hari M, Fan E, Ferguson ND. Acute respiratory distress syndrome (ARDS) phenotyping. Intensive Care Med, 2019, 45(4): 516-519.

[10] Calfee CS, Delucchi K, Parsons PE, et al. Subphenotypes in acute respiratory distress syndrome: latent class analysis of data from two randomised controlled trials. Lancet Respir Med, 2014, 2(8): 611-620.

[11] Famous KR, Delucchi K, Ware LB, et al. Acute Respiratory Distress Syndrome Subphenotypes Respond Differently to Randomized Fluid Management Strategy. Am J Respir Crit Care Med, 2017, 195(3): 331-338.

[12] Calfee CS, Delucchi KL, Sinha P, et al. Acute respiratory distress syndrome subphenotypes and differential response to simvastatin: secondary analysis of a randomised controlled trial. Lancet Respir Med, 2018, 6(9): 691-698.

[13] Delucchi K, Famous KR, Ware LB, et al. Stability of ARDS subphenotypes over time in two randomised controlled trials. Thorax, 2018, 73(5): 439-445.

[14] Sinha P, Delucchi KL, Thompson BT, et al. Latent class analysis of ARDS subphenotypes: a secondary analysis of the statins for acutely injured lungs from sepsis (SAILS) study. Intensive Care Med, 2018, 44(11): 1859-1869.

[15] Bos LD, Schouten LR, van Vught LA, et al. Identification and validation of distinct biological

phenotypes in patients with acute respiratory distress syndrome by cluster analysis. Thorax, 2017, 72(10): 876-883.

[16] Gattinoni L, Coppola S, Cressoni M, et al. COVID-19 Does Not Lead to a "Typical" Acute Respiratory Distress Syndrome. Am J Respir Crit Care Med, 2020, 201(10): 1299-1300.

[17] Gattinoni L, Chiumello D, Caironi P, et al. COVID-19 pneumonia: different respiratory treatments for different phenotypes? Intensive Care Med, 2020, 46(6): 1099-1102.

[18] Gattinoni L, Chiumello D, Rossi S. COVID-19 pneumonia: ARDS or not? Crit Care, 2020, 24(1): 154.

[19] Spadaro S, Park M, Turrini C, et al. Biomarkers for Acute Respiratory Distress syndrome and prospects for personalised medicine. J Inflamm (Lond), 2019, 16: 1.

[20] Sinha P, Delucchi KL, McAuley DF, et al. Development and validation of parsimonious algorithms to classify acute respiratory distress syndrome phenotypes: a secondary analysis of randomised controlled trials. Lancet Respir Med, 2020, 8(3): 247-257.

[21] Sinha P, Churpek MM, Calfee CS. Machine Learning Classifier Models Can Identify Acute Respiratory Distress Syndrome Phenotypes Using Readily Available Clinical Data. Am J Respir Crit Care Med, 2020, 202(7): 996-1004.

[22] Su L, Zhang Z, Zheng F, et al. Five novel clinical phenotypes for critically ill patients with mechanical ventilation in intensive care units: a retrospective and multi database study. Respir Res, 2020, 21(1): 325.

[23] Long X, Su LX, Chang FX, et al. Selecion strategy for sedation depth in critically ill patients on mechenical ventilation. BMC Med Inform Decis Mak, 2021.

[24] Pan P, Li Y, Xiao Y, et al. Prognostic Assessment of COVID-19 in the Intensive Care Unit by Machine Learning Methods: Model Development and Validation. J Med Internet Res, 2020, 22(11): e23128.

第五节　人工智能提高新型冠状病毒肺炎诊断的效率和精准度

新型冠状病毒肺炎（COVID-19）自 2020 年初开始在全球广泛传播。面对这一威胁全人类生命健康的重大疫情，快速诊断、快速治疗已成为当务之急。通常通过逆转录聚合酶链式反应（RT-PCR）检测严重急性呼吸综合征冠状病毒 2 型（severe acute respiratory syndrome coronavirus 2，SARS-CoV-2）核酸来进行确诊，然而，RT-PCR 存在假阴性率高、处理延迟、检测技术等问题，且 SARS-CoV-2 传播速度快、存在快速变异等因素增加了依靠核酸检测早期发现和治疗的难度。CT 作为一种无创的成像方法，可以发现 COVID-19 肺部特征性表现，故可作为 COVID-19 早期筛查和诊断的有效手段。近年来，基于深度学习技术的人工智能（artificial intelligence，AI）以其高效和准确的特征提取能力在医学影像学领域取得了突破性的进展，AI 可以帮助快速评估 CT 影像，并用其算法优势将 CT 所见与临床症状、实验室检测相结合，达到快速诊断目的。本节将就 AI 在 COVID-19 诊断中的应用进展进行分享。

一、人工智能与 CT 影像学诊断

AI 是研究、开发用于模拟、延伸和扩展人类智能的理论、方法、技术及应用系统的一门新技术科学。该领域的研究包括机器人、语言识别、图像识别、自然语言处理和专家系统等广泛范畴。AI 在经验积累上具有天然优势，可以通过机器学习（machine learning，ML）不断从解决问题的经验中获取知识和学习策略，在遇到类似的问题时，运用学到的经验解决问题并积累新的经验，同时由于计算机在存储“经验”和提取“经验”的数量和速度上远超于人类，因此，其效率也远超于人类。目前AI理论和技术日益成熟，应用领域也不断扩大。由于医学在某种程度上是基于实践的“经验医学”，AI携其优势与医学领域的交织也愈渐密切，现已广泛应用于疾病预防与管理、医学图像识别及诊断、远程医疗，以及机器人手术等领域。

目前，为有效应对COVID-19疫情的全球大流行，AI作为一种重要的效率工具在流行病学调查、疫情流行趋势预警、COVID-19诊断甚至治疗药物筛选开发等各个层面均发挥了极其重要的作用。在COVID-19疫情中，使用AI技术诊断COVID-19的研究数量迅速增加。对于使用AI进行COVID-19诊断的临床医师，应该掌握AI进行诊断的基本原理以有助于发挥AI诊断的最大效能。AI进行COVID-19诊断主要从ML和深度学习（deep learning，DL）2个阶段进行编译，包括提取患者资料如电子病历和医学图像（CT、X线、超声图像等）的医学特征，数据化编译以进行医学诊断“训练”，之后在另外或者更大的数据系统进行验证测试其有效性和准确性，最终用于COVID-19的临床诊断。具体到胸部CT图像诊断COVID-19方面，构建面向COVID-19诊断的AI系统的整个流程，包括：①机器学习/训练阶段，利用现有数据库数据，如9025例患者的11 356次CT扫描，这些患者包括COVID-19、慢性阻塞性肺疾病、流行性感冒和非肺炎。通过对肺部CT进行分割提取COVID-19诊断的医学特征构建诊断模型，该模型可准确地将CT分为非肺炎、社区获得性肺炎（community-acquired pneumonia，CAP）、甲型或乙型流行性感冒和COVID-19四类，最后将切片结果融合为病例级诊断，此过程称为AI的训练阶段。②AI模型验证，将构建好的模型，利用另外的数据库或更大样本量的数据库的测试队列进行验证模型的有效性和准确性，同时也可与人工阅片诊断进行对比，此过程称为AI的测试阶段。③上述过程充分验证AI诊断模型的有效性和准确性后，即可将AI应用于COVID-19诊断。在整个流程中，构建多任务DL模型，即从胸部CT图像中分割COVID-19特征性病变进而识别并诊断出COVID-19患者是关键任务。因此，培训AI对CT进行分割、分类和重建的算法决定了模型是否有效。

二、人工智能诊断新型冠状病毒肺炎的效率和精准度

由于不了解AI的算法和原理，人们会对AI产生莫名的怀疑，目前，人们对AI进行COVID-19诊断的最大存疑就是其是否准确。国内有研究也显示，患者对AI诊断最为关切的内容就是其准确性。令人高兴的是，目前AI用于诊断COVID-19的临床研究和证据不断增加，越来越多的结果表明AI诊断COVID-19具有高效、精准的优势。

1. AI通过胸部CT诊断COVID-19的高效性　AI具有的高效、准确的优势，使其在COVID-19患者的检测、入院和监测过程中发挥了重大作用。湖北的一项将AI DL算法用于发热门诊的快速分类研究证实，AI与放射科医师小组诊断COVID-19的一致性很高（Cohen’s kappa系数0.839，95%*CI* 0.718～0.940）。更重要的是，AI显示出强大的高效性，AI平均用时0.55min（IQR 0.43～0.63）即可检测出阳性，而放射科医师平均需要16.21min（IQR 11.67～25.71）起草报告，平均用时23.06min（IQR 15.67～39.20）发布报告。

AI的高效性还表现在可提供患者进行复查核酸的最佳时机。COVID-19患者在恢复期需要进行核酸检测以确定其是否可以出院，然而，重复或不恰当的RT-PCR核酸检测会导致医疗浪费和患者住院时间延长。研究显示，利用AI结合CT放射学特征和临床资料，有助于预测临床治疗中RT-PCR阴性率，为RT-PCR复测提供了合适的时机。此外，AI可基于基本的人口统计学和实验室特征，在缺乏或无法进行检测的医院作为筛查工具。有研究显示，AI模型诊断COVID-19的敏感性为93%，特异性为64%，与核酸检测相比是很好的诊断指标。上述研究提示AI可在缺乏或不可用核酸检测的医院环境中用作筛查工具，从而提高COVID-19诊断效率。

2. AI通过胸部CT诊断COVID-19的准确性　COVID-19和其他疾病的肺炎具有相似的CT特征，这就给AI是否能够达到高准确率的鉴别诊断带来了挑战。Li等研究证实，AI通过胸部CT诊断COVID-19显示出良好的与CAP及其他肺部疾病进行鉴别的能力。通过对6家医院3322例患者4352次胸部CT扫描，AI诊断COVID-19的敏感性和特异性分别为90%和96%，ROC曲线下面积为0.96（$P<0.001$）；而其检测CAP的敏感性和特异性分别为87%和92%，ROC曲线下面积为0.95（$P<0.05$）。Bai等同样发现AI模型诊断COVID-19的准确率高达96%，敏感性为95%，特异性为96%；而且AI辅助下的放射科医师比非AI辅助下的诊断准确率（90% *vs.* 85%，$P<0.001$）、敏感性（88% *vs.* 79%，$P<0.001$）和特异性（91% *vs.* 88%，$P=0.001$）更高。上述结果提示，AI辅助提高了放射科医师在胸部CT上鉴别COVID-19和非COVID-19的能力。印度有研究显示，AI通过胸部CT诊断对COVID-19、肺炎和正常人三分类的总体分类准确率为98.28%，对COVID-19和非COVID-19二分类的总体分类准确率为99.71%。

AI通过胸部CT诊断COVID-19有助于弥补RT-PCR核酸检测的不足。有研究证实，RT-PCR核酸检测诊断COVID-19的敏感性（60%～71%）低于胸部CT（75%～85%）。COVID-19患者的胸部CT表现有助于纠正RT-PCR获得的假阴性结果，AI可帮助放射科医师鉴别COVID-19与其他肺炎。此外，AI识别的典型影像学特征及其变化在COVID-19的检测和治疗中起着至关重要的作用。在1280例患者的不同多国队列中训练，通过AI识别影像学诊断COVID-19可以达到90.8%的准确率、84%的敏感性和93%的特异性；而在1337例患者的独立测试集（不包括在培训和验证中）中对AI识别经典影像学进行评估，准确率也可达93%以上。基于AI的算法可以很容易地识别CT扫描与COVID-19相关的肺炎，以及区分非COVID相关的肺炎，在不同的患者群体中具有很高的特异性。

AI通过胸部CT诊断COVID-19肺炎提高了放射科医师人工CT诊断COVID-19的准确率。Poly等发现AI在诊断性能上显示出高于放射科医师检测COVID-19的能力，更重要的是，当应用AI辅助时，相对缺乏经验的初级放射科医师的诊断能力会有所提高。例如，在通过核酸检测和下一代测序核酸检测的905例疑似COVID-19患者中，419例（46.3%）核酸检测呈阳性。AI系统诊断了通过核酸检测COVID-19阳性但CT扫描正常而被放射科医师诊断为阴性的患者，正确识别了25例患者中的17例（68.0%）。

当结合CT扫描和相关的临床病史资料时，AI诊断的准确率会进一步提高。如结合临床资料时，AI系统快速诊断COVID-19的曲线下面积可达0.92，诊断敏感性略高于高年资放射科医师（84.3% *vs.* 74.6%）。同样，当结合患者临床资料如年龄、C反应蛋白（CRP）、乳酸脱氢酶（LDH）、D-二聚体等指标后，AI 诊断的曲线下面积由 0.848 可提高到 0.909。此外，结合临床资料的 AI 诊断，可进一步区分患者病情严重程度，有助于对 COVID-19 患者进行分类，从而可优先向那些严重疾病风险较高的患者提供护理。当把胸部影像学数据与临床数据结合后，AI 甚至可发展为在线风险计算器，预测患者患危重病的风险，从而为患者提供合适的治疗和优化资源利用提供参考依据。

AI 通过胸部 CT 诊断 COVID-19 的高效性和准确性已得到证实。意大利医学和介入放射学学会（SIRM）认可了 AI 作为 COVID-19 患者放射性诊断决策支持系统的有效性，推荐使用 AI 作为预测和预后决策支持系统的进一步研究，特别是在住院患者和 ICU 患者中进行临床验证。

三、人工智能诊断新型冠状病毒肺炎需要注意的问题

首先，如前所述，AI 通过胸部 CT 诊断 COVID-19 的关键点在于“培训”和“测试验证”阶段，而在此阶段中，所选用的数据库是否有代表性决定了 AI 诊断的效能。由于隐私和数据可用性问题，很难获得开放获取和公开的 COVID-19 CT 数据集，从而限制了 AI 自动诊断解决方案的发展。与疾病作斗争的关键是进行研究合作，以便在全球范围内共享和协作研究数据，这仍是一项具有挑战性的任务。由于 AI 诊断的有效性建立在 DL 的基础上，故算法选择和模型构建对 AI 建立 COVID-19 CT 诊断尤为重要。有研究选择 4 种不同的 DL 模型对同一受试人群进行诊断，结果显示不同 DL 模型的诊断效能不同，准确率最高为 96.70%，而最低只有 87.12%。另一项研究也证实了 2 种不同的 DL 网络 SegNet 和 U-Net 对 COVID-19 患者胸部 CT 分类能力不同。目前，AI 通过胸部 CT 诊断 COVID-19 的算法或 DL 模型仍缺乏统一标准。

其次，COVID-19 是由 SARS-CoV-2 引起的，可能与其他类型病毒引起的肺炎具有相似的成像特征。尽管 CT 扫描是诊断 COVID-19 的有力工具，但其诊断特异性较低（25%），故仅靠 CT 检测 COVID-19 是不够的，而且放射科医师在胸部 CT 鉴别 COVID-19 与其他病毒性肺炎时可能面临挑战。

再次，所有 DL 方法的缺点是缺乏透明度和可解释性，例如，无法确定使用什么成像特征来确定输出。临床医师很难向公众说明 AI 模型使用了哪些独特的功能来区分 COVID-19 和 CAP，这也是人们对 AI 心存疑惑的重要原因。

最后，技术基础设施对于 AI 及早发现并诊断、跟踪和监测患者至关重要。无处不在的 IT 基础设施有助于发现热点和聚集人群，从而有利于更快地做出决策和实施。若严重缺乏 IT 基础设施，则无法充分利用 AI 的检测能力。

基于上述理由，SIRM 不推荐使用 AI 胸部 CT 进行筛查或作为诊断 COVID-19 的一线选择。AI 胸部 CT 不能代替鼻咽拭子核酸检测。

四、人工智能诊断新型冠状病毒肺炎的未来与展望

AI 辅助下利用胸部 CT 诊断 COVID-19 的高效性和精准性令临床医师备受鼓舞。AI 辅助下诊断工具也不断被开发出来，例如，通过 AI DL 模型短时间培训后用于检测 COVID-19 的肺部超声图像，诊断准确率可达 83.2%。还有研究使用基于 5G 的机器人辅助进行远程超声检查，在有效获取用于对 COVID-19 患者进行心肺评估的超声特征的同时，可降低医务人员的感染风险。然而，由于数据库共享、算法、硬件基础设施等种种原因，AI 诊断 COVID-19 并未得到广泛开展，但现有证据已充分显

示其具有广阔的前景。相信不久的将来，AI 可在 COVID-19 疫情防控中发挥精准、高效的作用！

（重庆医科大学附属第一医院　刘景仑）

参 考 文 献

[1] Li L, Qin L, Xu Z, et al. Using Artificial Intelligence to Detect COVID-19 and Community-acquired Pneumonia Based on Pulmonary CT: Evaluation of the Diagnostic Accuracy. Radiology, 2020, 296(2): E65-E71.

[2] Zhou Y, Wang F, Tang J, et al. Artificial intelligence in COVID-19 drug repurposing. Lancet Digit Health, 2020, 2(12): e667-e676.

[3] Huang S, Yang J, Fong S, et al. Artificial intelligence in the diagnosis of COVID-19: challenges and perspectives. Int J Biol Sci, 2021, 17(6): 1581-1587.

[4] Islam MM, Poly TN, Alsinglawi B, et al. Application of Artificial Intelligence in COVID-19 Pandemic: Bibliometric Analysis. Healthcare(Basel), 2021, 9(4): 441.

[5] Jin C, Chen W, Cao Y, et al. Development and evaluation of an artificial intelligence system for COVID-19 diagnosis. Nat Commun, 2020, 11(1): 5088.

[6] Amyar A, Modzelewski R, Li H, et al. Multi-task deep learning based CT imaging analysis for COVID-19 pneumonia: classification and segmentation. Comput Biol Med, 2020, 126: 104037.

[7] Liu T, Tsang W, Huang F, et al. Patients' Preferences for Artificial Intelligence Applications Versus Clinicians in Disease Diagnosis During the SARS-CoV-2 Pandemic in China: Discrete Choice Experiment. J Med Internet Res, 2021, 23(2): e22841.

[8] Rasheed J, Jamil A, Hameed AA, et al. COVID-19 in the Age of Artificial Intelligence: a Comprehensive Review. Interdiscip Sci, 2021, 13(2): 153-175.

[9] Wang M, Xia C, Huang L, et al. Deep learning-based triage and analysis of lesion burden for COVID-19: a retrospective study with external validation. Lancet Digit Health, 2020, 2(10): e506-e515.

[10] Cai Q, Du SY, Gao S, et al. A model based on CT radiomic features for predicting RT-PCR becoming negative in coronavirus disease 2019(COVID-19) patients. BMC Med Imaging, 2020, 20(1): 118.

[11] Goodman-Meza D, Rudas A, Chiang JN, et al. A machine learning algorithm to increase COVID-19 inpatient diagnostic capacity. PLoS One, 2020, 15(9): e0239474.

[12] Bai HX, Wang R, Xiong Z, et al. Artificial Intelligence Augmentation of Radiologist Performance in Distinguishing COVID-19 from Pneumonia of Other Origin at Chest CT. Radiology, 2020, 296(3): E156-E165.

[13] Kedia P, Anjum, Katarya R. CoVNet-19: a Deep Learning model for the detection and analysis of COVID-19 patients. Appl Soft Comput, 2021, 104: 107184.

[14] Alsharif W, Qurashi A. Effectiveness of COVID-19 diagnosis and management tools: a review. Radiography(Lond), 2021, 27(2): 682-687.

[15] Dong D, Tang Z, Wang S, et al. The Role of Imaging in the Detection and Management of COVID-19: a Review. IEEE Rev Biomed Eng, 2021, 14: 16-29.

[16] Harmon SA, Sanford TH, Xu S, et al. Artificial intelligence for the detection of COVID-19 pneumonia

on chest CT using multinational datasets. Nat Commun, 2020, 11(1): 4080.

[17] Poly TN, Islam MM, Li YJ, et al. Application of Artificial Intelligence for Screening COVID-19 Patients Using Digital Images: Meta-analysis. JMIR Med Inform, 2021, 9(4): e21394.

[18] Mei X, Lee HC, Diao KY, et al. Artificial intelligence-enabled rapid diagnosis of patients with COVID-19. Nat Med, 2020, 26(8): 1224-1228.

[19] Zhang K, Liu X, Shen J, et al. Clinically Applicable AI System for Accurate Diagnosis, Quantitative Measurements, and Prognosis of COVID-19 Pneumonia Using Computed Tomography. Cell, 2020, 181(6): 1423-1433. e11.

[20] Quiroz JC, Feng YZ, Cheng ZY, et al. Development and Validation of a Machine Learning Approach for Automated Severity Assessment of COVID-19 Based on Clinical and Imaging Data: Retrospective Study. JMIR Med Inform, 2021, 9(2): e24572.

[21] Liang W, Liang H, Ou L, et al. Development and Validation of a Clinical Risk Score to Predict the Occurrence of Critical Illness in Hospitalized Patients With COVID-19. JAMA Intern Med, 2020, 180(8): 1081-1089.

[22] Neri E, Miele V, Coppola F, Grassi R. Use of CT and artificial intelligence in suspected or COVID-19 positive patients: statement of the Italian Society of Medical and Interventional Radiology. Radiol Med, 2020, 125(5): 505-508.

[23] Ko H, Chung H, Kang WS, et al. COVID-19 Pneumonia Diagnosis Using a Simple 2D Deep Learning Framework With a Single Chest CT Image: Model Development and Validation. J Med Internet Res, 2020, 22(6): e19569.

[24] Saood A, Hatem I. COVID-19 lung CT image segmentation using deep learning methods: U-Net versus SegNet. BMC Med Imaging, 2021, 21(1): 19.

[25] Awasthi N, Dayal A, Cenkeramaddi LR, et al. Mini-COVIDNet: Efficient Lightweight Deep Neural Network for Ultrasound Based Point-of-Care Detection of COVID-19. IEEE Trans Ultrason Ferroelectr Freq Control, 2021, 68(6): 2023-2037.

[26] Ye R, Zhou X, Shao F, et al. Feasibility of a 5G-Based Robot-Assisted Remote Ultrasound System for Cardiopulmonary Assessment of Patients With Coronavirus Disease 2019. Chest, 2021, 159(1): 270-281.

第十九章　重 症 护 理

第一节　重症监护病房日记改善重症患者及家属心理健康状态

虽然重症患者存活率不断提高，但重症幸存患者长期的结局和生活质量仍不容乐观。患者的自身病情及ICU的特殊环境会给患者以及家属带来一系列负面心理影响，包括创伤后应激障碍（post-traumatic stress disorder，PTSD）、抑郁、重症监护后综合征（post-intensive care syndrome，PICS）等。这些心理问题严重影响患者和家属的生活质量和预后状况。英国一项研究显示，重症患者出院后1年内，焦虑、抑郁和PTSD的患病率分别为46%、40%和22%，有18%的患者同时存在上述3种心理问题，并且有抑郁症状的患者在出院后的前2年死亡的可能性比没有抑郁症状的患者高47%。另一项meta分析显示，ICU患者家属中抑郁、焦虑和PTSD的患病率分别为4%～94%、2%～80%和3%～62%。对ICU患者及家属进行有效的心理健康干预已成为临床实践和研究的热点。在改善重症患者及家属心理健康的相关干预策略中，ICU日记由于既经济又有效而受到越来越多的关注。本节介绍ICU日记的相关概念、发展历史以及在重症患者及家属心理健康干预中的应用进展，并分析ICU日记在应用过程中面临的挑战和应对策略。

一、ICU日记概述

1. ICU日记的概念及作用机制　ICU日记是由医护人员或患者家属撰写的患者重病时所发生情况的书面记录，包括入住ICU的背景以及每天的治疗和护理措施等。为重症患者记录ICU日记最早出现于20世纪80年代的丹麦、瑞典和挪威等欧洲国家。目前，ICU日记已经在世界各地推广应用。ICU患者往往处于严重的应激状态，且ICU无陪护的封闭式或半封闭式的特殊环境，种类繁多的治疗操作，以及镇痛、镇静治疗的应用，患者往往会存在记忆缺失，继而可产生妄想和幻觉。此外，ICU的侵入性治疗，如气管插管或气管切开，导致患者暂时失去正常的语言表达能力，无法正常交流，对疾病产生恐惧。在转出ICU后，患者反复回忆并经历这种痛苦体验，并随着时间的推移，可能会出现更加严重的妄想记忆与错误记忆。而这些妄想和幻觉是PTSD和很多其他心理问题形成和发展的促成因素。有关ICU日记的作用机制尚不清楚，从情绪处理理论的角度出发，ICU日记通过记录患者在ICU期间的治疗、护理、环境以及感受，可以帮助患者填补在ICU期间的记忆空白，修改恐惧结构中的病理性因素，并重新建构其在ICU期间的经历，从而有助于预防或降低患者心理问题的发生。

2. ICU日记的格式和内容　ICU日记的格式和内容没有固定要求，往往以患者和家属能够理解的通俗语言撰写，为方便理解，不建议使用过多的医学术语和缩略语。常见的主要内容包括：患者入住 ICU 的原因，病房事件（如打开和关闭灯的时间点，警报声等），治疗、护理（何时和由谁进行什么样的护理或治疗）及其效果，探视者的详细信息（探视者的姓名和交流的内容），从患者的角度拍摄的照片以及照片的注释。多数 ICU 日记不被视为正式病历，只是描述日常的照护情况，帮助患者和家属了解相关信息，并作为医疗信息的补充。在患者转入普通病房或出院后，日记往往会转交给患者或家属。患者在 ICU 入住期间和转出 ICU 后，其和家属都可阅读日记。

二、ICU 日记在重症患者及家属中的应用效果

ICU 日记作为一种经济方便的干预或支持策略，对 ICU 患者和家属均可产生积极的影响。

1. ICU 日记对重症患者心理健康状态的应用效果　阅读 ICU 日记是重复和增强事实记忆的过程，有助于患者区分真实事件与幻觉或妄想。有研究显示，ICU 日记由于使患者能评估自身的康复情况，增加对发生的事情的应对和理解，并改善与患者家属的沟通交流情况而受到普遍欢迎。通过阅读日记，患者能够理解他们对于重症的感知，并与危重期的日记和照片联系起来，区分现实与想象，并确定某些记忆是否属于对实际发生情况的曲解，从而更好地了解自身的经历。但也有研究显示，与单独床旁宣教相比，ICU 日记并没有减轻患者的 PTSD 症状。然而，该研究发现 PICS 高危患者很少参与到随访照护中。如果将 ICU 日记纳入 PICS 患者的随访工作中，可能会产生积极的影响。一项大规模的多中心随机对照试验（randomized controlled trial，RCT）发现，法国 35 个 ICU 中心使用 ICU 日记对患者的临床结局没有任何改善。需要指出的是，该研究中 50% 的随访失访率可能会使干预与结果之间的相关性产生偏差。2020 年，国内一项 RCT 研究显示，使用 ICU 日记对预防 PTSD 症状和焦虑症状无显著效果，但可以显著改善幸存者对 ICU 的事实记忆和睡眠质量，并可防止过度兴奋症状。此外，ICU 日记也有助于改善患者出院后的生活质量。一项系统评价和 meta 分析显示，接受 ICU 日记干预的患者，经 SF-36 健康调查量表（36-item short form health survey questionnaire）测得的生活质量得分显著高于接受常规护理的患者（SF-36 得分差值 10.3，95% *CI* 0.79～19.80，$P<0.05$）。

2. ICU 日记对家属心理健康状态的应用效果　ICU 日记不仅可对患者产生积极影响，对患者家属也同样具有积极的影响。原因在于 ICU 日记作为一种媒介，可让患者家属感受到医务人员的支持和关注，并提升了家属在患者康复中的参与度，有助于患者家属获取和理解患者的病情信息，从而减轻家属的心理压力。ICU 日记在重症患者治疗期间可充当家庭成员之间沟通的渠道，并有助于患者应对疲惫的情感体验。通过撰写和阅读日记，家属可以记录他们在患者身边的陪伴情况，并表达情感和希望。ICU 患者去世后，日记也可为家属提供安慰，帮助他们应对丧亲之痛。有研究由护士指导患者家属撰写 ICU 日记，出院后与患者分享，结果显示多数患者家属对 ICU 日记具有积极正向的认知和态度，与患者分享日记可以减少患者家属 PTSD 的发生，提示撰写日记和分享日记的行为对家属具有保护作用。一项系统评价显示，ICU 日记可以减轻幸存者的焦虑和抑郁情绪，改善健康相关的生活质量，并且可以减少 PTSD 的发生。上述研究结果均提示 ICU 日记有助于改善患者和家属心理健康状况。

三、ICU 日记的应用挑战及未来展望

尽管 ICU 日记在国内外研究中已显示出良好的应用效果，但在临床实践推广过程中仍然面临多

方面的挑战。

1. 医护人员方面　既往研究显示，ICU 日记应用的障碍因素包括医护人员对 ICU 日记效果的怀疑，对 ICU 康复过程和 ICU 后常见并发症的了解不足、时间限制、日记格式不固定导致记录烦琐、科室管理者不支持等方面。此外，ICU 日记的应用需要额外的时间和精力投入，如何保障 ICU 医护人员在做好治疗及护理工作的同时完成 ICU 日记的书写，仍需进一步商榷。

2. 患者或家属方面　ICU 日记可能会引起患者或家属对痛苦经历的回忆，从而增加心理压力。有研究显示，高达 42% 的患者会报告与阅读 ICU 日记相关的压力或痛苦。患者通过阅读家属撰写的日记，可以了解入住 ICU 期间发生的事情以及家属的经历，但当患者意识到自己的家人遭受的痛苦时，可能会使患者不愿阅读日记。因此，未来的研究和实践中，应注意以下事项：①统一患者纳入标准（ICU 停留 3 天及以上），并建议随访患者 ICU 出院后至少 6 个月。②科学评估 ICU 日记实施的障碍因素与促进因素，并针对性地设计 ICU 日记的实施方案。③ ICU 日记干预的剂量和患者对干预的依从性至关重要。多数研究没有衡量患者阅读日记的次数，这可能会导致研究功能不足。未来应注重采集报告此类数据。④研究实施效果的评价应注重以患者为中心。未来应将评价对象从患者、家属扩展到临床医护人员以及更广泛的社区。

随着以家庭为中心的护理理念在重症监护领域的不断深入，未来将会开发和实施更多对 ICU 幸存者和家属支持的干预策略，ICU 日记作为一种经济、实用的干预手段，在改善患者和家属结局中发挥着独特作用，未来可继续开展相关研究和实践，以进一步改善 ICU 患者预后。

（北京协和医院　李　真　李尊柱）

参考文献

[1] Kynoch K, Chang A, Coyer F, et al. The effectiveness of interventions to meet family needs of critically ill patients in an adult intensive care unit: a systematic review update. JBI Database System Rev Implement Rep, 2016, 14(3): 181-234.

[2] Parsons LC, Walters MA. Management Strategies in the Intensive Care Unit to Improve Psychosocial Outcomes. Crit Care Nurs Clin North Am, 2019, 31(4): 537-545.

[3] Hatch R, Young D, Barber V, et al. Anxiety, Depression and Post Traumatic Stress Disorder after critical illness: a UK-wide prospective cohort study. Crit Care, 2018, 22(1): 310.

[4] Johnson CC, Suchyta MR, Darowski ES, et al. Psychological Sequelae in Family Caregivers of Critically Ill Intensive Care Unit Patients. A Systematic Review. Ann Am Thorac Soc, 2019, 16(7): 894-909.

[5] Holme AN, Halvorsen K, Eskerud RS, et al. Nurses' experiences of ICU diaries following implementation of national recommendations for diaries in intensive care units: A quality improvement project. Intensive Crit Care Nurs, 2020, 59: 102828.

[6] Hojager NA, Egerod I, Angel S. Patients' perceptions of an intensive care unit diary written by relatives: a hermeneutic phenomenological study. Intensive Crit Care Nurs, 2019, 55: 102751.

[7] Nydahl P, Egerod I, Hosey MM, et al. Report on the Third International Intensive Care Unit Diary

Conference. Crit Care Nurse, 2020, 40(5): e18-e25.

[8] Heindl P, Bachlechner A, Nydahl P, et al. Extent and application of patient diaries in Austria: process of continuing adaptation. Nurs Crit Care, 2019, 24(6): 343-348.

[9] Mccartney E. Intensive Care Unit Patient Diaries: a review evaluating implementation and feasibility. Crit Care Nurs Clin North Am, 2020, 32(2): 313-326.

[10] Jones C. Over 20years of ICU diary research 1999-2020. Intensive Crit Care Nurs, 2021, 64: 102961.

[11] Barreto B B, Luz M, Rios M, et al. The impact of intensive care unit diaries on patients' and relatives' outcomes: a systematic review and meta-analysis. Crit Care, 2019, 23(1): 411.

[12] Deffner T, Skupin H, Rauchfuss F. The war in my head: a psychotraumatological case report after a prolonged intensive care unit stay. Med Klin Intensivmed Notfmed, 2020, 115(5): 372-379.

[13] Drumright K, Jones AC, Gervasio R, et al. Implementation of an Intensive Care Unit Diary Program at a Veterans Affairs Hospital. J Nurs Care Qual, 2021, 36(2): 155-161.

[14] Negro A, Villa G, Zangrillo A, et al. Diaries in intensive care units: an Italian qualitative study. Nurs Crit Care, 2021, doi: 10. 1111/nicc. 12668.

[15] Wang S, Xin HN, Chung LVC, et al. Effect of an ICU diary on psychiatric disorders, quality of life, and sleep quality among adult cardiac surgical ICU survivors: a randomized controlled trial. Crit Care, 2020, 24(1): 81.

[16] Hojager NA, Egerod I, Angel S. Patients' perceptions of an intensive care unit diary written by relatives: A hermeneutic phenomenological study. Intensive Crit Care Nurs, 2019, 55: 102751.

[17] Brandao BB, Luz M, Do ALS, et al. Exploring family members' and health care professionals'perceptions on ICU diaries: a systematic review and qualitative data synthesis. Intensive Care Med, 2021, doi: 10. 1007/s00134-021-06443-w.

[18] Flahault C, Trosdorf M, Sonrier M, et al. ICU Survivors Experience of ICU Diaries: an ancillary qualitative analysis of the ICU diary study. Crit Care Explor, 2021, 3(5): e384.

[19] Floris L, Madeddu A, Deiana V, et al. The use of the ICU diary during the COVID-19 pandemic as a tool to enhance critically ill patient recovery. Minerva Anestesiol, 2021, 87(4): 490-491.

[20] Nydahl P, Deffner T. Use of Diaries in Intensive Care Unit Delirium Patients: German Nursing Perspectives. Crit Care Nurs Clin North Am, 2021, 33(1): 37-46.

[21] Sayde GE, Stefanescu A, Conrad E, et al. Implementing an intensive care unit (ICU) diary program at a large academic medical center: results from a randomized control trial evaluating psychological morbidity associated with critical illness. Gen Hosp Psychiatry, 2020, 66: 96-102.

[22] Garrouste-Orgeas M, Flahault C, Vinatier I, et al. Effect of an ICU Diary on Posttraumatic Stress Disorder Symptoms Among Patients Receiving Mechanical Ventilation: a Randomized Clinical Trial. JAMA, 2019, 322(3): 229-239.

[23] Barreto BB, Luz M, Rios M, et al. The impact of intensive care unit diaries on patients' and relatives' outcomes: a systematic review and meta-analysis. Crit Care, 2019, 23(1): 411.

[24] Nielsen AH, Angel S, Egerod I. An ICU diary written by relatives: who is it really written for? Intensive Crit Care Nurs, 2020, 57: 102813.

[25] Yoo HJ, Shim J. The Effect of a Multifaceted Family Participation Program in an Adult Cardiovascular Surgery ICU. Crit Care Med, 2021, 49(1): 38-48.

[26] Kleinpell R, Zimmerman J, Vermoch KL, et al. Promoting Family Engagement in the ICU: Experience

From a National Collaborative of 63 ICUs. Crit Care Med, 2019, 47(12): 1692-1698.

[27] Mickelson RS, Piras SE, Brown L, et al. The use and usefulness of ICU diaries to support family members of critically ill patients. J Crit Care, 2021, 61: 168-176.

[28] Nielsen AH, Angel S, Hansen TB, et al. Structure and content of diaries written by close relatives for intensive care unit patients: a narrative approach (DRIP study). J Adv Nurs, 2019, 75(6): 1296-1305.

[29] Mickelson RS, Piras SE, Brown L, et al. The use and usefulness of ICU diaries to support family members of critically ill patients. J Crit Care, 2021, 61: 168-176.

[30] Nielsen AH, Angel S, Egerod I. Effect of relatives' intensive care unit diaries on post traumatic stress in patients and relatives (DRIP-study): a mixed methods study. Intensive Crit Care Nurs, 2021, 62: 102951.

[31] Barreto BB, Luz M, Rios M, et al. The impact of intensive care unit diaries on patients' and relatives' outcomes: a systematic review and meta-analysis. Crit Care, 2019, 23(1): 411.

[32] Mcilroy PA, King RS, Garrouste-Orgeas M, et al. The Effect of ICU Diaries on Psychological Outcomes and Quality of Life of Survivors of Critical Illness and Their Relatives: a Systematic Review and Meta-Analysis. Crit Care Med, 2019, 47(2): 273-279.

[33] Rogan J, Zielke M, Drumright K, et al. Institutional Challenges and Solutions to Evidence-Based, Patient-Centered Practice: Implementing ICU Diaries. Crit Care Nurse, 2020, 40(5): 47-56.

[34] Holme AN, Halvorsen K, Eskerud RS, et al. Nurses' experiences of ICU diaries following implementation of national recommendations for diaries in intensive care units: a quality improvement project. Intensive Crit Care Nurs, 2020, 59: 102828.

[35] Castillo M I, Mitchell M, Davis C, et al. Feasibility and acceptability of conducting a partially randomised controlled trial examining interventions to improve psychological health after discharge from the intensive care unit. Aust Crit Care, 2020, 33(6): 488-496.

第二节　如何预防器械相关性压力性损伤

2020 年 2 月，《伤口护理杂志》发表了第 1 份有关器械相关性压力性损伤（device-related pressure ulcers，DRPU）的共识性文件——《器械相关性压力性损伤：安全预防》，其将 DRPU 明确定义为：器械与皮肤直接或间接接触，或与植入皮肤下的设备、物体相互作用，导致皮肤、黏膜或潜在组织的局限性损害，损害范围与接触部位的医疗设备形状一致。医疗器械、设备或物体，甚至是没有医疗目的的产品，均可导致 DRPU。

一、器械相关性压力性损伤的现状

常用的医疗设备与脆弱的皮肤和软组织相连，可能会导致 DRPU。Black 等报道，使用医疗器械的患者发生压力性损伤的可能性是不使用医疗器械的患者的 2 倍。在美国，住院患者的压力性损伤（pressure ulcers，PU）发生率为 5.4%，其中 34.5% 为 DRPU，医院获得性 DRPU 的患病率为 0.46%～40.0%。近期，一项荟萃分析纳入 126 150 例患者，发现 DRPU 的合并发生率和患病率分别为

12% 和 10%。Lima 等报道，与其他病区的患者相比较，ICU 患者发生 DRPU 的可能性更高。

一旦患者发生 DRPU，会出现一些严重后果，如潜在的、危及生命的感染风险增加，身体形象改变和（或）生活质量降低，额外的消耗（如时间、产品等）增加，住院费用增加，以及住院时间延长。目前，尚无与 DRPU 导致经济损失的相关文献，临床医师对 DRPU 的认识、管理及预防也不足。因此，DRPU 需要更多的临床医师去关注并研究。

二、器械相关性压力性损伤的高危因素

PU 的主要病因是压力、摩擦力及剪切力对局部皮肤和组织的持续作用导致局部细胞和组织变形。DRPU 与 PU 的一个关键区别点是 PU 的压力主要来源于重力，而 DRPU 主要是因绑在身体上或胶带上的装置将力施加在身体上或固定太紧，导致局部循环不佳，产生摩擦或剪切力。此外，设备与皮肤间的接触面过小也会导致局部压力过高。有研究显示，虽然无创面罩在佩戴时施加的压力通常很小，但由于接触面积小，导致对皮肤的压力超过 200mmHg。特别值得注意的是，较大的压力梯度（一个高压区域靠近一个低压区域）会在底层皮肤和软组织中造成很大的压力和应变。

设备下皮肤水肿也是一个不容忽视的因素。设备安装后可能会加重局部组织的水肿，水肿增加了设备下的组织体积，导致细胞变形；同时，受压区域的血管和淋巴回流受损，施加于皮肤的负荷将会随着时间的延长而增加，从而增加 DRPU 的风险。

皮肤的特性受内在因素（年龄、药物治疗及全身性疾病等）和外在（皮肤表面的温度和湿度）因素影响。当皮肤表面有过多的水分时，皮肤角质层软化、渗透性增加，进而对刺激物的敏感性下降且细胞内脂质层的屏障被破坏。当皮肤的水分不足时，局部皮肤更容易产生机械性损伤、皲裂及炎症。其可能是 PU 发展的一个促成因素。

儿童患者和（或）精神疾病、痴呆、麻醉、接受镇痛和镇静治疗、意识障碍、中枢神经系统损伤（脑部或脊髓）、神经损伤（脑卒中或多发性硬化症）或周围神经损伤（糖尿病神经病变）患者可能无法传达不适、疼痛及需要重新定位的信息，也是增加 DRPU 风险的因素。

此外，医务人员、患者及照护者对预防措施和 DRPU 风险缺乏意识，医务人员没有定期评估患者皮肤的完整性和设备下皮肤的状况，设备的使用未参考器械制造商的建议，没有考虑患者的合并症、营养状态及用药情况以评估 DRPU 风险，这些均是导致 DRPU 的高危因素。

三、器械相关性压力性损伤的风险评估

DRPU 的风险评估是预防疾病的关键一步。PU 相关的专家指导方针和最佳实践均强调了风险评估的重要性。临床医师、患者及其家人、其他医疗保健人员应意识到设备带来的风险。在临床工作中，仅进行一次 PU 或 DRPU 的风险评估是不够的，风险评估必须成为临床医师日常实践的一部分。

目前，临床已有大量的 PU 风险评估工具（risk assessment tools，RATs）。RATs 应被视为识别皮肤变化并触发其管理的诊断工具。大多数 RATs 使用数值评分来评估患者的风险水平，表明患者是否处于 PU 的低、高或中等风险，而对预测 PU 形成的敏感性和特异性较低，且 RATs 还不能全面识别与设备相关的具体风险。因此，基于生物医学和临床研究，业内需要开发特定用于 DRPU 的风险评估量表，也可以使用创新技术（如成像技术、炎症性生物标志物的测量等）来评估组织状态。

DRPU的风险评估频率不仅是由预定的评估频率决定，还要依据设备造成的风险、患者的状况及临床医师的判断来决定。高风险设备、患者的营养状况差均会导致评估频率增加。此外，DRPU的风险评估频率还与仪器或设备接触的局部皮肤和底层软组织的状况有关。有研究报道，澳大利亚昆士兰州皇家布里斯班妇女医院将皮肤完整性的评估方案加入了临床信息系统中。该方案要求医务人员每次交接班都要完成一次完整的皮肤评估，包括医疗设备下的皮肤状况，并要求每3小时检查一次设备下的皮肤状况，必要时重新安装设备以确保设备没有楔入患者的皮肤中，从而降低DRPU的发生风险。在临床信息系统中，使用一系列下拉菜单和选项来描述皮肤的颜色、温度、湿度和膨胀，以及存在的任何皮肤损伤和（或）水肿，便于医务人员早期识别患者是否存在发生DRPU的风险。

四、器械相关性压力性损伤的预防和管理

《器械相关性压力性损伤：安全预防》指出，预防和管理DRPU是核心部分，可利用“SECURE”这个谐音，便于医务人员记忆：S指皮肤/组织（skin/tissue），E指教育（education），C指合作（champion/collaborate），U指理解（understanding），R指报告（report），E指评估（evaluate）。第一，定期评估患者的皮肤状态，每天至少安装2次设备并检查设备下的皮肤状况，如果患者属于DRPU高危患者，则需要更频繁地进行评估。第二，明确使用的医疗设备中有哪些会导致DRPU，且一些非医疗设备也可能会导致DRPU，同时加强医务人员、患者、主要照顾者及相关产业人员的教育和培训。第三，通过多学科团队协作模式预防DRPU，且将DRPU的预防措施纳入现有的护理。第四，加强对DRPU病因的理解，包括病因、患者的评估及产品的正确使用，如新生儿、幼儿、肥胖患者和老年患者处于高危状态；确保使用的医疗器械符合患者当前的需要；固定设备时不要施加额外的压力。第五，一旦患者发生DRPU，医务人员应及时、准确上报，同时监控本机构的DRPU发生率和患病率，根据现有的DRPU数据进行分析，尽可能减少DRPU的发生。第六，各医疗机构可以根据自己的实际情况组合“六要素”构建相应的预防方案，在以后的医疗设备设计及使用中考虑DRPU。

Tayyib等于2020年1月至4月在沙特阿拉伯一家三级医院的冠心病监护病房（CCU）进行前瞻性、单中心、开放式的临床研究，入组患者采用预防DRPU的集束化措施，其可以归纳为SKINCARE bundle：S（secure），在高危区域（如鼻梁）固定设备时使用敷料（水胶体敷料、泡沫敷料及硅胶敷料）保护皮肤；K（keep），如果患者无禁忌证，保持受压皮肤复位的频率在每天2次以上，每天评估设备使用的必要性；I（inspect），每天检查设备下的皮肤状况在2次以上，高危患者需要更频繁地进行评估；N（nutrition and hydration），营养和水合作用，营养缺乏和饮食摄入不足是DRPU的危险因素且会影响伤口愈合；C（choose），选择适合个人正确尺寸和类型的医疗器械；A（avoid），避免将设备放置在先前或现有PU的部位，评估患者的DRPU风险；R（report），及时、准确报告DRPU，并监测DRPU的发生率和患病率；E（educate），对医疗机构的工作人员进行正确使用设备和防止DRPU的教育（年轻患者和老年患者都处于高风险中），在固定设备时不要施加额外的压力，不要将医疗设备直接放置在患者的皮肤上，除非无法避免。通过集束化措施的实施，DRPU的发生率明显下降，由原来的13.40%（43/321）下降到0.89%（2/223）。DRPU是一个常见的临床并发症，集束化策略可以明显降低DRPU的发生率，值得医务人员借鉴。

五、总结

近几年，关于医疗器械相关性压力性损伤的研究正在逐步开展，临床实践中也时常发现所有与患者皮肤接触的医疗器械或非医疗器械均可能导致 DRPU。医务人员应用“SECURE”或“SKINCARE bundle”策略，通过对患者的评估、风险筛查、选择合适的医疗器械、使用保护性敷料、多学科协作、加强培训及定期进行专项改进等措施，对 DRPU 进行预防及管理，可减少 DRPU 的发生和改善患者的预后。

（东南大学附属中大医院　钱淑媛）

参考文献

［1］Gefen A, Alves P, Ciprandi G, et al. Device-related pressure ulcers: SECURE prevention. J Wound Care, 2020, 29(Sup2a): S1-S52.

［2］Black JM, Kalowes P. Medical devicerelated pressure ulcers. Chronic Wound Care Management and Research, 2017, 55: 91-99.

［3］VanGilder C, Amlung S, Harrison P, et al. Results of the 2008—2009 International Pressure Ulcer Prevalence Survey and a 3-year, acute care, unit-specific analysis. Ostomy Wound Manage, 2009, 55(11): 39-45.

［4］Kayser SA, VanGilder CA, Ayello EA, et al. Prevalence and analysis of medical device-related pressure injuries: results from the International Pressure Ulcer Prevalence Survey. Adv Skin Wound Care, 2018, 31(6): 276-285.

［5］Hanonu S, Karadag A. A prospective, descriptive study to determine the rate and characteristics of and risk factors for the development of medical device-related pressure ulcers in intensive care units. Ostomy Wound Manage, 2016, 62(2): 12-22.

［6］Jackson D, Sarki AM, Betteridge R, et al. Medical device-related pressure ulcers: a systematic review and meta-analysis. Int J Nurs Stud, 2019, 92: 109-120.

［7］Lima Serrano M, González Méndez MI, Carrasco Cebollero FM, et al. Risk factors for pressure ulcer development in Intensive Care Units: a systematic review. Med Intensiva, 2017, 41(6): 339-346.

［8］Worsley PR, Prudden G, Gower G, et al. Investigating the effects of strap tension during non-invasive ventilation mask application: a combined biomechanical and biomarker approach. Med Devices (Auckl), 2016, 9: 409-417.

［9］Schultz GS, Davidson JM, Kirsner RS, et al. Dynamic reciprocity in the wound microenvironment. Wound Repair Regen, 2011, 19(2): 134-148.

［10］Kottner J, Black J, Call E, et al. Microclimate: a critical review in the context of pressure ulcer prevention. Clin Biomech (Bristol, Avon), 2018, 59: 62-70.

［11］Lechner A, Lahmann N, Neumann K, et al. Dry skin and pressure ulcer risk: a multi-center cross-sectional prevalence study in German hospitals and nursing homes. Int J Nurs Stud, 2017, 73: 63-69.

［12］2018 surveillance of pressure ulcers: prevention and management (NICE guideline CG179) [Internet]. London: National Institute for Health and Care Excellence, 2018.

［13］UK National Institute for Health and Care excellence. Pressure ulcers: revised denition and measurement. 2018. [2020-02-04]. https: //tinyurl. com/yyg4nfmw.

[14] Canadian Institute for Health Information (CIHI). Hospital harm improvement resource. Pressure ulcer. 2016. [2020-02-04]. https: //tinyurl. com/qqkbuaj.

[15] Chen L. The risk management of medical device-related pressure ulcers based on the Australian/New Zealand Standard. J Int Med Res, 2018, 46(10): 4129-4139.

[16] Griswold LH, Griffin RL, Swain T, et al. Validity of the Braden Scale in grading pressure ulcers in trauma and burn patients. J Surg Res, 2017, 219: 151-157.

[17] Chen HL, Cao YJ, Wang J, et al. Calibration power of the Braden scale in predicting pressure ulcer development. J Wound Care, 2016, 25(11): 655-659.

[18] Lovegrove J, Fulbrook P, Miles S. Prescription of pressure injury preventative interventions following risk assessment: an exploratory, descriptive study. Int Wound J, 2018, 15(6): 985-992.

[19] Tayyib N, Asiri MY, Danic S, et al. The effectiveness of the SKINCARE bundle in preventing medical-device related pressure injuries in critical care units: a clinical trial. Adv Skin Wound Care, 2021, 34(2): 75-80.

第三节　护士在提高清醒患者俯卧位通气耐受性中的作用

新型冠状病毒肺炎（coronavirus disease 2019，COVID-19）于2019年底暴发，之后迅速在全球蔓延，严重威胁人类生命。COVID-19发病和死亡的最主要原因之一是患者出现缺氧并逐渐恶化的症状，且无法得到及时治疗，进而发展成为急性呼吸窘迫综合征（acute respiratory distress syndrome，ARDS）和呼吸衰竭。目前治疗COVID-19的主要方法为改善通气和氧合。治疗措施包括鼻导管或面罩吸氧、经鼻高流量氧疗（high flow nasal cannulae，HFNC）、无创正压机械通气和人工气道正压机械通气等，但最佳效果仍有待进一步验证。在COVID-19诊治中发现早期俯卧位通气可降低重度低氧患者的死亡率及中重度ARDS患者的病死率，并且对提高清醒患者的耐受性效果较好。但目前关于护士在提高清醒患者俯卧位通气耐受性中的作用的研究较少。因此，本文从俯卧位通气治疗的进展及提高清醒患者俯卧位通气耐受性的策略进行综述，旨在为临床护士提高清醒患者俯卧位通气耐受性的相关研究提供参考。

一、俯卧位通气治疗进展

俯卧位通气作为一种改善通气的方式最早是由Bryan于1974年提出，该体位作为一种简便、易行的肺保护性通气策略已在临床实践中被推荐应用。此后经历40多年的发展，研究证实俯卧位通气能改善机械通气重症ARDS患者的氧合和预后，且俯卧位持续时间越长，对氧合改善越明显。2017年，美国胸科协会、欧洲危重病医学会、美国重症医学会联合发布的机械通气治疗成人ARDS的临床指南中提出对于重症ARDS患者，强烈推荐每日俯卧位通气时间＞12h。世界卫生组织（WHO）建议每天使用12～16h，因俯卧位通气治疗可改善患者的氧合和存活率。早期的随机对照试验（randomized controlled trial，RCT）研究并未能发现俯卧位通气能改善患者病死率，而最近发表的多中心RCT研究证实俯卧位通气能显著改善中重度ARDS患者的病死率。该项研究共纳入466例中重度ARDS患者，氧分压/吸氧浓度（PaO_2/FiO_2）＜150mmHg，呼气末正压（PEEP）＞5cmH_2O，采用俯卧位通气治疗较未采用俯卧位通气治疗的患者 28 天病死率（16.0% *vs.* 32.8%，$P<0.001$）和 90 天病死率（23.6% *vs.* 41.0%，$P<0.001$）降低，进一步证实俯卧位通气可降低中重度 ARDS 患者的病死率。该方式在临床中被广泛应用，是一种安全、有效、简单、经济的辅助治疗手段。

在治疗 COVID-19 的过程中，气管插管易产生气溶胶造成疾病传播的风险，且呼吸衰竭需要进行气管插管的有创通气的患者死亡率较高，故对部分低氧性呼吸衰竭，甚至 ARDS 的 COVID-19 患者进行清醒俯卧位通气治疗，并取得较好的疗效。俯卧位通气治疗通过改善肺泡通气 / 灌注比例失调，可促进肺复张；并可减少呼吸机相关性肺损伤（ventilator-associated pulmonary，VILI）；还在促进肺部或气道分泌物的引流，避免肺部炎症的发生等方面取得较好的临床治疗效果。

二、提高清醒患者俯卧位通气耐受性的策略

清醒患者的俯卧位通气作为一种简单易行、操作方便、患者能及时配合的治疗方式，在 COVID-19 及重度 ARDS 患者的治疗中起到重要作用，受到临床医护人员的关注。俯卧位通气能减轻脏器对肺组织的压迫，降低肺组织从腹侧到背侧区域的压力梯度，并改善肺重力依赖区的肺泡通气，增加肺功能残气量，改善通气 / 血流比值失调，从而改善 ARDS 患者的氧合。国内有专家建议对 COVID-19 致 ARDS 的患者进行经鼻高流量氧疗时，可考虑俯卧位通气。但俯卧位通气治疗的实施需要医护团队经过充分评估，操作过程中需要严密监测患者的生命体征，并及时评估患者的耐受性，从而避免气管插管时机延迟及患者死亡率增加。

（一）合理实施俯卧位通气治疗

1. 操作前准备　实施俯卧位通气治疗前，保证患者胃肠排空；必要时接负压引流瓶，充分清除气道分泌物；确定各种管路的刻度和位置并妥善固定。操作前需要医师、护士及呼吸治疗师 5 人：1 人位于床头，负责呼吸机管路的妥善固定、头部的安置及发出口令；1 人位于左侧床头，负责监护仪导联线、左侧上身导管的安置；1 人位于左侧床尾，负责导尿管及左侧下半身各类导管的安置；1 人位于右侧床头，负责该侧静脉置管及右侧上半身各类导管的安置；最后 1 人位于右侧床尾，负责右侧下半身各类导管的安置。

2. 操作过程　操作时患者取仰卧位，站在床头的护士负责患者头部及气管导管或供氧等装置，确保患者气道通畅。床单元左右两侧护士负责抬患者的肩部、腰部、臀部及下肢，将患者平移至翻身方向的对侧，沿身体纵轴翻转 90° 成侧卧位，继续翻转患者 90° 成俯卧位。将患者头部偏向一侧，避免眼睛受压，同时检查患者身体上各种导管有无脱出、移位、打折等，确保各种管路的位置。将患者面部、胸部、会阴部及双膝垫以软枕或硅胶垫，患者的眼睛、前额、双肩及双膝使用泡沫贴保护。将心电监护电极贴于患者背部相应位置。对于清醒患者，鼓励患者在被翻转的同时自身用力，有不适症状及时通知医护人员。

（二）俯卧位通气治疗存在的问题

具有自主呼吸能力及表达能力的清醒患者，可以自主表达治疗和护理中的感受，并及时对不舒适感进行反馈。然而，多项研究表明，清醒患者俯卧位通气仍然存在一定的问题。

1. 俯卧位通气治疗时间不足　大多数清醒患者无法长时间耐受俯卧位通气。研究发现清醒患者

一次俯卧位通气的耐受时间平均为 2～3h。然而，一项针对 COVID-19 患者的研究发现，俯卧位通气治疗时间越长，患者氧合治疗效果越好。因此，建议在患者能耐受的情况下，通过俯卧位、右侧卧位、左侧卧位等更换体位的方式来提高患者对于俯卧位通气治疗的耐受程度，尽可能延长俯卧位通气治疗时间，使氧合改善在恢复平卧位时得以维持。但患者因不适或出现血流动力学不稳定或呼吸状况恶化而无法忍受频繁的更换体位时，应立即停止。

2. 更换体位后血氧无法维持　对于清醒的俯卧位通气患者，当恢复到仰卧位时，有近半数患者的血氧改善无法维持，血氧含量呈下降趋势，所以临床上多采用继续延长俯卧位通气的方法来解决患者血氧含量下降的情况，从而改善氧合及缺氧症状。

（三）提高清醒患者俯卧位通气耐受性的方法

1. 镇静　通过轻度镇静可以提高清醒患者俯卧位通气的耐受性，同时严密监测患者的生命体征、呼吸功能、血氧饱和度等情况，避免导致患者病情恶化以及延误气管插管时机等。一项针对治疗 COVID-19 患者的研究表明，对俯卧位通气的患者使用右美托咪定 0.2～0.8μg/（kg·h）轻微镇静，可提高患者俯卧位治疗的耐受性。

2. 镇痛　芬太尼透皮贴剂（TFP）已被广泛应用于急慢性疼痛的治疗，它可根据药物剂量稳定释放芬太尼进入血液，15h 稳定，72h 有效。科威特一项研究表明，使用 TFP 可减轻 COVID-19 患者的疼痛。通过使用 TFP、监测生命体征及氧合、观察患者的不良反应，可提高清醒患者俯卧位通气的耐受性，使患者可以更好地配合治疗，改善患者氧合。

3. 提高舒适度　在操作过程中注意患者体位的舒适度，以增加患者俯卧位通气的时间，从而配合俯卧位通气，提高治疗效果。此外，在进行俯卧位通气时，患者由于病情危重，承受诸多不适，会有口干、口渴、痰多、活动受限、睡眠障碍等情况，护士应尽可能地提高患者舒适度。

4. 心理护理　在进行俯卧位通气时，由于患者是清醒状态，会出现焦虑、恐惧的心理，可致俯卧位通气的耐受性进一步降低。因此，护士应在操作前耐心为患者讲解俯卧位通气的目的和操作方法，同时多鼓励患者，增加患者战胜疾病的信心。

三、清醒患者俯卧位通气并发症的预防

俯卧位通气可降低呼吸衰竭的发生率，但在实施过程中，并发症的发生率较高。

（一）导管异位

有研究显示，俯卧位通气患者导管异位的发生率较高，尤其是在体位更换期间。在实施俯卧位通气治疗的过程中，应贯彻以患者为中心的管理理念，要求有序化和标准化，采用科学的方法主动发现问题、解决问题，从而有效提高护理质量，减少由于护理工作所引发的安全隐患。预防措施：实施俯卧位通气前需稳定患者血流动力学，给予镇静，减少耗氧量。防止患者因紧张、恐惧、挣扎而造成的损伤或导管脱出，更换体位前后均应给予纯氧吸入 2～5min，并在翻转过程中密切关注患者的情况。如果清醒的患者在俯卧位通气治疗的过程中出现躁动不安、挣扎等情况，应及时报告医师，必要时追加镇静剂。俯卧位通气治疗过程中需妥善固定导管，并及时观察患者是否出现异常躁动等情况，避免导管异位的发生。

（二）压力性损伤

俯卧位通气治疗时压力性损伤的发生率较平卧位高，毛秋瑾等研究发现，导致患者压力性损伤的因素包括年龄、皮肤状况、潮湿、通气时间以及导管压迫等，常见发生压力性损伤的部位有前额、眼、面颊、乳房等突出处。预防措施：在每个翻身回合认真检查评估，发现有潜在性的损伤时，立即在容易受压部位外涂赛肤润并加以按摩，然后外贴 3M 透明敷料贴保护。俯卧位后，将患者肩、髂、膝、踝均垫柔软的枕头，且两只手臂均以自然的游泳姿势，保证胸部和腹部一定范围的活动，既可以达到最佳的通气体位，也减少了压力性损伤的发生率。

（三）疼痛

一项有关 COVID-19 的研究显示，患者出现感觉异常性肢体痛，表现为髂前上棘与腹股沟韧带之间的股外侧皮神经受压损伤，此时，可通过使用鸡蛋箱式泡沫垫放置在患者髋部使压力更加均匀地分布在髋部，来缓解患者的疼痛。另外要定时调整患者头、面部及四肢躯干的位置，定时更换身体下方支撑物的位置，保证轮流减压。因此，俯卧位治疗时一切变换的姿势和位置都要以患者耐受为前提。

四、提高清醒患者俯卧位通气的耐受性

俯卧位治疗中，护士是为患者实施俯卧位通气治疗的具体操作者。护士在提高清醒患者俯卧位通气的耐受性中，通过自己专业的知识，及时观察患者生命体征，避免压力性损伤的发生率增高，并保证俯卧位的安全性。

（一）俯卧位通气体位更换时的安全保障

实施俯卧位通气前，护士需要评估患者血流动力学的稳定性，选择最适当的翻身方法，保护好患者，实施俯卧位通气。密切观察患者生命体征及意识，定时动脉血气分析监测，如果患者在治疗过程中出现躁动不安、挣扎等不适，应及时报告医师。密切观察患者情况，尽早发现可能产生的并发症，如低血压、扭伤、眼球或角膜损伤、眼眶周围或结膜水肿、压疮及导管脱落等。

（二）提高俯卧式通气的效果

在保证患者安全的前提下，提高患者的舒适性，并要让患者的腹部有移动空间。用厚垫支持患者的头部、胸部、髂部及小腿，定时检查患者的腹部是否触及床褥及床垫，以确保腹部能上下移动，达到最佳的通气效果，避免膝关节受压。

（三）确保基础护理的质量

基础护理包括为患者进行按需充分吸痰，加强气道管理预防肺部感染的发生，防止压力性损伤的发生，以及防止导管异位。

（四）心理护理

对清醒患者和家属需进行有效沟通，耐心解释俯卧位通气的意义及必要性，以及可能出现的问题及可解决的措施，使患者及家属了解治疗，从而取得配合。

俯卧位通气作为肺保护策略在临床实践中被广泛推荐和应用，其能有效改善患者氧合指标、降低呼吸机相关性肺损伤发生率和病死率，已经得到国内外专家的广泛认可。而且，俯卧位通气在 COVID-19 的治疗和 ARDS 患者的治疗中起着重要的作用。目前，关于护士在清醒患者俯卧位通气的

耐受性中的作用尚未统一。未来，护士在提高清醒患者俯卧位通气的耐受性中的作用仍有待进一步研究和探索。

（大连医科大学附属第一医院　谷春梅　张鸿儒）

参考文献

［1］葛慧青，代冰，徐培峰，等. 新型冠状病毒肺炎患者呼吸机使用感控管理专家共识. 中国呼吸与危重监护杂志，2020，19（2）：1-4.

［2］国家卫生健康委员会. 新型冠状病毒肺炎诊疗方案（试运行第八版）.［2021-05-14］. http://www.nhc.gov.cn/jkj/s3577/202105/6f1e8ec6c4a540d99fafef52fc86d0f8. shtml.

［3］Zang X, Wang Q, Zhou H, et al. Efficacy of early prone position for COVID-19 patients with severe hypoxia: a single-center prospective cohort study. Intensive Care Med, 2020, 46(10): 1927-1929.

［4］Beitler JR, Shaefi S, Montesi SB, et al. Prone positioning reduces mortality from acute respiratory distress syndrome in the low tidal volume era: ameta-analysis. Intesive Care Med, 2014, 40(3): 332-341.

［5］Lee JM, Bae W, Lee YJ, et al. The efficacy and safety of prone positional ventilation in acute respiratory distress syndrome: updated study-level meta-analysis of 11 randomized controlled trials. Crit Care Med, 2014, 42(5): 1252-1262.

［6］Hu SL, He HL, Pan C, et al. The effect of prone positioning on mortality in patients with acute respiratory distress syndrome: a meta-analysis of randomized controlled trials. Crit Care, 2014, 18(3): R109.

［7］Bryan AC. Conference on the scientific basis of respiratory therapy. Pulmonary physiotherapy in the pediatric age group. Comments of a devil's advocate. Am Rev Respir Dis, 1974, 110(6 Pt 2): 143-144.

［8］刘玲，邱海波，黄英姿，等. 俯卧位通气下急性呼吸窘迫综合征患者氧合的变化. 中华麻醉学杂志，2005，25（9）：660-662.

［9］Fan E, Del Sorbo L, Goligher EC, et al. An Official American Thoracic Society/European Society of Intensive Care Medicine/Society of Critical Care Medicine Clinical Practice Guideline: Mechanical Ventilation in Adult Patients with Acute Respiratory Distress Syndrome. Am J Respir Crit Care Med, 2017, 195(9): 1253-1263.

［10］WHO. Clinical management of severe acute respiratory infection (SARI) when COVID-19 disease is suspected. Interim guidance.［2020-3-13］/［2020-6-17］. https: //apps. who. int/iris/handle/10665/331446.

［11］Guérin C, Reignier J, Richard JC, et al. Prone positioning in severe acute respiratory distress syndrome. N Engl J Med, 2013, 368: 2159-2168.

［12］Yang X, Yu Y, Xu J, et al. Clinical course and outcomes of critically ill patients with SARS-Cov-2 pneumonia in Wuhan, China: a single-centered, retrospective, observational study. Lancet Respir Med, 2020, 8(5): 475-481.

［13］Wang D, Hu B, Hu C, et al. Clinical Characteristics of 138 Hospitalized Patients with 2019 Novel Coronavirus-Infected Pneumonia in Wuhan, China. JAMA, 2020, 323(11): 1061-1069.

［14］Sartini C, Tresoldi M, Scarpellini P, et al. Respiratory Parameters in patients with COVID-19 after using noninvasive ventilation in the prone position outside

the intensive care unit. JAMA, 2020, 323(22): 2338-2340.
[15] Thompson AE, Ranard BL, Wei Y, et al. Prone positioning in awake, nonintubated patients with COVID-19 hypoxemic respiratory failure. JAMA Intern Med, 2020, 180(11): 1537-1539.
[16] Xu Q, Wang T, Qin X, et al. Early awake prone position combined with high-flow nasal oxygen therapy in severe COVID-19: a case series. Crit Care, 2020, 24(1): 250.
[17] Scholten EL, Beitler JR, Prisk GK, et al. Treatrment of ARDS with prone positioning. Chest, 2017, 151(1): 215-224.
[18] Paul V, Patel S, Royse M, et al. Proning in non-intubated(PINI) in times of COVID-19: case series and a review. J Intensive Care Med, 2020, 35(8): 818-824.
[19] Richter T, Bellani G, Scott Harris R, et al. Effect of prone position on regional shunt, aeration, and perfusion in experimental acute lung injury. Am J Respir Crit Care Med, 2005, 172(4): 480-487.
[20] Kallet RH. A comprehensive review of prone position in ARDS. Respir Care, 2015, 60(11): 1660-1687.
[21] Papazian L, Aubron C, Brochard L, et al. Formal guidelines: management of acute respiratory distress syndrome. Ann Intensive Care, 2019, 9(1): 1-18.
[22] Gattinoni L, Taccone P, Carlesso E, et al. Prone position in acute respiratory distress syndrome. Rationale, indications, and limits. Am J Respir Crit Care Med, 2013, 188(11): 1286-1293.
[23] Lucchini A, Bambi S, Mattiussi E, et al. Prone position in acute respiratory distress syndrome patients: a retrospective analysis of complications. Dimens Crit Care Nurs, 2020, 39(1): 39-46.
[24] Sud S, Friedrich JO, Taccone P, et al. Prone ventilation reduces mortality in patients with acute respiratory failure and severe hypoxemia: systematic review and meta-analysis. Intensive Care Med, 2010, 36(4): 585-599.
[25] 陈思蓓，余裕恒，刘冬冬，等. 俯卧位通气对伴间质性肺疾病的急性呼吸窘迫综合征患者血流动力学的影响. 中国呼吸与危重监护杂志，2016，15（2）：127-132.
[26] 张伟，潘纯，宋青. 危重症新型冠状病毒肺炎肺损伤治疗过程中应关注的问题. 解放军医学杂志，2020，45（3）：236-240.
[27] Elharrar X, Trigui Y, Dols AM, et al. Use of prone positioning in nonintubated patients with COVID-19 and hypoxemic acute respiratory failure. JAMA, 2020, 323(22): 2336-2338.
[28] Mammen S, Yousuf B, Shamsah M. Transdermal Fentanyl patch: an approach to enhance tolerance of conscious proning in COVID-19 patients. J Opioid Manag, 2020, 16(4): 237-238.
[29] Taboada M, Gonzalez M, Alvarez A, et al. Effectiveness of prone positioning in nonintubated intensive care unit patients with moderate to severe acute respiratory distress syndrome by Coronavirus Disease 2019. Anesth Analg, 2021, 132(1): 25-30.
[30] Sathitkarnmanee T, Tribuddharat S, Noiphitak K, et al. Transdermal fentanyl patch for postoperative analgesia in total knee arthroplasty: a randomized double-blind controlled trial. J Pain Res, 2014, 7: 449-454.
[31] 黄少珠，郑美霞. 机械通气患者不舒适原因调查分析及护理. 齐鲁护理杂志，2011，17（5）：52-53.
[32] 孟蕾. 急诊胸痛患者抢救中优化急诊护理流程的效果分析. 实用临床护理学电子杂志，2018，3（16）：69，71.
[33] 杭莺，刘马超，刘芳. 机械通气患者不同体位及并发症的护理研究进展. 护士进修杂志，2020，4（35）：633-637.
[34] 李碧清，全宇莉，李俭欢，等. 品管圈在俯卧位通气管理中的应用. 当代护士（中旬刊），2020，

27（03）：175-178.
［35］梁萍，钟竹青，余晓. 1例俯卧位通气联合CRRT治疗重症胰腺炎合并ARDS患者的护理. 当代护士（上旬刊），2017（10）：163-165.
［36］毛秋瑾，李纯. 俯卧位通气患者压力性损伤的发生原因分析及应对措施. 护士进修杂志，2017，32（8）：756-758.
［37］Jiang LG, LeBaron J, Bodnar D, et al. Conscious proning: an introduction of a proning protocol for nonintubated, awake, hypoxic emergency department COVID-19 patients. Acad Emerg Med, 2020, 27(7): 566-569.
［38］刘怡卓，蒋玉兰，李晓晓，等. 20例严重ARDS患者俯卧位机械通气的护理体会. 当代护士，2017，（9）：107-109.
［39］盛英，张晓琳，范煜. ARDS并重度感染患者行俯卧位通气的效果观察及护理. 泰山医学院学报，2015，36（2）：232-234.

第四节　气管插管拔管后吞咽功能障碍的风险筛查及预防策略

一、概述

吞咽是指食物被咀嚼后经过消化道入胃的过程，是由延髓吞咽中枢支配，由肠道神经系统调节食管中、下段的自主蠕动反射来完成。吞咽共分为口腔期、咽期、食管期3个时期，分别代表食物进入口腔被咀嚼后进入咽部的过程、食物被咽下但未到达食管前的过程，以及食管肌肉蠕动将食物送至胃内的过程。这3个过程中的任何一个阶段出现问题，患者都会发生吞咽障碍（dysphagia）。

吞咽障碍是指吞咽初期即出现咽下困难，食物或液体由口腔传输至胃的过程中出现梗阻感，吞咽时间明显延长的现象。ICU获得性吞咽障碍（ICU acquired swallowing disorders，ICU-ASD）是指在ICU中，由于疾病、治疗或其他医源性因素导致的吞咽障碍。相对而言，ICU内接受气管插管及机械通气的患者更易发生吞咽障碍，称为拔管后吞咽障碍（post-extubation swallowing dysphagia，PED）。PED包括气管插管拔管后食物从入口到进入胃内过程中出现的任何吞咽障碍行为，主要表现为进食进水过程中出现咳喘、无效喉运动、吞咽动作异常或吞咽后声音改变等。PED严重者可出现气管食管瘘、吸入性肺炎等严重并发症，其中吸入性肺炎是PED最常见的并发症，也是重症患者医院感染的主要原因。

国外研究中PED的发生率差异较大，从3%～93%不等，PED的国际患病率为3%～62%。国内万娜等于2018年通过调查发现，ICU内PED发生率高达64.1%，严重影响患者预后。国际上对于PED的危害也有一定的共识，其与吸入性肺炎、拔管后再插管、患者营养不良密切相关，且延长患者ICU住院时长、增加院内病死率，加重医疗负担及家庭照顾负担。近年来，PED的管理也越来越引起临床关注。因此，气管插管患者拔管后及时进行吞咽障碍筛查，根据吞咽异常情况早期干预，对患者康复具有重要意义。

二、气管插管PED的影响因素

发生PED的病因尚未完全明确，现有研究中将PED的影响因素主要分为遗传解剖因素、医源性因素、患者基础疾病因素这3类。

（一）遗传解剖因素

遗传解剖因素主要包括年龄、性别和咽喉部解剖。研究发现，PED 发生率随患者年龄增长明显升高，ICU 内高龄患者 PED 的发生率更高，且 PED 更难恢复，其原因可能为高龄患者新陈代谢较慢，组织生长和凋亡平衡无法较好维持，故咽局部形成类似“内压力性损伤”，出现不同程度肿胀，进而导致 PED。此外，部分研究认为女性更容易发生 PED，其发生概率为男性患者的 2.0～2.7 倍，可能主要与激素水平、女性黏膜的抗创伤能力较弱及女性喉径较小有关，但也有研究认为性别并不是 PED 的危险因素。在解剖层面，插管可能对口、舌、牙齿、咽喉等造成物理损伤，长期气管插管必然会对咽喉部肌肉和组织造成压迫，并可能发生医疗器械相关压力性损伤，此外，带管过程中气囊可能会压迫喉返神经，这些都可能会导致 PED 甚至误吸。

（二）医源性因素

医源性损伤因素主要包括插管时间、插管次数、气管切开、插管相关性损伤等。研究发现，插管次数超过 1 次的患者，PED 发生率比仅插管 1 次的患者高 2.78 倍，其原因可能是咽部黏膜机械性损伤造成局部硬化所致。气管切开患者 PED 发生率为未切开患者的 4.4 倍，其发生机制主要是由于咽喉部生理结构破坏，正常的反射功能丧失，同时气管切开患者心理顾虑较重，可能存在进食恐惧，继发性引起吞咽障碍。另外，机械通气时间越长，PED 发生率及症状越严重。长期气管插管时喉咽长期受到压迫，局部黏膜出现变性、水肿等，PED 发生率增加。Brodsky 等研究发现，气管插管时长超过 8 天且有 PED 的患者，其在出院后 6 个月才能彻底恢复吞咽功能，部分患者相关症状可能会持续 5 年。

（三）患者基础疾病因素

合并脑血管病、糖尿病、慢性阻塞性肺疾病（chronic obstructive pulmonary disease，COPD）、心肌梗死、充血性心力衰竭、肾功能不全等是 ICU 患者发生 PED 的高危因素。此外，Skoretz 等发现脓毒症和功能状态不佳也是拔管后出现吞咽障碍的危险因素。

三、气管插管 PED 的风险筛查

目前，国内外临床上对于 PED 的评估尚未广泛开展，故适用于 PED 的风险筛查工具数量较少，现有的吞咽障碍评估工具多用于脑卒中患者，目前尚无标准、安全、高效的针对 ICU 长期插管患者 PED 的评估工具。现有吞咽障碍风险筛查工具主要包括影像学辅助检查和床旁评估两大类。

（一）影像学检查

1. 电视 X 线透视吞咽功能检查　电视 X 线透视吞咽功能检查（video floroscopic swallowing study，VFSS）是吞咽功能筛查的“金标准”，能够直观观察患者的吞咽过程、全面了解患者的吞咽功能，并及时发现误吸。但其需要专业设备进行检查，需将患者转运至放射科进行检查，需要专业人员的准确评估。VFSS 评估分为 3 个部分，分别是口腔期、咽喉期和食管期。口腔期根据运送食物的能力进行评分，“不能将食物运送至咽喉”“只能将零碎食物运送至咽喉”“能将部分食物运送至咽喉”“食物可完全运送至咽喉”依次评为 0～3 分；咽喉期根据“吞咽反射表达不充分”“梨状隐窝和会厌谷有部分残留”“多次吞咽可将食物全部咽下”“一次吞咽可将食物全部咽下”依次评为 0～3 分；食管期根据“大部分误咽，但无呛咳”“大部分误咽，但有呛咳”“少部分误咽，无呛咳”“少部分误咽，有呛咳”“无误咽”依次评为0～4分，出现异常或严重呛咳立即终止检查。总分为10分，0～2分为重度吞咽障碍，3～5分为中度吞咽障碍，6～8分为轻度吞咽障碍，9～10分为无吞咽障碍。使用VFSS时，患者有误吸钡剂的风险，且需将患者暴露于放射线中，所以目前VFSS的应用并不广泛，运用于ICU长期插管患者PED的评估也具有明显局限性。

2. 光纤内镜检查或光纤内镜检查测试评价　光纤内镜检查（fiberoptic endoscopic examination of swallowing，FEES）可直观观察咽喉部的吞咽运动，且可进行床旁评估，但其也需要专业设备和人员，且需要经鼻腔插入纤支镜，为有创操作，对口腔期和食管期吞咽功能的研究价值有限，临床上使用也受到限制。光纤内镜检查测试评价（flexible endoscopic evaluation of swallowing with sensory testing，FEESST）则是采用在短时间内将空气吹向声门上黏膜以评估声带内收功能，目的是通过感觉测试吞咽功能。

（二）床旁评估工具

1. 临床吞咽评估检查　临床吞咽评估检查（bedside swallow evaluation，BSE）是目前对吞咽障碍筛查主要的评估方法，应用简便，评估内容包括病史评估，口腔、喉及声带吞咽运动评估，不同浓度液体和食物的吞咽评估，运用各种补偿技术对吞咽功能进行评估。但其敏感性有限，临床上仍需要借助仪器辅助筛查。

2. 标准吞咽功能评估量表　标准吞咽功能评估量表（standardized swallowing assessment，SSA）包括临床检查和饮水试验两部分，主要应用于脑卒中吞咽障碍的评估中，现已应用到PED的评估中，其敏感性和特异性均较好（分别为86.7%和64.5%）。评估方法为：第一步检查患者，检查包括意识水平、头和躯干的控制、呼吸、唇的闭合、软腭运动、喉功能、咽反射和自主咳嗽；第二步吞咽水试验，让患者依次吞咽3次5ml水，无异常再喝60ml水，观察有无喉运动、流口水、呛咳、发声异常如湿性发音等情况。若两步中任何1个条目出现异常，则认为评估阳性，其能灵敏地发现机械通气患者拔管后的误吸，对于隐匿性误吸也有良好的诊断价值。

3. 吞咽功能评估表　吞咽功能评估表（gugging swallowing screen，GUSS）分为间接吞咽测试和直接吞咽测试。间接测试首先要判断患者意识、咳嗽和清嗓能力、吞咽口水情况。测试阴性者进行直接吞咽试验，按糊状食物、液体食物、固体食物顺序进行测试，最后结果所得分数越低吞咽障碍越严重。间接吞咽试验包含5个条目：①能保持15min注意力；②能咳嗽或清嗓子；③能吞咽口水；④无流涎；⑤声音正常。其中每个条目1分，5个条目均能做到记5分并可继续进行直接吞咽试验，否则立即停止GUSS筛查。直接吞咽试验包括吞咽糊状食物、吞咽液体食物和吞咽固体食物3个部分，每个部分均由4个条目构成：①成功吞咽无延迟；②无自主咳嗽；③不出现流涎；④不出现声音改变。其中“成功吞咽”记2分，“吞咽延迟”记1分，“不能吞咽”记0分，其他条目能做到记1分，否则记0分，并且终止GUSS筛查。总分20分，0～9分判断为重度吞咽障碍；10～14分判断为中度吞咽障碍；15～19分判断为轻度吞咽障碍；20分为无吞咽障碍。GUSS是为脑卒中患者吞咽功能评估而研制，多应用于脑卒中患者中。ICU长期插管患者拔管发生吞咽障碍的机制与脑卒中后吞咽障碍发病机制大有不同，因此，该量表对于PED的评估的有效性和安全性需进一步研究。

4. 洼田饮水试验　该试验于1982年由日本学者洼田俊夫提出，是目前临床最常用的、较为简单的吞咽障碍临床筛查工具。方法为先让患者单次喝下2～3勺水，如无问题再让患者像平常一样喝

30ml 水，观察饮水时间和有无呛咳情况：1 次喝下无呛咳为 1 级；分 2 次以上喝下无呛咳为 2 级；能 1 次咽下，但有呛咳为 3 级；分 2 次以上咽下，有呛咳现象为 4 级；不能全部咽下，经常呛咳为 5 级。该方式虽然操作便利，患者的配合度也良好，但只能反映液体误吸，存在隐匿性误吸时不易被发现、过度依赖患者主观感受，临床上应联合其他评估工具来提高其信效度。

5. PED 的评估工具　PED 的评估工具（post extubation dysphagia screening tool，PEDS）于 2018 年由美国学者 Johnson 等研发，敏感性为 81%，特异性为 69%。PEDS 量表条目内容中并未涉及直接吞咽测试，只是对于患者有无吞咽障碍病史、有无吞咽障碍相关的疾病和影响吞咽的手术史、能否咳嗽、声音是否有变化等一些患者基本情况做出评估，条目内容相对单薄，样本量偏小，研究结果的稳定性不高，因此，量表也未做进一步的临床推广应用。

6. 其他　此外还有 PED 护理筛查工具、日本学者开发的 PED 评估工具等工具，由于研究单一且信效度不高，目前尚未大量研究。

四、气管插管拔管后吞咽功能障碍的预防策略

通过早期筛查确定患者是否存在吞咽功能障碍后，早期预防及干预可有效减少 PED 的发生。PED 的预防策略主要包括以下方面。

（一）气管插管管理

气管插管型号与患者吞咽障碍严重程度相关，气管插管型号越大的患者越容易发生吞咽障碍。通过选择合适的气管插管型号可能是改善 PED 的有效方法。此外，气管插管期间，医护人员应当严格管理患者的插管时间、尽量避免反复插管和气管切开、减少插管相关性损伤等可有效减少 PED 的发生率。

（二）膳食结构调整和饮食管理

进食前，指导患者家属根据患者吞咽功能情况准备合理食物，有规律地选择食物的类型和增加摄食量。尽量选择半固化的、糊状或半流质食物，以免固体食物误入喉部，造成呼吸道梗阻，又可防止流质饮食误吸气道。液体食物易导致误吸，建议优先选择与液体蜂蜜黏稠度一致的食物。进食时协助患者取坐位或半卧位，防止反流。初次进食应从少量开始，评估患者吞咽情况后逐步增加患者的进食量，避免进食过快。吞咽障碍评估阳性者须汇报医师后给予留置胃管，进行鼻饲喂养。鼻饲期间监测鼻饲液的鼻饲速度、温度，监测胃残余量，防止误吸。若无床头抬高禁忌证，患者进食后保持半卧位（床头抬高约 30°）至少 30min，协助患者漱口或清洗义齿，后期根据患者恢复情况可再次进行吞咽评估。

（三）吞咽功能训练

1. 吞咽肌群训练　早期进行科学合理的吞咽肌群训练可防止口咽部肌群失用性萎缩。常用的吞咽肌群训练包括：①口轮匝肌训练，嘱患者进行闭唇、缩唇、吸指等练习，防止流涎及进食时食物洒落；②舌肌训练，嘱患者张口时尽量将舌前伸，对弛缓性舌肌者嘱其用电动牙刷按摩舌头并尽力尝试用舌做推抵动作，对舌肌萎缩或者紧张者采取牵拉舌头的方式；③咀嚼肌训练，用纱布包裹冰块后嘱患者咬住，寒冷不耐受者做上下牙齿互相叩击的运动；④颈部活动度训练，指导患者做左右侧转头，同时做侧方吞咽动作，饭后进行此项训练可清除咽部梨状窝残留食物；⑤声带闭合、喉上抬训练，练

习腹式呼吸，做咳嗽训练（留置鼻胃管患者只进行腹式呼吸训练，而不进行咳嗽训练）；发元音“i”训练，音调从低音开始，逐渐升高音量；⑥空吞咽训练，嘱患者做空吞口水或食物的训练，促进吞咽模式的恢复；⑦咽部冷刺激，让患者半卧位或者坐位，将棉签沾冰水后刺激患者的口咽部如软腭、腭弓、咽后壁及舌后根，提高敏感性；⑧语言训练，让患者数数、读书报，提高患者口唇、声带及喉头的运动能力。吞咽肌群训练选择患者空腹或餐后 2h 进行，上下午各 1 次，每次 15min。

2. 门德尔松（Mendelsohn）手法治疗　门德尔松手法训练可通过喉结的上抬和前移牵拉肌肉使存在喉结向上和向前的动作不足，以及吞咽时咽部压力不足的患者食管下段括约肌开放，诱发和强化其吞咽反射并且可以增强患者的感觉和运动协调性，避免误吸，提高吞咽的安全性和有效性。对于喉部可以活动的患者，治疗师将示指放在患者甲状软骨上，中指放在环状软骨上，感觉到喉结上抬在进行吞咽动作时，指导患者在上抬的位置保持数秒，或者指导患者将舌部顶住硬腭，然后让患者开始屏住呼吸，持续数秒；对喉结不能上抬的患者，治疗师上推患者的喉结，感觉喉结开始上抬时，将拇指和示指放在环状软骨下方，轻捏喉结并轻轻往上推，持续数秒。门德尔松手法训练可在每天上下午各 1 次，每次治疗 10min，需连续治疗 4 周。

（四）神经肌肉电刺激

神经肌肉电刺激（neuromuscular electric stimulation，NMES）是指一种利用低频脉冲电流刺激神经或肌肉引起肌肉收缩从而提高肌肉功能或治疗神经肌肉疾患的方法。可通过其表面肌电信号指导患者自主进行正确的喉上抬和吞咽动作，实现生物反馈过程。既可改善吞咽期通过时间及舌骨最大位移距离，又协同辅助常规吞咽训练的疗效，促进患者吞咽功能的恢复，对吞咽障碍患者的功能康复具有显著意义。可采用专业的吞咽功能治疗仪，一般该治疗仪有 2 个通道，每个通道有 2 枚电极。通道 1 的 2 个电极分别水平放置在舌骨上方，通道 2 的 2 个电极分别放置在甲状软骨上切迹的上下方。放置好电极后开通电源，当电流刺激咽喉部肌肉时，要求患者不断反馈，并嘱其反复做吞咽动作感觉肌肉收缩，每天上下午各 1 次，每次治疗 20min，需连续治疗 4 周。

五、总结

ICU 患者气管插管 PED 发生率较高，严重影响预后，其主要受遗传解剖因素、医源性因素、患者基础疾病因素等各方面的影响。早期可通过科学的风险筛查工具对患者进行吞咽障碍评估，并据此进行早期预防及干预，包括选择合适的气管插管型号、进行恰当的饮食管理、吞咽功能训练和 NMES 等，可有效减少气管插管 PED 的发生率，对患者康复具有重要意义。

（四川大学华西医院　田永明　刘　欢）

参 考 文 献

［1］ Hinchey J A, Shephard T, Furie K, et al. Formal dysphagia screening protocols prevent pneumonia. Stroke, 2005, 36(9): 1972-1976.

［2］ Ginsberg G G. Food bolus impaction. Gastroenterol Hepatol (N Y), 2007, 3(2): 85-86.

［3］ 侯芳，卢智，高晶，等. 多学科协作模式在预

防 ICU 获得性吞咽功能障碍中的应用研究 . 中国实用护理杂志，2021，37（08）：599-603.

[4] 余金甜，陈俊杉，张爱琴. 心脏术后获得性吞咽障碍患者吞咽功能恢复时间及影响因素研究. 中华护理杂志，2020，55（09）：1341-1345.

[5] Macht M, Wimbish T, Clark B J, et al. Diagnosis and treatment of post-extubation dysphagia: results from a national survey. J Crit Care, 2012, 27(6): 578-586.

[6] Macht M, Wimbish T, Clark B J, et al. Postextubation dysphagia is persistent and associated with poor outcomes in survivors of critical illness. Crit Care, 2011, 15(5): R231.

[7] Ferraris V A, Ferraris S P, Moritz D M, et al. Oropharyngeal dysphagia after cardiac operations. Ann Thorac Surg, 2001, 71(6): 1792-1796.

[8] Macht M, King C J, Wimbish T, et al. Post-extubation dysphagia is associated with longer hospitalization in survivors of critical illness with neurologic impairment. Crit Care, 2013, 17(3): R119.

[9] Kwok A M, Davis J W, Cagle K M, et al. Post-extubation dysphagia in trauma patients: it's hard to swallow. Am J Surg, 2013, 206(6): 924-928.

[10] 万娜，王艳玲，张春艳，等. ICU 患者获得性吞咽障碍发生现状及危险因素分析. 中国护理管理，2018，18（11）：1467-1471.

[11] Macht M, Wimbish T, Clark B J, et al. Postextubation dysphagia is persistent and associated with poor outcomes in survivors of critical illness. Crit Care, 2011, 15(5): R231.

[12] Altman K W, Yu G P, Schaefer S D. Consequence of dysphagia in the hospitalized patient: impact on prognosis and hospital resources. Arch Otolaryngol Head Neck Surg, 2010, 136(8): 784-789.

[13] 赵丽敏. GUSS 在长期气管插管患者拔管后吞咽障碍评估中的应用. 天津医科大学，2016.

[14] Nizolek K N. Risk factors for dysphagia in critically-ill patients with prolonged orotracheal intubation. Dissertations & Theses - Gradworks, 2014.

[15] Bordon A, Bokhari R, Sperry J, et al. Swallowing dysfunction after prolonged intubation: analysis of risk factors in rauma patients. The American Journal of Surgery, 2011, 202(6): 679-683.

[16] Omura K, Komine A, Yanagigawa M, et al. Frequency and outcome of post-extubation dysphagia using nurse-performed swallowing screening protocol. Nursing in Critical Care, 2018, 24(2): 70-75.

[17] Shivesh Prakash, Shailesh Bihari, Ubbo Wiersema. A rare case of rapidly enlarging tracheal lobular capillary hemangioma presenting as difficult to ventilate acute asthma during pregnancy. BMC Pulm Med, 2014, 10(03): 14-41.

[18] McIntyre M, Chimunda T, Koppa M, et al. Risk Factors for Postextubation Dysphagia: A Systematic Review and Meta-analysis. Laryngoscope, 2020, doi: 10. 1002/lary. 29311.

[19] Brodsky M B, Huang M, Shanholtz C, et al. Recovery from Dysphagia Symptoms after Oral Endotracheal Intubation in Acute Respiratory Distress Syndrome Survivors. A 5-Year Longitudinal Study. Annals of the American Thoracic Society, 2017, 14(3): 376-383.

[20] Barker J, Martino R, Reichardt B, et al. Incidence and impact of dysphagia in patients receiving prolonged endotracheal intubation after cardiac surgery. Can J Surg, 2009, 52(2): 119-124.

[21] Skoretz SA, Yau TM, Ivanov J, et al. Dysphagia and associated risk factors following extubation in cardiovascular surgical patients. Dysphagia, 2014, 29(6): 647-654.

[22] Skoretz S A, Flowers H L, Martino R. The incidence of dysphagia following endotracheal intubation: a systematic review. Chest, 2010, 137(3): 665-673.

[23] Hannig C, Wuttge-Hannig A, Hess U. Analysis and

radiologic staging of the type and severity of aspiration. Radiologe, 1995, 35(10): 741-746.

[24] Hacki T, Kramer H, Kleinjung C, et al. Schmid J. Endoscopic multicolor deglutition study. Laryngorhinootologie, 2001, 80(6): 335-340.

[25] Lynch YT, Clark BJ, Macht M, et al. The accuracy of the bedside swallowing evaluation for detecting aspiration in survivors of acute respiratory failure. J Crit Care, 2017, 39: 143-148.

[26] Ellul JBD. Intraobserver reliabdity of a standardized beside swallowing assessinent. Cerebrovasc Dis, 1996, (6): 152-153.

[27] Zuercher P, Moret CS, Dziewas R, et al. Dysphagia in the intensive care unit: epidemiology, mechanisms, and clinical management. Crit Care. 2019, 23(1): 103.

[28] Johnson K L, Speirs L, Mitchell A, et al. Validation of a Postextubation Dysphagia Screening Tool for Patients After Prolonged Endotracheal Intubation. American Journal of Critical Care, 2018, 27(2): 89-96.

[29] 陈惠明. ICU 获得性吞咽障碍患者吞咽功能训练方案的制定及应用. 齐齐哈尔医学院学报，2020，41（10）：1314-1315.

[30] 王丽，李东升，朱明芳，等. 低频冲电脉刺激联合门德尔松手法治疗帕金森病吞咽障碍的疗效观察. 中华物理医学与康复杂志，2020，42（8）：698-700.

[31] Schefold JC, Bäcklund M, Ala-Kokko T, et al. The PhINEST study - Pharyngeal ICU Novel Electrical Stimulation Therapy: Study protocol of a prospective, multi-site, randomized, sham-controlled, single-blind (outcome assessor-blinded) study. Medicine (Baltimore), 2020, 99(11): e19503.

第五节　护士在重症监护病房后随访中的角色和作用

随着重症医学的飞速发展，越来越多的重症监护病房（intensive care unit，ICU）患者得到救治，死亡率明显降低，从 ICU 转出的患者日趋增多。ICU 后随访（follow-up care）的目的是为较长时间（≥1 周）在 ICU 入住的患者提供转出 ICU 后的支持和指导，以帮助患者和家属恢复生理、心理、认知、社会等方面的功能。ICU 护士在其中扮演着关键角色，本文介绍了最新研究中护士在 ICU 后随访中的角色和作用。

一、ICU 后综合征

在美国，每年有超过 500 万例重症成人患者在 ICU 接受治疗，经治疗后有大量幸存者转出 ICU。患者在 ICU 期间经历严重疾病，而重返家庭后由于社区医院或地方医院医疗水平的限制，无法得到生理、心理上的有效支持，从而导致患者出现功能、认知和心理健康方面的缺陷，这一系列的症候群被称为 ICU 后综合征（post-intensive care syndrome，PICS）。尤其在当前新型冠状病毒肺炎（COVID-19）流行的背景下，转出 ICU 的幸存者进一步增多，PICS 非常常见，对大多数 ICU 幸存者影响通常很严重且持久。据文献报道，出院时有 46%～80% 的 ICU 幸存者有认知障碍；在出院后的第 3 个月和第 12 个月时，分别有 40% 和 34% 的幸存者出现创伤后应激障碍症状（posttraumatic stress disorder，PTSD）。除认知、心理和身体障碍外，ICU 幸存者还经常患有慢性疼痛、性功能障碍，伴有残疾，经济损失和无法重返工作，这些最终导致幸存者的健康相关生活质量下降。

ICU 幸存者的家属在自己亲属入住 ICU 期间也经常出现焦虑、抑郁和 PTSD。且重病后的失业较普遍，家庭状况的变化也很普遍（例如配偶成为照顾者）和其他对 ICU 幸存者的生活产生不利影响的社会经济因素均可加剧上述症状。实际上，家属也容易发展为一种称为 PICS 家庭（post-intensive care syndrom-family，PICS-F）的 PICS 形式，其中包括心理健康问题、身体症状和社会隔离。

Emily 等对 40 例 ICU 患者的家属进行了半结构化访谈和基线调查，78% 的家属在 90 天后完成了随访调查。采访时，有 65% 的家属有抑郁、焦虑或 PTSD 的症状。在 90 天时，有 48% 的家属有心理困扰症状。结果显示，ICU 患者家属 3 种主要情绪是悲伤、愤怒和恐惧。也有文献报道，在 ICU 经历数月后，有 2/3 的 ICU 患者家属可出现抑郁、焦虑或精神分裂症以及 PTSD。

二、ICU 后随访

目前，PICS 日益受到关注，并逐渐形成 ICU 后随访服务。ICU 后随访旨在通过识别 PICS，发展 ICU 后护理和随访诊所来满足患者需求，以最大程度地减少后遗症并改善结局。ICU 后随访服务是指针对 PICS 人群的各种健康需求而设立的相关服务，帮助 ICU 患者和家属恢复生理、心理、认知、社会等方面的功能。

英国虽然较早成立了随访诊所，但发展速度缓慢，截至目前仍然是特设的、试验性的工程。挪威、丹麦和瑞典等国家则更侧重于以患者为主导，如采用 ICU 日记记录患者的事件，帮助 ICU 患者填补记忆中的空白，减少后期焦虑、抑郁等 PICS 的发生。美国也在印第安纳大学医院设立了重症康复中心。

三、以护士为主导的缓解 ICU 后综合征的举措

在过去的 20 年里，以护士为主导的 ICU 后随访工作对 PICS 症状的影响一直是研究的重点。多项研究表明，ICU 护士提供日记和实施后续计划等措施对患者和家属的 PICS 症状具有积极影响。

1. 提供患者的 ICU 日记　护士使用 ICU 日记可以填补危重症患者在 ICU 入住期间的记忆空白。ICU 日记记录了患者在入住 ICU 期间接受治疗的经历，患者转出 ICU 后通过阅读日记可重新感受在 ICU 期间与疾病抗衡的坚强意志，通过记录的事件，体会自己战胜疾病的勇气，从而也在精神上给予患者家属鼓励。有文献结果显示，ICU 日记可以减轻 PTSD 症状。鼓励患者使用和阅读 ICU 日记，有预防 PTSD 发生的作用。但也有研究显示，日记对改善 ICU 幸存者家属的心理困扰症状的效果有待进一步验证。

2. 建立 ICU 幸存者的同伴支持模式　同伴支持模式是指护士将与患者有相似经历的幸存者组织起来作为同伴，在他们之间提供共情、建议和分享故事的过程。同伴支持建立在相互尊重、接受和给予支持的原则上，核心思想是 ICU 幸存者可以通过互相帮助来解决问题。ICU 护士的作用是找到有相同经历的幸存者，帮助患者提供安全的空间、发现他们共享的东西，并用同理心和成功的案例进行分享，使他们达到共鸣并传递正能量，使幸存者可以在其中共同努力并互相帮助。同伴支持模式通常涉及医院或社区小组会议，旨在连接新 ICU 幸存者和家人，在与既往转出的 ICU 幸存者之间建立联系的环境中提供康复服务。现有研究表明，同伴支持有减少心理疾病和增加社会支持的潜力。基于组的同伴支持是最常见的模式，效果令人满意。但目前证据有限，尚无法支持在重症患者中实施同伴支

持的建议，未来还需进一步研究。

3. 提供健康教育和咨询服务　以护士为主导的 ICU 后随访咨询，可帮助患者克服与 ICU 相关的 PICS 问题，具有非常重要的意义。ICU 护士在指导患者改善营养、制订运动计划及合理用药等方面起到重要作用。德国的一项研究纳入了 9 个 ICU 的 291 例 18 岁或以上的脓毒症（包括感染性休克）幸存者。参与者被随机分为常规组（n=143）和 12 个月干预组（n=148）。常规组的 ICU 后随访工作由初级保健医师为主导，包括定期复诊、请上级专家会诊后给予处方和治疗方法，护士不参加患者随访中的健康教育工作。12 个月干预组是在常规护理组的基础上，护士提供的个案管理以及咨询，基于以保健医师和护士的随访团队提供患者解决问题的决策等。结果显示，与常规护理相比，以 ICU 护士为主导的基于团队的干预措施并未改善患者与心理健康相关的生活质量；但接受干预的患者身体功能和日常生活能力量表评分更好。未来研究还需进一步扩大样本量，以解决初级保健干预措施样本量较小但仍可能与临床相关的影响。

大多数干预措施，例如 ICU 随访诊所或康复治疗护理措施等，都可能影响 PICS 的多个方面。以护士主导的 ICU 后随访服务需要根据患者的个人特点和需求量身定制干预措施。

综上所述，ICU 幸存者及家属都普遍存在 PICS 症状。如何做好随访工作，以何种模式的随访工作能更有效地降低 ICU 幸存者 PICS 的发生率，是我们近年来一直探讨的话题。国外通过多个模式的实践证实了护士在 ICU 后随访中的重要性，也对今后国内探索一种有效的以护士为主导的 ICU 后随访工作提供了新的思路。

（浙江医院　叶　蕾　陈　芳）

参考文献

[1] Danesh V, Hecht J, Hao R, et al. Peer Support for Post Intensive Care Syndrome Self - Management (PS - PICS): Study protocol for peer mentor training. J Adv Nurs, 2021, 77: 2092-2101.

[2] Cairns PL, Buck HG, Kip KE, et al. Stress Management Intervention to Prevent Post-Intensive Care Syndrome-Family in Patients' Spouses. Am J Crit Care, 2019, 28(6): 471-476.

[3] Soin AS, Kumar K, Choudhary NS, et al. Tocilizumab plus standard care versus standard care in patients in India with moderate to severe COVID-19-associated cytokine release syndrome (COVINTOC): an open-label, multicentre, randomised, controlled, phase 3 trial. Lancet Respir Med, 2021，9(5): 511-521.

[4] Jensen JF, Thomsen T, Overgaard D, et al. Impact of follow-up consultations for ICU survivors on post-ICU syndrome: a systematic review and meta-analysis. Intensive Care Med, 2015, 41(5): 763-775.

[5] Mikkelsen ME, Jackson JC, Hopkins RO, et al. Peer Support as a Novel Strategy to Mitigate Post-Intensive Care Syndrome. AACN Adv Crit Care, 2016, 27(2): 221-229.

[6] Harlan EA, Miller J, Costa DK, et al. Emotional experiences and coping strategies of family members of critically ill patients. Chest, 2020, 158(4): 1464-1472.

[7] Haines KJ, Mcpeake J, Hibbert E, et al. Enablers and Barriers to Implementing ICU Follow-Up Clinics and

Peer Support Groups Following Critical Illness - The Thrive Collaboratives. Crit Care Med, 2019, 47: 1194-1200.

[8] Flinterud SI, Moi AL, Gjengedal E, et al. The creation of meaning-Intensive care nurses'experiences of conducting nurse-led follow-up on intensive care units. Intensive Crit Care Nurs, 2019, 53: 30-36.

[9] Moi AL, Storli SL, Gjengedal E, et al. The provision of nurse-led follow-up at Norwegian intensive care units. J Clin Nurs, 2018, 27(13-14): 2877-2886.

[10] Maley JH, Stevens JP. Post-ICU Care: If You Build It, Will They Come… and How Do You Build It? Crit Care Med, 2019, 47(9): 1269-1270.

[11] Flinterud SI, Moi AL, Gjengedal E, et al. The creation of meaning-Intensive care nurses'experiences of conducting nurse-led follow-up on intensive care units. Intensive Crit Care Nurs, 2019, 53: 30-36.

[12] Garrouste-Orgeas M, Flahault C, Vinatier I, et al. Effect of an ICU Diary on Posttraumatic Stress Disorder Symptoms Among Patients Receiving Mechanical Ventilation: a Randomized Clinical Trial. JAMA, 2019, 322(3): 229.

[13] Cox CE, White DB, Hough CL, et al. Effects of a Personalized Web-Based Decision Aid for Surrogate Decision Makers of Patients with Prolonged Mechanical Ventilation: a Randomized Clinical Trial. Ann Intern Med, 2019, 170(5): 285.

[14] Cox CE, Hough CL, Carson SS, et al. Effects of a Telephone- and Web-based Coping Skills Training Program Compared with an Education Program for Survivors of Critical Illness and Their Family Members. A Randomized Clinical Trial. Am J Respir Crit Care Med, 2018, 197(1): 66-78.

[15] Carson SS, Cox CE, Wallenstein S, et al. Effect of Palliative Care-Led Meetings for Families of Patients With Chronic Critical Illness: A Randomized Clinical Trial. JAMA, 2016, 316(1): 51.

[16] White DB, Angus DC, Shields AM, et al. A Randomized Trial of a Family-Support Intervention in Intensive Care Units. N Engl J Med, 2018, 378(25): 2365-2375.

[17] Curtis JR, Downey L, Back AL, et al. Effect of a Patient and Clinician Communication-Priming Intervention on Patient-Reported Goals-of-Care Discussions Between Patients with Serious Illness and Clinicians: A Randomized Clinical Trial. JAMA Intern Med, 2018, 178(7): 930.

[18] Hopkins RO. Emotional Processing/Psychological Morbidity in the ICU[Internet]. In: Netzer G, editor. Families in the Intensive Care Unit. Cham: Springer International Publishing, 2019, 8(30): 31-47.

[19] Davidson L, Bellamy C, Guy K, et al. Peer support among persons with severe mental illnesses: a review of evidence and experience. World Psych, 2012, 11(2): 123-128.

[20] Mikkelsen ME, Jackson JE, Hopkins RO, et al. Peer Support as a Novel Strategy to Mitigate Post-Intensive Care Syndrome. AACN Adv Crit Care, 2016, 27(2): 221-229.

[21] McPeake J, Hirshberg EL, Christie LM, et al. Models of peer support to remediate post-intensive care syndrome: A report developed by the Society of Critical Care Medicine Thrive International Peer Support Collaborative. Crit Care Med, 2019, 47: e21-e27.

[22] Lehmkuhl L, Egerod I, Overgaard D, et al. Stimulated by insight: exploration of critical care nurses' experience of research participation in a recovery programme for intensive care survivors. J Clin Nurs, 2020, 29(7-8): 1312-1322.

第二十章　重 症 儿 童

第一节　生物反应调节剂——治疗 SARS-CoV-2 感染诱发儿童多系统炎症综合征的新方法

儿童多系统炎症综合征（multisystem inflammatory syndrome in children，MIS-C）是一种由严重急性呼吸综合征冠状病毒 2 型（severe acute respiratory syndrome coronavirus 2，SARS-CoV-2）感染引发的严重全身炎症反应综合征，可累及心血管、皮肤、消化道等多个系统。MIS-C 患儿病情危重，50% 以上需入住重症监护病房（intensive care unit，ICU），病死率为 2%～6%。MIS-C 发病机制尚不明确，且缺乏特效治疗药物。已有研究表明，生物反应调节剂（biological response modifiers，BRM）在 MIS-C 治疗中发挥积极作用，提示在新的特效药出现之前，BRM 可能是在治疗重症新型冠状病毒肺炎（coronavirus disease 2019，COVID-19）方面有良好应用前景的一类药物。

一、生物反应调节剂治疗儿童多系统炎症综合征的机制

MIS-C 的发病机制以细胞因子风暴及免疫功能失调探讨最多，亦有研究表明遗传背景、社会经济等因素也与 MIS-C 的发病有关。BRM 可通过减轻或阻断细胞因子诱发的炎症反应及调节免疫功能来改善 MIS-C 患儿的预后。

1. BRM 可减轻细胞因子风暴　细胞因子风暴是 MIS-C 发病的重要原因之一。多项研究表明，COVID-19 患者的白介素 -1β（IL-1β）、IL-6、肿瘤坏死因子 -α（TNF-α）等细胞因子水平显著升高，同时 IL-1β 和 TNF-α 在 IL-6 的激活中起重要作用，可诱发细胞因子级联释放，BRM 则可有效降低细胞因子水平。阿那白滞素为常用的 IL-1 受体阻滞剂，其半衰期为 4～6h，早期应用阿那白滞素治疗 MIS-C 可降低患儿的炎症反应程度和持续时间；托珠单抗为 IL-6 受体单克隆抗体，可减轻 SARS-CoV-2 感染后的细胞因子风暴；英夫利昔单抗为 TNF-α 拮抗剂，在治疗 MIS-C 过程中也起到积极作用。

2. BRM 可调节免疫功能　免疫功能失调与 MIS-C 的发病有关。大多 MIS-C 患儿 T 淋巴细胞和 NK 细胞数量减少，但 T 细胞数量与 IL-6 及 TNF-α 等细胞因子水平呈负相关，提示疾病进展过程中细胞因子升高可促进 T 细胞的消耗。同时，IL-6 亦可损伤 NK 细胞功能。Zhang 等研究发现，SARS-CoV-2 感染患者 IgG 的升高与病情严重程度密切相关，而免疫应答过程中也可产生细胞因子，加剧细胞因子级联释放。因此，BRM 抑制 MIS-C 患儿细胞因子风暴的同时，还可调节 T 细胞及 NK 细胞等免疫细胞的功能。

二、生物反应调节剂治疗儿童多系统炎症综合征的疗效及安全性

2020 年 4 月，英国最早发现 COVID-19 患儿出现了川崎病样表现的严重炎症反应综合征，随即世界各地均发现了类似病例。2020 年 5 月中旬，美国疾病控制与预防中心将其命名为“儿童多系统炎症综合征（MIS-C）”。现有报道中，部分 MIS-C 患儿因静脉注射免疫球蛋白（intravenous immunoglobulin，IVIG）及激素常规免疫调节治疗效果欠佳而使用了 BRM。多种 BRM 均有报道用于治疗 MIS-C，其中以阿那白滞素、托珠单抗及英夫利昔单抗居多，BRM 总体疗效及安全性较好，但仍需进一步探讨。

1. 阿那白滞素　阿那白滞素在 MIS-C 患儿中的应用较为广泛，已被推荐用于 IVIG 及激素治疗效果欠佳、合并巨噬细胞活化综合征或有长期激素使用禁忌证的 MIS-C 患儿。美国一项横断面研究表明，70% 有 MIS-C 诊治经验的医院应用了阿那白滞素，而且多用于重症 MIS-C 患儿。Çelikel 等报道了土耳其安卡拉儿童医院儿科重症监护病房（pediatric intensive care unit，PICU）内收治的 33 例 MIS-C 患儿，其中 23 例（70%）难治性 MIS-C（应用 IVIG 和激素后仍存在持续低血压、肺部氧合差、炎症指标快速升高、心功能恶化等表现）在初始治疗的 24h 内应用了阿那白滞素［4～10mg/（kg·d）］，结果有 20 例（86.9%）患儿得到完全缓解，且研究期间未出现严重不良反应。

2. 托珠单抗　早期应用托珠单抗治疗 MIS-C 可能使患者获益，但有增加严重感染的风险，目前尚未常规推荐用于治疗 MIS-C。Gruber 等报道了美国纽约的 9 例 MIS-C 患儿，其中 7 例于入院当天应用了托珠单抗，中位住院时间为 6 天，预后良好。Kaushik 等报道了 PICU 内收治的 33 例 MIS-C 患儿，所有患儿的 IL-6 均升高［200（56.4～330.0）pg/ml］，36% 的患儿应用了托珠单抗，1 例（3%）死亡。然而，Morena 等报道了意大利米兰的 51 例成人重症 COVID-19 患者，所有患者的 IL-6 均升高（＞40pg/ml），随访的中位时间为使用托珠单抗后 34 天，27% 的患者合并了严重感染。此外，亦有研究表明，托珠单抗可能会导致肝损伤等。因此，使用托珠单抗前应充分考虑可能给患儿带来的风险和获益，使用时应定期监测感染指标及肝功能等。

3. 英夫利昔单抗　英夫利昔单抗可能使 MIS-C 患儿获益，但相关报道较少。Abdel-Haq 等报道了 33 例 MIS-C 患儿，将英夫利昔单抗作为二线药物治疗了 13 例 MIS-C 患儿，这些患儿的预后均良好，未出现严重不良反应。Stallmach 等报道了德国的 24 例成人重症 COVID-19 患者，7 例应用了英夫利昔单抗（5mg/kg，连用 3 天），其中 6 例患者的 IL-6、C 反应蛋白等炎症因子在短期内快速降低，1 例（14%）患者死亡；17 例未应用英夫利昔单抗的患者中，有 6 例（35%）因持续全身炎症反应而死亡。

综上所述，BRM 可有效抑制 MIS-C 患儿的细胞因子水平，从而减轻炎症反应并改善免疫功能，在 MIS-C 治疗中有广阔的应用前景。目前，大多数研究的样本量偏小，且缺乏 MIS-C 患儿出院后的长期随访研究结果，因此，其远期预后尚不十分确切。今后有待开展大样本前瞻性队列研究并延长随访时间，以进一步明确 BRM 治疗 MIS-C 的疗效。

（首都医科大学附属北京儿童医院　李科纯　刘颖超　钱素云）

参考文献

[1] Whittaker E, Bamford A, Kenny J, et al. Clinical characteristics of 58 children with apediatric inflammatory multisystem syndrome temporally associated with SARS-CoV-2. JAMA, 2020, 324(3): 259-269.

[2] Feldstein LR, Rose EB, Horwitz SM, et al. Multisystem inflammatory syndrome in U. S. children and adolescents. N Engl J Med, 2020, 383(4): 334-346.

[3] Çelikel E, Tekin ZE, Aydin F, et al. Role of biological agents in the treatment of SARS-CoV-2-associated multisystem inflammatory syndrome in children. J Clin Rheumatol, 2021, doi:10. 1097/RHU. 0000000000001734.

[4] Godfred Cato S, Bryant B, Leung J, et al. COVID-19-associated multisystem inflammatory syndrome in children-United States, march-july 2020. MMWR Morb Mortal Wkly Rep, 2020, 69(32): 1074-1080.

[5] Dufort EM, Koumans EH, Chow EJ, et al. Multisystem inflammatory syndrome in children in New York State. N Engl J Med, 2020, 383(4): 347-358.

[6] McMurray JC, May JW, Cunningham MW, et al. Multisystem inflammatory syndrome in children(MIS-C), a post-viral myocarditis and systemic vasculitis-a critical review of its pathogenesis and treatment. Front Pediatr, 2020, 8: 626182.

[7] Huang C, Wang Y, Li X, et al. Clinical features of patients infected with 2019 novel coronavirus in Wuhan, China. Lancet, 2020, 95(10223): 497-506.

[8] Wen W, Su W, Tang H, et al. Immune cell profiling of COVID-19 patients in the recovery stage by single-cell sequencing. Cell Discov, 2020, 6(1): 31.

[9] Hunter CA, Jones SA. IL-6 as a keystone cytokine in health and disease. Nat Immunol, 2015, 16(5): 448-457.

[10] Tang Y, Liu J, Zhang D, et al. Cytokine storm in COVID-19: the current evidence and treatment strategies. Front Immunol, 2020, 11: 1708.

[11] Gruber CN, Patel RS, Trachtman R, et al. Mapping systemic inflammation and antibody responses in multisystem inflammatory syndrome in children(MIS-C). Cell, 2020, 183(4): 982-995. e14.

[12] Lee PY, Day-Lewis M, Henderson LA, et al. Distinct clinical and immunological features of SARS-CoV-2-induced multisystem inflammatory syndrome in children. J Clin Invest, 2020, 130(11): 5942-5950.

[13] Diao B, Wang C, Tan Y, et al. Reduction and functional exhaustion of T cells in patients with coronavirus disease 2019(COVID-19). Front Immunol, 2020, 11: 827.

[14] Henderson LA, Canna SW, Schulert GS, et al. On the alert for cytokine storm: immunopathology in COVID-19. Arthritis Rheumatol, 2020, 72(7): 1059-1063.

[15] Zhang B, Zhou X, Zhu C, et al. Immune phenotyping based on the neutrophil-to-lymphocyte ratio and IgG level predicts disease severity and outcome for patients with COVID-19. Front Mol Biosci, 2020, 7: 157.

[16] Riphagen S, Gomez X, Gonzalez-Martinez C, et al. Hyperinflammatory shock in children during COVID-19 pandemic. Lancet, 2020, 395(10237): 1607-1608.

[17] Henderson LA, Canna SW, Friedman KG, et al. American college of rheumatology clinical guidance for multisystem inflammatory syndrome in children associated with SARS-CoV-2 and hyperinflammation in pediatric COVID-19: version 2. Arthritis Rheumatol, 2021, 73(4): e13-e29.

[18] Dove ML, Jaggi P, Kelleman M, et al. Multisystem

inflammatory syndrome in children: survey of protocols for early hospital evaluation and management. J Pediatr, 2021, 229: 33-40.

[19] Kaushik S, Aydin SI, Derespina KR, et al. Multisystem inflammatory syndrome in children associated with severe acute respiratory syndrome coronavirus 2 infection(MIS-C): a multi-institutional study from New York city. J Pediatr, 2020, 224: 24-29.

[20] Morena V, Milazzo L, Oreni L, et al. Off-label use of tocilizumab for the treatment of SARS-CoV-2 pneumonia in Milan, Italy. Eur J Intern Med, 2020, 76: 36-42.

[21] Sheppard M, Laskou F, Stapleton PP, et al. Tocilizumab(actemra). Hum Vaccin Immunother, 2017, 13(9): 1972-1988.

[22] Abdel-Haq N, Asmar BI, Deza Leon MP, et al. SARS-CoV-2-associated multisystem inflammatory syndrome in children: clinical manifestations and the role of infliximab treatment. Eur J Pediatr, 2021, 180(5): 1581-1591.

[23] Stallmach A, Kortgen A, Gonnert F, et al. Infliximab against severe COVID-19-induced cytokine storm syndrome with organ failure—a cautionary case series. Crit Care, 2020, 24(1): 444.

第二节　嵌合抗原受体 T 细胞免疫治疗并发细胞因子释放综合征和感染的研究

嵌合抗原受体（chimeric antigen receptor，CAR）T 细胞免疫治疗是儿童复发或难治急性 B 淋巴细胞白血病及 B 淋巴细胞血液恶性肿瘤最有前途的一线基因治疗方法。这种新的细胞免疫疗法虽然有令人印象深刻的抗肿瘤效应，但也同时存在特有的严重毒性反应，可能导致迅速和危及生命的心、肺和（或）神经功能恶化，其中细胞因子释放综合征（cytokine release syndrome，CRS）和感染是最常见的不良事件。CRS 是 CAR T 细胞和其他相关免疫细胞治疗引起的全身炎症反应，CAR T 细胞免疫治疗后 CRS 的发生率为 58%～93%，发生 CRS 后，几乎 1/2 患者需要重症监护病房（intensive care unit，ICU）支持治疗，包括应用大剂量的血管活性药物、机械通气、血液净化等。区分 CAR T 细胞治疗的毒性作用和感染表现非常重要，因为对这些促炎性疾病的管理方式有很大不同。尽管使用白介素（interleukin，IL）-6 抑制剂和（或）皮质类固醇能成功降低炎症反应，但感染需要尽早开始抗微生物治疗和对感染灶清除，并考虑相关的免疫支持。而同时合并的重症感染往往与 CRS 鉴别困难，使得这些患者的诊治极具挑战性，因此，应用这种新疗法应时刻保持警醒，同时需要一个多学科团队的医疗支持和相关综合临床措施的实施，以确保获得最佳的结果。

一、CAR T 细胞免疫治疗并发感染的流行病学

CAR T 细胞免疫治疗的患者并发感染的发生率为 20%～90%，严重感染占比很高，并以细菌和呼吸道病毒感染为主。CAR T 细胞治疗后第 1 个月发生感染的概率最高，以细菌感染为主。尽管白血病或恶性肿瘤缓解，感染风险仍可能持续存在，CAR T 细胞治疗后第 2 个月至半年内，社区获得性呼吸道病毒感染占主导地位，这与患儿离开医院，回归家庭有关。CAR T 细胞治疗后巨细胞病毒（CMV）、EB 病毒（EBV）和人类疱疹病毒 6 型（HHV-6）的再激活不常见，发生率目前尚无确切数据。

随着针对 CD19 的 CAR T 细胞疗法在临床上的应用范围不断扩大，包括更多的慢性感染（如乙型病毒性肝炎）患者可能会在此临床环境中被重新激活，因此，有必要对其进行常规监测。

二、CAR T 细胞免疫治疗并发 CRS 和感染的高危因素

CRS 发生的高危因素与原发肿瘤负荷大、预处理使用氟达拉滨以及高剂量 CAR T 细胞有关。而并发感染的风险与患者、疾病和结构相关因素及治疗相关变量有关，包括潜在恶性疾病及其既往治疗的免疫抑制累积、CAR T 细胞治疗导致的 B 细胞缺乏、严重低丙种球蛋白血症（IgG＜400mg/dl）和细胞免疫功能受损，以及使用抗 IL-6 药物和糖皮质激素治疗严重 CRS。

三、CAR T 细胞免疫治疗并发 CRS 与重症感染的鉴别

1. CRS 和重症感染的临床特点与鉴别　大多数病例在 CAR T 细胞输注后 14 天内发生 CRS 并持续 7～8 天，中位发病时间为细胞输注后第 2～3 天，通常症状轻微。发热常常是最初的表现，体温有时高达 40℃或以上；其他常见症状和体征包括心动过速、肌痛、头痛和厌食等。出现以下至少 1 项症状时需怀疑 CRS：①体温≥38℃；②低血压，收缩压＜［70＋（2× 年龄）］mmHg（1～10 岁），收缩压＜90mmHg（＞10 岁），降压药用量减少；③低氧血症，室内空气下 SpO_2＜90%；④器官功能障碍的证据［常见不良反应事件评价标准（CTCAE）v5.0］。CRS 病例大多是自限性的，而严重病例表现为毛细血管渗漏综合征，与脓毒症相似，出现低血压、心动过速、胸腔积液、肺水肿和缺氧等，并可能发展为多器官功能障碍，需要重症监护支持和干预。这些临床表现与脓毒症及脓毒性休克几乎相同，因此单从临床表现入手，重症感染与 CRS 很难鉴别。另外，CAR T 细胞疗法相关的免疫效应细胞相关神经毒性综合征（immune effector cell-associated neurotoxicity syndrome，ICANS）表现类似中枢神经系统感染，从而干扰这种并发症的诊断。尽管 CRS 反应很少出现其他脏器的感染，如有典型的肺部感染、尿路感染、胃肠道感染的症状和体征，仍需高度警惕发生感染的可能性。CRS 的高峰期也是早期细菌感染的高峰时间，鉴别困难，而 CRS 与病毒及真菌感染在发病时间上不一致，鉴别相对容易。

2. CRS 和重症感染鉴别的生物标志物　既然单纯从临床表现角度鉴别困难，更多的研究寄希望于生物标志物。C 反应蛋白和降钙素原可以有效地区分感染和非感染状态，然而在 CAR T 细胞治疗的背景下，CRS 也可导致 C 反应蛋白和降钙素原升高，因此无法区分两者。近年来，细胞因子是两者鉴别诊断的研究热点，但各中心研究的结果并不一致。CRS 由以血管生成素 -2（Ang-2）和血管性血友病因子（vWF）为标志的内皮激活，IL-6、干扰素（interferon，IFN）-γ、肿瘤坏死因子（tumor necrosis factor，TNF）-α 等炎症因子释放导致，但这些细胞因子在脓毒症患者中也升高。Diorio 等在 54 例年龄＜25 岁的复发性急性 B 淋巴细胞白血病患儿实施 CAR T 细胞疗法的一项研究中，表明 23 种炎症因子在 CRS 与脓毒症之间存在显著生物学差异，并研发出能够在重症状态下准确区分 CRS 与脓毒症的预测模型，提出明显升高的 IFN-γ 或轻度增高的 IFN-γ 联合低 IL-1β 与 CRS 相关，而正常至轻度升高的 IFN-γ 伴显著升高的 IL-1β 与脓毒症相关，这种将 IFN-γ 和 IL-1β 结合的模型鉴别 CRS 与脓毒症的准确率达 97%。另一项小型研究试图通过使用细胞因子来区分早期感染事件和 CRS，并显示严重感染的细胞因子特异性特征包括：IL-6 升高呈双峰表现、较高水平的 IL-8 和 IL-1β，以及较低水平的 IFN-γ，将 IL-8、IL-1β 和 IFN-γ 3 种因子组合的预测模型，其 Logit（*P*）界值为 1.24，有很高的敏感性和特异性。但也有研

究比较了合并感染的 CRS 患者和无感染的 CRS 患者的血清细胞因子，并未发现两者存在显著差异。从细胞因子谱着手，建立相关的预测模型，以及寻找特定的生物标志物，仍需要进一步的研究。

四、CAR T 细胞免疫治疗并发感染的预防

关于预防感染的药物应用，2019 年，美国和欧洲血液和骨髓移植学会提出的专家意见指出：对于 CAR T 细胞治疗的患者建议采取抗感染预防措施，方案包括左氧氟沙星预防革兰阴性菌感染，氟康唑或米卡芬净预防念珠菌感染，复方磺胺甲噁唑预防性应用至 CAR T 细胞治疗后 3 个月以减少耶氏肺孢子菌感染，无环鸟苷用于对单纯性疱疹病毒和水痘 - 带状疱疹病毒感染的预防至 CAR T 细胞治疗后 3 个月。但预防性抗感染治疗的优点尚不明确，对病死率的影响及多重耐药细菌感染风险等仍需进一步研究。上述指南、共识和研究主要针对成人，目前尚无儿童的指南意见，只有一些相关临床研究。

细菌感染与早期 CRS 常难以快速鉴别，2020 年，西班牙卫生部指派的多学科团队拟定的推荐意见指出：对于有活动性、未控制的感染患者，在感染治愈之前，不应实施 CAR T 细胞疗法的预处理和输注；不建议常规进行抗生素预防；若患者出现发热或感染症状，即使怀疑 CRS，也应收集微生物标本并根据当地规程开始经验性抗生素治疗，并考虑个体风险和当地抗生素耐药情况；发热后 48h 应重新评估临床情况，如没有活动性感染迹象、培养阴性，则很可能诊断为 CRS，且患者无发热或稳定，应考虑停用抗生素；在儿童人群中，预防和治疗没有差异。

为减少接受 CAR T 细胞疗法患儿的感染发生率，所有患儿均应在 CAR T 输注后约 1 个月开始进行丙种球蛋白补充的替代治疗，建议替代剂量为每月 0.5g/kg，以期达到儿童年龄的正常范围，也有建议指出在儿童中应达到更高的 IgG 值（8g/L）。替代疗法应持续至 B 细胞恢复，如果持续存在低 IgA 或 IgM 值，仍应维持替代治疗。

自从 2017 年美国食品药品监督管理局批准了首个可商用的 CD19 CAR T 细胞疗法以来，目前 CD19 仍是主要的嵌合抗原，二代或三代抗原还有 CD22、CD33 等，CAR T 疗法将会靶向更多抗原，扩展到更多实体瘤治疗。随着新一代 CAR T 细胞的研发，研究人员将需要确定这些新的 CAR 产品与早期产品相比是否会降低感染风险。全面了解 CAR T 细胞治疗的并发症，以及综合临床判断依然非常重要。优化 CAR T 细胞治疗方案、建立标准化的抗感染预防措施和患者的长期随访，有助于优化这些高危儿童的治疗和预后。

（上海交通大学医学院附属上海儿童医学中心 张 芳 任 宏）

参 考 文 献

[1] June CH, O' Connor RS, Kawalekar OU, et al. CAR T cell immunotherapy for human cancer.Science, 2018, 359(6382): 1361-1365.

[2] Freyer CW, Porter DL. Cytokine release syndrome and neurotoxicity following CAR T-cell therapy for hematologic malignancies. J Allergy Clin Immunol, 2020, 146(5): 940-948.

[3] Maude SL, Laetsch TW, Buechner J, et al. Tisagen-

lecleucel in children and young adults with B-cell lymphoblastic leukemia. N Engl J Med, 2018, 378(5): 439-448.

[4] Hui Luo, Na Wang, Liang Huang, et al. Inflammatory signatures for quick diagnosis of life-threatening infection during the CAR T-cell therapy. J Immunother Cancer, 2019, 7(1): 271-281.

[5] Surabhi B, Vora AW, Janet A, et al.Infectious Complications Following CD19 Chimeric Antigen Receptor T-cell Therapy for Children, Adolescents, and Young Adults. Open Forum Infect Dis, 2020, 7(5): ofaa121.

[6] Park JH, Romero FA, Taur Y, et al. Cytokine Release Syndrome Grade is a Predictive Marker for Infections in Relapsed or Refractory B-cell All Patients Treated with CAR T Cells. Clin Infect Dis, 2018, 67(4): 533-540.

[7] Hill JA, Li D, Hay KA, et al. Infectious complications of CD19-targeted chimeric antigen receptor modified T-cell immunotherapy. Blood, 2018, 131(1): 121-130.

[8] Kochenderfer JN, Somerville RPT, Lu T, et al. Long-duration complete remissions of diffuse large B cell lymphoma after anti-CD19 chimeric antigen receptor T cell therapy. Mol Ther, 2017, 25(10): 2245-2253.

[9] Kansagra AJ, Frey NV, Bar M, et al. Clinical utilization of Chimeric Antigen Receptor T-cells (CAR-T) in B-cell acute lymphoblastic leukemia (ALL)-an expert opinion from the European Society for Blood and Marrow Transplantation (EBMT) and the American Society for Blood and Marrow Transplantation (ASBMT). Bone Marrow Transplant, 2019, 54(11): 1868-1880.

[10] Haidar G, Garner W, Hill JA.Infections after anti-CD19 chimeric antigen receptor T-cell therapy for hematologic malignancies: timeline, prevention, and uncertainties. Curr Opin Infect Dis, 2020, 33(6): 449-457.

[11] Gudiol C, Lewis RE, Strati P, et al. Chimeric antigen receptor T-cell therapy for the treatment of lymphoid malignancies: is there an excess risk for infection? Lancet Haematol, 2021, 8(3): e216-e228.

[12] Maus MV, Lionakis MS. Infections associated with the new 'nibs and mabs' and cellular therapies. Curr Opin Infect Dis, 2020(33): 281-289.

[13] Vora SB, Waghmare A, Englund JA, et al. Infectious complications following CD19 chimeric antigen receptor T-cell therapy for children, adolescents, and young adults. Open Forum Infect Dis, 2020, 7(5): 121.

[14] Freyer CW, Porter DL. Cytokine release syndrome and neurotoxicity following CAR T-cell therapy for hematologic malignancies. J Allergy Clin Immunol, 2020, 146(5): 940-948.

[15] Brudno JN, Kochenderfer JN. Toxicities of chimeric antigen receptor T cells: recognition and management. Blood, 2016, 127(36): 3321-3330.

[16] Fried S, Avigdor A, Bielorai B, et al. Early and late hematologic toxicity following CD19 CART cells. Bone Marrow Transplant, 2019, 54(10): 1643-1650.

[17] LiXin Wang, Xiaoping Chen, Mingming Jia, et al. Arthritis of large joints shown as a rare clinical feature of cytokine release syndrome after chimeric antigen receptor T cell therapy: a case report. Medicine (Baltimore), 2018, 97(16): e0455.

[18] Chung SH, Hughes G, Koffman B, et al. Not so crystal clear: observations from a case of crystalline arthritis with cytokine release syndrome (CRS) after chimeric antigen receptor (CAR)-T cell therapy. Bone Marrow Transplant, 2019, 54(4): 632-634.

[19] Abu Sbeih H, Tang T, Ali FS, et al. Gastrointestinal adverse events observed after chimeric antigen receptor T-cell therapy. Am J Clin Oncol, 2019, 42(10): 789-796.

[20] Gupta S, Seethapathy H, Strohbehn IA, et al. Acute

kidney injury and electrolyte abnormalities after chimeric antigen receptor T-cell (CAR-T) therapy for diffuse large B-cell lymphoma. Am J Kidney Dis, 2020, 76(1): 63-71.

[21] Diorio C, Shaw PA, Pequignot E, et al. Diagnostic biomarkers to differentiate sepsis from cytokine release syndrome in critically ill children. Blood Adv, 2020, 4(20): 5174-5183.

[22] Zhenguang Wang,Weidong Han.Biomarkers of cytokine release syndrome and neurotoxicity related to CAR-T cell therapy. Biomark Res, 2018, 6: 4.

[23] Trzeciak A, Pietropaoli AP, Kim M. Biomarkers and associated immune mechanisms for early detection and therapeutic management of sepsis. Immune Netw, 2020, 20(3): e23.

[24] Park JH, Romero FA, Taur Y, et al. Cytokine release syndrome grade as a predictive marker for infections in patients with relapsed or refractory B-cell acute lymphoblastic leukemia treated with chimeric antigen receptor T cells. Clin Infect Dis, 2018, 67(4): 533-540.

[25] Mikulska M, Averbuch D, Tissot F, et al. Fluoroquinolone prophylaxis in haematological cancer patients with neutropenia: ECIL critical appraisal of previous guidelines. J Infect, 2018, 76(1): 20-37.

[26] Los-Arcos I, Iacoboni G, Aguilar-Guisado M, et al. Recommendations for screening, monitoring, prevention, and prophylaxis of infections in adult and pediatric patients receiving CAR T-cell therapy: a position paper. Infection, 2021, 49(2): 215-231.

[27] Maude SL, Frey N, Shaw PA, et al. Chimeric antigen receptor T cells for sustained remissions in leukemia. N Engl J Med, 2014, 371(16): 1507-1517.

[28] Doan A, Pulsipher MA. Hypogammaglobulinemia due to CAR T-cell therapy. Pediatr Blood Cancer, 2018, 65(4): 10.

[29] Gutiérrez Gutiérrez B, Salamanca E, de Cueto M, et al. Effect of appropriate combination therapy on mortality of patients with bloodstream infections due to carbapenemase producing Enterobacteriaceae (INCREMENT): a retrospective cohort study. Lancet Infect Dis, 2017, 17(7): 726-734.

[30] Perez EE, Orange JS, Bonilla F, et al. Update on the use of immunoglobulin in human disease: a review of evidence. J Allergy Clin Immunol, 2017, 139(3S): S1-S46.

[31] Vitale C, Strati P. CAR T-cell therapy for B-cell non-Hodgkin lymphoma and chronic lymphocytic leukemia: clinical trials and real-world experiences. Front Onco, 2020, 10: 849.

[32] Schuster SJ, Bishop MR, Tam CS, et al. Tisagenlecleucel in adult relapsed or refractory diffuse large B-cell lymphoma. N Engl J Med, 2019, 380(1): 45-56.

[33] Neelapu SS, Locke FL, Bartlett NL, et al. Axicabtagene ciloleucel CAR T-cell therapy in refractory large B-cell lymphoma. N Engl J Med, 2017, 377(26): 2531-2544.

[34] Porter DL, Hwang WT, Frey NV, et al. Chimeric antigen receptor T cells persist and induce sustained remissions in relapsed refractory chronic lymphocytic leukemia. Sci Transl Med, 2015, 7(303): 303ra139.

[35] Singh AK, McGuirk JP. CAR T cells: continuation in a revolution of immunotherapy. Lancet Oncol, 2020, 21(3): e168-e178.

[36] Chen Zeng, Jiali Cheng, Tongjuan Li. Efficacy and toxicity for CD22/CD19 chimeric antigen receptor T-cell therapy in patients with relapsed/refractory aggressive B-cell lymphoma involving the gastrointestinal tract. Cytotherapy, 2020, 22(3): 166-171.

第三节　抗胆碱能药物负担对儿童重症监护病房患儿谵妄的影响研究

儿童重症监护病房（pediatric intensive care unit，PICU）患儿谵妄是一类急性神经精神异常综合征，可导致非计划拔管、住院时间延长、医疗费用增加等不良临床影响。早期识别可改变的危险因素，以及了解潜在的病理生理学机制对谵妄的防治有重要意义。抗胆碱能负担是指患者使用 1 种或多种易导致抗胆碱能不良反应的药物导致的累积效应。Tune 等在 2001 年提出可通过检测血清中受体抗胆碱能活性，以及参考专家制定的药物清单的方法评估抗胆碱能药物负担。由于乙酰胆碱、单胺类、氨基酸类，以及肽类神经递质对大脑的认知、行为和情感功能有影响，因此，一旦有药物作用影响上述神经递质的平衡，则可诱发药源性谵妄。其中胆碱能功能异常时的表现与谵妄典型的临床症状相似，因此，有学者提出胆碱能活性降低可能与谵妄的发生有关。同时，疾病危重程度、全身炎症反应，休克、缺氧等应激状态，以及抗胆碱能药物的使用均会导致乙酰胆碱缺乏。由于神经递质与神经调质的相互作用，抗胆碱药物可以阻止乙酰胆碱与受体结合，胆碱酯酶抑制剂可对乙酰胆碱酯酶产生可逆性抑制，延长乙酰胆碱在神经突触的作用时间，组胺 H_1 受体阻断剂可产生阿托品样的抗胆碱能效果；苯二氮䓬药可促进中枢抑制性递质 γ- 氨基丁酸的突触传递。因此，本文就近些年发表有关抗胆碱能药物负担评价及其对 PICU 患儿谵妄影响进行介绍。

一、抗胆碱能药物负担评价应用现状

2020 年的一项系统评价报道了 19 种抗胆碱能药物负担评价量表，文章分别来自美国、泰国、巴西、德国、韩国、加拿大、挪威、厄瓜多尔、法国、英国和意大利。其中最常用的评价工具是抗胆碱能认知负荷量表（anticholinergic cognitive burden scale，ACB）、抗胆碱能药物量表（anticholinergic drug scale，ADS）和抗胆碱能风险量表（anticholinergic risk scale，ARS），量表特征见表 20-3-1。Angelique 等在 2021 年发表了另一篇系统评价，纳入 16 篇文献，报道了 6 种抗胆碱能药物负担评价工具，包括 ARS、ACB、ADS、Chew 列表、ARS 的修订版和 ACB 的修订版，其中 ACB（n=6）、ADS（n=5）、ARS（n=5）是最常用评价工具。该系统纳入 8 篇前瞻性队列研究、5 篇回顾性队列研究、1 篇巢式病例对照研究及 2 篇回顾性横断面研究，涉及内科、外科病房、老年人护理之家、社区阿尔茨海默病人群及普通人群。5 项使用 ARS 评价抗胆碱负担的研究结果均提示，高抗胆碱能药物负担与谵妄的发生有关。2018 年，韩国学者基于健康保险服务构建的队列数据库进行了回顾性老年人群研究，使用 ACB 量表进行抗胆碱能药物负担评价，最终纳入的 25 825 例患者中，有 1554 例（6.0%）患者属于高抗胆碱能药物负担级别（ACB＞3 级）。

表 20-3-1 抗胆碱能药物负担量表特征

名称	发表时间	标度依据	药物数量（>0 分）	等级
抗胆碱能药物量表（ADS）	2002 年	临床已有的抗胆碱能药物量表结合文献综述和专家意见 根据抗胆碱能活性和潜在的不良反应进行分级	117	1-2-3
抗胆碱能认知负荷量表（ACB）	2008 年发表，2012 年更新	文献综述和专家意见 根据潜在对认知影响的程度进行分级	2008 年：88 2012 年：99	1-2-3
抗胆碱能风险量表（ARS）	2008 年	500 种药物的药理学原理和专家意见 根据潜在的抗胆碱药物对外周、中枢影响作用分级	49	1-2-3

德国一项单中心前瞻性队列研究使用 ADS 量表评价术后患儿抗胆碱能药物负担。对每种抗胆碱能药物得分乘以剂量权重，将受试者接受的所有药物的得分相加，已确定总 ADS 得分，具体药物目录见表 20-3-2。2020 年发表的另一项以重症脓毒症患儿为目标人群的研究同样报道了使用 ADS 量表评价抗胆碱能药物负担，研究者未对药物剂量进行权重调整。结果提示，应用最广泛的抗胆碱能药物（ADS＝1）依次为咪达唑仑（95%）、万古霉素（81%）、哌拉西林（79%）和吗啡（74%），其次为雷尼替丁（67%）（ADS＝2）。Madden 等同时使用 ADS、ACB 两种量表，回顾性评价 PICU 中长期使用呼吸机的患儿（上机时间≥15 天）的抗胆碱能药物负担，PICU 患儿 ADS 中位分数是 5 分，ACB 中位分数为 2 分，其中 ACB 评级药物目录中咪达唑仑评级得分为 0 分，雷尼替丁评级得分为 1 分。ADS 每日总分≥8 分的患儿中应用最多的药物为咪达唑仑（94%），其次为吗啡、类固醇和万古霉素。

表 20-3-2 潜在抗胆碱能药物负担评级目录（ADS）

ADS 评级	研究目标人群使用的药物名称
3 级	阿托品、茶苯海明、奥昔布宁、异丙嗪
2 级	雷尼替丁
1 级	氨苄西林、环孢素、地塞米松、氢化可的松、泼尼松龙、地尔硫䓬、依托咪酯、甲地高辛、硝苯地平、卡托普利、地西泮、劳拉西泮、咪达唑仑、吗啡、芬太尼、呋塞米、泮库溴铵、茶碱

注：1 级药物受体研究提示潜在抗胆碱能不良反应；2 级药物临床证明存在抗胆碱能不良反应，通常与剂量有关；3 级药物具有显著的抗胆碱能不良反应

二、抗胆碱能药物负担对 PICU 患儿谵妄的影响

苯二氮䓬类药物会激活中枢神经系统中 γ- 氨基丁酸受体，改变神经递质（多巴胺、5- 羟色胺、乙酰胆碱、去甲肾上腺素和谷氨酸）的水平。咪达唑仑是 PICU 中最常用的苯二氮䓬类药物，同时也是导致高抗胆碱能负担得分中最常见的药物。Plaschke 等的研究提示，咪达唑仑血药浓度的升高与血清胆碱酯酶活性的降低相关，因此，多项研究报道苯二氮䓬类药物是 PICU 患儿谵妄发生的危险因素。

雷尼替丁通常在 PICU 中用于预防胃肠道出血和应激性溃疡。2019 年发表了 1 例 7 岁患儿用药后发生谵妄，停药后症状缓解的病例报告。患儿入院 30h 后，在静脉注射雷尼替丁期间出现精神运动兴奋、注意力无法集中、思维混乱及幻觉的临床症状，医师根据“金标准”《精神疾病诊断与统计手册（第五版）》诊断谵妄。确诊后使用奥美拉唑取代雷尼替丁，同时未使用其他抗精神病类药物，数小时后，患儿意识恢复基线水平直至好转出院，再未发生相同症状。本例患儿还同时使用了甲泼尼龙和沙丁胺醇，类固醇类药物。由于沙丁胺醇可以刺激中枢神经系统产生焦虑、失眠、运动不安和精神错乱的症

状，作者考虑谵妄的发生不是由单一药物引起。与此同时在目标人群为骨髓移植术后以及肿瘤患儿的研究中，结果提示类固醇的使用与谵妄的发生没有关系。

哥伦比亚一项观察性研究报道在 5～14 岁 PICU 患儿中，抗胆碱能药物与谵妄的发生有关，同时许多药物或其代谢物会产生抗胆碱能作用，当多种药物同时使用时会产生高抗胆碱能药物负担。

目前，抗胆碱能药物负担评价工具众多，均来自国外研究团队，其中 ADS 和 ACB 两种工具可用于儿童。PICU 抗胆碱能药物暴露的风险不低于成人 ICU。然而，国内尚无评价 PICU 患儿抗胆碱能药物负担的报道，可能与国内 PICU 医师尚未关注这个危险因素有关。较高的抗胆碱能药物负担是谵妄发生的危险因素，因此，合理化使用抗胆碱能药物，必要时选择替代药物，是降低 PICU 患儿谵妄发生率的可控性措施。由于国内外医疗环境不同，以上量表是否适用，还需要临床实践的验证。总之，需要更多的高质量研究，方能进一步探寻抗胆碱能药物对 PICU 患儿谵妄发生的影响机制。

（重庆医科大学附属儿童医院　何　珊　左泽兰　许　峰）

参考文献

[1] Dervan LA, Gennaro J, Farris R, et al. Delirium in a tertiary PICU: risk factors and outcomes. Pediatric Critical Care Medicine, 2020, 21(1): 21-32.

[2] Alvarez RV, Palmer C, Czaja AS, et al. Delirium is a common and early finding in patients in the pediatric cardiac intensive care unit. The Journal of Pediatrics, 2018, 195: 206-212.

[3] Maldonado JR. Acute brain failure: pathophysiology, diagnosis, management, and sequelae of delirium. Critical Care Clinics, 2017, 33(3): 461-519.

[4] Egberts A, Moreno Gonzalez R, Alan H, et al. Anticholinergic drug burden and delirium: a systematic review. journal of the American Medical Directors Association, 2021, 22(1): 65-73.

[5] Meyburg J, Ritsert ML, Traube C, et al. Cholinesterases and anticholinergic medications in postoperative pediatric delirium. Pediatric Critical Care Medicine, 2020, 21(6): 535-542.

[6] 郑珊珊，梅丹. 药源性谵妄. 药物不良反应杂志，2014，16 (003)：171-174.

[7] Tune L E. Anticholinergic effects of medication in elderly patients. Journal of Clinical Psychiatry, 2001, 62(S21): 11-14.

[8] Lisibach A, Lutters M. Quality of anticholinergic burden scales and their impact on clinical outcomes: a systematic review. European Journal of Clinical Pharmacology, 2021, 77(2): 147-162.

[9] Boustani M, Campbell N, Munger S, et al. Impact of anticholinergics on the aging brain: a review and practical application. Aging Health 2008, 4(3): 311−320.

[10] Campbell NL, Maidment I, Fox C, et al. The 2012 update to the anticholinergic cognitive burden Scale. J Am Geriatr Soc, 2013, 61(S1): 142-143.

[11] Carnahan RM, Lund BC, Perry PJ, et al. The Anticholinergic Drug Scale as a measure of drug-related anticholinergic burden: Associations with serum anticholinergic activity. J Clin Pharmacol 2006, 46(12): 1481-1486.

[12] Rudolph, James L. The anticholinergic risk scale and anticholinergic adverse effects in older persons. Archives of Internal Medicine, 2008, 168(5): 508-513.

[13] Ah Y, Suh Y, Jun K, et al. Effect of anticholinergic burden on treatment modification, delirium and mortality in newly diagnosed dementia patients starting a cholinesterase inhibitor: A population - based study. Basic & Clinical Pharmacology & Toxicology, 2019, 124(6): 741-748.

[14] Madden K, Callif CG, Tasker R C. Exposure to anticholinergic medications in pediatric severe sepsis and feasibility of delirium screening. Journal of Pediatric Intensive Care, 2020, 9(4): 271-276.

[15] Madden K, Hussain K, Tasker RC. Anticholinergic medication burden in pediatric prolonged critical illness: a potentially modifiable risk factor for delirium. Pediatric Critical Care Medicine, 2018, 19(10): 917-924.

[16] RC van der Mast. Pathophysiology of delirium. J Geriatr Psychiatry Neurol, 1998, 11(3): 138-145.

[17] Pandharipande PP, Pun BT, Herr DL, et al. Effect of sedation with dexmedetomidine vs lorazepam on acute brain dysfunction in mechanically ventilated patients: The MENDS randomized controlled trial. JAMA, 2007, 298(22): 2644-2653.

[18] Plaschke K, Petersen KA, Frankenhauser S, et al. The impact of plasma cholinergic enzyme activity and other risk factors for the development of delirium in patients receiving palliative care. J Pain Symptom Manage, 2016, 52(4): 525-532.

[19] Smith Heidi AB, Gangopadhyay M, Goben CM, et al. Delirium and benzodiazepines associated with prolonged ICU stay in critically ill infants and young children. Crit Care Med, 2017, 45(9): 1427-1435.

[20] Traube C, Silver G, Reeder RW, et al. Delirium in critically ill children: An international point prevalence study. Crit Care Med, 2017, 45(4): 584-590.

[21] Traube C, Silver G, Gerber LM, et al. Delirium and mortality in critically ill children: epidemiology and outcomes of pediatric delirium. Crit Care Med, 2017, 45(5): 891-898.

[22] Roberta Esteves Vieira de Castro, Carolina da Cunha Sousa, Maria Clara de Magalhães-Barbosa, et al. Ranitidine-induced delirium in a 7-year-old girl: a case report. Pediatrics, 2019, 143(2): e20182428.

[23] Cahill A, Pearcy C, Almahmoud K, et al. Don't call me crazy! Delirium occursoutside of the intensive care unit. J Trauma Acute Care Surg, 2018, 84(1): 66-69.

[24] Traube C, Ariagno S, Thau F, et al. Delirium in hospitalized children with cancer: incidence and associated risk factors. Journal of Pediatrics, 2017, 191: 212-217.

[25] Winsnes K, Sochacki P, Eriksson C, et al. Delirium in the pediatric hematology, oncology, and bone marrow transplant population. Pediatric Blood & Cancer, 2019, 66(6): 1-7.

[26] Ricardo Ramirez C, Álvarez Gómez ML, Agudelo Vélez CA, et al. Clinical characteristics, prevalence, and factors related to delirium in children of 5 to 14 years of age admitted to intensive care. Medicina Intensiva, 2019, 43(3): 147-155.

第四节 如何看待儿童气管切开——从重症监护病房到家庭

气管切开术是一种成熟的建立人工气道的技术，常用于上呼吸道阻塞、需要长时间机械通气（prolonged mechanical ventilation，PMV）的慢性危重症或病情复杂的患儿（如神经功能障碍或慢性肺病），其目的在于解除上呼吸道阻塞，便于气道廓清并为长期机械通气提供支持。同时，气管切开

（以下简称气切）可以减少呼吸做功，有助于患儿撤机。慢性呼吸衰竭的儿童气切后可以逐步过渡至家庭机械通气，从而减少重症监护病房（intensive care unit，ICU）或医院的住院时间。目前接受气切，特别是气切后需要 PMV 的儿童数量不断增长，如何正确把握气切的时机、采取有效措施避免术后并发症及让患儿尽快从 ICU 安全地过渡到以家庭为中心的治疗，逐渐成为医疗和社会共同面临的重大挑战。

一、儿童气切的流行病学

实施气切的儿科病例逐年递增，Pavone 等根据长期机械通气患儿递增情况推测，2000 年后儿童气切人数增长较快。年龄偏小、病情复杂、常合并基础疾病是需进行气切儿童的特点。美国 2017 年的数据显示，每年有超过 4800 例儿童进行气切，其中 33% 的病例为年龄＜1 岁的婴幼儿。导致患儿气切的主要病因为慢性肺疾病（56%）、神经系统障碍（48%）及上呼吸道异常（47%）。因此，如何进行更好的管理来改善患儿预后一直是临床实践的挑战。

相比于成人，儿童气切后并发症的发生率和病死率均较高。常见的并发症包括切开部位的刺激或磨损、感染、气道内或切开处肉芽肿形成、管腔阻塞、意外脱管、气胸、皮下气肿、重置导管入错误管腔及择期拔管后的气管皮肤瘘等。文献报道气切儿童的病死率差异大，为 2.2%～59%。儿童气切术后的死亡风险与原发疾病相关，主要风险因素包括年龄≤2 岁、存在至少 1 种先天性疾病（如先天性心脏病、神经肌肉疾病、支气管肺发育不良等），或者后天获得性疾病（感染后慢性肺病等）。因此儿童气切管理难度大，迫切需要制订规范的集束化管理方案和家庭宣教方案，减少气切并发症、降低病死率，改善患儿远期预后。

二、儿童气切的指征、时机及方式

1. 儿童气切的指征　儿童气切的指征至今无定论，通常是临床医师结合儿童临床实际情况综合判断，争议颇大。文献报道儿童气切的指征主要包括：①急性或慢性上呼吸道梗阻；②需要 PMV（连续机械通气时间≥21d，且每天呼吸支持时间≥6h）；③无上呼吸道保护能力，容易误吸；④需要长期气管插管的喉气管狭窄；⑤减少死腔、降低气道阻力以达到撤离呼吸机目的。

2. 儿童气切的时机　针对成人 ICU 患者，相关共识推荐住院期间尽早气切以缩短机械通气时间和住院时间，建议在机械通气 1～2 周内进行气切。而对于儿童患者气切无明确标准，需进行个体化评估。目前对于儿童气切前的插管时间也无明确的共识，Martin 等多中心研究发现，儿童气管插管到气切的平均时间为 14.4 天，气管插管到气切的时间存在很大差异（4.3～30.4 天），部分中心的早产儿机械通气＞3 个月者才考虑气切。Holloway 等研究表明，气切前插管时间越长，ICU 并发症发生率越高、住院时间越长。因此，预判无法短期撤离呼吸机的患儿应尽早接受气切；插管＞2 周的患儿如仍依赖呼吸机辅助呼吸，应考虑气切。

3. 儿童气切的方式　常见的气管切开术有 3 种术式，即开放性气管切开术、经皮气管切开术及环甲膜气管切开术。对于成人，经皮气管切开术已经很大程度上取代了传统的开放性术式，是一种安全、简单的床旁手术，但很少用于儿童，特别是婴幼儿，可能的原因包括：触诊解剖结构困难、操作过程中气管后壁损伤风险大及意外脱管后重置导管失败风险极高等。总之，目前尚缺乏足够的证据证明经皮气管切开术在儿童中的益处，儿童气切首选的术式仍是开放性气管切开术。

三、儿童气切术后的管理

气切的管理内容可大致分为气切术后的常规管理和气切相关不良事件的预防与管理。2021 年美国呼吸治疗协会（AARC）编写的《2021 AARC 临床实践指南：急诊儿科气管切开术患者的管理》，对气切术后的常规管理进行了详细说明，具体问题及指南建议见表 20-4-1。

表 20-4-1　2021 AARC 临床实践指南：急诊儿科气管切开术患者的管理

PICO 问题	建议	备注
1. 选择带气囊或不带气囊气切导管来减少相关并发症，降低住院时间	在需要正压通气或防止误吸时才使用带气囊导管（证据等级 C）	带气囊导管可封闭气道利于呼吸支持且防止异物吸入。无须正压通气者应考虑使用无气囊导管
2. 使用语音阀能否减少气切相关并发症，降低住院时间	尚无统一意见	使用语音阀的气切儿童须意识清醒、生命体征稳定且有较好的上气道保护功能。PEEP≤12cmH$_2$O，FiO$_2$≤60% 可考虑使用语音阀
3. 集束化日常护理能否减少并发症和缩短住院时间	集束化日常护理可减少气切相关并发症发生（证据等级 B）	集束化管理包括气囊压力管理、湿化、吞咽及语音锻炼、设备核查、更换气切垫、应用保护敷料及气切套管更换和消毒等
4. 术后首次更换套管时间	术后第 3 天更换套管（证据等级 B）	第 1 次更换套管时间为术后 3～7 天，5 天前是早期更换，5 天后为晚期更换
5. 采取主动湿化还是被动湿化	尚无统一意见	建议将吸入气体温度控制在 32～34℃，湿度控制在（36～40）mgH$_2$O/L。对于机械通气患者来讲，主动湿化优于被动湿化
6. 套管清洗或消毒是否有利于减少气切并发症	套管常规清洁，有利于减少黏液堵管和感染发生（证据等级 C）	目前尚无对患儿更换套管频次的建议
7. 如何降低住院患儿相关并发症	套管下放置吸湿材料保持皮肤干燥（证据等级 B） 颈部皮肤保持清洁，吸湿材料每日更换（证据等级 B） 气切术后应按需更换套管，至少 1～2 周 1 次（证据等级 B）	预防气切相关并发症的 3 个关键因素：压疮及皮肤评估、造口处皮肤干燥及周围组织无受压
8. 禁忌证条件下早期经口进食时机	尚无统一意见	经口进食的时机根据情况个体化评估

注：PICO. patient，intervention，comparator and outcome（患者，干预，比较和结局）；PEEP. 呼气末正压；FiO$_2$. 吸入气氧浓度；证据等级 . A＞B＞C

气切相关不良事件的预防与管理十分重要。Das 等调查发现，超过 90% 的不良事件发生在术后 1 周，有 15%～19% 的气切儿童发生过不良事件。导致儿童死亡最常见的 3 个原因是气切套管阻塞、更换气切套管时无法置入和意外脱管。因此，对于气切儿童应特别警惕此类不良事件的发生。气管套管阻塞分 2 种情况：①当内套管阻塞时，取出内套管清洗消毒后重新放置；②当外套管阻塞时，加强气道湿化吸引，做好换管准备。若需更换套管，应由专业医师操作，避免患者在家自行更换，当套管无法置入时可使用可视化装置进行辅助。若发生意外脱管，则应立即使用复苏球囊维持通气氧合并重新置管。

四、气切患儿从重症监护室到家庭的过渡方案

长期留滞 ICU 对儿童的身心健康发展极为不利，并加重了家庭的经济负担。2016 年美国胸科学会发表临床实践指南《儿科慢性家庭有创通气》，建议形成以家庭护理为中心，社区医疗为网络，三级医疗为指导的协作体系。为帮助患儿尽快回归家庭，我们需要借鉴参考国外的现行标准进行调整，建立一套符合地方医疗实践的综合过渡方案。

目前，国内外对于气切患儿从医院过渡到家庭的时机并无统一标准，可以参考 2016 年美国 PMV 儿童出院回归家庭的推荐标准，建议如下。

1. 出院前患儿必须处于病情稳定状态：①患儿肺部以外器官功能稳定（不需要静脉用药和心电监护）；②呼吸机设置达到 FiO_2＜50%；PEEP＜10cmH_2O；③出院前数周呼吸机设置和氧浓度无重大调整，未发生急性器官失代偿事件；④有稳定的自然或人工气道（气切）；⑤家用呼吸机和相关仪器设备（监护仪、吸痰器）在医院内稳定运行数天至数周；⑥能够耐受往返医院。

2. 家庭看护者（患儿亲属或专业照护者）必须掌握技能：①至少培训 2 位看护者给患儿 24h 照护；②看护者必须掌握患儿所需医疗护理能力，同时应具备识别和应对紧急事件能力；③看护者在患儿出院前必须能够全方面独立照顾患儿。

3. 在出院前必须安排专业家庭照护者（如护士、社区全科医师）。

4. 确保相关医疗设备厂商可以及时提供所需的仪器设备和技术支持。

5. 家里和小区的环境必须安全而且允许进行日常护理，甚至当有需要时可进行紧急救护。

多项研究表明，在气切患儿出院前对其家属进行居家照护流程的培训和考核，可明显降低患儿 30 天再入院率和气切并发症的发生率。居家照护培训内容主要包括基本临床操作技能和气切相关不良事件的识别与紧急处理。①基本临床操作技能，主要是指吸痰、复苏球囊的使用、气切套管的护理、心肺复苏及其他基本急救技术、呼吸机的简单应用等。②需要识别与处理的气切相关不良事件，主要包括气管导管堵塞、导管意外拔除及气管造口出血等。参加培训并通过考核者才能承担气切患儿的家庭照护。此外，应用高仿真模拟培训有利于患儿家属更好地掌握居家照护方案。

五、儿童气切给家庭和社会带来的影响和挑战

气切患儿的家庭照护除了对社会、经济、医疗制度等方面有着不同程度的影响，更直接的对家庭成员的心理、体力、技能及可支配自由时间等造成挑战。

越来越多的儿童气切家庭护理需求为社会带来了更大的医疗负担。在发达国家，PMV 患者过渡到儿童家庭机械通气已经有了较为完善的政策制度、医护机构、基金保险等整套的网络系统，目的是确保气切患儿在医院 - 家庭间能安全过渡，降低再住院率和并发症发生率，最大程度减少家庭照顾人员的负担。目前国内医疗政策和基金暂未覆盖家庭机械通气患儿。因此，探索适合国情的儿童家庭机械通气模式和方法需要更多的医学研究、政策支持及社会关注。

巨大的照护负担需要占据父母原有的工作或休息时间，甚至面临辞职的风险。有调查显示，在气切患儿长期照护过程中，家属面临的最主要的问题包括缺乏充分的专业知识、不充分的照顾时间、不能做出合适的应急处理及过重的心理负担等，其中心理负担是最主要的挑战。许多父母表示借助

社交软件进行朋辈教育，借鉴照护经验丰富家属的建议，这提示我们建立有效的家庭 - 医院平台十分重要。

六、总结

儿童气切的临床实践仍存在许多优化的方向，这需要医务人员和家庭社会的共同努力。程序化的气切院内管理和家庭照护方案是改善患儿预后的重要环节。而个体化的家庭照护是患儿回归家庭的必要保障，以家庭为中心的气切儿童照护模式有待于进一步研究和推广，如何面对这一过程中家庭和社会的挑战也是未来需要解决的重要问题。

（复旦大学附属儿科医院 刘 盼 陈伟明 陆国平）

参考文献

[1] Gong S, Wang X, Wang Y, et al. A descriptive qualitative study of home care experiences in parents of children with tracheostomies. J Pediatr Nurs, 2019, 45: 7-12.

[2] Friesen TL, Zamora SM, Rahmanian R, et al. Predictors of pediatric tracheostomy outcomes in the United States. Otolaryngol Head Neck Surg, 2020, 163(3): 591-599.

[3] Roberts J, Powell J, Begbie J, et al. Pediatric tracheostomy: a large single-center experience. Laryngoscope, 2020, 130(5): E375-E380.

[4] Pavone M, Verrillo E, Onofri A, et al. Characteristics and outcomes in children on long-term mechanical ventilation: the experience of a pediatric tertiary center in Rome. Ital J Pediatr, 2020, 46(1): 12.

[5] Watters KF. Tracheostomy in Infants and Children. Respir Care, 2017, 62(6): 799-825.

[6] Berry JG, Graham DA, Graham RJ, et al. Predictors of clinical outcomes and hospital resource use of children after tracheotomy. Pediatrics, 2009, 124(2): 563-72.

[7] Dal'Astra AP, Quirino AV, Caixêta JA, et al. Tracheostomy in childhood: review of the literature on complications and mortality over the last three decades. Braz J Otorhinolaryngol, 2017, 83(2): 207-214.

[8] Napolitano N, Berlinski A, Walsh BK, et al. AARC clinical practice guideline management of pediatric patients with oxygen in the acute care setting. Respir Care, 2021, 66(7): 1214-1223.

[9] Campisi P, Forte V. Pediatric tracheostomy. Semin Pediatr Surg, 2016, 25(3): 191-195.

[10] Andriolo BN, Andriolo RB, Saconato H, et al. Early versus late tracheostomy for critically ill patients. Cochrane Database Syst Rev, 2015, 1(1): Cd007271.

[11] Wakeham MK, Kuhn EM, Lee KJ, et al. Use of tracheostomy in the PICU among patients requiring prolonged mechanical ventilation. Intensive Care Med, 2014, 40(6): 863-870.

[12] Leung R, Berkowitz RG. Decannulation and outcome following pediatric tracheostomy. Ann Otol Rhinol Laryngol, 2005, 114(10): 743-748.

[13] Funamura JL, Yuen S, Kawai K, et al. Characterizing mortality in pediatric tracheostomy patients. Laryngoscope, 2017, 127(7): 1701-1706.

[14] Sterni LM, Collaco JM, Baker CD, et al. An official american thoracic society clinical practice guideline: pediatric chronic home invasive ventilation. Am J

Respir Crit Care Med, 2016, 193(8): e16-e35.
[15] Wells S, Shermont H, Hockman G, et al. Standardized tracheostomy education across the enterprise. J Pediatr Nurs, 2018, 43: 120-126.
[16] Gaudreau PA, Greenlick H, Dong T, et al. Preventing complications of pediatric tracheostomy through standardized wound care and parent education. JAMA Otolaryngol Head Neck Surg, 2016, 142(10): 966-971.
[17] Prickett K, Deshpande A, Paschal H, et al. Simulation-based education to improve emergency management skills in caregivers of tracheostomy patients. Int J Pediatr Otorhinolaryngol, 2019, 120: 157-161.
[18] Flynn A, Whittaker K, Donne AJ, et al. Holding their own and being resilient: narratives of parents over the first 12 months of their child having tracheostomy. Compr Child Adolesc Nurs, 2020: 1-11.
[19] Meyer Macaulay CB, Graham RJ, Williams D, et al. "New Trach Mom Here…": A qualitative study of internet-based resources by caregivers of children with tracheostomy. Pediatr Pulmonol, 2021, 56(7): 2274-2283.

第二十一章　重 症 产 科

第一节　新型冠状病毒肺炎下产科危重症的特点

新型冠状病毒肺炎（coronavirus disease 2019，COVID-19）是由新型冠状病毒（severe acute respiratory syndrome coronavirus 2，SARS-CoV-2）感染导致的以肺炎为特征的新发传染病。几乎所有年龄段的个体对 SARS-CoV-2 均易感，成年人，特别是合并基础疾病的老年男性感染概率更大，同时更易发展为严重肺炎、肺水肿、急性呼吸窘迫综合征、多器官衰竭，甚至死亡。由于妊娠期间机体发生不同程度的生理变化，孕妇发生严重肺部感染的风险更高。据美国疾病控制与预防中心（CDC）报道，在 1 300 938 例 SARS-CoV-2 检测结果为阳性的育龄期（15～44 岁）女性中，461 825 例记录了妊娠状态，其中 30 415 例妊娠。在调整年龄、种族及潜在的医疗情况后，与非妊娠患者相比，妊娠患者收入 ICU、接受有创通气、接受 ECMO 治疗的比例均较高；23 434 例妊娠且有症状的患者中有 34 例死亡，而 386 028 例非妊娠患者中有 447 例死亡，与妊娠相关的死亡风险增加了 70%（*aRR* 1.7，95% *CI* 1.2～2.4）。虽然女性因 COVID-19 导致严重结局的绝对风险很低，但孕妇发生严重 COVID-19 相关疾病的风险有所增加。

一、妊娠期呼吸系统的变化与 SARS-CoV-2 感染

妊娠期约有 30% 的孕妇会出现上呼吸道黏膜水肿、充血及分泌物过多等症状，这些变化临床医师一般认为是雌激素的直接作用与血容量增加发生间接作用的结果，使孕妇的整个上呼吸道较前变得水肿和脆弱。同时，孕妇在妊娠期不仅腹部会发生明显变化，胸廓也会发生改变，表现为随着妊娠期子宫逐渐增大及体重增加，胸围及下胸围也增大且膈肌上升，如果胸廓改变较小而膈肌上升明显，就会出现功能残气量下降。与非妊娠期相比较，孕妇在妊娠期每分钟通气量明显增加，妊娠期代谢率增加、呼吸运动增强及孕酮水平升高是通气量增加的主要原因。妊娠期呼吸系统出现的病理生理改变会使孕妇对缺氧的耐受性明显下降。

妊娠作为一种异体移植现象，母胎间的特异性免疫耐受和非特异性免疫抑制是维持妊娠成功的主要因素。妊娠期间，母体细胞的免疫功能会受到明显抑制，而产后会恢复正常。上述激素与免疫系统的改变都有可能导致孕妇产后发生 SARS-CoV-2 感染。

二、妊娠合并 SARS-CoV-2 的临床特征

1. 一般情况及临床特点　2020 年 1—6 月，美国 CDC 收到 326 335 例 SARS-CoV-2 检测结果为

阳性的育龄期（15～44 岁）女性的病例报告。其中，91 412 例（28%）患者的病例报告中记录了其妊娠状况，8207 例（9%）处于妊娠状态。与非妊娠期感染 SARS-CoV-2 的育龄期女性相比，妊娠期患者亦存在咳嗽、呼吸急促的相似症状，但妊娠期患者出现头痛、肌肉疼痛、发热或发冷及腹泻的情况较少。John 等的研究提示，妊娠期感染 SARS-CoV-2 的患者更多为无症状感染者，或表现为发热、呼吸困难及肌肉疼痛等症状。Wu 等的研究发现，在 8 例妊娠合并 COVID-19 的患者中，4 例分娩前为无症状感染者，分娩后出现发热等症状。妊娠期间，孕妇的雌激素和孕激素等类固醇激素的浓度明显升高，机体的免疫系统亦会出现调节性改变，可能会延迟临床症状的表现，而产后类固醇激素的浓度立即显著下降，症状开始显现。

2. 影像学检查特点　COVID-19 患者的肺部 CT 常显示双肺有多发斑片状磨玻璃影和实变影，沿支气管血管束和胸膜下分布，其间可见增粗的血管影，表现为细网格状，呈“铺路石征”。肺部 CT 也可表现为淡薄的磨玻璃影，大血管周围有局限性磨玻璃影。在刘耀丹等的研究纳入的 17 例患者中，11 例孕妇的胸部 CT 表现与普通的 COVID-19 患者相似。但是，正常孕妇的肺血流量较多，膈肌上抬压缩肺部也可导致肺纹理增粗甚至显示高密度影，在这种情况下，临床医师应结合 SARS-CoV-2 核酸咽拭子检查、流行病学史及动态胸部 CT 变化以判断孕妇是否出现 COVID-19。

3. 实验室检查特点　非妊娠的 COVID-19 患者在发病早期白细胞总数通常正常或轻微减少，且淋巴细胞计数减少。妊娠合并 COVID-9 患者的实验室检查特点总体与此相符。由于妊娠期的一些特殊变化，如白细胞总数出现生理性增加，会使孕妇出现一些特殊性表现。因此，在动态观察妊娠合并 COVID-19 患者的血细胞改变时，临床医师必须考虑这一特殊因素。

三、COVID-19 对新生儿结局的影响

妊娠合并 COVID-19 患者发生严重疾病的风险增加，且可能有早产的风险。Kate 等的研究报道了 2020 年 3 月 29 日至 10 月 14 日 5252 例妊娠合并 COVID-19 患者关于妊娠与新生儿结局的资料。其中，3912 例新生儿记录了胎龄，12.9% 为早产儿（孕周＜37 周），高于 2019 年美国记录的 10.2%。在 610 例 SARS-CoV-2 检测结果为阳性的新生儿中，围产期感染并不多见（2.6%），主要发生在分娩前、后 1 周内母体感染 SARS-CoV-2 所生育的新生儿中。且在 SARS-CoV-2 检测结果为阳性的新生儿中，50% 为早产儿，这可能与 SARS-CoV-2 感染新生儿被收入 NICU 的比例较高相关。据 Mikael 等的研究统计，瑞典自 2020 年 3 月 11 日至 2021 年 1 月 31 日共有 88 159 例婴儿出生，其中 2323 例是由 SARS-CoV-2 检测结果为阳性的母亲所分娩。在 SARS-CoV-2 检测结果为阳性的母体分娩的婴儿中，早产（孕周＜37 周）的比例为 8.8%（205/2323），高于非感染母体分娩的婴儿的早产比例（5.7%，4719/85 836）。对母体的临床特征进行匹配后，该研究发现 SARS-CoV-2 检测结果为阳性的母体分娩的婴儿的新生儿住院率（11.7% *vs.* 8.4%，*OR* 1.47，95% *CI* 1.26～1.70）、急性呼吸窘迫综合征发生率（1.2% *vs.* 0.5%，*OR* 2.40，95% *CI* 1.50～3.84）、呼吸功能障碍发生率（2.8% *vs.* 2.0%，*OR* 1.42，95% *CI* 1.07～1.90）及高胆红素血症发生率（3.6% *vs.* 2.5%，*OR* 1.47，95% *CI* 1.13～1.90）显著增加，但 SARS-CoV-2 检测结果为阳性的母体分娩的婴儿与非感染母体分娩的婴儿在病死率、母乳喂养比例及住院天数方面无明显差异。基于以上证据，尽管新生儿中存在 COVID-19 严重病例，但大多数足月新生儿表现为无症状感染或轻度感染。但临床上，COVID-19 对新生儿远期预后的影响仍不明确。

由于独特的病理生理特点，妊娠期感染 SARS-CoV-2 的孕妇常为无症状感染者，分娩后表现出发热等症状，需要临床医师加强对孕妇 COVID-19 的筛查。妊娠合并 COVID-19 增加了孕妇的死亡风险，还增加了早产的风险。为了降低 COVID-19 的发生风险，临床医师应要求孕妇尽量避免与可能或确诊的 COVID-19 患者接触，包括家庭成员在内。孕妇外出或与他人接触时，应戴口罩，保持适度的社交距离，避免与不戴口罩者接触，并常洗手。诊疗孕妇的医务人员应熟悉 COVID-19 的医疗管理指南，包括妊娠期间 COVID-19 的管理指南。

（首都医科大学附属北京朝阳医院　韩　悦　李文雄）

参 考 文 献

［1］ Rasmussen SA, Kissin DM, Yeung LF, et al. Pandemic influenza and pregnancy working group. Preparing for influenza after 2009 H1N1: special considerations for pregnant women and newborns. Am J Obstet Gynecol, 2011, 204(Suppl 1): S13-S20.
［2］ Laura DZ, Sascha E, Penelope S, et al. Update: characteristics of symptomatic women of reproductive age with laboratory-confirmed SARS-CoV-2 infection by pregnancy status-united states, January 22-October 3, 2020. Morb Mortal Wkly Rep, 2020, 69(44): 1641-1647.
［3］ Ellington S, Strid P, Tong VT, et al. Characteristics of women of reproductive age with laboratory-confirmed SARS-CoV-2 infection by pregnancy status-United States, January 22-June 7, 2020. Morb Mortal Wkly Rep, 2020, 69(25): 769-775.
［4］ Allotey J, Stallings E, Bonet M, et al. Clinical manifestations, risk factors, and maternal and perinatal outcomes of coronavirus disease 2019 in pregnancy: living systematic review and meta-analysis. BMJ, 2020, 370: 3320.
［5］ Wu CC,Yang WZ, Wu XX, et al. Clinical manifestation and laboratory characteristics of SARS-CoV-2 infection in pregnant women.Virologica Sinica, 2020, 6, 35(3): 305-310.
［6］ Kourtis AP, Read JS, Jamieson DJ. Pregnancy and infection. N Engl J Med, 2014, 370(23): 2211-2218.
［7］ 刘耀丹，李隽，魏敏．妊娠合并新型冠状病毒肺炎治愈 17 例临床分析．实用妇产科杂志，2020，4，36（4）：271-275.
［8］ Wang DW, Hu B, Peng ZY, et al. Clinical characteristics of 138 hospitalized patients with 2019 novel coronavirus-infected pneumonia in Wuhan, China. JAMA, 2020, 323(11): 1061-1069.
［9］ Kate RW, Emily OO, Varsha N, et al. Birth and infant outcomes following laboratory-confirmed SARS-CoV-2 infection in pregnancy -SET-NET, 16 jurisdictions, March 29-October 14, 2020. Morb Mortal Wkly Rep, 2020, 69(44): 1635-1640.
［10］ Mikael N, Lars N, Jonas S, et al. Association of maternal SARS-CoV-2 infection in pregnancy with neonataloutcomes. JAMA, 2021, 325(20): 2076-2086.

第二节　子痫前期和子痫患者脑血流动力学变化

子痫前期和子痫是与胎盘血管发育异常有关的妊娠高血压疾病。胎盘发育异常引起的系统性血管生成失衡、内皮功能障碍和促炎状态导致肾、肝、肺及神经功能异常。与妊娠高血压综合征（pregnancy-induced hypertension syndrome，PIH）有关的最具破坏性的神经症状是颅内出血和癫痫发作。了解脑血流自主调节、内皮功能及血管生成平衡对于子痫前期和子痫的管理至关重要。子痫前期和子痫时大脑自身调节失调、肌源反应性不良及血脑障碍完整性障碍集中于脑水肿的共同途径上，这也解释了该人群中发生抽搐发作和脑卒中的临床表现的原因。假设子痫和子痫前期患者神经感觉症状的共同病因是脑水肿，通过常用技术（如超声）及早发现颅内压升高可在症状发作之前识别出子痫和子痫前期高危患者。

一、子痫前期和子痫的神经病理生理变化

脑水肿是与子痫和子痫前期相关的轻度神经症状的病因。脑血管失调、高血压脑病、可逆性后部白质脑综合征（posterior reversible encephalopathy syndrome，PRES）及脑实质内出血均会导致脑水肿。脑水肿会导致神经元易惹、神经功能受损、颅内压（intracranial pressure，ICP）升高，在严重情况下会因脑灌注不足而导致神经元死亡。其临床症状包括持续性头痛、反射亢进、视力障碍、精神状态改变、脑卒中及癫痫发作。这些症状的发作是血管生成失衡、促炎状态、脑自主调节功能受损及微循环和血脑屏障（blood brain barrier，BBB）破坏等相互作用的结果。

脑水肿分为血管源性脑水肿或细胞毒性脑水肿，这取决于BBB是否被破坏。血管源性脑水肿被认为是妊娠高血压疾病中神经症状的主要驱动因素。孕妇静水压升高，加上内皮通透性增加和脑血管自主调节障碍，均会导致血管源性脑水肿。

二、脑自主调节功能受损

脑血流主要受血管平滑肌的肌源性反应调节，该反应包括2个部分，即张力性和反应性。平均动脉压（mean arterial pressure，MAP）升高会引起血管平滑肌张力增加或血管口径缩小，脑动脉的反应性不均一。脑血管中的肌源性反应是在血压升高的情况下引起的血管收缩。2011年，Ryan等证明了妊娠大鼠的胎盘局部缺血会损害离体的大脑中动脉的成肌活性。在这些从胎盘缺血大鼠中分离出的体外大脑中动脉中发现，动脉的直径随着腔内压力的增加而增加。激光多普勒血流仪对胎盘缺血大鼠脑血流的研究表明，脑血流可随着血压的持续升高而被动增加［异常自动调节机能指数（autoregulation index，ARI）］。在另一项关于脑血管自主调节的研究中，van Veen等通过妊娠高血压、慢性高血压、子痫前期和子痫对110例高血压孕妇进行分层。研究发现，与正常血压的孕妇或仅患有妊娠高血压的孕妇相比，子痫前期和慢性高血压孕妇的ARI显著降低。尽管各组之间的ARI有所不同，但所有组的ARI均在正常范围内，该发现的临床意义尚不明确。

脑自主调节由“静态自主调节”（对MAP或脑灌注压缓慢变化的响应）和“动态自主调节”（对MAP或脑灌注压迅速变化的响应）组成。在正常情况下，自主调节功能可在50～150mmHg的MAP范围内将脑血流量保持在每分钟50ml/100g，从而将脑灌注压力维持在50～70mmHg。慢性高血压使自主调节曲线右移，但在较高的MAP时保留了自主调节和脑灌注压。子痫前期患者表现出动态自主调节功能受损，因此，难以适应该疾病的特征性的血压突然升高。

妊娠中大脑自主调节功能受损和血脑屏障破坏的主要后果是血管源性脑水肿。脑血管阻力

（CVR）的变化与管腔半径的四次方（r^4）成正比。因此，产妇大脑血管口径的微小变化会导致脑血流量（cerebral blood flow，CBF）发生较大变化。有研究提示，妊娠可预防或逆转高血压性脑血管重塑。这个概念可以解释为什么与未妊娠患者相比，妊娠患者在较低的血压下会发生充血和脑水肿。当脑血流失调时，血管内压力的增加更容易克服动脉和小动脉的肌源性血管收缩，从而削弱其提供阻力的能力，导致内皮损伤和水肿，增加了神经元易惹、受伤及死亡的风险。

三、血脑屏障通透性破坏

子痫前期与血脑屏障破坏有关。临床上，BBB 的功能障碍引起组织液中离子、神经递质及代谢产物的失衡，从而导致异常神经元活动。另外，这种渗透性的增加与血管源性脑水肿的发展有关。使用大鼠的妊娠模型，Amburgey 等在子痫前期和正常分娩中研究了脑血管被动暴露于血浆后，血脑屏障渗透性、成肌活性及内皮血管扩张药的影响。在这项小型研究中，将正常分娩和子痫前期的 20% 血浆灌入大鼠静脉和动脉内。研究结果显示，暴露于子痫前期血浆后，血脑屏障通透性增加。

四、体液因子释放

子痫前期和子痫患者子宫 - 胎盘缺血的主要病理后果之一是各种体液因子的释放，包括炎症细胞因子、内皮素、组织型纤溶酶原激活物、神经激蛋白 β 及补体蛋白。这些因子通过影响多个系统来影响产妇的体内平衡，也影响了血脑屏障、脑自主调节、水肿及子痫的发生发展。

五、识别子痫和子痫前期高风险患者

假设有神经系统症状风险的患者在出现头痛、视觉障碍及癫痫发作前发生亚急性脑水肿。颅内压的波动能反映出脑水肿，测量 ICP 的金标准是通过外部脑室引流直接测量，但由于此操作具有侵入性，其在子痫前期妊娠患者中的风险并未确定。对于非妊娠患者，CT 是快速、非侵入性的可用于识别高 ICP 病例的检查方法，但对于子痫前期的妊娠患者，其成本、时间及辐射暴露不合理。

通过眼部超声检查测量视神经鞘直径（optic nerve sheath diameter，ONSD）安全、便宜、快速并易于掌握，为颅内高压的检测提供了良好的诊断方法。ONSD 测量已被反复验证为评估非妊娠原发性颅内高压、外伤性脑损伤及颅内出血患者颅内压变化的工具，且正在进行以验证妊娠时正常参考值的研究。一项尸体研究发现，视神经鞘在视网膜后方 3mm 处最易扩张。大量研究表明，与单纯妊娠妇女比，子痫前期妊娠患者 ONSD 升高，差异具有统计学意义。目前公认 ONSD 的参考值≥5.8mm，与 ICP 升高＞20mmHg 的危险性有 95% 的关联，此数据已得到大量研究的证实。此外，最近研究已确定，可在与 ONSD 相同的超声视图中测量另一个临床相关参数，称为视盘高度。视盘高度可代替视乳头水肿，但需要进一步研究证实其与子痫前期患者的神经系统症状相关性。

经颅多普勒超声（transcranial Doppler，TCD）是识别高危患者的一种非侵入性方法。大脑中动脉血流速度可作为脑血管阻力的替代指标。这种评估脑血流动力学的方法在妊娠患者中具有公认的标准值，并且有合理的证据表明它可在妊娠中期用于预测妊娠晚期子痫前期的发展。TCD 可用于评估大脑血管的脑血流速度，最常见评估的是大脑中动脉。将 2MHz 的脉冲多普勒超声放置在经颅声学窗口上，可以测得同侧大脑中动脉血流速度。ICP 升高会阻碍脑血流，从而降低血流速度。因此，可通过监测大脑中动脉速度的变化来识别ICP的亚临床升高。TCD使用的局限性包括需要大量训练、具有操作者差异，以及在声窗不足的患者中难以获得图像。

六、总结

围产期任何急性神经系统事件的发生都会对妊娠患者和胎儿造成灾难性的后果。目前没有证据表明颅内压升高可预示子痫，但脑水肿对子痫前期和子痫的神经系统症状的发展至关重要。子痫前期和子痫的神经系统症状，是脑自主调节功能受损、血脑屏障通透性被破坏、体液炎症因子释放异常等复杂因素相互作用的结果，对其病理生理学的更好了解有助于开发和使用一些早期诊断识别的工具和方法。推荐使用视神经鞘直径、视盘高度及大脑中动脉经颅多普勒阻力指数等无创方法来监测ICP是否升高，从而早期识别脑水肿和脑血管异常，早期预测神经系统症状的发生。

（中日友好医院　段　军　李　晨）

参考文献

［1］Mahendra V, Clark SL, Suresh MS. Neuropathophysiology of preeclampsia and eclampsia: A review of cerebral hemodynamic principles in hypertensive disorders of pregnancy. Pregnancy Hypertension, 2021, 23: 104-111.

［2］Berhan Y, Berhan A. Should magnesium sulfate be administered to women with mild pre- eclampsia? A systematic review of published reports on eclampsia. J Obstet Gynaecol Res, 2015, 41(6): 831-842.

［3］Serlin Y, Shelef I, Knyazer B, et al. Anatomy and physiology of the blood-brain barrier. Semin Cell Dev Biol, 2015, 38: 2-6.

［4］Hammer ES, Cipolla MJ. Cerebrovascular dysfunction in preeclamptic pregnancies. Curr Hypertens Rep, 2015, 17(8): 64.

［5］Banadakoppa M, Vidaeff AC, Yallampalli U, et al. Complement split products in amniotic fluid in pregnancies subsequently developing early-onset preeclampsia. Dis Markers, 2015, 2015: 263109.

［6］Hecht JL, Ordi J, Carrilho C, et al. The pathology of eclampsia: an autopsy series. Hypertens Pregnancy, 2017, 36(3): 259-268.

［7］Brzan Simenc G, Ambrozic J, Prokselj K, et al. Ocular ultrasonography for diagnosing increased intracranial pressure in patients with severe preeclampsia. Int J Obstet Anesth, 2018, 36: 49-55.

［8］Singh S, Bhatia K. Ultrasonographic optic nerve sheath diameter as a surrogate measure of raised intracranial pressure in severe pregnancy-induced hypertension patients. Anesth Essays Res, 2018, 12(1): 42-46.

［9］Ortega J, Urias E G, Arteaga C. Comparative study measuring optic nerve sheath diameter by transorbital ultrasound in healthy women, pregnant women and pregnant with preeclampsia/eclampsia. Intensive Care Medicine Experimental, 2015, 3(Suppl 1): A992.

［10］Chen H, Ding GS, Zhao YC, et al. Ultrasound measurement of optic nerve diameter and optic nerve sheath diameter in healthy Chinese adults. BMC Neurol, 2015, 15: 106.

第三节 孕产妇脓毒症管理进展

产科严重感染患者可能需要入住ICU，是孕产妇死亡的重要原因。世界卫生组织有关全球孕产妇脓毒症的研究发现，脓毒症导致多达100 000例/年孕产妇死亡，占孕产妇总死亡人数的11.0%～30.9%，位列孕产妇死亡病因的前5位。美国Matthew等分析了2013—2016年来自国家再入院数据库（NRD）的数据，该数据库汇总了来自27个州（占美国人口的57.8%）的所有住院分娩患者资料，孕产妇脓毒症发病率为0.04%，导致的死亡占所有孕产妇死亡的23%。近年来，孕产妇脓毒症发病率仍呈上升趋势。Kendle等对美国分娩住院病例进行横断面分析，孕产妇脓毒症发病率平均为2.4/万，年增长率为6.6%。美国孕产妇死亡率也有所上升，从1987年的7.2/10万上升至2013年的17.3 /10万，其中，脓毒症占20.6% 。在英国，入住ICU的产科患者中，脓毒症占14.4%，脓毒症休克占10.6%，重度脓毒症死亡率为4.5%。在中国，入住ICU的产科患者占12.6%，其中5.3%为脓毒症。本文总结近年来关于孕产妇脓毒症的进展，为妊娠期和产后脓毒症的管理提供参考。

一、脓毒症/脓毒症休克的定义

2016年，世界卫生组织设计了“全球母婴败血症研究（GLOSS）”，启动了“防治全球孕产妇和新生儿脓毒症倡议”，目的是减少因脓毒症而导致的孕产妇和新生儿死亡。该倡议采取的首批行动之一是就孕产妇脓毒症的新定义达成共识，该定义是“一种危及生命的疾病，定义为在妊娠、分娩、流产后或产后期间感染导致器官功能障碍”。将脓毒症休克定义为：在脓毒症基础上出现血流动力学改变、细胞和代谢紊乱等表现，尽管有足够的液体，复苏后仍需要血管升压药以维持平均动脉压（MAP）至65mmHg或更高，且血清乳酸水平＞2mmol/L。脓毒症的当前定义强调器官功能障碍的迹象而不是感染的迹象。

器官功能障碍可以客观地定义为序贯器官衰竭评估（sequential organ failure assessment，SOFA）。由于妊娠会影响患者血压等指标，因此，澳大利亚与新西兰产科医学会《妊娠期和产后脓毒症指南（2017版）》版［简称SOMANZ指南（2017版）］推荐：对于妊娠期和产后脓毒症的筛查和评估需要采用适合产科患者的量表和方法：产科改良序贯器官衰竭（omSOFA）评分（表21-3-1）。SOMANZ指南（2017版）对SOFA评估方法进行了补充解释：①评分≥2分提示可能已存在多器官功能障碍，为了简化流程，omSOFA评分将每个类别的3分和4分删除；②产科患者血清肌酐水平通常较正常水平降低，因此将肌酐参数项评分进行了调整；③由于产科病房未常规进行格拉斯哥昏迷评分，因此，中枢神经系统参数项评分标准更改为：清醒、对声音有反应、对疼痛有反应3个层次。

表 21-3-1　产科改良序贯器官衰竭（omSOFA）评分

项目	检测项目	0	1	2
呼吸	PaO_2/FiO_2（mmHg）	＞400	＜400	＜300
	PaO_2/FiO_2（kPa）	＞53.33	＜53.33	＜40.00
凝血	血小板（10^9/L）	≥150	101～150	51～100
肝	胆红素（μmol/L）	＜20	20～32	33～101
循环	平均动脉压（mmHg）	≥70	＜70	需要升压药维持
中枢神经	意识	清醒状态	对声音有反应	对疼痛有反应
肾	血肌酐（μmol/L）	＜90	90～120	＞120

注：1. 每日评估时应采取每日最差值；2. 分数越高，预后越差

二、妊娠期和产后脓毒症初筛评估工具

妊娠期和产后的正常生理变化导致正常和异常指标部分重叠会掩盖早期脓毒症，影响医师对疾病的判断，造成假阴性、诊断不及时。英国孕产妇死亡和发病率保密调查报告称，脓毒症占所有孕产妇死亡人数的 1/4，63% 的孕产妇脓毒症死亡原因与对脓毒症的识别或管理的延迟相关；在对美国北卡罗来纳州、密歇根州的孕产妇进行的死亡率调查显示，脓毒症导致的死亡分别为 43% 和 73%，英国为 47%，这些情况是可以预防避免的。孕产妇脓毒症患者的早期识别和及时治疗已被证明可以改善预后。因此，早期识别脓毒症显得尤为重要。

（一）产科改良版快速序贯器官衰竭评分

SOMANZ 指南（2017 版）推荐使用产科改良版快速序贯器官衰竭（omqSOFA）评分法（表 21-3-2）来初筛和甄别脓毒症。该评分方法只需要对相关临床症状加以评估，无须等待检查结果。若 omqSOFA 评分≥2 分，应怀疑脓毒症，下一步应对多器官功能进行评估，决定是否开始或升级针对脓毒症的规范治疗，提高监测的敏锐度，并考虑是否转入 ICU。

表 21-3-2　快速序贯器官衰竭评估与产科改良版快速序贯器官衰竭评分比较

指标	qSOFA		omqSOFA	
	0	1	0	1
呼吸（次 / 分）	正常	＞22	＜25	＞25
收缩压（mmHg）	≥100	＜100	≥90	＜90
意识	清醒	不清醒	清醒	不清醒

注：qSOFA 为快速序贯器官衰竭评估；omqSOFA 为产科改良版快速序贯器官衰竭评分

（二）产科脓毒症评分

Catherine 等前瞻性验证研究产科脓毒症评分（the sepsis in obstetrics score，SOS）（表 21-3-3），以确定妊娠期脓毒症进入 ICU 的风险，阈值为 6，阴性预测值为 98.6%。低于 6 分可有效排除了入住 ICU 的需要。

表 21-3-3 产科脓毒症评分

指标	高于正常				正常	低于正常			
	+4	+3	+2	+1	0	+1	+2	+3	+4
体温（℃）	>40.9	39.0～40.9		38.5～38.9	36.0～38.4	34.0～35.9	32.0～33.9	30.0～31.9	<30.0
收缩压（mmHg）					>90		70～90		<70
心率（次/分）	>179	150～179	130～149	120～129	≤119				
呼吸频率（次/分）	>49	35～49		25～34	12～24	10～11	6～9		≤5
脉搏血氧饱和度（%）					≥92	90～91		85～89	<85
白细胞	>39.9		25.0～39.9	17.0～24.9	5.7～16.9	3.0～5.6	1.0～2.9		<1.0
核左移的			>10		10				
中性粒细胞（%）									
血清乳酸			>4		<4				

（三）改良孕产妇早期预警评分

Melissa 等回顾性分析 1995—2012 年美国和以色列 7 个学术医疗中心分娩住院期间确诊的孕产妇脓毒症病例。对照组依据分娩日期按 1：4 的比例与观察组配对，计算全身炎症反应综合征（systemic inflammatory response syndrome，SIRS）、快速序贯器官衰竭（qSOFA）和改良孕产妇早期预警（maternal early warning，MEW）标准（表 21-3-4）对诊断脓毒症的敏感性和特异性。结果显示，82 例分娩住院期间发生脓毒症患者均得到确诊和治疗，匹配 328 例对照组。SIRS 标准的敏感性为 0.93（95% *CI* 0.81～0.99），特异性为 0.63（95% *CI* 0.55～0.71）。qSOFA 标准的敏感性为 0.50（95% *CI* 0.33～0.67），特异性为 0.95（95% *CI* 0.91～0.98）。MEW 标准的敏感性为 0.82（95% *CI* 0.66～0.92），特异性为 0.87（95% *CI* 0.81～0.91）。目前尚不能确定一种理想的筛查孕产妇脓毒症的工具。

表 21-3-4 全身炎症反应综合征 SIRS 和改良孕产妇早期预警 MEW 标准的定义

指标定义	
SIRS 标准	≥2 以下项目
	体温：>38℃ 或 <36℃
	心率：>90 次/分
	呼吸频率：>20 次/分 或 $PaCO_2$：<32mmHg
	白细胞计数：<4×10^9/L 或 >12×10^9/L
MEW 标准	≥1 以下项目
	收缩压：<90mmHg
	心率：>120 次/分
	呼吸频率：<10 次/分 或 >30 次/分
	神经系统：不清醒
	先兆子痫患者持续性头痛或呼吸急促

注：SIRS 为全身炎症反应综合征；MEW 为改良孕产妇早期预警

三、妊娠期脓毒症常见的感染病因

孕产妇脓毒症的感染部位是盆腔或非盆腔，常见的原因（表 21-3-5）。产前脓毒症病例最常见于非盆腔起源，而产时和产后病例更可能起源于盆腔。30% 的病例未能确定来源。最常见的病因依次为：绒毛膜羊膜炎 20 例（24.4%），子宫内膜炎 19 例（23.2%），肺炎 9 例（11.0%）。母体脓毒症中最常见的分离生物是大肠埃希菌及 A 组和 B 组链球菌，混合感染也存在，这一发现支持了开始经验性广谱抗菌治疗直到病原体被确定的建议。

表 21-3-5 脓毒症常见的感染原

因素	产前	产后
产科因素	脓毒性流产	子宫内膜炎
	绒毛膜羊膜炎	伤口感染
非产科因素	尿路感染	尿路感染
	肺炎	肺炎
	阑尾炎	胃肠道炎

分子检测技术提高了识别基于培养方法未检测到的病原微生物的能力。聚合酶链反应在临床怀疑菌血症但血培养阴性的患者中，大约 11% 的检测结果呈阳性。

四、脓毒症的处理

（一）“拯救脓毒症运动 1h 集束化治疗”

由于“拯救脓毒症运动 1h 集束化治疗”（简称“脓毒症 1h bundle”）自 2005 年起得到无数研究的认可，被认为是改善脓毒症预后的基石，伴随着拯救脓毒症运动（surviving sepsis campaign，SSC）指南（2016 版）的发布，“脓毒症 1h bundle”再次被修订（表 21-3-6）。

表 21-3-6 Bundle 组成要素及推荐强度和证据质量级别

Bundle 要素	推荐强度和证据水平
测定乳酸水平：若初始乳酸＞2mmol/L，则需重新测定	弱推荐，低证据质量
应用抗生素前获取血培养	最佳实践证明
应用广谱抗生素	强推荐，中等证据质量
对低血压或乳酸≥4mmol/L 的患者，给予 30ml/kg 晶体液快速补充	强推荐，低证据质量
若维持平均动脉压≥65mmol/L，如患者在液体复苏期间或之后仍存在低血压，则应用升压药	强推荐，中等证据质量

注：MAP 为平均动脉压

（二）抗菌药物的使用

美国母胎医学会指南（2019 版）推荐，任何怀疑罹患脓毒症的孕妇，应在 1h 内开始经验性广谱抗生素治疗（1B），抗生素选择需考虑可能的感染来源、致病微生物和抗生素耐药性等，初期覆盖应包括厌氧、需氧的革兰阳性及阴性菌。一旦获得培养结果，就应缩小并集中抗生素覆盖范围。

Melissa 等的研究中，82 例脓毒症患者中有 10 例死亡，1h 内使用抗生素者的死亡率为 8.3%（95% *CI* 1.20%～22.50%）。1h 以上使用抗生素者死亡率为 20%（5.7%～43.7%），死亡率增加了 1 倍。

妊娠期和产褥期感染的耐药病原体包括耐甲氧西林金黄色葡萄球菌（methicillin resistant staphylococcus aureus，MRSA）、耐万古霉素肠球菌（vancomycin resistant enterococcus，VRE）、产超广谱 β- 内酰胺酶（extended spectrum β-lactamase，ESBL）肠杆菌和铜绿假单胞菌等。针对耐药微生物有效的抗感染制剂，包括对产 ESBL 菌有效的抗生素（哌拉西林 / 他唑巴坦、头孢哌酮 / 舒巴坦）、亚胺培南西司他丁钠（泰能）、美罗培南、替加环素、万古霉素等。轻症使用含酶抑制剂复合物并增加剂量和频次（哌拉西林 / 他唑巴坦，头孢哌酮 / 舒巴坦）；重症和菌血症使用碳青霉烯类；联合用药使用含酶抑制剂＋氨基糖苷类或喹诺酮类，碳青霉烯类＋氨基糖苷类或喹诺酮类。对 MRSA 有效的抗生素为万古霉素、替考拉宁、替加环素；对 VRE 有效的抗生素为氟喹诺酮类；对耐碳青霉烯肠杆菌科细菌（carbapenem-resistant enterobacteriaceae，CRE）感染，首选替加环素，替加环素＋碳青霉烯类等；怀疑生殖道感染时，应联用大剂量广谱抗菌药，而哌拉西林 / 他唑巴坦或碳青霉烯类＋克林霉素则推荐应用于严重脓毒症和脓毒症休克患者。对光滑念珠菌敏感的抗真菌药物，包括卡泊芬净、米卡芬净和阿尼芬净等。妊娠期用药需要考虑药物对胎儿的影响，总体原则是妊娠期谨慎用药，用药时需要权衡利弊，需要知情同意。

国际指南和中国指南推荐：抗菌药物使用周期为 7～10 天；一旦有明确病原学依据，应及时降阶梯或选用敏感抗生素治疗；降钙素原可用于辅助降阶梯和停药方案决策。

（三）应尽早实现感染源头控制

成功的外科干预是处理多种妊娠期和产褥期感染的关键（1C 级），包括局部引流、清创和切除感染病灶。如有条件，选择微创技术进行诊断、采集标本和治疗，但当发生坏死性软组织感染时，需要广泛清创。对合并尿路梗阻的肾盂炎患者，只有及时去除梗阻才能获得感染控制；对输尿管梗阻相关感染，可选择双 J 输尿管支架管引流；对妊娠期阑尾炎及时手术治疗可改善围生期母胎预后。Zhong 等报道了 21 例阴道产后胎盘植入产后原位保留病例，其中 7 例（33.3%）因感染切除子宫。妇产科医师重点关注的问题，包括是否需要终止妊娠（流产和清宫术），对子宫颈环扎患者是否需要拆除环扎缝线，对胎盘植入产后原位保留胎盘患者是否需要取出胎盘，对存在腹腔、盆腔脓肿者是否需要引流和如何引流，以及是否存在子宫感染需要切除子宫。

（四）病毒性脓毒症或流行性感冒的治疗

SOMANZ 指南（2017 版）推荐使用神经氨酸酶抑制剂。在体内外灌注研究中，神经氨酸酶抑制剂对胎盘屏障透过率较低，估计为母体浓度的 1%～14%。孕妇早期接受抗病毒治疗（开始时间＜2 天）可减少约 84% 的 ICU 入住率。奥司他韦（治疗剂量：75mg，每天 2 次，共 5 天）是妊娠期首选药物。

（五）液体管理

美国母胎医学会指南（2019 版）建议在脓毒症并发低血压或疑似器官灌注不足的情况下早期给予 1～2L 晶体溶液（1C 级）。初始液体复苏后，应通过动态容量反应性评估指导进一步的液体治疗。首选液体是晶体液，且该版指南更明确地指出推荐初始量为 30ml/kg，但在妊娠期可能过于激进，因为此时胶体渗透压较低，肺水肿、心肌水肿、脑水肿、肠水肿的风险增高。

脉压变化的确定是通过分析动脉线路的波形来完成的，不应受妊娠影响，但它仅在接受正压、控制性机械通气且处于窦性心律的镇静个体中是可靠的。如果脉压随呼吸周期变化超过 13%，则认为患者具有容量反应性。

对于自主呼吸或不以窦性心律呼吸的患者，可以通过将下肢抬高 30°～45° 进行快速和可逆的液体反应性测试，这会导致近 300ml 的血液从腿部自动回流到心脏。在被动抬腿 2～3min 后，液体反应者的心输出量会增加（使用无创心输出量监测器），无效则接受血管升压药治疗。

床旁超声也已用于通过测量呼吸时下腔静脉的直径来识别液体反应性（下腔静脉直径＞2.0cm，随着呼吸周期的变化幅度缩小，表明患者液体已补足）。该技术最常用于接受机械通气的患者，尚未在妊娠期得到验证。

（六）血管升压药和正性肌力药

对于没有液体反应或不适合进一步液体复苏的低血压患者（例如肺水肿的女性），应使用血管升压药，目的是收缩病理性扩张的体循环并维持足够的灌注。建议在妊娠期和产后期间使用去甲肾上腺素作为一线血管升压药（1C 级）。虽然在妊娠相关感染性休克的情况下缺乏高质量证据，但去甲肾上腺素对胎儿似乎是安全的，尤其是低剂量时。

对于使用血管升压药无法实现血流动力学稳定的患者，推荐使用氢化可的松，因为脓毒症有可能导致肾上腺衰竭。多巴酚丁胺是一种正性肌力药（增加心输出量），而不是血管升压药，建议在尽管进行液体和血管升压药治疗后仍存在心肌功能障碍或持续低灌注的情况下使用。建议非妊娠个体的目标 MAP 为 65mmHg。如果没有低灌注迹象（例如精神状态改变、少尿、血清乳酸升高、四肢发冷或胎儿受损的证据），则在妊娠期间较低的血压是可以接受的，血压的管理应遵守个体化原则。

五、脓毒症孕妇分娩时机选择

不建议仅以脓毒症为唯一指征而立即终止妊娠，终止妊娠应依据产科指征（1B 级）。终止妊娠的时机取决于胎龄及母亲和胎儿的情况。大多数情况下，液体复苏可以改善产妇血流动力学，从而改善子宫胎盘灌注和胎儿状况。没有证据表明终止妊娠可以改善孕产妇结局，如果发现感染原来自子宫，则需要终止妊娠。产科、新生儿科、麻醉科和重症医学科等多学科合作确定终止妊娠的时机和方式。SOMANZ 指南（2017 版）推荐终止妊娠与否主要取决于：①是否存在宫内感染；②孕妇脓毒症的性质、来源和抗感染治疗是否有效；③孕周和胎儿宫内状况。SOMANZ 指南（2017 版）对不同情况终止妊娠的相关注意事项也作了推荐。如果有母体发热、胎膜早破、近期宫内手术（如羊膜穿刺）、母体心动过速、胎儿心动过速、子宫压痛及阴道分泌物异味等，则应怀疑存在宫内感染，如已明确存在宫内感染，无论孕周如何，都要及时终止妊娠。胎儿若处于围存活期，应考虑应用糖皮质激素促胎肺成熟，但不能因此延误分娩时间。对于没有宫内感染而孕周较小者，建议积极治疗孕妇脓毒症以延长孕周，但是对于极早产和足月孕妇而言，应首先考虑终止妊娠。孕妇患脓毒症时应严密监测胎儿的健康状况（胎儿超声、胎心监护等）。

六、脓毒症孕产妇的母婴结局

孕产妇脓毒症可导致母婴死亡、流产、早产、死产等严重后果，因缺乏具体数据，尚不明确妊娠或产后脓毒症存活者需要康复治疗的数据。且存活并不代表有良好的结局或生存质量。现有的较为局限的研究报道，母体死亡率为 1.0%～4.6%。爱尔兰开展的针对妊娠期和产后菌血症的研究发现，此类患者早产率为 16.8%，几乎是对照组的 3 倍；分娩前因菌血症流产及早产发生率为 69%；分娩前子宫来源的菌血症患者，均在发病后 24h 内分娩；分娩前非盆腔菌血症患者，流产率为 12%，33% 在发病后不久分娩，其余在发病后 1 周到 7 个月分娩。一项法国的研究表明，孕期菌血症与 29% 的早产风险相关，胎儿死亡率为 10%；妊娠中期发生菌血症时，胎儿死亡率为 40%。另有一项专门针对孕期大肠埃希菌菌血症的研究提示，尽管有足够的抗生素治疗，胎儿死亡率仍达 27%。

总之，改善脓毒症孕产妇母婴结局，重在预防，Vanessa 等发起的与全球母婴败血症研究（GLOSS）配套的宣传活动于 2017 年启动，活动发现资源有限、护理质量差、培训不足和缺乏沟通协议是孕产妇脓毒症识别和管理的主要原因，建议加强提升医疗保健人员对孕产妇脓毒症的认知水平，提高政府及医疗机构对孕产妇脓毒症患者救治环节的管理也非常重要。

（贵阳市妇幼保健院　刘　兰
贵黔国际总医院　马朋林）

参 考 文 献

［1］ Plante LA, Pacheco LD, Louis JM. SMFM Consult Series #47epsis during pregnancy and the puerperium. Am J Obstet Gynecol, 2019, 220(4): B2-B10.

［2］ Hensley MK, Bauer ME, Admon LK. Incidence of maternal sepsis and sepsis-related maternal deaths in the United States. JAMA, 2019, 322(9): 890-892.

［3］ Kendle AMSalemi JLTanner JP, et al. Delivery-associated sepsis: trends in prevalence and mortality. Am J Obstet Gynecol, 2019, 220(4): 391.

［4］ Creanga AA, Syverson C, Seed K, et al. Pregnancy-related mortality in the United States, 2011-2013. Obstet Gynecol, 2017, 130(2): 366-373.

［5］ Creanga AA. Maternal mortality in the United States: a review of contemporary data and their limitations. Clin Obstet Gynecol, 2018, 61(2): 296-306.

［6］ Liu Yuqi, Guoliang Tan, Chengming Shang, et al. The ICU is becoming a main battlefield for severe maternal rescue in China: an 8-year single-center clinical experience. Crit Care Med, 2017, 45(11): e1106-e1110.

［7］ Bonet M, Souza JP, Abalos E, et al. The global maternal sepsis study and awareness campaign(GLOSS): study protocol. Reprod Health, 2018, 15(1): 16.

［8］ Bowyer L, Robinson HL, Barrett H, et al. SOMANZ guidelines for the investigation and management sepsis in pregnancy. Aust N Z J ObstetGynaecol, 2017, 57(5): 540-551.

［9］ Albright CM, Has P, Rouse DJ, et al. Internal validation of the sepsis in obstetrics score to identify risk of morbidity from sepsis in pregnancy. Obstet Gynecol, 2017, 130(4): 747-755.

［10］ Briegel J, Möhnle P. Surviving sepsis campaign update 2018: the 1h bundle: background to the new recommendations. Anaesthesist, 2019, 68(4): 204-207.

［11］ Rhodes A, Evans LE, Alhazzani Wet a1. Surviving sepsis campaign: international guidelines for management of sepsis and septic shock: 2016. Intensive Care Med, 2017, 43(3): 304-377.

［12］ Zhong L, Chen D, Zhong M, et al. Management

of patients with placenta accreta in association with fever following vaginal delivery. Medicine(Baltimore), 2017, 96(10): e6279.

[13] Brizuela V, Bonet M, Souza JP, et al. Factors influencing awareness of healthcare providers on maternal sepsis: a mixed methods approach. BMC Public Health, 2019, 19(1): 683.

第四节 羊水栓塞相关消耗性凝血病的早期评估

一、概述

羊水栓塞（amniotic fluid embolism，AFE）是指分娩过程中羊水进入母体血循环引起肺栓塞、休克、消耗性凝血等一系列严重症状的综合征。AFE 的发生率为（1.9～7.7）/10 万，死亡率为 19%～86%。2019 年国际产科调查系统网络（international network of obstetric survey systems，INOSS）报道澳大利亚、法国、荷兰、斯洛伐克、英国的 AFE 发病率为（0.8～1.8）/10 万，其死亡率、致残率达到 30%～41%。

AFE 的发病机制尚不清楚，一般认为，当胎盘屏障受损时，羊水成分进入母体循环引起机械性阻塞，同时羊水成分与母体的免疫系统发生反应，激活炎症介质，从而导致级联免疫反应和全身性炎症。在此过程中，补体系统的激活发挥重要的作用。这些机制可导致急性呼吸衰竭、肺水肿和急性右心室衰竭，室间隔的左移可导致左心输出量下降和迟发性左心室衰竭，进一步加重血流动力学障碍。AFE 主要发生于胎儿分娩前 2h 和胎盘分娩后 30min 之间，临床表现凶险且不可预料，典型表现是突发的心力衰竭、严重低血压、心律失常、发绀、肺水肿、呼吸困难、多器官功能衰竭、肺衰竭、呼吸骤停、精神状态改变和出血。这些体征和症状可以单独或在不同程度上同时发生，其中最突出的是呼吸、循环衰竭和弥散性血管内凝血（disseminated intravascular coagulation，DIC）的三联征。

二、AFE 及妊娠 DIC 的诊断标准

不同国家 AFE 的诊断标准存在很大差异，临床常用的标准之一为日本诊断标准，该标准是 2014 年日本学者根据美国 / 英国 AFE 相关共识、诊断标准进行改进所得，制定该标准的目的是尽早临床诊断，以便对 AFE 提供及时的治疗。他们分析数据后根据症状将 AFE 分为 2 种类型：①主要特征是心肺衰竭、呼吸困难、胸痛和休克症状；②存在 DIC 和宫缩乏力出血。心肺衰竭型 AFE 患者可能突然出现胸痛、焦躁不安，并出现发绀、呼吸困难、咳嗽和惊厥发作症状。在某些情况下，这种类型偶尔会在表现出心肺症状之前出现胎儿窘迫。DIC 型 AFE 最初为分娩后阴道出现不凝血，进展为快速出血，然后为严重出血，最终休克。Kanayama 所报道的 1/3 的 AFE 病例被认为属于心肺衰竭型，其余为后者。日本产科医师认为孕产妇即使没有心肺衰竭的证据，出血也可以是 AFE 的第一个临床特征，这点与美国和英国的标准不同。重要的是，在 AFE 标准中加入非典型 DIC 型能够迅速识别和治疗 AFE，这有助于降低日本的产妇死亡率。而另一更常用的标准是 2016 年美国妇幼保健学会（Society for Maternal-Fetal Medicine，SMFM）的 SMFM 标准（又称 Clark 标准），其特点是定义严格，仅包括符合改良国际血栓与止血学会（International Society on Thrombosis and Hemostasis，ISTH）显性 DIC 标

准的患者。法国有报道认为虽然DIC是确诊AFE的主要标准之一，但SMFM诊断标准过于严格可能导致早期的诊断敏感性不足，因此，建议将SMFM提出的早期有实验室记录的显性DIC的标准放宽到早期临床凝血障碍合并出血。有韩国学者也认为SMFM标准不适合早期临床诊断，故不利于AFE患者的早期输血和凝血功能纠正。因此，AFE相关的诊断标准、DIC的早期评估如何实施仍是目前热点和有争议的问题。

目前较为公认的AFE诊断标准及改良版妊娠DIC诊断标准列举如下。

（一）日本标准

2014年由Kanayama等日本学者提出的AFE诊断标准，其要求符合以下3点。

1. 妊娠期间或分娩后12h内出现症状。

2. 出现以下4种症状之一：①心搏骤停；②分娩后2h内不明原因的严重出血（≥1500ml）；③DIC；④呼吸衰竭。

3. 无法用其他疾病解释上述症状。

（二）SMFM标准

2016年美国妇幼保健学会提出的SMFM标准（又称Clark标准），其要求符合以下4点。

1. 突发呼吸、心搏骤停，或同时出现低血压（收缩压<90mmHg）和呼吸异常（呼吸困难、发绀或外周血氧饱和度<90%）。

2. 采用改良版妊娠DIC评分系统诊断显性DIC。

3. 要求症状发作于临产时或胎盘娩出后的30min内。

4. 产程中无发热（体温<38.0℃）。

（三）妊娠DIC诊断标准

DIC又称消耗性凝血病，ISTH所制定的DIC评分系统是临床判断DIC的重要手段，但不适用于产科。妊娠本身表现为特殊的高凝状态，其凝血指标有别于非妊娠状态下的生理参数。

Clark等改良了ISTH的DIC评估体系，包括3项常规实验室指标，评分如下。

1. 血小板计数（10^9/L）：>100为0分，50～100为1分，<50为2分。

2. 凝血酶原时间（检测值/正常值）：延长<25%为0分，延长25%～50%为1分，延长>50%为2分。

3. 纤维蛋白原水平（g/L）：<2.0为1分，≥2.0为0分。

评分≥3分符合妊娠显性DIC标准。

（四）其他

此外，还有Erez等改良制定的妊娠DIC评分系统如下。

1. 血小板计数（10^9/L）：>185为0分，100～185为1分，50～100为2分，<50为1分。

2. 凝血酶原时间（检测值/正常值）：<0.5为0分，0.5～1.0为5分，1.0～1.5为12分，>1.5为25分。

3. 纤维蛋白原水平（g/L）：<3.0为25分，3.0～4.0为6分，4.0～4.5为1分，>4.5为0分。

评分≥26分则高度怀疑妊娠DIC。

三、羊水栓塞相关消耗性凝血早期诊断指标及意义

据研究报道，临床上约 83% 的 AFE 存在凝血功能障碍，但实际抢救过程中有时难以早期快速识别。原因在于 AFE 起病急骤，病情凶险，需要第一时间采取输血、止血及生命支持等干预措施，可能掩盖 AFE 早期凝血功能的真实状态。因此，在输血、输液前早期全面地评估凝血功能是帮助诊断的重要手段。除常规血细胞计数、凝血试验检测之外，还需要反映 AFE 的消耗性凝血特征及 AFE 诊断特异性指标。

（一）纤维蛋白原

Matsunaga 等的一项回顾性研究显示纤维蛋白原水平与诊断 AFE 的关联性最强。与其他病因引起的产后大出血相比，AFE 患者的纤维蛋白原消耗性减少更为显著，临界值为 1.32g/L。同时研究发现 AFE 的出血量低于其他原因导致的产后出血，甚至有部分 AFE 患者无明显出血，仅有严重消耗性凝血异常。

（二）血红蛋白（g/L）/ 纤维蛋白原（g/L）比值（H/F）

AFE 患者的特点是在急性出血前甚至出血后血红蛋白水平可保持正常或轻度下降，纤维蛋白原水平通常在早期短时间内就出现下降，即 DIC。对于其他病因引起的产后出血，血红蛋白下降发生在稀释性凝血病（大量出血后导致凝血因子丢失）之前，且纤维蛋白原下降程度与出血量相关，造成 H/F 比值不变或下降。Oda 等研究表明 H/F 能反映 AFE 早期发病阶段 DIC 的严重程度；并认为如果 H/F＞100，则提示为消耗性凝血障碍前期，鼓励使用新鲜冷冻血浆或冷沉淀物快速补充凝血因子。研究认为，在早期使用日本标准诊断的 AFE 患者中，H/F 比值能帮助医师及时发现消耗性凝血障碍并实施早期干预，从而阻止 AFE 向多器官功能衰竭发展。此外，若 H/F＜100，在日本标准确诊 AFE 且合并有纤维蛋白原＜1.5g/L 的情况下，考虑稀释性凝血病为主，也可能合并消耗性凝血异常。

（三）血栓弹力图

在临床实践中，能直接提供纤维蛋白溶解（简称纤溶）信息的检测指标少，纤维蛋白原、纤维蛋白降解产物及 D- 二聚体都是间接反映纤溶过程的检测指标，但通常需要 1h 以上的检测时间。血栓弹力图（thromboelastography，TEG）的优势在于能在较短时间内（10～30min）检测凝血和纤溶状态，但目前在大多数医院尚未达到即时检测的程度，故限制其运用。TEG 是一种全血凝固分析，通过恒定旋转试管中的血液样品，使其凝固形成黏弹性血块，检测分析血凝块的强度、弹性和溶解度。其中血液凝固时间、凝固角及最大振幅后 30min 血凝块减少速率，是反映纤维蛋白功能和纤溶状态的指标。有部分病例报告借助 TEG 检测结果发现 AFE 早期纤溶亢进等凝血障碍。关于 AFE 早期的凝血障碍是凝血因子消耗还是过度纤维蛋白溶解为主，目前尚有较大争议。TEG 可帮助区别凝血因子不足和纤溶亢进，有助于医师早期判断和选择使用凝血因子或抗纤溶药物。

（四）β- 类胰蛋白酶

AFE 是一种类过敏反应，由羊水等过敏原直接触发肥大细胞级联反应，过程中不需要免疫球蛋白 E（immunoglobulin E，IgE）介导。肥大细胞脱颗粒，释放大量 β- 类胰蛋白酶。后者是一种丝氨酸酯酶，是肥大细胞分泌颗粒的主要介质，可作为肥大细胞活化的标志，并在炎症反应中起重要作用。已有研究证实 AFE 患者血清中类胰蛋白酶水平升高，但仍需更多研究数据佐证。

（五）补体

补体激活是 AFE 的另一病理机制假说。目前有病例报道显示 AFE 患者的补体成分 3（C3）、补体成分 4（C4）水平显著降低，提示存在补体激活发生。Hikiji 等对 AFE 的尸检分析指出，在对 C5a 受体进行免疫组织化学染色后，肺毛细血管周围的基质细胞和肺泡中的炎症细胞的 C5a 受体呈阳性，且受体密度异常增高。该发现同样支持胎儿成分进入母体循环引起补体激活这一病理假说。

（六）C1 抑制物

是一种 C1 酯酶的蛋白酶抑制剂，可抑制补体激活，调节凝血 - 纤溶系统和减少激肽产生。有研究表明 AFE 患者体内 C1 抑制物（C1 inhibitor，C1INH）活性减低，其活性水平反映了 AFE 的严重程度，可作为 AFE 的预后评估因素。这一检测手段在临床尚未得到运用，需要进一步的临床研究来证实 C1INH 在 AFE 的检测价值。鉴于 C1INH 检测原理，使用 C1INH 治疗 AFE 同样具有不错前景。已有学者报道通过早期使用 C1INH 浓缩物成功救治 AFE 患者，但由于 AFE 的罕见性，尚难以开展随机对照实验且缺乏合适的动物模型。

四、总结

AFE 患者的抢救需要麻醉、重症、产科、血液等学科的团队协作，日本标准有利于早期识别和筛查，在早期复苏后凝血功能和器官功能维护是两个主要的问题。凝血功能的早期评估不仅有利于 AFE 的确诊，也有利于后期凝血因子的替代治疗，对 AFE 患者复苏后循环的维持和死亡率的降低意义重大。

（杭州市第一人民医院　胡　炜）

参 考 文 献

［1］Shamshirsaz AA, Clark SL. Amniotic fluid embolism. Obstetrics and gynecology, 2016, 43(4): 779-790.

［2］Abenhaim HA, Azoulay L, Kramer MS, et al. Incidence and risk factors of amniotic fluid embolisms: a population-based study on 3 million births in the United States. American journal of obstetrics and gynecology, 2008, 199(1): 49. e1-e8.

［3］Knight M, Tuffnell D, Brocklehurst P, et al. Incidence and risk factors for amniotic-fluid embolism. Obstetrics and gynecology, 2010, 115(5): 910-917.

［4］Fitzpatrick KE, Tuffnell D, Kurinczuk JJ, et al. Incidence, risk factors, management and outcomes of amniotic-fluid embolism: a population-based cohort and nested case-control study. BJOG, 2016, 123(1): 100-109.

［5］Fitzpatrick KE, van den Akker T, Bloemenkamp KWM, et al. Risk factors, management, and outcomes of amniotic fluid embolism: A multicountry, population-based cohort and nested case-control study. PLoS medicine, 2019, 16(11): e1002962.

［6］Conde Agudelo A, Romero R. Amniotic fluid embolism: an evidence-based review. American journal of obstetrics and gynecology, 2009, 201(5): 445. e1-e13.

［7］Kobayashi H. Amniotic fluid embolism: anaphylactic reactions with idiosyncratic adverse response. Obstet

Gynecol Surv, 2015, 70(8): 511-517.

[8] Kanayama N, Tamura N. Amniotic fluid embolism: pathophysiology and new strategies for management. The journal of obstetrics and gynaecology research, 2014, 40(6): 1507-1517.

[9] Pacheco LD, Saade G, Hankins GD, et al. Amniotic fluid embolism: diagnosis and management. American journal of obstetrics and gynecology, 2016, 215(2): B16-B24.

[10] Tuffnell DJ. United kingdom amniotic fluid embolism register. BJOG, 2005, 112(12): 1625-1629.

[11] Clark SL, Hankins GD, Dudley DA, et al. Am J Obstet Gynecol, 1995, 172(4 Pt 1): 1158-1167.

[12] Courtney LD. Amniotic fluid embolism. Obstet Gynecol Surv, 1974, 29(3): 169-177.

[13] Hasegawa J, Sekizawa A, Tanaka H, et al. Current status of pregnancy-related maternal mortality in Japan: a report from the Maternal Death Exploratory Committee in Japan. BMJ open, 2016, 6(3): e010304.

[14] Clark SL, Romero R, Dildy GA, et al. Proposed diagnostic criteria for the case definition of amniotic fluid embolism in research studies. American journal of obstetrics and gynecology, 2016, 215(4): 408-412.

[15] Tuffnell D, Knight M, Plaat F. Amniotic fluid embolism - an update. Anaesthesia, 2011, 66(1): 3-6.

[16] Kobayashi H, Akasaka J, Naruse K, et al. Comparison of the different definition criteria for the diagnosis of amniotic fluid embolism. J Clin Diagn Res, 2017, 11(7): QC18-QC21.

[17] Bonnet MP, Zlotnik D, Saucedo M, et al. Maternal death due to amniotic fluid embolism: a national study in france. Anesthesia and analgesia, 2018, 126(1): 175-182.

[18] Kim JH, Seol HJ, Seong WJ, et al. Summary of clinically diagnosed amniotic fluid embolism cases in Korea and disagreement with 4 criteria proposed for research purpose. Obstet Gynecol Sci, 2021, 64(2): 190-200.

[19] Taylor Jr FB, Toh CH, Hoots WK, et al. Towards definition, clinical and laboratory criteria, and a scoring system for disseminated intravascular coagulation. Thrombosis and haemostasis, 2001, 86(5): 1327-1330.

[20] Erez O, Novack L, Beer Weisel R, et al. DIC score in pregnant women-a population based modification of the International Society on Thrombosis and Hemostasis score. PloS one, 2014, 9(4): e93240.

[21] Matsunaga S, Masuko H, Takai Y, et al. Fibrinogen may aid in the early differentiation between amniotic fluid embolism and postpartum haemorrhage: a retrospective chart review. Scientific reports, 2021, 11(1): 8379.

[22] Oda T, Tamura N, Ide R, et al. Consumptive coagulopathy involving amniotic fluid embolism: the importance of earlier assessments for interventions in critical care. Critical care medicine, 2020, 48(12): e1251-e1259.

[23] Holcomb J, Minei K, Scerbo M, et al. Admission rapid thrombelastography can replace conventional coagulation tests in the emergency department: experience with 1974 consecutive trauma patients. Ann Surg, 2012, 256(3): 476-486.

[24] Hurwich M, Zimmer D, Guerra E, et al. A case of successful thromboelastographic guided resuscitation after postpartum hemorrhage and cardiac arrest. The journal of extra-corporeal technology, 2016, 48(4): 194-197.

[25] Matsunaga S, Masuko H, Takai Y, et al. Fibrinogen may aid in the early differentiation between amniotic fluid embolism and postpartum haemorrhage: a retrospective chart review. Scientific report, 2021, 11(1): 8379.

[26] Oda T, Tamura N, Ide R, et al. Consumptive

coagulopathy involving amniotic fluid embolism: the importance of earlier assessments for interventions in critical care. Critical care medicine, 2020, 48(12): e1251-e1259.

[27] Nishio H, Matsui K, Miyazaki T, et al. A fatal case of amniotic fluid embolism with elevation of serum mast cell tryptase. Forensic science international, 2002, 126(1): 53-56.

[28] Benson MD, Kobayashi H, Silver RK, et al. Immunologic studies in presumed amniotic fluid embolism. Obstetrics and gynecology, 2001, 97(4): 510-514.

[29] Hikiji W, Tamura N, Shigeta A, et al. Fatal amniotic fluid embolism with typical pathohistological, histochemical and clinical features. Forensic science international, 2013, 226(1-3): e16-e19.

[30] Tamura N, Kimura S, Farhana M, et al. C1 esterase inhibitor activity in amniotic fluid embolism. Critical care medicine, 2014, 42(6): 1392-1396.

[31] Akasaka M, Osato K, Sakamoto M, et al. Practical use of C1 esterase inhibitor concentrate for clinical amniotic fluid embolism. The journal of obstetrics and gynaecology research, 2018, 44(10): 1995-1998.

第二十二章　重症免疫缺陷治疗

第一节　不同类型免疫功能缺陷患者急性呼吸衰竭感染病原体研究

免疫功能缺陷患者易患呼吸道感染，且容易发展为急性呼吸衰竭。但由于免疫缺陷原发疾病不同，或免疫抑制治疗药物不同，导致免疫功能缺陷的类型不同，包括中性粒细胞、巨噬细胞、T 细胞、B 细胞等细胞免疫功能缺陷，或体液免疫功能缺陷。近年来，对于不同类型免疫功能缺陷引发急性呼吸衰竭的感染病原体是否不同，越来越受到重症医学的关注。2019—2020 年，*Intensive Care Med*、*Lancet Respir Med* 及 *Curr Opin Crit Care* 分别发文，对此问题进行了阐述。

一、中性粒细胞减少

中性粒细胞减少是常见的免疫缺陷，见于急性白血病、骨髓增生异常综合征、再生障碍性贫血等，也可由免疫抑制治疗或其他药物的骨髓抑制引起。2020 年，Azoulay 等观察发现，中性粒细胞减少患者急性呼吸衰竭感染的病原体除常见病原菌外，还应注意曲霉菌、毛霉菌、分枝杆菌、诺卡菌、弓形虫，以及单纯疱疹病毒、水痘 - 带状疱疹病毒、巨细胞病毒、腺病毒等病毒感染的可能。故此，对于此类患者，感染的病原体筛查应包括曲霉、结核、诺卡病、弓形虫，以及呼吸道病毒等，以利于早期明确感染病原体与针对性治疗。

二、单核细胞 / 树突状细胞 / 巨噬细胞免疫缺陷

单核细胞 / 树突状细胞 / 巨噬细胞均属于吞噬细胞，是组成机体固有免疫系统的一部分。单核细胞 / 树突状细胞 / 巨噬细胞免疫缺陷见于白血病、再生障碍性贫血、同种异基因骨髓移植、恶性组织细胞病、实体肿瘤、噬血细胞性淋巴组织细胞增多症等疾病或用以下免疫抑制药物治疗后，包括类固醇、巴利昔单抗、抗胸腺细胞免疫球蛋白、他克莫司、吗替麦考酚酯、贝拉西普等。这类患者急性呼吸衰竭除容易感染重症监护病房（intensive care unit，ICU）常见病原菌外，对以下病原体需要特别关注，包括近平滑假丝酵母菌、非结核分枝杆菌、沙门菌、李斯特菌、军团菌、组织胞浆菌、布鲁菌，以及单纯疱疹病毒、水痘 - 带状疱疹病毒、副流感病毒、呼吸道合胞病毒等。因此，在单核细胞 / 树突状细胞 / 巨噬细胞免疫缺陷的情况下，病原学应关注并甄别以上相对少见的细菌、真菌及病毒感染的可能。

三、B 细胞免疫缺陷

B 细胞免疫缺陷见于多发性骨髓瘤、B 细胞淋巴瘤、白血病、变异性免疫缺陷、补体缺陷等疾病，或全脾脏切除术后，或抗 CD20、利妥昔单抗等免疫治疗后。此类患者急性呼吸衰竭，除感染 ICU 常见病原体外，常发生弯曲杆菌、沙门菌、蓝氏贾第鞭毛虫、支原体、肠道病毒，以及肺炎链球菌、化脓性链球菌、流感嗜血杆菌、脑膜炎球菌等荚膜细菌的感染。因此，对于 B 细胞免疫缺陷患者，临床上需注意甄别以上病原体感染的可能。

四、T 细胞免疫缺陷

T 细胞免疫缺陷见于 T 细胞白血病、T 细胞淋巴瘤、霍奇金病、造血干细胞移植、人类免疫缺陷病毒（HIV）感染 / 艾滋病患者，以及以下免疫抑制治疗后，包括类固醇、氟达拉滨、环磷酰胺、氨甲蝶呤、硫唑嘌呤、阿仑单抗、吗替麦考酚酯、环孢素、雷帕霉素靶蛋白（mTOR）抑制剂、他克莫司、2- 氯脱氧腺苷、达雷木单抗等。T 细胞免疫缺陷患者急性呼衰感染的病原体除常见病原菌外，尚需关注肺孢子菌、曲霉菌、隐球菌、单纯疱疹病毒、巨细胞病毒、EB 病毒、JC 病毒（John Cunningham virus, JCV），以及细胞内寄生病原体（包括结核分枝杆菌、军团菌、诺卡菌、粪类圆线虫）感染的可能。并注意腹泻相关病原体轮状病毒、腺病毒、隐孢子虫、微孢子虫的感染。因此，对于 T 细胞免疫缺陷患者，需关注并甄别以上 ICU 相对少发病原体感染的可能。

五、体液免疫缺陷

体液免疫缺陷见于多发性骨髓瘤、慢性淋巴细胞白血病，以及伊鲁替尼、利妥昔单抗、达雷木单抗、环磷酰胺等治疗后。体液免疫缺陷患者急性呼吸衰竭感染常见病原体包括人型支原体、解脲支原体，以及肺炎链球菌、化脓性链球菌和流感嗜血杆菌等荚膜细菌。因此，对于体液免疫缺陷患者，需注意甄别以上特殊病原体感染。

综上所述，不同类型的免疫功能缺陷患者，急性呼吸衰竭感染的病原体有所不同，值得关注。但发表的文章大多数为经验性总结，尚缺乏大规模的流行病学调查，有待更多临床研究加以证实。

（中山大学附属第一医院 邱春芳 欧阳彬）

参 考 文 献

[1] Azoulay E, Russell L, Van de Louw A, et al. Diagnosis of severe respiratory infections in immunocompromised patients. Intensive Care Med, 2020, 46(2): 298-314.

[2] Ferreyro BL, Munshi L. Causes of acute respiratory failure in the immunocompromised host. Curr Opin Crit Care, 2019, 25(1): 21-28.

[3] Azoulay E, Mokart D, Kouatchet A, et al. Acute respiratory failure in immunocompromised adults. Lancet Respir Med, 2019, 7(2): 173-186.

第二节　免疫缺陷患者呼吸衰竭：肺孢子菌肺炎评分的价值

肺孢子菌肺炎（pneumocystis pneumonia，PCP）是由肺孢子菌引起的呼吸系统真菌感染性疾病，多发生于免疫功能低下的人群中，如艾滋病患者、器官移植者、肿瘤患者及接受放化疗者等，是导致免疫功能缺陷患者急性呼吸衰竭（acute respiratory failure，ARF）的重要原因。由于 PCP 的症状、体征、血液化学和（或）影像学检查都不具有特异性，诊断及治疗常常延迟，且尚未找到能快速识别 PCP 的临床工具。因此，病史和临床表现高度怀疑是早期诊断 PCP 的关键。有研究表明，PCP 评分等多种预测模型、血液标本检测、肺泡灌洗液送检及药物应用等多种指标可能能够评估免疫缺陷患者 PCP 发生风险及预后等情况，有助于免疫缺陷患者早期筛查 PCP 发生风险及预测病死率等。

一、肺孢子菌肺炎评分方法

2018 年，Azoulay 等在 *Blue Journal* 发表论文提出了一个多变量预测模型，用来评估血液病患者需要入住 ICU 时，发生 PCP 的风险（PCP 评分）。PCP 评分项目包括：年龄、淋巴组织增生性疾病、PCP 预防、从出现呼吸症状到入住 ICU 的时间、入住 ICU 时休克、胸片、胸腔积液。PCP 评分范围为－6.0～8.5，评分越高，感染 PCP 的可能性就越大，验证队列 PCP 评分的临界值为 3.0。PCP 评分的特异性为 88%，阴性预测值为 97%。50 岁以上的患者发生 PCP 风险降低，但是，该评分还没有经过外部验证。

二、肺孢子菌肺炎评分预测能力

2020 年，一篇文章应用此模型 PCP 评分预测血液科急性呼吸衰竭患者发生。

PCP 的危险性，结果发现 PCP 评分的预测能力不佳。该项目在韩国的 2 个大型血液病中心进行了回顾性队列研究，对 2016 年 7 月至 2019 年 6 月入住 ICU 的 140 例急性肾衰竭患者进行了病原学评估。采用受试者工作特征（ROC）曲线分析评价评分的预测能力，对评分进行鉴别和校正。141 例患者中，最终确诊为 PCP 的患者有 13 例（9.2%）。虽然 PCP 组 PCP 评分中位数高于非 PCP 组（3.0 分 *vs.* 2.0 分），但差异无统计学意义（P=0.679）。PCP 评分 ROC 曲线下面积为 0.535，表明无鉴别能力。当使用 3.0 为分界点时，敏感性为 38.5%，特异性仅为 7.03%。总之，PCP 评分并不能预测免疫缺陷患者发生呼吸衰竭的 PCP 风险，需要进一步的前瞻性研究来验证该评分在常规临床实践中用于血液病患者 PCP 的早期诊断价值。

近些年，除上述报道外，关于 PCP 评分预测免疫缺陷患者因 PCP 导致呼吸衰竭的早期诊断与筛查相关研究极少。

三、其他预测肺孢子菌肺炎预后模型

免疫功能缺陷患者常引起潜在的致命性肺炎，多项研究表明，PCP 预测模型及诸多血液指标等，可能能够较好地评估免疫缺陷患者 PCP 发生的风险及预后。

1. 临床预测模型的建立　多种预测模型有助于早期评估免疫抑制发生 PCP 患者的死亡率。北京地坛医院学者研究了一种评估中国 HIV/AIDS 患者合并 PCP 住院病死率的新预测模型，该模型包括 7 个预测因子，分别为 $CD4^+T$ 淋巴细胞计数（<50/μl）、贫血（Hb<90g/L）、乳酸脱氢酶（≥350U/L）、氧分压（<70mmHg）、心率（≥130 次 / 分）、气胸及延迟进入 ICU。结果显示，该模型具有较高的预测效率和准确性，同时预测评分与病死率呈正相关。该预测模型的建立将有助于医护人员尽早对 HIV 感染合并 PCP 感染的高危患者进行干预。Wang 等研究发现，C 反应蛋白 / 白蛋白（C-reactive protein-to-albumin ratio，CAR）、CURB-65、肺炎严重度指数（pneumonia severity index，PSI）评分和急性生理和慢性健康评估Ⅱ（acute physiology and chronic health evaluation Ⅱ，APACHE Ⅱ）评分是 180 天死亡率的独立预测因子。CAR 的最佳截断值为 2.0mg/g［曲线下面积（AUC）= 0.844］，CAR>2.0mg/g 增加了所有 3 个严重程度评估评分的预后价值，其中 CURB-65 评分的 IDI 指数为 5.1%，PSI 评分为 8.1%，APACHE Ⅱ评分为 4.1%（均 $P<0.05$）。结合 CAR>2.0mg/g 增强了 CURB-65、APACHE Ⅱ和 PSI 评分对艾滋病相关 PCP 患者 180 天死亡率的预测能力。

Koss 等的研究中，共纳入 835 例免疫缺陷并发 PCP 的患者，确定了四项指标构成的临床预测评分，包括心率>120 次 / 分、呼吸频率>30 次 / 分、氧饱和度<90% 和 $CD4^+T$ 细胞计数<50 个 /μl。患者 30 天病死率按评分分别为 0 分或 1 分，12.6%；2 分或 3 分，23.4%；4 分，53.9%。临床预测评分每增加 1 分，30 天死亡率增加 65%（OR 1.65，$P<0.001$）。一个简单的四分评分系统可以根据死亡风险水平对患者进行分层，快速识别高危患者并提供及时和适当的治疗可改善临床结果。

Hernández-Cárdenas 发现，由体重指数（body mass index，BMI）、白蛋白、入住 ICU 时间和应用血管活性药物天数 4 项指标构建的评分系统，能够预测中等及低收入国家免疫缺陷患者因 PCP 出现急性呼吸衰竭时呼吸 ICU 及住院病死率，敏感性为 47.2%，特异性为 84.6%，阳性预测值为 89.2%，阴性预测值为 82.6%。

袁婧等的研究发现，低 $CD4^+T$ 细胞计数、低白蛋白、肺部磨玻璃影伴有纤维索条状及网状影改变、外周血白细胞计数偏高及血小板计数偏低是死亡的独立危险因素。白蛋白、$CD4^+T$ 细胞、LDH、$P_{(A-a)}O_2$ 及 PF 是影响艾滋病合并 PCP 患者近期预后的独立因素，这些因素可用于预后指数方程的建立，所构建的预后指数方程提示随方程分值增加，患者病死率呈逐渐上升趋势。林清婷等发现，肾脏疾病、氧合指数、乳酸脱氢酶（LDH）和合并细菌感染是影响非 HIV 感染 PCP 患者预后的独立因素。该早期多指标预后预测模型的临床预测效果良好，可为 PCP 患者早期预后评估提供参考。

Asai 等回顾性分析了 23 例非 HIV 感染的 PCP 患者的生存因素，这些 PCP 患者发展为社区获得性肺炎（community-acquired pneumonia，CAP）。幸存者从入院到开始 PCP 特异性治疗的时间间隔明显缩短。此外，尽管 A-DROP、CURB-65 和 PSI 评估的严重程度评分在入院时没有差异，但在 PCP 特异性治疗开始时，非幸存者的评分明显更高，总体死亡率为 39%，但在 PCP 特异性治疗开始时，A-DROP、CURB-65 或 PSI 评分划分为严重级别的患者，死亡率为 70%～100%，远远高于指南的预期。总之，3 天内早期诊断及治疗对于非 HIV 感染的 PCP 患者的生存至关重要。

Boonsarngsuk 等对 Ramathibodi 医院 PCP 并发 ARF 的所有患者进行回顾性研究，将 2000—2006 年住院患者的特征，临床表现，实验室、影像学和微生物学检查结果，以及治疗和临床过程纳入死亡预后因素分析。共有 14 例 HIV 感染者和 30 例其他免疫抑制患者，总死亡率为 63.6%。Logistic 回归分析显示，呼吸衰竭患者第 1 天 APACHE Ⅱ 评分和第 3 天呼气末正压通气（PEEP）水平与较高的住院死亡率相关。在 HIV 组与非 HIV 组的比较中，HIV 组的早期死亡率明显高于非 HIV 组，而晚期住院死亡率在两组之间没有差异。单因素 Logistic 回归发现，有 4 个参数与 HIV 组的死亡率显著相关，分别为性别、第 1 天 APACHE Ⅱ评分、合并巨细胞病毒（CMV）感染和 ARF 第 3 天 PEEP 水平。在非 HIV 组中，诊断为 PCP 前使用皮质类固醇激素和 ARF 第 3 天 PEEP 水平是有显著意义参数。多种因素与预后不良有关，为了提高生存率，需要多模式治疗来减少这些危险因素。

2. 血清学指标　多项血清学指标可能能够预测免疫缺陷患者发生 PCP 的预后评估，如常规及免疫指标、乳酸脱氢酶、血清（1-3）-β-D- 葡聚糖等，有助于临床医师早期诊断、评估病情严重程度及预后，进行早期干预。

（1）常规及免疫指标：除了多项组合模型外，还有许多血清学指标有助于免疫功能低下的患者发生 PCP 的预测。Tang 等发现，基于常规实验室检查（如淋巴细胞、单核细胞、红细胞计数，总蛋白，白蛋白）和免疫学指标（如 CD3 细胞、CD4 细胞、乳酸脱氢酶）相结合的模型对预测接受免疫抑制治疗的 HIV 阴性患者 PCP 的发展具有显著价值。陈涛等发现，白蛋白、CD4 细胞、LDH、肺泡 - 动脉血氧分压差［$P_{(A-a)}O_2$］及肺纤维化（PF）是影响 AIDS 合并 PCP 患者近期预后的独立因素，这些因素可用于预后指数方程的建立，所构建的预后方程提示随分值增加，患者病死率呈逐渐上升趋势。史东阳通过临床病例分析发现，C 反应蛋白、白蛋白及前白蛋白水平可作为 AIDS 合并重症 PCP 患者疾病严重程度的评估指标。

耶氏肺孢子菌 PCR 检测和氧合指数可以帮助医师预测伴有呼吸衰竭的非 HIV PCP 患者的治疗失败和死亡率。Guo 等对 2008—2012 年的 PCP 患者进行了回顾性研究，收集了临床表现、住院及预后等信息，采用 Cox 回归模型进行预后分析。入院时进行综合临床评估，包括非 HIV 感染 PCP 患者的 4 种或以上临床表现（咳嗽、呼吸困难、发热、胸痛和体重减轻），入住 ICU 和白蛋白≤30g/L 与 HIV 感染 PCP 患者死亡率相关。

（2）乳酸脱氢酶：Schmidt 等在研究中发现：PCP 在免疫功能低下的患者中，大约 50% 的 PCP 患者没有感染艾滋病毒，初始 LDH 值可作为一种分层工具，在感染艾滋病毒和未感染艾滋病毒的患者中确定哪些患者的死亡风险较高。

（3）血清（1-3）-β-D- 葡聚糖：血清（1-3）-β-D- 葡聚糖与在多变量分析中，痰中＞1000copies/ml 对 HIV 感染患者 PCP 诊断的敏感性为 92%，特异性为 78%，符合 PCP 临床表现和影像学表现的患者，半乳甘露聚糖抗原试验（GM）试验升高和呼吸道标本中肺孢子菌 DNA 拷贝数量增加是诊断 PCP 的较好指标。史俊琴提出，基于胸部 CT 的 1, 3- 葡聚糖检测有助于肾移植后合并 PCP 患者的早期诊断。

3. 肺泡灌洗液检测　呼吸道感染的适当诊断对于提高免疫功能低下伴急性低氧性呼吸衰竭危重患者的生存率至关重要，特别应用非侵入性样本或支气管肺泡灌洗液，能够增加早期病因诊断的可能性，诊断策略依赖于一系列临床和影像学检查，在床旁可完成支气管镜及支气管肺泡灌洗。在选择诊断策略时，必须评估风险 / 受益比。如果这种方法对病变（器官移植后感染、HIV 感染、全身炎症性关节疾病、肺孢子菌肺炎、双肺弥漫性磨玻璃样改变）诊断率高，则应留取肺泡灌洗液，而在其他情况（恶性肿瘤、中性粒细胞减少、肺实变或支气管 / 细支气管疾病）下，肺泡灌洗液对于验证或排除血液系统恶性肿瘤患者中一些最重要的呼吸道病原体也是至关重要的，特别是 PCP。今后应继续修订完善肺泡灌洗液取样的标准化程序，以排除不必要的微生物试验。Zak 等研究将肺泡灌洗液中 GM1860cp/ml 作为肺孢子菌肺炎的诊断阈值，肺泡灌洗液检查显示 50% 以上的病例中有病原体存在。因此，当涉及肺浸润时，这项检查非常有用。Lai 等也提出，肺泡灌洗液分析可促进 PCP 的抢救治疗。

4. 药物治疗　目前有研究表明，对应用皮质激素及磺胺甲噁唑预防及治疗免疫功能缺陷患者发生 PCP 的预后，仍存在争议。

（1）皮质类固醇：皮质类固醇治疗是 PCP 公认的危险因素，同时，它也是减少炎症和纠正呼吸衰竭的辅助药物。为了确定入院前使用糖皮质激素与出现 PCP 时发生中度至重度呼吸衰竭的风险之间的关系，Wieruszewski 等进行了回顾性队列研究，对象为 2006—2016 年在梅奥诊所诊断为 PCP 的 HIV 阴性免疫抑制成人患者，应用多变量回归模型用于评估入院前皮质类固醇暴露与就诊时中重度呼吸衰竭之间的相关性。纳入的 323 例患者中，174 例（54%）在入院前使用皮质类固醇，每日中位剂量为 20mg 泼尼松或同等剂量甲泼尼龙，校正基线人口统计学数据后，入院前皮质类固醇治疗并没有减少出现 PCP 时的呼吸衰竭（优势比为 1.23，P=0.38）。此外，在调整了住院患者皮质类固醇的使用后，入院前使用皮质类固醇并不影响重症监护病房入院（P=0.98）、机械通气（P=0.92）或 30 天死亡率（P=0.11），总之，免疫抑制 HIV 阴性成人患者在 PCP 出现前应用皮质类固醇与降低中度至重度呼吸衰竭风险无关。

（2）磺胺甲噁唑：Ricciardi 等回顾性分析 2011—2015 年意大利 Tor Vergata 大学医院发生的 PCP 病例。研究人群包括 116 例患者，37.9% 的患者患有血液系统恶性肿瘤或接受了造血干细胞移植（HSCT），22.4% 的患者感染了 HIV 病毒，16.4% 的患者患有慢性肺部疾病（CLD），7.8% 的患者患有实体癌，3.4% 的患者接受了实体器官移植（SOT）。在单因素分析中显示，年龄＞60 岁与严重 PCP 发生显著相关（OR 2.52，P= 0.031），并与死亡显著相关（OR 2.44，P=0.036），而既往有甲氧苄啶 / 磺胺甲噁唑（TMP/SMX）预防与较轻的肺炎显著相关（OR 0.35，P=0.023）。此外，PCP 导致的死亡在慢性阻塞性肺病患者中更为常见（OR 3.26，P=0.019），而在传染病科住院与死亡率下降显著相关（OR 0.10，P=0.002）。多因素分析发现，在感染性疾病病房接受 TMP/SMX 预防治疗的 PCP 患者预后较好。周欧路等应用 Logistic 回归分析结果显示，反复加重的细菌性肺炎、WHO 临床分期升级、白细胞计数升高或降低、谷丙转氨酶和总胆固醇升高、总胆红素降低是合并 PCP 的独立危险因素，而曾使用 TMP/SMX 和使用 2NRTIs＋1PI 治疗方案则是合并 PCP 的独立保护因素。该研究得出结论，服用 TMP/SMX 及使用正确的抗逆转录病毒治疗方案可能起到预防 PCP 发生的作用，同时应进一步落实早发现、早诊断、早治疗的干预政策，可降低 AIDS 患者合并 PCP 感染率。

然而，Ko 等发现了不同的结果，HIV 阴性合并呼吸衰竭的患者均接受适当的抗 PCP（TMP/SMX）治疗。抗 PCP 治疗的中位时间为 58h。31 例（60.8%）患者在确认微生物学诊断前接受了经验性治疗。然而，医院死亡率与抗 PCP 治疗时间的延长无关（P=0.818）。此外，早期经验性治疗的患者，其医院死亡率并不比微生物确定后治疗的患者好。

总之，对于免疫缺陷患者呼吸衰竭时，应用多种模型及早期指标评估 PCP 的发生风险及预后，目前有一定证据，期待更多高质量的研究以探索早期识别免疫缺陷患者发生 PCP 的风险，尽早积极开展有效预防及治疗，控制感染，降低免疫缺陷患者病死率。

（河北省人民医院　任　珊　赵鹤龄）

参考文献

[1] Kim JE, Han A, Lee H, et al. Impact of Pneumocystis jirovecii pneumonia on kidney transplant outcome. BMC Nephrol, 2019, 20(1): 212.

[2] Decavèle M, Rivals I, Marois C, et al. Etiology and prognosis of acute respiratory failure in patients with primary malignant brain tumors admitted to the intensive care unit. J Neurooncol, 2019, 142(1): 139-148.

[3] Gaborit BJ, Tessoulin B, Lavergne RA, et al. Outcome and prognostic factors of Pneumocystis jirovecii pneumonia in immunocompromised adults: a prospective observational study. Ann Intensive Care, 2019, 9(1): 131.

[4] Azoulay E, Roux A, Vincent F, et al. A multivariable prediction model for pneumocystis jirovecii pneumonia in hematology patients with acute respiratory failure. Am J Respir Crit Care Med, 2018, 198(12): 1519-1526.

[5] Ko RE, Lee J, Na SJ, et al. Validation of the pneumocystis pneumonia score in haematology patients with acute respiratory failure. BMC Pulm Med, 2020, 20(1): 236.

[6] Wu L, Zhang Z, Wang Y, et al. A model to predict in-hospital mortality in HIV/AIDS patients with pneumocystis pneumonia in China: the clinical practice in real world. Biomed Res Int, 2019, 2019: 6057028.

[7] Wang H, Chang YF, Cui ZZ, et al. Admission c-reactive protein-to-albumin ratio predicts the 180-day mortality of AIDS-related pneumocystis pneumonia. AIDS Res Hum Retroviruses, 2020, 36(9): 753-761.

[8] Koss CA, Jarlsberg LG, den Boon S, et al. A clinical predictor score for 30-day mortality among HIV-infected adults hospitalized with pneumonia in Uganda. PLoS One, 2015, 10(5): e0126591.

[9] Hernández-Cárdenas CM, Mendoza-Copa G, Hong-Zhu P, et al. A multivariate prognostic score for predicting mortality of acquired of immunodeficiency syndrome patients with hypoxemic respiratory failure and pneumocystis jiroveci pneumonia. Rev invest clin, 2019, 71(5): 311-320.

[10] 袁婧，邓长刚，李奇穗，等. 艾滋病合并重症肺孢子菌肺炎 289 例预后危险因素的回顾性分析. 中国感染与化疗杂志. 2020，20（6）：594-600.

[11] 林清婷，张秋彬，朱华栋. 非人类免疫缺陷病毒感染的肺孢子菌肺炎患者早期预后模型的建立. 中国急救医学. 2021，41（4）：330-334.

[12] Asai N, Motojima S, Ohkuni Y, et al. Early diagnosis and treatment are crucial for the survival of Pneumocystis pneumonia patients without human immunodeficiency virus infection. J Infect Chemother, 2012, 18(6): 898-905.

[13] Boonsarngsuk V, Sirilak S, Kiatboonsri S. Acute respiratory failure due to Pneumocystis pneumonia: outcome and prognostic factors. Int J Infect Dis, 2009, 13(1): 59-66.

[14] Tang G, Tong S, Yuan X, et al. Using Routine Laboratory Markers and Immunological Indicators for Predicting Pneumocystis jiroveci

Pneumonia in Immunocompromised Patients. Front Immunol, 2021, 13(1): 652383.
[15] 陈涛，蒋忠胜，李敏基，等. 艾滋病合并肺孢子菌肺炎患者近期预后的 COX 回归分析. 中国艾滋病性病，2021，27（5）：467-471.
[16] 史东阳. 艾滋病合并肺孢子菌肺炎 58 例临床分析. 内科急危重症杂志，2020，26（5）：412-414.
[17] Maartens G, Stewart A, Griesel R, et al. Development of a clinical prediction rule to diagnose pneumocystis jirovecii pneumonia in the World Health Organization's algorithm for seriously ill HIV-infected patients. South Afr J HIV Med, 2018, 19(1): 851.
[18] Guo F, Chen Y, Yang SL, et al. Pneumocystis Pneumonia in HIV-infected and immunocompromised non-HIV infected patients: A retrospective study of two centers in China. PLoS One, 2014, 9(7): e101943.
[19] Schmidt JJ, Lueck C, Ziesing S, et al. Clinical course, treatment and outcome of Pneumocystis pneumonia in immunocompromised adults: a retrospective analysis over 17 years. Crit Care, 2018, 22(1): 307.
[20] 代艳，李新叶，唐慧荷，等. 非 HIV 感染的免疫低下者肺孢子菌肺炎防治进展. 中国临床新医学，2021，14（2）：134-138.
[21] 史俊琴，李甜甜，徐晓玲. 1, 3-β-D 葡聚糖和胸部 CT 在肾移植后合并肺孢子菌肺炎患者中的诊断价值. 实用医学杂志，2020，36（11）：1513-1518.
[22] Azoulay E, Russell L, Van de Louw A, et al. Diagnosis of severe respiratory infections in immunocompromised patients. Intensive Care Med, 2020, 46(2): 298-314.
[23] Zak P, Vejrazkova E, Zavrelova A, et al. BAL fluid analysis in the identification of infectious agents in patients with hematological malignancies and pulmonary infiltrates. Folia Microbiologica, 2020, 65(1): 109-120.
[24] Lai CC, Sun YS, Lin FC, et al. Bronchoalveolar lavage fluid analysis and mortality risk in systemic lupus erythematosus patients with pneumonia and respiratory failure. J Microbiol Immunol Infect, 2020, S1684-1182(20)30158-4.
[25] Wieruszewski PM, Barreto EF, Barreto JN, et al. Preadmission corticosteroid therapy and the risk of respiratory failure in adults without HIV presenting with pneumocystis pneumonia. J Intensive Care Med, 2020, 35(12): 1465-1470.
[26] Ricciardi A, Gentilotti E, Coppola L, et al. Infectious disease ward admission positively influences P. jiroveci pneumonia (PjP) outcome: a retrospective analysis of 116 HIV-positive and HIV-negative immunocompromised patients. PLoS One, 2017, 12(5): e0176881.
[27] 周欧路，徐月香，黄运轩，等. 艾滋病合并肺孢子菌肺炎双重感染的影响因素分析. 热带医学杂志. 2020，20（3）：328-331.
[28] Ko RE, Na SJ, Huh K, et al. Association of time-to-treatment with outcomes of Pneumocystis pneumonia with respiratory failure in HIV-negative patients. Respir Res, 2019, 20(1): 213.

第三节 免疫缺陷患者重症肺炎的早期识别：非侵入性诊断方法

近年来，免疫缺陷患者在重症监护病房（ICU）的比例已上升至入住患者的约 1/3。肺部感染所致的急性呼吸衰竭是免疫缺陷患者入住 ICU 的主要原因。早期确定肺部感染的病因可以增加患者的生存率。本文着重介绍免疫缺陷患者严重呼吸道感染的诊断方法，特别是能够增加早期病因诊断可能性的非侵入性诊断方法进展。

一、免疫缺陷患者肺部感染需早期识别病原体

免疫缺陷患者包括接受长期（＞3个月）或大剂量［＞0.5mg/（kg·d）］类固醇或其他免疫抑制剂治疗的患者，实体器官移植患者，最近5年内有过化学药物治疗的实体瘤患者，血液系统恶性肿瘤患者，以及原发性免疫缺陷患者。由于癌症治疗愈发积极，使癌症患者存活时间增长，并且更多患者进行了器官和造血干细胞移植（hematopoietic stem cell transplantation，HSCT），同时，由于自身免疫性疾病患者激素的使用，使ICU中免疫缺陷患者逐渐增多。严重的呼吸道感染是免疫受损患者入住ICU的主要原因，这些患者存在急性呼吸衰竭和脓毒症的风险。在确定肺部病变原因的同时，必须实施支持生命的干预措施。未能确定呼吸衰竭病因的患者死亡风险更高，同时，识别病原体对于免疫功能低下患者的抗菌管理至关重要。病因学诊断极具挑战性，因为感染的影响与潜在疾病和治疗的影响相结合，从而产生了极其复杂的临床情况。此外，有些患者并发一种以上的感染，而另一些患者可能同时存在非感染因素。虽然纤维支气管镜（简称纤支镜）及支气管肺泡灌洗液（FOB/BAL）检查通常用于诊断，但纤支镜检查可能导致低氧血症患者病情进一步恶化。具有高灵敏性和特异性的非侵入性诊断方法（如对血液、血浆、痰、尿液或鼻拭子）的发展，降低了某些患者对气管镜的需求。对这些非侵入性诊断方法的实用性正在评估中，有望成为临床医师对这些复杂患者进行诊断的有力工具。

二、免疫缺陷患者细菌性肺炎的非侵入性早期诊断方法

现行的重症免疫功能低下患者的肺部疾病治疗指南强调了获取有效诊断样品的重要性。但是，通常在收集样品之前已经开始抗菌治疗。这导致仅在大约1/2的细菌性肺炎患者中发现致病性病原体。在这种情况下，临床表现、实验室和影像学检查结果的详细分析可以提供有价值的诊断方向。然而，细菌性肺炎的发生率可能被低估，因为许多病例是非典型的，因此未被识别。另一方面，非感染性的肺部疾病也可能被误诊为感染。

对于免疫功能低下的急性呼吸衰竭患者，病原学评估的第一步是临床评估。应根据需要进行侵入性和非侵入性检测。诊断策略应针对要寻找的疾病的预测试概率进行调整，以控制诊断结果。重要的是，FOB/BAL检查的指征正在发生变化，以避免使患者暴露于潜在的不良事件中。当FOB/BAL作为强制性检查时，应在最佳监测下进行，并且需在及时纠正低氧血症的同时，仔细评估插管的风险。引入无创检测，尤其是基于高通量测序［又称二代测序（next generation sequencing，NGS）］，转录组学和蛋白质组学的检测，可能会减少对纤支镜的需求。

细菌性肺炎的常规非侵入性检查包括痰液采样、血培养和尿抗原检测。痰液的革兰染色提供信息较少，且痰液细菌培养物的产量较低。抗生素使用前行痰培养可增加痰液细菌检出率，气管插管内吸痰比咳痰更有可能检测到病原菌，也可减少培养出定植菌可能。

一项随机对照试验表明，在患有恶性肿瘤的急性呼吸衰竭患者中，仅采用无创检测的策略并不逊于纤支镜灌洗液检查。在社区获得性肺炎（CAP）患者中，尿抗原检测对肺炎链球菌敏感性为61%，特异性为39%，对嗜肺军团菌的敏感性和特异性分别为63%和35%。据报道，通过呼吸道样

本的聚合酶链反应（polymerase chain reaction，PCR）进行细菌鉴定可提供高达 81% 的灵敏度，可能优于 CAP 患者的标准培养，尤其是在已使用过抗生素的患者当中。

同时根据实时 PCR（RT-PCR）产生的定量信息，可帮助区分定植和感染。PCR 可用于检测抗性基因，从而指导最初的抗生素治疗。正在开发诸如 NGS 之类的新工具，以鉴定呼吸道样本中的细菌、真菌和病毒，从而提高合并感染的诊断水平 。同时，实时宏基因组学技术还可以快速识别导致细菌性肺炎的病原体。

三、免疫缺陷患者分枝杆菌性肺炎非侵入性诊断方法

人类免疫缺陷病毒（HIV）感染、糖尿病（diabetes mellitus，DM）、癌症或实体器官移植等免疫功能低下的患者，以及接受全身性类固醇或肿瘤坏死因子 -α（tumor necrosis factor α，TNF-α）拮抗剂治疗的患者，患活动性结核病的风险会增加。与 CAP 相比，分枝杆菌感染的症状更隐蔽，而且免疫功能低下的患者可能仅出现一种或几种轻度症状。肺结核的诊断基于对 3 个诱导痰标本（涂片和培养物）或单个纤支镜检查标本的抗酸杆菌的证明。据报道，对痰液进行的 PCR 检测具有 89% 的敏感性和 99% 的特异性，而痰涂片检查其相应值分别为 67% 和 99%。

四、免疫缺陷患者病毒性肺炎非侵入性早期识别方法

常见的社区获得性呼吸道病毒（community acquired respiratory viruses，CARV）可以在免疫功能低下的患者中引起严重甚至可能致命的急性呼吸衰竭。CARV 包括流感病毒、副流感病毒（PIV）、呼吸道合胞病毒（RSV）、鼻病毒 / 肠道病毒和人偏肺病毒（hMPV）。据世界卫生组织估计，每年的流感暴发影响 4880 万人，其中有 2270 万人就医，近 100 万人入院治疗。在重症流感患者中，有 12.5% 的患者免疫功能低下，其死亡率是非免疫功能低下患者的 2.5 倍。在因流感而入院的患者中，有 10% 的患者免疫功能低下。

病毒性肺炎的危险因素与细菌性肺炎的危险因素重叠，是重症肺炎患者常见的合并感染。类固醇治疗、血液系统恶性肿瘤、淋巴细胞减少与病毒感染密切相关。临床症状和影像学检查对病毒感染诊断无特异性。可以通过酶免疫测定（EIA）、免疫荧光或 PCR 等方法对病毒进行鉴定。分子扩增技术已大大取代了细胞培养，成为检测和鉴定临床样本中病毒的主要手段。PCR 现在是参考标准诊断测试，对所有出现呼吸道症状急性发作的免疫功能低下的患者皆应进行流感病毒检测。基于 PCR 的诊断面板可以在 2～3h 内同时检测出多种呼吸道病毒。这些新的敏感方法提高了识别更广泛范围病毒（如鼻病毒）的能力。在一项以肺泡灌洗作为对照的肺炎患者的研究中，鼻咽 PCR 检测的阳性预测值和阴性预测值分别为 88% 和 89%。

引起肺炎的疱疹病毒包括单纯疱疹病毒 1 型（herpes simplex virus type 1，HSV-1）、单纯疱疹病毒 2 型（herpes simplex virus type 2，HSV-2）、水痘 - 带状疱疹病毒（VZV）和巨细胞病毒（CMV）。已知疱疹病毒会建立终身感染，并且在免疫抑制发作期间通常可以重新激活。腺病毒科包括人腺病毒（HAdV）A 至 G，每种病毒均会产生不同的临床模式。在免疫功能低下的患者中，HAdV 可能导致威胁生命的多器官损伤。病毒感染最常见于 T 细胞缺乏症患者，尤其是服用大剂量类固醇（≥20mg /d，≥4 周）或已接受 T 细胞免疫重建的造血干细胞移植患者中。病毒感染可能是社区获得性感染或

机会性感染，可能是由于潜伏感染的重新激活引起的，可能是来自移植供体的，也可能是来自移植受者的。

巨细胞病毒肺炎的确诊需通过肺泡灌洗液中 CMV DNA 的定量检测。但是，目前尚未建立 CMV DNA 负载的可靠参考标准。水痘 - 带状疱疹病毒肺炎通常可以根据典型的皮疹进行诊断，其肺泡灌洗液中病毒复制检出率较高。单纯疱疹病毒肺炎的诊断更具挑战性，因为重症患者的血液、唾液或咽喉中的活化经常已经发生。因此，在下气道中检测到 HSV 可能仅表明气道受到污染而没有实质性侵犯，诊断取决于肺泡灌洗液中 HSV 的检测。

在目前阶段，需要进一步的研究来改善系统性病毒感染的早期检测。活组织检查和肺泡灌洗液的实时定量 PCR 检测是积极研究的重点。

五、免疫缺陷患者侵袭性真菌感染非侵入性检测方法

真菌性肺部感染的 3 个主要病原体是耶氏肺孢子菌、曲霉和隐球菌。存在肺部真菌感染的患者具有非特异性症状，如发热、咳嗽、呼吸困难、胸痛及咯血。在侵袭性肺曲霉病（IA）中，肺部高分辨率 CT 检查具有一定特征性，病变形态为类球形，呈“空气新月征”及“滚珠征”，病灶腔壁和邻近胸膜增厚，同时，这种真菌球可游走。在耶氏肺孢子菌肺炎中，肺部高分辨率 CT 显示为双肺弥漫磨玻璃影表现，双肺上叶为著，有时合并气胸。肺隐球菌病最常见影像学表现是孤立散发的、边界清晰的、非钙化结节，通常是靠近胸膜的病灶。

侵袭性真菌感染（IFI）分为确诊（通过组织病理学、细胞病理学或培养物鉴定出真菌）、拟诊［基于宿主因素、临床标准、显微镜检查、培养物、半乳甘露聚糖抗原检测（GM］)］或疑诊（基于关于宿主因素和临床标准）。耶氏肺孢菌肺炎的诊断取决于通过免疫荧光和定量 PCR 技术鉴定病原体。在侵袭性肺曲霉病中，肺泡灌洗液显微镜和培养可显示分支的菌丝。曲霉属在 2～5 天内生长，但培养产量低。当由于血液系统恶性肿瘤，HSCT 或 SOT 怀疑高危患者发生侵袭性肺曲霉病时，建议进行血清曲霉 PCR 和 GM 检测。尽管只有经过仔细的风险获益评估之后才能进行纤支镜肺泡灌洗检查，但 PCR 和 GM 试验在肺泡灌洗液中的效果可能要好于血清。研究表明，诊断侵袭性肺曲霉病时血清 GM 的敏感性和特异性分别为 81.6% 和 91.6%，而 PCR 为 77%～88% 和 75%～95%。肺毛霉菌病可通过样本涂片进行显微镜检查，培养和（或）组织病理学诊断。免疫组织化学具有 100% 的敏感性和特异性。隐球菌性肺炎的诊断，无论是孤立的还是伴有中枢神经系统症状，都依赖于通过显微镜检查脑脊液、血液和（或）痰液培养中发现的病原菌，其中隐球菌生长周期为 2～3 天。

以上表明，大部分真菌疾病的确诊需时间或侵入性的检查。目前正在开发新的诊断方法，凭借更高的敏感性用于真菌感染患者的早期诊断，同时减少侵入性检查的发生。有研究发现，与培养方法相比，一种对毛霉菌目（Mucorales）特异性抗原或 T 细胞的检测，以及 Mucorales PCR 检查方法已在真菌诊断中显示出良好的敏感性和特异性，且阳性率更高。在侵袭性真菌感染患者中，质谱法检测泛真菌性血清二糖对诊断侵袭性念珠菌病和侵袭性肺曲霉病的敏感性分别为 51% 和 64%，更高的特异性分别为 87% 和 95%。对于肺毛霉菌病，该测试对诊断的特异性及敏感性与定量 PCR 相似。

六、免疫缺陷患者寄生虫感染非侵入性早期识别手段

许多寄生虫会在免疫功能低下的患者中引起呼吸道感染。如果不及时治疗，则会导致死亡，其中最常见的寄生虫感染为弓形虫感染。涉及肺的弥漫性弓形虫病的预后很差，其中 ICU 患者的死亡率为 78%。促进弓形虫再激活的因素包括 T 细胞免疫力受损、HIV 感染和血液系统恶性肿瘤，以及造血干细胞移植和实体器官移植。同种异体造血干细胞移植后，16% 的患者常规血液 PCR 阳性，6% 的患者有浸润性疾病。接受血清阴性移植物的血清反应阳性的同种异体造血干细胞移植受者的风险最高。血清反应阴性的移植受者从血清反应阳性供体获得弓形虫的风险取决于器官类型，其中在心脏移植患者中风险最高。关于实体瘤患者的数据很少，但是接受癌症化学药物治疗的患者中弓形虫病的报道很少。在免疫力低下的患者中，发热可能是弓形虫病的症状，可能会发展为多器官衰竭，传播的弓形虫病的症状是非特异性的，经常会累及肺和中枢神经系统，可能同时患有肝炎、心肌炎和脉络膜视网膜炎，其他特征表现包括淋巴细胞减少症、血小板减少症、横纹肌溶解症和乳酸脱氢酶升高。在罕见的孤立肺部感染病例中，其表现与间质性肺炎、耶氏肺孢菌肺炎或巨细胞病毒肺炎难以区分。CT 表现可能显示为大叶实变、磨玻璃样表现或者小叶间隔增厚。血清学检测在免疫功能低下的患者中不可靠，但在先前血清阴性的患者中可能有用。诊断取决于血液和肺泡灌洗液样本的 PCR，以及肺泡灌洗液显微镜检查染色涂片。在一项针对移植接受者的研究中，血液 PCR 的敏感性为 90%。

七、总结

随着癌症患者生存率的提高和各类疾病正在开发新的突破性疗法，越来越多的危重患者为免疫缺陷状态。严重的细菌性肺炎、病毒、真菌和寄生虫的感染，是导致急性低氧血症型呼吸衰竭的主要原因。当需要入住 ICU 时，这类患者死亡率极高。通过对免疫缺陷患者的深入分析和全面的临床评估，可以通过锁定最可能的传染原进行针对性诊断，同时决定是否采用侵入性还是非侵入性方法来指导诊断策略。越来越先进的非侵入性诊断工具避免了临床上侵入性诊断方法的进行，但有时不一定带来理想临床结果，需要更多的研究进行评估。现在已经可用或正在评估中的非侵入性诊断方法有实时 PCR、高通量测序和转录组学技术。这些方法可以早期诊断部分疾病，从而提高了患有严重肺部感染的免疫功能低下患者的生存率。

（复旦大学附属中山医院　王　颖　诸杜明）

参 考 文 献

[1] Azoulay E, Mokart D, Lambert J, et al. Diagnostic strategy for hematology and oncology patients with acute respiratory failure: randomized controlled trial. Am J Respir Crit Care Med, 2010, 182(8): 1038-1046.

[2] Bellew S, Grijalva CG, Williams DJ, et al. Pneumococcal and Legionella urinary antigen tests in community-acquired pneumonia: prospective evaluation of indications for testing. Clin Infect Dis, 2019, 68(12): 2026-2033.

[3] Johansson N, Kalin M, Tiveljung-Lindell A, et al.

Etiology of community-acquired pneumonia: increased microbiological yield with new diagnostic methods. Clin Infect Dis, 2010, 50(2): 202-209.

[4] Stralin K, Ehn F, Christian G G, et al. The IRIDICA PCR/Electrospray ionization-mass spectrometry assay on bronchoalveolar lavage for bacterial etiology in mechanically ventilated patients with suspected pneumonia. PLoS One, 2016, 11(7): e0159694.

[5] Yun Xie, Jiang Du, Wei Jin, et al. Next generation sequencing for diagnosis of severe pneumonia: China, 2010—2018. J Infect, 2019, 78(2): 158-169.

[6] Pendleton KM, Erb Downward JR, Bao Y, et al. Rapid pathogen identification in bacterial pneumonia using real-time metagenomics. Am J Respir Crit Care Med, 2017, 196(12): 1610 1612.

[7] Lewinsohn DM, Leonard MK, LoBue PA, et al. Official American Thoracic Society/Infectious diseases society of america/centers for disease control and prevention clinical practice guidelines: diagnosis of tuberculosis in adults and children. Clin Infect Dis, 2017, 64(2): 111-115.

[8] Garnacho Montero J, León Moya C, Gutiérrez-Pizarraya A, et al. Clinical characteristics, evolution, and treatment-related risk factors for mortality among immunosuppressed patients with influenza A (H1N1) virus admitted to the intensive care unit. J Crit Care, 2018, 48: 172-177.

[9] Collins JP, Campbell AP, Openo K, et al. Outcomes of immunocompromised adults hospitalized with laboratory-confirmed influenza in the United States, 2011—2015. Clin Infect Dis, 2020, 70(10): 2121-2130.

[10] Legoff J, Zucman N, Lemiale V, et al. Clinical Significance of upper airway virus detection in critically ill hematology patients. Am J Respir Crit Care Med, 2019, 199(4): 518-528.

[11] Di Pasquale MF, Sotgiu G, Gramegna A, et al. Prevalence and Etiology of Community-acquired Pneumonia in Immunocompromised Patients. Clin Infect Dis, 2019, 68(9): 1482-1493.

[12] Uyeki TM, Bernstein HH, Bradley JS, et al. Clinical practice guidelines by the infectious diseases society of America: 2018 update on diagnosis, treatment, chemoprophylaxis, and institutional outbreak management of seasonal influenzaa. Clin Infect Dis, 2019, 68(6): e1-e47.

[13] Walter JM, Wunderink RG. Testing for respiratory viruses in adults with severe lower respiratory infection. Chest, 2018, 154(5): 1213-1222.

[14] Lachant DJ, Croft DP, McGrane Minton H, et al. Nasopharyngeal viral PCR in immunosuppressed patients and its association with virus detection in bronchoalveolar lavage by PCR. Respirology, 2017. 22(6): 1205-1211.

[15] Ljungman P, Boeckh M, Hirsch HH, et al. Definitions of cytomegalovirus infection and disease in transplant patients for use in clinical trials. Clin Infect Dis, 2017, 64(1): 87-91.

[16] Mirouse A, Vignon P, Piron P, et al. Severe varicella-zoster virus pneumonia: a multicenter cohort study. Crit Care, 2017, 21(1): 137.

[17] Lee HY, Rhee CK, Choi JY, et al. Diagnosis of cytomegalovirus pneumonia by quantitative polymerase chain reaction using bronchial washing fluid from patients with hematologic malignancies. Oncotarget, 2017, 8(24): 39736-39745.

[18] Hage CA, Carmona EM, Evans SE, et al. Summary for clinicians: microbiological laboratory testing in the diagnosis of fungal infections in pulmonary and critical care practice. Ann Am Thorac Soc, 2019, 16(12): 1473-1477.

[19] Alanio A, Hauser PM, Lagrou K, et al. ECIL guidelines for the diagnosis of Pneumocystis jirovecii pneumonia

in patients with haematological malignancies and stem cell transplant recipients. J Antimicrob Chemother, 2016, 71(9): 2386-2396.

[20] White PL, Wingard JR, Bretagne S, et al. Aspergillus polymerase chain reaction: systematic review of evidence for clinical use in comparison with antigen testing. Clin Infect Dis, 2015, 61(8): 1293-303.

[21] Choi S, Song JS, Kim JY, et al. Diagnostic performance of immunohistochemistry for the aspergillosis and mucormycosis. Mycoses, 2019, 62(11): 1006-1014.

[22] Millon L, Herbrecht R, Grenouillet F, et al. Early diagnosis and monitoring of mucormycosis by detection of circulating DNA in serum: retrospective analysis of 44 cases collected through the French Surveillance Network of Invasive Fungal Infections (RESSIF). Clin Microbiol Infect, 2016, 22(9): 810 e1-810 e8.

[23] Cornu M, Sendid B, Mery A, et al. Evaluation of mass spectrometry-based detection of panfungal serum disaccharide for, diagnosis of invasive fungal infections: results from a collaborative study involving six european clinical centers. J Clin Microbiol, 2019, 57(5)e01867-18.

[24] Ramanan P, Scherger S, Benamu E, et al. Toxoplasmosis in non-cardiac solid organ transplant recipients: a case series and review of literature. Transpl Infect Dis, 2020, 22(1): e13218.

[25] Robert Gangneux F, Meroni V, Dupont D, et al. Toxoplasmosis in transplant recipients, Europe, 2010—2014. Emerg Infect Dis, 2018, 24(8): 1497-1504.

[26] La Hoz RM, Morris MI. Tissue and blood protozoa including toxoplasmosis, chagas disease, leishmaniasis, Babesia, Acanthamoeba, Balamuthia, and Naegleria in solid organ transplant recipients-guidelines from the American Society of Transplantation Infectious Diseases Community of Practice. Clin Transplant, 2019, 33(9): e13546.

第四节 提高对肿瘤患者合并脓毒症的认识

随着对肿瘤患者治疗取得的进展和重症监护病房（intensive care unit，ICU）收治范围的调整，越来越多的重症肿瘤患者在 ICU 中得到更好的治疗，总体生存率有所提高。2021 年，发表于 *J Crit Care* 的研究显示，尽早收住 ICU 可降低重症肿瘤患者的死亡率。近年来，重症肿瘤患者约占 ICU 住院患者的 20%。脓毒症是 ICU 收治患者的主要病因之一。与一般脓毒症患者相比较，肿瘤患者合并脓毒症的发病率和死亡率更高。因此，对肿瘤患者合并脓毒症早入 ICU、早诊断、优化管理，将提高肿瘤患者合并脓毒症的生存率。

一、肿瘤患者合并脓毒症死亡率的变化

既往的研究显示，肿瘤患者合并严重脓毒症和脓毒症休克，其死亡率高达 60%，且肿瘤患者合并严重的脓毒症的死亡率明显高于合并其他严重疾病。最新研究显示，尽管肿瘤患者合并脓毒症的死亡率仍高于非肿瘤患者，但其死亡率较既往已经明显下降。2020 年发表于 *Crit Care Med* 的一项研究表明，过去 20 年里，欧洲 7 个 ICU 中，因脓毒症收治的肿瘤患者 30 天死亡率为 39.9%，死亡率明显下降与对肿瘤患者合并脓毒症认识的提高和管理治疗优化相关。此外，该研究还表明，肿瘤患者合

并脓毒症的死亡率与合并其他严重合并症患者的死亡率相一致。2021 年，发表于 *Cance* 的研究显示，2009—2017 年间韩国肿瘤患者（90% 的实体肿瘤和 10% 的血液系统肿瘤）合并脓毒症的 30 天死亡率为 52.1%，较既往有所改善。进一步分析发现，从 2013 年开始，此类患者的 30 天死亡率每年显著下降 4.8%，2017 年此类患者的 30 天死亡率为 47.8%。一项关于美国 2005—2014 年国内肿瘤患者合并脓毒症的发病率和死亡率的研究发现，在肿瘤诊断的一年时间内，脓毒症的累积发病率为 3.7%，较既往有所增加；而肿瘤患者合并脓毒症、严重脓毒症和脓毒症休克的死亡率分别为 15%、30% 和 46%，均较既往明显下降。肿瘤患者合并脓毒症死亡率的变化是否与纳入研究的肿瘤类型相关呢？近期研究显示，尽管血液系统肿瘤合并脓毒症的发生率远高于实体肿瘤，但患者的死亡率却是相似的。并且肿瘤患者是否合并中性粒细胞减少症并不影响患者的预后。基于上述证据，近年来多个地区肿瘤患者合并脓毒症的死亡率均较既往明显下降。

肿瘤患者合并脓毒症的死亡率明显改善与以下原因密不可分。近年来对危重患者的收治得到了普遍关注，优化了重症肿瘤患者 ICU 的收治标准，使更多重症肿瘤患者能尽早在 ICU 得到良好的救治。此外，肿瘤患者合并脓毒症时能够依靠监护数据得到及早发现。更重要的是管理理念的改变，在 21 世纪初，ICU 收治肿瘤患者合并脓毒症被认为在医学上是徒劳的，然而，随着研究的进展，关于肿瘤患者 ICU 管理的共识已经发生了变化，现在认为肿瘤患者合并脓毒症经过适当的治疗，其预后与非肿瘤尿毒症患者是相似的。这种理念的变化使合并脓毒症的肿瘤患者得到更有效的治疗。

二、优化重症肿瘤患者 ICU 的收治标准

既往无论从医师还是从患者角度来分析，重症肿瘤患者都不适合住 ICU。因为入住 ICU 意味着家人陪伴时间减少、侵入性操作增加，会给患者带来痛苦和心理创伤；ICU 费用高昂，患者预后却不佳。但随后的研究却证明，肿瘤患者整体死亡率已经普遍降低，同时发现，预测肿瘤患者高死亡率的危险因素也普遍存在一些问题。此外，ICU 对于肿瘤患者急危重症的管理有所提高，因此，肿瘤患者进入 ICU 治疗可能会有较大收益。最新研究表明，不同类型重症肿瘤患者进入 ICU 治疗后，其短期生存率均有明显的提高，尤其是中性粒细胞减少的肿瘤患者进入 ICU 治疗的获益匪浅。关于重症肿瘤患者进入 ICU 治疗对长期生存率影响的进一步研究发现，重症肿瘤患者经 ICU 治疗后，出院后的长期生存率也得到了明显改善。由此可见，合并脓毒症的肿瘤患者进入 ICU 治疗可以获得较大收益。所以，对既往 ICU 收治标准进行优化。一项重症肿瘤患者 ICU 收治建议的国际共识提出，早期肿瘤患者在病程的任何时候发生危及生命的并发症均可随时住入 ICU。对于拒绝进入 ICU 的肿瘤患者可进行 5 天及以上的“ICU”试验性治疗，即对患者进行有限时间内无限制的 ICU 支持。可将没有救治机会，但希望尝试新疗法延长生命的肿瘤患者收入 ICU。在临床医师与患者 / 亲属之间对于预后理解存在矛盾时，通过 1～2 天的 ICU 治疗，发现预后仍无法改变时，可以重新确定治疗目标。另一项回顾性研究显示，在过去 20 年里，重症肿瘤患者的 ICU 生存率、院内生存率及 1 年生存率都已明显提高。早期进入 ICU 治疗是降低重症肿瘤患者死亡率的诸多关键因素之一。进一步研究发现，无论是普通患者还是免疫功能低下患者，早期进入 ICU 治疗都能明显提高其生存率。提示重症肿瘤患者可尽早进入 ICU 治疗。

三、增强肿瘤患者合并脓毒症诊断的意识

根据脓毒症指南，及时识别、快速诊断和尽早开始治疗对于脓毒症患者的预后具有决定性的作用。但肿瘤患者因治疗方案或疾病本身可导致中性粒细胞减少，而中性粒细胞减少的患者发生脓毒症时症状比较隐蔽，容易被忽视。此外，经历肿瘤治疗后，患者免疫系统发生相应的变化，对感染的反应与非肿瘤患者不同，而脓毒症的过程也有所改变。肿瘤患者经常在已经合并脓毒症休克时，才被识别，耽误了最佳的治疗时机，造成合并脓毒症肿瘤患者较高的死亡率。因此，要增强肿瘤患者合并脓毒症诊断的意识，优化对合并脓毒症肿瘤患者的监测指标，早期识别、诊断和治疗脓毒症，对进一步降低合并脓毒症肿瘤患者的死亡率有促进作用。

近年来的研究发现，肿瘤患者出现中性粒细胞减少和感染迹象或症状时，应每日进行脓毒症筛查，每日筛查可发现临床表现不典型的脓毒症，与较低的住院死亡率密切相关。通过改良早期预警评分（modified early warning scoring，MEWS）对可疑患者进行评估。MEWS 包括以下临床参数：呼吸频率、心率、体温、收缩压、中枢神经系统和每小时尿量。一项回顾性研究表明，MEWS 对脓毒症预测的精确度较高，且 MEWS 的日常评估可降低脓毒症的死亡率。此外，通过快速序贯器官衰竭（quick sequential organ failure assessmeent，qSOFA）评分或序贯器官功能衰竭评分（sequential organ failure assessment，SOFA）筛查急性器官功能障碍的迹象。2020 年，发表于 *J Clin Oncol* 的研究显示，当肿瘤患者出现疑似感染时，如果 qSOFA≥2，该类患者的死亡率升高 / 或入住 ICU 的风险更高。此外，通过监测不同的炎症标志物，如脐带血肾上腺髓质素前体（proadreno medullin，pro-ADM）、CD64、降钙素原（PCT）、C 反应蛋白（CRP）和 IL-6 等，辅助脓毒症的诊断，还可通过多重 PCR 方法识别血液样本中引起脓毒症的可疑病原体来提高脓毒症的诊断。研究显示，肿瘤患者中，pro-ADM 比 PCT 提示发生了脓毒症更灵敏。

四、优化肿瘤患者合并脓毒症的管理

对于院前已经疑似脓毒症或发生脓毒症的肿瘤患者，如何快速识别，并对不同严重程度的患者进行合理有效的分诊至关重要。既往有急诊严重指数（emergency severity index，ESI）、早期预警评分（early warning scoring，EWS）、SOFA、qSOFA、急性生理学和慢性健康状况评价Ⅱ（acute physiology and chronic health evaluation Ⅱ，APACHE Ⅱ）等评分。研究发现 ESI 更加快捷及对死亡率和 ICU 收治率具有更高准确性，适用于急诊肿瘤患者合并脓毒症的评估。2020 年，Youn-Jung Kim 团队开发了新的预后模型 VitaL CLASS。将 28 天内出现脓毒症的肿瘤患者分为低、中、高风险组。不同风险组有着不同的治疗策略和护理目标。VitaL CLASS 由 4 个临床因素——肿瘤类型、呼吸频率、体温和精神状态，以及 2 个实验室指标——乳酸和白蛋白组成。快速将合适的患者分配至 ICU，可以获得更大的收益，VitaL CLASS 对患者预后和是否需要 ICU 收治具有精确的预测。

肿瘤患者合并脓毒症被收治于 ICU 后，优化的 ICU 管理和护理对改善患者的预后具有潜在的意义。最新研究显示，ICU 中临床药师、肿瘤科医师和重症监护病房医师之间的每日联合查房、治疗目标的制订和预后的评估与这些患者较低的死亡率密切相关。优化的 ICU 管理对于肿瘤患者合并脓毒症合理使用抗生素非常关键。研究发现，β 内酰胺类 / 氨基糖苷类抗生素联合治疗可改善患者早期和

30天的死亡率。肿瘤患者合并脓毒症或脓毒症休克时，可使用短疗程的氨基糖苷类药物。一些个案报道提示，2种新型抗生素，头孢洛扎/他唑巴坦和头孢他啶/阿维巴坦可用于肿瘤患者因耐药革兰阴性杆菌感染的脓毒症或脓毒症休克。一项针对抗生素使用时间的大型回顾性研究表明，第一小时内使用抗生素与脓毒症存活率升高有关。6h后，每延迟1h使用抗生素，存活率平均下降7.6%。研究还显示，抗生素持续输注比间断输注对耐药革兰阴性杆菌感染的肿瘤患者更有益处。基于上述结果，肿瘤患者合并脓毒症抗感染治疗应尽早（1h内）、足量（持续输注），必要时联合使用抗生素。

（空军军医大学西京医院　吴　优　张西京）

参考文献

[1] Iacobucci G. Cancer survival in England: rates improve and variation falls. BMJ, 2019, 365: I1532.

[2] Hourmant Y, Mailloux A, Valade S, et al. Impact of early ICU admission on outcome of critically ill and critically ill cancer patients: A systematic review and meta-analysis. J Crit Care, 2021, 61: 82-88.

[3] Camou F, Didier M, Leguay T, et al. Long-term prognosis of septic shock in cancer patients. Support Care Cancer, 2020, 28(3): 1325-1333.

[4] Lemiale V, Pons S, Mirouse A, et al. Sepsis and Septic Shock in Patients With Malignancies: A Groupe de Recherche Respiratoire en Reanimation Onco-Hematologique Study. Crit Care Med, 2020, 48(6): 822-829.

[5] Rasheed M, Khan YH, Mujtaba G, et al. Assessment of clinical features and determinants of mortality among cancer patients with septic shock of pulmonary origin: a prospective analysis. Postgrad Med J, 2020, 96(1135): 277-285.

[6] Kim YJ, Kim MJ, Kim YJ, et al. Short and Long-Term Mortality Trends for Cancer Patients with Septic Shock Stratified by Cancer Type from 2009 to 2017: A Population-Based Cohort Study. Cancers (Basel), 2021, 13(4): 657.

[7] Louw AVD, Cohrs A, Leslie D. Incidence of sepsis and associated mortality within the first year after cancer diagnosis in middle aged adults: A US population based study. PLoS One, 2020, 15(12): e0243449.

[8] Chebl RB, Safa R, Sabra M, et al. Sepsis in patients with haematological versus solid cancer: a retrospective cohort study. BMJ Open, 2021, 11(2): e038349.

[9] Cooksley T, Haji-Michael P. Oncologic Sepsis on the ICU: Two Decades of Improving Outcomes. Crit Care Med, 2020, 48(6): 925-926.

[10] Cooper AJ, Keller SP, Chan C, et al. Improvements in Sepsis-associated Mortality in Hospitalized Patients with Cancer versus Those without Cancer. A 12-Year Analysis Using Clinical Data. Ann Am Thorac Soc, 2020, 17(4): 446-473.

[11] Darmon M, Bourmaud A, Georges Q, et al. Changes in critically ill cancer patients' short-term outcome over the last decades: results of systematic review with meta-analysis on individual data. Intensive Care Medicine, 2019, 45(7): 977-987.

[12] Lee MR, Lai CL, Chan KA. Intensive Care Unit Admission and Survival in Stage IV Cancer Patients with Septic Shock: A Population-Based Cohort Study. J Cancer, 2019, 10(14): 3179-3187.

[13] Kiehl MG, Beutel G, Boll B, et al. Consensus statement for cancer patients requiring intensive care support.

Ann Hematol, 2018, 97(7): 1271-1282.

[14] Hensley MK, Donnelly JP , Carlton EF, et al. Epidemiology and Outcomes of Cancer-Related Versus Non-Cancer-Related Sepsis Hospitalizations. Crit Care Med, 2019, 47(10): 1310-1316.

[15] Kochanek M, Schalk E, Bergwelt-Baildon MV, et al. Management of sepsis in neutropenic cancer patients: 2018 guidelines from the Infectious Diseases Working Party (AGIHO) and Intensive Care Working Party (iCHOP) of the German Society of Hematology and Medical Oncology (DGHO). Ann Hematol, 2019, 98(5): 1051-1069.

[16] Liu VX, Lu Y , Carey KA, et al. Comparison of Early Warning Scoring Systems for Hospitalized Patients With and Without Infection at Risk for In-Hospital Mortality and Transfer to the Intensive Care Unit. JAMA Netw Open, 2020, 3(5): e205191.

[17] Koh TL, Canet E, Amjad S, et al. Prognostic performance of qSOFA in oncology patients admitted to the emergency department with suspected infection. Asia-Pacific Journal of Clinical Oncology, 2020, 17(1): 94-100.

[18] Cong S, Ma T, Di X, et al. Diagnostic value of neutrophil CD64, procalcitonin, and interleukin-6 in sepsis: a meta-analysis. BMC Infect Dis, 2021, 21(1): 384.

[19] Palaniyandi S, Yang M, Choi SJ, et al. Serum procalcitonin as an independent diagnostic markers of bacteremia in febrile patients with hematologic malignancies. Plos One, 2019, 14(12): e0225765.

[20] Phungoen P, Khemtong S, Apiratwarakul K, et al. Emergency Severity Index as a predictor of in-hospital mortality in suspected sepsis patients in the emergency department. Am J Emerg Med, 2020, 38(9): 1854-1859.

[21] Kim YJ, Kang J, Kim MJ, et al. Development and validation of the VitaL CLASS score to predict mortality in stage IV solid cancer patients with septic shock in the emergency department: a multi-center, prospective cohort study. BMC Med, 2020, 18(1): 390.

[22] Gudiol C, Albasanz-Puig A, Cuervo G, et al. Understanding and Managing Sepsis in Patients With Cancer in the Era of Antimicrobial Resistance. Front Med (Lausanne), 2021, 8: 636547.

[23] Fernandez-Cruz A, Alba N, Semiglia-Chong MA, et al. A Case-Control Study of Real-Life Experience with Ceftolozane-Tazobactam in Patients with Hematologic Malignancy and Pseudomonas aeruginosa Infection. Antimicrob Agents Chemother, 2019, 63(2): e02340-18.

[24] So W, Shurko J, Galega R, et al. Mechanisms of high-level ceftolozane/tazobactam resistance in Pseudomonas aeruginosa from a severely neutropenic patient and treatment success from synergy with tobramycin. J Antimicrob Chemother, 2019, 74(1): 269-271.

[25] Metafuni E, Criscuolo M, Spanu T, et al. Ceftazidime-avibactam for gram-negative multidrug-resistant bacteria in hematological patients: a single-center experience. Ann Hematol, 2019, 98(6): 1495-1497.

[26] Hobson CA, Bonacorsi S, Fahd M, et al. Successful Treatment of Bacteremia Due to NDM-1-Producing Morganella morganii with Aztreonam and Ceftazidime-Avibactam Combination in a Pediatric Patient with Hematologic Malignancy. Antimicrobial Agents and Chemotherapy, 2019, 63(2): e02463-18.

第五节　免疫缺陷合并急性呼吸衰竭患者：避免延迟气管插管

急性呼吸衰竭（acute respiratory failure，ARF）是免疫缺陷患者常见的并发症，多达 50% 的血液病及 15% 的实体肿瘤患者可发生呼吸衰竭。一旦发生 ARF，患者的死亡率极高，尤其是在需要有创通气情况下。然而，无创氧疗 / 通气策略是否能改善免疫缺陷合并 ARF 患者的预后尚不明确。无创氧疗 / 通气策略失败，反而可能会导致患者延迟气管插管及死亡率增加。最近的研究表明，延迟气管插管与早期病死率密切相关，提示重症免疫缺陷患者应避免延迟气管插管。因此，如何避免延迟气管插管，是改善免疫缺陷合并 ARF 患者预后的关键。

一、免疫缺陷合并呼吸衰竭患者的氧疗 / 通气策略

免疫缺陷合并呼吸衰竭患者的氧疗 / 通气策略，主要包括传统氧疗（conventional oxygen therapy，COT）、经鼻高流量氧疗（high flow nasal cannula oxygen therapy，HFNC）、无创通气（noninvasive ventilation，NIV）、无创通气联合经鼻高流量氧疗及有创机械通气（invasive mechanical ventilation，IMV）。由于过去的研究一致表明，需要有创通气的免疫缺陷患者死亡率更高。因此，临床上多优先考虑使用无创氧疗 / 通气策略。

1．无创通气　Hilbert 等的研究表明，与传统氧疗相比，早期使用无创通气可显著减少气管插管率、并发症及死亡率 。此后，无创通气逐步成为免疫缺陷合并呼吸衰竭患者的一线治疗方法。然而，这项研究样本量较小，且该试验是在 1998—1999 年进行的，在这之后，随着医学技术的发展及免疫缺陷患者管理优化，免疫功能低下危重患者的预后得到了显著改善。因此，不能说明其确切的有效性。2015 年，Lemiale 等将无创通气与传统氧疗进行了比较，发现无创通气既不能减少气管插管率，也不能改善预后。Frat 等的事后分析比较了 82 例分别接受经鼻高流量氧疗、无创通气及传统氧疗的免疫缺陷患者，发现与经鼻高流量氧疗及传统氧疗组相比，无创通气组气管插管率和死亡率更高 。这些数据引起了对免疫缺陷患者使用无创通气的担忧。对于无创通气是否能改善免疫缺陷患者预后，仍需进一步研究探索。

2．经鼻高流量氧疗　近年来，随着经鼻高流量氧疗的发展，由于其良好的耐受性及对氧合的改善，逐渐成为无创通气的潜在替代品。最近的一些 meta 分析提示，经鼻高流量氧疗可改善低氧血症患者的氧合和降低气管插管率 。然而，在免疫功能低下的患者中，HFNC 的作用似乎不太清楚。Efraim 队列研究中发现，经鼻高流量氧疗倾向于降低气管插管率，但对生存率没有影响。Azoulay 等发表了一项包括 776 例免疫功能低下的急性低氧血症型呼吸衰竭患者的多中心随机对照试验（RCT），并未发现经鼻高流量氧疗和传统氧疗组在气管插管率和死亡率方面存在显著差异。Fra 等的事后分析发现，使用经鼻高流量氧疗与标准氧疗的免疫缺陷合并呼吸衰竭患者，气管插管率和死亡率无差别。最近的一些 meta 分析发现，与传统氧疗相比，经鼻高流量氧疗可以降低免疫缺陷合并呼吸衰竭患者的气管插管风险，但没有证据显示可以改善患者的住院时间或死亡率。目前尚缺乏直接对比免疫缺陷患者使用经鼻高流量氧疗和 NIV 对患者气管插管率及预后的影响，需高质量的 RCT 以确定最佳的氧

合策略。

3. 无创通气联合经鼻高流量氧疗　无创通气与经鼻高流量氧疗联合有助于结合两者的益处，也许会给免疫缺陷合并呼吸衰竭患者带来潜在的正面影响。在对 178 例癌症合并急性呼吸衰竭患者的回顾性队列研究中，对比无创通气联合经鼻高流量氧疗、无创通气联合传统氧疗、经鼻高流量氧疗和传统氧疗疗效发现，无创通气联合经鼻高流量氧疗与较低的死亡率相关，并且与较高的 28 天存活率独立相关。然而，尚缺乏大型对比无创通气联合经鼻高流量氧疗、经鼻高流量氧疗及无创通气的 RCT，需要进一步研究以探索多模式支持策略的作用。

二、免疫缺陷合并呼吸衰竭患者延迟气管插管与更高的死亡率有关

与免疫缺陷合并呼吸衰竭患者死亡率相关的因素，包括需要人工气道机械通气、器官功能不全、高龄、虚弱或身体状况不佳、延迟入重症监护病房（ICU），以及由于侵袭性真菌感染或不明原因引起的急性呼吸衰竭。尽管无创氧疗 / 通气策略可能与降低免疫缺陷患者气管插管风险有关，早期无创氧疗 / 通气策略失败可能导致延迟气管插管及死亡率增加。Kang 等的回顾性研究，评估了接受经鼻高流量氧疗治疗失败的患者，与早期（＜48h）气管插管患者相比，晚期（≥48h）插管患者的 ICU 死亡率更高，拔管成功率、呼吸机撤机和无呼吸机天数更低。2017 年，Azoulay 等进行的大型多中心队列研究发现，无创通气或经鼻高流量氧疗的失败与免疫缺陷合并呼吸衰竭患者更高的死亡率相关。两项较早的研究甚至表明，早期间歇指令通气（intermittent mandatory ventilation，IMV）与存活率的提高相关。2021 年，Dumas 等发表了一项包括 11 087 例最终需要气管插管的免疫缺陷患者的大型数据库分析队列研究，结果表明，不论初始氧合通气策略如何，延迟气管插管（入 ICU 后＞24h 插管）与早期病死率密切相关，这种差异在患者进入 ICU 6h 后已经很明显，入 ICU 和插管之间的时间延长，会导致死亡率增加，早拔管：*OR* 0.83（0.72～0.96）；晚拔管：*OR* 1.38（1.26～1.52），$P<0.001$。因此，应特别注意气管插管时间，以确定哪些患者将从无创氧疗 / 通气策略中受益。此外，由于气管插管患者呼吸系统疾病的严重程度或相关器官功能障碍通常更严重。很难确定人工气道机械通气患者的高死亡率是由于有创通气本身还是由于急性疾病的严重程度所导致。应专注于避免气管插管延迟可能导致的治疗无效，对重症患者有创通气的需求及时做出判断。因此，早期识别出需要人工气道机械通气的患者，避免延迟气管插管是提高患者生存率的关键。

三、免疫缺陷合并呼吸衰竭患者早期气管插管预测指标

迄今为止，尚缺乏客观的标准来决定是否进行气管插管，尤其缺乏评估实行无创氧疗 / 通气策略后最初几个小时之内是否行气管插管的指标。Frat 等的研究发现，对于急性低氧性呼吸衰竭的患者，氧合指数（PaO_2/FiO_2）＜200mmHg 和潮气量＞9ml/kg 是无创通气下气管插管的 2 个强有力预测因素，需要气管插管的患者在无创通气开始时比不需要插管的患者更有可能产生高潮气量，这可能与患者高呼吸驱动和吸气努力有关。Duan 等的研究则开发及验证了 HACOR 量表在预测无创通气失败中的作用：与无创通气成功的患者相比，无创通气失败的患者在无创通气开始时和开始 1、12、24 和 48h 后的 HACOR 评分更高。在无创通气治疗 1h，HACOR 评分＞5 的无创通气失败患者中，早期（无创通

气≤12h）气管插管的患者住院死亡率更低。Roca 等则提出使用 ROX 指数来预测经鼻高流量氧疗失败风险。然而，目前针对免疫缺陷合并呼吸衰竭的患者使用无创通气或经鼻高流量氧疗期间或之后的气管插管标准很少，最近的一些研究评估了免疫缺陷合并呼吸衰竭患者临床特征及 ROX 指数在预测免疫缺陷合并呼吸衰竭患者气管插管风险的作用。

1. 临床特征　ARF 病因与气管插管和死亡率相关，而病因未明的 ARF 与不良结局发生率增加相关。这是因为免疫抑制类型不同、ARF 病因不同或影像学特征不同的患者对无创通气或经鼻高流量氧疗的反应可能不同。在先前的研究中，预测无创通气气管插管因素主要与 ARF 的严重程度和相关的器官衰竭有关。Lemiale 等提出免疫缺陷合并呼吸衰竭患者的 ARF 特征会影响气管插管率，入院时使用无创通气、ARF 病因（即细菌或机会性感染）及胸部影像学检查可见双侧肺浸润与气管插管率独立相关。在使用无创通气或经鼻高流量氧疗的情况下，对病情最重的患者进行气管插管的可能性更高，序贯器官衰竭估计（sequential organ failure assessment，SOFA）评分升高，且 PaO_2/FiO_2＜100mmHg。如果能在大型前瞻性队列研究中对这一发现进行验证，应考虑使用入 ICU 时的患者特征来对气管插管高风险患者进行分层，并确定哪些患者可能会从早期气管插管中受益。

2. ROX 指数　2016 年，Roca 等提出用 SpO_2/FiO_2 与呼吸频率的比值，即用 ROX 指数来预测经鼻高流量氧疗失败风险。研究发现，经鼻高流量氧疗治疗 12h 后，ROX 指数＞4.88 与经鼻高流量氧疗失败相关。2018 年，Roca 等的多中心观察性队列研究发现，如果 ROX 指数在经鼻高流量氧疗治疗 2h、6h 和 12h 后，分别为高于 2.85、3.47、3.85，则经鼻高流量氧疗治疗很可能失败。Zemach 等进行的多变量分析发现，ROX 指数升高是经鼻高流量氧疗成功的唯一独立预测因子。这表明，ROX 指数低或 ROX 指数随时间变化不大的患者，可能需要更早、更频繁的干预。以上研究均是在非免疫缺陷患者中进行的，为评估这一参数在免疫缺陷合并 ARF 患者中的准确性，Lemiale 等对先前接受了经鼻高流量氧疗治疗的免疫缺陷合并 ARF 患者的 RCT 进行了二次分析，6h ROX 指数＞4.88，预测免疫缺陷合并 ARF 患者气管插管风险的能力较弱，这可能是因为导致气管插管的因素较多，而单一 ROX 参数无法全部反映的原因。

综上所述，尽管免疫缺陷合并呼吸衰竭患者有创通气与死亡率高度相关，但目前的无创氧疗 / 通气策略是否能改善免疫缺陷合并呼吸衰竭患者的预后，仍存在不确定性。无创氧疗 / 通气策略的失败甚至可能延迟气管插管，以及导致更高的死亡率。目前，最大的挑战是早期识别气管插管高风险的患者，而患者入 ICU 时的临床特征可能是一个较好的评估指标。

（中山大学附属第一医院　郑慧芳　司　向　陈敏英）

参考文献

［1］Azoulay E, Mokart D, Kouatchet A, et al. Acute respiratory failure in immunocompromised adults. Lancet Respir Med, 2019, 7(2): 173-186.

［2］Azoulay E, Pickkers P, Soares M, et al. Acute hypoxemic respiratory failure in immunocompromised patients: the efraim multinational prospective cohort

study. Intensive Care Med, 2017, 43(12): 1808-1819.
[3] Guillaume D, Virginie L, Nisha R, et al. Survival in immunocompromised patients ultimately requiring invasive mechanical ventilation: a pooled individual patient pata pnalysis. Am J Respir Crit Care Med, 2021.
[4] Hilbert G, Gruson D, Vargas F, et al. Noninvasive ventilation in immunosuppressed patients with pulmonary infiltrates, fever, and acute respiratory failure. N Engl J Med, 2001, 344(7): 481-487.
[5] Keenan SP, Sinuff T, Burns KE, et al. Clinical practice guidelines for the use of noninvasive positive-pressure ventilation and noninvasive continuous positive airway pressure in the acute care setting. CMAJ, 2011, 183(3): E195-214.
[6] Bram R, Laurent B, Elliott MW, et al. Official ERS/ATS clinical practice guidelines: noninvasive ventilation for acute respiratory failure. Eur Respir J, 2017, 50(2): 1602426.
[7] Lemiale V, Mokart D, Resche-Rigon M, et al. Effect of noninvasive ventilation vs oxygen therapy on mortality among immunocompromised patients with acute respiratory failure: a randomized clinical trial. JAMA, 2015, 314(16): 1711-1719.
[8] Frat JP, Ragot S, Girault C, et al. Effect of non-invasive oxygenation strategies in immunocompromised patients with severe acute respiratory failure: A post-hoc analysis of a randomised trial. Lancet Respir Med, 2016, 4(8): 646-652.
[9] Ferreyro BL, Angriman F, Munshi L, et al. Association of noninvasive oxygenation strategies with all-cause mortality in adults with acute hypoxemic respiratory failure: a systematic review and meta-analysis. JAMA, 2020, 324(1): 57-67.
[10] Rochwerg B, Granton D, Wang DX, et al. High fow nasal cannula compared with conventional oxygen therapy for acute hypoxemic respiratory failure: a systematic review and meta-analysis. Intensive Care Med, 2019, 45(5): 563-572.
[11] Azoulay E, Lemiale V, Mokart D, et al. Efect of high-fow nasal oxygen vs standard oxygen on 28-day mortality in immunocompromised patients with acute respiratory failure: the HIGH randomized clinical trial. JAMA, 2018, 320(20): 2099-2107.
[12] Cortegiani A, Crimi C, Sanfilippo F, et al. High flow nasal therapy in immunocompromised patients with acute respiratory failure: a systematic review and meta-analysis. J Crit Care, 2019, 50: 250-256.
[13] Kang H, Zhao Z, Tong Z. Effect of high-flow nasal cannula oxygen therapy in immunocompromised subjects with acute respiratory failure. Respir Care, 2020, 65(3): 369-376.
[14] Harada K, Kurosawa S, Hino Y, et al. Clinical utility of high-flow nasal cannula oxygen therapy for acute respiratory failure in patients with hematological disease. SpringerPlus, 2016, 5: 512.
[15] Kang BJ, Koh Y, Lim C-M, et al. Failure of high-fow nasal cannula therapy may delay intubation and increase mortality. Intensive Care Med, 2015, 41(4): 623-632.
[16] Gristina GR, De Gaudio R, Mazzon D, et al. End of life care in Italian intensive care units: where are we now? Minerva Anestesiol, 2011, 77(9): 911-920.
[17] Depuydt PO, Benoit DD, Vandewoude KH, et al. Outcome in noninvasively and invasively ventilated hematologic patients with acute respiratory failure. Chest, 2004, 126(4): 1299-1306.
[18] Frat J-P, Ragot S, Coudroy R, et al. Predictors of intubation in patients with acute hypoxemic respiratory failure treated with a noninvasive oxygenation strategy. Crit Care Med, 2018, 46(2): 208-215.
[19] Duan J, Han X, Bai L, et al. Assessment of heart rate, acidosis, consciousness, oxygenation, and respiratory

rate to predict nonin vasive ventilation failure in hypoxemic patients. Intensive Care Med, 2017, 43(2): 192-199.

[20] Roca O, Messika J, Caralt B, et al. Predicting success of high-fow nasal cannula in pneumonia patients with hypoxemic respiratory failure: The utility of the ROX index. J Crit Care, 2016, 35: 200-205.

[21] Azevedo LCP, Caruso P, Silva UVA, et al. Brazilian Research in Intensive Care Network (BRICNet): Outcomes for patients with cancer admitted to the ICU requiring ventilatory support: Results from a prospective multicenter study. Chest, 2014, 146(2): 257-266.

[22] Azoulay E, Mokart D, Lambert J, et al. Diagnostic strategy for hematology and oncology patients with acute respiratory failure: randomized controlled trial. Am J Respir Crit Care Med, 2010, 182(8): 1038-1046.

[23] Contejean A, Lemiale V, Resche-Rigon M, et al. Increased mortality in hematological malignancy patients with acute respiratory failure from undetermined etiology: A Groupe de Recherche en Réanimation Respiratoire en Onco-Hématologique (Grrr-OH) study. Ann Intensive Care, 2016, 6(1): 102.

[24] Lemiale V, Lambert J, Canet E, et al. Groupe de Recherche Respiratoire en Réanimation Onco-Hématologique Study: Identifying cancer subjects with acute respiratory failure at high risk for intubation and mechanical ventilation. Respir Care, 2014, 59(10): 1517-1523.

[25] Virginie L, Jong AD, Guillaume D, et al. Oxygenation Strategy During Acute Respiratory Failure in Critically-ill Immunocompromised Patients. Crit Care Med, 2020, 48(9): e768-e775.

[26] Roca O, Caralt B, Messika J, et al. An index combining respiratory rate and oxygenation to predict outcome of nasal high-fow therapy. Am J Respir Crit Care Med, 2019, 199(11): 1368-1376.

[27] Zemach S, Helviz Y, Shitrit M, et al. The use of high-flow nasal cannula oxygen outside the ICU. Respir Care, 2019, 64(11): 1333-1342.

[28] Virginie L, Guillaume D, Alexandre D, et al. Performance of the ROX index to predict intubation in immunocompromised patients receiving high-flow nasal cannula for acute respiratory failure. Ann Intensive Care, 2021, 11(1): 17.

第二十三章　老 年 重 症

第一节　老年重症内皮功能：同与不同

重症疾病具有极高的致残率和死亡率，根据美国疾病控制与预防中心目前的统计数据，因重症疾病导致死亡的老年患者（>65 岁）占死亡老年患者总数的 45%，是该年龄组死亡的主要原因。此外，随着年龄的增长，重症疾病的发病率逐渐升高，25～45 岁重症疾病的发病率为 8.5%，>65 岁人群重症疾病的发病率为 28%。研究指出，随着年龄的增长，内皮系统的功能也发生变化，比如血管稳定性下降，细胞外基质失稳态，以及细胞分泌、运输和屏障功能不全，这些内皮功能的改变可能在老年重症疾病的发生发展中起到重要的作用。因此，老年重症患者相关的内皮功能障碍对于预防和降低老龄化人群的重症发生率和死亡率等至关重要。

血管内皮是由血管内部的内皮细胞内衬构成，存在选择性渗透的内在屏障。内皮系统是代谢活跃器官，具有许多生理、免疫及合成功能，如维持血管通透性，保持内环境平衡、控制血管舒缩状态，也参与免疫的应答反应。一般来说，水和小溶质可自由通过内皮细胞，较大溶质的运输则由内皮的选择性渗透维持，比如跨内皮通道或胞吞作用。生理状态下，内皮的通透性由连接蛋白维持，可通过调节内皮细胞的紧密连接来调节内皮的生理通透性。另外，内皮细胞还构成了防御外来入侵的第一层防御屏障，其完整性取决于细胞内收缩与细胞 - 细胞和细胞 - 基质黏附之间细胞骨架蛋白的平衡。

老年人的内皮功能在疾病的影响下，尤其在重症疾病的打击下，相同的内皮受损机制也会表现得更加明显与不同，主要有以下几个方面。

一、内皮糖萼受损

血管内皮表面被糖萼 / 内皮表面层（endothelial surface layer，ESL）覆盖，ESL 是一种凝胶状层，具有重要的抗血栓形成和抗炎作用，并调节血管通透性。其主要包括 3 种成分，膜结合蛋白聚糖、与蛋白聚糖核心蛋白缀合的糖胺聚糖侧链及血浆蛋白（如白蛋白和抗凝血酶）等。内皮糖萼在维持血管稳态中起着关键作用。在急性损伤和炎症条件下，葡萄糖醛酸酶，包括乙酰肝素酶、活性氧（reactive oxygen species，ROS）及其他蛋白酶的释放会导致糖萼的破坏，是脓毒症期间最早和最重要的损伤部位之一。在脓毒症发生过程中，糖萼参与白细胞 - 内皮相互作用的调节、血栓形成、其他导致脓毒症微循环功能障碍及严重器官损伤的过程，并起到隔离感染和防止微生物传播的作用，对于微生物的成功定位和消除至关重要。在脓毒症的最初发作期间，有研究发现糖萼成分（包括合成聚糖、硫酸乙酰肝素及透明质酸）的循环水平可用作脓毒症的生物标志物。

另外，研究发现，随着年龄的增长，内皮糖萼也呈现出逐步加重的受损状态，在老年重症患者中尤甚。Machin 等观察了年轻和年老的雄性小鼠（6.1 个月 *vs.* 24.6 个月）及不同年龄患者（29 岁 *vs.* 60 岁）微血管中的糖萼，结果发现，老年小鼠肠系膜和骨骼肌微血管的糖萼厚度比年轻小鼠低 51%～54%，而老年患者舌下微循环中糖萼厚度降低 33%，且其灌注微血管密度也降低了 16%～21%。因此，相比于年轻患者，老年重症患者内皮糖萼的受损可能是其微血管功能更易发生障碍和随后的病理生理的一个重要原因。

二、内皮调节功能障碍

临床研究表明，内皮源性一氧化氮（NO）是调节血管阻力和组织灌注的关键血管扩张剂，除了维持正常的器官血流外，还具有显著的血管保护作用。例如，NO 可调节细胞分裂和存活，抑制血小板聚集和炎症细胞的黏附，破坏促炎细胞因子诱导的信号通路，并调节线粒体功能和细胞能量代谢。证据表明，内皮依赖 -NO 介导的血管调节功能受损是重症患者相关心血管事件的重要原因，尤其在老龄化患者中尤甚。Csiszar 等从年轻（14 周）和老年（80 周）雄性 Sprague-Dawley 大鼠心脏分离小动脉并进行观察，发现年轻组小动脉 L-NAME 敏感的血流诱导扩张明显受损。蛋白质印迹法结果显示，与年轻组相比，老年组小动脉中内皮型一氧化氮合酶（endothelial nitric oxide synthase，eNOS）和环氧合酶（cyclooxygenase，COX）-1 的表达降低。因此，我们推测，相比于年轻重症患者，在年老重症患者中，NO 介导的血管舒张可能更容易受到损伤，从而诱发微小动脉内皮功能的障碍。

另外，其他动物研究还发现，在原发性高血压大鼠中，衰老化会导致 NO 生成减少和抗氧化缺乏，从而引起细胞对胰岛素和胰岛素样生长因子（insulin-like growth factor，IGF）-1 介导的内皮功能障碍。eNOS 缺乏也可加速血管内皮老化，导致心脏内皮系统过早老化等。老年重症患者中，上述机制是否也参与了内皮调节功能的障碍有待于进一步深入研究。

三、免疫介导内皮损伤

随着年龄增长，老年重症患者免疫系统会发生显著变化。①免疫系统衰老导致抵抗力下降，如 T 细胞表面共刺激分子 CD28 表达下降，导致 T 活化能力下降，在发挥免疫反应时易发生耗竭；②衰老细胞基因组不稳定，会导致胞质出现双链 DNA 片段化，这些片段被细胞识别可激活胞内 cGAS 和 AIM2 炎症小体，导致白介素 IL-6、IL-1β 等炎症因子的释放和体内持续慢性炎症的存在，形成与衰老相关免疫表型。而这些炎症因子的持续刺激会导致内皮细胞持续处于激活状态，不断受到免疫系统攻击，导致积累性内皮损伤。因此，相对于年轻患者，老年重症患者中免疫介导的炎症应激更为强烈和持久，其介导的内皮功能损伤会更加显著。

四、氧化应激加剧

氧化应激也是老年重症患者中内皮损伤加重的一个重要机制。研究表明，相比于年轻脓毒症大鼠，ROS 水平增加可通过促进老年脓毒症大鼠或成年脓毒症大鼠的内皮功能障碍，加速血管老化。衰老内皮细胞中 ROS 产生增加导致 NO 失活、内皮 NADPH 氧化酶（reduced nicotinamide adenine dinucleotide phosphate oxidase，NADPH oxidase，NOX）上调、促炎介质增加及血管舒缩功能障碍。研究还表明，针对氧化应激使用线粒体靶向抗氧化剂可改善老年脓毒症小鼠的内皮功能。因此，在老年重症患者中，针对降低 NOX 活性的治疗可能是改善内皮功能的靶点之一。

五、内皮再生受损

目前研究已经表明，相比于年轻人，老年人体内的干细胞呈现明显下降趋势，主要表现为干细胞持续分裂消耗导致的干细胞数量下降，以及端粒缩短、DNA 损伤、表观遗传学改变等导致的干细胞活性下降。而衰老相关的内皮表型的老化也对内皮结构、功能的完整性有较大影响。有证据表明，相比于年轻重症患者，老年重症患者微血管稳态存在明显恶化，血管生成过程受损。此外，衰老还通过改变控制增殖、黏附、细胞凋亡、生长因子和细胞因子的合成和释放、平滑肌募集及血管稳定的关键细胞信号通路等来损害内在的内皮血管生成过程。这也是年轻重症患者比老年患者更易于从重症相关疾病中恢复的重要原因之一。

六、总结

相比于年轻患者，老年重症患者更易出现内皮功能障碍，包括内皮糖萼损伤、调节障碍、免疫介导的损伤及再生能力下降。内皮功能障碍是老年患者不良预后的重要因素之一。如何以内皮损伤机制为靶点，研发老年重症患者的管理和治疗方法仍待进一步研究。

（浙江医院　沈延飞　蔡国龙）

参 考 文 献

［1］ Asai K, Kudej RK, Shen YT, et al. Peripheral vascular endothelial dysfunction and apoptosis in old monkeys. Arterioscler Thromb Vasc Biol, 2000, 20(6): 1493-1499.

［2］ Csiszar A, Ungvari Z, Edwards JG, et al. Aging-induced phenotypic changes and oxidative stress impair coronary arteriolar function. Circ Res, 2002, 90(11): 1159-1166.

［3］ Chen IY, Chang SC, Wu HY, et al. Upregulation of the chemokine (C-C motif) ligand 2 via a severe acute respiratory syndrome coronavirus spike-ACE2 signaling pathway. J Virol 2010, 84(15): 7703-7712.

［4］ Fraga Silva RA, Sorg BS, Wankhede M, et al. ACE2 activation promotes antithrombotic activity. Mol Med 2010, 16(5-6): 210-215.

［5］ Hippisley Cox J, Young D, Coupland C, et al. Risk of severe COVID-19 disease with ACE inhibitors and angiotensin receptor blockers: cohort study including 8. 3 million people. Heart, 2020, 106(19): 1503-1511.

［6］ Maiuolo J, Gliozzi M, Musolino V, et al. The "Frail" brain blood barrier in neurodegenerative diseases: role of early disruption of endothelial cell-to-cell connections. Int J Mol Sci, 2018, 19(9): 2693.

［7］ van Teeffelen JW, Brands J, Stroes ES, et al. Endothelial glycocalyx: sweet shield of blood vessels. Trends Cardiovasc Med, 2007, 17(3): 101-105.

［8］ Reitsma S, Slaaf DW, Vink H, et al. The endothelial glycocalyx: composition, functions, and visualization. Pflugers Arch, 2007, 454(3): 345-359.

［9］ Levi M, van der PT, Schultz M. Systemic versus localized coagulation activation contributing to organ failure in critically ill patients. Semin Immunopathol,

2012, 34(1): 167-179.

[10] van der PT, Herwald H. The coagulation system and its function in early immune defense. Thromb Haemost, 2014, 112(4): 640-648.

[11] Ushiyama A, Kataoka H, Iijima T. Glycocalyx and its involvement in clinical pathophysiologies. J Intensive Care, 2016, 4(1): 59.

[12] Machin DR, Bloom SI, Campbell RA, et al. Advanced age results in a diminished endothelial glycocalyx. Am J Physiol Heart Circ Physiol, 2018, 315(3): H531-H539.

[13] Masodsai K, Lin YY, Lin SY, et al. Aging additively influences insulin-and insulin-like growth factor-1-mediated endothelial dysfunction and antioxidant deficiency in spontaneously hypertensive rats. Biomedicines, 2021, 9(6): 676.

[14] Li W, Mital S, Ojaimi C, et al. Premature death and age-related cardiac dysfunction in male eNOS-knockout mice. J Mol Cell Cardiol, 2004, 37(3): 671-680.

[15] Ventura MT, Casciaro M, Gangemi S, et al. Immunosenescence in aging: between immune cells depletion and cytokines up-regulation. Clin Mol Allergy, 2017, 15: 21.

[16] Yang H, Wang H, Ren J, et al. cGAS is essential for cellular senescence. Proc Natl Acad Sci USA, 2017, 114(23): E4612-E4620.

[17] Kerur N, Fukuda S Banerjee D, et al. cGAS drives noncanonical-inflammasome activation in age-related macular degeneration. Nature medicine, 2018, 24(1): 50-61.

[18] Panchanathan R, Ramalingam V, Liu H, et al. Human prostate epithelial cells activate the AIM2 inflammasome upon cellular senescence: role of POP3 protein in aging-related prostatic inflammation. Life, 2021, 11(4): 366.

[19] Pons S, Arnaud M, Loiselle M, et al. Immune consequences of endothelial cells' activation and dysfunction during sepsis. Crit Care Clin, 2020, 36(2): 401-413.

[20] Pober JS, Sessa WC. Evolving functions of endothelial cells in inflammation. Nat Rev Immunol, 2007, 7(10): 803-815.

[21] Donato AJ, Eskurza I, Silver AE, et al. Direct evidence of endothelial oxidative stress with aging in humans: relation to impaired endothelium-dependent dilation and upregulation of nuclear factor-kappaB. Circ Res, 2007, 100(11): 1659-1666.

[22] Csiszar A, Labinskyy N, Smith K, et al. Vasculo-protective effects of anti-tumor necrosis factor-alpha treatment in aging. Am J Pathol, 2007, 170(1): 388-398.

[23] Tarantini S, Valcarcel Ares NM, et al. Treatment with the mitochondrial-targeted antioxidant peptide SS-31 rescues neurovascular coupling responses and cerebrovascular endothelial function and improves cognition in aged mice. Aging Cell, 2018, 17(2)e12731.

[24] Sadoun E, Reed MJ. Impaired angiogenesis in aging is associated with alterations in vessel density, matrix composition, inflammatory response, and growth factor expression. J Histochem Cytochem, 2003, 51(9): 1119-1130.

[25] Ahluwalia A, Tarnawski AS. Activation of the metabolic sensor-AMP activated protein kinase reverses impairment of angiogenesis in aging myocardial microvascular endothelial cells. Implications for the aging heart. J Physiol Pharmacol, 2011, 62(5): 583-587.

[26] Lahteenvuo J, Rosenzweig A. Effects of aging on angiogenesis. Circ Res, 2012, 110(9): 1252-1264.

[27] Rowe TA, McKoy JM. Sepsis in older adults. Infect Dis Clin North Am, 2017, 31(4): 731-742.

[28] Yoshikawa TT, Reyes BJ, Ouslander JG. Sepsis in older adults in long-term care facilities: challenges in diagnosis and management. J Am Geriatr Soc, 2019, 67(11): 2234-2239.

第二节　老年新型冠状病毒肺炎患者中的异质性表现

新型冠状病毒肺炎（coronavirus disease 2019，COVID-19）是一类具有异质性的传染病，宿主因素是决定疾病严重程度和进展的关键。虽然可能与疾病严重程度相关的所有因素尚未明确，但来自世界各地的大量证据表明，年龄是导致严重 COVID-19 及其不良后果的最重要危险因素。目前研究发现，老年 COVID-19 患者临床特征、炎症反应、病情进展及预后等与非老年 COVID-19 患者显著不同。

老年 COVID-19 患者的住院率随年龄的增长呈指数级升高。回顾性研究显示，65 岁以上 COVID-19 患者的住院率、重症监护病房（intensive care unit，ICU）住院率、死亡率明显高于 65 岁以下 COVID-19 患者。多数老年 COVID-19 患者合并慢性疾病，既往诊断为痴呆、2 型糖尿病、慢性阻塞性肺疾病、肺炎、抑郁症、心房颤动和高血压的患者成为 COVID-19 住院的独立危险因素。研究表明，老年 COVID-19 患者的营养不良与死亡率之间呈正相关，提示营养不良与慢性疾病等其他因素一样，是老年 COVID-19 患者又一危险因素。因此，采取一种更有针对性的方法，优先考虑具有特定易感因素的老年人作为总体风险指标，可切实保护老年 COVID-19 患者的健康。

一、老年 COVID-19 患者的炎症反应特征

“免疫衰老”是老年人免疫系统发生的特征性改变，除细胞因子的产生加剧外，还包括非特异性免疫反应和获得性免疫反应的减少。衰老细胞处于永久性细胞周期停滞状态，但仍可保持代谢活性，是细胞因子、趋化因子、生长因子和蛋白酶的丰富来源。这种炎症特征被称为衰老相关分泌表型（senescent associated secretory phenotype，SASP），这些免疫变化可导致老年人传染病的发病率升高和严重程度增加。

1. 细胞因子风暴与免疫病理　由于 SASP 存在于老年患者各器官组织，衰老细胞的不断积累可加重老年患者全身炎症状态。一项在瑞士开展的基因测序研究，分析了严重急性呼吸综合征冠状病毒 2 型（severe acute respiratory syndrome coronavirus 2，SARS-CoV-2）受体及其相关分子在不同组织和免疫细胞中的基因表达，发现 CD147 相关基因与年龄呈正相关。CD147 有 3 个天冬酰胺（asparagine，Asn）糖基化位点，而 SARS-CoV-2 的刺突蛋白高度糖基化，可增加病毒与细胞结合的机会。

欧洲一项分析 54 例 COVID-19 患者免疫反应的临床研究发现，28 例有严重呼吸衰竭患者表现为噬血细胞综合征或人类白细胞抗原 D 相关抗原（HLA-DR）的极低表达，并伴 CD4 淋巴细胞、CD19 淋巴细胞和自然杀伤细胞的严重缺失，循环单核细胞持续产生肿瘤坏死因子（tumor necrosis factor，TNF）和白介素 -6（interleukin-6，IL-6）。上述研究提示，重症 COVID-19 的免疫失调模式可能是以 IL-6 介导的 HLA-DR 低表达和淋巴细胞减少为特征，并与持续的细胞因子产生和炎症反应有关。武汉一项回顾性研究纳入 65 例 COVID-19 患者，平均年龄 57 岁，其中轻症 30 例，重症 20 例，危重症 15 例。结果表明，重症患者 IL-2R、IL-6、IL-10 均明显升高，重症患者 IL-6/γ 干扰素比值高于轻症患者，这可能与细胞因子风暴导致肺损伤有关。以上研究提示，当 COVID-19 患者进入免疫失调阶段时，IL-6 的增加会导致相对的免疫麻痹，进而降低机体对 SARS-CoV-2 的清除。

2. 抗体介导的免疫反应应答特点　抗体对于免疫保护和感染及暴露的评估至关重要，抗体治疗（即从 COVID-19 恢复期患者中收集血浆）已成为 COVID-19 的主要治疗方法之一，但其确切效果与应答强度息息相关。美国一项研究纳入 126 例 COVID-19 恢复期患者，采用多元线性回归和预测模型评估抗体反应与人口统计学特征之间的相关性，发现高龄、男性和 COVID-19 住院均与中和抗体曲线下面积（area under the curve，AUC）值、抗 S1-IgG AUC 值、抗 S-IgG AUC 值和抗 RBD-IgG AUC 值呈较高相关性（$P<0.05$），表明高龄、男性和 COVID-19 住院是导致机体对 SARS-CoV-2 产生更强抗体应答的影响因素。此外有研究发现，在 COVID-19 患者体内，伴随病毒脱落的中和抗体可长期存在，由此引发对这些抗体反应保护效率的质疑。

3. 细胞介导的免疫反应应答特点　免疫衰老的特点是未致敏 T 细胞减少，记忆性 T 细胞增加，对新发抗原和疫苗反应差。研究表明，在 60 岁以上的 COVID-19 患者中，$CD4^+$和 $CD8^+$T 细胞通过表达程序性死亡受体 1（programmed cell death protein 1，PD-1）、T 细胞免疫球蛋白黏蛋白分子 3（T cell immunoglobulin and mucin domain 3，TIM-3）、细胞毒性 T 淋巴细胞相关蛋白 4（Cytotoxic T-Lymphocyte Associated Protein 4，CTLA-4）和 T 细胞免疫球蛋白和 ITIM 结构域蛋白（T cell immunoreceptor with Ig and ITIM domains，TIGIT）等出现衰老迹象，且不能分泌细胞毒性穿孔素、颗粒酶和 γ 干扰素，导致其功能下降。老年人感染 SARS-CoV-2 后，抗原特异性反应被破坏、T 细胞数量减少。首先，IL-6 等促炎性细胞因子可通过促进 T 细胞的耗尽来降低抗病毒免疫应答。其次，与年龄相关的 I 型干扰素反应受损及 SARS-CoV-2 的 SARS-CoV 非结构蛋白对 I 型干扰素反应的抑制，导致 $CD8^+$T 细胞介导的免疫力低下，增加了老年人对 SARS-CoV-2 感染的易感性。此外，SARS-CoV-2 持续高病毒载量通过 T 细胞受体（T Cell Receptor，TCR）信号导致 $CD8^+$T 细胞衰老。美国一项纳入 24 例急性 COVID-19 患者的临床研究也证实，年龄≥65 岁的患者 SARS-CoV-2 抗原特异性反应不协调。因此，协调的 $CD4^+$和 $CD8^+$T 细胞和抗体应答具有保护作用，但不协调的抗体应答往往无法控制疾病，这与衰老及对 SARS-CoV-2 的适应性免疫应答受损有关。

二、老年 COVID-19 患者的临床特征

与中青年患者相比，老年 COVID-19 患者具有不同的临床特征。从肺炎严重指数（PSI）来看，老年 COVID-19 患者的 PSI 评分明显高于中青年患者（$P<0.001$），且老年 COVID-19 患者 PSI 分级为Ⅳ级和Ⅴ级的比例明显高于中青年患者（$P<0.05$）。

1. 临床表现　《新型冠状病毒肺炎诊疗方案（试行第八版 修订版）》将发热、干咳、乏力描述为主要临床表现，重症患者多在发病 1 周后出现呼吸困难和（或）低氧血症，严重者可快速进展为急性呼吸窘迫综合征、脓毒症休克、难以纠正的代谢性酸中毒和出凝血功能障碍及多器官功能衰竭等。一项在中国北京市开展的针对 60 例老年 COVID-19 患者的流行病学调查显示，男性占 56.7%（34/60），以发热（78.3%）、咳嗽（56.7%）、呼吸困难（30.0%）、乏力（23.3%）为常见症状；老年组与中年组的发热、最高体温无显著统计学差异，而呼吸困难、呼吸频率有显著统计学差异（$P<0.001$）。另有一项在中国湖北省武汉市开展的纳入 203 例 COVID-19 患者的回顾性研究表明，老年 COVID-19 患者的常见症状包括发热（94.5%）、干咳（69.1%）和胸痛（63.6%）等，且入院时胸闷、呼吸急促、呼吸困难发生率较高，约 87.3% 的老年患者病情严重或危重，明显高于年轻患者（39.9%）。上述研究提示，

除发热、干咳等常见症状外，老年 COVID-19 患者容易出现呼吸困难、呼吸急促的症状。

美国一项多中心队列研究纳入了 817 例老年 COVID-19 患者，平均年龄为 77.7 岁，有 226 例（28%）出现了谵妄症状，是第六位常见症状；其中 37 例（16%）以妄想为首发症状，84 例（37%）无典型的症状或体征，如发热、呼吸急促等；进一步分析发现，年龄>75 岁、住在养老院、以前使用过精神药物、视力障碍、听力障碍、卒中、帕金森病是与妄想相关的危险因素。更重要的是，谵妄与 ICU 住院和死亡率相关。谵妄虽然较常见，但常无典型的症状或迹象，需引起重视。此外，虚弱也是老年 COVID-19 患者易被忽视的症状之一，还是潜在预后指标之一。一项对 28 个国家 138 个 ICU 的 1346 例 70 岁以上 COVID-19 患者进行的前瞻性研究，采用临床衰弱量表（clinical frailty scale，CFS）评定患者的虚弱程度，有 21% 的患者身体虚弱；30 天总存活率为 59%（95%*CI* 56%～62%），其中健全者 66%（95%*CI* 63%～69%），脆弱者 53%（95%*CI* 47%～61%），虚弱者 41%（95%*CI* 35%～47%，$P<0.001$）。在控制了年龄、疾病严重程度、性别、治疗限制和慢性疾病的模型中，虚弱与较低的存活率独立相关。

2. 实验室检查 《新型冠状病毒肺炎诊疗方案（试行第八版 修订版）》指出重症、危重症患者可见 D- 二聚体升高、外周血淋巴细胞进行性减少，炎症因子升高。一项在中国湖北省武汉市开展的纳入 273 例重症 COVID-19 患者的回顾性研究表明，血红蛋白、中性粒细胞百分比、炎症标志物、肝、肾和心血管参数在非老年重症患者和老年重症患者之间存在显著统计学差异；中青年危重患者的高敏 C 反应蛋白（HsCRP）水平高于重症患者。然而，老年危重患者的 HsCRP 降低，B 型利钠肽原（proBNP）值升高。通过多变量 Logistic 回归分析发现，中青年危重患者和老年危重患者 HsCRP 和 proBNP 分别是影响 ICU 住院的独立危险因素。另有一项在中国海南省开展的包括 56 例 COVID-19 患者的回顾性研究也显示，老年组淋巴细胞比例、C 反应蛋白明显低于中青年组（$P<0.001$），老年患者的淋巴细胞计数降低与住院死亡率独立相关。因此，非老年重症患者早期应考虑皮质类固醇抗炎治疗，而心血管保护对老年重症患者起着更重要的作用，须重视淋巴细胞计数降低与预后的相关性。

老年人多系统疾病并存的特点决定了疾病的复杂性，多种疾病相互影响。大量研究表明，老年 COVID-19 患者更易患上严重疾病，引起多器官功能障碍。一项在中国浙江省温州市开展的纳入 681 例 COVID-19 患者的回顾性研究表明，与年轻患者相比，老年患者的血浆谷丙转氨酶（glutamic-pyruvic transaminase，GPT）和谷草转氨酶（glutamic-oxaloacetic transaminase，GOT）浓度均显著升高；年龄与 $CD8^+$T 细胞计数呈负相关，与中性粒细胞计数、GPT 和 GOT 浓度呈正相关。另有一项在中国湖北省武汉市开展的纳入 203 例 COVID-19 患者的研究，通过对老年患者死亡原因的多因素分析发现，肾功能异常和降钙素原水平升高与死亡显著相关。此外，D- 二聚体、乳酸脱氢酶与老年 COVID-19 患者 1 个月死亡率独立相关。上述研究提示，老年 COVID-19 患者易发生多系统器官功能障碍甚至衰竭，应预防其他全身并发症，包括肝肾功能衰竭、消化道出血、弥散性血管内凝血（disseminated intravascular coagulation，DIC）或深静脉血栓形成等。

3. 影像学特点 老年 COVID-19 患者常无典型的临床症状和实验室检查的变化，但 CT 总是包含典型影像学征象。《新型冠状病毒肺炎诊疗方案（试行第八版 修订版）》指出肺部 CT 早期呈现多发小斑片影及间质改变，以肺外带明显；进而发展为双肺多发磨玻璃影、浸润影，严重者可出现肺实变，胸腔积液少见。一项在日本开展的纳入 26 例老年 COVID-19 患者的回顾性分析显示，虽然很多患者由于屏气不当和吸气不足导致成像条件很差，但所有患者的 CT 扫描均显示非节段性外周为主的磨玻璃样阴影；吸入性肺炎和心力衰竭所致的肺水肿等其他情况也可见上述阴影。CT 呈现的典型阴影有助于 COVID-19 的诊断，相比之下，胸部 X 线片较难呈现 COVID-19 的典型影像。另有一项在法国开展的纳入 108 例老年 COVID-19 患者的前瞻性观察性队列研究显示，有 85%（92/108）的患者反转录聚合酶链反应（reverse trans-criptase-polymerase chain reaction，RT-PCR）检测阳性；有 84%（91/108）的患者 CT 检查阳性，其中 CT 无肺部病变占 10%（9/91），轻度损害占 23%（21/91），中度损害占 38%（35/91），广泛损害占 22%（20/91），重度损害占 7%（6/91）。虽然 2 项研究的样本量均较小，但均表明 CT 是一种有用的诊断工具。此外，有研究对 56 例 COVID-19 患者的 128 次肺部 CT 扫描结果进行分析，发现老年组多叶病变的比例明显高于中青年组（$P<0.001$），而单叶病变两组间无统计学差异（$P>0.05$），提示老年 COVID-19 患者多叶病变的发生率明显高于中青年患者。

三、老年 COVID-19 患者的治疗

老年 COVID-19 患者多合并高血压、糖尿病及心脑血管疾病。因此，除针对 COVID-19 的常规治疗策略外，还应重视对内脏器官的保护与支持、治疗基础疾病、缓解症状和降低并发症。

1. 药物治疗　根据指南，糖皮质激素治疗被推荐用于重症和危重症 COVID-19 患者。但对于老年重症患者，使用糖皮质激素进行抗炎治疗可能会增加心血管疾病的风险及容量负荷。一项在新加坡开展的队列研究表明，联合应用维生素 D、镁剂和维生素 B_{12}，可降低老年 COVID-19 患者呼吸困难的发生率。

老年患者多合并心脑血管基础性疾病，长期服用血管紧张素转换酶抑制药（angiotensin converting enzyme inhibitors，ACEI）的患者比例高。血管紧张素转换酶 2（angiotensin-converting enzyme 2，ACE2）蛋白是促进 SARS-CoV-2 进入细胞的受体，ACE2 与调节血压的关键酶 ACE 具有高度同源性。有研究认为，使用 ACEI 治疗可能会增加罹患重症 COVID-19 的风险。但也有研究表明，ACEI 不抑制 ACE2，因为 ACE 和 ACE2 是不同的酶。此外，血管紧张素Ⅱ受体阻滞药（angiotensin Ⅱ receptor blocker，ARB）可上调实验动物中 ACE2，但研究结果并不一致，并且不同的 ARB 在不同器官之间也有所不同。而且，没有数据支持 ACEI 或 ARB 通过增加动物或人类中 ACE2 的表达来促进 SARS-CoV-2 的入侵。

一项在意大利开展的回顾性队列研究表明，与使用钙离子拮抗药相比，应用 ACEI 或 ARB 的患者 SARS-CoV-2 感染率并未增加，且与全因死亡的风险不相关。值得注意的是，另有一项针对老年 COVID-19 患者的前瞻性研究提示，应用 ACEI 可改善 ICU 死亡率。除此之外，停药可能导致血压控制不良，带来无法接受的中风和心脏病发作风险。因此，强烈建议因高血压、心力衰竭或其他适应证而服用 ACEI 或 ARB 的患者，除非医师或医疗保健提供者特别建议停用 ACEI 或 ARB，否则不要撤回当前的治疗方案。

2. 恢复期血浆治疗　恢复期血浆治疗被纳入重症、危重症 COVID-19 病例的诊疗方案，最早出现于《新型冠状病毒感染的肺炎诊疗方案（试行第五版）》中。但后续开展的一系列临床研究显示，虽然输注恢复期血浆可降低炎症指标、提升淋巴细胞比例，但并不能改善临床生存率。2021 年 1 月，在《新英格兰医学杂志》上发表的一项随机对照研究，揭示了恢复期患者血浆治疗老年 COVID-19 患

者的疗效。该研究共纳入 160 例老年（年龄>65 岁）中度 COVID-19 患者，随机分为 2 组，对照组 80 例接受安慰剂治疗，其中有 15 例发展为重症；治疗组 80 例接受恢复期血浆治疗，其中有 13 例发展为重症。患者在疾病的早期，即症状出现 72h 内接受恢复期血浆治疗，血浆中总 SARS-CoV-2 抗体的平均滴度为 1∶1000。结果表明，第 30 天时，治疗组与安慰剂组之间临床结局分布无明显统计学差异。治疗组的总死亡率为 10.96%，安慰剂组为 11.43%，2 组的不良事件和严重不良事件结果相近。与安慰剂相比，采用恢复期血浆治疗并不能显著改善老年 COVID-19 患者的临床状况或总体死亡率，但有 48% 的患者未进展至重症阶段。因此，建议早期应用恢复期血浆治疗，可降低疾病进展至重症的概率。

3. 疫苗　针对 SARS-CoV-2 进行有效、安全的疫苗接种是最佳策略，可阻止病毒传播并控制大流行。SARS-CoV-2 的基因序列于 2020 年 1 月 11 日发布，根据世界卫生组织 2021 年 3 月 2 日报告可知，临床前有 76 种候选疫苗，临床试验中有 182 种候选疫苗。2021 年 2 月 24 日，发表在《新英格兰医学杂志》上对以色列 120 万人的大规模真实世界研究表明，mRNA COVID-19 BNT162b2 接种 2 剂后，保护有症状感染的有效性可达 94%。进一步的亚组分析表明，疫苗的保护效力不受年龄和性别影响，但当接种者合并糖尿病、高血压、肥胖等基础疾病≥3 种时，疫苗预防有症状感染的有效性降至 86%。2021 年 5 月 27 日，发表在《新英格兰医学杂志》上关于 BNT162b2 在 12～15 岁青少年中的Ⅲ期临床试验的研究结果，证实疫苗保护效力及安全性，但尚未有老年人的临床研究结果发布。2021 年 5 月 26 日，*JAMA* 发表了中国医药集团有限公司（国药集团）2 种 SARS-CoV-2 灭活疫苗Ⅲ期临床试验的研究结果，总体疫苗保护效力分别为 72.8% 和 78.0%，其中年龄>60 岁以上人群占 1.7%，但未单独分析疫苗保护效力。虽然免疫衰老导致免疫功能下降，但接种疫苗可增强免疫保护。疫苗接种过程中，高龄是一个重要的宿主因素，有必要发展针对老年人的特定疫苗。目前，为了找到一种对老年人安全有效的疫苗，研究人员正在探索各种可能的选项，如增加疫苗的剂量或在疫苗中添加佐剂。

总之，老年患者多合并慢性基础疾病，以及“免疫衰老”等可致老年人 COVID-19 的发病率升高和严重程度增加。老年 COVID-19 患者初始症状不明显，早期难以及时发现。治疗上除针对 COVID-19 的常规治疗策略外，还应重视对内脏器官的保护与支持、治疗基础疾病、缓解症状和降低并发症。免疫能力弱的老年人对疫苗接种的反应往往也比较弱，因此在设计疫苗时，应重点考虑老年人的体质。

（南昌大学第一附属医院　钱克俭　王旭珍　张建国　陶文强）

参 考 文 献

［1］Wiersinga WJ, Rhodes A, Cheng AC, et al. Pathophysiology, Transmission, Diagnosis, and Treatment of Coronavirus Disease 2019 (COVID-19). JAMA. 2020; 324(8): 782.

［2］Chen Y, Klein SL, Garibaldi BT, et al. Aging in COVID-19: Vulnerability, immunity and intervention. Ageing Res Rev. 2021; 65: 101205.

［3］Investigators CGOB. Clinical characteristics and

day-90 outcomes of 4244 critically ill adults with COVID-19: a prospective cohort study. Intens Care Med. 2021; 47(1): 60-73.

[4] Palmer S, Cunniffe N, Donnelly R. COVID-19 hospitalization rates rise exponentially with age, inversely proportional to thymic T-cell production. J R Soc Interface. 2021; 18(176): 20200982

[5] Chen T, Dai Z, Mo P, et al. Clinical Characteristics and Outcomes of Older Patients with Coronavirus Disease 2019 (COVID-19) in Wuhan, China: A Single-Centered, Retrospective Study. The Journals of Gerontology: Series A. 2020; 75(9): 1788-1795.

[6] Wu C, Chen X, Cai Y, et al. Risk Factors Associated With Acute Respiratory Distress Syndrome and Death in Patients With Coronavirus Disease 2019 Pneumonia in Wuhan, China. Jama Intern Med. 2020; 180(7): 934.

[7] Atkins JL, Masoli JAH, Delgado J, et al. Preexisting Comorbidities Predicting COVID-19 and Mortality in the UK Biobank Community Cohort. The Journals of Gerontology: Series A. 2020; 75(11): 2224-2230.

[8] Abadía Otero J, Briongos Figuero LS, Gabella Mattín M, et al. The nutritional status of the elderly patient infected with COVID-19: the forgotten risk factor? Curr Med Res Opin. 2021; 37(4): 549-554.

[9] Pietrobon AJ, Teixeira F, Sato MN. I mmunosenescence and Inflammaging: Risk Factors of Severe COVID-19 in Older People. Front Immunol. 2020; 11: 579220.

[10] Hazeldine J, Lord JM. Immunesenescence: A Predisposing Risk Factor for the Development of COVID-19? Front Immunol. 2020; 11: 573662.

[11] Radzikowska U, Ding M, Tan G, et al. Distribution of ACE2, CD147, CD26, and other SARS-CoV-2 associated molecules in tissues and immune cells in health and in asthma, COPD, obesity, hypertension, and COVID-19 risk factors. Allergy. 2020; 75(11): 2829-2845.

[12] Huang W, Luo WJ, Zhu P, et al. Modulation of CD147-induced matrix metalloproteinase activity: role of CD147 N-glycosylation. Biochem J. 2013; 449(2): 437-448.

[13] Vankadari N, Wilce JA. Emerging WuHan (COVID-19) coronavirus: glycan shield and structure prediction of spike glycoprotein and its interaction with human CD26. Emerg Microbes Infect. 2020; 9(1): 601-604.

[14] Giamarellos-Bourboulis EJ, Netea MG, Rovina N, et al. Complex Immune Dysregulation in COVID-19 Patients with Severe Respiratory Failure. Cell Host Microbe. 2020; 27(6): 992-1000.

[15] Wang F, Hou H, Luo Y, et al. The laboratory tests and host immunity of COVID-19 patients with different severity of illness. JCI Insight. 2020; 5(10).

[16] Bloch EM, Shoham S, Casadevall A, et al. Deployment of convalescent plasma for the prevention and treatment of COVID-19. J Clin Invest. 2020; 130(6): 2757-2765.

[17] Klein SL, Pekosz A, Park H, et al. Sex, age, and hospitalization drive antibody responses in a COVID-19 convalescent plasma donor population. J Clin Invest. 2020, 130(11): 6141-6150.

[18] Zhang B, Liu S, Tan T, et al. Treatment With Convalescent Plasma for Critically Ill Patients With Severe Acute Respiratory Syndrome Coronavirus 2 Infection. Chest. 2020, 158(1): e9-e13.

[19] Zhang C, Wang FS, Silvestre JS, Arenzana-Seisdedos F, Tang H. Is aberrant CD8+ T cell activation by hypertension associated with cardiac injury in severe cases of COVID-19? Cell Mol Immunol. 2020, 17(6): 675-676.

[20] Weiskopf D, Schmitz KS, Raadsen MP, et al. Phenotype and kinetics of SARS-CoV-2-specific T cells in COVID-19 patients with acute respiratory distress syndrome. Sci Immunol. 2020, 5(48).

[21] Duan K, Liu B, Li C, et al. Effectiveness of convalescent plasma therapy in severe COVID-19 patients. Proceedings of the National Academy of Sciences. 2020, 117(17): 9490-9496.

[22] Zheng HY, Zhang M, Yang CX, et al. Elevated exhaustion levels and reduced functional diversity of T cells in peripheral blood may predict severe progression in COVID-19 patients. Cell Mol Immunol. 2020, 17(5): 541-543.

[23] Rydyznski Moderbacher C, Ramirez SI, Dan JM, et al. Antigen-Specific Adaptive Immunity to SARS-CoV-2 in Acute COVID-19 and Associations with Age and Disease Severity. Cell. 2020, 183(4): 996-1012.

[24] Liu K, Chen Y, Lin R, Han K. Clinical features of COVID-19 in elderly patients: A comparison with young and middle-aged patients. J Infection. 2020, 80(6): e14-e18.

[25] Niu S, Tian S, Lou J, et al. Clinical characteristics of older patients infected with COVID-19: A descriptive study. Arch Gerontol Geriat. 2020, 89: 104058.

[26] Kennedy M, Helfand BKI, Gou RY, et al. Delirium in Older Patients With COVID-19 Presenting to the Emergency Department. JAMA Network Open. 2020, 3(11): e2029540.

[27] Jung C, Flaatten H, Fjølner J, et al. The impact of frailty on survival in elderly intensive care patients with COVID-19: the COVIP study. Crit Care. 2021, 25(1).

[28] Liu Z, Wu D, Han X, et al. Different characteristics of critical COVID-19 and thinking of treatment strategies in non-elderly and elderly severe adult patients. Int Immunopharmacol. 2021, 92: 107343.

[29] Sun H, Ning R, Tao Y, et al. Risk Factors for Mortality in 244 Older Adults WithCOVID-19 in Wuhan, China: A Retrospective Study. J Am Geriatr Soc. 2020, 68(6).

[30] Jin S, An H, Zhou T, et al. Sex- and age-specific clinical and immunological features of coronavirus disease 2019. Plos Pathog. 2021, 17(3): e1009420.

[31] Sano T, Kimizuka Y, Fujikura Y, et al. COVID-19 in older adults: Retrospective cohort study in a tertiary hospital in Japan. Geriatr Gerontol Int. 2020, 20(11): 1044-1049.

[32] Zhelong Liu, Danning Wu, Xia Han, et al. Different characteristics of critical COVID-19 and thinking of treatment strategies in non-elderly and elderly severe adult patients. Int Immunopharmacol, 2021, 92: 107343.

[33] CW Tan, LP Ho, S Kalimuddin, et al. Cohort study to evaluate effect of vitamin D, magnesium, and vitamin B12 in combination on severe outcome progression in older patients with coronavirus (COVID-19). Nutrition, 2020, 79: 111017.

[34] Giuseppe Mancia, Federico Rea, Monica Ludergnani, et al. Renin-Angiotensin-Aldosterone System blockers and the risk of Covid-19. N Engl J Med, 2020, 382(25): 2431-2440.

[35] John A. Jarcho, Julie R. Ingelfinger, et al. Inhibitors of the Renin-Angiotensin-Aldosterone System and Covid-19. N Engl J Med, 2020, 382(25).

[36] Gianluca Trifirò, Marco Massari, Roberto Da Cas, et al. Renin-Angiotensin-Aldosterone System Inhibitors and Risk of Death in Patients Hospitalised with COVID-19: A Retrospective Italian Cohort Study of 43, 000 Patients. Drug Saf, 2020, : 1-12.

[37] J Christian, BR Romano, W Bernhard, et al. Inhibitors of the Renin-Angiotensin-Aldosterone System and Covid-19 in critically ill elderly patients. European heart journal - cardiovascular pharmacotherapy, 2021, 7(1): 76-77.

[38] Morales DR, Conover MM, You SC, et al. Renin-angiotensin system blockers and susceptibility to COVID-19: an international, open science, cohort analysis. Lancet Digit Health, 2021, 23(2): e98-e114.

[39] Romina Libster, Gonzalo Pérez Marc, Diego Wappner, et al. Early high-titer plasma therapy to prevent severe Covid-19 in older adults. N Engl J Med, 2021, 384(7): 610-618.

[40] World Health Organization (WHO) 2021. Available from: https: //www. who. int/ .

[41] Dagan N, Barda N, Kepten E, et al. BNT162b2 mRNA Covid-19 Vaccine in a Nationwide Mass Vaccination Setting. N Engl J Med, 2021, 384(15): 1412-1423.

[42] Frenck RW Jr, Klein NP, Kitchin N, et al. Safety, Immunogenicity, and efficacy of the BNT162b2 Covid-19 Vaccine in adolescents. N Engl J Med, 2021, May 27: Online ahead of print.

[43] Nawal Al Kaabi, Yuntao Zhang, Shengli Xia, et al. Effect of 2 inactivated SARS-CoV-2 Vaccines on symptomatic COVID-19 infection in adults: a randomized clinical trial. JAMA, 2021, May 26: Online ahead of print.

[44] Pawelec, G. , Weng, N. P. Can an effective SARS-CoV-2 vaccine be developed for the older population? Immunity & Ageing, 2020, 17: 8.

第三节　老年脓毒症患者免疫特征

21 世纪以来，世界各国老龄化进程加快。据估计，到 2050 年 60 岁以上人口将达到 20 亿左右，迅速发展的人口老龄化趋势与人口生育率和出生率下降、死亡率下降，以及预期寿命提高密切相关。脓毒症的发生率随年龄增长而升高，在老年人群中，脓毒症是最常见的全身损伤性疾病之一。

一、老年脓毒症患者的特点

研究显示，老年脓毒症患者具有高发病率、预后差、高死亡率等特点，且其临床表现不典型，诊断较为困难。Martin 等研究显示，老年人患脓毒症的风险是年轻人的 13.1 倍。Angus 等报道，严重脓毒症的发病率从 60～64 岁的 0.53% 到 85 岁的 2.62%，其发病率显著升高，而死亡率老年患者约为 27.7%，年轻患者为 17.7%。所有存活的脓毒症患者出院后 2 年内死亡率约为 9%，而出院后的老年脓毒症患者死亡率高达 20%。老年脓毒症患者由于临床症状不典型使其诊断较为困难，据统计，20%～30% 的老年脓毒症患者在发病初期并没有表现出发热症状，而是表现出如精神状态改变、眩晕、无力感、心动过速、食欲减退等症状，这就增加了老年脓毒症患者的诊断难度。

二、老年脓毒症患者免疫功能的改变

老年人对脓毒症的高易感性和高死亡率可能与其免疫反应降低，即与免疫衰老有关。免疫衰老指与年龄相关的免疫功能障碍，从而导致机体防御功能下降、易感性和死亡率增加。免疫衰老几乎影响固有免疫和获得性免疫系统中所有类型的细胞，这些免疫细胞如中性粒细胞、巨噬细胞、自然杀伤细胞、T 淋巴细胞、B 淋巴细胞等的改变，在一定程度上导致老年脓毒症患者的不良预后和高死亡率。

（一）固有免疫细胞数量、表型及功能的改变

固有免疫虽然是非特异性的，但是其作为人体抵御致病菌入侵的第一道防线，面对病原体能够迅速做出反应，并且其在机体启动有效的获得性免疫方面也起着重要作用。固有免疫主要由中性粒细

胞、单核巨噬细胞、树突状细胞、自然杀伤细胞等免疫细胞和补体、细胞因子等免疫分子介导。

1. 中性粒细胞　中性粒细胞是固有免疫系统中最重要的效应细胞，具有吞噬杀伤病原微生物和合成、分泌细胞因子等功能。中性粒细胞是人外周血中数量最多的固有免疫细胞，循环血中中性粒细胞数量和功能常作为判断免疫功能和炎症反应的指标之一。当患者出现脓毒症时，循环中中性粒细胞的表型和功能发生改变。Demaret 等观察到在脓毒性休克患者中，幼稚粒细胞比例明显上升，这些幼稚的中性粒细胞不仅在表型和形态学上，而且在功能上与成熟的中性粒细胞明显不同。Drifte 等发现相对于成熟的中性粒细胞，幼稚的中性粒细胞抵御病原体的能力明显下降。Demaret 还观察到脓毒症时中性粒细胞细胞内髓过氧化物酶和乳铁蛋白表达降低，从而导致其抵抗病原体能力下降。对于老年患者，虽然中性粒细胞数量没有明显改变，但是其趋化作用和吞噬作用随着年龄明显降低。Nacionales 等研究发现，与成年脓毒症大鼠相比，老年脓毒症大鼠中性粒细胞的趋化和吞噬病原体能力下降，造成长期免疫抑制，从而导致老年脓毒症患者或动物的死亡率升高。

2. 单核巨噬细胞　单核巨噬细胞通过吞噬病原体和释放细胞因子，从而在启动和维持固有免疫方面起重要作用。在脂多糖或其他炎症反应刺激时，单核巨噬细胞能力下降，表现为内毒素耐受现象。单核巨噬细胞内毒素耐受现象的结果就是在炎症反应中促炎因子释放减少，包括肿瘤坏死因子（tumor necrosis factor，TNF）-α、IL-1α、IL-6、IL-12 等，相应的抗炎因子释放增加，包括 IL-10 等。另外，内毒素耐受现象还可导致人白细胞抗原（human leukocyte antigen，HLA）-DR 表达降低，而 HLA-DR 能够很好地评价单核细胞的功能，其降低可以导致单核巨噬细胞抗原提呈能力下降，并能抑制 T 淋巴细胞反应。巨噬细胞主要表现为与年龄相关的功能改变，其数量变化较小。老年患者巨噬细胞对病原体或者其他炎症刺激反应降低，可能与老年患者 Toll 样受体表达降低有关。van Duin 等研究发现，老年大鼠巨噬细胞对 Toll 样受体 1、Toll 样受体 2、Toll 样受体 4 刺激的反应降低，对 TNF-α、IL-1β、IL-6 表达降低。另外，随着年龄增加，巨噬细胞将抗原提呈给 $CD4^{+}$T 细胞的能力下降，可能与 HLA-DR 表达降低有关。同时，其清除凋亡细胞的能力下降，不能有效地清除感染，导致炎症过度反应和组织损伤。

3. 自然杀伤细胞　自然杀伤细胞（NK 细胞）作为固有免疫重要的组成部分，其在启动机体防御、协调固有免疫和获得性免疫方面发挥着重要作用。NK 细胞除了能够针对病原体感染细胞启动快速的、非特异性的固有免疫，还能够快速迁移到细菌感染的部位，以及通过释放干扰素（IFN）-γ 来协调早期炎症反应。脓毒症患者中外周血 NK 细胞数量明显减少，导致死亡率增加，考虑可能与细胞凋亡增加有关。另外，研究显示脓毒症能够明显降低 NK 细胞功能，可能与 NK 细胞活化性受体 NKG2D 表达下降有关，而 NKG2D 能够识别病原体诱导的细胞表面分子。一些研究显示，NK 细胞在炎症反应中能够被过度活化，从而导致过度的炎症反应，造成器官功能障碍，增加死亡率。目前，大多数研究显示，老年患者 NK 细胞数量相对稳定或者轻度升高，这种升高是由于成熟的 $CD56^{dim}$ 亚型数量的增加所致。在功能上，老年患者 NK 细胞基本正常，或表现为 IFN-γ 表达增加及细胞毒性降低。

4. 树突状细胞　树突状细胞是机体功能最强大的专司抗原提呈细胞，是联系固有免疫和获得性免疫的桥梁。脓毒症患者脾脏和外周血中树突状细胞数量明显降低，可能与脓毒症导致的细胞凋亡增加有关。Guisset 等研究发现，脓毒症患者中树突状细胞数量减少的程度与脓毒症严重程度和死亡率密切相关，而幸存的树突状细胞的功能在脓毒症发生后一段时间内下降明显。脓毒症患者其树突状细胞 HLA-DR、CD80 和 CD86 表达降低；T 淋巴细胞和 B 淋巴细胞衰减增加；CD155（能够抑制 T 细胞功能）表达增加。对于老年患者，目前大多数研究提示树突状细胞的数量呈降低趋势，但是有些研究提示老年患者树突状细胞的数量相对稳定或呈轻度升高，存在一定的矛盾。但是，老年患者树突状细胞的功能改变较为明显。Agrawal 等发现老年患者树突状细胞的促炎表型增加，从而导致促炎因子如 IL-6、TNF-α 分泌增加，这可能与衰老相关的分泌表型相关，而这是免疫衰老的特征之一。

（二）获得性免疫细胞数量、表型及功能改变

在免疫反应中，获得性免疫主要被病原体或者抗原提呈细胞激活，从而启动有效的抗炎反应。获得性免疫细胞在遇到病原体时能够产生扩增效应，并产生免疫记忆现象，从而对病原体产生更强的效应。与固有免疫一样，获得性免疫细胞在老年脓毒症患者中的数量、表型和功能也发生了一系列改变。

1. T 淋巴细胞　γδT 淋巴细胞占所有 T 淋巴细胞的 5%，其在黏膜抵御病原体的过程中作为第一道防线起重要作用。研究显示脓毒症患者和大鼠的 γδT 淋巴细胞不仅数量较少，且功能也有所下降，其分泌 IFN-γ 的能力明显下降，从而导致高死亡率。γδT 淋巴细胞随着年龄的增长数量、表型和功能有着较为明显的变化。研究发现，无论是在正常情况下还是脓毒症下，老年患者的 γδT 淋巴细胞数量明显减少，增殖能力明显降低。另外，老年患者 γδT 淋巴细胞的效应器表型从早期的 $CD27^+$、$CD28^+$、$CD45RA^+$、$CD16^-$表型到后期的 $CD27^-$、$CD28^-$、$CD45RA^+$、$CD16^-$表型，其抵御新的病原微生物的能力明显下降，所以针对老年脓毒症患者，由于其 γδT 淋巴细胞的数量、表型和功能改变，导致其抵抗病原微生物的能力也明显下降。

$CD4^+$T 淋巴细胞通过协调有效的免疫反应和影响固有免疫、获得性免疫等方式在机体抗炎方面起着关键的作用。$CD4^+$T 淋巴细胞作为辅助性 T 淋巴细胞，有助于其他免疫细胞发挥作用，其能够激活中性粒细胞和巨噬细胞，启动 $CD8^+$T 细胞反应等。不同的细胞因子刺激后，CD^+T 细胞能够分化成不同的类型，包括 Th1、Th2、Th17。由于其在免疫反应中的重要作用，$CD4^+$T 淋巴细胞功能丧失会给机体带来灾难性的后果。大量研究提示，脓毒症患者 $CD4^+$T 淋巴细胞的数量、表型和功能都会发生变化。脓毒症通过加速凋亡、抑制增殖等方面使 $CD4^+$T 淋巴细胞数量明显降低；在表型和功能方面，脓毒症使患者 Th1、Th2、Th17 细胞分泌细胞因子的能力明显下降，从而增加了患者对细菌、真菌等病原微生物的易感性，同时脓毒症时抗原提呈细胞功能改变也降低了 $CD4^+$T 淋巴细胞的功能。$CD4^+$T 淋巴细胞在免疫衰老中起重要作用，随着年龄增加，幼稚的 $CD4^+$T 细胞数量减少，而记忆 $CD4^+$T 细胞数量增加，从而降低了机体对新的病原微生物的抵抗能力。与此同时，$CD4^+$T 细胞受体数量下降，从 Th1 向 Th2 改变，导致 Th1/Th2 失衡，这一系列改变降低了其活化、增殖和分化的能力。所以，$CD4^+$T 细胞数量减少、亚型失衡分布、持续消耗，使老年脓毒症患者增加了易感性和死亡率。

$CD8^+$T 淋巴细胞作为细胞毒性 T 淋巴细胞在清除细胞内病原体和肿瘤细胞方面起关键作用。当遇到抗原提呈细胞表面抗原时，幼稚的 $CD8^+$T 淋巴细胞快速增殖，通过释放 IFN-γ 和 TNF-α 等细胞因子发挥作用。由于脓毒症导致的凋亡，无论是幼稚 $CD8^+$T 淋巴细胞还是记忆 $CD8^+$T 淋巴细胞数量显著下降。Condotta 等发现，由于脓毒症患者和大鼠 $CD8^+$T 淋巴细胞共抑制分子表达增加，导致细胞因子 IFN-γ、TNF-α、IL-2 等释放降低，进而导致其功能改变。另外，脓毒症还通过影响 Th1 细

胞来影响 $CD8^+T$ 淋巴细胞的活性。随着年龄的增长，幼稚的 $CD8^+T$ 淋巴细胞数量下降，而记忆的 $CD8^+T$ 淋巴细胞数量呈增加趋势；同时还减少了效应分子的产生，以及细胞毒性活性受损。虽然目前关于脓毒症对于 $CD8^+T$ 淋巴细胞的影响较多，但是针对老年脓毒症患者 $CD8^+T$ 淋巴细胞的研究较少，Saito 等发现老年脓毒症大鼠的 $CD8^+T$ 淋巴细胞数量较年轻大鼠少，其共抑制分子 PD-1 的表达更加普遍，这些改变增加了老年脓毒症患者的易感性和死亡率。

2. B 淋巴细胞 B 淋巴细胞是由骨髓产生的多功能获得性免疫细胞，在固有和适应性免疫反应中发挥重要作用。B 细胞能够识别多种抗原，在共刺激分子的存在下，幼稚型 B 细胞活化、增殖，分化成浆细胞，从而分泌效应型抗体。感染控制后，一小部分效应 B 细胞存活下来，构成记忆 B 细胞，当病原体再次遇到时，会发生剧烈的增殖扩张。在脓毒症患者中，B 淋巴细胞数量明显下降，可能与凋亡增加有关；同时，由于表型变化，导致 B 细胞活化、增殖及成熟受损，抗体分泌降低。随着年龄的增加，B 淋巴细胞表现出幼稚型 B 细胞数量减少，而记忆 B 细胞数量增加，使患者抵抗新的病原体的能力下降。虽然 B 细胞在固有免疫和获得性免疫方面起着非常重要的作用，但是目前针对 B 细胞的免疫调节相关方面的研究较少。Padgett 等报道雄烯二醇能够提高老年大鼠的 B 细胞免疫反应。未来的研究是关注如何通过逆转老年脓毒症患者 B 细胞数量和功能的下降来改善体液免疫反应。

总之，与年轻人相比，老年脓毒症患者免疫功能障碍的改变更加明显。免疫衰老通过固有免疫和获得性免疫细胞数量、表型和功能等的一系列改变来影响老年脓毒症患者免疫反应，使之表现为高易感性和高死亡率。但是目前研究多针对于老年人或者脓毒症患者，而针对老年脓毒症患者免疫细胞的研究较少，未来应重点关注。同时，针对免疫细胞的早期识别和适当的联合免疫调节疗法是成功治疗老年脓毒症患者的关键。

（青岛市市立医院 谢伟峰 曲 彦）

参考文献

[1] Pera A, Campos C, Lopez N, et al. Immunosenescence: implications for response to infection and vaccination in older people. Maturitas, 2015, 82(1): 50-55.

[2] Martin GS, Mannino DM, Moss M, et al. The effect of age on the development and outcome of adult sepsis. CritCareMed, 2006, 34(1): 15-21.

[3] Angus DC, Linde Zwirble WT, Lidicker J, et al. Epidemiology of severe sepsis in the United States: analysis of incidence, outcome, and associated costs of care. Crit Care Med, 2001, 29(7): 1303-1310.

[4] Carbajal Guerrero J, Cayuela Dominguez A, Fernandez Garcia E, et al. Epidemiology and long-term outcome of sepsis in elderly patients. Med Intensive, 2014, 38(1): 21-32.

[5] Norman DC. Fever in the eldely. Clin Infect Dis, 2000, 31(1): 148-151.

[6] Girard TD, Ely EW. Bacteremia and sepsis in older adults. Clin Geriatr Med, 2007, 23(3): 633-647.

[7] Werner H, Kuntsche J. Infection in the elderly-what is different?Z Gerontol Geriatr, 2000, 33(5): 350-356.

[8] Girard TD, Opal SM, Ely EW, et al. Insights into severe sepsis in older patients: from epidemiology to evidence-based management. Clin Infect Dis, 2005, 40(5): 719-727.

[9] Salminen A. Activation of immunosuppressive network in the aging process. Ageing Res Rev, 2020, 57: 100998.

[10] Demaret J, Venet F, Friggeri A, et al. Marked alterations of neutrophil functions during sepsis-induced immunosuppression. J Leukoc Biol, 2015, 98(6): 1081-1090.

[11] Drifte G, Dunn Siegrist I, Tissieres P, et al. Innate immune functions of immature neutrophils in patients with sepsis and severe systemic inflammatory response syndrome. Crit Care Med, 2013, 41(3): 820-832.

[12] Hansen S, Baptiste KE, Fjeldborg J, et al. A review of the equine age-related changes in the immune system: comparisons between human and equine aging, with focus on lung-specific immune aging. Ageing Res Rev, 2015, 20: 11-23.

[13] Nacionales DC, Szpila B, Ungaro R, et al. A detailed characterization of the dysfunctional immunity and abnormal myelopoiesis induced by severe shock and trauma in the aged. J Immunol, 2015, 195(5): 2396-2407.

[14] Drew W, Wilson DV, Sapey E, et al. Inflammation and neutrophil immunosenescence in health and disease: targeted treatments to improve clinical outcomes in the elderly. Exp Gerontol, 2018, 105: 70-77.

[15] Delano MJ, Ward PA. The immune system's role in sepsis progression, resolution, and long term outcome. Immunol Rev, 2016, 274(1): 330-353.

[16] Venet F, Monneret G. Advances in the understanding and treatment of sepsis-induced immunosuppression. Nat Rev Nephrol, 2018, 14(2): 121-137.

[17] Cazalis MA, Friggeri A, Cave L, et al. Decreased HLA-DR antigen-associated invariant chain(CD74)mRNA expression predicts mortality after septic shock. Crit Care, 2013, 17(6): R287.

[18] Hinojosa CA, Akula Suresh Babu R, et al. Elevated A20 contributes to age-dependent macrophage dysfunction in the lungs. Exp Gerontol, 2014, 54: 58-66.

[19] Hinojosa E, Boyd AR, Orihuela CJ, et al. Age associated inflammation and toll-like receptor dysfunction prime the lungs for pneumococcal pneumonia. J Infect Dis, 2009, 200(4): 546-554.

[20] Herrero C, Marques L, Lloberas J, et al. IFN-gamma-dependent transcription of MHC class II IA is impaired in macrophages from aged mice. J Clin Invest, 2001, 107(4): 485-493.

[21] Aprahamian T, Takemura Y, Goukassian D, et al. Ageing is associated with diminished apoptotic cell clearance in vivo. Clin Exp Immunol, 2008, 152(3): 448-455.

[22] Shinkai Y, Rathbun G, Lam KP, et al. RAG-2-deficient mice lack mature lymphocytes owing to inability to initiate V(D)J rearrangement. Cell, 1992, 68(5): 855-867.

[23] Guo Y, Patil NK, Luan L, et al. The biology of natural killer cells during sepsis. Immunology, 2018, 153(2): 190-202.

[24] Jensen IJ, Winborn CS, Fosdick MG, et al. Polymicrobial sepsis influences NK-cell-mediated immunity by diminishing NK-cell-intrinsic receptor-mediated effector responses to viral ligands or infections. PLoS Pathog, 2018, 14(10): e1007405.

[25] Guisset O, Dilhuydy MS, Thiebaut R, et al. Decrease in circulating dendritic cells predicts fatal outcome in septic shock. Intensive Care Med, 2007, 33(1): 148-152.

[26] Agrawal A, Agrawal S, Cao JN, et al. Altered innate immune functioning of dendritic cells in elderly humans: a role of phosphoinositide 3-kinase-signaling pathway. J Immunol, 2007, 178(11): 6912-6922.

[27] Kallemeijn MJ, Boots AMH, van der Klift MY,

et al. Ageing and latent CMV infection impact on maturation, differentiation and exhaustion profiles of T-cell receptor gammadelta T-cells. Sci Rep, 2017, 7(1): 5509.
[28] Rink L, Cakman I, Kirchner H, et al. Altered cytokine production in the elderly. Mech Ageing Dev, 1998, 102(2-3): 199-209.
[29] Condotta SA, Khan SH, Rai D, et al. Polymicrobial sepsis increases susceptibility to chronic viral infection and exacerbates $CD8^+$ T cell exhaustion. J Immunol, 2015, 195(1): 116-125.
[30] Padgett DA, MacCallum RC, Loria RM, et al. Androstenediol-induced restoration of responsiveness to influenza vaccination in mice. J Gerontol A Biol Sci Med Sci, 2000, 55(9): B418-B424.
[31] Wanxue He, Kun Xiao, Min Fang, et al. Immune cell number, phenotype, and function in the elderly with sepsis. Aging Dis, 2021, 12(1): 277-296.

第四节　如何早期实施老年神经重症康复治疗

一、早期实施老年神经重症康复治疗的安全性

衰老带来的自然的生理变化使老年神经重症患者的康复治疗面临挑战，尤其是早期康复的安全性，目前尚无针对老年神经重症早期康复安全性的研究。一项针对重症监护病房（intensive care unit，ICU）康复治疗安全性的 meta 分析涵盖了 7546 例患者的 22 351 项康复治疗，其中包含大量老年神经重症患者，研究结果提示，早期康复治疗是安全的（其中 583 次报告了潜在的安全事件，累计发生率为 2.6%，最常报告的事件类型是氧饱和度和血流动力学变化，另外尚有血管内导管、脑部引流管、气管内插管相关事件）；另一项针对重症病房康复治疗的研究纳入 1753 例患者，同样包含大量老年神经重症患者，研究结果表明，积极康复治疗对患者短期和长期死亡率没有影响，但可能会改善患者的活动状态、肌肉力量。由此可推测出老年神经重症患者实施早期康复治疗是安全的。目前迫切需要有进一步针对性的严格设计的多中心研究。由于老年患者衰弱、脏器功能不全、骨质疏松等特点，导致发生不良事件的风险可能增加，与其他患者实施早期康复治疗一样，实施康复治疗之前的评估十分重要，比如血流动力学、呼吸状态、颅内压控制情况等。给予个体化的、合适的、分阶段的康复治疗是安全的前提。实施过程中尤其应注意氧合、循环监测，以及脑部引流管、气管插管、血管内导管的保护。

二、早期实施老年神经重症康复治疗的时机

《神经重症康复中国专家共识（2018）》建议：康复介入时机为血流动力学及呼吸功能稳定后，即可开始康复治疗，或入住 ICU 24～48h 后，符合以下标准：①心率>40 次 / 分或 120 次 / 分；②收缩压≥90mmHg 或≤180mmHg，或（和）舒张压≤110mmHg，平均动脉压≥65mmHg 或≤110mmHg；③呼吸频率≤35 次 / 分；④血氧饱和度≥90%，机械通气吸入氧浓度≤60%，呼气末正压（positive end expiratory pressure，PEEP）≤10cmH_2O；⑤在延续生命支持阶段，小剂量血管活性药支持，多巴胺≤10μg/（kg・min），或去甲肾上腺素 / 肾上腺素≤0.1μg/（kg・min），即可实施康复介入。

三、早期实施老年神经重症康复治疗的方法

ICU危重症患者的早期活动和康复治疗有助于预防或减轻卧床休息后遗症，改善患者预后，包括降低重症监护病房获得性虚弱（ICU-AW）的发生率、改善患者身体功能、缩短机械通气时间和住院时间等。老年神经重症患者的早期康复治疗方法见图23-4-1。

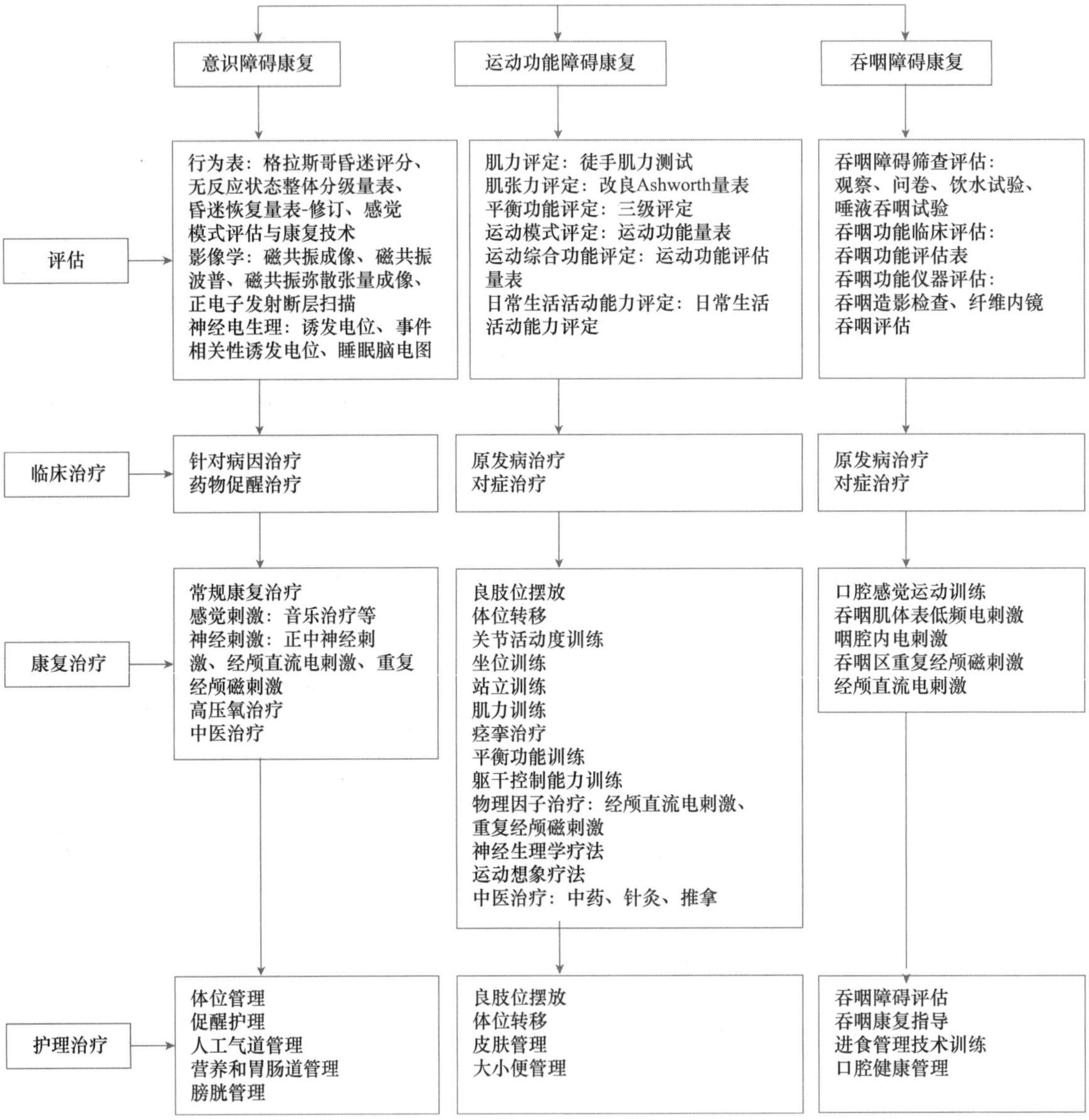

图23-4-1　老年神经重症康复

（一）意识障碍康复

1. 康复评定　对于早期危重患者意识障碍的评定，格拉斯哥昏迷量表（glasgow coma scale，GCS）是经典的评定方法。

2. 康复治疗　意识障碍患者的促醒一直是早期康复治疗的重中之重，常用的促醒方法如高压

氧、神经电刺激、感觉刺激及针灸穴位促醒等。

（二）运动功能障碍康复

1. 康复评定 运动功能的评估包括肌力、肌张力、关节活动度、运动模式、平衡与协调、日常生活能力等。

2. 康复治疗 对于神经重症无反应或不能主动配合的患者早期运动参考方案包括良肢位摆放，床上被动体位转换；关节肌肉被动牵伸；被动维持四肢及躯干关节活动度；床上被动坐位，不同角度体位适应性训练；电动直立床训练；神经肌肉电刺激疗法等物理因子治疗技术。对于反应良好或可以主动配合的患者运动治疗，包括床上转移、床椅转移、床上被动或主动体位转换练习、日常生活能力相关练习、平衡与协调能力训练等。运动训练，包括早期运动训练、主动运动和被动运动，对于气管切开机械通气的患者进行颈部屈伸抬举训练对撤离呼吸机有辅助作用。物理治疗、体外膈肌起搏器等物理因子治疗可作为辅助手段。

（三）吞咽障碍康复

1. 康复评定 意识障碍患者，可以通过吞咽器官或咽反射等检查间接了解吞咽功能状态。对于清醒患者，可采用洼田饮水测试、反复唾液吞咽试验、分级饮水试验等，推荐采用改良曼恩吞咽能力评估量表（Mann assessment of swallowing ability，MASA）。经口喂半流质食物，观察评估口腔控制情况、进食前后咽部声音变化、吞咽动作的协调性等。纤维内镜下吞咽功能检查法（flexible endoscopic evaluation of swallowing，FEES）是吞咽功能评估的首选仪器检查方法。

2. 康复治疗 推荐采用吞咽肌低频电刺激、口腔感觉运动训练（包括舌肌被动训练、冰酸刺激、气脉冲感觉刺激、K 点刺激、口面部震动刺激）等。推荐使用通气说话瓣膜，有助于促进吞咽及生理气道功能恢复，减少肺炎发生。对于气管切开患者，多数建议先拔除气管套管，再考虑经口进食。神经重症患者吞咽障碍所致的误吸中 10%～20% 为隐性误吸或微量误吸。除食物外更为常见的是口咽部分泌物的误吸。建议存在口咽部分泌物增多、持续留置鼻饲管、胃食管反流、不明原因发热、反复支气管炎或肺炎、嗓音改变等情况的患者均应行进一步吞咽功能评估。保持良好的口腔卫生、半卧位、人工气道导管气囊的有效管理等是神经重症患者预防隐性误吸的关键。

四、早期实施老年神经重症康复护理

1589 例外科 ICU 患者，最后入选 55 例，随机分为个性化音乐（PM）、慢节奏音乐（STM）和注意力控制（AC）。疗程为 1h，每天 2 次，持续 7 天。患者戴降噪耳机，用 mp3 播放器听音乐 / 有声读物，分别每天评估 2 次谵妄和谵妄严重程度。结论：在 ICU 音乐治疗是可行的，且患者更容易接受，可行进一步研究，以证明使用这种护理干预措施可以减少谵妄的发生。

骨骼肌在日常生活中起着至关重要的作用，与年龄相关的骨骼肌减少会严重危害健康，在 ICU 中可能会加速重症患者骨骼肌的丢失速度。ICU 护理服务的进步极大地提高了存活率。因此，在 ICU 环境中针对肌肉质量和功能丧失的护理策略对改善患者相关结局至关重要。尤其，负重运动和提供蛋白质最引人注目。故神经肌肉电刺激疗法和早期运动治疗策略的结合护理，对老年重症患者的恢复可能是有益的。

五、早期实施老年神经重症康复治疗的并发症

尽管老年神经重症患者的早期身体活动是安全的，发生潜在安全事件的风险很低，我们也需要关注患者在早期身体活动或康复治疗过程中的安全问题，如 ICU-AW 和神经精神疾病，肺不张、压疮、留置导管的滑脱和谵妄等。此外，早期危重患者的常见并发症还包括骨化性肌炎、深静脉血栓形成、肩关节半脱位、肩 - 手综合征、骨质疏松骨折、精神心理障碍、呼吸机相关性肺炎及继发性癫痫等。故《神经重症康复中国专家共识（2018）》建议康复暂停时机为生命体征明显波动，有可能进一步恶化危及生命时；存在其他预后险恶的因素；有明显胸闷痛、气急、眩晕、显著乏力等不适症状；有未经处理的不稳定性骨折等。

六、老年神经重症康复治疗未来的发展方向

老年神经重症患者大部分存在多种并发症，伴随体力、耐力下降，预测其生存和切实的功能恢复，可能需借助相关的测量工具，包括 Karnofsky 绩效量表（KPS）、姑息治疗绩效量表（PPS）等。这一类人群的康复目标制订，康复训练方式、强度，以及是否借助替代工具，考虑出院后等康复方案等均是未来老年神经重症的思考方向。

对于大多数危重的老年患者来说，预测一个老年患者在危重病后将如何康复是比较困难的。基于老年神经重症的临床康复，存在多种物理康复选择，包括长期急性护理、急性康复、亚急性康复和家庭治疗。越来越多的证据表明康复机器人技术（使用设备、运动场景和控制策略）的可行性和有效性，旨在促进受损的感觉、运动和认知技能的恢复。

另外，我们还需要特别认识到老年神经重症患者营养不良、体力虚弱与康复之间的关系。早期活动已成为 ICU 患者新的康复、护理标准。最近的一项荟萃分析表明，入选 10 项试验（纳入 1110 例患者）比较了 ICU 机械通气患者，在转出 ICU 后，分强化康复组与常规护理或无干预组，发现转出 ICU 后强化康复治疗对其生活质量和死亡率的影响很小或没有影响，故未来可进一步研究早期康复对老年神经重症患者生活质量和死亡率的影响。

（浙江省中医院　王灵聪　毛雅君　祝　晨）

参 考 文 献

［1］Tapper C X, Curseen K. Rehabilitation concerns in the geriatric critically ill and injured-part 1. Critical Care Clinics, 2021, 37(1): 117-134.

［2］Nydahl P, Sricharoenchai T, Chandra S, et al. Safety of patient mobilization and rehabilitation in the intensive care unit. Systematic review with meta-analysis. Annals of the American Thoracic Society, 2017, 14(5): 766-777.

［3］Tipping CJ, Harrold M, Holland A, et al. The effects of active mobilisation and rehabilitation in ICU on mortality and function: a systematic review. Intensive Care Medicine, 2017, 43(2): 1-13.

［4］倪莹莹，王首红，宋为群，等．神经重症康复中国专家共识（上）．中国康复医学杂志，2018，

33（1）：7-14.

［5］宋为群，张皓，黄怀．等．重症康复指南．北京：人民卫生出版社，2020.

［6］Lan Zhang, Weishu Hu, Zhiyou Cai, et al. Early mobilization of critically ill patients in the intensive care unit: a systematic review and meta-analysis. PLOS ONE, 2019, 14(10): e0223185.

［7］Veldema J, Bösl K, Kugler P, et al. Cycle ergometer training vs resistance training in ICU-acquired weakness. Acta Neurol Scand, 2019, 140(1): 62-71.

［8］Khan SH, Xu C, Purpura R, et al. Decreasing delirium through music: a randomized pilot trial. Am J Crit Care, 2020, 29(2): e31-e38.

［9］McKendry J, Thomas ACQ, Phillips SM. Muscle mass loss in the older critically ill population: potential therapeutic strategies. Nutr Clin Pract, 2020, 35(4): 607-616.

［10］Nydahl P, Sricharoenchai T, Chandra S, et al. Safety of patient mobilization and rehabilitation in the intensive care Unit. systematic review with meta-analysis. Ann Am Thorac Soc, 2017, 14(5): 766-777.

［11］Tapper CX, Curseen K. Rehabilitation concerns in the geriatric critically ill and injured -part 1. Rehabilitation Concerns, 2021, 37(1): 117-134.

［12］van Willigen Z, Ostler C, Thackray D, et al. Patient and family experience of physical rehabilitation on the intensive care unit: a qualitative exploration. Physiotherapy, 2020, 109: 102-110.

［13］Taito S, Yamauchi K, Tsujimoto Y, et al. Does enhanced physical rehabilitation following intensive care unit discharge improve outcomes in patients who received mechanical ventilation? A systematic review and meta-analysis. BMJ Open, 2019, 9(6): e026075.

第五节　如何早期实施老年重症心脏康复

大量循证医学证据证实，实施心脏康复（cardiac rehabilitation，CR）可以显著降低重症心脏患者的死亡率和并发症发生率，减少复发和再次住院，维持患者的身心健康和提高生活质量。因此，国内外的多项临床指南将心脏康复作为重症心脏的治疗推荐（其中对心脏手术、心肌梗死和经皮冠状动脉介入治疗是Ⅰ类推荐，对稳定性收缩性心力衰竭是Ⅱa类推荐）。但是，上述各项临床研究（包括指南所依据的临床证据）中的研究人群多数是<65岁的患者，而临床上≥65岁的老年患者在重症心脏患者中所占比例越来越高，甚至达到60%。本文对老年重症心脏康复的必要性和安全性、现状、早期实施老年重症心脏康复的临床策略，以及具体临床场景下的实施方案做一综述。

一、老年重症心脏与心脏康复

（一）老年重症心脏的流行病学和特征

人类的预期寿命越来越长，全球正迈入老龄化进程。欧洲联盟（简称欧盟）国家因急性心肌梗死入院的患者中，>70岁的患者约占1/2；而心源性死亡的患者中有80%超过65岁。最新的流行病学调查显示，中国心血管病危险因素流行趋势明显，致使老年冠心病和心肌梗死的发生率和死亡率均呈上升趋势。

老年重症心脏患者除了心脏储备功能低下外，常常伴有糖尿病、慢性阻塞性肺疾病、慢性肾脏病、外周血管疾病、贫血、关节炎、轻度认知障碍、痴呆等合并症，增加了病情的复杂性和治疗难度。衰弱（frailty）、营养状况低下和精神状况异常（主要是抑郁状态）均是老年重症心脏患者不良预后的独立危险因素。

（二）老年重症心脏康复的必要性与安全性

研究显示，实施心脏康复可以提高老年心血管病及重症心脏患者的运动能力，改善血流动力学指标、增加心输出量，缩短住院时间和减少住院费用，改善患者的精神状态，优化二级预防，提高患者的生活质量。在一项纳入 601 099 例≥65 岁的冠心病（包括急性心肌梗死和经皮冠状动脉介入治疗）患者的研究中发现，心脏康复可以降低该人群 21%～34% 的病死率。此外，早期心脏康复可以提高＞60 岁的冠状动脉旁路移植术患者和≥80 岁的心脏瓣膜置换术患者的运动能力，缩短住院时间。并且在上述各项研究中，心脏康复（包括早期心脏康复）相关不良事件的发生率很低。因此，对老年重症心脏患者实施心脏康复（包括早期心脏康复）是必要的、安全的。

（三）老年重症心脏康复的现状

虽然心脏康复带来种种益处，但是老年重症心脏患者参与心脏康复的比例并不高。最近一项涉及欧洲 8 个中心，3471 例≥65 岁的重症心脏患者的调查显示，医务人员向 80.8% 的患者提供了心脏康复治疗，仅 68.0% 的患者最终参与。并且，通过多因素分析证实年龄增高恰恰与不提供 / 不参与心脏康复相关。这就需要我们根据老年重症心脏患者的具体状况，制订更加切实可行的方案，更加积极地去推进早期心脏康复。

二、早期实施老年重症心脏康复的临床策略

（一）适合人群

原则上，所有老年重症心脏［包括重症冠心病（ST 段抬高型心肌梗死、非 ST 段抬高型心肌梗死）、经皮冠状动脉介入治疗、冠状动脉旁路移植术、心脏瓣膜手术（瓣膜置换或成形术、经导管主动脉瓣置换术）、大血管手术、心脏移植术、心力衰竭、辅助循环等］患者，待急性发病和危险期过后，若无禁忌证，均应接受心脏康复治疗，只是根据疾病限制或耐受程度选择性进行运动康复及呼吸锻炼。

（二）启动时间

心脏康复分为 3 期，即Ⅰ期康复（院内康复期）、Ⅱ期康复（门诊康复期）和Ⅲ期康复（院外长期康复）。目前的研究结果显示，对老年重症心脏患者早期实施心脏康复（Ⅰ期康复），包括在重症监护病房（intensive care unit，ICU）和冠心病监护治疗病房（coronary cardiac care unit，CCU）中尽早实施老年重症心脏康复，均是安全和有效的。

（三）禁忌证

早期老年重症心脏康复的禁忌证包括：①不稳定型心绞痛发作时；②静息时有新发心肌缺血征象；③严重的症状性瓣膜病手术前；④急性失代偿性心力衰竭；⑤急性主动脉综合征（包括主动脉夹层、主动脉穿透性溃疡、主动脉壁间血肿）及假性动脉瘤急性发作期和手术前；⑥急性肺动脉栓塞；⑦导致血流动力学不稳定的恶性心律失常；⑧未安置起搏器的Ⅲ度房室传导阻滞；⑨静息心率＞120 次 / 分；⑩静息呼吸频率＞30 次 / 分；⑪ 经皮动脉血氧饱和度≤90%；⑫ 静息血压＞180/110mmHg；⑬ 随机血糖＞18mmol/L；⑭72h 内体重变化 ±1.8kg 以上；⑮ 合并感染性休克血流动力学未稳定前；

⑯ 合并运动可能导致恶化的神经系统、运动系统疾病或风湿性疾病；⑰ 患者依从性差，不愿意配合。

（四）早期老年重症心脏康复的目标

早期老年重症心脏康复的主要目标是改善运动能力，预防制动相关并发症；通过心理支持预防或减轻焦虑和谵妄；优化药物治疗；完成患者宣教和评估，制订康复计划。

（五）早期老年重症心脏康复的实施内容

由于老年重症心脏患者存在脏器储备功能低下、合并症多、衰弱、营养状况和精神状况差等生理及病理特征，因此在开展早期心脏康复时，需要根据患者的具体状况和特殊需要，制订精细的、个体化的康复方案。早期老年重症心脏康复的主要内容包括如下几个部分。

1. 全面评估　应对每个患者的心肺及其他脏器功能、运动能力、营养状况、心理和精神状况、睡眠状况、心血管危险因素（包括戒烟、戒酒）等进行全面评估。

2. 呼吸康复　呼吸康复即胸部物理治疗（chest physiotherapy，CPT），是运用物理技术来清除气道分泌物，以及指导患者进行呼吸训练，以此来改善患者的呼吸功能。CPT 可以防止气道分泌物潴留、促进分泌物清除，减少机械通气时间和肺部并发症，改善肺通气及通气 / 血流比例，提高心肺功能。

（1）气道分泌物廓清技术：是 CPT 的一个主要内容。传统方法有体位引流，胸部叩拍、振动和摇动，指导性咳嗽技术（咳嗽训练），以及用力呼气技术等。近年来又涌现出多种新技术，如高频胸壁振荡（high frequency chest wall oscillation，HFCWO）、气道内振动等，但是在老年重症心脏康复中的治疗效果是否优于传统技术尚有待高质量研究证实。

（2）呼吸训练（控制性呼吸技术）：是早期老年重症心脏 CPT 的另一个主要内容。通过吸气肌训练（inspiratory muscle training，IMT），加强膈肌及腹部力量，增加最大吸气压力和潮气量，改善肺功能。控制性深呼吸和呼气正压（positive expiratory pressure，PEP）技术是呼吸训练最常用和有效的方法，此外还有缩唇呼吸、腹式呼吸和腹部抗阻训练等方法。对于机械通气患者（包括气管插管和气管切开），在患者神志清楚、有自主呼吸的状态下，对患者进行腹式呼吸训练，训练时适当调整机械通气参数，有助于患者尽早脱机及减少机械通气相关并发症。

3. 运动康复　患者一旦脱离急性危险期，并且排除禁忌证后，即可开始早期床上活动。早期运动康复的步骤和方法见表 23-5-1。运动康复的主要活动部位是四肢及核心肌群，从被动运动开始，伴随患者的肌力恢复，逐步过渡至主动辅助活动，主动活动。患者应当从床上半卧位开始，逐步进行坐位、独立坐位、床沿坐位、离床（out of bed，OOB）坐位、站立、步行训练和有氧训练。同时，应当对患者进行日常生活能力训练，让患者自行喝水、进食、洗漱、梳头、穿衣等。活动强度依据循环、呼吸指标（心率、血压、呼吸频率、经皮动脉血氧饱和度等）和 Borg 评分（12～13 分为宜）而定。

表 23-5-1　老年重症心脏患者早期运动康复方案

阶段	患者神志	肢体肌力	体位、姿势	康复方法	康复内容
1	不清	无法评估	每 2h 翻身	被动活动	关节被动活动
2	神清	肌力＜3 级	每 2h 翻身；半卧位	被动活动 主动辅助活动	关节被动或主动活动，四肢小量抗阻活动，床上主动或被动踏车训练，神经肌肉电刺激疗法

（待　续）

（续 表）

阶段	患者神志	肢体肌力	体位、姿势	康复方法	康复内容
3	神清	上肢肌力≥3 级	每 2h 翻身；坐位，独立坐位，床沿坐位	被动活动 主动辅助活动 主动活动	关节被动或主动活动，四肢小量抗阻活动，床上主动或被动踏车训练，神经肌肉电刺激疗法，日常生活能力训练
4	神清	下肢肌力≥3 级	被动离床坐位，辅助下床旁站位	被动活动 主动辅助活动 主动活动	关节被动或主动活动，四肢小量抗阻活动，床上或床旁主动踏车训练，神经肌肉电刺激疗法，日常生活能力训练
5	神清	上、下肢肌力≥4 级	主动离床坐位，床旁站位，辅助下步行	主动辅助活动 主动活动	关节主动活动，四肢抗阻活动，床旁主动踏车训练，辅助下步行，日常生活能力训练

注：修改自 Morris PE et al. Crit Care Med. 2008；36（8）：2238-2243.

4. 心理干预　心脏康复是“双心”治疗的重要组成部分。老年重症心脏患者合并抑郁等心理疾病的比例高，对患者的预后产生严重的不良影响。一项荟萃分析显示，通过心理干预在内的综合心脏康复治疗，可以显著改善老年重症心脏患者的预后。通过汉密尔顿抑郁量表评分，若患者存在轻至中度抑郁，可由心理治疗师进行心理干预。中重度抑郁患者在心理干预的前提下，可以考虑加用选择性 5- 羟色胺再摄取抑制剂等药物进行治疗。

5. 营养处方　鼓励患者口服进食，食物应低盐、低脂、易消化。根据欧洲临床营养与代谢协会的实践指南，对于老年心脏重症患者，应当更加谨慎地根据个体耐受情况及手术类型调整口服营养方案。通过营养状态的评估，对存在营养不良及营养风险的患者应开展营养治疗。营养治疗首选肠内途径，包括口服营养补充和管饲营养。若肠内营养无法满足能量及营养需求（＜50% 热卡需求）超过 7 天，应联合应用肠内和肠外营养。

6. 药物管理　根据患者的年龄、性别、体重指数、肝肾功能、疾病类型和已接受的治疗、心血管危险因素等，优化药物治疗方案，合理选择药物及调整药物剂量。

（六）康复效果评估方法

早期心脏重症康复的效果评估，主要包括运动能力（exercise capacity）评估和心功能评估两个方面。运动能力评估方法有心肺运动试验（cardiopulmonary exercise test，CPET）、6 分钟步行试验（six-minute walking test，6MWT）、运动试验（exercise test，ET）、简易机体功能评估（short physical performance battery，SPPB）等。通过 CPET 测量的峰值摄氧量（peak oxygen uptake，VO_2peak）是运动能力评估的“金标准”。由于老年重症心脏患者很难完成 CPET，因此临床上常用 6MWT 作为替代。研究证实，6MWT 对老年重症心脏患者是一项简单、有效、安全的评估方法。在心功能评估方面，心脏超声、生物学标志物［如氨基末端脑钠肽前体（N-terminal pro-brain natriuretic peptide，NT-proBNP）等］及无创心输出量测量均能够提供有效依据。

（七）康复实施过程中的监测

对于老年重症心脏患者实施早期心脏康复时，特别是在 ICU 或者 CCU 中，应当在康复治疗全程进行心电监护。与传统监测技术相比，动态无创血流动力学监测则提供了一个更优的选择，通过实时连续监测血流动力学参数，从而评估静息、活动及运动过程中心功能的变化，对制订老年重症心脏患者早期心脏康复处方、判断患者对康复治疗的耐受性、保障早期康复的安全、评估治疗及康复效果等具有重要价值。

（八）康复中止指标

当出现下列情况时，应当及时暂停早期心脏康复：①心率＞130 次 / 分，或＜50 次 / 分；②频繁发生心律失常；③平均动脉压＞110mmHg，或＜60mmHg；④呼吸频率＞40 次 / 分；⑤经皮动脉血氧饱和度＜88%；⑥患者自觉呼吸困难，或机械通气患者出现明显人机对抗；⑦患者主观感受很差，全身疲劳感无法消除；⑧ Borg 指数≥17；⑨少尿，下肢水肿加重，或 72h 内体重增加＞1.8kg；⑩出现摔倒、气管插管或气切套管移位、深静脉导管或引流管脱落等不良事件。

三、具体临床场景下的早期老年重症心脏康复

（一）心脏外科手术（冠状动脉旁路移植术、心脏瓣膜手术等）

接受心脏外科手术的老年患者进行早期心脏康复，除了遵循一般原则外，还需要注意如下几个问题。

1. 术前预康复　对于老年患者，特别是具有术后肺部并发症危险因素（年龄＞70 岁，频繁咳嗽，糖尿病，吸烟；慢性阻塞性肺疾病，体重指数＞27kg/m^2，肺功能 FEV_1＜80% 预期值及 FEV_1/FVC＜70% 预期值）的患者，应在择期心脏手术前开展术前预康复（preoperative rehabilitation，PR）。PR 包括指导患者有效咳嗽，运用吸气阈值设备、咳嗽、吞咽和呼吸技术的呼吸训练，上肢肢体训练以增大胸廓活动度，下肢大肌群活动以增加下肢力量等。

2. 预防和治疗术后谵妄　老年患者心脏手术术后谵妄（postoperative delirium，POD）发生率高，而且与不良预后密切相关。早期心脏康复（包括早期活动、呼吸锻炼、镇痛、睡眠管理等）是老年心脏手术患者 POD 的一线预防和治疗措施。

3. 手术部位防护　胸部正中切口的患者在进行呼吸康复前，应当充分镇痛，并且佩戴松紧合适的胸带；运动康复可以早期进行肩关节运动，但是要避免胸骨受到较大牵拉。取下肢大隐静脉的患者术后早期应抬高术侧的下肢，减轻水肿，同时在进行运动康复时应穿着压力梯度弹力袜。

（二）经导管主动脉瓣置入术

近年来，越来越多的老年主动脉瓣病变患者接受经导管主动脉瓣置入术（transcatheter aortic valve implantation，TAVI）。与传统开胸主动脉瓣膜置换术（surgical aortic valve replacement，SAVR）相比，TAVI 患者具有高龄更大（＞80 岁的患者占比高）、明显衰弱、合并症多、若接受 SAVR 则预期手术死亡率很高等特点。研究显示，在高龄 TAVI 患者中实施早期心脏康复，与 SAVR 患者一样安全和有效。早期心脏康复可以使老年 TAVI 患者增加运动能力，减少术后并发症，降低死亡率。因此，早期心脏康复是老年 TAVI 患者围术期治疗中至关重要的组成部分。

衰弱是老年 TAVI 患者最常见和显著的特征，衰弱程度能够预测患者的术后死亡率，主要不良事件（如术后谵妄、功能减退）的发生率，以及生活质量。术前应当常规评估衰弱程度，目前常用的评估工具，包括 Fried 表型衰弱量表及其修订量表、衰弱指数（frailty index，FI）等。由于 TAVI 本身手术创伤小，因此在患者术后血流动力学指标平稳后，应当尽早开展呼吸康复和运动康复，尽早从床上活动过渡到离床活动；同时，积极进行营养支持和心理干预，帮助老年衰弱患者完成早期心脏康复。在早期康复过程中，应当密切观察患者神志、精神、疲劳程度及血流动力学变化，防止摔倒及临时起

搏导线移位、脱落等意外发生。

（上海交通大学医学院附属仁济医院　谢　波）

参 考 文 献

[1] American Association of Cardiovascular and Pulmonary Rehabilitation. Guidelines for cardiac rehabilitation and secondary prevention programs/ American Association of Cardiovascular and Pulmonary Rehabilitation. 5th ed. Champaign: Human Kinetics Pub, 2013.

[2] Smith SC Jr, Benjamin EJ, Bonow RO, et al. AHA/ ACCF secondary prevention and risk reduction therapy for patients with coronary and other atherosclerotic vascular disease: 2011 update: a guideline from the American heart association and American College of Cardiology Foundation. Circulation, 2011, 124(22): 2458-2473.

[3] 国家心血管病中心，《中西医结合Ⅰ期心脏康复专家共识》专家委员会. 中西医结合Ⅰ期心脏康复专家共识. 中华高血压杂志，2017，25（12）：1140-1148.

[4] 中国心血管健康与疾病报告编写组. 中国心血管健康与疾病报告2019概要. 中国循环杂志. 2020，35（9）：833-854.

[5] Silverii MV, Pratesi A, Lucarelli G, et al. Cardiac rehabilitation protocols in the elderly. Monaldi Arch Chest Dis, 2020, 90(4): 1253.

[6] Schopfer DW, Forman DE. Cardiac rehabilitation in older adults. Can J Cardiol, 2016, 32(9): 1088-1096.

[7] Gellis ZD, Kang Yi C. Meta-analysis of the effect of cardiac rehabilitation interventions on depression outcomes in adults 64 years of age and older. Am J Cardiol, 2012, 110(9): 1219-1224.

[8] Bierbauer W, Scholz U, Bermudez T, et al. Improvements in exercise capacity of older adults during cardiac rehabilitation. Eur J Prev Cardiol, 2020, 27(16): 1747-1755.

[9] Pizzorno M, Desilvestri M, Lippi L, et al. Early cardiac rehabilitation: could it improve functional outcomes and reduce length of stay and sanitary costs in patients aged 75 years or older? A retrospective case-control study. Aging Clin Exp Res, 2021, 33(4): 957-964.

[10] Ades PA. Cardiac rehabilitation and secondary prevention of coronary heart disease. N Engl J Med, 2001, 345(12): 892-902.

[11] Suaya JA, Stason WB, Ades PA, et al. Cardiac rehabilitation and survival in older coronary patients. J Am Coll Cardiol, 2009, 54(1): 25-33.

[12] Cui Z, Li N, Gao C, et al. Precision implementation of early ambulation in elderly patients undergoing off-pump coronary artery bypass graft surgery: a randomized-controlled clinical trial. BMC Geriatr, 2020, 20(1): 404.

[13] Russo N, Compostella L, Tarantini G, et al. Cardiac rehabilitation after transcatheter versus surgical prosthetic valve implantation for aortic stenosis in the elderly. Eur J Prev Cardiol, 2014, 21(11): 1341-1348.

[14] Gonzalez Salvado V, Pena Gil C, Lado Baleato O, et al. Offering, participation and adherence to cardiac rehabilitation programmes in the elderly: a European comparison based on the EU-CaRE multicentre observational study. Eur J Prev Cardiol, 2021, 28(5): 558-568.

[15] Achttien RJ, Staal JB, van der Voort S, et al. Exercise-

based cardiac rehabilitation in patients with chronic heart failure: a dutch practice guideline. Neth Heart J, 2015, 23(1): 6-17.

[16] Pedretti RFE, Fattirolli F, Griffo R, et al. Cardiac prevention and pehabilitation "3. 0": from acute to chronic phase. Position paper of the Italian association for cardiovascular prevention and rehabilitation (GICR-IACPR). G Ital Cardiol (Rome), 2018, 19(10 Suppl 3): 3S-40S.

[17] Stiller K. Physiotherapy in intensive care: an updated systematic review. Chest, 2013, 144(3): 825-847.

[18] Morris PE, Goad A, Thompson C, et al. Early intensive care unit mobility therapy in the treatment of acute respiratory failure. Crit Care Med, 2008, 36(8): 2238-2243.

[19] Weimann A, Braga M, Carli F, et al. ESPEN guideline: clinical nutrition in surgery. Clin Nutr, 2017, 36(3): 623-650.

[20] 中国医师协会重血医学医师分会心脏重症专家委员会. 基于无创心输出量测量系统的心脏重症康复专家共识. 中国心血管病研究，2019，17（6）: 481-487.

[21] Valkenet K, van de Port IG, Dronkers JJ, et al. The effects of preoperative exercise therapy on postoperative outcome: a systematic review. Clin Rehabil, 2011, 25(2): 99-111.

[22] Sperlongano S, Renon F, Bigazzi MC, et al. Transcatheter aortic valve implantation: the new challenges of cardiac rehabilitation. J Clin Med, 2021, 10(4): 810.

第二十四章　高 原 重 症

第一节　急性高原病的脑血流动力学变化特点及防治要点

随着社会经济水平的提高，越来越多的人因为各种需求搭乘空中交通工具到达高海拔地区（海拔＞2500m），但因身体未充分适应迅速上升至2500m以上的高海拔地区，会出现急性高原反应，表现为恶心、呕吐、厌食、疲乏、眩晕及失眠等症状，临床称为急性高原病，又称急性高山病（acute mountain sickness，AMS），若不进行治疗，部分患者可能会进展为高原肺水肿（high-altitude pulmonary edema，HAPE）、高原脑水肿（high-altitude cerebral edema，HACE）。AMS和HACE是高原病的脑部综合征。一般认为，HACE是AMS的晚期阶段，共济失调、意识改变为其主要特征，患者可能因脑疝而昏迷，甚至死亡。目前，随着越来越多的人到达高海拔地区，临床医师对急性高原病的临床表现、诊断及治疗的认识也越来越深入。

大部分综述已呈现了相关的流行病学调查结果，故本节将着重探讨高原脑水肿可能存在的病理生理机制及其相关要点。

一、病理生理机制

（一）脑血流量和脑血流速增加

机体在发生急性脑缺氧时，氧输送主要是通过脑血管扩张来增加脑血流的。当脑氧分压低于50mmHg时，脑血流将较基础值［约0.5ml/（g·min）］成倍增加，这种变化比大脑皮质对脑干及中脑自主神经功能的调节更有意义。单纯低氧造成的脑血管扩张主要是由呼吸代偿导致的呼吸性碱中毒引起的；而窒息导致的低氧主要会引起呼吸性酸中毒，促进脑血管扩张，增加脑血流量。

低氧导致的脑血管扩张主要包括3个相互紧密关联的因素，即缺氧血红蛋白增加、一氧化氮（NO）产生及血管平滑肌松弛。首先，缺氧血红蛋白能使循环中的NO_2^-转换为NO。其次，肺中产生的NO或一氧化氮合酶（NOS）亚群能结合到氧化状态的血红蛋白，并被运送到远端器官，当其到达包括大脑在内的其他缺氧组织时，血红蛋白转化为缺氧血红蛋白，并释放NOS。最后，低氧导致红细胞上的三磷酸腺苷（ATP）释放，并通过嘌呤受体促进脑血管扩张，导致脑血流量增加。

到达高海拔地区后，缺氧会引起机体脑血流量增加，同时低碳酸血症会引起脑血流量减少，故两者的平衡对脑血流量的影响至关重要。一项研究发现，在缓慢上升到海拔5050m后（8天内，补充乙酰唑胺以快速适应环境），脑血流量的峰值比原始水平增加了60%。另一项研究发现，在快速上升到海拔5260m后，脑血流量的峰值比原始水平增加了70%。这2项研究表明，脑血流量的增长率可能与达到的海拔高度呈正相关。

另有临床研究发现，缺氧时大脑动脉血流速度增快、大脑中动脉直径增加，以致脑血流量增加及脑白质体积增大。脑白质体积的增大程度与 HACE 的严重程度呈正相关。

由于交感神经兴奋导致血压显著升高和脑血流量增加，可能将进一步损伤血脑屏障。随着脑体积的增大，脑脊液缓冲不足将进一步导致颅内高压，形成潜在的血管源性水肿。

高原缺氧环境下脑血流量和脑血流速增加导致高原脑水肿的机制见图 24-1-1。

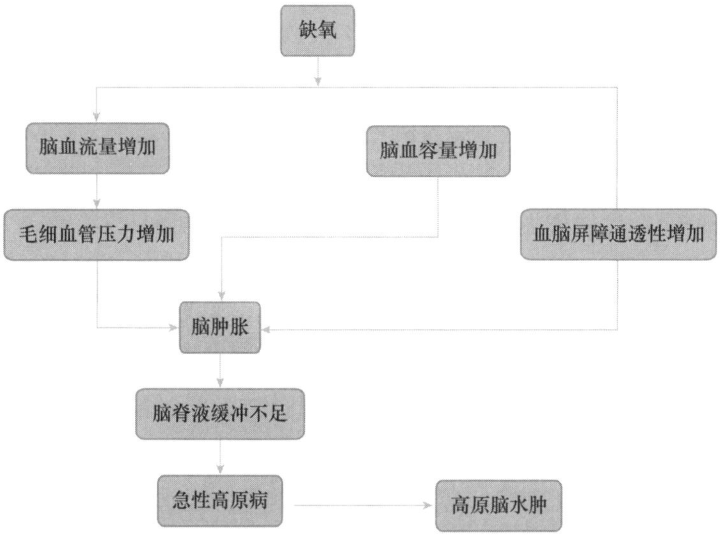

图 24-1-1 高原缺氧环境下脑血流量和脑血流速增加导致高原脑水肿的机制

（二）脑静脉收缩导致静脉流出受阻

脑静脉循环系统作为脑内循环系统的输出部分，能影响脑组织的血液供应和能量代谢。静脉血容量占颅内血容量的 70% 以上，意味着调节容量变化的体积更多，故脑静脉系统在颅内压升高状态下的机制是现阶段研究的新机制。

现阶段，有研究提出了静脉源性颅内压升高机制：因经证实存在脑静脉系统流出端 - 流出口峡部，故在颅内压升高的状态下，脑静脉血管直径增加、静脉压升高，而处于其内的静脉血液在颅内压升高时流出受阻，进一步加重血液在静脉血管床的淤积。由于静脉血液也处在容积不变的骨性颅腔内，故其体积增大必然会相应地导致原有压力进一步增加；与此同时，在颅内压升高的状态下，脑静脉系统内血流速减慢、流出阻力增加，说明脑静脉系统并没有因为颅内压升高而代偿性增加排出量以减轻或抵消发生的体积增大，反而出现失代偿性的静脉血液淤滞，进一步恶化了颅内环境，从而形成了“颅内容物体积增大→颅内压升高→静脉血液流出受阻→静脉血液系统血液淤滞→颅内容物体积进一步增大→原有颅内压进一步升高”的恶性循环。

（三）脑血管自动调节功能受损

机体发生急性高原暴露后，缺氧会增加脑血流量和大脑中动脉直径。随着海拔的升高，大脑中动脉的平均直径不断增加。当氧含量低于 15% 时，脑血管自动调节功能可能会受损，导致血脑屏障被破坏和血管源性脑水肿。

脑血管（脑内小动脉）会随血压的改变而发生相应的舒张或收缩，来保持相对稳定且不受血压波动影响的脑血流量，这种脑血流量的自动调节有一个较宽的压力范围，正常人脑血管自动调节的平均动脉压范围为 60～120mmHg，一些高血压患者由于对高血压产生了慢性适应，调节范围上限可至 180mmHg。在压力范围内，脑内小动脉可随血压波动自动调节，保持充足的血流量，但血压超过上限后，自动调节功能受损，血管不能再收缩，而由收缩变为强制性扩张，这种自动调节的崩溃导致脑血流量增加或过多，脑毛细血管过度灌注，血管内压超过脑间质压，使血管床内液体外流，迅速出现脑水肿及颅内压升高，血管壁过度牵张可引起毛细血管壁坏死，继发点状出血或微血栓形成。

（四）血脑屏障的结构被破坏

广义的血脑屏障通过脑毛细血管内皮细胞排除毒性物质和代谢产物，为脑部摄取所需的营养成分，故血脑屏障是保护脑和调节脑内环境稳定的重要生理结构。大量研究显示，低氧可能会破坏血脑屏障的结构。

血脑屏障的结构被破坏会使患者产生一系列不适症状。有学者认为，急性缺氧时血脑屏障的结构被机械性破坏，可引起细胞外血管源性脑水肿，导致颅内压升高。血脑屏障的结构被破坏主要是由于脑白质的神经细胞发生损害，加速了细胞毒性高原脑水肿的发展，而细胞毒性高原脑水肿在疾病末期伴随着严重急性高原反应的出现，主要通过对脑灰质神经细胞的破坏进一步损伤血脑屏障来加重血管源性高原脑水肿。从细胞水平来讲，低氧会影响血脑屏障的细胞间紧密连接及跨细胞膜物质转运功能。有学者发现，在新生儿缺血缺氧性脑病模型中，缺氧数小时后血脑屏障对分子的渗透性增加，这种屏障的开放与蛋白质表达的变化有关，紧密连接蛋白的基因表达上调。Kaur 等的研究发现，与对照组相比，处于低氧环境 3 天后，成年大鼠小脑内的星形胶质细胞中水通道蛋白的表达增加，提示其参与了低氧条件下水从血管向脑实质的转运，最终形成脑水肿的过程。

（五）炎症细胞因子的影响

核因子 -κB（NF-κB）主要分布于血管内皮细胞和星形胶质细胞内。锌指蛋白 580（ZFP580）主要分布于血管内皮细胞和星形胶质细胞内。血管内皮生长因子（VEGF）主要分布于神经元、血管内皮细胞及星形胶质细胞内。相关动物研究发现，急性缺氧时，小鼠脑组织的 *NF-κB* 基因及其蛋白质表达水平显著升高，*VEGF*、*ZFP*580 基因及其蛋白质表达水平也明显升高。NF-κB 信号通路可上调 ZFP580 的表达,ZFP580 可能参与 VEGF 表达的调控。ZFP580 可上调 *VGEF* 基因及其蛋白质表达水平，从而影响血脑屏障的通透性，是急性高原脑水肿的重要发病机制。

NF-κB 可参与免疫和炎症反应相关的基因转录。缺血时，脑组织内的 NF-κB 被激活，可促进一系列的免疫和炎性反应，引起血脑屏障的通透性增加，故 NF-κB 被认为是血管内皮细胞受损的始动机制之一，参与了众多与免疫和炎症反应有关的基因转录。通常情况下，NF-κB 与 IκB（NF-κB 的抑制蛋白）结合，以静止形式存在于细胞质内。当 IκB 磷酸化后，可与 NF-κB 分离，分离的 NF-κB 可移位到细胞核内，从而导致 NF-κB 的激活。NF-κB 被激活后可启动一系列炎症相关基因的表达，产生细胞因子等炎症介质（IL-8、IL-1、TNF-α 等）的转录，这些因子可引起血脑屏障的通透性增加。有研究还表明，NF-κB 活化参与了内毒素脂多糖导致的紧密连接蛋白表达的下调，影响了血脑屏障的通透性。

*ZFP*580 基因是人 *ZNF*580 基因的鼠源性同源基因，编码一种 C2H2 型锌指蛋白。在动物模型上

开展的 *ZFP*580 基因功能研究将进一步为揭示人 *ZNF*580 基因的功能提供重要的科研依据。ZNF580 参与了 1- 磷酸鞘氨醇（S1P）诱导的 VEGF 表达上调及内皮细胞的迁移和增生。S1P 通过 p38 丝裂原活化蛋白激酶（p38MAPK）信号通路上调 ZNF580 mRNA 和蛋白质的表达，通过酵母双杂交试验推测 ZNF580 能够直接或间接地与 DNA 序列或其他蛋白质结合，激活 *VEGF* 等靶基因转录水平的表达。同时，该研究显示，活性氧 H_2O_2 通过激活 NF-κB 信号通路上调 ZNF580 的表达，证实 ZNF580 在内皮细胞炎症反应中发挥重要作用。

VEGF 表达增加是血脑屏障通透性增加的主要机制。VEGF 被称为血管生成的诱导剂，但其对血管通透性与促血管生成的作用是分化的。作为重要的损伤修复因子，VEGF 对血管内皮损伤后的修复发挥至关重要的作用，但其过度表达可改变血管的通透性、加剧高渗性水肿的形成。VEGF 是目前发现的可强烈增加血管通透性的物质之一。Schoch 等的研究通过荧光标记的方法证明了 VEGF 表达上调是造成血脑屏障渗漏的直接原因。该研究表明，VEGF 抑制因子可减轻创伤后的过度炎症反应和脑水肿的程度，缓解继发性脑损伤。VEGF 可破坏血脑屏障内皮细胞间紧密连接蛋白复合物的完整性，下调紧密连接蛋白的表达，上调水通道蛋白 4（AQP4）的表达，且可刺激基质金属蛋白酶并使其活性增高，导致血脑屏障的通透性增加，诱发脑水肿。

二、防治措施

（一）预防要点

1. 逐渐上升及预适应　预防急性高原反应的优先级别远大于治疗。逐步上升海拔高度是预防各种急性高原反应及急性高原病的最佳策略。由于高海拔地区的主要危险因素是海拔和上升速度的绝对变化，故逐渐上升海拔高度为机体提供了足够的时间来形成足够程度的海拔适应。有救援协会建议，海拔高度的上升限制为每天不超过 300m，每上升 600～900m 休息 1 天。荒野医学学会（Wilderness Medical Society，WMS）建议海拔高度每天上升不超过 500m，每 3～4 天休息 1 天；同时，建议旅居者在进入更高海拔之前，在中等海拔高度（如海拔 2200～3000m）停留 6～7 天。对于上升到海拔 3000m 以上的旅行者，建议每天不要将睡眠高度增加超过 500m（爬高睡低）。

2. 个人风险因素　特定的风险因素尚未被明确定义，但少数研究发现，吸烟、肥胖、肺部疾病、心血管疾病、脑血管疾病等可能会增加急性高原病的发生率，故建议这些患者减少或避免到高海拔地区旅居。

3. 药物预防策略　按照上述组织建议的海拔升高速度，仍有部分患者将罹患急性高原病，故药物预防是目前的主要预防方式。建议中高危风险个体使用药物预防，如个体既往曾患急性肺水肿、急性脑水肿等；若个体的睡眠海拔高度＞2500m，建议使用药物预防；对于迅速上升至海拔 3000m 及以上的个体，建议使用药物预防；建议易患急性高原病的人群使用药物预防。

（1）乙酰唑胺：作为预防急性高原病的一线用药，其通过抑制碳酸酐酶和减少肾对碳酸氢盐重吸收导致的碳酸氢盐流出量增加和代谢性酸中毒而起作用，从而减轻由缺氧诱导的呼吸性碱中毒和低碳酸血症引起的呼吸抑制，增加呼吸速率，并帮助机体适应环境。建议从海拔上升前开始服用，剂量推荐 125mg/q12h（儿童 250mg/d 或 2.5mg/kg），直至海拔开始下降。

（2）地塞米松：地塞米松是糖皮质激素类药物，通过降低血管通透性、抑制炎症途径、促进抗

氧化剂 / 氧化剂平衡、阻断交感神经及改善动脉氧合而不增加通气量来发挥作用。此外，地塞米松可以增强呼吸肌反应，改善氧合，并间接降低肺动脉压力，以帮助机体适应高海拔环境。优选剂量为2mg/q6h 或 4mg/q12h，海拔开始下降时停用。考虑到地塞米松有抑制肾上腺素的风险，该药的使用时间不得超过 7 天。同时，一些研究建议，乙酰唑胺与地塞米松可联合使用。

（3）硝苯地平：硝苯地平是一种钙离子受体阻滞剂和 β_2 肾上腺素能受体激动剂，主要用于预防和治疗 HAPE。其通过促进血管舒张、降低肺动脉压力、抑制炎症和血管渗漏及增加内皮功能来降低 HAPE 的发生率。同时，相关研究表明，硝苯地平能有效缓解高原慢性缺氧引起的肺动脉高压症状。具体剂量根据患者的血压水平调整。

（4）布洛芬等：布洛芬是一种非甾体抗炎药，可缓解低氧、低压导致的脑血管扩张和脑血流量增加导致的头痛，但应注意胃肠道反应和应激反应。

（二）急性高原病的治疗要点

1. 氧疗和转运　若患者出现症状，立即行氧疗并迅速下降 300～1000m 是治疗急性高原病的最佳方式。若患者合并急性高原肺水肿、急性高原脑水肿，应在积极评估及治疗后尽早下降至低海拔地区。

2. 器官保护　对于合并严重急性脑水肿、肺水肿的患者，建议早期建立人工气道并行正压通气；积极镇静、镇痛、减轻应激反应、降低氧耗、维持合适的心输出量；动态监测脑电双频指数（BIS）、脑氧饱和度及脑血流情况，调整并维持最佳的血流动力学指标水平及坚持脑保护原则。另外，临床诊治期间，医师应坚持脑保护的“五项避免”原则，即避免高热、避免躁动、避免寒战、避免抽搐及避免恶性刺激。

三、总结

针对急性高原病的研究，除了最近发现的分子机制、血脑屏障损伤导致的脑水肿机制、脑血管自动调节功能受损机制外，静脉源性颅内压升高机制可能是新发现的重要机制。虽然 HACE 可能是 AMS 的延续，但这两者有重要的病理差异，如微出血的形成可能是静脉阻塞导致的。对相关基因和分子机制的进一步了解可能会使新的治疗或干预措施在 ICU 内治疗脑水肿和脑功能障碍成为可能。对低氧诱导损伤易感性差异背后的机制进行研究，无论是生理途径，如调节代偿性氧输送的途径、影响水肿形成的病理生理途径，还是影响大脑或颅骨顺应性的解剖学因素，都可能成为具有广泛临床价值的预防或治疗新靶点。

（西藏自治区人民医院　蔺国英　李茜玮）

参考文献

［1］ Roach RC, Hackett PH, Oelz O, et al. The 2018 lake louise acute mountain sickness score. High Altitude Medicine & Biology, 2018, 19(1): 4-6.

［2］ Hackett PH, Yarnell PR, Weiland DA, et al. Acute and evolving MRI of high-altitude cerebral edema: microbleeds, edema, and pathophysiology. American

Journal of Neuroradiology, 2019, 40(3): 464-469.
[3] Nishimura N, Ken ichi I, Ogawa Y, et al. Decreased steady-state cerebral blood flow velocity and altered dynamic cerebral autoregulation during 5-h sustained 15% O_2 hypoxia. Journal of Applied Physiology, 2010, 108(5): 1154-1161.
[4] Berger MM, Grocott MPW. Facing acute hypoxia: from the mountains to critical care medicine. British Journal of Anaesthesia, 2017, 118(3): 283-286.
[5] Sagoo RS, Hutchinson CE, Wright A, et al. Magnetic resonance investigation into the mechanisms involved in the development of high-altitude cerebral edema. Journal of Cerebral Blood Flow & Metabolism, 2017, 37(1): 319-331.
[6] Niesen WD, Rosenkranz M, Schummer W, et al. Cerebral venous flow velocity predicts poor outcome in subarachnoid hemorrhage. Stroke, 2004, 35(8): 1873-1878.
[7] Van Osta A, Moraine JJ, Mélot C, et al. Effects of high altitude exposure on cerebral hemodynamics in normal subjects. Stroke, 2005, 36(3): 557-560.
[8] Bateman GA. Arterial inflow and venous outflow in idiopathic intracranial hypertension associated with venous outflow stenoses. J Clin Neurosci, 2008, 15(4): 402-408.
[9] Wintermark M, Chioléro R, van Melle G, et al. Relationship between brain perfusion computed tomography variables and cerebral perfusion pressure in severe head trauma patients. Critical Care Medicine, 2004, 32(7): 1579-1587.
[10] Ainslie PN, Shigehiko Ogoh, Katie Burgess, et al. Differential effects of acute hypoxia and high altitude on cerebral blood flow velocity and dynamic cerebral autoregulation: alterations with hyperoxia. Journal of Applied Physiology, 2008, 104(2): 490-498.
[11] DeWitt DS, Prough DS. Cerebral blood flow and blood pressure. Critical Care Medicine, 2019, 47(7): 1007-1009.
[12] Iwasaki K, Rong Zhang, Zuckerman JH, et al. Impaired dynamic cerebral autoregulation at extreme high altitude even after acclimatization. J Cereb Blood Flow Metab, 2011, 31(1): 283-292.
[13] Luks AM, Swenson ER, Bärtsch P. Acute high-altitude sickness. European Respiratory Review, 2017, 26(143): 160096.
[14] Rite I, Machado A, Cano J, et al. Intracerebral VEGF injection highly upregulates AQP4 mRNA and protein in the perivascular space and glia limitans externa. Neurochemistry International, 2008, 52(4-5): 897-903.
[15] Qin L, Wen Huang, Mo XA, et al. LPS induces occludin dysregulation in cerebral microvascular endothelial cells via MAPK signaling and augmenting MMP-2 levels. Oxidative Medicine and Cellular Longevity, 2015, 2015: 120641.
[16] Schoch HJ, Fischer S, Marti HH. Hypoxia-induced vascular endothelial growth factor expression causes vascular leakage in the brain. Brain, 2002, 125(Pt 11): 2549-2557.
[17] Aksel G, Çorbacıoğlu SK, Özen C. High-altitude illness: management approach. Turkish Journal of Emergency Medicine, 2019, 19(4): 121-126.
[18] Harris NS, Wenzel RP, Thomas SH. High altitude headache: efficacy of acetaminophen vs ibuprofen in a randomized, controlled trial. The Journal of Emergency Medicine, 2003, 24(4): 383-387.
[19] Li Y, Zhang Y, Zhang Y. Research advances in pathogenesis and prophylactic measures of acute high altitude illness. Respir Med, 2018, 145: 145-152.

第二节　高原脓毒症休克的血流动力学特征及治疗策略

高原急、慢性低氧或缺氧会导致机体发生某些生理和病理生理的特殊改变，如肺血管阻力改变、肺动脉高压、肺微循环障碍，以及促红细胞生成素（erythropoietin，EPO）释放增加、血红蛋白升高、血液黏滞度改变、血管内皮生长因子（vascular endothelial growth factor，VEGF）表达增强、微血管代偿性过度增生等。急性缺氧会导致高原性肺水肿、脑水肿等多器官功能损害，此时的病理生理核心问题是肺血管压力和血流发生了特殊改变。目前，全球有超过2000万人生活在海拔超过3000m的地区，我国青藏地区的常住居民已超过1000万。并且，每年都有大量的游客、登山爱好者、边防部队官兵、交通运输等行业的从业人员进入海拔3000m以上的高原地区。2019年，仅西藏自治区全年接待的国内外游客就超过4000万人次。久居高原或急进高原的人群均会遭受低氧或缺氧的打击，常出现生理状态的急剧变化、免疫力下降，加之卫生条件差等因素，相对于平原地区人群，更容易出现各个系统的感染，易发展为脓毒症和脓毒症休克。此时，高原患者休克的病理生理机制与平原患者不尽相同，治疗策略也具有较大不同，尤其在液体复苏、血管活性药物的选择、机械通气等方面可能有独特之处。本节笔者结合临床经验和相关文献，就高原地区脓毒症休克患者的病理生理特点、血流动力学特征及治疗策略进行阐述，期望能为高海拔地区脓毒症休克的诊治提供一定参考。

一、高原环境对机体病理生理的影响

1. 慢性缺氧导致肺血管重塑　长期生活在高原地区者，机体会出现许多慢性损害的生理变化，常见的有慢性缺氧导致的肺血管结构重塑、血管内皮生长因子表达增加、红细胞增多、血液黏滞度增加、毛细血管增生及缺氧性肺血管收缩。慢性缺氧也刺激内皮素-1（endothelin-1，ET-1）生成增加，一氧化氮和前列环素等舒张血管的物质产生减少，导致血管舒缩因子平衡失调，引起肺血管张力增加。另外，慢性缺氧刺激促红细胞生成素合成释放增多，导致高原红细胞增多症，且血液黏滞度增高。上述多种因素长期作用导致机体内皮细胞损伤、平滑肌细胞增生、成纤维细胞增生及远端肺动脉肌化，最终导致不可逆的肺动脉压力升高。

2. 高原环境导致循环系统改变　初入高原的人群，静息心率和心输出量初始增加，试图维持充足的氧输送，但数天后就会出现心输出量下降。超声心动图也证实，长期居住在高原地区的人群每搏输出量减少，左心室比低海拔地区的人群容积小且右心室扩张。由肺血管收缩导致的肺动脉压升高不会因心房收缩代偿性增强而导致左心室舒张功能障碍，而长期缺氧会引起肺血管重塑、肺动脉压升高、右心肥大及右心功能障碍，最终导致高原肺动脉高压（high altitude pulmonary hypertension，HAPH）和高原心脏病（high altitude heart disease，HAHD）。

3. 缺氧导致炎症因子释放增加　在高原地区，组织缺氧可导致上皮细胞活化释放肿瘤坏死因子-α（TNF-α）和白介素-8（IL-8），血管的通透性增加并释放急性期反应的主要细胞因子IL-6，进一步加重炎症的级联反应。高原肺水肿（high- altitude pulmonary edema，HAPE）患者的支气管肺泡灌洗液具有高水平的炎症细胞和介质，炎症细胞总数显著增加，以巨噬细胞为主；同时，细胞因子水平升

高，包括 IL-6、IL-8 及 TNF-α，血管内皮生长因子与血管通透性明显相关。缺氧和炎症之间的相互作用使得重症感染患者更易发展为脓毒症和多器官功能障碍综合征。机体在遭受严重缺氧、创伤、感染等因素损害后，肺泡壁破坏，血管内皮损伤，组织间裂隙增宽，通透性增加，出现毛细血管渗漏综合征，加重肺水肿，进一步导致低氧血症。

4. 高原缺氧环境导致微循环改变 脓毒症休克的病理生理基础是微循环障碍、毛细血管扩张及通透性增加引起血容量减少，导致心输出量降低、组织灌流量减少。高原缺氧可引起微血管和微血流发生改变。一项研究发现，高海拔地区健康人群的微循环密度较平原地区健康人群明显增加，主要表现为总血管密度、灌注血管密度及灌注血管比例明显升高，但微循环血流速度在高海拔地区健康人群中明显减缓。由于高原缺氧和机体微循环密度增高、血流速度减慢，高原脓毒症休克患者可能伴有更严重的微循环障碍。

二、高原脓毒症休克的治疗策略

1. 高原脓毒症休克患者的右心功能保护策略 久居高原者中有相当比例的人群本身就存在肺动脉高压和右心功能不全，高原缺氧环境使脓毒症休克患者在感染和缺氧的双重因素影响下更易发生急性呼吸窘迫综合征、肺动脉高压、右心功能不全及急性肺源性心脏病。其中，很大一部分患者需要人工气道机械通气或无创机械通气。正压机械通气可能导致患者的肺血管阻力增高、右心负荷增加，甚至使回流到左心房的血流量减少。如果患者同时存在急性肺源性心脏病，增大的右心室可能压迫左心室，进而导致左心舒张功能受损和心输出量下降。再加上肺循环微血栓形成、红细胞增多、血液黏度增加，均可使右心负荷进一步增加，甚至右心功能不全。因此，高原脓毒症性休克患者较易合并心源性休克，医师应更加注重评估和监测患者的心功能，以指导机械通气和液体管理，保护患者的右心功能。

2. 高原脓毒症休克合并急性呼吸窘迫综合征患者的呼气末正压（PEEP）策略 对于高原脓毒症休克合并急性呼吸窘迫综合征的患者，使用急性呼吸窘迫综合征临床试验网络（ARDS Clinical Trials Network，ARDSNet）推荐的表格法和跨肺压监测法可能并不合适，这样的设置会使平台压基本都＞28cmH_2O、驱动压＞15cmH_2O，对高原急性呼吸窘迫综合征患者极为不利，平台压越高，右心功能损害越明显，更容易引发急性肺源性心脏病。目前，在高原急性呼吸窘迫综合征患者中，PEEP 及潮气量的设置主要依据维持平台压＜25cmH_2O、驱动压＜15cmH_2O，同时结合肺动脉漂浮导管和床旁心脏超声以提早发现高 PEEP 对右心功能的损害。在这种情况下，医师要早期选用俯卧位通气，通过重力依赖区的背区肺复张改善患者的氧合，减轻右心负荷，减少炎性因子的释放，降低高 PEEP 对右心功能的损害。

3. 血流动力学监测下“滴定式”液体复苏策略 有效的液体复苏是治疗脓毒症休克的基石。由于高原地区的脓毒症休克患者常合并肺动脉高压和右心功能障碍，容量治疗的窗口非常窄，故容量复苏的液体量和输注速度均与相关指南的推荐有所不同，但目前关于高原地区的脓毒症休克患者如何进行液体复苏的相关研究仍缺乏。复苏过程中输入液体过多或过快都可能加重患者的右心负担，甚至导致右心室压力和容积增加，室间隔左移，严重时造成左心室舒张受限，故建议高原脓毒症休克患者行超声检查以明确有无右心功能障碍。对于合并右心功能障碍、急性呼吸窘迫综合征、肺动脉高压的脓毒症休克患者，可留置肺动脉漂浮导管进行血流动力学监测，监测指标包括右心房压（right atrial

pressure，RAP）、右心室压（right ventricular pressure，RVP）、肺动脉压（pulmonary arterial pressure，PAP）及肺毛细血管楔压（pulmonary capillary wedge pressure，PCWP），并评估左心功能、右心功能及容量反应性。心输出量增加是容量复苏有效的前提，特别需要注意的是，要避免容量过负荷。此外，医师还可以借助患者的脉压、脉压变异度（PPV）、每搏变异度（SVV）及肺部超声检查来进行精准的液体复苏。对于无急性呼吸窘迫综合征、肺动脉高压、右心功能障碍者，也可选用脉搏指示连续心输出量（PICCO）监测技术，PICCO 监测技术的优点是经济、微创、可动态连续监测、可监测肺水肿的情况，缺点是该技术反映的是全心功能，无法单独提供右心功能或左心功能的参数，故依赖床旁超声的补充。

4. 合理应用血管活性药物策略　合并右心功能不全和肺动脉高压会使急性呼吸窘迫综合征患者的死亡率升高，治疗难度增加；高原脓毒症休克伴右心功能不全和肺动脉高压的患者比例更高，血管活性药物的选择也要考虑右心功能和肺动脉压，理想的血管升压药物能在提高患者体循环平均动脉压的同时降低肺动脉压，或至少对肺动脉压影响较小。一项离体实验研究表明，联用去甲肾上腺素、肾上腺素、内皮素 -1 会同时升高体循环压和肺动脉压，而血管升压素可以在有效提高体循环压的同时降低肺动脉压。降低肺动脉压的机制可能是血管升压素促使肺动脉内皮细胞释放一氧化氮，提示对于合并肺动脉高压的脓毒症休克患者，血管升压素是一种可选择的不升高肺动脉压的潜在血管升压药物。也有文献发现，左西孟旦通过改善右心室和肺循环的偶联增加右心功能，但仍需要更多的研究进一步证实。吸入性肺血管扩张剂（如一氧化氮和前列环素）可以降低肺血管阻力，改善通气血流比例失调，进而纠正缺氧，有可能减少右心负荷。

5. 微循环监测策略　积极有效的液体复苏和血管活性药物治疗可能是改善脓毒症休克患者微循环障碍的有效方法。由于高原缺氧环境和患者复杂的血流动力学特点，医师更应重视对脓毒症休克患者微循环障碍的监测。组织缺氧、无氧代谢增加会导致脓毒症休克患者的血清乳酸水平升高，且血清乳酸水平升高的程度与脓毒症休克患者的死亡率密切相关。血清乳酸水平的监测方法简便，以血清乳酸水平为治疗指标的液体复苏可能会提高脓毒症和脓毒症休克患者的救治成功率。混合静脉血氧饱和度（SvO_2）和中心静脉血氧饱和度（$ScvO_2$）的监测也可提供组织细胞氧代谢方面的信息。正交偏振光谱成像技术、旁流暗场成像技术可以使重症医学医师直接观察患者的舌下黏膜微循环，以避免液体复苏过度对右心和其他器官的影响。

三、总结

当久居高原者发生脓毒症和脓毒症休克时，其病理生理机制与平原地区的居民不尽相同，治疗策略也有较大差异，如液体复苏剂量和速度的差异、血管活性药物应用时机和药物选择的差异、机械通气的条件设置差异及右心功能保护的差异等。因此，对于高原脓毒症和脓毒症休克患者，医师应早期、及时进行有创血流动力学监测，选择对血流动力学影响较小的药物或治疗措施，合理设置机械通气参数，进行“滴定式”管理和治疗，更多关注微循环灌注的情况，方能减少治疗的再损伤，提升高原脓毒症和脓毒症休克患者的救治成活率。

（青海省人民医院　马四清）

参考文献

[1] Aryal S, King CS. Critical care of patients with pulmonary arterial hypertension. Curr Opin Pulm Med, 2020, 26(5): 414-421.

[2] 何宗钊，邓莉，马四清，等. 不同海拔汉族健康人大循环及微循环特征的对比. 中国应用生理学杂志，2021，1：6.

[3] Ma SQ. Changes of microcirculation in healthy volunteers and patients with septic shock in Xining. Chinese Journal of Applied Physiology, 2016, 32(6): 533-539.

[4] 马四清，宋青. 高原肺水肿防治研究进展. 解放军医学杂志，2021，1：9.

[5] Mishra KP, Ganju L. Influence of high altitude exposure on the immune system: a review. Immunol Invest, 2010, 39(3): 219-234.

[6] Basnyat B, Starling JM. Infectious diseases at high altitude. Microbiol Spectr, 2015, 3(4): 1-7.

[7] 王小亭，刘大为，张宏民，等. 重症右心功能管理专家共识. 中华内科杂志，2017，56：962-973.

[8] Wiśniewska A, Płoszczyca K, Czuba M. Changes in erythropoietin and vascular endothelial growth factor following the use of different altitude training concepts. J Sports Med Phys Fitness, 2020, 60(6): 677-684.

[9] Dunham-Snary KJ, Wu D, Sykes EA, et al. Hypoxic pulmonary vasoconstriction: from molecular mechanisms to medicine. Chest, 2017, 151(1): 181-192.

[10] Pham K, Parikh K, Heinrich EC. Hypoxia and inflammation: insights from high-altitude physiology. Front Physiol, 2021, 12: 676782.

[11] Brenner R, Pratali L, Rimoldi SF, et al. Exaggerated pulmonary hypertension and right ventricular dysfunction in high-altitude dwellers with patent foramen ovale. Chest, 2015, 147(4): 1072-1079.

[12] Sydykov A, Mamazhakypov A, Maripov A, et al. Pulmonary hypertension in acute and chronic high altitude maladaptation disorders. Int J Environ Res Public Health, 2021, 18(4): 1692.

[13] Fuehrer J, Huecker MR. High altitude cardiopulmonary diseases. Stat Pearls, 2021, 7: 28723040.

[14] Tymko MM, Tremblay JC, Bailey DM, et al. The impact of hypoxaemia on vascular function in lowlanders and high altitude indigenous populations. J Physiol, 2019, 597(24): 5759-5776.

[15] Pennardt A. High-altitude pulmonary edema: diagnosis, prevention, and treatment. Curr Sports Med Rep, 2013, 12(7): 115-119.

[16] Cumpstey AF, Hennis PJ, Gilbert-Kawai ET, et al. Effects of dietary nitrate supplementation on microvascular physiology at 4559m altitude - A randomised controlled trial (Xtreme Alps). Nitric Oxide, 2020, 94: 27-35.

[17] See KC. Acute cor pulmonale in patients with acute respiratory distress syndrome: a comprehensive review. World J Crit Care Med, 2021, 10(2): 35-42.

[18] Cortes-Puentes GA, Oeckler RA, Marini JJ. Physiology-guided management of hemodynamics in acute respiratory distress syndrome. Ann Transl Med, 2018, 6(18): 353.

[19] Vieillard-Baron A, Matthay M, Teboul JL, et al. Experts’ opinion on management of hemodynamics in ARDS patients: focus on the effects of mechanical ventilation. Intensive Care Med, 2016, 42(5): 739-749.

[20] Rhodes A, Evans LE, Alhazzani W, et al. Surviving sepsis campaign: international guidelines for management of sepsis and septic shock: 2016. Crit Care Med, 2017, 45(3): 486-552.

[21] Cecconi M, De Backer D, Antonelli M, et al.

Consensus on circulatory shock and hemodynamic monitoring. Task force of the European Society of Intensive Care Medicine. Intensive Care Med, 2014, 40(12): 1795-1815.

[22] Hussain A, Bennett R, Haqzad Y, et al. The differential effects of systemic vasoconstrictors on human pulmonary artery tension. Eur J Cardiothorac Surg, 2017, 51(5): 880-886.

[23] Poidinger B, Kotzinger O, Rutzler K, et al. Intravenous levosimendan and vasopressin in new-onset acute pulmonary hypertension after weaning from cardiopulmonary bypass. J Cardiothorac Vasc Anesth, 2019, 33(2): 328-333.

[24] Ryan D, Frohlich S, McLoughlin P. Pulmonary vascular dysfunction in ARDS. Ann Intensive Care, 2014, 4: 28.

[25] Jansen TC, van Bommel J, Schoonderbeek FJ, et al. Early lactate-guided therapy in intensive care unit patients: a multicenter, open-label, randomized controlled trial. Am J Respir Crit Care Med, 2010, 182(6): 752-761.

第三节 如何更好地预防高原重症患者深静脉血栓形成的发生

深静脉血栓形成（deep venous thrombosis，DVT）是指由多种因素导致的血液在深静脉管腔内异常凝结，形成凝块并堵塞静脉引起的疾病。栓子也可脱落，随血液循环到达肺动脉形成肺栓塞（pulmonary embolism，PE），严重的肺栓塞可以危及患者生命，增加住院死亡率。高原重症患者因低压缺氧，应激反应更重，往往合并真性红细胞增多症等因素，使深静脉血栓形成的发生率更高。临床医师应予以重视，并采取更积极的预防、治疗措施。

一、流行病学资料

深静脉血栓脱落可引起肺栓塞，肺栓塞占住院患者医院内死亡原因的 5%～10%。深静脉血栓形成和肺栓塞合称静脉血栓栓塞症（venous thromboembolism，VTE）。静脉血栓栓塞症在普通人群中的发生率每年约为 2‰，是继心肌梗死和脑卒中后的第三大心血管疾病。急性病住院患者发生深静脉血栓形成的概率约为 3.3%，ICU 患者发生深静脉血栓形成的概率为 5%～31% 。约 50% 的深静脉血栓形成患者发生血栓栓塞后综合征，使其生活质量降低、医疗费用增加，给全球造成了巨大的疾病负担和经济负担。一项回顾性研究显示，与低海拔地区相比，高海拔地区外科手术后患者 90 天内发生深静脉血栓形成的概率虽有所增高（22% *vs.* 17%，P=0.547），但差异无统计学意义，可能与混杂因素有关，需要进一步的研究确认；而静脉血栓栓塞症和肺栓塞的发生率明显高于低海拔地区。另一项研究发现，在海拔超过 3000m 的高原居住超过 11 个月者发生静脉血栓栓塞症的风险升高 30 倍。最近有 2 项研究均得出了与该研究类似的结论，均认为高原地区术后患者发生深静脉血栓形成的概率明显高于平原地区，高原环境［海拔≥1219.2m（4000ft）］被认为是深静脉血栓形成发生的独立危险因素。

二、深静脉血栓形成的机制探讨

静脉血栓形成是由先天性或继发性因素导致的多因素疾病，但推动大静脉血栓形成的原因是多维且复杂的，具体的病理生理机制还未完全阐明。众多可以触发静脉血栓形成的危险因素可能是通过影响血栓形成的3个要素（血液高凝、血管内皮功能改变及血液淤滞）而起作用的。静脉血栓与动脉血栓相比，血液淤滞更常见而多数无血管内皮损伤。形态学研究显示，与动脉血栓富含血小板不同，静脉血栓主要由大量的红细胞和纤维蛋白构成，且含有少量的血小板和白细胞，被称为“红血栓”。多数静脉血栓动物模型的研究都涉及血流改变。以往的模型使用完全结扎小鼠的下腔静脉来建立，最近有实验使用不完全结扎小鼠的下腔静脉缩窄模型模拟大静脉血栓的形成过程，该模型避免了血栓形成过程中血管壁损伤和血管中血液成分的移动对血栓形成的影响，可能更接近血液淤滞引起血栓形成的生理过程。Alisa等基于众多动物模型及大量基础研究在综述中描述了静脉血栓的形成过程及可能机制：①低氧状态或炎症因子刺激致使静脉血管内皮表达黏附受体，如P选择素、E选择素及血管细胞黏附蛋白1。②白细胞迁移至血管壁。③通过血管内皮上调促凝血因素，下调抗凝因素和纤维蛋白溶解因素。④静脉内局部凝血因素超过抗凝因素，红细胞和纤维蛋白聚集阻塞静脉，最终导致静脉血栓形成。

与平原地区的患者比较，高原地区患者的深静脉血栓形成发生机制可能更复杂。为适应高原低氧环境，机体的一些基本生理指标会发生变化，血液中红细胞数量增加，血红蛋白含量升高，以保证充足的血氧含量。但红细胞过度增加会发展为高原红细胞增多症，血细胞比容等过度增高，引起血液流变学、血流动力学及血容量的变化，导致血液黏稠、血流速度缓慢及血液淤滞。高原重症患者血液黏稠易导致血液淤滞，加之处于低压、低氧环境更容易诱发深静脉血栓形成，这可能与低氧触发凝血系统激活和血小板活化有关。有研究发现，高原红细胞增多症患者的血浆组织因子（tissue factor，TF）水平明显升高。另一项基础研究提出，高原低氧环境触发了止血和凝血通路基因表达的改变，从生物学视角解释了高原低氧诱发深静脉血栓形成的可能机制。Porembskaya等认为缺氧，特别是由高海拔引起的缺氧，是血小板激活促进静脉血栓形成的触发器。一项动物研究得到了类似的结果，发现高原低氧环境促进了血小板致密颗粒的释放和血小板活化，以及血小板、胶原蛋白和纤维蛋白的黏附。Prabhakar等的研究显示，高海拔地区低氧暴露患者的可溶性CD40L、P选择素及血小板因子4等反映血小板激活的指标水平升高，提示血小板活性增强可能也在静脉血栓栓塞症的发生中发挥触发和促进作用。此外，高原重症患者的应激反应、全身和病变局部的炎症反应更重，而炎症反应被认为与深静脉血栓形成相关。总之，高原的低压、低氧环境会使机体发生一系列生理反应，在不同程度上影响了凝血过程，可能是造成高原地区静脉血栓栓塞症高发的原因，但具体机制仍需要进一步探索。

三、高原重症患者深静脉血栓形成的预防策略

高原重症患者的深静脉血栓形成发生率高，且可能导致严重后果。常用的深静脉血栓形成预测模型，如Caprini风险评估量表和Padua模型，在围手术期患者及普通住院患者中被证明是有效的，但其在高原相关深静脉血栓形成中的预测效能尚未得到验证，需要进一步研究。目前缺乏有效的高原相关静脉血栓栓塞症的风险预测模型，高原各重症医疗单位的医师常根据高原特点及工作经验综合考虑，评估患者的静脉血栓栓塞症发生风险，进而采取防治策略。美国胸科医师学会（American

College of Chest Physicians，ACCP）曾提出个体长时间旅行或居住高原需要考虑的静脉血栓栓塞症相关风险因素（表 24-3-1），也许可以用于高原相关静脉血栓栓塞症风险的初步筛查，但其信度和效度仍需要进一步评估。高原重症患者理论上应采取比低海拔地区更加积极的预防策略，但遗憾的是，关于高原重症患者住院期间防治深静脉血栓形成的高质量研究几乎没有，且国内外的深静脉血栓形成防治指南也未针对高原重症患者的特点提出预防策略。尽管缺乏足够的临床研究支持，Andrew 等在近期的综述中提出，存在静脉血栓栓塞症风险的患者去高原旅游时可使用非药物手段预防血栓；正在进行药物抗凝治疗的静脉血栓栓塞症患者或需要预防静脉血栓栓塞症再发者去高原旅游时，强烈建议他们继续行抗凝治疗（表 24-3-2）。目前，尚无应用药物防治高原环境下住院患者及 ICU 患者静脉血栓栓塞症的相关高质量研究，高原地区的医师仍需要根据自己的工作经验并结合现有的静脉血栓栓塞症相关预防指南以非药物预防（如早期下床活动、床上主动活动和被动活动、穿双下肢弹力袜及采用双下肢气压驱动泵治疗等）和药物预防相结合的综合预防策略防治静脉血栓栓塞症。未来需要在高原地区工作的重症医学同道对高原地区静脉血栓栓塞症的预测模型及预防策略做更多、更高质量的研究，以便从学科层面形成针对高原重症患者深静脉血栓形成的预防策略。

表 24-3-1　个体长时间旅行或居住高原需要考虑的静脉血栓栓塞症相关风险因素

有静脉血栓栓塞症病史
近期外科手术史
近期创伤史
恶性肿瘤
妊娠
雌激素（口服）
高龄（＞65 岁）
活动受限
肥胖（体重指数＞30kg/m^2）
已知的易栓症患者

表 24-3-2　旅行高原期间及之后给予抗凝药物预防可能会减少成人发生静脉血栓栓塞症的风险

阿哌沙班	2.5mg
达比加群酯	110mg
盐酸依度沙班片	30mg
低分子肝素	40mg 或 1mg/kg
利伐沙班	10mg
如果没有风险，停用口服雌激素	

（北京协和医院　杜　微
西藏自治区人民医院　桂喜盈）

参 考 文 献

［1］Essien EO, Rali P, Mathai SC. Pulmonary embolism. The Medical clinics of North America, 2019, 103(3): 549-564.

［2］Riva N, Donadini MP, Ageno W. Epidemiology and pathophysiology of venous thromboembolism: similarities with atherothrombosis and the role of inflammation. Thrombosis and Haemostasis, 2015, 113(6): 1176-1183.

［3］Guzik A, Bushnell C. Stroke epidemiology and risk factor management. Continuum (Minneapolis, Minn),

2017, 23(1, Cerebrovascular Disease): 15-39.
[4] Amin AN, Varker H, Princic N, et al. Duration of venous thromboembolism risk across a continuum in medically ill hospitalized patients. Journal of Hospital Medicine, 2012, 7(3): 231-238.
[5] Minet C, Potton L, Bonadona A, et al. Venous thromboembolism in the ICU: main characteristics, diagnosis and thromboprophylaxis. Critical care, 2015, 19(1): 287.
[6] Malinoski D, Ewing T, Bhakta A, et al. Which central venous catheters have the highest rate of catheter-associated deep venous thrombosis: a prospective analysis of 2, 128 catheter days in the surgical intensive care unit. The Journal of Trauma and Acute Care Surgery, 2013, 74(2): 454-460.
[7] Damodar D, Vakharia R, Vakharia A, et al. A higher altitude is an independent risk factor for venous thromboembolisms following total shoulder arthroplasty. Journal of Orthopaedics, 2018, 15(4): 1017-1021.
[8] Anand AC, Jha SK, Saha A, et al. Thrombosis as a complication of extended stay at high altitude. The National Medical Journal of India, 2001, 14(4): 197-201.
[9] Cancienne JM, Diduch DR, Werner BC. High altitude is an independent risk factor for postoperative symptomatic venous thromboembolism after knee arthroscopy: a matched case-control study of medicare patients. Arthroscopy, 2017, 33(2): 422-427.
[10] Algahtani FH, AlQahtany FS, Al-Shehri A, et al. Features and incidence of thromboembolic disease: a comparative study between high and low altitude dwellers in Saudi Arabia. Saudi Journal of Biological Sciences, 2020, 27(6): 1632-1636.
[11] Walton BL, Byrnes JR, Wolberg AS. Fibrinogen, red blood cells, and factor XIII in venous thrombosis. J Thromb Haemost, 2015, 13 (Suppl 1): S208-S215.
[12] Koupenova M, Kehrel BE, Corkrey HA, et al. Thrombosis and platelets: an update. Eur Heart J, 2017, 38(11): 785-791.
[13] Byrnes JR, Wolberg AS. New findings on venous thrombogenesis. Hamostaseologie, 2017, 37(1): 25-35.
[14] Du W, Long Y, Wang XT, et al. The use of the ratio between the veno-arterial carbon dioxide difference and the arterial-venous oxygen difference to guide resuscitation in cardiac surgery patients with hyperlactatemia and normal central venous oxygen saturation. Chinese Medical Journal, 2015, 128(10): 1306-1313.
[15] Wolberg AS, Rosendaal FR, Weitz JI, et al. Venous thrombosis. Nat Rev Dis Primers, 2015, 1: 15006.
[16] 孙乃同，贾乃镛，顾明，等. 高原红细胞增多症患者血浆组织因子水平. 中国病理生理杂志，2006，11：2197-2206.
[17] Jha PK, Sahu A, Prabhakar A, et al. Genome-wide expression analysis suggests hypoxia-triggered hyper-coagulation leading to venous thrombosis at high altitude. Thrombosis and Haemostasis, 2018, 118(7): 1279-1295.
[18] Porembskaya O, Toropova Y, Tomson V, et al. Pulmonary artery thrombosis: a diagnosis that strives for its independence. International Journal of Molecular Sciences, 2020, 21(14): 5086.
[19] Tyagi T, Ahmad S, Gupta N, et al. Altered expression of platelet proteins and calpain activity mediate hypoxia-induced prothrombotic phenotype. Blood, 2014, 123(8): 1250-1260.
[20] Prabhakar A, Chatterjee T, Bajaj N, et al. Venous thrombosis at altitude presents with distinct biochemical profiles: a comparative study from the Himalayas to the plains. Blood Advances, 2019, 3(22): 3713-3723.
[21] Branchford BR, Carpenter SL. The role of

inflammation in venous thromboembolism. Frontiers in Pediatrics, 2018, 6: 142.

[22] Nimmatoori DP, Singhania N, Bansal S, et al. If you go up, you may fall: a rare case of rapidly progressing multifocal high-altitude vascular thrombosis. Cureus, 2020, 12(8): e9860.

[23] Trunk AD, Rondina MT, Kaplan DA. Venous thromboembolism at high altitude: our approach to patients at risk. High Altitude Medicine & Biology, 2019, 20(4): 331-336.

[24] Kahn SR, Lim W, Dunn AS, et al. Prevention of VTE in nonsurgical patients: antithrombotic therapy and prevention of thrombosis, 9th ed: American College of Chest Physicians evidence-based clinical practice guidelines. Chest, 2012, 141(2 Suppl): e195S-e226S.

第二十五章 ICU后综合征

第一节 重症监护病房获得性神经肌肉并发症影响远期预后

随着重症医学的发展进步，重症患者的病死率逐渐下降，但仍存在各种问题影响其长期预后。重症监护病房（intensive care unit，ICU）获得性神经肌肉并发症引起长期躯体功能活动障碍越来越受到关注，其可导致危重疾病后遗症或ICU后综合征（post-intensive care syndrome，PICS）。

ICU获得性肌无力（ICU-acquired weekness，ICU-AW）是最常见的获得性神经肌肉并发症之一，是一种以ICU入院后急性对称性肢体肌肉无力为特征的综合征，通常影响肢体（近端比远端多见）和呼吸肌力量，面肌和眼肌通常不受累及。ICU-AW可由危重症多发性神经病（critical illness polyneuropathy，CIP）、危重症肌病（critical illness myopathy，CIM）单独或两者组合为危重症多神经肌病（critical illness polyneuromyopathy，CIPNM）引起。ICU-AW发病率高，但由于所研究的患者人群及其危险因素、评估时机、诊断方法不同，以及患者入院前肌肉功能或总体功能状态的评估不一致（通常忽略与年龄的相关性），其发生率有很大差异。一项系统综述报道，在31项研究中，ICU-AW发病率为25%～75%，中位发病率为43%。2020年以来，新型冠状病毒肺炎（coronavirus disease 2019，COVID-19）在全球蔓延，对COVID-19 ICU幸存者进行研究发现，69%的患者发生ICU-AW，其中在呼吸机撤机30天后仍有44%患者肢体功能严重受限（无法步行100m）。目前ICU-AW主要依靠临床诊断，应用最广泛的是依据英国医学研究委员会（Medical Research Council，MRC）评分，MRC总分＜48即为ICU-AW，MRC总分＜36为严重ICU-AW。其他诊断方法还包括电生理评估（可应用于意识障碍及不能合作的患者，有助于区分CIP和CIM）、超声等各种成像技术（用评估肌肉体积替代评估肌肉力量，对肌肉质量进行可视化）、神经和肌肉活检（为区分CIP和CIM提供重要诊断信息，并对机制有探索作用）等。

ICU获得性神经肌肉并发症的其他临床表现还包括呼吸机相关性膈肌功能障碍（ventilator-induced diaphragmatic dysfunction，VIDD）和ICU获得性吞咽困难。机械通气后，高达80%的ICU-AW患者同时存在VIDD，主要由于肌肉病变、失用性肌萎缩、危重疾病状态和（或）直接由控制通气引起，可早至机械通气数小时后即发生，如脓毒症相关膈肌功能障碍，是撤机失败的重要原因之一。吞咽困难可能为局部的神经肌肉功能障碍，临床表现为流涎及饮水/进食后呛咳或误吸。由于吞咽动作涉及的神经肌肉过程较复杂，其潜在机制尚未明确。ICU患者拔管后吞咽困难发生率为10.3%（96/933），其中60.4%患者在出院前仍存在吞咽困难，吞咽困难可独立预测28天和90天死亡率（90天死亡率单因素分析：*OR* 3.74，95%*CI* 2.01～6.95，*P*＜0.001）。

当合并神经肌肉并发症时，ICU 幸存者研究报道其身体功能和生活质量下降，对预后产生不良影响，给患者、家属和社会带来负担。本文就 ICU 获得性神经肌肉并发症发生发展的危险因素、对短期和远期结局产生的不良影响，以及可进一步实施的干预措施进行简单的阐述。

一、危险因素

目前，ICU-AW 相关危险因素的研究多来自观察性研究，尽管并不确定，但均被认为是公认的危险因素。

1. 不可改变因素　疾病严重程度是 ICU-AW 的重要决定因素，相关危险因素包括疾病危重度评分、脓毒症、炎症、多器官功能衰竭、机械通气时间及 ICU 住院时间。实际上，在危重疾病状态持续的患者中，ICU-AW 最常见。另一个与疾病相关的危险因素是高乳酸。此外，女性比男性发生风险高、老年患者比年轻患者发生率更高，病前残疾和虚弱可能会导致肌无力严重程度增加，而病前肥胖是防止 ICU-AW 发展和肌萎缩的独立保护因素。

2. 可改变因素　包括疾病应激或全胃肠外营养导致的高血糖，以及一些药物，如血管活性药物（主要是 β 受体激动药）的剂量和持续时间、肾上腺皮质激素、神经肌肉阻滞药（neuromuscular blocking agent，NMBA）、某些抗生素（如氨基糖苷类和万古霉素）、持续镇静等。

二、神经肌肉并发症患者的短期结局

大约超过 10% 的患者在入住 ICU 1 周即出现明显肌肉体积丢失，导致躯体功能障碍，并可一直持续到 ICU 出院。已有大量研究证实 ICU-AW 的发生和严重程度与 ICU 及院内死亡率独立相关，还与 ICU 和住院时间延长及住院费用增加有关。

ICU-AW 可导致机械通气时间延长，进而增加 ICU 病死率。膈肌功能障碍的发生可能多于肢体肌肉功能障碍，患者呼吸机依赖或因膈肌无力而导致难以撤机。近期一项前瞻性研究在拔管前评估肢体无力情况（MRC 评分），106 例（28.1%）患者拔管失败，拔管失败患者的四肢 MRC 中位数得分比拔管成功的患者低，MRC 评分≤10 与 48h 内拔管失败呈独立相关（*OR* 2.131，95%*CI* 1.071～4.240，*P*＝0.031）。

另一项前瞻性队列研究评估了 ICU-AW 和严重 ICU 获得性膈肌功能障碍（ICU-acquired diaphragm dysfunction，ICU-DD）对预后的影响，116 例机械通气患者中发现严重 ICU-DD（*OR* 3.56，*P*＝0.008）与撤机失败（59%）独立相关，ICU-AW（*OR* 4.30，*P*＝0.033）与 ICU 死亡率相关；严重 ICU-DD 和 ICU-AW 均存在的患者撤机失败率和死亡率分别为 86% 和 39%，均显著高于单一存在严重 ICU-DD（64% 和 0）或 ICU-AW（63% 和 13%）的患者。

ICU-AW 与短期预后差有关，但需要指出的是，肌无力状态或 MRC 评分并不是患者能否从 ICU 出院的唯一决定因素。

三、神经肌肉并发症患者的远期预后

2011 年，已有前瞻性队列研究对 109 例急性呼吸窘迫综合征（acute respiratory distress syndrome，ARDS）ICU 幸存者出院 5 年后的身体状况进行随访，其 6 分钟步行距离（6 minute walking distance，

6-MWD）表现出缓慢的改善，但仍未恢复正常，中位距离为436m（预计值的76%），患者表现为不同程度的肌肉无力，步行和运动能力下降。近期对重症患者的大型队列研究显示，在ICU出院5年后，患者仍出现握力降低、6-MWD缩短、生活质量降低。脓毒症患者在日常生活活动中出现的新的功能障碍也可持续至少8年。重要的是，ICU-AW似乎是ICU出院后长期虚弱无力，以及其他躯体功能和生活质量下降的主要独立因素。

当患者持续存在ICU-AW直至出院时，晚期死亡的风险增加。较早期一项倾向评分匹配分析中，ICU-AW患者（MRC总分<48）比非ICU-AW患者的1年死亡率高，对于严重ICU-AW患者（MRC总分<36）则更是如此。出院时存在肌无力也影响其5年生存率。Dinglas等对156例ARDS幸存者进行评估，出院时超过1/3的患者（38%）存在肌肉无力，出院时MRC总分每增加1分，都会提高生存率（*OR* 0.96，95%*CI* 0.94～0.98），出院时存在肌无力与5年生存率差相关（*OR* 1.75，95%*CI* 1.01～3.03）。

最新一项为期5年的前瞻性随访研究对ICU获得性神经肌肉功能障碍的患者进行系统筛查，结果显示，ICU出院时患者MRC总分降低、ICU出院1周后复合肌肉动作电位（compound muscle action potential，CMAP）异常，与5年病死率增加独立相关（分别为*HR* 0.946，95%*CI* 0.928～0.968；*HR* 1.568，95%*CI* 1.165～2.186）；此外，205例幸存者在ICU出院时，即使是肌肉力量轻度下降，但未达到临床诊断ICU-AW的阈值，也与5年后握力、呼吸肌力量、6-MWD下降相关，身体独立性较低，并导致生活质量下降；探索性分析表明MRC总分≤55最有预测价值，而异常CAMP仅与远期病死率有关。

ICU-DD常与ICU-AW并存，与远期预后也存在相关性。近年，Saccheri等对69例机械通气患者进行2年随访观察发现，患者总体2年生存率为67%（46/69）；ICU-DD患者生存率为64%，ICU-AW患者生存率为46%，而ICU-DD和ICU-AW两者并存的患者生存率仅为36%，既无ICU-DD也无ICU-AW的患者生存率为79%（*P*<0.01）。另一项稍早的前瞻性观察队列研究用最大吸气压力（maximal inspiratory pressure，MIP）评估吸气肌肉功能，124例机械通气患者中发现54%的患者拔管前存在MIP较低（≤30cmH_2O），与MIP>30cmH_2O组患者相比，1年病死率显著升高（31% *vs.* 7%）；低MIP与1年病死率、拔管失败独立相关（分别为*OR* 4.41，95%*CI* 1.5～12.9，*P*=0.007；*OR* 3.0，95%*CI* 1.0～9.6，*P*=0.03）。

ICU-AW的类型不同，远期结局也存在差异。近期一项前瞻性队列研究对机械通气患者进行神经和肌肉功能检查，结果显示8例CIM患者预后更好，88%（*n*=7）患者在1年内康复；而11例CIPNM患者中只有55%（*n*=6）患者在1年内康复，36%（*n*=4）患者有持续肌无力，甚至四肢轻瘫，在日常生活中仍需帮助。这提示了对CIP和CIM进行鉴别诊断以预测危重患者的长期预后的重要性。

鉴于只有很少的研究探讨了长期肌无力的潜在机制，ICU后发生肌无力与ICU内发生肌无力的病理生理学是否不同尚不清楚。一项对11例ICU机械通气时间≥7天的危重患者出院后进行连续评估的研究显示，所有接受测试的患者均存在持续肌无力；到6个月时，27%的患者（*n*=3）股四头肌萎缩已得到改善，肌肉蛋白水解、自噬、炎症和线粒体含量均已恢复正常，但股四头肌持续萎缩的患者显示肌卫星细胞含量降低，可能是影响肌肉再生能力的原因。与肌肉无力、萎缩程度相关的共表达基因显示参与骨骼肌再生和细胞外基质沉积的基因富集。在小鼠中植入间充质干细胞可改善脓毒症时肌肉再生和强度。

四、对神经肌肉并发症患者的干预措施

目前，对预防或治疗ICU-AW的相关干预措施的研究取得了一定成效。尽管已经证实可通过针对特定的危险因素来预防，但目前为止尚无有效的治疗措施。

1. 避免高血糖　严格的血糖控制可降低在早期使用肠外营养的情况下ICU-AW的发病率和死亡率。有研究表明，ICU患者严格控制空腹血糖维持在正常水平可减轻CIP的电生理征象。但是，最佳血糖目标仍存在争议，目前，大多仍推荐NEJM 2009年强化血糖治疗的RCT研究提示的血糖水平控制在180mg/dl的建议。控制血糖预防ICU-AW的部分原因可解释为长期机械通气的需求减少。

2. 避免早期肠外营养　营养不良及热量摄入不足与肌肉萎缩、无力有关。基于观察性研究和专家意见，为预防肌肉萎缩提倡及早营养治疗，优先通过肠内途径，可通过肠胃外途径补充，并提供足够的蛋白质作为肌肉合成的底物。然而，目前大型RCT研究显示早期全营养治疗缺乏益处，甚至带来危害，ICU第1周早期补充性肠外营养达到目标热量可增加危重患者的肌无力并延迟康复，增强呼吸机依赖性，延长ICU住院时间。

事实上，导致早期肠外营养危害的因素并非营养途径，而是营养素剂量。早期给予高剂量氨基酸有害，而不是葡萄糖或脂质，氨基酸并未被用于合成肌肉蛋白，而是分解导致尿素生成增加。另外，氨基酸还抑制肌肉自噬，从而导致对线粒体和其他细胞成分的损伤积累，这已被证明是导致ICU-AW的机制。在另一项RCT中，与早期低热量喂养相比，早期完全肠内营养也无法改善ICU入院后1年的身体功能障碍。最近在小鼠中进行一系列探索肥胖症预防ICU-AW机制的研究表明，通过刺激内源性生酮作用或外源性输注来增加酮体的利用性，可预防脓毒症相关的肌无力。

3. 最小化镇静和早期运动　制动增加ICU-AW风险，针对早期运动和康复的几种模式进行评估，以期降低ICU-AW发生率，但结果不一致，并且这些研究的证据质量通常较低。近期Tipping等指出，积极运动和康复改善了ICU患者出院时的肌肉力量，增加了出院时无辅助步行的可能性，出院后180天生存率更高。另一项研究显示，与标准护理或不进行早期康复相比，早期康复仅改善短期的与身体相关的结局、降低ICU-AW风险。近期的系统评价中指出，由于样本量小、研究干预措施和结果的异质性、偏倚风险高、样本脱失率高，以及对常规护理的描述不足，支持早期运动的证据质量较差。最新的一项荟萃分析综述了12项RCT研究，纳入1304例患者，结果表明，虽然早期运动有益处的证据目前尚无定论，但研究者发现RCT研究中干预措施与对照措施之间的时间相差越大，肌肉力量恢复越慢，提示早期运动可使患者获益。目前其他研究正在进行中，这些研究有望阐明早期运动和康复的作用。

在临床实践中实施早期运动康复的障碍包括患者康复能力较差、患者及护理人员对安全的担忧、缺乏专业知识，以及缺乏足够的人员、设备和资金来提供康复计划。近期系统综述表明，在14 398例患者动员/康复过程中，如果充分遵从共识指南，潜在安全事件的发生率较低（2.6%），不利于患者治疗的不良后果发生率更低（0.6%）。

4. 神经肌肉电刺激　由于可行性和协作性差，无法使大部分患者接受早期主动运动，因此，可采用神经肌肉电刺激疗法（neuromuscular electrical stimulation，NMES）作为替代方案。在重症患者中已经进行了多项小规模的RCT研究，但NMES使用频率、强度、持续时间，以及结果的差异均较大，

限制了试验数据的汇总和解释。最新的系统评价和荟萃分析显示，与常规治疗相比，NMES 治疗后患者的肌肉力量或对机械通气依赖性并未显著改善。

5. 药物　目前，最有希望治疗 ICU-AW 的药物包括肾上腺皮质激素、生长激素、普萘洛尔、免疫球蛋白及谷氨酰胺等。对这些药理干预措施进行系统评价后，暂不推荐在常规实践中采用上述任何一种药物干预。

6. ICU 后康复　由于研究样本量小，目前尚未明确在普通病房和出院后进行运动和康复是否有益。一些研究显示出与运动能力相关的积极影响，但鉴于现有证据质量较低及其异质性，系统评价暂不支持 ICU 后物理康复有益的观点。

（南京鼓楼医院　董丹江）

参考文献

[1] Vanhorebeek I, Latronico N, Berghe GV. ICU-acquired weakness. Intensive Care Med, 2020, 46(4): 637-653.

[2] Fan E, Cheek F, Chlan L, et al. An official American Thoracic Society Clinical Practice guideline: the diagnosis of intensive care unit-acquired weakness in adults. Am J Respir Crit Care Med, 2014, 190(12): 1437-1446.

[3] Medrinal C, Prieur G, Bonnevie T, et al. Muscle weakness, functional capacities and recovery for COVID-19 ICU survivors. BMC Anesthesiology, 2021, 21: 64.

[4] Schefold JC, Wollersheim T, Grunow JJ, et al. Muscular weakness and muscle wasting in the critically ill. J Cachexia Sarcopenia Muscle, 2020, 11(6): 1399-1412.

[5] Jung B, Moury PH, Mahul M, et al. Diaphragmatic dysfunction in patients with ICU-acquired weakness and its impact on extubation failure. Intensive Care Med, 2016, 42(5): 853-861.

[6] Berger D, Bloechlinger S, Von Haehling S, et al. Dysfunction of respiratory muscles in critically ill patients on the intensive care unit. J Cachexia Sarcopenia Muscle, 2016, 7(4): 403-412.

[7] Schefold JC, Berger D, Zurcher P, et al. Dysphagia in mechanically ventilated ICU patients (DYnAMICS): a prospective observational trial. Crit Care Med, 2017, 45(12): 2061-2069.

[8] Latronico N. Critical illness polyneuropathy and myopathy 20 years later. No man’s land? No, it is our land! Intensive Care Med, 2016, 42(11): 1790-1793.

[9] Jeong BH, Nam J, Ko MG, et al. Impact of limb weakness on extubation failure after planned extubation in medical patients. Respirology, 2018, doi: 10. 1111/resp. 13305.

[10] Dres M, Jung B, Molinari N, et al. Respective contribution of intensive care unit-acquired limb muscle and severe diaphragm weakness on weaning outcome and mortality: a post hoc analysis of two cohorts. Critical Care, 2019, 23(1): 370.

[11] Herridge MS, Tansey CM, Matté A, et al. Functional disability 5 years after acute respiratory distress syndrome. N Engl J Med, 2011, 364(14): 1293-1304.

[12] Hermans G, van Aerde N, Meersseman P, et al. Five-year mortality and morbidity impact of prolonged versus brief ICU stay: a propensity score matched cohort study. Thorax, 2019, 74(11): 1037-1045.

[13] Iwashyna TJ, Ely EW, Smith DM, et al. Long-term cognitive impairment and functional disability among survivors of severe sepsis. JAMA, 2010, 304(16): 1787-1794.

[14] Wieske L, Dettling Ihnenfeldt DS, Verhamme C, et al. Impact of ICU-acquired weakness on post-ICU physical functioning: a follow-up study. Crit Care, 2015, 19(1): 196.

[15] Cunningham CJB, Finalyson HC, Henderson WR, et al. Impact of critical illness polyneuromyopathy in rehabilitation: a prospective observational study. PM R, 2018, 10(5): 494-500.

[16] Hermans G, van Mechelen H, Clerckx B, et al. Acute outcomes and 1-year mortality of intensive care unit-acquired weakness. A cohort study and propensity-matched analysis. Am J Resp Crit Care Med, 2014, 190(4): 410-420.

[17] Dinglas VD, Aronson Friedman L, Colantuoni E, et al. Muscle weakness and 5-year survival in acute respiratory distress syndrome survivors . Crit Care Med, 2017, 45 (3): 446-453.

[18] van Aerde N, Meersseman P, Debaveye Y, et al. Five-year impact of ICU-acquired neuromuscular complications: a prospective, observational study. Intensive Care Med, 2020, 46(6): 1184-1193.

[19] Saccheri C, Morawiec E, Delemazure J, et al. ICU-acquired weakness, diaphragm dysfunction and long-term outcomes of critically ill patients. Ann Intensive Care, 2020, 10 (1): 1.

[20] Medrinal C, Prieur G, Frenoy E, et al. Respiratory weakness after mechanical ventilation is associated with one-year mortality - a prospective study. Crit Care, 2016, 20(1): 231.

[21] Koch S, Wollersheim T, Bierbrauer J, et al. Long-term recovery in critical illness myopathy is complete, contrary to polyneuropathy. Muscle Nerve, 2018, 50(3): 431-436.

[22] Santos CD, Hussain SN, Mathur S, et al. Mechanisms of chronic muscle wasting and dysfunction after an intensive care unit stay. A pilot study. Am J Respir Crit Care Med, 2016, 194(7): 821-830.

[23] Walsh CJ, Batt J, Herridge MS, et al. Transcriptomic analysis reveals abnormal muscle repair and remodeling in survivors of critical illness with sustained weakness. Sci Rep, 2016, 6: 29334.

[24] Rocheteau P, Chatre L, Briand D, et al. Sepsis induces long-term metabolic and mitochondrial muscle stem cell dysfunction amenable by mesenchymal stem cell therapy. Nat Commun, 2015, 6: 10145.

[25] Fivez T, Kerklaan D, Mesotten D, et al. Early versus late parenteral nutrition in critically ill children. N Engl J Med, 2016, 374(12): 1111-1122.

[26] Vanhorebeek I, Verbruggen S, Casaer MP, et al. Effect of early supplemental parenteral nutrition in the paediatric ICU: a preplanned observational study of post-randomisation treatments in the PEPaNIC trial. Lancet Respir Med, 2017, 5(6): 475-483.

[27] Needham DM, Dinglas VD, Morris PE, et al. Physical and cognitive performance of patients with acute lung injury 1 year after initial trophic versus full enteral feeding. EDEN trial follow-up. Am J Respir Crit Care Med, 2013, 188(5): 567-576.

[28] Goossens C, Weckx R, Derde S, et al. Adipose tissue protects against sepsis-induced muscle weakness in mice: from lipolysis to ketones. Crit Care, 2019, 23(1): 236.

[29] Tipping CJ, Harrold M, Holland A, et al. The effects of active mobilisation and rehabilitation in ICU on mortality and function: a systematic review. Intensive Care Med, 2017, 43(2): 171-183.

[30] Fuke R, Hifumi T, Kondo Y, et al. Early rehabilitation to prevent postintensive care syndrome in patients with

critical illness: a systematic review and meta- analysis. BMJ Open, 2018, 8(5): e019998.

[31] Doiron KA, Hoffmann TC, Beller EM. Eearly intervention (mobilization or active exercise) for critically ill adults in the intensive care unit. Cochrane Database Syst Rev, 2018, 3: 754.

[32] Zhang L, Hu W, Cai Z, et al. Early mobilization of critically ill patients in the intensive care unit: a systematic review and meta-analysis. PLoS ONE, 2019, 14: e0223185

[33] Menges D, Seiler B, Tomonage Y, et al. Systematic early versus late mobilization or standard early mobilization in mechanically ventilated adult ICU patients: systematic review and meta-analysis. Crit Care, 2021, 25(1): 16.

[34] Nydahl P, Sricharoenchai T, Chandra S, et al. Safety of patient mobilization and rehabilitation in the intensive care unit. Systematic review with meta-analysis. Ann Am Thorac Soc, 2017, 14(5): 766-777.

[35] Zayed Y, Kheiri B, Barbarawi M, et al. Effects of neuromuscular electrical stimulation in critically ill patients: a systematic review and meta-analysis of randomised controlled trials. Aust Crit Care, 2020, 33(2): 203-210.

[36] Shepherd SJ, Newman R, Brett SJ, et al. Pharmacological therapy for the prevention and treatment of weakness after critical illness: a systematic review. Crit Care Med, 2016, 44(6): 1198-1205.

第二节　重症监护病房后吞咽功能障碍

一、ICU 后吞咽功能障碍的概念

尽管气管插管技术已有 4000 余年的历史，经口气管插管正压机械通气也有 50 余年的历史，但直到近期患者拔管后问题才受到关注，特别是吞咽相关并发症。口咽期吞咽困难（oropharyngeal dysphagia，OD）是指在吞咽的口腔准备、口腔转移和咽部阶段难以或不能有效、安全地将液体和食物从口中转移出去。经口气管插管穿过口、咽、喉和气管，有可能造成喉部和气管损伤、发声障碍和吞咽困难（即吞咽障碍）。气管插管中拔管后的 OD 称为拔管后吞咽障碍（post-extubation dysphagia，PED）。

据报道，PED 发病率为 3%～62%，相当于全球每年最高可达 1240 万人发病。PED 与住院和 ICU 时间延长、医院获得性肺炎发生率增加和全因死亡率有关。误吸是吞咽困难的严重并发症之一，无论是内科手术还是外科手术，术后患者合并 PED 后均可能发生误吸，发生率＞40%。一项包含 9 项临床研究的系统综述分析了 775 例经口气管插管的 ICU 患者，其中 49% 的患者出现了 PED。一项大型前瞻性观察试验评估了 1304 例机械通气的 ICU 患者的吞咽困难，进行系统的吞咽困难筛查，并随访至 90 天或患者死亡。结果发现，PED 阳性率为 12.4%（116/933），其中紧急插管者情况为 18.3%，择期插管者为 4.9%。阳性筛查后 24h 内确诊率为 87.3%（96/110，6 例患者数据丢失）。直至转出 ICU 时，吞咽困难发生率为 10.3%（96/933），其中 60.4%（58/96）在出院前仍为阳性。长期住院后吞咽困难导致的并发症是众所周知的，并且与营养不良、脱水高风险、生活质量下降及吸入性肺炎发生率增加有关。

当评估显示患者有吞咽困难和误吸风险时，需要 ICU 团队和其他多学科临床医师（包括言语病

理学家 / 治疗师、耳鼻喉科医师、胃肠科医师、呼吸科医师和放射科医师）对患者进行关注。然而，无论在 ICU 还是普通病房，对吞咽困难的筛查和诊断均存在很大差异，因此，有关吞咽困难的研究和如何防止误吸是一个新的前沿话题。本节将对 ICU 患者的 PED 问题进行探讨，并概述多学科管理的挑战。

二、PED 的相关机制

呼吸和吞咽共用咽喉，在吞咽过程中，健康成年人呼吸 - 吞咽协调及其与气道关闭之间的紧密联系稳定。但在气管插管时，有效的吞咽动作停止了，这种紧密的联系，尤其是在吞咽时关闭声门保护气道的解剖运动，因插管和危重症时的肌肉无力而中断。健康成人服用吗啡和咪达唑仑对呼吸 - 吞咽协调的有害影响已有报道，这对重症患者的诊疗具有潜在的重要意义。

目前，人们对重症患者发生 PED 的潜在病理机制和危险因素知之甚少。重症患者发生 PED 的 6 个可能的关键机制包括：①口咽和（或）喉外伤（如气管插管损伤）；②神经肌肉无力（ICU 获得性肌无力）；③喉感觉减弱（由于危重病性多发性神经病或局部水肿）；④与谵妄或镇静相关的感觉改变；⑤胃食管反流；⑥呼吸 / 吞咽不同步。然而，人们对导致 ICU 患者 PED 的潜在机制仅为部分了解。虽然有些吞咽困难明显是由基础疾病（如急性脑卒中）引起，但很多患者，包括选择性心脏手术后患者，都存在吞咽困难。每种机制都可能单独导致吞咽困难，然而，吞咽困难基于严重程度可能涉及多种机制。在 ICU 和 ICU 后病房中，护士筛查在识别这些机制引起吞咽困难的体征和症状方面发挥着至关重要的作用，包括咳嗽、哽咽、流涎，以及难以吞咽不同稠度的食物和液体，这往往表明需要对患者进行正式评估。

三、如何评估 PED

对于中风后 PED，建议采用逐步方法，即使用基线筛查工具来识别有风险的患者，然后由吞咽专家（如物理治疗师、言语语言治疗师或耳鼻喉医师）进行全面的床旁评估。若条件允许，这种专科确诊检查应辅以仪器检查，如灵活内镜下吞咽评估（flexible endoscopic evaluation of swallowing，FEES）或吞咽造影录像检查（video fluoroscopic swallowing study，VFSS），这可视为“金标准”检查。当需要筛查的患者数量较大时，如重症患者筛查，逐步方法可能尤其重要。这种方法既可有效地筛选、识别有风险的患者（具有高敏感性），也可确定是否存在 PED（验证性评估）。

最近推荐了一种系统的床旁筛查算法在 ICU 中拔管的危重患者中应用，即采用水吞咽试验（water swallow test，WST），然后对筛查阳性患者进行专家综合评估。如前所述，在 ICU 患者中，临床检查最好辅以仪器诊断方法（如 FEES）。然而，诊断吞咽困难的侵入性措施需要额外的资源和相关培训，因此，在当前的 ICU 中可能不易获得。FEES 的主要优势在于直接评估吞咽与误吸。然而，没有一种筛选工具在敏感性和（或）特异性方面显示出近乎完美的测试性能。因此，未来的研究应针对目标人群，即重症患者，验证各自的临床筛查算法。尽管 WST 在有潜在 PED 的 ICU 患者中缺乏充分的验证，但在规模更大的 ICU 患者研究中可作为一种实用的筛查工具。最重要的是，应该在 ICU 设置一种系统的方法，识别所有受影响的患者并考虑各自可用的治疗策略。

四、PED 的治疗

PED 治疗的基础训练包括口腔器官运动训练、冷刺激、呼吸训练和有效咳嗽训练等。咽部电刺激（pharyngeal electrical stimulation，PES），通过定向电脉冲刺激口咽的感觉神经来治疗吞咽障碍。

PES 使用鼻胃喂养管样刺激导管，其中包含 2 个特殊设计的电极。医护人员可以找到一个单独调整的刺激强度，以优化 PES。通常，刺激的电流强度范围为 1～50mA，刺激频率为 5Hz，脉冲宽度为 200μs。每次 PES 通常持续 10min。对于神经源性吞咽困难的患者，可以每天进行 3 次治疗，连续数天。

Koestenberger 等最近的一项初步研究显示，与拔管后开始 PES 治疗的患者相比，经口插管时开始 PES 治疗的 ICU 患者在吞咽方面的改善明显更早，这表明经 PES 治疗越早，吞咽困难的恢复越快。

五、关于新型冠状病毒肺炎患者的吞咽功能障碍

随着严重急性呼吸综合征冠状病毒 2 型（severe acute respiratory syndrome coronavirus 2，SARS-CoV-2）在全球传播，世界卫生组织于 2020 年 3 月 11 日宣布新型冠状病毒肺炎（coronavirus disease 2019,COVID-19）大流行。不同国家 ICU 收治的 COVID-19 重症或危重症患者比例（9%～32%）不同。总体而言，20%～40% 的 COVID-19 患者在入院时需要进入 ICU 接受机械通气。

COVID-19 患者 ICU 时间延长，特别是机械通气时间延长，并伴有镇静和卧床休息，与传入神经敏感性降低导致的神经障碍有关，因此，COVID-19 患者吞咽肌肉功能障碍的风险很高，这种情况可能在 ICU 出院后持续数月或数年。COVID-19 还可表现为神经肌肉疾病，包括肌病和肌炎，进一步加重了 PED。

在治疗吞咽困难患者时需要考虑 COVID-19 相关症状，因为这类患者发生医疗保健相关感染的风险可能增加。据报道，62% 需要机械通气的重症 COVID-19 患者发生了 PED，它是中期至长期后遗症之一。危重症 COVID-19 吞咽困难患者发生吸入性肺炎和继发吸入性肺炎的风险尤其高。事实上，负责正常吞咽功能的大脑区域、周围神经和肌肉往往因 COVID-19 而受损。在部分患者中观察到的吞咽功能障碍很可能是由于气管内管外伤所致，这是急诊插管中常见的问题。正如最近发表的一篇文献所报道，COVID-19 患者存在神经损伤。不过，还需要进一步研究来全面了解 COVID-19 这种新型冠状病毒疾病及其后果。

在 COVID-19 疫情暴发之初，ICU 的首要任务是让患者活下来，因此，除了重症监护相关的治疗程序外，没有其他治疗程序。随着时间的推移，医护人员积累了经验，各项工作逐渐恢复正常。目前最重要的是，必须在医务人员有限的接触和 ICU 重症 COVID-19 患者获得最佳健康相关生活质量的权利及所需的全面医疗保健方案之间找到平衡。根据最近发布的世界卫生组织指南，建议对重症 COVID-19 患者进行持续康复干预。

（苏北人民医院　郑瑞强）

参考文献

[1] Slutsky AS. History of mechanical ventilation. From vesalius to ventilator-induced lung injury. Am J Respir Crit Care Med, 2015, 191(10): 1106-1115.

[2] Skoretz SA, Flowers HL, Martino R. The incidence of dysphagia following endotracheal intubation: a systematic review. Chest, 2010, 137(3): 665e73.

[3] Zuercher P, Moret CS, Dziewas R, et al. Dysphagia in the intensive care unit: epidemiology, mechanisms, and clinical management. Crit Care, 2019, 23(1): 103.

[4] Marvin S, Thibeault S, Ehlenbach WJ. Post-extubation dysphagia: does timing of evaluation matter? Dysphagia, 2019, 34(2): 210-219.

[5] Brodsky MB, Levy MJ, Jedlanek E, et al. Laryngeal injury and upper airway symptoms after oral endotracheal intubation with mechanical ventilation during critical care: a systematic review. Crit Care Med, 2018, 46(12): 2010-2017.

[6] Schefold JC, David Berger, Patrick Zürcher, et al. Dysphagia in mechanically ventilated ICU patients (DYnAMICS): a prospective observational trial. Crit Care Med, 2017, 45(12): 2061-2069.

[7] Brodsky MB, Gonzalez Fernandez M, Mendez Tellez PA, et al. Factors associated with swallowing assessment after oral endotracheal intubation and mechanical ventilation for acute lung injury. Ann Am Thorac Soc, 2014, 11(10): 1545-1552.

[8] Latronico N, Herridge M, Hopkins RO, et al. The ICM research agenda on intensive care unit-acquired weakness. Intensive Care Med, 2017, 43(9): 1270-1281.

[9] Hårdemark Cedborg AI, Sundman E, Boden K, et al. Effects of morphine and midazolam on pharyngeal function, airway protection, and coordination of breathing and swallowing in healthy adults. Anesthesiology, 2015, 122(6): 1253-1267.

[10] Macht M, White SD, Moss M. Swallowing dysfunction after critical illness. Chest, 2014, 146(6): 1681-1689.

[11] Macht M, Wimbish T, Bodine C, et al. ICU-acquired swallowing disorders. Crit Care Med, 2013, 41(10): 2396-2405.

[12] Berger D, Bloechlinger S, von Haehling S, et al. Dysfunction of respiratory muscles in critically ill patients on the intensive care unit. J Cachexia Sarcopenia Muscle, 2016, 7(4): 403-412.

[13] Martino R, Foley N, Bhogal S, et al. Dysphagia after stroke: incidence, diagnosis, and pulmonary complications. Stroke, 2005, 36(12): 2756-2763.

[14] Brady S, Donzelli J. The modified barium swallow and the functional endoscopic evaluation of swallowing. Otolaryngol Clin N Am, 2013, 46(6): 1009-1022.

[15] Macht M, Wimbish T, Bodine C, et al. ICU-acquired swallowing disorders. Crit Care Med, 2013, 41(10): 2396-2405.

[16] Zielske J, Bohne S, Axer H, et al. Dysphagia management of acute and long-term critically ill intensive care patients. Med Klin Intensivmed Notfallmed, 2014, 109(7): 516-525.

[17] Brodsky MB, Suiter DM, Gonzalez-Fernandez M, et al. Screening accuracy for aspiration using bedside water swallow tests: a systematic review and meta-analysis. Chest, 2016, 150(1): 148-163.

[18] McAllister S, Kruger S, Doeltgen S, et al. Implications of variability in clinical bedside swallowing assessment practices by speech language pathologists. Dysphagia, 2016, 31(5): 650-662.

[19] Koestenberger M, Neuwersch S, Hoefner E, et al. A pilot study of pharyngeal electrical stimulation for orally intubated ICU patients with dysphagia. Neurocrit

Care, 2020, 32(2): 532-538.
[20] Grasselli G, Zangrillo A, Zanella A, et al. Baseline characteristics and outcomes of 1591 patients infected with SARS-CoV-2 admitted to ICUs of the Lombardy region, Italy. JAMA, 2020, 323(16): 1574-1581.
[21] Wei Jie Guan, Zheng Yi Ni, Yu Hu, et al. Clinical characteristics of coronavirus disease 2019 in China. N Engl J Med, 2020, 382(18): 1708-1720.
[22] Huang C, Wang Y, Li X, et al. Clinical features of patients infected with 2019 novel coronavirus in Wuhan, China. Lancet, 2020, 395(10223): 497-506.
[23] Brodsky MB, Gellar JE, Dinglas VD, et al. Duration of oral endotracheal intubation is associated with dysphagia symptoms in acute lung injury patients. Multicenter Study J Crit Care, 2014, 29(4): 574-579.
[24] Mao L, Jin H, Wang M, et al. Neurologic manifestations of hospitalized patients with coronavirus disease 2019 in Wuhan, China. JAMA Neurol, 2020, 77(6): 683-690.
[25] Beydon M, Chevalier K, Tabaa OA, et al. Myositis as a manifestation of SARS-CoV-2. Ann Rheum Dis, 2020, annrheumdis-2020-217573.
[26] Zuercher P, Moret CS, Dziewas R, et al. Dysphagia in the intensive care unit: epidemiology, mechanisms, and clinical management. Crit Care, 2019, 23(1): 103.
[27] Dziewas R, Warnecke T, Zürcher P, et al. Dysphagia in COVID-19-multilevel damage to the swallowing network? Eur J Neurol, 2020, 27(9): e46-e47.
[28] Ling Mao, Huijuan Jin, Mengdie Wang, et al. Neurologic manifestations of hospitalized patients with Coronavirus disease 2019 in Wuhan, China. JAMA Neurol, 2020, 77(6): 683-690.
[29] PAHO. Rehabilitation considerations during the COVID-19 outbreak. Rehabilitation considerations during the COVID-19 outbreak - PAHO/WHO | Pan American Health Organization. 2020.

第二十六章　重 症 人 文

第一节　重症监护病房应以人为本

过去半个世纪里重症医学取得了迅猛的发展，重症监护病房（intensive care unit，ICU）患者生存率显著提高，然而在人文关怀方面相对滞后。2014 年 2 月于西班牙创建的重症监护人性化运动（humanization of intensive care movement，Proyecto HU-CI）旨在将“以疾病为中心”的监护模式转变为“以人为中心”的模式。这项“以人为本”的计划被认为是监护模式的根本转变，为人性化 ICU（humanized intensive care unit，H-ICU）的良好实践奠定了基础。

一、建立人性化 ICU 是 ICU 发展的必然趋势

1. ICU 中的非人性化　非人性化广泛存在于 ICU 中。在 ICU，患者经历个人身份、人格尊严、隐私权利的丧失或剥夺，也失去控制环境、约束行为和为自己申辩的能力，并可能因意识的改变而更糟。患者被送入 ICU 后往往也会失去家人的陪伴和守护。由于患者的人格和尊严受到侵犯，多数患者和家属都有焦虑、抑郁或创伤后应激障碍。国外有研究显示，20%～30% 的患者及家属在 ICU 期间经受过不被尊重。同时，在持续的、多重压力的 ICU 环境下，专业人员职业倦怠的发生率也较高。

非人性化是将患者或其他个体视为“对象”而不是“人”。ICU 非人性化可分为：①不经意的非人性化，指在 ICU 环境下非有意地剥夺患者的身份；②生理性的非人性化，指疾病和治疗削弱个体的内在精神生活和表达能力；③实质性的非人性化，指既不是医学固有的，也不是正当的，而是可避免的行为。

2. 妨碍 ICU 更人性化的因素

（1）工作的重心：过于注重技术是妨碍 ICU 人性化的关键因素。高新技术的密集使用意味着患者、家属和专业人员的人性和情感需求被推至后台。强调技术可能将临床实践的方向更集中于疾病本身和治疗，而不是患者。如今的监护模式有助于患者身体状况客观化，但忽略了患者的个性化特征。

（2）专业人员的健康状况：ICU 中非人性化与专业人员的健康状况不佳有关。影响专业人员健康的问题，包括身体疾病、精神疾病、药物滥用、压力和倦怠等。过大的压力、资源的缺乏和很少允许出错等使 ICU 人员感到焦虑及痛苦。工作负荷过重与职业倦怠容易引起专业人员对人文关怀的忽略。基于缺乏沟通和信任的负面影响，专业人员较难实施个性化监护。另外，ICU 人员的高度专业化也使全面和完整照顾患者变得困难。

（3）环境和制度：ICU 的环境使患者、家属和专业人员置身于充满焦虑和不确定的环境。ICU 的规章制度有时根深蒂固，轮班制无意中妨碍了专业人员完全了解其主管的患者，医院管理的商业化也可能阻止 ICU 人性化的充分实现。

3. 建立人性化 ICU 的必然趋势　人性化是指为促进和维护健康、治疗疾病，以及保证一个有利于人们在身体、情感、社会和精神层面上过上健康、和谐生活的环境所必须做的一切。人性化要求以温柔、冷静和善良的态度行事。人性化的“金标准”是尊重每个人的尊严，人性化医疗也是所有人的权利。努力使 ICU 舒适化有利于改善患者对治疗的态度，提高患者家属的参与度。对 ICU 所有参与者表现出善意和关心，是建立 H-ICU 的必要条件和方法。医师无法治愈所有患者，但可通过人文关怀来改进医师所提供的服务。

二、人性化 ICU 应以人为本

人性化用于形容在医疗保健方面采取更以人为本的方法。H-ICU 是以人为中心，尊重患者、家属和专业人员的尊严，尊重所有人的价值观和选择的自由。建立 H-ICU 有 2 个基本前提，一是承认每个人都是独一无二的和无法比较的，对生活危机的反应不同；二是承认患者和家属在监护过程中处于中心地位，需知晓其情况，明确其选择，并使其担负起配合恢复健康的责任。H-ICU 摒弃了“以疾病为中心”的医疗模式，强调尊重每个人的尊严，但不只是“以患者为中心”或“以患者及家属为中心”。

H-ICU 重视改善患者、家属及专业人员的体验，让患者成为重症监护的中心，这是 ICU 的首要原则。需持续关注患者面临的严重情形：极度脆弱的感觉、对仪器设备的依赖、丧失自主性和活动、难以沟通、丧失身份和缺乏信息等。无论是所患的严重疾病，还是在 ICU 的经历和所面临的压力，都可能让患者受到伤害。医师既希望患者治愈，也希望患者有满意的体验。有时所患的疾病无法治愈，这时需将提高患者的幸福感作为主要目标。在治疗危重症的过程中，患者家属也会受到伤害，其身体和情感需求往往得不到满足。就专业人员而言，有许多因素会引起人际冲突及心理、情绪的变化。H-ICU 意味着要理解和接受专业人员容易犯错和易受伤害，需要对专业人员加以关怀。将“以人为本”的理念贯穿于 ICU 的临床实践，让所有人员满意和获益。

三、人性化 ICU 建立的实践

Proyecto HU-CI 是一项全面的战略计划，旨在通过循证医学，促进观念根本性转变，使监护向更亲切、更以人为本的模式发展。Proyecto HU-CI 包括 8 个方面内容和 160 条改进 ICU 实践与管理的建议。此外，也有其他相关实践的研究和建议。Wilson 等建议：①以患者为中心的探视，唯一的常规限制由患者决定；②在床旁对包括昏迷患者在内的所有患者说话；③减少意识改变和活动障碍带来的影响；④将患者视为“人”来学习。另外，有研究者将早期活动、沟通、个人护理和卫生、游戏、心理健康、机械通气时的镇痛镇静、非药物方法，以及预防谵妄、家庭承诺和赋权等视为 H-ICU 的基本要素。下面按 Proyecto HU-CI 的 8 个方面进行阐述。

1. 开放的探视制度　限制性探视是习惯性的，并非基于研究结果。限制性探视从床旁撤走了这个世界专门“研究”该患者的“专家”（患者家属），撤走了患者生命中最脆弱时刻最为核心的“支持系统”（家庭支持系统）。有证据表明，探视时间的灵活性或者开放性探视是可行的，对患者、家属和专业人员都有益。但在一项成人ICU的整群交叉研究中，与标准的限制性探视相比，灵活的家属探视并未显著降低患者谵妄的发生率。另一项研究显示，灵活的ICU探视制度减轻了家属的焦虑症状，但患者家属更多地参与患者的护理活动，与患者更严重的焦虑有关。完全开放的探视制度并不适宜所有患者，应结合具体情况实行相应的探视制度。

2. 有效的沟通　专业人员之间完整、清晰、及时和简洁的沟通可防止差错，有利于对患者的监护和治疗达成共识。此外，专业人员之间的沟通还包含责任的转移。采用不同的方法建立沟通渠道及召开情况介绍会，有利于促进多学科的参与，使沟通更有效和安全。

知情同意是ICU患者及其家属的主要需求之一。与患者和家属的有效沟通有助于营造相互信任和尊重的氛围，促进共同决策。患者丧失能力而无法决策时，知情权往往转移至患者的家属。在情绪负荷过重的情况下向患者和家属告知病情需要技巧，而许多专业人员未受过专门培训，无法很好地与ICU患者沟通令患者、家属和专业人员倍感压力和沮丧。在气管插管等情况下，解决难以与患者沟通的一种办法是使用辅助沟通系统（augmentative and alternative communication systems，AAC）。通过AAC实现有效沟通，对于人性化的重症监护及允许患者参与决策至关重要。患者与其家属间的沟通也非常重要，可通过电话、视频、纸条或AAC等来进行。

3. 重视患者的幸福感　引起ICU患者痛苦和不适的因素有疼痛、口渴、寒冷、发热，以及因太多噪声和光照而影响休息等。不必要的约束造成患者活动不便和沟通受阻。对镇痛镇静治疗的精准管理，以及积极预防和处理急性谵妄是改善患者舒适度和ICU体验的重要组成部分。

除生理上的痛苦外，患者心理和情感方面的问题也应重视。患者在ICU会感到孤独、隔绝、恐惧，也会因沟通不畅和理解偏差而产生依赖和不确定感。对这些问题的评估及对患者心理和情感的支持被视为提供人性化服务的关键。在床旁设置个性化的白板，分享患者有价值的个人信息，有助于更好地了解患者。非药物的方法，如游戏、宠物辅助的干预等措施有助于减轻痛苦和促进康复。应为患者的幸福感制订一个与其治疗同样重要的目标，尤其在治疗效果差的时候。

4. 家属的参与　家属通常希望能与患者在一起。如果条件允许，将家属由来访者变为监护伙伴，恢复其照顾患者的角色，在专业人员的培训和监督下，参与患者基本的护理工作，如个人卫生、喂养、早期活动和康复等。在ICU特定的治疗过程中，患者家属的出现可改变专业人员对隐私、尊严和疼痛管理的态度。患者家属成为ICU治疗团队成员，可减少患者及其家属的压力和焦虑，提高患者家属的满意度及对悲痛的接受度。促进家属参与护理的干预措施可以改善ICU患者的预后。

5. 关爱专业人员　由于特殊的工作环境和持续繁重的任务，ICU人员发生倦怠的风险增加。身心耗竭综合征（burnout syndrome，BOS）也称为倦怠综合征，是多因素长期作用的结果。引起BOS的因素可划分为个人特征、工作量与组织问题、工作关系的质量和临床监护的要求4类。BOS严重影响工作人员的身心健康，并可引起工作效率及监护质量的下降。

要提高对BOS的认识，努力改善ICU工作环境。针对倦怠的组织干预措施，包括人员的合理配置、团队建设及工作时间的调整等；针对个人干预措施，包括减压训练、放松、锻炼、冥想、健康饮食和良好睡眠等，举办员工培训并提供相应资源，以提升专业人员应对ICU高压环境的能力。

6. 防治重症监护后综合征　重症监护后综合征（post-intensive care syndrome，PICS）被定义为转出ICU及出院后持续的或新发的身体功能失调、心理障碍、认知损害或社会重建失败。PICS影响

50% 以上从 ICU 转出的患者。PICS 的危险因素，包括年龄大、女性、既往有精神健康问题、疾病严重程度高、无 ICU 经历，以及出现谵妄等。存活和非存活的 ICU 患者家属也会出现短期或长期的身体、认知、心理问题。

采取预防 PICS 的措施，并对已出现的变化进行适当处理和监测。早期活动是预防 ICU 获得性虚弱最重要的措施之一。一些措施侧重于预防患者不良的心理反应，包括改善沟通、提供家庭支持、允许家属在床旁陪护，以及进行具体的协商等。ICU 团队应关注有需要的家庭成员并向其提供支持。

7. 人性化的基础设施　ICU 的基础设施是难以实行人性化重症监护的主要因素之一。应确保监护在温馨、舒适的环境下进行，确保患者的隐私和有充分的空间。推动 ICU 功能性空间的改造，使技术效率与监护质量、所有人员的舒适度相联系。进行合理的布置，要考虑这些布置在 ICU 环境下对人员和工作流程的适应性，包括合适的光线、温度、湿度、噪声、材料饰面、家具和设备等。在无自然光的地方增加人工窗户、装饰性物品和其他有助于患者时空意识的元素。有必要重新设计陪伴室、员工的工作区域和休息室。

8. 姑息治疗与临终关怀　姑息治疗又称和缓医疗，针对严重疾病的任一阶段。姑息治疗和重症监护的价值观和目标是相似的，在监护的整个过程中可以共存。将姑息治疗原则和干预措施纳入 ICU 的日常实践中，为患者及周围人群提供全面的照顾。

临终关怀又称安宁疗护，是为终末期患者提供姑息治疗，接受临终关怀的患者不再接受对其基础疾病的治疗。进行临终决策时，保护患者、家属及社会各方的权利和尊严至关重要。允许非幸存者体面地死去，让生命带着尊严谢幕。临终关怀关注患者症状控制，患者及其家属的情感和精神支持，目标是使患者在生命的最后一段时光里尽可能感到舒适，满足其需求及愿望。

综上所述，按照“以人为本”的理念，世界各地 ICU 都在创新举措，不断推动 ICU 人性化的进程。Proyecto HU-CI 设计了一个概念框架，目的是采取具体行动，将人性化作为衡量 ICU 质量的一个横向维度。上述的 8 个方面不是相互独立的，也未能涵盖 H-ICU 的所有，而是应在“以人为中心”新的模式下持续地更新和不断地拓展。在 ICU 未来的实践中，如何更好地提供人性化服务及如何评价执行效果有待于更深入的研究。

（重庆大学附属三峡医院　潘鹏飞
新疆医科大学第一附属医院　于湘友）

参 考 文 献

［1］ Brown SM, Wilson ME, Benda C, et al. Families in the intensive care unit: a guide to understanding, engaging, and supporting at the bedside. Cham, Switzerland: Springer Nature Switzerland AG, 2018.

［2］ Wilson ME, Beesley S, Grow A, et al. Humanizing the intensive care unit. Crit Care, 2019, 23(1): 32.

［3］ Brown SM, Azoulay E, Benoit D, et al. The practice of respect in the ICU. Am J Respir Crit Care Med, 2018, 197(11): 1389-1395.

［4］ Velasco Bueno JM, La Calle GH. Humanizing intensive care: from theory to practice. Crit Care Nurs Clin North Am, 2020, 32(2): 135-147.

[5] Nin Vaeza N, Martin Delgado MC, Heras La Calle G. Humanizing intensive care: toward a human-centered care ICU model. Crit Care Med, 2020, 48(3): 385-390.
[6] Jones Baro RA, Martínez Camacho MÁ, Morales Hernández D, et al. The essentials for a humanised intensive care unit (H-ICU). ICU Manag Pract, 2021, 21(2): 84-90.
[7] Nassar Junior AP, Besen B, Robinson CC, et al. Flexible versus restrictive visiting policies in ICUs: a systematic review and meta-analysis. Crit Care Med, 2018, 46(7): 1175-1180.
[8] Rosa RG, Falavigna M, da Silva DB, et al. Effect of flexible family visitation on delirium among patients in the intensive care unit: the ICU visits randomized clinical trial. JAMA, 2019, 322(3): 216-228.
[9] Rosa RG, Pellegrini JAS, Moraes RB, et al. Mechanism of a flexible ICU visiting policy for anxiety symptoms among family members in Brazil: a path mediation analysis in a cluster-randomized clinical trial. Crit Care Med, 2021, doi: 10. 1097/CCM. 0000000000005037.
[10] Zaga CJ, Berney S, Vogel AP. The feasibility, utility, and safety of communication interventions with mechanically ventilated intensive care unit patients: a systematic review. Am J Speech Lang Pathol, 2019, 28(3): 1335-1355.
[11] Devlin JW, Skrobik Y, Gelinas C, et al. Clinical practice guidelines for the prevention and management of pain, agitation/sedation, delirium, immobility, and sleep disruption in adult patients in the ICU. Crit Care Med, 2018, 46(9): e825-e873.
[12] Gajic O, Anderson BD. "Get to know me" board. Crit Care Explor, 2019, 1(8): e0030.
[13] Hoad N, Swinton M, Takaoka A, et al. Fostering humanism: a mixed methods evaluation of the Footprints Project in critical care. BMJ Open, 2019, 9(11): e029810.
[14] Kiwanuka F, Shayan SJ, Tolulope AA. Barriers to patient and family-centred care in adult intensive care units: a systematic review. Nurs Open, 2019, 6(3): 676-684.
[15] Kerlin MP, McPeake J, Mikkelsen ME. Burnout and joy in the profession of critical care medicine. Crit Care, 2020, 24(1): 98.
[16] Kleinpell R, Moss M, Good VS, et al. The critical nature of addressing burnout prevention: results from the Critical Care Societies Collaborative's National Summit on Prevention and Management of Burnout in the ICU. Crit Care Med, 2020, 48(2): 249-253.
[17] Yuan C, Timmins F, Thompson DR. Post-intensive care syndrome: a concept analysis. Int J Nurs Stud, 2021, 114: 103814.
[18] Lee M, Kang J, Jeong YJ. Risk factors for post-intensive care syndrome: a systematic review and meta-analysis. Aust Crit Care, 2020, 33(3): 287-294.
[19] Inoue S, Hatakeyama J, Kondo Y, et al. Post-intensive care syndrome: its pathophysiology, prevention, and future directions. Acute Med Surg, 2019, 6(3): 233-246.
[20] Akdeniz M, Yardimci B, Kavukcu E. Ethical considerations at the end-of-life care. SAGE Open Med, 2021, 9: 1-9.
[21] Calle GH, Martin MC, Nin N. Seeking to humanize intensive care. Rev Bras Ter Intensiva, 2017, 29(1): 9-13.

第二节　重症患者的创伤后应激障碍：防大于治

创伤后应激障碍（posttraumatic stress disorder，PTSD）是指人在经历过情感、战争、交通事故等创伤事件后产生的精神疾病，可能发生在经历或目睹过如自然灾害、严重事故、恐怖行为、战争、强奸或其他暴力人身攻击等创伤事件的人群中。尽管经历过上述创伤的人许多可以及时恢复，但部分PTSD患者继续具有强烈的、令人不安的想法和感觉，这种想法和感觉在创伤事件结束后的很长一段时间内会持续存在。对于长期入住重症监护病房（ICU）的患者，面对环境变化和疾病的双重困扰，心理往往承受着巨大压力，是PTSD的高危人群，近年来逐渐受到重视。

一、重症患者创伤后应激障碍的流行病学及危害

创伤是指一个人面临死亡、死亡威胁、实际的或严重的伤害或暴力威胁。美国精神病学协会将PTSD定义为直接或间接暴露于创伤事件中的人出现临床显著的痛苦或社会障碍。有研究表明，PTSD患者更有可能因身体健康状况使生活质量下降，出现一般健康问题的频率和严重程度更高，如肌肉骨骼疼痛、心肺症状及胃肠道症状等。重症的定义是一种危及生命的情况，会使许多患者容易出现一些慢性精神心理症状。在重症医疗单元中，患者经常遭受新发或恶化的病变及认知和情感障碍，处于突发的、威胁生命的事件中。目前，关于重症幸存者发生PTSD的报道越来越多。据估计，25%的重症幸存者患有PTSD，某些人群的发病率接近65%。PTSD患者一般会出现4种症状，即侵入性的想法或记忆、回避与创伤相关的刺激、认知和情绪的负性改变、觉醒和反应的改变。一项对36例重症幸存者进行研究的meta分析发现，6个月时PTSD的总发生率为25%～44%。

PTSD不仅会使重症患者出现一系列心理病理症状，还会进一步影响躯体健康，导致伤口愈合减缓、并发症发生风险增加及药物依从性降低等。据相关研究报道，PTSD与患者从ICU出院12个月后无法重返工作及医疗费用的增加独立相关。因此，在重症幸存者中预防PTSD的发展可能会对患者和公共卫生的长期结果产生巨大影响。

目前，尚不清楚在ICU期间或转出后实施的干预措施是否能降低重症幸存者发展为长期PTSD的风险。多项综述描述了预防和（或）治疗PTSD的干预措施。但据笔者所知，目前还没有专门针对重症幸存者的PTSD预防干预措施的系统综述。这一人群通常包括长期住院、行侵入性治疗及出院后再次发病的患者。因此，对重症PTSD患者实施的干预措施的有效性可能不同于对战争或平民创伤受害者的治疗。

二、重症患者创伤后应激障碍的早期发现及干预措施

由于PTSD常导致严重后果，故相比于治疗，预防PTSD的发生才是降低不良后果的根本。PTSD发展的一个核心机制是创伤记忆形成的过程，从预防角度出发，医疗过程中存在良好的早期干预时机。较早开始干预（即ICU期间）可能比出ICU后开始干预更有效。医院急性护理期间的心理咨询或心理治疗可能可以更有效地减少重症幸存者的PTSD症状，并能减轻这一人群住院期间急性心

理压力的程度。以下 4 个有效且具有较高依从性的干预措施在临床医疗过程中被广泛采纳。

1. 有效沟通　医学技术拯救的是生命，而充满温情的沟通则会拯救患者的心灵。ICU 患者常存在谵妄、听觉和触觉改变、人工气道、身体活动受限等多种不良因素，导致医患间缺乏有效的沟通。有研究表明，重症患者在 ICU 内沟通困难约占 35% 床位日，无法沟通约占 49% 床位日，故了解患者的感受就显得极为重要。尤其是 ICU 中机械通气的广泛应用，导致患者压力增加、睡眠障碍、孤立且无法表达等。并且，患者在行机械通气时，意识清醒会导致各种与呼吸困难、恐惧、焦虑、无助、缺乏控制及疼痛相关的体验。良好的沟通机制可有效缓解此类患者在 ICU 期间的不良体验。近期有一项研究表明，沟通板的应用可以明显改善机械通气患者的沟通效率，并显著降低其焦虑和无助感。沟通板的内容包括患者的基本需求（如“是否疼痛”“是否饥饿”），身体部位图像，以及配偶和家庭成员的名字等。有效且充满温情和希望的沟通是充分了解患者生理和心理需求、改善 ICU 医疗服务、提升患者 ICU 医疗护理体验的重要手段。

2. 充满人性关怀的探视制度　为方便医疗工作的实施，ICU 一直采用限制性管理模式，而开放探视限制并允许家属参与 ICU 医疗实践是患者及其家属的一致诉求。家属参与医疗护理过程有助于改善患者的心理应激。有研究发现，让家属见证复苏过程（包括心肺复苏、气管插管及中心静脉置管等）并未增加患者的焦虑不适，反而有益于降低 PTSD 的发生。家属见证医疗过程，看到患者得到了细心的照顾，从而减少了相关担忧。另外，家属参与医疗过程还可以帮助患者改善与身体不适、恐惧及精神错乱有关的不良记忆，有效降低其恐惧、焦虑及 PTSD 的发生。实施灵活的探视安排或建立探视开放式 ICU，让家属在医务人员的培训和监督下进行基本的护理工作（如洗涮、膳食管理或康复等），给予家属帮助患者康复的机会，可减轻患者的情绪压力，促进各方的亲密沟通，最终产生积极影响。

3. ICU 后综合征的监测和管理　许多 ICU 患者虽然得到生理上有效救治，但最终由于心理障碍，难以真正地回归家庭和社会。一项对急性呼吸窘迫综合征（ARDS）患者进行分析的研究发现，70% 的患者在出院时存在认知功能损伤，47% 的患者在出院 2 年后仍存在认知功能障碍。另有研究表明，“ABCDEF”集束化治疗可有效降低 ICU 患者发生 PTSD 的风险、在“ABCDEF”集束化治疗中，A 为评估、预防及管理疼痛；B 为自主唤醒和自主呼吸试验；C 为镇痛、镇静药物选择；D 为谵妄的评估、预防及管理；E 为早期活动和训练；F 为家属参与。另外，建立 ICU 患者长期随访机制，如开设 ICU 后门诊，对于此类患者的早发现和干预具有重要意义。

4. 药物治疗　对于重症患者的 PTSD 预防，研究最多的药物是氢化可的松，PTSD 发展的一个潜在机制是通过创伤事件过度刺激内源性应激激素和神经调节素，导致创伤记忆的形成和过度巩固，随后在 PTSD 的条件性情绪反应和侵入性回忆中表现出来。有研究发现，长时间使用糖皮质激素的剂量与创伤记忆和应激症状评分存在相关性。患者在 ICU 期间使用氢化可的松可减轻 PTSD 症状，但局限于小规模研究，后期需要进一步研究氢化可的松在预防重症患者发生 PTSD 中的使用。

三、重症患者创伤后应激障碍早期干预的获益

ICU 是一种特殊环境，可能导致患者产生一定压力，使其处于强烈的应激中。ICU 期间，患者承受着疾病、谵妄、恐惧、丧失自由、噪声、疼痛、镇静药的使用、睡眠剥夺等带来的生理和心理压力，

使其成为罹患 PTSD 的人群之一。目前，PTSD 尚无十分有效的治疗方法，虽然借助药物可以暂时有效地改善 PTSD 症状，但不利于彻底治愈创伤，甚至会误导患者不进行长期的心理治疗。约 50% 的 PTSD 患者迁延为慢性病程，1/3 的患者病程超过 10 年，严重影响生存和生活质量，给家庭和社会带来沉重负担，有效的预防是防治 PTSD 的关键。因此，对 ICU 患者的 PTSD 危险因素及早期预防干预措施进行研究具有十分重要的意义。

在创伤事件期间（即入住 ICU）实施干预，可能会减轻患者的急性心理压力，阻断失控的碎片记忆或记忆过度巩固，最终预防或减轻 PTSD 症状。在 ICU 团队中加入精神卫生专业人员可以为有长期 PTSD 症状风险的患者提供集中的心理护理。需要先评估哪些患者可以从早期干预中获益，那些在 ICU 期间大部分时间处于昏迷状态（如服用大量镇静药）或昏迷的患者不太可能获得直接益处。且 ICU 患者的家属也可能会从早期干预中受益，因为家属也有出现 PTSD 症状的风险。目前，在床边实施心理治疗或其他强化治疗对许多医疗单位来说并不可行，但简单的干预措施，如医师在 ICU 内通过向患者详细解释所有的治疗程序和计划，可提高患者对事件的理解，即使是适度的镇静，也有可能减轻患者急性心理压力。此外，将家属尽可能地纳入患者护理应该是首要重点。

四、总结

对于 ICU 幸存者、家庭和社会来说，PTSD 是一个巨大负担，开发一套核心预后指标及恰当的干预方案有助于提高患者的应激适应能力，消除患者的不良情绪，减轻 PTSD 症状，提高救治水平，未来还需要进一步研究预防或减少重症幸存者 PTSD 的干预措施。

（新疆医科大学第一附属医院　杜欣欣　柴瑞峰）

参考文献

[1] Shalev A, Liberzon I, Marmar C. Post-traumatic stress disorder. N Engl J Med, 2017, 376: 2459-2469.
[2] Wade D, Hardy R, Howell D, et al. Identifying clinical and acute psychological risk factors for PTSD after critical care: a systematic review. Minerva Anestesiol, 2013, 79: 944-963.
[3] Parker AM, Sricharoenchai T, Raparla S, et al. Posttraumatic stress disorder in critical illness survivors: a metaanalysis. Crit Care Med, 2015, 43: 1121-1129.
[4] Roberts MB, Glaspey LJ, Mazzarelli A, et al. Early interventions for the prevention of posttraumatic stress symptoms in survivors of critical illness: a qualitative systematic review. Crit Care Med, 2018, 46: 1328-1333.
[5] Freeman-Sanderson A, Morris K, Elkins M. Characteristics of patient communication and prevalence of communication difficulty in the intensive care unit: an observational study. Aust Crit Care, 2018, 32(5): 373-377.
[6] Pandharipande P, Banerjee A, McGrane S, et al. Liberation and animation for ventilated ICU patients: the ABCDE bundle for the back-end of critical care. Crit Care, 2010, 14(3): 157.
[7] Annane D, Pastores SM, Rochwerg B, et al. Guidelines for the diagnosis and management of critical illness-related corticosteroid insufficiency (CIRCI) in critically

ill patients (part i): Society of Critical Care Medicine (SCCM) and European Society of Intensive Care Medicine (ESICM) 2017. Crit Care Med, 2017. 45: 2078-2088.

[8] Parker AM, Sricharoenchai T, Raparla S, et al. Posttraumatic stress disorder in critical illness survivors: a metaanalysis. Critical Care Medicine, 2015, 43(5): 1121-1129.

第三节 重症医务人员的职业倦怠

职业倦怠（burnout）是一种与工作相关的心理综合征，是由于过度工作或压力而导致的身体或精神崩溃的状态，其特征是在工作中对慢性人际压力的长期反应或对工作相关压力的心理反应。医学实践中，倦怠不仅影响从医学生到执业医师的个体，还涉及医疗组织和政策制度等方面，其在世界范围内已受到越来越多的关注。

一、职业倦怠的定义

职业倦怠的定义包括 3 个主要特征：①情绪耗竭（情绪过度和疲惫）；②去人格化的态度（对他人的消极、麻木不仁及冷漠的反应）；③个人职业成就感降低（工作中的能力和成就感）。这些特征与心理和精神问题（如焦虑、抑郁加重及自杀倾向）、躯体体征（如胃肠和心血管疾病）、社会问题（如丧失同理心、社会孤立及婚姻冲突）及身体健康问题（会再次导致倦怠）有关。

二、医务人员职业倦怠的诱因和表现

国内医务人员职业倦怠的研究数据较少，来自美国及部分西欧国家的数据显示，30%～78% 的医师会出现职业倦怠，几乎影响到所有医疗专科。繁重的工作量、医疗组织结构的过度官僚主义和领导文化、过度计算机化、文书负担、低效的工作流程、长时间的工作、睡眠不足或睡眠剥夺、长期的员工短缺等现实状态、年轻、女性、有问题的家庭状况、工作与家庭的冲突（如缺少伴侣或子女的陪伴）、对工作的不满及医师在影响其工作生活的问题上缺乏投入或控制等个人因素都与职业倦怠和随后的抑郁有关，并且职业倦怠和抑郁往往相互加剧。重要的是，这个问题代表了一个公共卫生危机，对医师、患者及医疗保障组织和系统均会产生负面影响。一项来自英国的综述报道显示，职业倦怠与患者的不满、不良的结果及医疗差错或事故之间存在关联，而医疗事故又可引起或加重职业倦怠。

随着我国住院医师规范化培训制度的建立，住院医师培训期间的职业倦怠需得到极大的关注。美国一项研究显示，住院医师规范化培训第 1 年、情绪波动、对临床教学的不满、经济上的困难、家庭压力及未婚都与达到职业倦怠标准的可能性增加相关。

我国 ICU 医师的职业倦怠率较高。一项来自多中心的横断面研究，采用自填式问卷调查了中国 1813 名 ICU 医师，结果显示，职业倦怠和严重职业倦怠的患病率分别为 82.1% 和 38.8%，治疗决策困难与倦怠独立相关，而高子女数和收入满意度是严重倦怠的独立保护因素。

三、医务人员职业倦怠的特点

群体性或大规模灾害，包括自然灾害（如流行病、地震、风暴、洪水）和人为灾害（如战争、恐怖袭击），由于患者人数过多、医务人员工作量增加和后勤困难等因素，会使医务人员更容易产生倦怠，并形成恶性循环（图 26-3-1）。新型冠状病毒肺炎（COVID-19）疫情期间，医务人员面对病毒对自我安全的威胁、工作量增加、个人防护要求、医疗用品短缺、工作时间突然改变、对家庭成员健康和安全的担忧、不顾工作量增加仍继续承担日常家庭责任、因感染或心理问题而造成人员流失的叠加效应，以及长期穿戴个人防护装备，提供过多的热量、缺乏水分、营养不足、睡眠不足等因素都可能加剧了医务人员的职业倦怠。

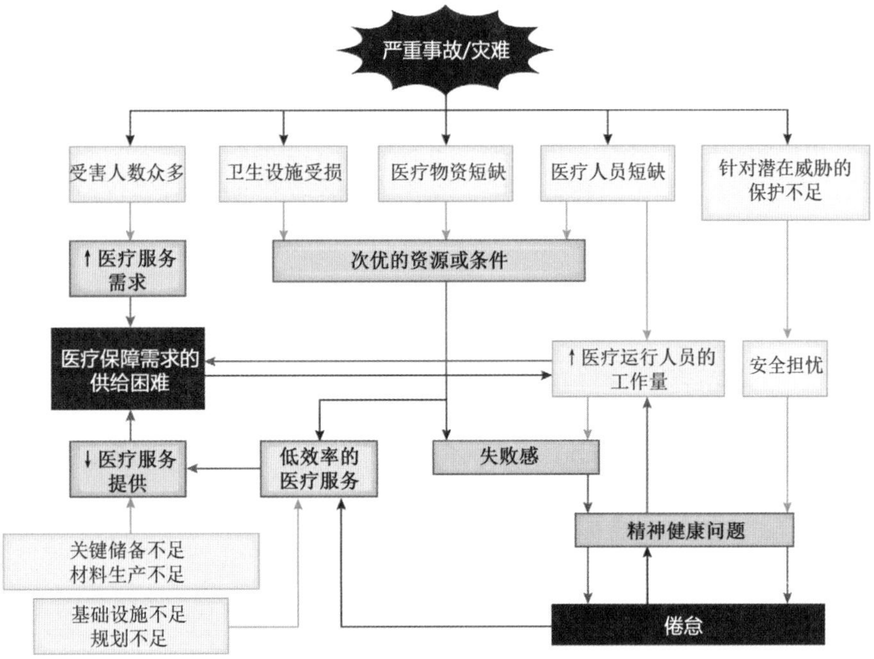

图 26-3-1　职业倦怠在群体性灾害后医疗保障中的作用

鉴于 COVID-19 的高度传染性，职业危害对在一线工作的医师的情绪影响可能更大，尤其是在 ICU 的环境中，持续暴露于死亡，以及 ICU 床位和呼吸机等资源的匮乏更易导致倦怠。欧洲重症医学会的一项在线调查显示，COVID-19 暴发期间 ICU 专科医师的焦虑、抑郁及严重倦怠症状的患病率分别为 46.5%、30.2% 及 51%。然而，包括管理重症 COVID-19 患者的 ICU 专家在内，并没有证实暴露于疾病中或与激增相关的身体压力是导致严重倦怠、焦虑及抑郁症状的主要因素，而且管理患者的数量、每月夜班数量都与倦怠症状无关。来自中国湖北省武汉市 2014 名一线护士的调查显示，中度和高度焦虑、抑郁及恐惧的发生率分别为 14.3%、10.7% 和 91.2%。也有数据显示，一线病房医师和护士的倦怠发生率反而明显低于普通非封闭病房（13% *vs.* 39% $P<0.000\ 1$），且不必过于担心被感染。罗马尼亚的研究同样显示，普通病房（外科、妇产科、产科）住院医师的倦怠发生率明显高于一线科

室（急诊科、放射科、ICU）（86% *vs.* 66% $P<0.05$）。对此，一种可能的解释是，一线病房在医院层面的组织协调更好、防控协议流程更合理、防护装备的培训时数较多，以及整个工作时间内持续佩戴防护装备可以给人安全感，以上因素降低了前线医务人员的压力水平，而在非 COVID-19 病房，当组织或防控协议流程不完美时，医务人员对暴露的恐惧会更高，更容易产生倦怠。

四、减轻医务人员职业倦怠的手段

在大规模灾害背景下，特别适用于灾前和临时灾难下的有针对的措施，可以最大限度地减少工作倦怠的程度。

（一）灾前组织措施

1. 制定总体规划　在奉献和无私的驱使下，大多数医务人员希望在大规模灾难发生后立即开展工作。然而，大量医务人员的这种瞬间全面投入的风险是，他们几乎同时也会经历倦怠，从而在稍后阶段造成人员短缺。因此，有效的灾前人员规划和灾后人员分配是控制工作量的必要条件。出于实际原因，不应鼓励热情或兴奋的人员在英雄主义和利他主义的驱使下立即介入，以便为灾难应对的后期阶段预留有效的人力。此外，将员工从压力较高的功能区轮换到压力较低的功能区，可能有助于预防倦怠。为了避免医护人员传播感染，应在感染区域和非感染区域分别组织轮换。应尽可能避免人员为弥补缺失或效率低下的同事而进行的不间断活动。应指派一名主管来评估员工是否产生倦怠，并决定他们何时应该休息，让所有员工做好持续努力的准备，并建立适当的接力和后备时间表。

2. 优化医疗基础设施　绝大多数灾害后的医疗问题都很复杂，这就需要运转且发展良好的一般和专门医疗基础设施，如外科医院、透析室、ICU、影像设施、微生物学实验室，特别是对于 COVID-19 这种流行病，还需要分子诊断实验室，以应对突然涌入的患者。虽然卫生政策制定者可以针对可预测的灾难采取措施，但对于不可预测的灾难，这些措施可能难以实施，对此，应强调在问题较少的时期保持足够的基础设施和足够的关键储备的重要性。治疗患者的医疗耗材的确切需求应该提前确定，以便充分储备用品和个人防护用品，并组织来自受灾区域以外的紧急援助。

（二）专门针对灾难的措施

1. 组织上的措施

（1）减少卫生保障人员的工作量：可通过增加有效运作人员来实现，如将人员从涉及较少的部门、设施或地理区域转移到受影响较严重的部门、设施或地理区域。另外，还可借助远程医疗来减轻前线医护人员的工作量。

（2）减少对安全的担忧：为了实现高效工作，医护人员应该能够在安全的条件下工作。不同灾害采取的措施明显不同。在地震、战争和海啸后，分别需要在抗震建筑中、远离战场、离沿海地区一定距离的地方工作。对于流行病，个人防护用品（口罩、长袍、手套、防护服）应该提前储备。

（3）维护医用耗材和药物的库存：灾害期间大量使用的药品耗材应定期发货，以保证不间断的医疗使用。

（4）减少对医疗事故的恐惧：灾难情况下，医师可能会被分配到不熟悉的工作中，如妇科、骨科或眼科医师成为急诊医师，这增加了压力和倦怠风险。预防差错和减轻压力最有效的方法是根据经验为医疗和后勤问题的管理制定明确而务实的指导和建议，并开发在线平台，听取相关专家提供的医疗建议。

（5）激励和欣赏成就：一项关于COVID-19疫情期间肿瘤内科医师和护士的研究中，前线工作的医务人员比在普通病房工作的医务人员的倦怠程度更低，这是因为当他们看到自己努力的直接结果时，会有更高的个人成就感和满足感。

（6）提供专业支持：如果倦怠程度干扰了工作效率或对患者造成伤害风险，则需要专业支持，可以通过精神科诊所组织“心理干预组”或“倦怠诊所”来实现。COVID-19疫情期间成立的心理干预小组对医务工作者的精神健康的保护取得了良好的反应。

（7）向外界寻求帮助：当本地医疗资源无法应对当地的医疗问题时，可能需要外界的帮助。COVID-19疫情期间，一些国家提供了物质和人员支持。如无国界医师组织在全球多个国家向最脆弱的群体，如无家可归者、移民及处境危险的老年人，提供与COVID-19相关的支持。

（8）注意为所有人员提供正确的信息：及时、准确、明确地与团队沟通而不过度报告，并定期组织简短的更新会议，这对团队精神有重要影响。使用虚拟会议可以方便每个人访问。

（9）促进健康的工作环境：创造良好的团队精神、缩短轮班时间、保持私人生活和职业生活之间的平衡，以及让休息和放松成为可能，这些策略可能会防止倦怠。由于个人防护用品短缺，不得不实行定量配给，员工不得不在无法更换个人防护用品的情况下继续工作更长时间，从而导致必要的休息时间的减少，可通过更好的提前物资计划和交付得到了缓解。

2. 个人措施　这些措施中只有一部分在灾难中可行。

（1）应对压力和问题的培训：特殊的学习技巧，如非理性思维的认知重组、正念、压力管理训练、冲突解决和提高与同事的复原力，可能有助于应对过度的工作量、压力和倦怠。瑜伽或冥想等特殊技巧可能有助于放松。

（2）最大限度地减少情绪困扰的耻辱感：专业人士应该意识到，他们比其他人在情感上受到危机影响的风险更大。媒体、政府和民众传递和强调的英雄主义信息，可能会放大被迫发挥最佳作用但无法实现这一目标的感觉。

（3）保持身体健康：健康营养、避免吸烟和酗酒、运动和充足的睡眠对于应对倦怠的疲惫至关重要，但在灾难期间，由于苛刻的环境或政策措施（如严格封锁禁止锻炼），这些可能并不总是能实现。

医务人员的职业倦怠在国际上普遍存在，并对医师个人、患者，以及医疗保障组织和系统产生不利影响。尽管近年来人们对医务人员职业倦怠的理解有了很大的进步，但仍需进一步的探索和研究。以往的经验将有助于调查大规模灾难中倦怠的原因和预测因素，以及如何在未来的灾难中避免这个问题。为了完成公共健康完成的使命，医疗保障服务的所有利益相关方必须共同努力开发和实施有效的补救措施。

（新疆医科大学第一附属医院　马国光
复旦大学附属中山医院　刘　威　罗　哲）

参考文献

[1] Maslach C, Leiter M. Understanding the burnout experience: recent research and its implications for psychiatry. World psychiatry , 2016, 15(2): 103-111.

[2] Williams E, Rathert C, Buttigieg S. The personal and professional consequences of physician burnout: a systematic review of the literature. Med Care Res Rev, 2020, 77(5): 371-386.

[3] Yates S. Physician Stress and Burnout. Am J Med, 2020, 133(2): 160-164.

[4] Rathert C, Williams E, Linhart H. Evidence for the quadruple aim: a systematic review of the literature on physician burnout and patient outcomes. Medical care, 2018, 56(12): 976-984.

[5] Martini S, Arfken C, Churchill A, et al. Burnout comparison among residents in different medical specialties. Acad Psychiatry, 2004, 28(3): 240-242.

[6] Wang J, Hu B, Peng Z, et al. Prevalence of burnout among intensivists in mainland China: a nationwide cross-sectional survey. Critical care, 2021, 25(1): 8.

[7] Sever M, Ortiz A, Maggiore U, et al. Mass disasters and burnout in nephrology personnel: from earthquakes and hurricanes to COVID-19 pandemic. Clin J Am Soc Nephro, 2021, 16(5): 829-837.

[8] The Lancet. COVID-19: protecting health-care workers. Lancet, 2020, 395(10228): 922.

[9] Elbay R, Kurtulmuş A, Arpacıoğlu S, et al. Depression, anxiety, stress levels of physicians and associated factors in Covid-19 pandemics. Psychiatry research, 2020, 290: 113130.

[10] Gold J. Covid-19: adverse mental health outcomes for healthcare workers. BMJ, 2020, 369: m1815.

[11] Azoulay E, De Waele J, Ferrer R, et al. Symptoms of burnout in intensive care unit specialists facing the COVID-19 outbreak. Annals of intensive care, 2020, 10(1): 110.

[12] Hu D, Kong Y, Li W, et al. Frontline nurses' burnout, anxiety, depression, and fear statuses and their associated factors during the COVID-19 outbreak in Wuhan, China: A large-scale cross-sectional study. E Clinical Medicine, 2020, 24: 100424.

[13] Wu Y, Wang J, Luo C, et al. A comparison of burnout frequency among oncology physicians and nurses working on the frontline and usual wards during the COVID-19 epidemic in Wuhan, China. Journal of pain and symptom management, 2020, 60(1): e60-e65.

[14] Dimitriu M, Pantea Stoian A, Smaranda A, et al. Burnout syndrome in Romanian medical residents in time of the COVID-19 pandemic. Medical hypotheses, 2020, 144: 109972.

[15] Dewey C, Hingle S, Goelz E, et al. Supporting clinicians during the COVID-19 pandemic. Annals of internal medicine, 2020, 172(11): 752-753.

[16] Sasangohar F, Jones SL, Masud FN, et al. Provider burnout and fatigue during the COVID-19 pandemic: lessons learned from a high-volume intensive care unit. Anesthesia and analgesia, 2020, 131(1): 106-111.

[17] Moazzami B, Razavi Khorasani N, Dooghaie MA, et al. COVID-19 and telemedicine: Immediate action required for maintaining healthcare providers well-being. Journal of clinical virology, 2020, 126: 104345.

[18] Kang L, Li Y, Hu S, et al. The mental health of medical workers in Wuhan, China dealing with the 2019 novel coronavirus. The lancet Psychiatry, 2020, 7(3): e14.

[19] Shaw S. Hopelessness, helplessness and resilience:

The importance of safeguarding our trainees' mental wellbeing during the COVID-19 pandemic. Nurse education in practice, 2020, 44: 102780.
[20] Suleiman Martos N, Gomez Urquiza J, Aguayo Estremera R, et al. The effect of mindfulness training on burnout syndrome in nursing: A systematic review and meta-analysis. Journal of advanced nursing, 2020, 76(5): 1124-1140.

第四节　重症监护病房人文治疗新探索

“人文”一词最早出自《周易》：“刚柔交错，天文也；文明以止，人文也。”现代医学因忽略医学人文而形成的“单翅效应”愈发明显：道德进步的速度跟不上技术的快速进步；技术落地生根，思想根基却还不牢固。生物医学模式的固化、“科技至善”理念的“桎梏”、医患信任匮乏等因素导致了重症医学医务人员在自身医学人文素质、对患者的医学人文关怀等方面存在一定的忽视，进而给患者带来新的临床问题及心理创伤。

重症患者及其家属在心理等方面的变化十分复杂，这与患者严重的疾病和进行医疗护理产生的不适、患者的临床转归及预后不明确有关；而科室因素，如全封闭式管理、ICU 的环境（嘈杂的噪声等）、严格的探视制度，以及高昂的治疗费用等也与其密切相关。若上述问题未得到及时、有效地解决，极易造成医患矛盾，使 ICU 在医疗问题、社会问题及社会矛盾等方面面临更艰巨的挑战。

人文关怀的定义为，在患者的诊疗过程中，医务人员应当以尊重患者的人格及重视患者的需求为原则，采取关爱和友善的态度，树立相互信任的医患关系的职业理念。但对人文治疗，目前学界内并未有明确的定义。笔者认为，人文治疗是通过多种治疗手段，如艺术、心理治疗、家庭陪伴等实现患者的生命价值，尊重人格尊严并满足其生理及心理需求的治疗方法。人文治疗与重症医学所提倡的“以人为本、以患者为中心”“eCASH（早期的舒适化镇痛、最小化的镇静和最大的人文关怀）”等理念相谋合。医护人员不仅要关怀患者的“躯体痛”，还要关心患者的“心理苦”，从心灵和躯体上同时减轻患者的“疾病”，促进他们的恢复、改善预后。本节就如何做好 ICU 人文关怀及人文关怀的新观念、方法等进行分析与论述。

一、人文关怀

1. eCASH　Jean 于 2016 年提出 eCASH 理念（early comfort using analgesia，minimal sedatives and maximal humane care）即给予镇痛、最少镇静、最大人文关怀，以达到患者早期舒适。

时间性（早期实施）是 eCASH 强调的内容，普适性则是该理念的特点，而“以患者为中心的目标导向性的滴定镇静”是该理念的核心内容。首先，应对患者采用疼痛评估量表进行镇痛评估，同时常规动态监测镇静水平；使患者能够在无痛环境下保持平静、合作的状态，并且可与护理人员和家属进行良好地沟通及交流；可在无干预下进入睡眠状态。因此，重症医务人员应做好患者的镇静治疗。

2. ABCDEF 集束化策略　近年来，越来越多的声音呼吁重视 ICU“以人为本”的核心，做到真正的关心、爱护患者，而 ABCDEF 集束化策略的提出为重症医务人员提供了新的思路。ABCDEF 集束化策略并不是一个固定的结构，而是一种多学科、循证的重症患者整体的管理方法，旨在优化患者康复、减少医源性疾病，并在患者住院期间让家属参与。其主要内容包括疼痛评估、谵妄评估、镇静管理和自主呼吸试验的准备。它还鼓励患者早期活动、避免限制，家属在床边参与以改善沟通。

“A”代表疼痛的评估、预防及管理（assess prevent and manage pain）。主要依靠疼痛行为量表（behavioral pain scale，BPS）和ICU疼痛观察工具（critical-care pain observation tool，CPOT）进行管理。

“B”代表SATs和SBTs（每日唤醒试验和自主呼吸试验），以及护士和呼吸治疗师之间的协调。SATs和SBTs不仅是机械通气患者脱机的基石，也是ABCDEF策略的关键。研究发现，每日中断镇静和镇痛剂量可显著缩短呼吸机使用天数，并降低ICU入住时间；SBTs的常规使用也有助于呼吸机的撤离。

“C”（choice of analgesia and sedation）表示镇痛镇静选择。重点是目标导向的镇静、镇痛，降低总体药物负担，实现轻度镇静。其中常用到PADIS指南推荐的镇静量表，包括Richmond躁动-镇静评分（richmond agitation-sedation scale，RASS）和焦虑自评量表（self-rating anxiety scale，SAS）。

“D”（delirium：assessment，prevention and management）代表谵妄：评估、预防和管理。对于ICU谵妄患者其中最常用和最有效的是重症监护谵妄筛查检查表（intensive care delirium screening checklist，ICDSC）和意识模糊评估（confusion assessment method for the intensive care unit，CAM-ICU）。PADIS指南中提倡使用非药物治疗来预防谵妄的发生，主要包括改善睡眠质量、早期下床活动、降低ICU内的噪声、改善灯光等阻止谵妄的发生。

“E”（early mobility and exercise）代表早期活动与运动。由于ICU患者常卧床且进行制动，转出ICU后表现为肌无力（有的成为ICU获得性肌无力），影响患者功能状态及运动协调能力等。ABCDEF策略中强调早期进行活动与运动，一方面可提高患者对治疗的依从性，另外可能降低ICU患者谵妄持续时间、ICU入住时间、机械通气时间，甚至是死亡率等不良预后的发生。

“F”（family engagement and empowerment）代表家庭的参与和配合。由于ICU患者的特殊性（无意识或意识不清等），患者往往不能与其家属和重症医务人员进行有效地沟通。通过建立患者-家属-医务人员间和谐、信任的医患关系，加强沟通与交流。应将患者的认知视为关键的治疗模式。

二、人文关怀的实施

1. 有效沟通　ICU患者常因气管插管、谵妄、脑血管疾病等不能发声及进行正常的交流。医务人员可利用询问式的问答也可采用预先制做的卡片让患者通过指认等方式进行交流；或利用写字板等方式使患者表达自己意愿。Hossein等的研究发现，使用写字板与机械通气的重症患者进行沟通，可显著改善沟通效率，还可在一定程度上改善患者的焦虑及无助。

当医务人员进行操作时，可提前在网络中查找相关的视频，向患者播放并详细解释操作中需要配合的要点，如穿刺、置入胃管，甚至备皮或洗头等均需详细解释并说明如何做、怎样配合。深入患者的内心并了解生理需求后，有效及温暖的沟通可以显著改善患者入住ICU的感受，是提升ICU患者生活质量的重要方式。由于大多数ICU患者及家属对医学缺少了解，而ICU的专业知识更为高深和复杂。因此，适当的配备“专业的医学翻译”可能使患者大大受益。Suarez等对梅奥诊所的3个ICU及其部分医务人员进行半结构式访谈。结果提示，专业的医学翻译在ICU医务人员与医学知识有限的家属进行临终关怀及交流病情时，通过担当文化中介者（如不同民族之间传递信息时，结合双语文化的细微差别）、健康素养捍卫者（发挥医学专业知识的倡导和支持的作用）等不同角色，对患者、家属及医务人员之间建立良好的医患关系具有重要作用。也给了医务人员关于与患者的沟通交流方式的一些启示：可否在临床设立相应的科普员，在加强与患者家属沟通同时，减少医务人员的工作负荷。

2. 改善ICU环境　首先，在医务人员教育上重视生物心理社会医学模式，强化人文关怀的责任与意识，通过角色互换等教育方式不断提升医务人员的人文关怀的素养。包括在非紧急事件时尽可能说话轻、走路轻、操作柔等。此外，ICU承担了大量疑难危重患者的抢救任务，是医院安全开展各项医疗工作的后盾，但其运营成本巨大，盈利存在困难，而其所创造的潜在/间接价值又不能仅通过经济效益进行估测。因此，医院管理层面应当对ICU医务人员施行更为科学的绩效考核及合理配置人力资源。

严格掌握患者入住/转出ICU的指征。一方面，避免疾病较轻的患者转入，减少不必要的入住及花销；另一方面，避免ICU后综合征的发生，可在一定程度上改善患者的预后。因此，相关职能部门应当加强科室间协作，合理统筹ICU转入/转出政策，在根源上加强对住院患者的人文关怀。

ICU环境还可从硬件设施上改善。从ICU的设计布局和管理出发，在家属等待区提供桌椅、报刊等，若条件允许，可设立专门的洗手间及沐浴间，也为家属提供物品存储场地。一项研究发现，乏味枯燥的环境、缺乏自然光和外界的视野，对医护人员和患者的情绪及动力均产生了负面影响。尽管自然光、认知刺激和视觉吸引力的环境对患者和家庭有潜在好处，但因无法个性化地实施是目前的人文关怀的困境。减少噪声、改善睡眠在一定程度上可改善患者的预后，通过音乐治疗、白噪音等的应用，即心理声学目前相对未受关注，值得进一步的研究。

此外，也可通过降低报警音量和关闭病房门的声音，以及减少床旁与患者无关的谈话进行人文关怀。耳塞在睡眠质量改善和谵妄发生率降低方面具有一定成效，在ICU中使用耳塞或降噪耳机掩蔽噪声，可能是一种经济且易于实施的干预措施。其他关怀方式也包括在患者周边放置可手消的闹钟或钟表，让患者具有时间观念；避免不必要的约束、夜间调暗灯光等方式营造睡眠氛围等。

3. ICU的探视制度　国内医院的ICU均限制或谢绝家属探视，这可能与避免环境污染、避免影响医务人员工作、保证病区环境安静（对其他患者的打扰等）有关。国外部分ICU则实行对家属24h开放（如意大利圣玛丽亚纽瓦医院等），允许家属任意时间（查房及特殊诊疗时间除外）来看望、陪伴患者，在接触患者前必须洗手，方便患者家属了解病情、加强沟通。一定程度上有利于患者病情恢复，也减少了医疗纠纷。另一方面，能真正体现临终关怀，帮助患者及家属面对生命的凋亡。一项涉及巴西36家ICU的研究结果提示，与限制探视（通常为1.5h/d）相比，弹性探视（每天最多12h）并不能显著降低谵妄发生率。因此，应当积极探索更多的模式以期达到对患者的人文关怀。

以患者家庭为中心的探视（patient and family-Centered care，PFCC）模式得到了部分学者及医务人员的提倡。ICU-PFCC探视模式临床工作指南颁布，提倡完全开放家属探视，支持有创操作（如气管插管、中心静脉置管）、心肺复苏时家属在场，不仅未增加家属的焦虑及不适，反而让家属更加了解病情提升了医疗服务质量。有的医院允许患者之间透过玻璃墙进行交流，国外甚至允许患者的宠物进入ICU中进行陪伴。此外，鼓励家属参与多学科查房和护理工作，可在一定程度上改善患者身体不适、焦虑、恐惧、谵妄等。应强调多学科团队与家属进行有效沟通。

三、新观点、新思想

1. 音乐疗法　音乐疗法（MT）和患者导向音乐干预治疗（PDMI）作为临床康复治疗的辅助疗法已被广泛应用于重症医学领域，其具有无痛、无创伤、经济、简单易行的特点。PDMI 是指无须音乐治疗师的介入，由护士或护工等在历经短期培训课程并获得音乐治疗师认证后对患者进行干预（或患者自行决策），由 MT 领域非专业人员提供的潜在有效治疗过程。由重症患者自主选择音乐比被动接受音乐疗法更为有效且可行。如使用患者熟悉的音乐，在其转出 ICU 后，再次听到可能存在一定消极情绪，为避免患者在出院后出现不愉快记忆的风险，应当选取原创性音乐。

在 ICU 机械通气患者中，PDMI 在降低焦虑方面具有成本效益。与常规治疗组相比，PDMI 组的视觉模拟评分法评分减少了 19 分，每例患者的成本降低了 2322 美元。此外，减少谵妄和改善睡眠质量的研究（clinical trials.gov NCT03156205）、外科术后 ICU 患者约束护理中躁动管理的研究（clinical trials.gov NCT02199262）、音乐在 ICU 中的应用（clinical trials.gov NCT01763736）等研究正在进行，为今后探讨音乐治疗在清醒的机械通气患者和使用无创机械通气（non-invasive mechanical ventilation，NIV）患者以外的疗效提供理论依据。

2. 娱乐　重症患者的娱乐基本上已被遗忘，但这是人的基本需求。在任何状态下，重症患者的娱乐活动都必须是可变的和个性化的，应以治疗措施的方式进行，包括身体、社会、心理和情感健康在内的整体进步。此外，娱乐可以认知刺激（数学作业、逻辑思维、记忆游戏）、教学（绘画或工艺制作）、空间和时间定位（日历制作）等方式开展。

虚拟现实（VR）作为一种娱乐方式在 ICU 中也得到应用，其可能具有协助谵妄的预防和疼痛管理的作用。Naef 等对 100 例 ICU 患者进行研究，将其分为两组。对照组将接受标准的 ICU 护理，而干预组除了接受标准的 ICU 护理外，还接受放松的 360° 沉浸式虚拟现实内容，内容在一个头戴式显示器内播放，配有降噪耳机，每天 3 次，对其出院 6 个月后进行随访。该研究结果提示，通过头戴式显示器和降噪耳机为患者提供虚拟现实刺激，患者可在 ICU 中免受干扰，在一定程度上可减少或避免谵妄的发生。

3. 芳香疗法　传统认为芳香疗法仅是关于香薰蜡烛和薰衣草浴这些感性的体验，而并无任何定量的有价值的东西。许多有关精油的研究正在进行，以便更多地了解其化学性质，探讨其对重症患者的具体作用机制。Cho 等发现，接受芳香疗法治疗的试验组和对照组在感知压力、客观压力指数、血压、心率和睡眠质量方面有显著差异，提示芳香疗法可减轻重症患者的应激压力并改善其睡眠质量。Davari 等将冠状动脉旁路移植术（coronary artery bypass grafting，CABG）术后患者随机分为薰衣草组和蒸馏水组。干预组患者吸入薰衣草精油，对照组患者吸入蒸馏水 10h，收集患者 3 天内的睡眠质量及术后生理数据。结果提示，薰衣草组和蒸馏水组在收缩压、呼吸频率、SpO_2、心率和体温方面没有显著差异（$P>0.05$）。该研究显示，薰衣草组和蒸馏水组在睡眠质量方面存在显著差异（$P<0.001$），薰衣草组的睡眠质量更高。

4. 宠物疗法　Branson 物辅助活动（AAA）在改善 ICU 中老年患者的生物行为应激反应方面存在一定疗效。Mille 等的研究提示，使用动物辅助治疗作为 ICU 中更为人性化治疗的组成部分，可视为非药物治疗方法，是改善患者临床预后的关键因素。

四、总结

临床医务人员不应只盯紧各式各样的监测仪、显示器、聆听“哔哔”的报警声，而应转移到人与人的沟通及交流当中，尽可能地给予患者关怀和帮助。关心患者目前状况的同时也要心系远期结局，通过高科技的治疗手段辅以对患者及家属无微不至的人文关怀，不但有利于医患关系的和谐发展，还可增强自身的认同感。

（新疆医科大学第一附属医院 王 毅 李 祥）

参考文献

[1] 蔡建强. 医学与人文关系的几点思考. 中华外科杂志，2018，56（4）：316-317.

[2] 刘文学，杨毅，邱海波. 重症医学：被忽视的医学人文. 中华医学杂志，2019，99（35）：2725-2728.

[3] Alonso Ovies Á, Heras La Calle G. ICU: a branch of hell? Intensive Care Medicine, 2016, 42(4): 591-592.

[4] 崔嵩，康志杰，王耀健，等. 人文关怀：ICU不容忽视的问题. 医学与哲学，2020，41（6）：50-53.

[5] 田漫漫，晁彦公 . ICU 的紧迫课题：人文关怀 . 医学与哲学，2019，40（20）：46-48.

[6] Vincent J, Shehabi Y, Walsh TS, et al. Comfort and patient-centred care without excessive sedation: the eCASH concept. Intensive care medicine, 2016, 42(6): 962-971.

[7] Ely EW. The ABCDEF bundle: science and philosophy of how ICU liberation serves patients and families. Critical care medicine, 2017, 45(2): 321-330.

[8] Jones K, Newhouse R, ohnson K, et al. Achieving quality health outcomes through the implementation of a spontaneous awakening and spontaneous breathing trial protocol. Aacn Adv Crit Care, 2014, 25(1): 33-42.

[9] Devlin JW, Skrobik Y, Gélinas C, et al. Clinical practice guidelines for the prevention and management of pain, agitation/sedation, delirium, immobility, and sleep disruption in adult patients in the ICU. Crit Care Med, 2018, 46(9): e825-e873.

[10] Vanhorebeek I, Latronico N, van den Berghe G. ICU-acquired weakness. Intensive care medicine, 2020, 46(4): 637-653.

[11] Linke CA, Chapman LB, Berger LJ, et al. Early mobilization in the ICU: a collaborative, integrated approach. Critical care explorations, 2020, 2(4): e90.

[12] Burns KEA, Misak C, Herridge M, et al. Patient and family engagement in the ICU. Untapped opportunities and underrecognized challenges. Am J Respir Crit Care Med, 2018, 198(3): 310-319.

[13] Hosseini S, Valizad-Hasanloei M, Feizi A. The effect of using communication boards on ease of communication and anxiety in mechanically ventilated conscious patients admitted to intensive care units. Iranian journal of nursing and midwifery research, 2018, 23(5): 358-362.

[14] Suarez NRE, Urtecho M, Jubran S, et al. The roles of medical interpreters in intensive care unit communication: a qualitative study. Patient Education and Counseling, 2021, 104(5): 1100-1108.

[15] Tronstad O, Flaws D, Lye I, et al. The intensive care unit environment from the perspective of medical, allied health and nursing clinicians: a qualitative study to inform design of the 'ideal' bedspace. Australian Critical Care, 2021, 34(1): 15-22.

[16] Rosa RG, Falavigna M, Da Silva DB, et al. Effect of flexible family visitation on delirium among patients in the intensive care unit: the ICU visits randomized clinical trial. JAMA, 2019, 322(3): 216-228.

[17] Augustin P, Hains AA. Effect of music on ambulatory surgery patients' preoperative anxiety. AORN Journal, 1996, 63(4): 750-758.

[18] Chlan LL, Heiderscheit A, Skaar DJ, et al. Economic evaluation of a patient-directed music intervention for ICU patients receiving mechanical ventilatory support. Critical Care Medicine, 2018, 46(9): 1430-1435.

[19] Naef AC, Jeitziner M, Gerber SM, et al. Virtual reality stimulation to reduce the incidence of delirium in critically ill patients: study protocol for a randomized clinical trial. Trials, 2021, 22(1): 174.

[20] Cho MY, Min ES, Hur MH, et al. Effects of aromatherapy on the anxiety, vital signs, and sleep quality of percutaneous coronary intervention patients in intensive care units. Evid Based Complement Alternat Med, 2013, 2013: 381381.

[21] Davari H, Ebrahimian A, Rezayei S, et al. Effect of lavender aromatherapy on sleep quality and physiological indicators in patients after CABG surgery: a clinical trial study. Indian J Crit Care Med, 2021, 25(4): 429-434.

[22] Branson S, Boss L, Hamlin S, et al. Animal-assisted activity in critically ill older adults: a randomized pilot and feasibility trial. Biological Research For Nursing, 2020, 22(3): 412-417.

[23] Miller J. Animal-assisted interventions: impact on patient outcomes and satisfaction. Nurs Manage, 2020, 51(4): 16-23.